HANDBUCH DER MIKROSKOPISCHEN ANATOMIE DES MENSCHEN

BEGRÜNDET VON

WILHELM v. MÖLLENDORFF

FORTGEFÜHRT VON

WOLFGANG BARGMANN

KIEL

DRITTER BAND

HAUT UND SINNESORGANE

VIERTER TEIL

DAS AUGE UND SEINE HILFSORGANE

ERGÄNZUNG ZU BAND III/2

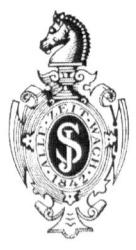

Springer-Verlag Berlin Heidelberg GmbH

1964

HAUT UND SINNESORGANE

VIERTER TEIL

DAS AUGE UND SEINE HILFSORGANE
ERGÄNZUNG ZU BAND III/2

BEARBEITET VON

JOHANNES W. ROHEN
O. PROFESSOR DER ANATOMIE AN DER UNIVERSITÄT
MARBURG / LAHN

MIT 227 ZUM TEIL FARBIGEN ABBILDUNGEN

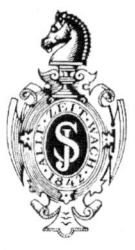

Springer-Verlag Berlin Heidelberg GmbH
1964

Ursprünglich erschienen bei Springer-Verlag, Berlin · Göttingen · Heidelberg 1964
Softcover reprint of the hardcover 1st edition 1964

Library of Congress Catalog Card Number 55-37658

ISBN 978-3-642-48158-1 ISBN 978-3-642-48157-4 (eBook)
DOI 10.1007/978-3-642-48157-4

Meinem verehrten Lehrer,
Prof. Dr. med. et phil. nat., Dr. med. h. c.

Adolf Dabelow,

der die ersten Anregungen zu unseren
Untersuchungen über die funktionelle
Anatomie des Sehapparates
gegeben hat und in dessen Institut die meisten
dieser Arbeiten durchgeführt worden sind,
zum 65. Geburtstag gewidmet

Inhaltsverzeichnis

Äußere Augenhaut

Mikroskopische Anatomie des Bulbuskernes

Hilfsorgane des Auges

Abkürzungen

vgl. a.	= vergleiche auch	i. e. S.	= im engeren Sinne
d. h.	= das heißt	i. w. S.	= im weiteren Sinne
s. S.	= siehe Seite	u. a.	= und andere
s. a.	= siehe auch	et al.	= und Mitarbeiter

Vorbemerkungen

Der hiermit vorgelegte Handbuchbeitrag, dem die einschlägige Literatur der Jahre 1936—1963 zugrunde liegt, bildet einen Ergänzungsband zu der klassischen Veröffentlichung von KOLMER und LAUBER (1936). Er macht also die Benutzung der hervorragenden Monographien von SALZMANN (1912), EISLER (1930) sowie KOLMER und LAUBER (1936) nicht überflüssig. Die dort zitierten Arbeiten wurden hier nicht mehr besprochen. Nur in einigen Fällen, in denen die älteren Handbuchbeiträge zu unvollständig erschienen, wichtige Arbeiten früherer Zeitabschnitte nicht berücksichtigt worden sind oder ein besonderes historisches Interesse vorlag, haben wir auf die Ergebnisse älterer Arbeiten verwiesen.

Es liegt im Wesen der gegenwärtigen Wissenschaftssituation, daß auch die hier gegebene Darstellung, obwohl mehr als ein Vierteljahrhundert nach Erscheinen des Kolmer-Lauberschen Bandes verstrichen ist, fragmentarisch bleiben muß und an vielen Stellen mehr Fragen offen läßt als beantwortet. Die mikroskopische Anatomie ist weit davon entfernt, ein abgeschlossenes Arbeitsfeld zu sein. Nachdem SALZMANN (1912) sein viel zitiertes Buch über die mikroskopische Anatomie des Augapfels veröffentlicht hatte, glaubten viele Untersucher, daß auf diesem Gebiet wesentlich neue Erkenntnisse nicht mehr zu gewinnen seien und neu Hinzukommendes nur noch Rankenwerk darstellen könne. Die Entwicklung hat uns jedoch eines anderen belehrt. Biochemie, Topochemie und Elektronenmikroskopie haben die Morphologie revolutioniert und grundlegende neue Erkenntnisse gebracht, deren zusammenfassende Darstellung hinsichtlich des Sehapparates in vielen Teilen heute noch gar nicht möglich ist. Hinzu kommt, daß durch eine ungewöhnliche Entwicklung experimentell-morphologischer Bestrebungen und eine ausgedehnte Bio- und Vitalmikroskopie gerade am Auge viele morphologische Probleme einen ganz neuen Aspekt bekommen haben. In der Regel wurden jedoch dadurch die klassischen Beobachtungen keineswegs überholt; im Gegenteil, viele der älteren Befunde wurden durch die mit modernen Methoden gewonnenen Ergebnisse eher bestätigt als widerlegt, so daß sich unser Verständnis für zahlreiche biologische Grundprobleme am Auge wesentlich vertieft hat. Man denke nur an die Befunde über die Feinstruktur der Photoreceptoren, an die Ergebnisse der strukturellen und funktionellen Analyse von Pigmentepithel, Hornhaut, Trabekelwerk, Ciliarepithel, um nur einige Beispiele zu nennen.

An vielen Stellen geht die Erforschung der Struktur dieses so komplizierten Sinnesorgans heute weit über das rein Morphologische hinaus und mündet in eine Diskussion allgemein-biologischer Probleme ein, etwa in der Frage nach der funktionellen Bedeutung der Netzhautstruktur, bei den Problemen der Hornhauttransplantation, der Altersveränderungen der Linse, der morphologischen Grundlagen der Kammerwasserzirkulation, der Glaskörperstruktur usw. Eine Lösung dieser Probleme konnte vielfach nur durch die enge Zusammenarbeit oder Fühlungnahme von Wissenschaftlern verschiedener Fachrichtungen ange-

bahnt werden. Diese Tatsache macht es dem Morphologen schwer, der Darstellung einen einheitlichen Charakter zu geben. Auch wenn man versucht, sich
möglichst an die Grenzen des Faches zu halten und bestrebt ist, sich weitest-
gehend auf die Beschreibung des Morphologischen zu beschränken, wird man
bei der gegenwärtigen Wissenschaftsentwicklung zwangsläufig über das Morphologische hinaus in Nachbargebiete geführt. Eine im klassischen Sinne deskriptive Beschreibung der organischen Form, wie sie etwa noch Anfang des Jahrhunderts in der Beschränkung auf das Faktisch-Gegebene geübt wurde, ist heute
nicht mehr fruchtbar. Nicht nur die Form als solche, sondern auch ihre funk-
tionale Wertigkeit, ihre Bedeutung für spezielle Leistungen und ihre Beziehungen
zu biochemischen und physikalischen Vorgängen stehen bevorzugt im Mittelpunkt des Interesses. Der große Schritt der Physik ins Dynamische ist auch
in der Biologie nicht ohne Nachwirkungen geblieben. Hier aber setzt für den
Morphologen eine neue Problematik ein, die, wie ich glaube, in ihrer Tragweite
noch nicht allgemein erkannt worden ist. Viele der neuen Ergebnisse sind mit
Methoden erarbeitet worden, die der Morphologie fremd sind und vielfach vom
üblichen Arbeitsfeld der Anatomie aus kaum noch sachgemäß beurteilt werden
können. Dennoch sind sie für die morphologische Betrachtung von größter
Bedeutung, soweit eine im echten Sinne funktionelle Wertung der Struktur
angestrebt wird.

Bei dieser Sachlage kann man nicht erwarten, daß durch einen Band wie
den vorliegenden, der einen kaum noch zu überblickenden Abschnitt der menschlichen Anatomie beinhaltet, ein Schlußstrich unter das Kapitel „Mikroskopische
Anatomie des Sehapparates" gezogen wird; im Gegenteil, man muß einen solchen
Versuch wohl mehr als Auftakt zu einer dynamischeren und funktionsbezogenen
Darstellung auffassen, die bei der augenblicklichen wissenschaftlichen Situation
nicht anders als äußerst unvollkommen sein kann. Man möge daher Verständnis
dafür haben, wenn dieser Band noch kein abgerundetes Ganzes, kein „klassisches
Monument", das am Ende einer größeren Wissenschaftsperiode steht, sondern
eher die bescheidene, vielfach gestückelte Zusammenfassung unseres bisherigen,
leider noch allzu sehr im Übergang befindlichen Wissens darstellt. Dieser Sach-
verhalt möge auch die Unvollkommenheiten des Textes und die unvermeidlichen
Fehler in der Beurteilung eigener oder anderer Arbeiten entschuldigen.

Mehr als in einer der vergangenen Wissenschaftsperioden sind uns gegen-
wärtig die Schwächen des menschlichen Denkens beim Übergang vom Statischen
zum Dynamischen im Streben nach einer realen und exakten Wissenschaft, die
den biologischen Phänomenen voll gerecht wird, bewußt geworden. Aber gerade
dieses Bewußtsein hat die heutigen Wissenschaftsbestrebungen besonders stimu-
liert. Die bisherigen Ergebnisse ermutigen sehr, auf diesem Wege weiterzu-
schreiten, sind aber leider noch nicht so weit gediehen, daß eine abschließende
Darstellung möglich ist. Dieses wird in Zukunft auch wohl nur noch durch
das Zusammenwirken mehrerer Forscher verschiedener Fachrichtungen möglich sein.

Grundsätzlich bezieht sich die hier versuchte Beschreibung auf die menschlichen Verhältnisse. Soweit möglich, wurden jedoch auch die neueren vergleichend-anatomischen Befunde in den Text mit eingegliedert. Daß dabei die
Primaten mehr in den Vordergrund gerückt sind als die übrigen Wirbeltiergruppen, erklärt sich einmal aus der zunehmenden Bedeutung, die die Primato-
logie in der modernen Literatur gewinnt, zum anderen aber auch aus der per-
sönlichen Arbeitsrichtung des Verfassers. Lediglich im Kapitel über die Receptoren wurde die vergleichende Anatomie in größerem Umfange berücksichtigt,

da die elektronenmikroskopische Analyse der Sinnesorgane von Evertebraten und verschiedenen Vertebratengruppen zu grundlegenden neuen Befunden geführt hat, die eine einheitliche Theorie der Receptorenfunktion außerordentlich gefördert haben und auf diese Weise auch von allgemein-biologischem Interesse sind. Lehrbuchartige Aufzählungen und Wiederholungen altbekannter Tatsachen, die aus früheren handbuchartigen Darstellungen entnommen werden können, wurden tunlichst vermieden. So kommt es auch, daß manche Kapitel nur wenige Daten enthalten, da hier neuere Arbeiten weitgehend fehlen. In der Berücksichtigung der Literatur ganz vollständig zu sein, wird wohl keinem Handbuchautor bei dem Umfang des gegenwärtigen Schrifttums gelingen.

I. Allgemeines

1. Bau- und Entwicklungsprinzipien

Kein Sinnesorgan zeigt einen solchen Formenreichtum wie das Auge. Die vergleichende Anatomie des Sehapparates bietet überaus zahlreiche Beispiele für die enge Beziehung zwischen Organ und Umwelt, vielfach klassische Beispiele funktioneller Anpassungen (R. BRÜCKNER 1951, KOEHLER 1957, v. FRISCH 1957). Die Formenfülle hat NOVIKOFF (1942) in ein morphologisches Schema einzuordnen versucht, ohne dabei neue genetische oder evolutive Begriffe einführen zu wollen. Er unterschied vier Hauptkategorien von Augenformen: 1. flache Augen — aus einem verdickten Epithel wird eine primitive Netzhaut gebildet (manche *Crustaceen*) —; 2. sackförmige Augen — die Epithelverdickung wird zu einem Säckchen

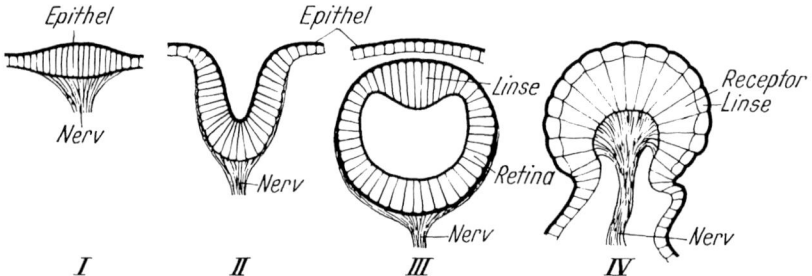

Abb. 1. Schema der vier Hauptkategorien der Augenformen im Tierreich. (Nach NOVIKOFF 1937/38)

eingestülpt (z. B. *Nautilus*auge) —; 3. Blasenaugen — durch Abgliederung einer Augenblase aus dem Zwischenhirn und Einstülpung zum Augenbecher kommt es zur Entwicklung eines in sich abgeschlossenen Organs mit Linse, Cornea und Hilfsapparaten *(Wirbeltiere)* —; 4. Komplexaugen — hier wird umgekehrt durch Ausstülpung und mosaikartige Aneinanderreihung ektodermal gebildeter Receptoren, denen sich jeweils die zugehörigen Hilfsorgane angliedern (Cornea, Linse usw.), ein „zusammengesetztes" Sinnesorgan aufgebaut *(Arthropoden)* (Abb. 1). Im Rahmen dieser Formkategorien gibt es Differenzierungsreihen, Parallelentwicklungen und Übergänge. Bei der evolutiven und ontogenetischen Entwicklung der Lichtsinnesorgane spielen drei „morphologische Gesetzmäßigkeiten" (NOVIKOFF) eine grundlegende Rolle: 1. *Komplikation*, d. h. Umgestaltung einfacher in kompliziertere Formen, z. B. bei der Entwicklung der Flachaugen oder Pigmentflecke in Blasen- oder Becheraugen; 2. *Differenzierung*, die durch den Ausbau der die Organe zusammensetzenden Gewebe erreicht wird; und 3. *Lokalisation*, die auch als *Konzentration* bezeichnet werden kann; bei dieser Konzentration werden gegebenenfalls durch Verzicht auf eine gewisse Vielfalt und Vielseitigkeit einzelne Gewebsgruppen so aufeinander bezogen, daß eine Funktionssteigerung resultiert. Man könnte diesen Vorgang auch als Integration bezeichnen, weil sich die Einzelglieder des Organs durch Differenzierung an einer Stelle und Beschränkung an einer anderen im Sinne eines höher organisierten Funktionssystems ineinanderschachteln. So ist z. B. die Ausbildung einer Macula bei verschiedenen Wirbeltiergruppen mit einer derartigen „Konzentration" oder Integration von Gewebsformationen, die das Organ zusammensetzen, verbunden. Die einzelnen Funktionssysteme des Organs bekommen eine neue Orientierung im Gesamtsystem und differenzieren sich im Hinblick auf den funktionellen Mittelpunkt, den Ort schärfsten Sehens.

Es ist interessant, daß es Sehorgane mit einer solchen integrativen Konzentration auf eine funktionell höherwertige „Netzhautmitte", die bei *Vögeln* auch lateral liegen kann, bei *Wirbeltieren* verschiedener evolutiver Ranghöhe gibt. Foveahaltige Netzhäute kommen bei *Knochenfischen*, bei *Vögeln* und bei den höheren *Primaten* vor. Hochdifferenzierte und — in unserem Sinn — integrierte Sehapparate haben sich also bei verschiedenen Wirbeltierklassen in parallelen Reihen nebeneinander entwickelt. Sie stellen jeweils Endstufen in ihrer Differenzierungs- bzw. Integrationsreihe dar. Schon daraus geht hervor, daß die genannten Begriffe nur begrenzt auf phylogenetische Probleme anwendbar sind. Sie sind aber geeignet, die funktionelle Ordnung innerhalb des Organs neu zu erfassen und wesensgerecht zu beschreiben.

Die genannten morphologischen Entwicklungstendenzen führen nun in ihren höchstdifferenzierten Endstufen bei *Wirbeltieren* und *Wirbellosen* zu ganz diametral entgegengesetzten Bautypen der Lichtsinnesorgane, was nichts Geringeres als die Mannigfaltigkeit und Formenfülle der Natur beweist. v. FRISCH (1957) hat die allgemeinen Unterschiede zwischen *Insekten*- und *Wirbeltieraugen* besonders übersichtlich herausgearbeitet. Das Becherauge der *Wirbeltiere* ist gleichsam ein introvertiertes, mehrfach eingestülptes Sinnesorgan, das *Arthropoden*auge ein extrovertiertes Organ. Die Netzhaut des *Wirbeltier*auges entwirft ein umgekehrtes, das Facettenauge ein aufrechtes Bild der Gegenstände. Während die *Wirbeltier*linse ein kontinuierliches Bild liefert, entsteht in den zahlreichen Linsen der Komplexaugen ein diskontinuierliches, mosaikartig zusammengesetztes Bild. Selbst bei den besten Facettenaugen der höheren *Insekten*, die aus mehreren tausend Ommatiden bestehen, ist das Raster noch relativ grob, und die Sehschärfe um das Hundertfache schlechter als z. B. beim *Menschen*. Anstelle dieses relativ schlechten „räumlichen Auflösungsvermögens" hat sich aber bei den *Insekten* ein überaus hohes „zeitliches Auflösungsvermögen" entwickelt. *Bienen* können z. B. noch einen Bildwechsel von 200/sec getrennt wahrnehmen. Bekannt sind auch die Unterschiede derjenigen Wellenlängenbereiche, die bei *Insekten* und *Wirbeltieren* als Farbe empfunden wurden. Liegt die Farbwahrnehmung beim *Menschen* zwischen rund 400—800 mμ, so bei *Bienen* zwischen 300 und 650 mμ; d. h. sie ist bei höheren *Insekten* im langwelligen Bereich verkürzt und im kurzwelligen erweitert. UV-Licht erscheint daher vielen Insekten als Farbe. Hinzukommt die Fähigkeit zahlreicher *Arthropoden (Insekten, Krebse, Spinnen)*, auch polarisiertes Licht als solches wahrzunehmen.

Die Differenzierung der Lichtsinnesorgane hat also bei *Avertebraten* und *Vertebraten* eine ganz verschiedene Richtung eingeschlagen (vgl. O. KOEHLER 1957). Bei fast allen *Wirbeltieren* ist das Sehorgan ein kugelförmiges, invertiertes Blasenauge, das selbst bei primitiven, rangniederen Arten bereits in einer relativ vollkommenen und ausdifferenzierten Form vorliegt. Viele Untersucher haben es daher abgelehnt, überhaupt von einer phylogenetischen Entwicklung des Sehapparates zu sprechen. Nach FRORIEP entsprang das Auge der *Wirbeltiere* plötzlich und vollkommen aus unbekannten Vorstufen wie „Athene aus dem Haupte des Zeus". Es ist aber keineswegs so, daß sich unter den Augen der *Wirbeltiere* gar keine Differenzierungsunterschiede fänden. Berücksichtigt man die Gliederung in Funktionssysteme, wie wir es früher einmal versucht haben, so läßt sich durchaus eine Tendenz zur Vervollkommnung und Steigerung der Organisationshöhe des

Auges im Laufe der Stammesentwicklung erkennen (ROHEN 1958). Dabei handelt es sich allerdings weniger um die für den Sehvorgang notwendigen funktionellen Systeme, als vielmehr um deren Differenzierung und Integrierung im Rahmen des Gesamtorgans. Zum Beispiel bilden sich — wie erwähnt — foveahaltige Retinae bei verschiedenen *Wirbeltier*klassen aus. Jedoch nur die höheren *Primaten* haben ein binoculares Gesichtsfeld, das gleichzeitig foveal ist (KAHMANN 1935). *Knochenfische* haben meist nur eine Fovea lateralis mit einem kleinen, binocularen Gesichtsfeld von rund 20°, *Reptilien* eine Fovea lateralis, die sie meist nur monocular benützen, obwohl ein binoculares Gesichtsfeld geringeren Grades (~ 18—44^0) vorhanden ist, und *Vögel* besitzen nebeneinander eine Fovea

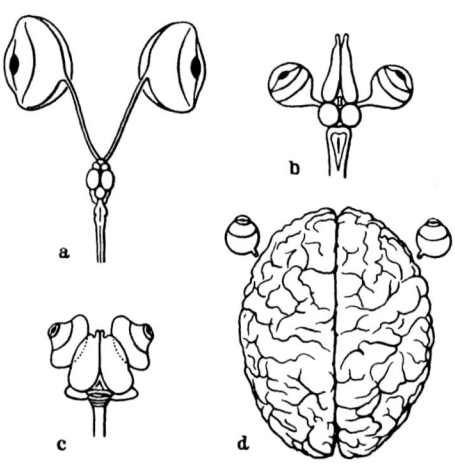

lateralis für ein relativ kleines, binoculares Sehfeld und eine Fovea centralis für monoculares Sehen. Das zweifellos größte binoculare Gesichtsfeld haben die *Primaten* (~ 10—140^0), das zudem noch ganz auf eine Fovea centralis zentriert ist. Hinzukommt die gewaltige Massenentwicklung der nervösen Systeme, die bei den höheren *Wirbeltieren* eine zunehmende Integration des Sehorgans in das Zentralnervensystem herbeiführt. Dies macht bereits ein Blick auf die Größenverhältnisse von Gehirn und Augen deutlich (Abb. 2).

Wir sehen also, daß die phylogenetische Entwicklung des Sehorgans mehr im Rahmen seiner Funktionssysteme und deren Integration in ein übergeordnetes Ganzes gesucht werden muß. Wie wir früher gezeigt

Abb. 2a—d. Vergleich der Dimensionen von Auge und Gehirn bei verschiedenen Wirbeltieren. a Fisch *(Lophius)*, b Frosch, c Vogel *(Cypselus)*, d Mensch. (Nach PÜTTER 1912, aus D. SCHNEIDER 1957)

haben, besteht das *Wirbeltier*auge aus einer begrenzten Zahl geordneter, übergeweblicher Systeme, die wir im Sinne BENNINGHOFFs als funktionelle Systeme bezeichnet haben (ROHEN 1958). Dem optischen Apparat (Netzhaut, Sehbahn usw.) gliedern sich ein Akkommodationsapparat (Linse, Zonula, Ciliarmuskulatur usw.), ein Blendenapparat (Iris), ein Bewegungsapparat (Sklera, Augenmuskulatur) und ein Lid- und Tränenapparat an. Danach besteht das Sehorgan aus der begrenzten Anzahl von fünf funktionellen Systemen, die bei nahezu allen *Wirbeltier*gruppen den Bau des Auges charakterisieren. Es ist nicht untersucht, aber denkbar, daß die evolutive Entwicklung in der Differenzierung dieser Systeme und ihrer gegenseitigen Integrierung zu einem leistungsfähigeren Organ besteht, wofür die angedeuteten Beziehungen zwischen der Netzhautmitte, den Hilfssystemen des optischen Apparates und dem Gehirn ein erstes Beispiel liefern könnten.

Ob sich auch *physiologisch* Stufen einer phylogenetischen Entwicklung herausschälen lassen (OPPEL 1960), ist umstritten. Ontogenetisch tritt jedenfalls das Sehvermögen nicht sofort in vollem Umfang in Erscheinung. Nach OPPEL (1958) soll der *Säugling* zunächst nur ein diffuses, über das ganze Gesichtsfeld gehendes Hell-Dunkel-Sehen haben, von der 2.—8. Woche dann ein mehr peripheres Bewegungssehen und schließlich das bevorzugt zentrale Form- und Gestaltsehen entwickeln. Daß die Macula bei der Geburt noch nicht ausgereift ist, war lange bekannt. Das funktionelle Übergewicht der Macularegion, d. h. die Zentralisation

der Netzhaut (s. S. 99) und die damit verbundene höhere Integration der Hilfssysteme in den Aufbau des Gesamtorgans entwickelt sich erst nach der Geburt
(nach OPPEL erst nach dem vierten Lebensmonat).

Anatomisch ist das *Wachstum des Auges* ähnlich wie das des Gehirns postnatal frühzeitiger abgeschlossen als das anderer Organe. Menschliche *Neugeborenen*augen haben einen sagittalen Durchmesser von durchschnittlich 17,7 bis
17,9 mm (vertikal 17,3, transversal 18,1—18,4 mm; SORSBY et al. 1960; DONALD
SON et al. 1937). Bei *Erwachsenen* beträgt er 24,0 mm (H. L. THIEL 1955). Das
Bulbusvolumen wächst postnatal um etwas weniger als das Dreifache, das Corneavolumen um rund die Hälfte,
das Volumen der Retina um
etwa 125% (WILMER u. SCAM
MON 1950) (s. Tabelle 1). Die
Sklera vergrößert sich also
postnatal proportional gesehen
stärker als die Cornea.

Nach SORSBY u. SHERIDAN
(1960) beträgt die postnatale
Größenzunahme der Cornea nur
noch 20%. Die Augenachse verlängert sich bis zum Erwachsenenstadium noch etwa um 33%
(vgl. auch DONALDSON u. KING
1937). Der sagittale Bulbusdurchmesser erreicht schon bis
zum 3. Lebensjahr nahezu das
entsprechende Maß des Erwachsenenauges (22,5—23 mm). Bis

Tabelle 1. *Volumenverhältnisse des Sehapparates bei
Neugeborenen und Erwachsenen.* (Aus Literaturangaben zusammengestellt von WILMER und SCAM
MON 1950)

	Neugeborene in mm³	Erwachsene in mm³
Totalvolumen des Bulbus	2430	6940
Sklera	460	1416
Cornea	97	145
Chorioidea	40	132
Retina	170	382
Ciliarkörper	17	56
Iris	8	28
Intraocularer Abschnitt des N. opticus	2,5	5
Linse	72	163
Vorderkammervolumen .	64	116
Hinterkammervolumen .	30	64
Glaskörper	1466	4585

zum 14. Lebensjahr findet dann nur noch eine geringgradige Verlängerung statt,
so daß das Größenwachstum des Bulbus von der Pubertät an praktisch sistiert
(SORSBY et al. 1960).

Das Wachstum des menschlichen Augapfels geht mit dem *Gehirnwachstum*
parallel und ist nicht mit dem Schädelvolumen korreliert (TODD et al. 1940).
Zwischen rechtem und linkem Auge bestehen keine signifikanten Größen- und
Gewichtsunterschiede. Die Hauptwachstumsperiode des Bulbus liegt in der Fetalzeit; eine zweite Wachstumsperiode im 1. Lebensjahr, eine dritte „an der Schwelle
des Erwachsenenalters" (TODD et al. 1940). Im ganzen ist die postnatale Vergrößerung des Bulbus gering.

Durch quantitative Wachstumsanalysen an verschiedenen *Katzenhaien* konnten DINNENDAHL u. KRAMER (1955) zeigen, daß Bulbus- und Linsenwachstum
miteinander korreliert sind. Zwischen Linsengröße und Körpergröße besteht eine
konstante Relation. Bei *Ratten* vergrößern sich während des Wachstums Gewicht
und Volumen der Linse, sowie der Durchmesser des Bulbus in einer asymptotischen Kurve (NORRBY 1958). Die Analyse der Proportionsverhältnisse von den
verschiedenen Organabschnitten während des Wachstums ergab beim *Ratten*auge,
daß Linse und Bulbus im selben Maßstab wachsen. Nach der Geburt nehmen
Cornea und Längsdurchmesser des Auges rascher zu als die übrigen Teile. Vom
270. Tag an wachsen jedoch alle Abschnitte gleichmäßig. Korrelative Beziehungen
ergaben sich an diesem Material nur für das Linsen- und Bulbuswachstum,
nicht dagegen für die Längsachse des Auges und den Horizontaldurchmesser
der Cornea (NORRBY 1958). Interessanterweise bleibt das Volumenwachstum

der Linse auch dann konstant, wenn die Größe der Linsenepithelien bei haploiden *Amphibien*keimen auf die Hälfte reduziert ist (ROTMANN 1940).

Die rundliche Gestalt des Bulbus ist bei *Säugern* schon embryonal nachweisbar (PILLERI 1960). Bei *Primaten* ist die temporale Bulbuswand zunächst etwas stärker ausgebildet. Beim *Menschen* bildet sich diese Asymmetrie jedoch postnatal rasch zurück, während sie bei *Primaten* bestehen bleibt (PILLERI 1960). Auf Grund von statistischen Auswertungen von Röntgenbildern kamen WEYMOUTH u. HIRSCH (1950) zu der Feststellung, daß der Längsdurchmesser des menschlichen Auges individuell und im Laufe des postnatalen Lebens proportional zum vertikalen Durchmesser variiert, während die äquatorialen Maße während des ganzen Lebens konstant sind.

Das postembryonale Wachstum der Komplexaugen von *Insekten* erfolgt linear mit dem Körperwachstum, wobei die Zahl der Ommatiden zuerst schnell, später langsam zunimmt und schließlich konstant bleibt. Das spätere Wachstum vollzieht sich dann nur noch durch Vergrößerung der Ommatiden (WATERMAN 1954). Das postembryonale Wachstum der Facettenaugen zeigt jedoch beträchtliche artliche Unterschiede, z. B. hat ein frisch geschlüpfter *Limulus* zunächst nur sechs Ommatiden, ein adultes Tier gegebenenfalls über 1000, während *Tachypleus* beim Schlüpfen 24 Ommatiden besitzt, die sich beim adulten Tier nur noch bis 466 vermehren (WATERMAN 1954).

2. Form und Größenverhältnisse des Auges

a) Allgemeines

Nach Abschluß des Wachstums mißt der menschliche Augapfel sagittal 24,0 mm, transversal 23,4 mm, vertikal 23,7 mm (Durchschnitt von 100 Autopsieaugen nach H. L. THIEL 1955). An Leichenaugen von *Japanern* ergab sich eine durchschnittliche Achsenlänge von 24,21 mm, wobei ein Schrumpfungsfaktor von 9,3% errechnet wurde. Bei Frauen betrug der Durchschnittswert 23,88 mm, bei Männern 24,45 mm (MIKUNI, ISHII u. MAKABE 1960).

Durch Injektion kontrastgebender Substanzen in den Tenonschen Kapselspalt wurde die Bulbusgröße am Lebenden radiologisch mit 22,9—26,5 mm bestimmt (SHIBATA u. AMANO 1958, SORSBY u. O'CONNOR 1945, STENSTRÖM 1946—1948, DELLER et al. 1947, WEYMOUTH u. HIRSCH 1950). Optische Berechnungen führten zu ähnlichen Werten, d. h. durchschnittlich 23—25 mm (SORSBY et al. 1957).

Negroide Rassen haben durchschnittlich größere Bulbi als *Europäer*. Weibliche Augen sind absolut kleiner, relativ zur Körpergröße jedoch größer als männliche (TODD et al. 1940, SCHULTZ 1940). Bei den Vertretern der gelben Rasse zeigen die Bulbi einen höheren Grad von Protrusio als bei Europäern. Nach MOVI, INADA u. HONDA (1953) beträgt die Protrusio bei Männern 9,35 mm, bei Frauen 10,15 mm.

Beim menschlichen Auge ist der Abstand der Ora serrata vom Cornearand korreliert mit der Größe des sagittalen Durchmessers. Je größer der sagittale Durchmesser, um so größer ist die Distanz Limbus-Ora. Ebenso ist auch die Tiefe der Vorderkammer mit dem Abstand zwischen Ora und Cornearand korreliert (H. L. THIEL 1955).

Nach der Hallerschen Regel ist die Augengröße umgekehrt proportional zur Körpergröße (SCHULTZ 1940). Bei *Primaten* wiegt das Auge rund $^1/_{10\,000}$ des Körpergewichtes, bei *Nattern* $^1/_{3000}$, bei *Vögeln* $^1/_{30}$ (SCHNAUDIGEL 1903). Bei *Katzen* wächst das Bulbusgewicht linear mit dem Körpergewicht (LATIMER 1938).

Auch bei einer umfangreichen statistischen Analyse der Gewichts- und Maßverhältnisse beim *Meerschweinchen* ergab sich, daß das Gewicht des Augapfels nur mit dem Körpergewicht und der Körperlänge, nicht mit Organgewichten oder anderen Körpermaßen korreliert ist (LATIMER 1951). Zusammenfassend kann man also sagen, daß nur zwischen Körpergröße, Orbitavolumen und Augengröße gesetzmäßige Korrelationen bestehen. Nach A. H. SCHULTZ (1940), der 208 *Primaten*augen verschiedener Species metrisch analysiert hat, gelten drei allgemeine Beziehungen: 1. Das Volumen der Orbita ist abhängig von der Körpergröße. Die relativen Werte für das Orbitavolumen (ausgedrückt in Kubikzentimeter als Prozent des Körpergewichtes) schwanken bei *Primaten* zwischen 1,25 bis 0,036 cm³. Beim *Menschen* beträgt das relative Orbitavolumen 0,039—0,040. 2. Die relative Größe des Auges ist mit der allgemeinen Körpergröße korreliert. (Relative Augengröße ist das Bulbusvolumen in Kubikzentimeter als Prozent des Körpergewichtes.) Dieser Wert beträgt nach SCHULTZ 0,006 bei einem *Orang* und 2,243 bei *Tarsius*; beim *Menschen* liegt er zwischen 0,013—0,015. 3. Das Verhältnis von Augen- und Orbitagröße schwankt in relativ weiten Grenzen. Das Volumen von Orbita und Auge variiert bei *Primaten* relativ unabhängig voneinander (SCHULTZ 1940).

Das *Gewicht* des menschlichen Augapfels variiert zwischen 7,29—7,83 g (TODD et al. 1940); das Volumen um 6,5 cm³ und das spezifische Gewicht um 1,002—1,09 (DUKE-ELDER 1961). Nach LANGE (1940) beträgt das Bulbusgewicht bei menschlichen Neugeborenen 0,24% des Körpergewichtes, bei Erwachsenen 0,20%. Das Gewicht des *Meerschweinchen*auges ist durchschnittlich 0,98 g und damit 0,15% des Körpergewichtes, sowie 24,6% des Gehirngewichtes (LATIMER 1951). Tabellarische Zusammenstellungen über die Bulbusgewichte verschiedener Wirbeltiere haben CRILE u. QUIRING (1940), STEINDORF (1947) u. OPPENHEIM (1947) veröffentlicht.

Die *Gestalt* des Auges ist bei den meisten landlebenden *Säugetieren* nahezu ideal sphärisch, Andeutungen einer Tubusform kommen bei *Halbaffen* vor (M. WEBER 1927, WALLS 1942, ROHEN 1962d). *Wassersäuger* haben häufig ein sagittal verkürztes Auge. Bei *Tiefseefischen* kommen Teleskopaugen vor. Dasjenige von *Argyropelecus* hat eine kugelige Linse mit einer Myopie von 64 Dptr. Der Fernpunkt liegt in diesem Falle 20 mm vor dem Auge und kann durch den M. retractor lentis nur auf 1 m verschoben werden (CONTINO 1939). Auch bei verschiedenen *Vogel*arten steht die von der Kugelform abweichende Gestalt des Bulbus in eindeutiger Beziehung zur Lebensweise (CHARD u. GUNDLACH 1938, OEHME 1962). Die enge Beziehung von Auge und Umwelt drückt sich auch in der Form des Bulbus aus (R. BRÜCKNER 1951, WALLS 1942, DETWILER 1955, DUKE-ELDER 1958).

Die rassischen Verschiedenheiten des Augenabstandes wurden von FLEISCHHACKER (1960) zusammengestellt.

b) Unterschiede in der Gestalt des Auges bei tages- und nachtaktiven Tieren

Die Gestalt des Sehorgans wird außer von den Körperproportionen noch in hohem Grad von der Lebensweise der Tiere beeinflußt. Nächtlich lebende *Wirbeltiere* haben meist relativ große Augen, wobei die Größe und starke Wölbung der Hornhaut besonders auffällt. Unter den *Primaten* ist das klassische Beispiel in dieser Hinsicht das *Tarsius*auge (WOOLLARD 1926, STARCK 1954, ROHEN 1964). Auch die nächtlich lebenden Halbaffen sind für ihre großen, vorstehenden Augen bekannt (*Galago, Nycticebus* u. a.). Bei den nachtaktiven Tieren ist das Auge nicht nur im ganzen (relativ wie absolut) vergrößert, sondern auch die Proportionen seiner Teile sind unterschiedlich. DETWILER hat in mehreren Arbeiten diese Größenunterschiede einzelner Augenabschnitte (Cornea, Uvea, Linse,

Vorderkammer usw.) an Sagittalschnitten von Augen verschiedener nacht- und tagaktiver *Primaten* und anderer *Mammalier* bestimmt und tabellarisch zusammengestellt (s. Tabelle 2).

Es ergab sich ganz allgemein, daß bei *nächtlich* lebenden Arten oder *Dämmerungstieren* in der Regel die vordere Bulbushälfte ohne entsprechende Größenzunahme des Fundus vergrößert ist, während bei den *Tag*tieren meist die hintere Bulbushälfte dominiert (Abb. 3). Bei den nachtaktiven Tieren ist auch die Linse relativ zum Bulbusvolumen größer und neigt zur Kugelform. Unter den *Säugern* z. B. besitzen die wasserlebenden Arten *(Seehund, Seelöwe)* eine mehr kugelige Linse, während die tagaktiven, landlebenden Arten (z. B. *Erdmännchen, Suricata suricatta*) eine stark abgeplattete Linse haben. Daß *Mammalier* und *Vögel* mit großen Augen relativ kleinere Linsen haben als solche mit kleinen Augen — eine Beziehung, die übrigens nicht für *Teleostier* und *Urodelen* gültig sein soll (DINNENDAHL u. KRAMER 1955) — ändert nichts an dieser Gesetzmäßigkeit.

Tabelle 2. *Relationen verschiedener Augenabschnitte bei tag- und nachtaktiven Säugern nach planimetrischen Messungen von* DETWILER (1955)

	Cornea : Sklera	Cornea : ganzes Auge	Linse : Glaskörper	Linse : ganzes Auge	Vorderkammer : ganzes Auge
Ratte	1:1,4	1:2,4	1:1,0	1:2,6	1:2,5
Chinchilla	1:1,5	1:2,5	1:1,3	1:3,0	1:3,4
Galago	1:2,0	1:3,0	1:1,6	1:4,0	1:2,8
Nycticebus	1:1,9	1:2,9	1:2,3	1:5,0	1:2,8
Aotes	1:2,0	1:3,0	1:3,7	1:7,1	1:3,8
Hapale	1:4,1	1:5,1	1:9,3	1:12,8	1:15,2
Rhesus	1:3,1	1:4,1	1:7,1	1:10,0	1:17,0
Mensch	1:4,5	1:5,5	1:9,0	1:12,8	1:15,8

Zum Beispiel ist das Linsen-Glaskörperverhältnis bei der *Ratte* 1:1, bei *Galagoäffchen* 1:1,6, bei *Makaken* 1:1,71 und beim *Menschen* 1:9 (DETWILER 1939, 1941, 1943).

Bei den nachtaktiven *Säugern* ist der Orbiculus ciliaris in der Regel stark verkürzt, so daß die Retina bis in Höhe des hinteren Drittels des Ciliarmuskels reichen kann. Das Vorderkammervolumen ist vergrößert und die Linse liegt relativ weit hinten. Die Cornea ist größer und stärker gekrümmt. So beträgt das Größenverhältnis von Cornea zu Sklera bei der *Ratte* 1:1,4, bei *Galago* 1:2, bei *Macaca* 1:3 und beim *Menschen* 1:4,5 (DETWILER 1939—1943). Der Ciliarkörper ist bei nachtaktiven Tieren flach und wenig prominent. Die Ciliarmuskulatur ist relativ wenig entwickelt. Aus der Gesamtausdehnung des Ciliarkörpers am Sagittalschnitt läßt sich aber nicht ohne weiteres auf die Differenzierungshöhe des Muskels und die Akkommodationsbreite schließen, wie dies DETWILER getan hat. Der Muskel nimmt z. B. bei *Halbaffen* einen breiten Raum ein, ist aber lockermaschig und faserarm, so daß er wohl im Vergleich zu höheren *Affen* als primitiver bezeichnet werden muß (ROHEN 1962d).

In einer *Zusammenfassung* ergibt sich, daß das Auge nächtlich lebender Tiere nicht nur größer ist, sondern auch andere gestaltliche Proportionen zeigt. Wir haben bei den Sehorganen tag- und nachtaktiver Tiere Endpunkte einer morphologischen Reihe vor uns, die ein klassisches Beispiel einer funktionellen Anpassung darstellen.

DUKE-ELDER (1958) hat die funktionelle Bedeutung dieser Anpassungen für das Sehsystem wie folgt charakterisiert:

"The optical system [of nocturnal animals] demands a large eye to gather as much light as possible, a widely dilated pupil to allow the maximum amount of light to enter, and a large spherical lens set far back from the cornea to place the optical center near the retina so that light transmitted through the dioptric system is concentrated into a small image of the maximum possible brightness."

Hinzukommt bei vielen nachtaktiven Säugern noch ein Tapetum in der Chorioidea, welches das Licht reflektiert und so eine zusätzliche Ausnützung

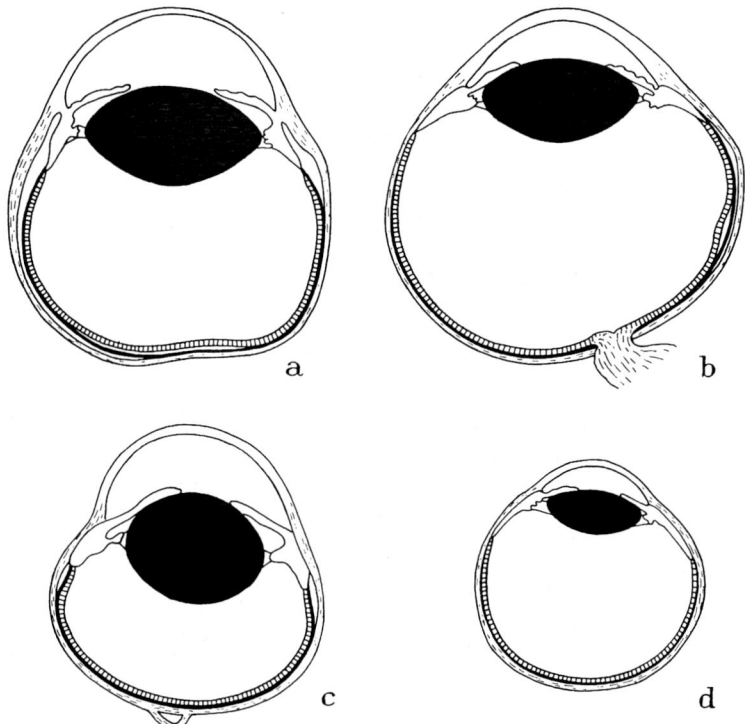

Abb. 3a—d. Gegenüberstellung einiger Augenquerschnitte von tag- und nachtaktiven Primaten (Vergr. in allen Fällen 3fach). [Nach DETWILER, Anat. Rec. **80/81** (1941), aus ROHEN 1962 d.] a *Nyctipithecus*, b *Macaca mulatta*, c *Nycticebus tard.*, d *Callithrix jacchus*. Man beachte die tiefe Vorderkammer, die größere und weiter hinten liegende Linse und die stärkere Wölbung der Cornea bei den nachtaktiven Primaten (links)

des Dämmerlichts für die Receptoren ermöglicht. Tapeta kommen in zwei Formen vor, als *Tapetum cellulosum* und *Tapetum fibrosum* (s. S. 176). Bei *Säugern*, die im Dämmerlicht oder ganz nächtlich leben *(Raubkatzen, Seehund)*, kann ein mächtiges Tapetum cellulosum entwickelt sein, das über den ganzen Fundus ausgebreitet ist. Bei tagesaktiven Carnivoren dagegen *(Suricata)* fehlt ein Tapetum ganz (Abb. 4).

3. Duplizitätstheorie

Die Netzhaut tages- und nachtaktiver Tiere zeigt wesentliche Strukturunterschiede. Bei den nachtaktiven herrschen die Stäbchen, bei den tagesaktiven die Zapfen vor. Eines der klassischen Beispiele für die Duplizitätstheorie ist das *Ziesel (Citellus)* (s. Tabelle 3).

Die reinen Stäbchen- oder Zapfennetzhäute sind allerdings selten. Die meisten *Wirbeltiere* haben gemischte Netzhäute mit beiden Receptortypen. Bei *Primaten*

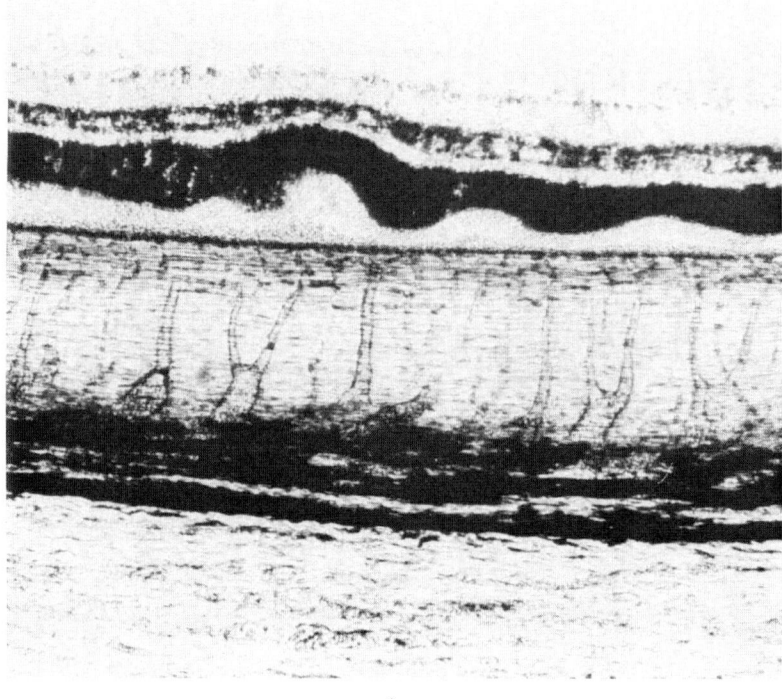

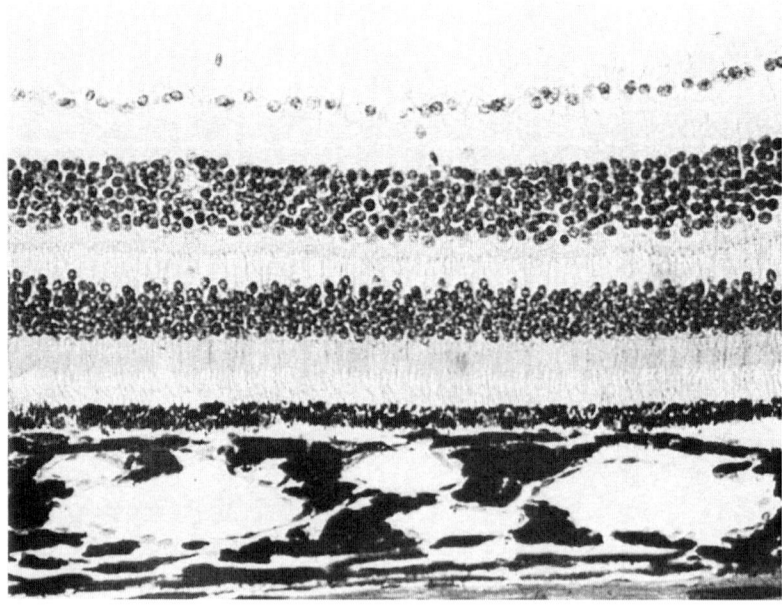

Abb. 4a u. b. Gegenüberstellung einer tageslicht- und nachtangepaßten Netzhaut von zwei Vertretern derselben Familie (Carnivoren). a Seehund *(Phoca vitulina)* (Celloidin, H.E., 25,4fach), b Erdmännchen *(Suricata suricatta)* (Paraffin, H.E., 65fach)

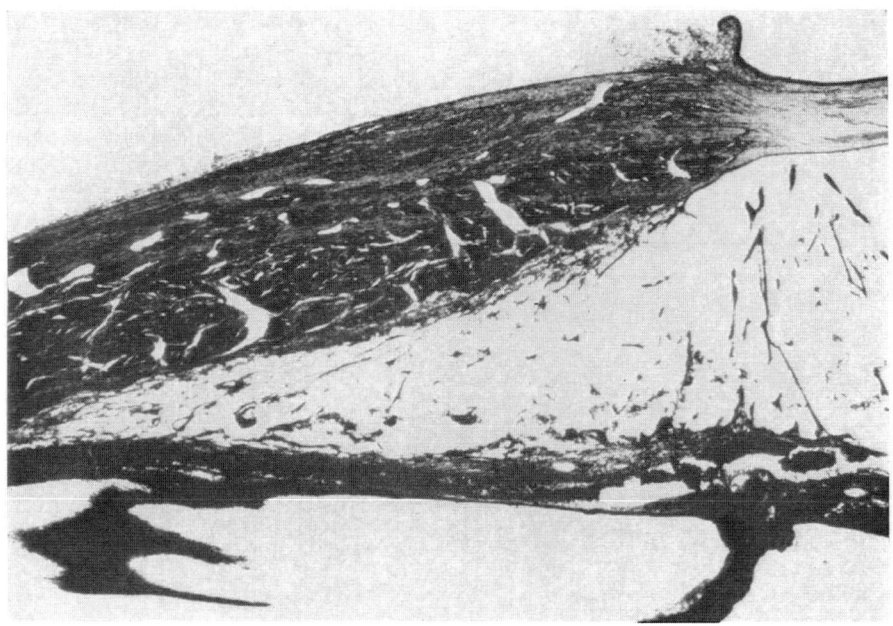

c

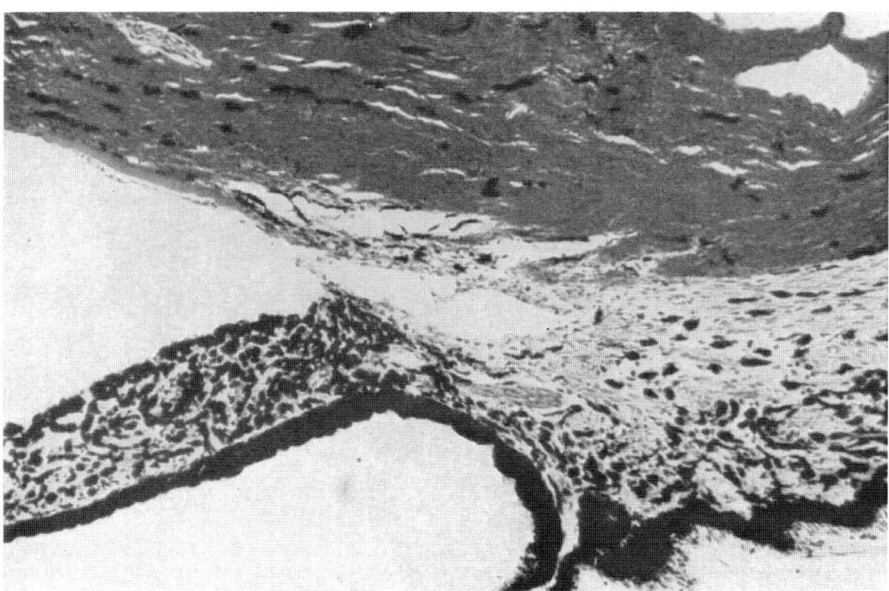

A   d
zwei Vertretern derselben Familie (Carnivoren). c Seehund *(Phoca vitulina)* (Celloidin, H.E., 4fach), d Erdmännchen *(Suricata suricatta)* (Paraffin, Azan, 25fach)

(gibt es überhaupt keine reinen Zapfennetzhäute mit Ausnahme von *Tupaia*
WALLS 1942, ROHEN 1962d). Die meisten höheren *Affen (Simiae)* haben allerdings überwiegend Zapfen. Besonders zapfenreich sind die *Cercopithecinae.*

Besonders interessant ist wiederum der *südamerikanische Nachtaffe (Aotes)*, der stammesgeschichtlich zu den *Simiae* gehört, aber (wohl sekundär) zu nächtlicher Lebensweise zurückkehrte und eine fast reine Stäbchennetzhaut besitzt. Rudimentäre Zapfen sind noch erkennbar (Abb. 6). Eine offenbar rückgebildete, kaum angedeutete Fovea wurde beschrieben (KOLMER 1930). Nach eigenen Befunden und solchen von SAELZLE (1936) haben *Wildmaus und Gelbhalsmaus* eine

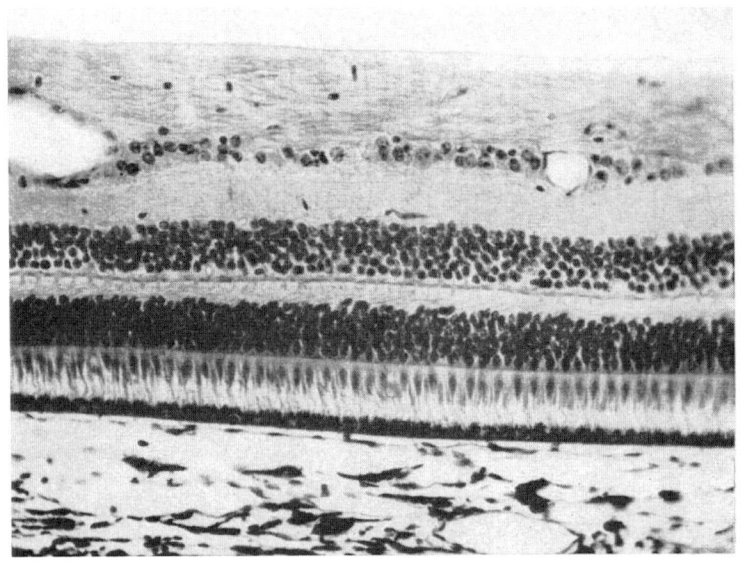

a

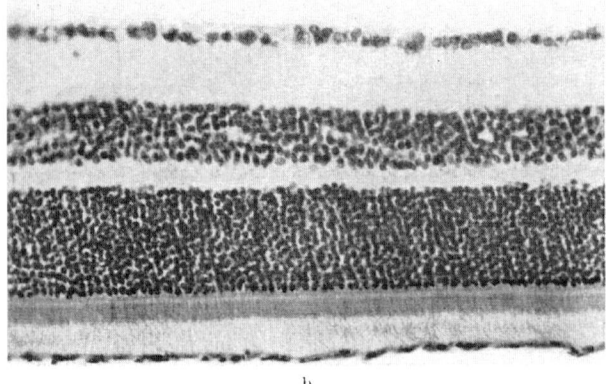

b

Abb. 5a u. b. Vergleich der Netzhaut eines tag- und nachtaktiven Primaten. a *Ateles ater*, zapfenreiche Netzhaut mit relativ dünner, äußerer Körnerschicht und gut entwickelten Bipolaren (240fach), b *Galago crassicaud.*, reine Stäbchennetzhaut mit dicker, äußerer Körnerschicht und langen, engstehenden Receptoren (60fach)

reine Stäbchenretina, während die *Rötelmaus* auch Zapfen besitzt. Unter den Primaten hat nur *Tarsius* eine reine Stäbchennetzhaut (ROHEN 1964).

Außer durch die *Duplizität der Receptoren* unterscheiden sich die Netzhäute tages- und nachtaktiver Tiere auch in verschiedenen anderen Strukturmerkmalen: Die äußere Körnerschicht tageslichtangepaßter Netzhäute ist schmal, besteht meist nur aus zwei bis drei Körnerreihen. Dafür ist das Ganglion retinae mächtig entwickelt. Die Dicke der inneren Körnerschicht übertrifft die der äußeren um ein Vielfaches. Die plexiformen Schichten nehmen viel Raum ein, und die Opticusganglien sind zahlreicher als bei Netzhäuten von nächtlich lebenden Tieren, die in der Regel eine mächtige äußere Körnerschicht und schmale bipolare und multipolare Zellschichten zeigen (Abb. 7).

Diese Unterschiede sind nicht nur quantitativer Art, sondern Ausdruck einer unterschiedlichen Bauweise. Es sind im Extremfall polare Strukturtypen, denen ein gegensätzliches Schaltungsschema zugrunde liegt. Beginnen wir die schwierige, hiermit verbundene Problematik mit einer Betrachtung der Receptoren, d. h. mit der *Duplizitätstheorie.*

In ihrer allgemeinsten Form besagt die Duplizitätstheorie, daß die Stäbchen Träger des Dämmerungssehens, die Zapfen dagegen das Tagessehen vermitteln. Die Aufstellung dieser Theorie wird MAX SCHULTZE (1866) zugeschrieben, der

Tabelle 3
Quantitative Unterschiede in einer „typischen" tageslicht- und dämmerungsangepaßten Netzhaut (nach VILTER 1954 b)

Zellen pro mm² im Fundus oculi	*Citellus citellus*	Meerschweinchen
Zapfen	200 000	50 000
Stäbchen	0	220 000
Bipolare Ganglienzellen	340 000	45 000
Amacrine	160 000	35 000
Opticusganglienzellen .	90 000	7 000

hauptsächlich auf vergleichend-anatomische Beobachtungen gestützt, zur Annahme von der physiologischen Unterschiedlichkeit der Arbeitsweise der zwei Receptortypen kam. PARINAUD (1881—1885) war durch Beobachtungen über Sehstörungen und Nachtblindheit zu einer ähnlichen Duplizitätstheorie gekommen. Trotz der großen Autorität dieser Forscher (besonders von M. SCHULTZE)

Tabelle 4. [Aus DODT, Naturwissenschaften **49**, 4 (1962)]

Tierart	Stäbchen	Zapfen	Reizwelle*	Purkinje-Verschiebung	Diskontinuierliche (zweigeteilte) Dunkeladaptationskurve	Farbensehen
Cavia cobaya	+	+		—	+	+
Citellus citellus	—	+	$7 \cdot 10^{-1}$	—	—	+
Felis domestica	+	+	$3 \cdot 10^{-3}$	+	+	—
Hemidactylus turcicus . . .	+	—	$6 \cdot 10^{-4}$	—	+	—
Homo	+	+	$8 \cdot 10^{-4}$	+	+	+
Lepus cuniculus	+	+	$3 \cdot 10^{-3}$	—	+	+
Mus decumanus	+	—/+	$3 \cdot 10^{-4}$	+	+/—	+
Rana temporaria	+	+	$2 \cdot 10^{-3}$	+	+	+
Sciurus leucotis carolinensis	—	+	$2 \cdot 10^{0}$	—	—	+
Sciurus vulgaris	—	+	$3 \cdot 10^{-3}$	+	+	—
Methode	Histologie		Elektroretinographie			Dressur

* Retinale Beleuchtungsstärke (lumen/m²) für eine *b*-Welle von 50 μV bei vollständiger Dunkeladaptation.

setzte sich die Theorie in ihrer Zeit nicht durch. H. HELMHOLTZ hat sie in seiner „Physiologischen Optik" (1896) nicht einmal erwähnt. Erst v. KRIES (1896, 1929) formulierte sie später in einer Weise, die ihr allgemeine Anerkennung verschaffte. Durch vergleichend-anatomische und physiologische Beobachtungen wurde allmählich ein so großes Beobachtungsmaterial zusammengetragen, daß man Anfang des 20. Jahrhunderts vielfach vergaß, daß es sich um eine Hypothese handelte und die Duplizität der Receptoren in ihrer physiologischen Doppelwertigkeit als Fakten hinnahm. So fühlte sich C. v. HESS (1922) schließlich veranlaßt zu sagen, daß die Duplizitätstheorie nichts anderes mehr sei als ein Konglomerat von verschiedenen, teilweise völlig unzusammenhängenden Annahmen, und VERRIER (1937—1940) lehnte die Theorie auf Grund zahlreicher, von ihm mitgeteilter Gegenbeispiele ganz ab. In der allgemeinen, oben an-

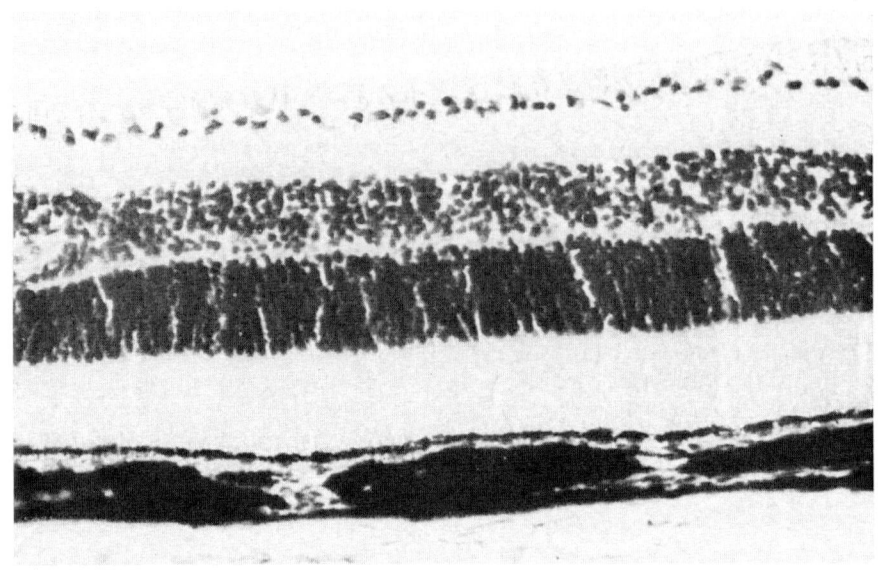

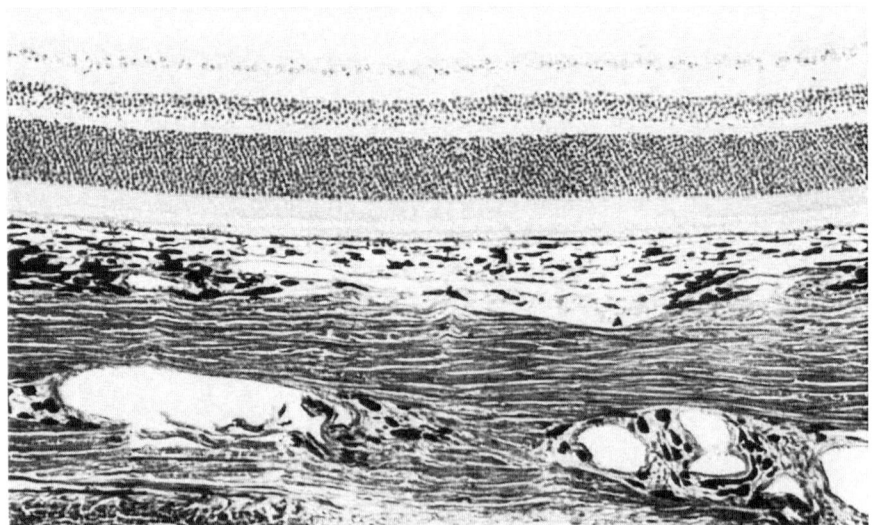

Abb. 6a—c. Querschnitte durch die Retina einiger tages- und nachtaktiver Primaten. a *Tarsius bancanus*, nachtaktiv (H.E., 83fach), b *Aotes triv.*, nachtaktiv (Azan, 32fach)

geführten Formulierung besteht die Duplizitätstheorie zweifellos auch heute noch zu Recht, soweit man Tiere in Betracht zieht, die gemischte Netzhäute haben. Auch neuere vergleichend-morphologische Untersuchungen haben vielfache Bei-spiele für die unterschiedliche Anpassung der Retina bei tag- und nachtaktiven

Tieren gebracht (Walls 1942, Underwood 1951, Tansley 1959, 1961, Oehme 1961, Lockie 1952, Polyak 1941, Rohen 1962d u. a.).

Die Ergebnisse der Elektrophysiologie zwingen jedoch zu einer erheblichen Modifikation derjenigen Anschauungen, die Anfang des Jahrhunderts gang und gäbe waren und meist in einer Überbewertung der funktionellen Duplizität der Receptoren bestanden (vgl. Hecht 1937, Dodt 1962, Per Saugstad et al. 1959).

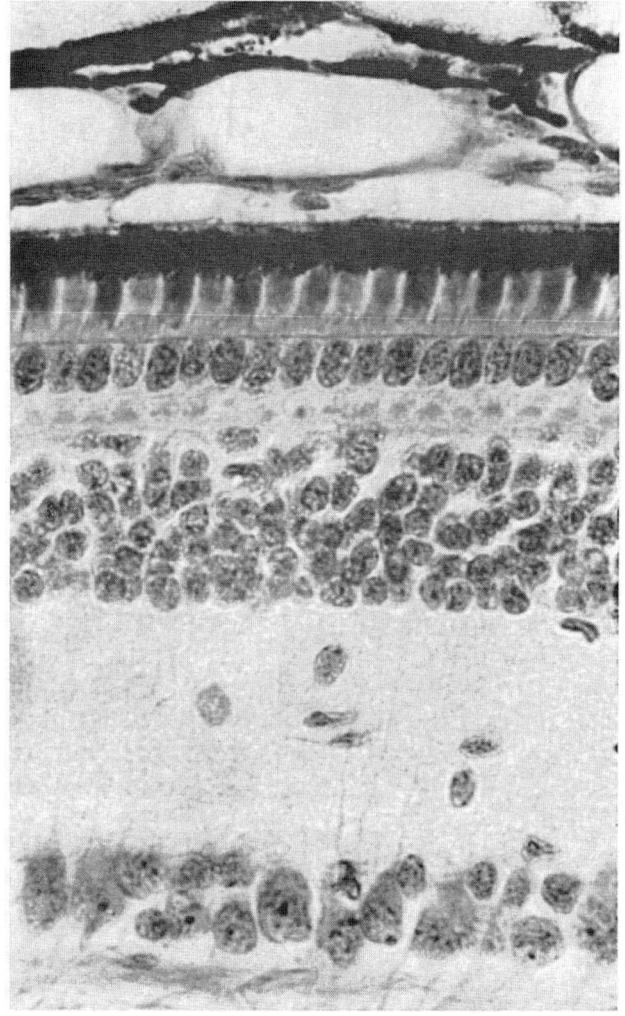

Abb. 6 c. *Tupaia glis*, tagaktiv (Azan, 162fach)

Es stellte sich nämlich bei der physiologischen Analyse des Problems sehr bald heraus, daß Tiere mit reinen Zapfen- oder Stäbchennetzhäuten durchaus nicht nur über ein skotopisches oder photopisches Sehen verfügen. Zwar gibt es — von einzelnen Ausnahmen abgesehen — immer eine *Duplizität der Netzhautfunktion*, aber durchaus nicht immer eine Duplizität der Receptorenfunktion.

Das *Ziesel (Citellus citellus)* hat zwar — um einige Beispiele zu nennen — eine reine Zapfennetzhaut (s. Tabelle 4) und verfügt nach physiologischen Be-

funden (fehlende Purkinje-Verschiebung, diskontinuierliche Dunkeladaptations-
kurve u. a.) über ein reines photopisches Sehen, entspricht also ganz der klassischen Duplizitätslehre; dagegen hat aber das *Eichhörnchen (Sciurus vulgaris)*,
ebenfalls mit einer reinen Zapfennetzhaut, offensichtlich zwei Photopigmente
und das mit ihm verwandte *Grauhörnchen (Sciurus leucotis)*, dessen Zapfen licht-

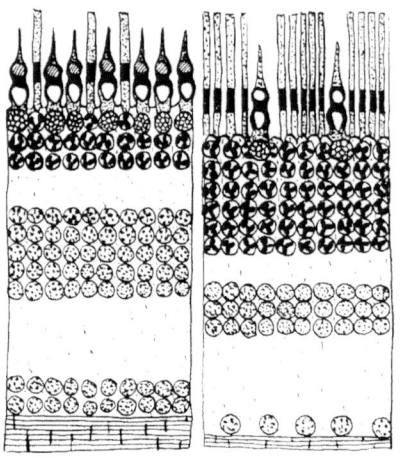

mikroskopisch denen des *Eichhörnchens* völlig gleichen, nur ein Photopigment, und
zwar Rhodopsin (DARTNALL 1960). Umgekehrt gibt es Hinweise, daß z. B. das *Kaninchen*, dessen Netzhaut beide Receptortypen aufweist, nur ein retinales Photopigment besitzt (DODT 1962). Nachtaktive
Geckos, deren einheitlich aussehender Recep-
torenapparat aus Zapfen entstanden sein
soll (WALLS 1934), haben nach elektrophysiologischen Befunden eindeutig ein skotopisches und photopisches Sehvermögen
(Tabelle 4, nach DODT 1962).

Es ist also die vielfach geübte „Verallge-
meinerung der Duplizitätstheorie, aus dem
histologischen Nachweis von Zapfen oder aus
dem Vorliegen einer Purkinje-Verschiebung

Abb. 7. Gegenüberstellung des Netzhautauf-
baues von tag- und nachtaktiven Säugern.
(Nach WALLS 1942, aus ROHEN 1962 d)

auf das Vorliegen oder Fehlen eines Farbensinnes zu schließen", nicht mehr zulässig
(DODT 1962). Vielleicht bringt die elektro-
nenmikroskopische Analyse der Netzhaut neue morphologische Kriterien z. B.
hinsichtlich der Synapsenformen, der Feinstruktur der Receptoren usw., die eine
bessere Vergleichbarkeit anatomischer und physiologischer Befunde ermöglichen
(ROHEN vgl. 1963). Solange das nicht der Fall ist, wird man gut tun, dem Vor-
schlag GRANITs (1936) zu folgen, „von den Lichtsinneszellen als den für die
Duplizität entscheidenden
Teilen abzurücken und die
hierfür maßgeblichen Strukturen aus dem Sehteil der
Netzhaut in deren Gehirn-
teil zu verlegen" (DODT
1962). Die klassische Du-
plizitätstheorie, die sich
ausschließlich auf das histologische Erscheinungsbild
der Receptoren stützte,

Tabelle 5. *Verhältnis der Anzahl der Receptoren in der
Retina von drei verschiedenen Vogelarten bezogen auf die
Anzahl der Opticusganglienzellen, die gleich 1 gesetzt wurden*
(nach LOCKIE 1952)

Puffinus : Fulmar : Passer	
1,3 : 1,0 : 1,0	im Bereich der Area centralis
3,6 : 2,5 : 1,3	am Rande der Area
8,3 : 4,3 : 1,7	in der Netzhautperipherie

muß daher heute modifiziert werden. Wir können im funktionellen Sinne zwar
von einer Duplizität der Netzhautfunktion, nicht aber von einer funktionellen
Duplizität der Receptoren sprechen.

Wenn unsere Einschätzung der Receptoren damit abgewertet wird, so muß
die der Strukturverhältnisse der übrigen Netzhaut d. h. der intraretinalen
Verknüpfungen aufgewertet werden. Diese sind im Hinblick auf die funktionelle
Anpassung an das Tages- oder Dämmerungssehen zweifellos von größerer Bedeutung, als man ursprünglich dachte. Die begreiflicherweise erheblichen Schwierigkeiten, die einer morphologischen Analyse dieser Verhältnisse entgegenstehen,
haben bisher eine vollständige Aufklärung der neuronalen Struktur tages- und
nachtangepaßter Netzhäute verhindert. Dennoch lassen sich bereits einige all-
gemeinere Feststellungen treffen.

So wurde z. B. die Netzhaut einiger tag- und nachtaktiver *Seevögel* (LOCKIE 1952), *Geckos* (TANSLEY 1959, 1961), *Eichhörnchen* (TANSLEY 1961) und verschiedener *Tagvögel* und *Eulen* (OEHME 1961) vergleichend analysiert und die beobachteten quantitativen Unterschiede im Sinne differenter Schaltungsverhältnisse interpretiert. Bei *Sturmvögeln* z. B., die auch nachts aktiv sind *(Puffinus)*, fehlt eine Fovea. In der vorhandenen Area kommen bei *Puffinus* zwölf Stäbchen auf 500 μ^2, bei *Fulmar glacialis (Eissturmvogel)* nur ungefähr sieben. Vergleichende Zählungen der Receptoren und Opticusganglien zeigten deutlich, daß bei den auch nachtaktiven *Vögeln* mehr Receptoren mit jeweils einer Opticusganglienzelle verknüpft sind als in tagangepaßten Netzhäuten (LOCKIE 1952) (s. Tabelle 5); eine Erscheinung, die man als *Summation* bezeichnet hat.

Auch in der Familie der *Eichhörnchen* gibt es Arten, die tagesaktiv und andere, die nächtlich leben (sog. flying squirrels) oder bevorzugt Dämmerungstiere *(Tamiosciurus hudsouicus loquax* und *Sciurus carol. leucotis)* sind (TANSLEY 1961). Im Gegensatz zu den *Bodenhörnchen*, die reine Zapfennetzhäute *(Citellus beecheyi)* mit einem gut entwickelten bipolaren Schaltapparat und mehreren Reihen von Opticusganglienzellen im Fundusbereich haben, besitzen die Baumhörnchen *(Sciurus leucotis, Tamiosciurus)* zwar auch Zapfen, aber die Anzahl der Receptoren pro Quadratmillimeter ist erheblich gesteigert und die Zahl der bipolaren und multipolaren Ganglien vermindert, so daß die Dicke der inneren retinalen Schichten reduziert erscheint. Ähnliche Verhältnisse fanden sich beim Vergleich von tages- und nachtaktiven *Geckos* (TANSLEY 1959, 1961).

Unter den *Viverriden* ist die *Genette* total farbenblind (DÜKER 1957), die *Zibetkatze (Viverricula)* blaugelbblind, während *Mungos* voll farbentüchtig sind (DÜKER 1959). Die morphologische Analyse der Netzhaut ergab, daß die Anzahl der inneren Körner ungefähr 14% der äußeren Körner bei der *Genette*, 24% bei der *Katze*, 92—103% bei den *Mungos* ausmacht. Entsprechend sind die multipolaren Ganglienzellen bei der *Genette* 3%, bei der *Katze* 6%, bei den *Mungos* 23—30% der Receptoren (DÜKER 1959).

Die umfassendste, quantitative Studie in dieser Richtung stammt von OEHME (1961, 1962). Vergleiche über die Netzhautmorphologie bei *Tagesvögeln* und *Eulen* ergaben nicht nur Unterschiede hinsichtlich der Receptoren, sondern vor allem in bezug auf ihre intraretinalen Verknüpfungen. Bei *Eulen* überwiegen die Stäbchen, bei *Tagvögeln* die Zapfen. Bei einigen tagesaktiven *Eulen* (z. B. *Asio flammeus*) ist die Zapfenzahl gegenüber nächtlich lebenden Verwandten (z. B. *Tyto alba*) wesentlich vermehrt. Bei den nächtlich aktiven *Eulen* nimmt aber die Anzahl der Receptoren pro Flächeneinheit Retina stark zu, die Dicke des Ganglion retinae entsprechend ab. Bei tagaktiven *Eulen* wie bei *Asio flammeus* erreicht die Ausbildung des Ganglion retinae etwa dasselbe Ausmaß wie bei *Sing-* und *Raubvögeln*. Die durch Verknüpfung mehrerer Receptoren auf eine Opticusganglienzelle entstehenden *Reizfelder* sind bei tagesaktiven *Vögeln* wesentlich kleiner als bei *Nachteulen*. Die *Tagvögel* haben eine tiefe, kraterförmige Fovea, während die *Nachteulen* nur eine schüsselförmige, flache Fovea besitzen. Ähnliche Strukturunterschiede gibt es auch bei *Fischen* (WUNDER 1958, BABURINA 1955, VERRIER 1936—1941 u. a.). Bei *Clupeonella delicatula* (BABURINA 1955), manchen *Bodenfischen* (MOORE et al. 1950) und bei dem Seefisch *Callionymus lyra* (VILTER 1947 a—c) wurden sogar im gleichen Auge dämmerungs- und mehr tageslichtangepaßte Abschnitte beschrieben. So hat *Clupeonella* in den dorsalen Retinaquadranten nur Zapfen, zahlreiche Bipolaren und Opticusganglien, während ventral die Stäbchen vorherrschen und die Reizfelder größer sind (VILTER 1954).

Zusammenfassend lassen sich also zwei Struktureigentümlichkeiten der tages- bzw. nachtangepaßten Netzhaut herausschälen. Durch Entwicklung einer funktionell höherwertigen Netzhautmitte (Fovea) kommt es bei tagesaktiven Tieren zur Ausbildung einer „*Zentralisation*" der Retina, sowie durch Zunahme intraretinaler Schaltungen (Vermehrung der bipolaren und multipolaren Ganglien, vermutlich auch anderer Assoziations- und Schaltneurone) zu einer Steigerung des Auflösungsvermögens (das Bildraster wird feiner), die Empfindlichkeit wird jedoch herabgesetzt. Umgekehrt wird bei nachtaktiven Tieren die Zahl der retinalen Receptoren erhöht und durch Vergrößerung der „Reizfelder", d. h. durch erhöhte Zahl der auf eine Opticusganglienzelle geschalteten Neurone *(Summation)* die Empfindlichkeit gesteigert, jedoch der Raster vergröbert und das Auflösungsvermögen verringert (vgl. KUFFLER 1953).

Summation und *Zentralisation* sind also die beiden, einander entgegengesetzten Prinzipien, die im Extremfall zu einer völlig verschiedenen Bauweise der Retina führen. Die funktionelle Anpassung der Netzhaut an das Tages- oder Dämmerungssehen darf also nicht mehr ausschließlich auf die Zweiheit der Receptorentypen bezogen werden. Die Elektrophysiologie hat viele Beispiele dafür beigebracht, daß die morphologische Duplizität der Receptoren relativ unwesentlich oder sogar widerspruchsvoll sein kann (DODT u. HECK 1954, DODT u. WALTHER 1959, GRANIT 1947, 1955, 1962, DAVSON 1950, HARTRIDGE 1950, WILMER 1946, 1955).

Ein Gesamtbild, das Morphologie und Physiologie umfaßt, läßt sich nur gewinnen, wenn man die Bauweise der Retina im ganzen analysiert und mit Lebens- bzw. Verhaltensweise der Tiere in Zusammenhang bringt.

4. Neuere Arbeiten zur vergleichenden Anatomie des Auges

Das Interesse an der vergleichenden Anatomie des Sehapparates ist durch die moderne experimentelle Biologie, Physiologie und Elektronenmikroskopie neu geweckt worden. Die neueren Arbeiten über die Struktur der Lichtsinnesorgane von *Evertebraten* werden im Kapitel „Receptoren" (s. S. 47) behandelt. Die retinomotorischen Erscheinungen des *Insekten*auges hat LÜDTKE (1951) am Beispiel des *Rückenschwimmers (Notonecta glauca)* studiert. Eine maximale Ausdehnung der Pigmentfortsätze wurde 50 min nach Dunkeladaptation beobachtet. Umgekehrt genügt eine 10 sec lange Belichtung, die Retinulaelemente in ihre Ausgangsstellung zurückzubringen. Die histologische Struktur verschiedener *Arthropoden*augen wurde von VERRIER (1940), BRANDENBURG (1960), RAMADAN (1952), WOLKEN (1956), R. BRAUN (1953, 1954), WELSH u. CHACE (1938), MILLER (1960) u. a. aufgeklärt.

Besondere Verdienste um die vergleichende, mikroskopische Anatomie des *Wirbeltier*auges haben sich VERRIER (1936—1941), ROCHON-DUVIGNEAUD (1941), PRINCE (1949), POLYAK (1953) u. a. erworben.

Marine *Knochenfische* haben meist gemischte Netzhäute. *Trigla corax* zeigt häufig Doppelzapfen. Die Innenglieder erreichen eine Breite von 18—20 μ. Die Schichtengliederung ist undeutlich (BECHER u. EICHNER 1959). *Carassius* und *Anguilla* haben zahlreiche Einzel- und Doppelzapfen (TAKEUCHI 1959). Bei *Alosa caspia*, einem *Hering* des Kaspischen Meeres, überwiegen die Stäbchen (BABURINA 1955), *Mustelus laevis* und *Scyllium stellare* haben reine Stäbchennetzhäute (BECHER u. EICHNER 1959). Beim *Rotbarsch (Sebastes marinus* h.), der in einer Tiefe von 200—300 m lebt, kommt nur ein Zapfen auf 250 Stäbchen. Bei dem in 1000 m Tiefe lebenden verwandten *Schnabelbarsch*, dessen Auge erheblich größer ist, finden sich kaum noch Zapfen in der Retina (WUNDER 1958). Eine reine Stäbchennetzhaut besitzt auch *Clarias batrachus*, ein Knochenfisch, während bei dem verwandten *Ameiurus* das Stäbchen-Zapfenverhältnis etwa 1:1 ist (VERRIER 1941). *Haie* und *Rochen* haben meist Stäbchennetzhäute; bei *Trygon* und *Myliobatis* sind auch Zapfen vorhanden (VERRIER 1940). *Bodenfische* haben vorwiegend gemischte Netzhäute (MOORE et al. 1950, VERRIER 1940). Unter den *Teleostiern* wurden gemischte Netzhäute auch bei einigen *Mormyriden* beschrieben, die ein auffallend dickes Pigmentepithel mit Guaninkristallen und Melanin besitzen und keine Fovea haben (McEWAN 1939).

Bei *Ericymba bucc.* ist wie bei vielen Bodenfischen die untere Netzhauthälfte besser differenziert als die obere (MOORE, POLLOK und LIMA 1950). Die Netzhaut von *Clupeonella delicatula caspia* enthält in den dorsalen Quadranten sehr viel weniger Zapfen (Verhältnis Zapfen zu Stäbchen etwa 1:22—32) als in den ventralen (Verhältnis etwa 1:2 oder 1:1). In der ventralen Hälfte liegt auch eine areaähnliche Stelle schärfsten Sehens mit besonders vielen, dichtstehenden und verschmälerten Zapfen (BABURINA 1955). Ähnlich liegen die Verhältnisse bei *Callionymus lyra* (VILTER 1947 a—c). Bei diesen Fischen zeigt also die Netzhaut eines Auges verschiedene Anpassungsformen.

Retinomotorische Erscheinungen sind bei *Fischen* und *Amphibien* mehrfach beschrieben worden (WIGGER 1937, ROMAGNOLI 1952, MÜLLER 1951—1954). Sie sollen sich bei *Fischen* auch in vitro auslösen lassen und p_H-abhängig sein (WIGGER 1937). Bei atlantischen *Salmen (Salmo salar)* wurde ein autonomer 24 Std-Rhythmus der retinomotorischen Vorgänge beschrieben (ALI 1961).

Neuere histologische Untersuchungen über das Auge einzelner Wirbeltierarten haben UNDERWOOD, 1951 *(Reptilien)*, FORTIN, 1937 *(Vögel)*, VILTER, 1951 *(Sphenodon)*, WAKISAKA, 1959 *(Hühnchen)*, KHAU VAN KIEN, 1954, 1955 *(Amphibien)*, O'DAY, 1952 *(Monotremen)*, OCHOTERENA, 1949 *(Boa constrictor)*, HANDA et al., 1958 *(Frosch)*, WALLS, 1939 *(Opossum)*, CHARD u. GRUNDLACH, 1938 *(Taube)*, O'DAY, 1940 *(Albatros)*, PARRY, 1953, HUBER, 1937 *(Hund)*, VERRIER, 1938 (verschiedene *Mammalier*), KARLI, 1951 *(Citellus citellus)*, ENGSTRÖM, 1958 *(Parus major)*, OEHME, 1961, 1962 (verschiedene *Vogel*arten), HERTER u. KAUNIG, 1956 *(Mustella lutr.)*, R. BRÜCKNER, 1949, 1955 (verschiedene *Carnivoren*), 1961 *(Ungulaten, Vögel)*, ROHEN, 1962 a, d *(Gorilla,* verschiedene *Primaten)*, SHEPPARD, 1961 *(Kaninchen)*, BAYER, 1936 *(Reh)*, DETWILER, 1939—1956 *(Chinchilla,* verschiedene *Primaten)*, LYALL, 1957 (verschiedene *Teleostier,* darunter *Forellen)*, DÜCKER, 1959 *(Viverridae)*, ALI, 1960 *(Chamäleon)*, TIGGES (1963) *(Tupaia, Gibbon, Orang)* durchgeführt.

5. Rudimentäre Augen

Lepidosiren paradoxa hat gleichsam ein „embryonal gebliebenes Auge im erwachsenen Zustand" (ROCHON-DUVIGNEAUD 1941), das etwas kleiner ist als das des *Maulwurfs*. [Über das *Maulwurf*auge s. HENDERSON (1952).] *Augenrudimente* kommen bei *blinden Höhlenbewohnern* wie *Oniscoidea* und *Asellota* vor, die von DE LATTIN (1939) untersucht wurden. DE LATTIN vertritt im Gegensatz zu früheren Autoren die Auffassung, daß die Rudimentierung der Sehorgane dieser Tiere nicht durch Anpassung an das Leben in der Dunkelheit, sondern primär durch Mutation und anschließende Flucht in das Biotop der Höhlen zustande gekommen ist.

Beim *mexikanischen Blindfisch (Anoptichthys jordani)* hat LÜLING (1955 a, b) die embryonale Entwicklung dieser rudimentierten Lichtsinnesorgane histologisch verfolgt und gezeigt, daß die Augenentwicklung zunächst ganz normal abläuft, dann aber — etwa vom 9. Tag nach dem Schlüpfen der Larven — abartig wird. Die Netzhaut, die bereits weitgehend differenziert war, beginnt zu degenerieren. Es tritt ein epitheloides Füllgewebe auf, das in die Vorderkammer einwächst. Später bildet sich zusätzlich ein chorioidales Gewebe, das von den Seiten her unter das epitheloide Füllgewebe und bis in den Glaskörper hinein vorwächst. Das Auge beginnt mehr in die Tiefe der Orbita abzusinken. Pigmentepithel und Retina degenerieren vollständig; die Sklera löst sich auf. Dennoch bleiben die retinalen Schichten und andere Struktureigentümlichkeiten des Auges noch bis in den frühen Erwachsenenzustand hinein erkennbar.

Diese Befunde sprechen dafür, daß die Rudimentierung dieser Augen nicht primär erfolgt ist, sondern durch eine abwegige Entwicklung von normalen Anlagen aus zustande gekommen ist.

6. Allgemeine Reaktionsformen der Netzhaut (Verhalten in der Gewebekultur, Überlebenszeit, Unter- bzw. Überdruck, Alter)

Untersucht wurde meist das Verhalten des Netzhautgewebes nach zeitlich begrenzter, unphysiologischer Steigerung des intraocularen Druckes (Wiederbelebungszeit), sowie ihr Verhalten in der Gewebekultur.

Netzhautgewebe von *Hühner*embryonen liefert in Deckglaskulturen zahlreiche, rasch wachsende, kleine und rundliche Zellen mit verzweigten, feinen Fortsätzen, die sich nach 10—16 Tagen zu einem epithelähnlichen Verband zusammenschließen (MUSCATELLO 1938). Unter Einwirkung von CO_2 können tumorartige Zelltypen entstehen (FRANK 1940). Während BASCHENOWA (1938) von *Kaninchen*netzhäuten keine Kulturen erzielen konnte, beobachtete MONROY (1938) an in die Bauchhöhle, die ausgeräumte Orbita oder unter die Haut transplantierten Netzhautstückchen von *Amphibien* sogar progressive Differenzierungen. In einigen Fällen bildeten sich Opticusfaserbündel, die innerhalb der Orbita Anschluß an den Sehnervenstumpf zu gewinnen suchten. Wurden periphere Netzhautstücke mit angrenzendem Pigmentepithel in die Subcutis implantiert (WYBURN u. BACSICH 1952), so zeigte sich eine deutliche Tendenz zur Cystenbildung und Proliferation des Pigmentepithels. Durch die klumpig proliferierenden Pigmentzellen wurden die retinalen Elemente auseinandergedrängt. Innerhalb des Netzhautexplantats vermehrten sich die Gliazellen. Die Receptoren wurden zu plumpen undifferenzierten Zellen, die nach und nach zugrunde gingen. Die Schichtung verlor sich rasch.

Embryonale Netzhautstückchen, die von 4—5 Monate alten menschlichen Feten in der Gewebekultur weitergezüchtet wurden, bildeten zunächst klumpenförmige, undifferenzierte Massen, die jedoch in den ersten Monaten durchaus noch progressive Differenzierungstendenzen erkennen ließen (LISS u. WOLTER 1961). Nach 2—3 Wochen begannen größere Zellelemente Fortsätze auszusenden und intracytoplasmatische Differenzierungen zu zeigen. Sie glichen primitiven Opticusganglienzellen. Mitosen, die reichlich in der undifferenzierten Matrix zu beobachten waren, wurden an diesen Zellen nicht mehr gesehen. In der Kultur bildete sich zunehmend eine zonale Gliederung heraus. Nach 4 Monaten degenerierten die meisten nervösen Zellformen.

Gewebekulturen der Netzhaut wurden meist nur über kürzere Zeit beobachtet (TANSLEY 1933, LUCAS 1958, LISS u. WOLTER 1961). Zwar hatten WOLKEN u. WARD (1962) Retinagewebe über Monate in vitro gezüchtet, aber kein nervöses Gewebe für so lange Zeit erhalten können. HANSSON u. SOURANDER (1962, 1964) studierten neuerdings das in vitro-Verhalten der Retina verschiedener

Säuger und *Vögel* über einen Zeitraum von 2—12 Wochen. Im Gegensatz zu den Verhältnissen bei *Nagern* und *Hühner*embryonen wuchsen dabei von menschlichem Retinagewebe nur mesenchymale Elemente aus. Retinakulturen von Versuchstieren bildeten in der Regel zwei verschiedene Gewebsformationen: a) Nervenzellen, von denen lange, verzweigte Fortsätze auswachsen, und b) Fibroblasten, die stark proliferieren und im Verlauf der 2. Woche die neuronalen Elemente überwuchern. Nach etwa 10 Tagen hat sich jedoch meist eine einzellige Schicht fibroblastischer Zellen gebildet, auf der nun ein erneutes Wachstum neuroektodermaler, d. h. retinaler Elemente einsetzt. Entwicklung und cytologische Reaktionen dieser Zellen konnten im Phasenkontrast auf der fibroblastischen Unterlage gut studiert werden (HANSSON u. SOURANDER 1964). Dabei zeigte sich, daß die retinalen Zellkerne im Cytoplasma Form- und Größenveränderungen durchmachten, vielfach rotierten und Einfaltungen ausbildeten. Die Nucleolen veränderten sich ebenfalls. Die Perikaryen kontrahierten und dilatierten sich in rhythmischem Wechsel, wobei sich die Nervenzellfortsätze ständig verlängerten oder wieder retrahierten und somit ständig neue Kontakte eingingen bzw. wieder lösten. An den Kontaktstellen verdichten sich die Fortsätze knospenartig. Die Differenzierungsprozesse an den Ganglienzellen in vitro fanden nur statt, wenn die Neuroglia erhalten war.

Bei länger gehaltenen Kulturen traten nicht selten Rosetten auf, die den vom Retinoblastom, Ependymom und Medulloblastom bekannten Rosetten weitgehend glichen. Rosettenbildungen wurden jedoch nur beobachtet, wenn das Ausgangsmaterial von ganz jungen Tieren (Neugeborene vom 1.—5. Tag) stammte (HANSSON u. SOURANDER 1964). Bei Material von älteren Tieren wurden Rosettenbildungen bisher nicht beobachtet (TANSLEY 1933, 1934, HANSSON u. SOURANDER 1964). Die Rosetten degenerierten meist nach 1 Woche. Sie zeigten häufig rhythmische Pulsationen.

Bei Gewebekulturen von der Netzhaut, die längere Zeit gehalten wurden, konnten progressive Differenzierungen von Sinneszellen beobachtet werden (DETWILER 1932, HANSSON et al. 1964). Eigenartigerweise sind die in vitro differenzierten Sinneszellen im Gegensatz zu Nervengewebskulturen höchst empfindlich für Licht. Nach geringgradiger, mikrophotographischer Belichtung degenerieren sie in 5—10 min. Opticusganglienzellen ziehen ihre Fortsätze ein und gehen nach 15—30 min zugrunde. In protrahierten Kulturen konnten an den Gliazellen eindeutige amitotische Vorgänge beobachtet werden.

Wird die Netzhaut in vivo durch Unterbindung aller hinteren Ciliar- und Retinagefäße von ihrer Blutversorgung abgeschnitten, so degenerieren nach 15 bis 20 min zuerst die bipolaren Zellen. Initiale Kernschwellungen sind von pyknotischen Veränderungen gefolgt (*Ratte*, SMITH u. BAIRD 1952). Die Opticusganglien reagieren mit Verlust der Nissl-Schollen, exzentrischer Verlagerung des Kerns und später mit Schrumpfung (25—30 min nach dem Eingriff). Die Sinneszellen gehen nach 20—30 min zugrunde, wobei zuerst die färberischen Unterschiede zwischen Innen- und Außenglied verlorengehen. Nach 6 Std ist die Retina völlig zerstört.

Wird die Blutzufuhr zum Auge bei *Ratten* durch Steigerung des intraocularen Druckes gedrosselt, so stellen sich 15—30 min später irreversible Netzhautschädigungen ein (GUIST 1926). SMITH u. BAIRD (1952) haben bei *Ratten*, POPP (1955) beim *Kaninchen* durch eine Vorkammerkanüle den intraocularen Druck auf 100 bzw. 160 mm Hg gesteigert. Beim *Kaninchen* führt der erhöhte Binnendruck nach 3—5 min zum vollständigen Erlöschen aller spezifischen Lichtreizpotentiale (wie ERG und EEG), die jedoch vollständig zurückkehren, wenn der erhöhte Druck nicht länger als 15 min andauert. Eine bedingte und befristete Erholung

der Netzhaut erfolgt auch noch nach 30—75minütlicher Belastung, nicht mehr
jedoch nach 105 min Ischämie (POPP 1955). Histologisch treten keine Veränderungen an der *Ratten*netzhaut nach zehnminütlicher Hochdruckbelastung in Erscheinung, jedoch waren am 21. Tag nach einer 20 min dauernden, experimentellen Drucksteigerung nahezu alle Opticusganglien und Bipolaren degeneriert;
eine längere Ischämie führte zur völligen Zerstörung der Retina (SMITH u. BAIRD
1952, TURNBULL 1948). Da die Netzhaut der *Ratte* vollständig vascularisiert,
die des *Kaninchens* aber praktisch avasculär ist (vgl. ROHEN 1954a), sind die
tierexperimentellen Ergebnisse nicht ohne weiteres miteinander vergleichbar.

Wichtiger sind daher die Beobachtungen am *Menschen* selbst. An menschlichen gesunden Augen, die wegen eines Tumors enucleiert werden mußten,
konnte WEGNER (1928) zeigen, daß eine Druckischämie bis zu 22 min vertragen
werden kann, ohne daß eine Einschränkung des Sehvermögens resultiert. In
Selbstversuchen, in denen kurzdauernde Drucksteigerungen zwischen 36 und
77 mm Hg mit dem Ophthalmodynamometer erzeugt wurden, beobachteten CIBIS
u. Mitarb. (1948), daß ein Absinken des Sehvermögens schon bei Druckwerten
von 43 mm Hg an deutlich ist, bei 70 mm Hg jedoch ganz aufhört. Diese Werte
entsprechen dem angenommenen Zentralarteriendruck. Interessanterweise erwies
sich die Fovea druckresistenter als die übrige Netzhaut.

In sorgfältigen, physiologischen Untersuchungen an neun menschlichen Tumor-
augen, deren Retina noch normal war, konnten BÖCK et al. (1963) neuerdings
zeigen, daß die Wiederbelebungszeit länger ist, als bisher angenommen wurde.
Sie erhöhten in Vollnarkose den intraocularen Druck auf 200 mm Hg zum Teil
bis zu 120 min und bestimmten die Wiederbelebungszeit der Netzhaut anhand
des ERG-Verhaltens. Das ERG sank unter der Druckeinwirkung rasch ab (erste
Veränderungen schon nach 15 sec) und war nach 6 min nicht mehr meßbar.
Eine komplette Erholung sowohl der subjektiven, wie elektrophysiologischen Funktionen konnte jedoch noch nach 60 min Druckbelastung nachgewiesen werden,
wenn die Nachbeobachtungsdauer entsprechend ausgedehnt wurde (maximal
10 Tage). Interessanterweise waren die klinisch feststellbaren Funktionen (Sehschärfe, Gesichtsfeld, Dunkeladaptation) bereits früher wieder normal als das
ERG, das 20 Std nach dem Versuch noch auf die Hälfte reduziert war. Nach
einer Druckbelastung von 120 min Dauer war das Sehvermögen praktisch er-
loschen. Die Wiederbelebungszeit der menschlichen Netzhaut liegt danach zwischen 60—120 min.

Die ungewöhnlich lange Wiederbelebungszeit der Netzhaut ist überraschend
und steht in deutlichem Gegensatz zu dem außerordentlichen hohen O_2-Verbrauch
und der großen glykolytischen Aktivität dieses nervösen Gewebes (WARBURG,
POSENER u. a.). Es wäre denkbar, daß ,,der hohe Energieumsatz der Retina
weniger für die Erhaltung der Struktur als für die Aufrechterhaltung der Funktion erforderlich ist" (POPP 1955). Wahrscheinlich bestehen aber hier Unterschiede zwischen ganz, teilweise oder gar nicht vascularisierten Netzhäuten.

In diesem Zusammenhang dürften auch vergleichend-anatomische Befunde
über die Struktur des Sehorgans von Tieren, die unter besonderen Druckverhält-
nissen leben (z. B. *Tiefseefische*), neu interessieren. Bekannt ist, daß die Sklera
bei *wasserlebenden Säugern* auffallend dick ist. Wir beobachteten auch, daß der
Umfang des Kammerwinkels bei *Pinnipediern* vielfach größer ist als bei landlebenden Arten (Abb. 4). Es liegt nahe anzunehmen, daß der intraoculare Druck
bei den *Wassersäugern* erhöht und das Kammerwasser-Minutenvolumen vergrößert
ist. Die Retina würde also hier physiologischerweise unter einem erhöhten Druck
stehen. Interessanterweise fanden VILTER u. LEWIN (1954) bei einem ausgewachsenen Tiefseefisch *(Bathylagus benedicti)* auffallend viele Mitosen in der

Netzhaut (auf 1 mm Netzhautbreite 7000 Mitosen). Es ist denkbar, daß die erhöhte Druckbelastung durch ein intensiviertes Regenerationsgeschehen kompensiert wird. Die Verhältnisse verdienen jedoch weitere Nachprüfung.

Umgekehrt wurden unter experimentell erzeugtem *Unterdruck* mehr degenerative Veränderungen in der Retina beobachtet (DELLAPORTA 1943). Nach mehrstündigem Aufenthalt in einer Unterdruckkammer (Nennhöhe von 10—12 000 m) wurden schwere histologische Veränderungen in der inneren Körnerschicht und an den Opticusganglien beobachtet. Die Nissl-Schollen waren aufgelöst, die Kerne pyknotisch und stark geschrumpft und das färberische Verhalten der Zellen stark verändert. Die Receptoren erschienen weniger betroffen.

Die mechanischen Eigenschaften der Netzhaut wurden von DOESSCHATE und FISCHER (1960) in Dehnungsversuchen analysiert. Bei Dehnung findet ein flächenhaftes Zerreißen statt, wobei die Netzhaut am häufigsten in den Körnerschichten durchreißt.

Ob die Netzhaut echte *Altersveränderungen* zeigt, ist umstritten (STREIFF 1963, FISCHER 1947). Mit lichtmikroskopischen Methoden sind sie jedenfalls schwer nachweisbar. Die Macula erscheint im Alter im rotfreien Licht mehr orangefarben anstelle von citronengelb. Auch soll sich die Pigmentverteilung ändern (PILLAT 1950—1956). Die cystischen Veränderungen der peripheren Retina werden meist als Altersveränderungen aufgefaßt, da sie bevorzugt in höherem Alter auftreten (s. S. 106). Die Veränderungen der mesodermalen Gewebe des Auges im Alter entsprechen denen im Organismus. In dieser Hinsicht sind natürlich die Gefäßveränderungen besonders eingehend studiert worden (STREIFF 1963). Hyalinisierungen der Basalmembranen, Varicositäten und Drusenbildungen sind bekannte Erscheinungen des höheren Alters. Diese Veränderungen werden bei den betreffenden Kapiteln abgehandelt.

Innere Augenhaut

II. Der optische Apparat

A. Retina

1. Receptoren

Unsere Kenntnisse über die Morphologie der Sinneszellen haben in den letzten Jahrzehnten durch biologische, histochemische und elektronenmikroskopische Methoden eine außerordentliche Bereicherung erfahren. Angesichts der Fülle dieser neuen Arbeiten, die uns eine wohl im vorigen Jahrhundert für unmöglich gehaltene Detailkenntnis, teilweise bis in molekulare Größenbereiche hinein, gebracht haben, sollte man sich einen Augenblick an die ersten mikroskopischen Beobachtungen von MAX SCHULTZE (1866, 1867) erinnern, die durch die modernen Methoden eine glänzende Bestätigung erfahren haben. An dem damals gelegten Fundament ist nicht mehr gerüttelt worden. Die klassische Beschreibung der Lichtreceptoren ist auch heute noch gültig, wenn sie auch um viele Details bereichert worden ist. Schon die alten Histologen hatten den hohen Refraktionsindex der Außenglieder, deren Tendenz bei der Maceration in Scheibchen zu zerfallen, sowie die färberischen Besonderheiten der verschiedenen Bauelemente von Stäbchen und Zapfen erkannt. Erst die elektronenmikroskopische, histo- und biochemische Analyse hat uns jedoch diesen Aufbau verständlich gemacht.

a) Allgemeines

An frisch fixiertem (Bouin) menschlichem Material haben die Receptoren eine Gesamtlänge von etwa 100—120 μ (Stäbchen-Außenglied 0,7—1 μ dick, 25—30 μ lang; Stäbchen-Innenglied 1—2 μ dick, 22—26 μ lang; Zapfen-Außenglied 1 bis 3 μ dick, Zapfen-Innenglied 6—8 μ dick) (EICHNER 1958). Die Außenglieder zerfallen postmortal besonders rasch. Die Auflösung beginnt an der Grenzfläche zum Pigmentepithel. Eine stärkere Haftung am Pigmentepithel zeigen die Zapfen (EICHNER 1958). Im Bereich der Macula bleibt die postmortale Retinaablösung daher nicht selten aus. ØSTERBERG (1935) hat sich die Mühe gemacht, ein menschliches Auge total aufzuarbeiten und an tangentialen Flachschnitten die Zahl der Sinneszellen in den verschiedenen Regionen zu bestimmen. Danach kommen im Foveazentrum 147300 Zapfen auf den Quadratmillimeter. 130 μ von der Fovea entfernt wurden 74800/mm²; 3 mm davon nur noch 6000; 10 mm davon 3300; oben (16 mm vom Foveazentrum) 4800 und nasal (18 mm von der Fovea entfernt) schließlich 4500 Zapfen gezählt. Kurz vor der Ora steigt die Zahl der Zapfen wieder auf 5300/mm² (temporal), 5000 (cranial), 7500 (caudal) bzw. 16300/mm² (nasal) an.

Die ersten Stäbchen können 130 μ vom Foveazentrum entfernt beobachtet werden. Sie erscheinen auf Flachschnitten zuerst in kleinen Gruppen, dann in Reihen und schließlich in immer dichter werdender Netzanordnung gruppiert. Etwa 400 μ von der Mitte der Fovea liegen die Stäbchen bereits ringartig um jeweils einen Zapfen herum. Die Stäbchen nehmen peripher an Zahl zu. In der

Nähe der Papille ist die Stäbchenzahl und Anordnung unregelmäßig. 5—6 mm
von der Netzhautmitte entfernt existiert ein Stäbchen-Maximum in Form einer
ringartigen Zone, wo durchschnittlich 160000/mm² gezählt wurden. Das absolute
Stäbchen-Maximum fand sich direkt oberhalb der Papille (170000/mm²). Anschließend fällt die Zahl der Stäbchen allmählich bis zur Ora ab. Im Orabereich

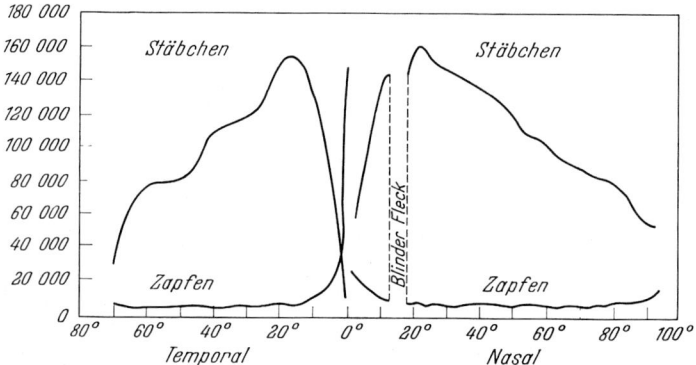

Abb. 8. Verteilung der Stäbchen und Zapfen in der menschlichen Netzhaut. (Nach ØSTERBERG 1935, aus PI-
RENNE 1948.) Die Gradeinteilung auf der Abszisse gibt die Bogenminuten von der Netzhautmitte (Fovea) an.
Auf der Ordinate Anzahl der Receptoren pro mm²

kommen 50—23000 Stäbchen auf 1 mm². Im oberen und nasalen Quadranten
ist die Zahl der Stäbchen größer als in den gegenüberliegenden Sektoren (Abb. 8).
Die Gesamtzahl der Receptoren hat ØSTERBERG (1935) an dem von ihm untersuchten Auge mit 110—125 Mill. Stäbchen und 6,3—6,8 Mill. Zapfen bestimmt,
was relativ gut mit den Angaben der älteren
Autoren übereinstimmt (vgl. POLYAK 1941).

Tabelle 6. *Durchschnittliche Maße der
Stäbchenaußenglieder*
(nach SIDMAN 1957)

	Durch-messer μ	Länge μ
Frosch	6,83	55
Salamander	9,2	46
Ratte	1,4	13
Maus	1,3	11,2
Affen		
peripherе Stäbchen	1,8	21
zentrale Stäbchen	1,3	17

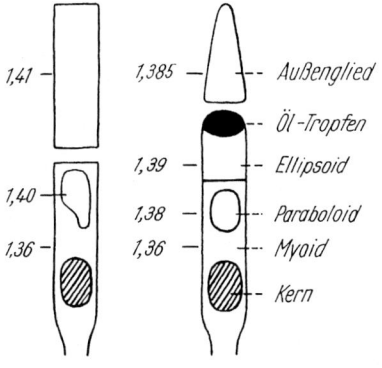

Abb. 9. Zusammenstellung der Refraktions-
indices von verschiedenen Abschnitten der
Receptoren. (Nach SIDMAN 1957)

b) Stäbchen

α) Außenglieder. Die Größe und Länge der Stäbchenaußenglieder kann bei
verschiedenen *Wirbeltieren* sehr variieren (Tabelle 6). Ihr Brechungsindex liegt
zwischen 1,38—1,41 (SIDMAN 1957) (Abb. 9).

Schon die älteren Histologen (M. SCHULTZE, v. EBNER, KOLMER, HOWARD,
VALENTIN u. a.) hatten die uniaxiale, positive *Doppelbrechung der Außenglieder*,
sowie ihren hohen Brechungsindex erkannt und daraus auf die Existenz aniso-
diametraler, scheibchenförmiger Bauelemente geschlossen. W. J. SCHMIDT (1928,
1935, 1937) erkannte zuerst auf Grund polarisationsoptischer Analysen eine quer

zur Stäbchenachse orientierte Lamellenstruktur der Außenglieder, die auch lichtmikroskopisch mit Eisenhämatoxylin (UYAMA 1951) oder phasenkontrastmikroskopisch (HANDA et al. 1958) darstellbar ist. Da diese nach Lipoidlösungsmitteln
verschwindet, schloß W. J. SCHMIDT auf die Existenz von Lipoidlamellen. Eine
gewisse negative Doppelbrechung bleibt jedoch auch nach Lipoidextraktion noch
bestehen, so daß transversal orientierte Proteinlamellen angenommen wurden

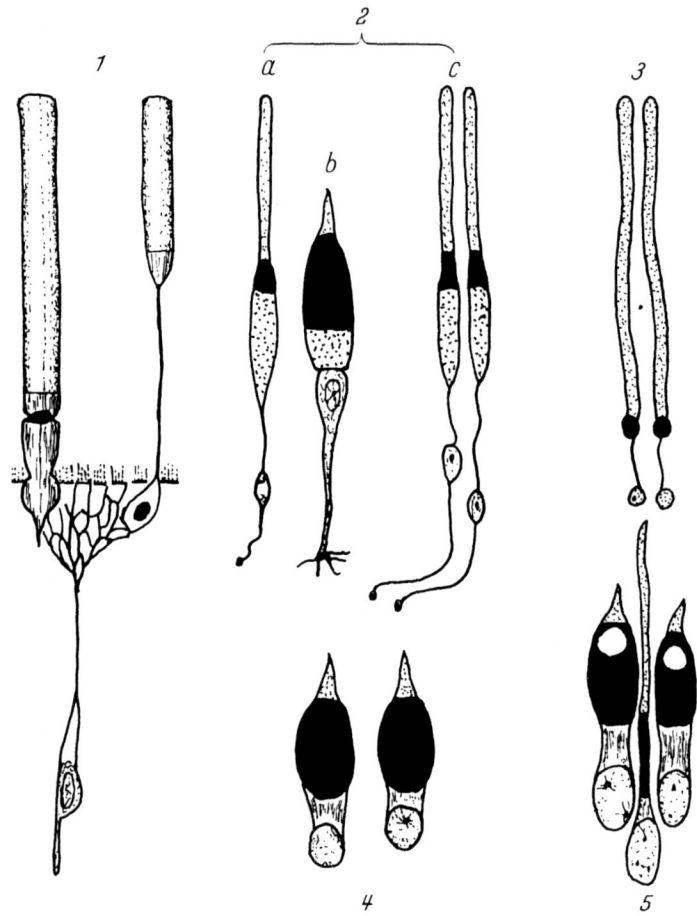

Abb. 10. Schematische Zusammenstellung verschiedener Photoreceptoren im Tierreich. *1* Zwei Stäbchenformen
nach einer Abbildung von SCHWALBE (1874); *2* Receptoren aus der menschlichen Netzhaut, *a* Stäbchen in der
peripheren Retina, *b* Zapfen in der peripheren Retina, *c* Zapfen im Foveabereich; *3* Stäbchen vom Aal *(Conger
vulgaris)*; *4* Zapfen einer Schlange *(Tropidonotus piscator)*; *5* Stäbchen und Zapfen vom Schwein *(Sus scrofa)*.
(Zusammengestellt von VERRIER 1935, aus GRANIT 1961)

(SCHMIDT 1935a, b). NEURATH (1937) bestätigte die Befunde von W. J. SCHMIDT
über die Doppelbrechungsverhältnisse und den Dichroismus der Außenglieder
bei zahlreichen Wirbeltieren. Jedoch erst SJÖSTRAND (1948, 1949) klärte mit
Hilfe der Elektronenmikroskopie die Struktur der Außenglieder vollständig auf.
Eine Aufschwemmung fragmentierter Stäbchen-Außenglieder vom Meerschweinchen, wie auch Dünnschnitte (SJÖSTRAND 1953) zeigten, daß diese fast vollständig aus rundlichen, gleichartigen Scheiben (Disci) zusammengesetzt sind,
die eine Dicke von 140 Å haben und am Rand verdickt, sowie an einer Seite
eingekerbt sind (Abb. 11—13). Ihr Durchmesser entspricht demjenigen des Außen-

gliedes selbst, das sie mit einer umhüllenden Doppelmembran einschließt. Sie füllen also das Außenglied ganz aus und liegen dicht gepackt geldrollenartig aufeinander. Etwa 41 solcher Scheibchen kommen auf 1 μ; beim Meerschweinchen (Außensegmentlänge 15—17 μ) etwa 700 innerhalb eines Außengliedes; beim Menschen etwa 1000 (MISSOTTEN 1960). Die Scheibchen (Disci) bestehen aus Doppelmembranen, so daß beim *Meerschweinchen* insgesamt etwa 1400 Doppelmembranen vorhanden sind, was einer Oberflächen von 4500 μ^2, d.h. insgesamt

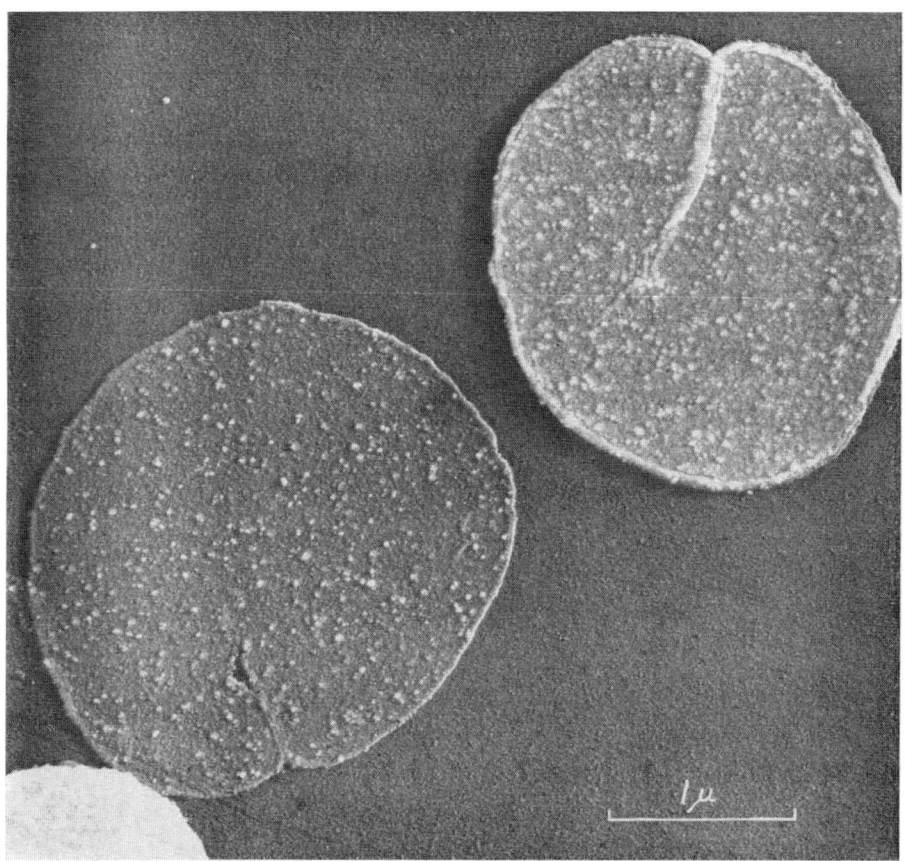

Abb. 11. Durch Ultraschallbestrahlung isolierte Disci von den Außengliedern der Photoreceptoren in der Retina des Meerschweinchens. (Orig. Prof. SJÖSTRAND, Los Angeles)

45 cm² (bei rund 1 Million Stäbchen) in der Netzhaut entspräche. [Totalvolumen der dehydrierten Membranen rund 13 μ^3 (SJÖSTRAND 1949).] Elektronenmikroskopisch läßt sich stellenweise ein kontinuierlicher Übergang der Cytoplasmamembran der Außenglieder in die Doppelmembranen der Disci feststellen, so daß die Disci als Einstülpungen der Zellmembran aufgefaßt werden können (SJÖSTRAND 1959b, 1961, COHEN 1961b; vgl. Kapitel Morphogenese der Receptoren, s. S. 135). Einige Disci sind aber selbständige, isolierte Gebilde, wie Querschnittsuntersuchungen gezeigt haben (COHEN 1961b). Die Zwischenräume der Scheibchen sind äußerst schmal (100 Å) und oft kaum nachweisbar. Die Doppelmembranen der Scheibchen haben eine durchschnittliche Dicke von 30—40 Å, am Rand 70—80 Å und zeigen bei der Fragmentation zapfenartige Erhebungen, die sich

allerdings am Schnitt elektronenmikroskopisch nicht darstellen lassen. Ähnliche
quantitative Ergebnisse erhielt SJÖSTRAND (1953) auch beim *Barsch* und bei
der *Kröte (Bufo bufo)* (SJÖSTRAND u. ELFVIN 1956). Bei der *Kröte* sind jedoch

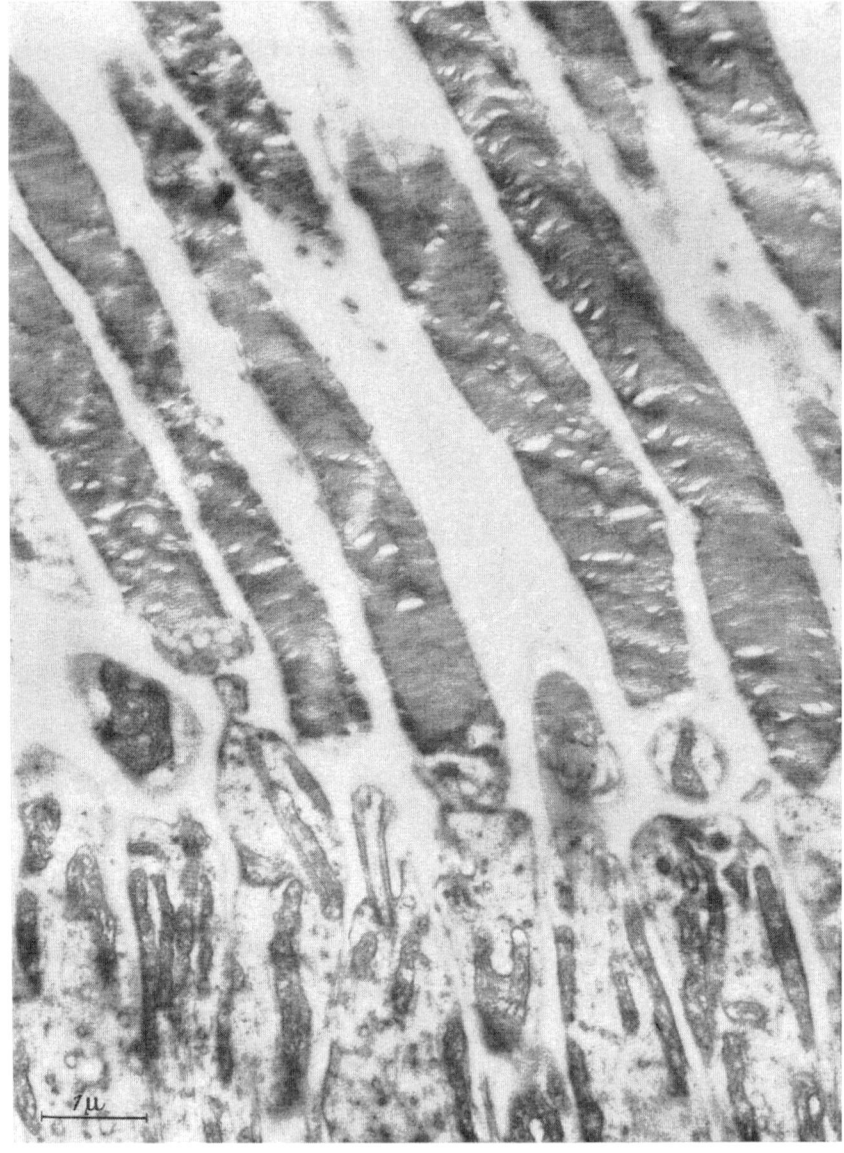

Abb. 12a u. b. Elektronenmikroskopische Aufnahmen von Photoreceptoren aus der Netzhaut der Katze. (Nach
SJÖSTRAND, Verh. anat. Ges., 53. Verslg. 1956.) a Übersicht, Orig.-Vergr. 19000fach

die Scheibchen, die mehrere Einkerbungen haben, etwas schmäler (110 Å), die
osmiophilen Schichten messen rund 40 Å, der Zwischenraum beträgt 190 Å.
Regelmäßige Einkerbungen in der ganzen Circumferenz des Außengliedes konnte
COHEN (1961 b) an quergeschnittenen Receptoren des *Affen*auges demonstrieren.

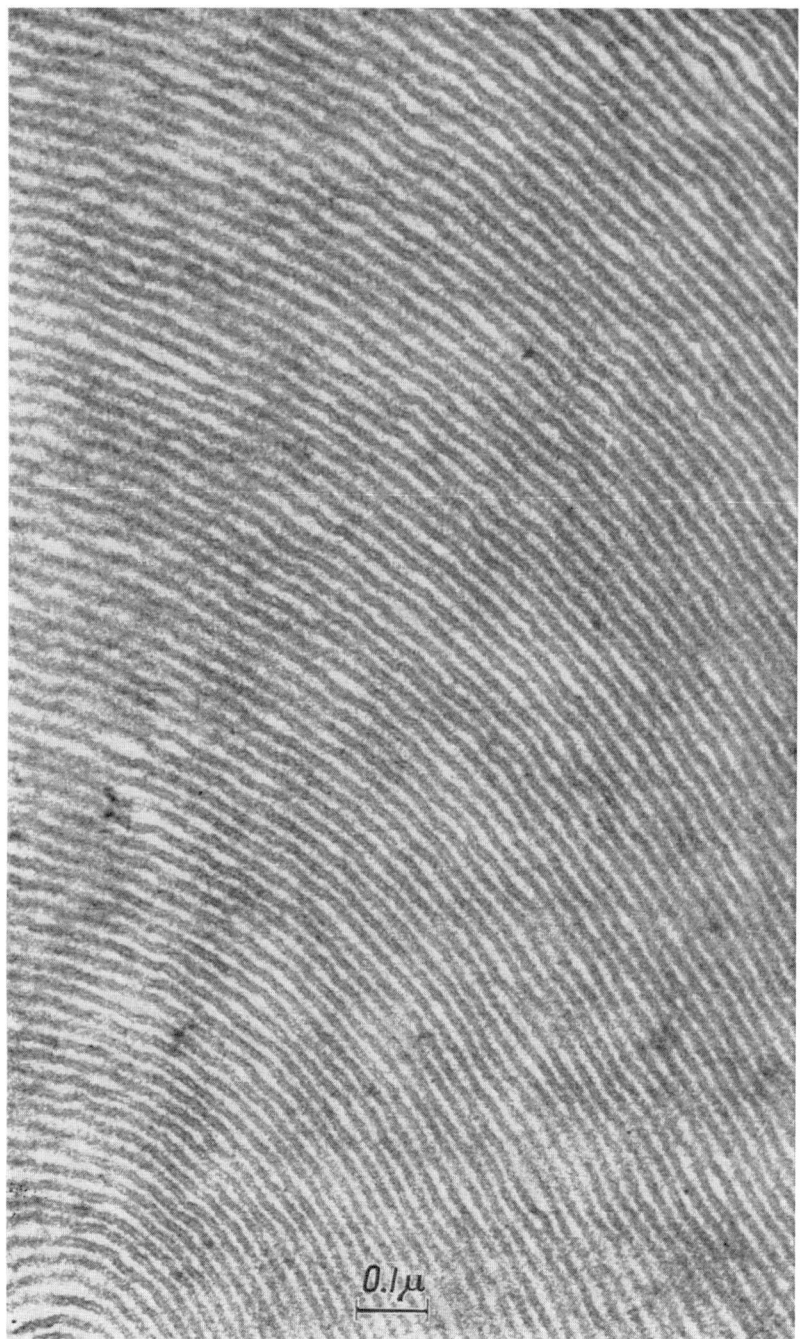

Abb. 12 b. Ausschnitt von einem Teil des Außensegmentes, Orig.-Vergr. 95 000fach

Die quantitativen Angaben von SJÖSTRAND sind später auch von FINEAN et al. (1953) auf Grund von Röntgendiffraktionsanalysen an osmiumfixierten,

isolierten Außengliedern, die feinstrukturellen Befunde in der Folge von zahlreichen Untersuchern an verschiedenen *Wirbeltieren* bestätigt worden (Tabelle 7).
Über *Primaten* [*Macacus* (COHEN 1961), *Galago, Lemur* und *Cercopithecus* (ROHEN
1962d), sowie *Homo* (YAMADA et al. 1957, 1958)] liegen bis jetzt nur wenige Untersuchungen vor. Die strukturellen Verhältnisse sind aber hier nicht grundsätzlich
andere als bei *Nagern, Amphibien* oder *Fischen.*

Mit einer neuen Fixations- und Untersuchungstechnik bei tiefen Temperaturen (Kryofixation) fand FERNÀNDEZ-MORÀN (1961) die gleichen elektronenmikroskopischen Strukturverhältnisse wie SJÖSTRAND. Bei normaler Technik

Tabelle 7. *Elektronenmikroskopische Untersuchungen über die Receptoren des Auges verschiedener*
Vertebraten und Evertebraten

Vertebraten	*Barsch, Centropomidae*	(SJÖSTRAND 1958, VILLEGAS 1960, 1961)
	Frosch, Kröte	(MOODY u. ROBERTSON 1960, YAMADA 1957, PORTER 1957, SJÖSTRAND u. ELFVIN 1956, VILLEGAS 1960, TAKAYAMA 1961)
	Frosch	(FERNÀNDEZ-MORÀN 1954, 1961, YAMADA 1957, 1959)
	Eidechse (Gecko)	(CARASSO 1957a)
	Schildkröte	(YAMADA 1960, VILLEGAS 1960)
	Alligator	KALBERER u. PEDLER 1963
	Vögel (Lonchura, Hühnchen)	(YASUZUMI, TEZUKA u. IKEDA 1958, TAKAYAMA 1961)
	Meerschweinchen	(SJÖSTRAND 1948, 1949, 1953)
	Kaninchen	(DE ROBERTIS u. FRANCHI 1957, FERNÀNDEZ-MORÀN 1961, DE ROBERTIS 1956, DE ROBERTIS u. LASANSKY 1958, TAKAYAMA 1961)
	Ratte	(BECHER 1957, PORTER 1957, BROCKHOFF 1957)
	Maus	(DE ROBERTIS 1956, COHEN 1960)
	Katze	(TOKUYASU u. YAMADA 1959)
	Affe	(VILLEGAS 1960, 1961, COHEN 1961a, b; ROHEN 1962c, d)
	Mensch	(MISSOTTEN u. VAN ITTERBEEK 1959, YAMADA, TOKUYASU u. IWAKI 1958, BECHER 1957, MIS-SOTTEN 1960)
Avertebraten	*Fliege (Musca domestica)*	(FERNÀNDEZ-MORÀN 1956b, 1958)
	Biene (Apis mellifera)	(GOLDSMITH u. PHILPOTT 1957, WOLKEN et al. 1957)
	Octopus	(MOODY u. ROBERTSON 1960)

variieren die Zwischenräume der Scheibchen häufig, bei „Kryofixation" sind
sie jedoch äußerst gleichmäßig (50—100 Å) und mit einer homogenen interlamellären Substanz ausgefüllt.

β) Innenglieder. Die elektronenmikroskopisch nachweisbare Struktur des
Innengliedes weicht völlig von derjenigen des Außengliedes ab. SJÖSTRAND (1953,
1959, 1961) erkannte zuerst beim *Meerschweinchen,* daß das Innenglied besonders
im Bereich des sog. Ellipsoids mit langen, stäbchenförmigen Mitochondrien ausgefüllt ist (Abb. 13). Das Cytoplasma enthält außerdem zahlreiche Vacuolen,
Granula und Bläschen verschiedener Größe. Alle späteren Untersucher bestätigten
diesen Aufbau; nur geringgradige Unterschiede, meist quantitativer Art, wurden
bei den Receptoren verschiedener *Wirbeltier*arten gefunden. Beim *Kaninchen*
unterschied DE ROBERTIS (1956a, b) am Innenglied zwei Regionen: eine äußere
(dem Ellipsoid der klassischen Histologie entsprechend) mit eng beieinander
liegenden langgestreckten Mitochondrien, endoplasmatischem Reticulum und
osmiophilen Partikeln und eine innere Zone (das Myoid der klassischen Histologie), wo Mitochondrien weitgehend fehlen, dagegen ein Golgi-Komplex, Vacuolen

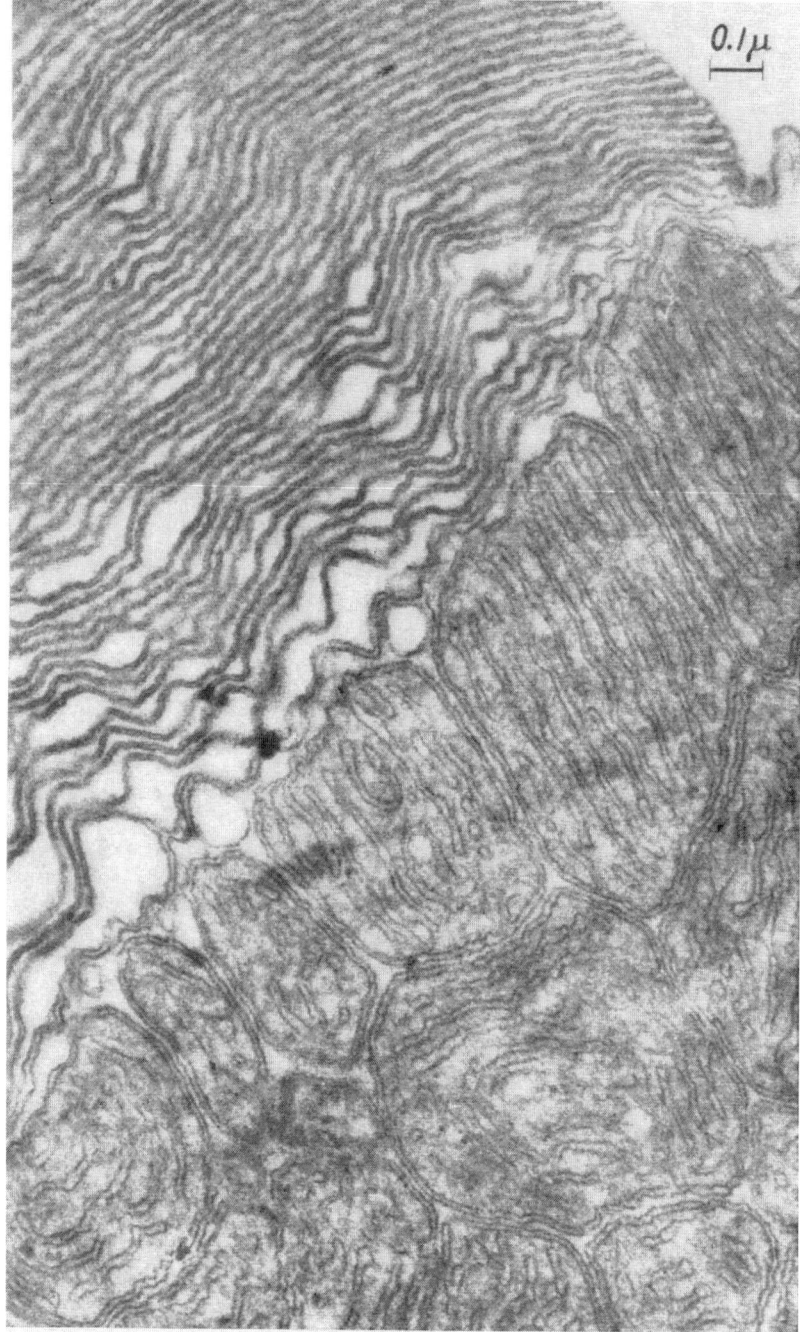

Abb. 13. Elektronenmikroskopische Aufnahme von der Grenzzone zwischen Innen- und Außensegment eines Zapfens aus der Netzhaut des Barsches. Orig.-Vergr. 71000fach. (Aus SJÖSTRAND 1959)

eines endoplasmatischen Reticulums, verschieden große Partikel und zahlreiche Neurofibrillen (160—200 Å Durchmesser) zu beobachten sind. Die Neurofilamente gehen in der Stäbchenfaser in ein abgrenzbares Bündel über. Die Golgi-Zone liegt manchmal mehr supranucleär, manchmal mehr im Innengliedplasma.

Besonders lange Mitochondrien kommen bei der *Maus* vor, wo fünf bis sechs Mitochondrien das ganze Innenglied durchsetzen (COHEN 1960); die apikale Randzone ist frei von Mitochondrien. Beim *Menschen* soll es etwa 15—30 Mitochondrien im Innenglied geben (BECHER 1957, YAMADA et al. 1958c), 20—50 nach MISSOTTEN (1960). FERNÀNDEZ-MORÀN (1961) fand zahlreiche sphärische oder polyedrische Körper von ungefähr 300—600 Å Durchmesser im Ellipsoid beim *Frosch*, die er „intramitochondriale Körper" nennt. Sie zeigen eine regelmäßige lamellär-konzentrische Struktur und liegen oft in Reihen zu mehreren (vier bis sechs) nebeneinander. Englamellierte „Einschlußkörper" kommen ebensooft im endoplasmatischen Reticulum der Innenglieder vor. Ähnliche Körper wurden von FERNÀNDEZ-MORÀN (1958) auch in der Randzone der Retinulazellen bei *Insekten* gefunden. Ihre Bedeutung ist unklar.

Bei *Amphibien* (*Frosch*, YAMADA 1957, 1959, *Kröte*, SJÖSTRAND u. ELFVIN 1956) zeigt das Innenglied elektronenmikroskopisch eine besonders ausgeprägte zonale Gliederung. Distal liegen im Ellipsoid die Mitochondrien eng gepackt zusammen, in Richtung der Längsachse der Sinneszellen orientiert, proximal fehlen Mitochondrien. Hier ist vor allem das endoplasmatische Reticulum, sowie der gut entwickelte Golgi-Komplex lokalisiert. Im Ellipsoid des *Frosches* fand YAMADA (1959) gelegentlich intensiv osmiophile, kristallartige Körper mit 45 bis 50 Å dicken Doppelmembranen, die parallel geordnet nebeneinander liegen. Diese Körper zeigten rechtwinklige Bruchflächen und stellen eventuell Lipoproteinkristalle dar.

Bei der *Schildkröte* zeigen die Innenglieder ein großes Paraboloid, das elektronenmikroskopisch eine stärker osmiophile Innenzone und eine schwächer osmiophile Außenzone erkennen läßt (YAMADA 1960). Ein Öltropfen, sowie ein mitochondrienreiches Ellipsoid sind vorhanden. Die Öltropfen in den Ellipsoiden der *Frosch*retina bestehen hauptsächlich aus ungesättigten Fettsäuren und Phospholipiden, wie SIDMAN und WISLOCKI (1954) mit histochemischen Methoden nachgewiesen haben. Da die Größe und Struktur der Öltropfen bei hungernden Tieren elektronenmikroskopisch keine Veränderungen zeigte (CRAIG et al. 1963), ist es unwahrscheinlich, daß die Öltropfen eine Energiereserve für die enzymatische Oxydation der Receptoren darstellen (PALADE 1959). Die Öltropfen besitzen keine Hüllmembran und bilden häufig Fortsätze zu den Mitochondrien, die ihnen eng angelagert sind (CRAIG et al. 1963). Die Innenglieder sind proximal an der Limitans externa mit „nadelartigen" Gliafortsätzen durch desmosomenartige Zellverdichtungen (Interdigitationen) fixiert (YAMADA 1960).

γ) Verbindendes Cilium. Seit FÜRST (1904) im Innenglied der Receptoren ein Diplosom beobachtete, von dem ein fadenartiges Gebilde ausgeht (der sog. „Rittersche Faden"), ist die Natur der Sinneszelle als cilientragender Ependymabkömmling immer wieder diskutiert worden (KOLMER 1930, 1936, DETWILER 1943, WALLS 1942 u. a.). Lichtmikroskopisch ist besonders im Phasenkontrast ein Außen- und Innenglied verbindender Faden erkennbar (EICHNER 1955, 1956) (vgl. auch CIBIS 1940, 1941, UYAMA 1951). Jedoch erst DE ROBERTIS (1956a, 1960) konnte die Existenz einer echten Cilie in den Sehzellen elektronenoptisch beweisen, nachdem FAWCETT u. PORTER (1954) eine allgemeingültige Definition von der Feinstruktur der Cilien gegeben hatten. Die fadenartige Verbindungsbrücke von Innen- und Außenglied hatte SJÖSTRAND (1953) schon früher völlig korrekt beschrieben („connecting fibrils").

Das verbindende Cilium, welches ein typisches Basalknötchen, neun Paare randständiger Filamente mit einer umhüllenden Membran, allerdings häufig keine

Innenfilamente zeigt, nannte DE ROBERTIS ,,connecting cilium" (vgl. auch POR-
TER 1956, SJÖSTRAND u. ELFVIN 1957). Es stellt die einzige Verbindung von
Außen- und Innenglied dar und erreicht fast das distale Ende der Stäbchen.
Es liegt in den Einschnitten der Disci und wurzelt im Basalknötchen, das sich
etwa in halber Höhe der Innenglieder zwischen den Mitochondrien befindet.
Die Filamente zeigen eine schwache Querstreifung mit einer Periode von rund
700 Å (SJÖSTRAND 1953, COHEN 1960, 1961), am Fadenbeginn liegen zwei bis
drei Mitochondrien (BECHER 1956) und regelmäßig einige Vacuolen (COHEN 1960,
1961). Neben dem Basalknötchen liegt ein zweites, dessen Achse um einen
Winkel von 90⁰ verschoben ist (DE ROBERTIS 1960, MISSOTTEN 1960). Von beiden
gehen Wurzelfäden aus, die das ganze Innenglied durchsetzen. Neben den Cilien
ist das Cytoplasma verdichtet. Zahlreiche Vacuolen, die bis zur Membrana limitans externa herunterreichen können, begleiten das Fadensystem. Diese betrachtet COHEN als eine ausgedehnte Golgi-Zone und vermutet einen funktionellen
Zusammenhang mit dem Cilium.

δ) **Kerne und Stäbchenfaser.** Die Stäbchenkerne vom *Meerschweinchen* (SJÖ-
STRAND 1959) zeigen elektronenmikroskopisch eine opake Struktur mit dichter
Aggregation des Chromatins. Eine zweischichtige Kernmembran läßt sich nachweisen, die nach BECHER (1957) stellenweise unterbrochen ist. Die Membran
der Receptorenkerne ist beim *Menschen* nach MISSOTTEN (1960) 400—500 Å dick
und besitzt Poren von 500 Å. Bei der *Maus* (COHEN 1960) war besonders die enge
Anlagerung von Gliafortsätzen eindrucksvoll, so daß in Kernnähe oft sechs Membranen erkennbar sind. Das Cytoplasma bildet nur einen äußerst dünnen Saum
um den Kern. Stäbchen- und Zapfenkerne sollen sich elektronenmikroskopisch
unterscheiden lassen (BROCKHOFF 1957, BECHER 1957, SJÖSTRAND 1959, 1961,
COHEN 1960). Möglicherweise sind in der *Mäuse*retina auch Zapfen vorhanden
(BROCKHOFF 1957, COHEN 1960).

Die Stäbchenfaser ähnelt elektronenmikroskopisch sehr den marklosen Nervenfasern. Im Cytoplasma lassen sich faserartige Strukturen (Neurofilamente) nachweisen (SJÖSTRAND 1959, DE ROBERTIS 1956), die nach YAMADA et al. (1958c)
beim *Menschen* einen Durchmesser von etwa 200 Å haben.

ε) **Verschiedene Stäbchenformen.** Zwei verschiedene Stäbchenformen (α- und
β-Stäbchen) hat SJÖSTRAND (1953, 1959, 1961) auf Grund elektronenmikroskopischer Befunde beim *Meerschweinchen* unterschieden. Die Außensegmente sind
gleich, jedoch sollen Unterschiede in der Größe, Kern- und Synapsenform bestehen. Die sog. β-Stäbchen sind etwas länger und größer, das Innenglied ist
etwas mächtiger, auch der Kern ist etwas größer, oft geteilt und liegt unmittelbar
an der Membrana limitans externa. Die Synapsenform der β-Zellen ist komplizierter gebaut. Häufig enthalten die Stäbchenendkörper mehrere Invaginationen verschiedener Bipolaren. Die schmälere α-Zelle hat etwas weniger un-
geformtes Cytoplasma, enthält jedoch reichlich Mitochondrien, die besonders
dicht gruppiert sind (Abb. 28). SJÖSTRAND sieht in diesen, im ganzen allerdings
sehr geringen morphologischen Unterschieden ein Substrat für funktionelle,
elektrophysiologisch nachweisbare Verschiedenheiten innerhalb reiner Stäbchennetzhäute (GRANIT 1947), etwa in dem Sinne, daß die β-Zellen hauptsächlich
eine Bedeutung für das photopische Sehen haben.

c) Zapfen

Bei entsprechender färberischer Differenzierung lassen sich Stäbchen und
Zapfen lichtmikroskopisch gut unterscheiden (DE MOURA 1952/53). Das plumpe,
breite Innenglied, das etwas verkürzte Außenglied und der Reichtum an Mitochondrien, der sich lichtmikroskopisch bei den Zapfen besser zur Darstellung

bringen läßt als bei den Stäbchen, sind auffallende Merkmale (CARASSO 1954). Zwischen dem Zellkern, der bei vielen Arten unmittelbar an der Membrana limitans externa liegt, und dem Ellipsoid befindet sich bei den Zapfen eine schmale intensiv basophile Zone im Cytoplasma (CARASSO 1954, RABINOVITCH et al. 1954). Diese Zone verschmilzt bei schwächeren Vergrößerungen zu einer Linie und charakterisiert dadurch die zapfenhaltigen Netzhäute.

Elektronenmikroskopisch haben sich bisher — von quantitativen Unterschieden abgesehen — strukturelle Verschiedenheiten prinzipieller Art zwischen Stäbchen und Zapfen nicht feststellen lassen (vgl. KALBERER u. PEDLER 1963).

α) Das Zapfenaußenglied. Anfangs glaubte SJÖSTRAND (1953), daß sich die Feinstruktur der Zapfenaußenglieder beim *Barsch* von der der Stäbchen unterscheide. Anstelle von Doppelmembranen sollten sie mehr aus kompakten, ungegliederten Schichten von etwa 170 Å Dicke aufgebaut sein. In späteren Untersuchungen mit verbesserter Technik stellte sich jedoch heraus, daß auch die Zapfenaußenglieder aus Scheibchen mit Doppelmembranen bestehen, daß somit ein struktureller Unterschied zu den Stäbchen nicht vorhanden ist (SJÖSTRAND 1956). Die Zapfen des *Barsches* enthalten bei einer Gesamtlänge von 13—14 μ mit einem mittleren Durchmesser von 2,7 μ etwa 800 Disci. Insgesamt würde das eine Oberfläche von 4700 μ^2 pro Zapfen, also rund 47 cm² für die gesamte Netzhaut er-

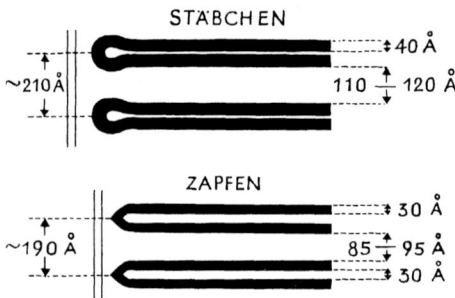

Abb. 14. Gegenüberstellung der Maßverhältnisse von den Disci der Außenglieder von Stäbchen und Zapfen der Netzhaut des Kaninchens. (Nach DE ROBERTIS u. LASANSKY 1958)

geben. Bei der *Kröte* sollen die Scheibchen keine seitliche Incisur, wie bei den *Säugern* besitzen (SJÖSTRAND u. ELFVIN 1956). Wie bei den Stäbchen liegen die Zapfenscheibchen innerhalb einer cytoplasmatischen Hülle. YAMADA et al. (1958c) kam später zu ähnlichen Befunden an der menschlichen Netzhaut.

Etwas andere Maßverhältnisse fanden DE ROBERTIS u. LASANSKY (1958) beim *Kaninchen*. Danach bestehen die Hauptunterschiede in der Struktur der Außenglieder beider Receptortypen in Verschiedenheiten der Membrandicken (Abb. 14). Die Doppelmembranen der Stäbchenscheiben sollen einen Durchmesser von 40 Å, die der Zapfenscheiben von 30 Å haben. Die Zwischenräume sollen bei den Zapfen kleiner (85—95 Å) als bei den Stäbchen (110—120 Å) sein. Nach neueren Befunden am *Menschen* soll der Abstand der Membranperioden im Außenglied 300—310 Å, bei den Stäbchen 360—410 Å, der Zwischenraum der osmiophilen Schichten der Disci bei den Zapfen 25 Å, bei den Stäbchen 95 Å betragen. Die umhüllende Zellmembran soll bei den Stäbchen etwas dicker sein (65 Å) als bei den Zapfen (50 Å). Die Maße sind bei den foveanahen Zapfen etwas anders (MISSOTTEN 1963). Möglicherweise hängen die unterschiedlichen Membrandicken mit der Konzentration der Trockensubstanzen zusammen, die refraktometrisch von SIDMAN (1957) für die Stäbchen mit 40—43%, für Zapfen mit nur 30% errechnet wurde.

Am inneren Ende der Zapfenaußenglieder kommen verhältnismäßig häufig vacuolig erweiterte Doppelmembranen vor, ähnlich wie sie auch bei Degenerations- und Regenerationsvorgängen zu beobachten sind (DE ROBERTIS u. LASANSKY 1958). Das verbindende Cilium ist bei beiden Receptoren gleich. Im ganzen erscheint das Außenglied der Zapfen häufig etwas verkürzt und an Querschnitten in der ganzen Circumferenz eingekerbt (COHEN 1961b, 1963).

β) **Das Zapfeninnenglied.** Lichtmikroskopisch fallen die Zapfen besonders durch ihr breites, plumpes Innenglied auf. Auch elektronenmikroskopisch hebt sich das voluminöse Innenglied deutlich von den übrigen Strukturen ab. Es ist beim Kaninchen breit und enthält unregelmäßig verteilte, auffallend lange und plumpe Mitochondrien (DE ROBERTIS u. LASANSKY 1958). Beim *Menschen* wurden zwischen 80 und 250 Mitochondrien an einem Zapfenquerschnitt gezählt, bei Stäbchen nur 15—30 (BECHER 1957). Nach COHEN (1961b) ist der Mitochondriengehalt der Zapfeninnenglieder etwa 15mal größer als der der Stäbchen. MISSOTTEN et al. (1959) gibt 600 Mitochondrien für das Zapfeninnenglied an. Beim *Rhesus*affen ist das Zapfeninnenglied durchschnittlich dreimal so dick wie das der benachbarten Stäbchen und zeigt eine schmale, mitochondrienfreie Zone im Grenzbereich zum Außenglied. Auch die inneren Abschnitte des Innengliedes sind frei von Mitochondrien, enthalten einen voluminösen Golgi-Apparat, endoplasmatisches Reticulum, Granula und Mikrovesikel (MISSOTTEN 1960, MISSOTTEN u. ITTERBEEK 1959, COHEN 1961). Neurofilamente treten in Höhe der Membrana limitans externa im Cytoplasma der Innenglieder auf. Ein Paraboloid ließ sich an lebensfrisch fixierten menschlichen Netzhäuten lichtmikroskopisch nicht nachweisen (EICHNER 1957, 1958).

γ) **Die Zapfenkerne und Zapfenfasern.** Bekanntlich liegen die Zapfenkerne meist unmittelbar an der Membrana limitans externa. In der Retinaperipherie kommen aber auch gelegentlich Kerne vor, die außerhalb der Limitans liegen. Im Fundusbereich ist das jedoch nur bei geschädigten oder unreifen Netzhäuten zu beobachten.

Die Kerne sind in der Regel größer und chromatinärmer als die der Stäbchen. Elektronenoptisch sollen sie — weniger osmiophil, größer und mit randständigen Chromatinbrocken — leicht von den kompakteren, kleineren Stäbchenkernen, die meist ein „zentral geballtes" Chromatin zeigen, zu unterscheiden sein (*Ratte, Mensch*; BECHER 1957, BROCKHOFF 1957).

Die *Zapfenfasern* sind voluminös und endständig verbreitert. Sie bilden die sog. Henlesche Faserschicht und die Synapsen mit den bipolaren Ganglienzellen (s. S. 79). Dichotom geteilte Zapfenfasern beschrieb VONWILLER (1954) beim *Rind*. Die Zapfenfasern sind reich an Neurofilamenten. Basal gelegene Desmosomen wurden beobachtet (COHEN 1961b). Auf Grund von Imprägnationsbildern glaubte BALBUENA (1936) einen unmittelbaren Kontakt zwischen Zapfen- und Stäbchenendfüßen nachgewiesen zu haben.

δ) **Besondere Zapfenformen.** *Mehrlingsbildungen* bei Zapfen sind besonders bei *Fischen*, *Amphibien* und *Sauropsiden* beschrieben worden. Doppelzapfen kommen, ausgenommen bei *Cyclostomen, Elasmobranchiern* und *placentalen Säugern*, in allen Wirbeltierklassen vor. Bei *Primaten* sind Doppelzapfen bisher nicht beobachtet worden (WALLS 1942, ROHEN 1962d). Bei *Teleostiern* kommen auch Drillings- und Vierlingsbildungen vor (LYALL 1957b, ENGSTRÖM 1963, VRABEC 1955). Zahlreiche Doppelzapfen fand YAMADA (1960) bei der *Schildkröte*. Auch bei *Marsupialiern* (*Dasyurus viverrinus*, O'DAY 1936) kommen Doppelzapfen mit Ölkugeln in der Netzhaut vor. Zwillings- und Drillingszapfen beschrieb SAXÉN bei *Rana temp., Xenopus laevis* und *Triturus v.* Sie sollen keine retinomotorischen Erscheinungen zeigen. Die Doppelzapfen sollen durch Verschmelzung von jeweils einem stäbchenartigen mit einem zapfenartigen Receptor entstehen. Die Drillingszapfen von *Rana temp.* leiten sich jedoch von normalen Doppelzapfen ab (SAXÉN 1953). Nach LYALL (1957b) soll die Ausbildung der Doppelzapfen durch Umdifferenzierung der Stäbchen, die Drei- und Vierfachbildungen durch Verschmelzung von mehreren Receptoren zustande kommen. Nach ENGSTRÖM (1963) entstehen jedoch die Doppelzapfen ontogenetisch vermutlich durch eine unvollständige Teilung der Einzelzapfen. Die gleichgroßen Doppelzapfen sollen sich aus den ungleichartigen Doppelzapfen entwickeln, die eine primitivere Form der Doppelbildungen darstellen.

Die Drillingsreceptoren haben außer einem Haupt- und akzessorischen Zapfenteil noch einen dritten Bestandteil, der mit dem gleichen Paraboloid zusammenhängt (Abb. 15). Die Mehrfachbildungen entwickeln sich bei *Triturus* und *Rana* allgemein später als die Normalzapfen (SAXÉN 1955, 1956). Im Paraboloid der akzessorischen Abschnitte der Zwillingszapfen tritt Glykogen erst bei 5 Tage alten *Kaulquappen* auf. Jedoch erst gegen Ende der Metamorphose findet sich reichlich Glykogen in der gesamten Sehzellschicht. Die Receptoren sind, vom Paraboloid abgesehen, weitgehend glykogenfrei (SAXÉN 1955). Beim *Hühnchen* wurde besonders reichlich Glykogen im Paraboloid der akzessorischen Zapfen nachgewiesen (RABINOVITCH et al. 1954).

Die ersten Doppelzapfen entstehen bei *Rana* bei 7 Tage alten, die übrigen Receptoren bereits bei 4—5 Tage alten Tieren. Bei *Xenopus laevis* setzt die Differenzierung der Receptoren etwas früher ein. Die Gesamtzahl der Receptoren steigt im Verlauf der Differenzierung noch etwa um das Dreifache, der Prozentsatz der Doppelzapfen nimmt jedoch dann beträchtlich ab (SAXÉN 1953).

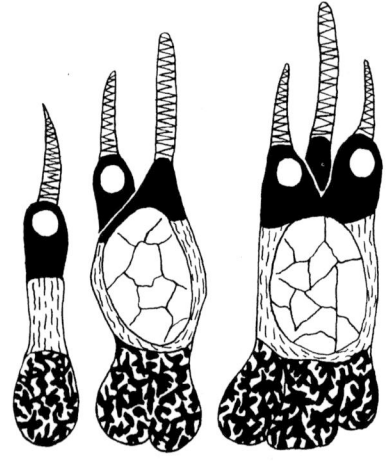

Abb. 15. Schematische Darstellung von Einfach-, Doppel- und Dreifachbildungen bei Zapfen aus der Netzhaut eines 28 Tage alten Frosches *(Rana temp.)*. (Nach SAXÉN 1953)

Vier *verschiedene Zapfenformen* bei *Frosch, Kaninchen* und *Mensch* unterschied KHAU VAN KIEN (1954, 1955) nach ihrer äußeren, lichtmikroskopischen Erscheinungsform. Bei erwachsenen *Ranae esculentae* sollen keine Doppelzapfen mehr nachweisbar sein. Bei *Hund* und *Mensch* herrsche hinsichtlich dieser Zapfentypen, denen auch eine unterschiedliche Funktion zugeschrieben wird, allerdings mehr ein „Polymorphismus", so daß eine vergleichbare Gliederung nicht möglich sei. Jedoch sollen in der Netzhaut *regionale Unterschiede* in der Zapfenform und Verteilung bestehen. Auch neuere experimentelle Untersuchungen über die Farbadaptation der Retina legen nahe, daß es verschiedene Typen von Zapfen gibt (AUERBACH u. WALD 1955). Doch sind die morphologischen Kriterien bisher zu gering, um dafür eine Grundlage abgeben zu können.

Elektronenmikroskopisch besitzen die Doppelzapfen der *Kröte* nach SJÖSTRAND u. ELFVIN (1956) ein größeres, an Stäbchen erinnerndes, mehr proximal gelegenes, sowie ein kleineres, distal-verschobenes Außenglied. Die Doppelmembransysteme der Scheibchen (Disci) zeigen keine seitliche Incisur. Im Innenglied des distalen Zapfenabschnittes kann ein stark osmiophiler Öltropfen, der fast vollständig von Mitochondrien und acht bis zehn konzentrisch gelagerten, dicht gepackten Doppelmembranen umgeben wird, beobachtet werden. Das Cytoplasma enthält zahlreiche Vacuolen, jedoch kein Paraboloid. Das Ellipsoid des proximalen Zapfenabschnittes (sog. akzessorischer Teil) besteht fast nur aus dicht gelagerten Mitochondrien. Glaskörperwärts schließt sich an das Ellipsoid ein großes Paraboloid an, das elektronenmikroskopisch vor allem aus einer homogenen Grundsubstanz und zahlreichen Vacuolen, Vesikeln und Granula besteht. Die Doppelmembranen der Außenglieder des proximalen Abschnittes der Doppelzapfen sollen etwas andere Maße haben (Gesamtdicke 130 Å, durchschnittliche interlamelläre Zwischenräume von 220 Å). Sonst sind keine Unterschiede nachweisbar (SJÖSTRAND u. ELFVIN 1956). Nach VILLEGAS (1960) sind die Maße der Disci in den Außengliedern der Doppelzapfen von Fischen und Schildkröten völlig gleich. Bei einigen Knochenfischen *(Labridae)* erwiesen sich die *akzessorischen Abschnitte der Doppelzapfen* elektronenmikroskopisch als Anhänge der Außensegmente, in denen keine Lipoproteid-Doppellamellen (Disci) auftreten, die aber doch ebenfalls aus einer Cilie hervorgehen (ENGSTRÖM 1963). Die Außenglieder haben also zwei ausgebildete Cilien (ENGSTRÖM 1961, 1963). Die akzessorischen Anteile der Außenglieder sind meist unvollständig vom Außensegment getrennt, werden aber von derselben Plasmamembran umhüllt. Elektronenoptisch ist ihr Inhalt homogen und wenig strukturiert. Die Funktion der akzessorischen Körper ist unklar. Die Innenglieder der Doppelzapfen erscheinen elektronenmikroskopisch denen der Einzelzapfen weitgehend gleich. Die langen Abschnitte der Doppelzapfen der Knochenfische enthalten auffallend lange Mitochondrien (bis zu 10 μ) und Bündel von Neurofilamenten. Die kurzen Abschnitte sind mit aufgeknäuelten, kompakt wirkenden Mitochondrien (ENGSTRÖM 1963) gefüllt.

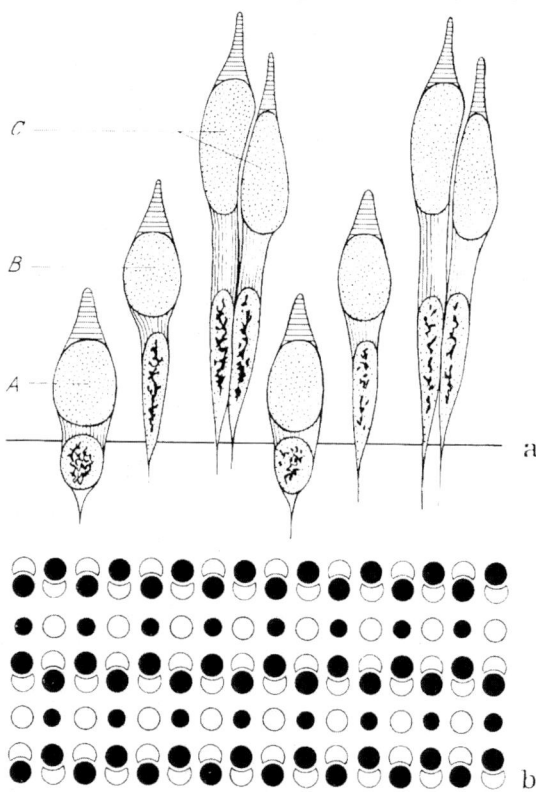

Abb. 16a u. b. Anordnung der Einfach- und Doppelzapfen in der Netzhaut von *Leuciscus rutilus*. (Nach ENGSTRÖM 1960.) a Im Querschnitt, b Zapfenmuster im Tangentialschnitt. *A* kurze Zapfen; *B* mittellange Zapfen; *C* lange Doppelzapfen

Die Mehrfachbildungen der Zapfen bilden vielfach in der Netzhaut mit den normalen Receptoren regelmäßige Muster; z. B. sind bei einigen *Fischarten (Cypriniden, Gadidae, Knochenfische, Flachfische)* vier verschiedene Zapfenformen beschrieben worden, deren Verteilung in der Retina ganz verschieden ist (ENGSTRÖM 1960—1963). Es gibt a) kurze Zapfen ohne contractiles Myoid, die oft die Membrana limitans externa durchsetzen, b) lange Einzelzapfen mit contractilem Myoid, c) verschieden lange Doppelzapfen und d) Drillingszapfen. Diese bilden ein regelmäßiges, mosaikartiges Muster, in dem Reihen von Doppelzapfen mit Einfachzapfen abwechseln (Abb. 16). Am ausgeprägtesten ist diese Anordnung im Äquatorbereich, weniger deutlich in den dorsalen bzw. ventralen Quadranten des Fundus. Bei manchen Arten fehlt dieses regelmäßige Zapfenmosaik weitgehend (z. B. beim *Karpfen*), bei anderen ist mehr ein quadratisches Muster differenziert *(Knochenfische, Carassius auratus, Pleuronectes, Hippoglossoides, Solea* (ENGSTRÖM u. AHLERT 1963). Im allgemeinen ist das Zapfenmosaik um so regelmäßiger, je tagesaktiver die Fische sind. Dämmerungs- und nachtaktive Arten haben ein mehr ungeordnetes, unregelmäßiges Receptorenmuster (ENGSTRÖM 1963a—c). Auch beim *Guppy* *(Lebistes reticulatus)* existiert ein unregelmäßiges Zapfenmuster aus vier verschiedenen Zapfen, die sich färberisch unterscheiden lassen (MUELLER 1951).

Auch bei *Vögeln* wurden derartige Zapfenmuster beschrieben (*Larus major*, ENGSTRÖM 1958). An Tangentialschnitten läßt sich lichtmikroskopisch ein sternförmiges Mosaik, bei dem jeweils ein zentraler Zapfen von vier Zwillingszapfen umgeben wird, darstellen.

Bei *Tauben* beschrieb v. STUDNITZ (1940) drei verschiedene Arten von *Ölkugeln*: schmutzig-grüne, ockergelbe und rote. Die Ölkugeln sollen Ergänzungsstoffe für die Regeneration der Zapfensubstanzen enthalten. Ihre optomechanische Bedeutung als Filter soll gering sein. Elektronenmikroskopische Befunde über die Retina der Taube s. COHEN (1963).

An lebensfrisch gewonnenen Zupfpräparaten von *Rinder*netzhäuten fand EICHNER (1956) eine besondere Form „keulenartiger Zapfen" mit auffallend langem Fortsatz. Dieser soll ohne Zwischenschaltung direkt „mit den Opticusganglien" (III. Neuron) in Verbindung treten. Vielleicht handelt es sich dabei um diejenigen Zellen, „die VILTER (1949) in seiner Untersuchung über die Zapfenschaltung als Elemente vom „Kettentyp" CAJALs bezeichnet. Eine Bestätigung dieser Befunde steht noch aus.

Eine besondere Zapfenform haben YASUZUMI et al. bei „*Uroloncha*" — gemeint ist ein südostasiatischer *Prachtfink*, das *japanische Mövchen*, das korrekter als *Lonchura striata f. dom.* bezeichnet wird — beschrieben. Elektronenmikroskopisch fand sich hier eine auffallend regelmäßige und starke Verzahnung der Zapfeninnenglieder.

Die *funktionelle Bedeutung* der verschiedenen Zapfenformen ist nicht restlos geklärt. Bei Potentialableitungen von Einzelreceptoren in der Netzhaut von *Knochenfischen* fand SVAETICHIN (1956) drei verschiedene Typen von Reizantworten. Die physiologischen Befunde lassen die Vermutung zu, daß die Doppelzapfen ein System repräsentieren, das jeweils von zwei Komplementärfarben erregt wird, während bei den Einzelzapfen mehr die allgemeine Helligkeitsempfindung dominiert. Die Kontaktfläche zwischen den beiden Innengliedern der Doppelzapfen wurde von SVAETICHIN als Synapse betrachtet, eine Annahme, die auch von SJÖSTRAND u. ELFVIN (1956) auf Grund elektronenmikroskopischer Beobachtungen geteilt wird.

d) Die Synapsen der Lichtreceptoren

Als erster hat SJÖSTRAND (1953) die Stäbchensynapsen der *Meerschweinchen*retina elektronenmikroskopisch analysiert und gezeigt, daß es sich um invaginierte Synapsen handelt. Meist stülpen sich ein oder zwei Dendritenfortsätze der bipolaren Ganglien in die Stäbchenendkörper ein, ohne die Cytoplasmamembran der Receptoren zu durchbrechen (Abb. 17). An der Grenzfläche des invaginierten Dendritenfortsatzes liegen regelmäßig zwei bis drei größere Vacuolen in Form gebogener Tubuli oder ovoider Säckchen in engem Kontakt mit Fortsatz des Dendriten. Die Vacuolen werden durch ein stark osmiophiles, U-förmiges, stäbchenartiges Band in der Mitte eingeschnürt. Das synaptische Band ("synaptic ribbon") — etwa 2—3 μ lang und durchschnittlich 350 Å dick und 0,2 μ breit — ist von einem opak erscheinenden Cytoplasma umgeben, in dem zahlreiche Mikrovesikel relativ gleichmäßig verteilt liegen (Abb. 18a u. b). Das Cytoplasma der Stäbchenendkörper zeigt eine feingranuläre Struktur mit einer großen Anzahl mittelgroßer, gleichmäßig verteilter Bläschen (sog. synaptische Bläschen, etwa 300 bis 400 Å im Durchmesser). Synaptische Bläschen kommen nur im Stäbchenendkörper, nicht dagegen im Dendritenfortsatz vor. Stäbchenendkörper und Dendritenfortsatz sind von zahlreichen, cytoplasmatischen Fortsätzen umgeben, die sich fußartig an ihrer Oberfläche ausbreiten und ebenfalls synaptische Bläschen enthalten. Diese Cytoplasmafortsätze stammen entweder von den Müllerschen Stützzellen, Bipolaren oder von benachbarten Receptoren [sog. interreceptorische Synapsen (SJÖSTRAND 1958, 1961)] (Abb. 19). So entstehen im Innern der

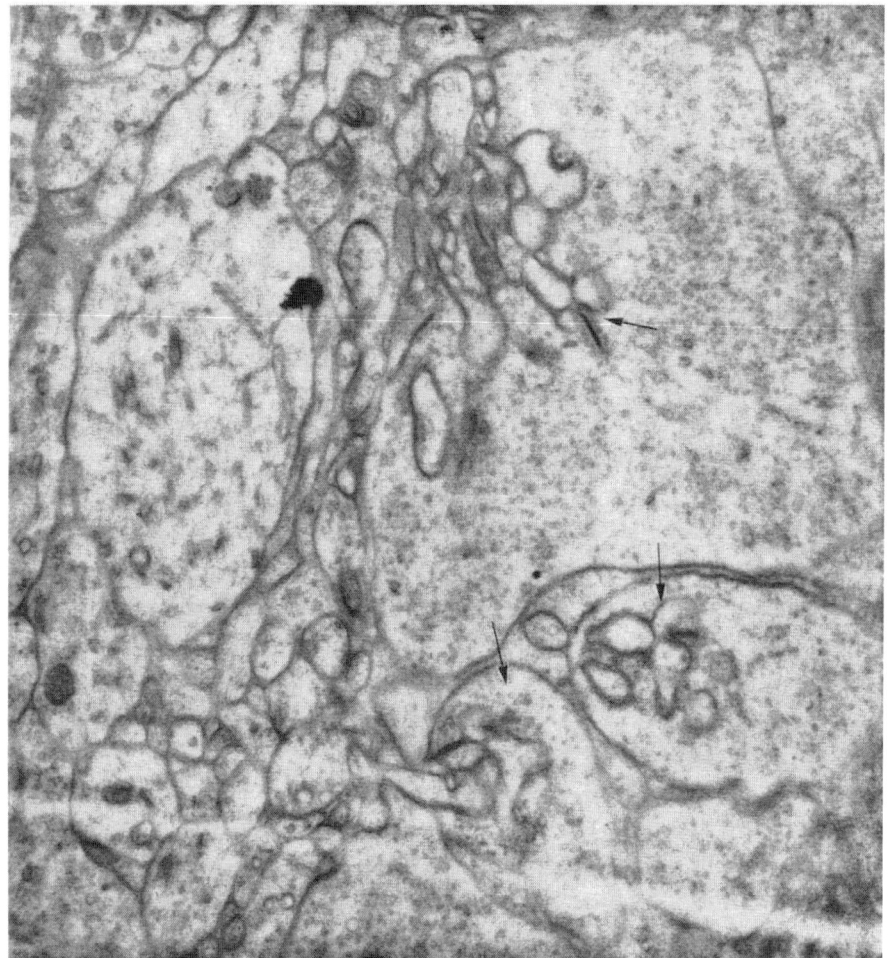

Abb. 17. Receptorensynapsen aus der Meerschweinchennetzhaut. [Nach SJÖSTRAND, Ergebn. Biol. **21** (1959).] Orig.-Vergr. 23 100fach. Oben: sog. β-Stäbchen-Synapse (Pfeil), unten: sog. α-Stäbchen-Synapse (Pfeile)

Stäbchenendknöpfchen, wie an deren Außenfläche osmiophile Doppelmembranen mit einem synaptischen Spalt von durchschnittlich 100 Å.

Die Dendritenfortsätze haben ein strukturarmes, gleichmäßig opakes Cytoplasma. Ihr Durchmesser variiert beträchtlich (durchschnittlich 0,3 μ, Länge etwa 1 μ). Neurofilamente reichen bis in den synaptischen Körper hinein. Die Zellmembran ist im Synapsenbereich verdickt.

Alle späteren Untersucher, die sich mit der Elektronenmikroskopie der Retina beschäftigt haben, bestätigten die Erstbeschreibung SJÖSTRANDs (*Kaninchen*, DE ROBERTIS u. FRANCHI 1956, DE ROBERTIS 1956, DE ROBERTIS u. LASANSKY

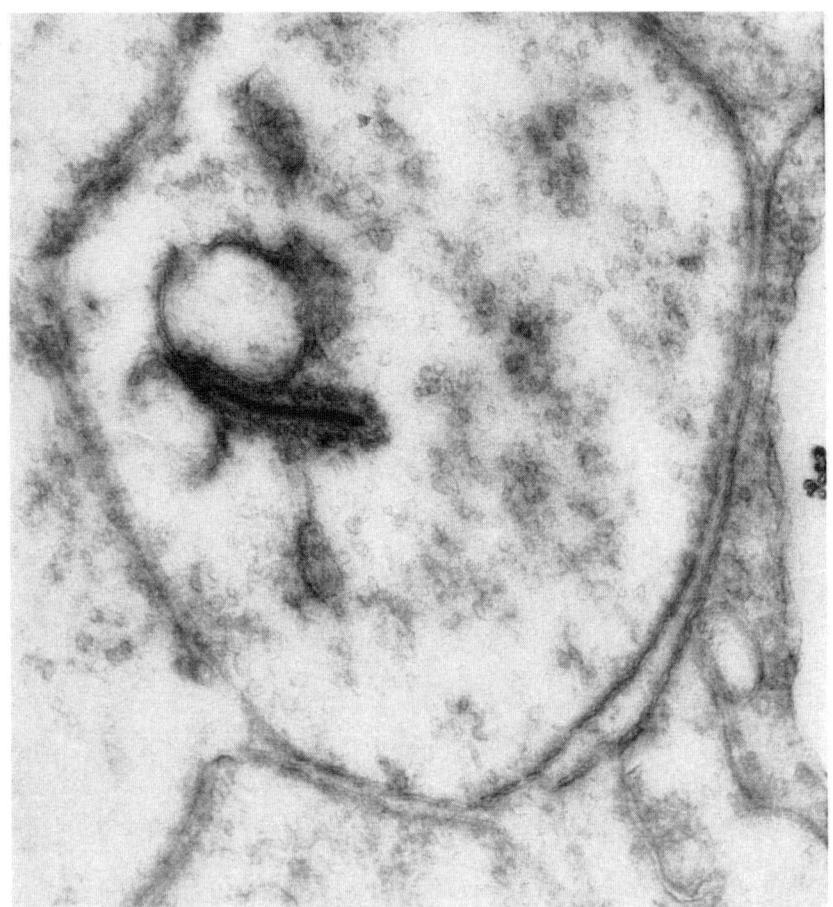

Abb. 18a. Stäbchensynapse aus der Netzhaut eines Nachtaffen *(Galago senegal.)*. Orig.-Vergr. 20000fach.
(Aus Rohen 1962d)

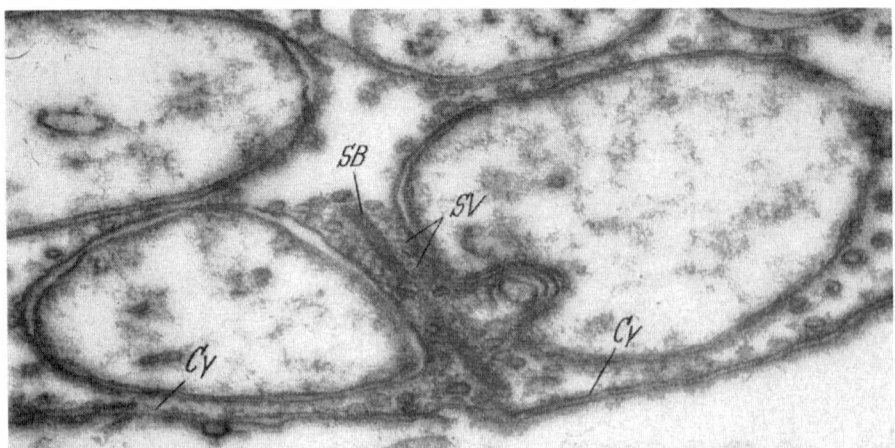

Abb. 18b. Elektronenmikroskopische Aufnahme einer Synapse in der Netzhaut von *Tupaia glis* (*SV* synaptische Bläschen; *SB* stark osmiophiles synaptisches Band; *Cy* Cytoplasmamembranen). Orig.-Vergr. 25000fach

1958; *Maus, Ratte*, DE ROBERTIS 1956, COHEN 1960, LADMAN 1958, BECHER 1957, BROCKHOFF 1957; *Barsch, Frosch, Kröte*, SJÖSTRAND 1954, 1959, 1961, CARASSO 1957, LANZAVECCHIA 1960, MOODY u. ROBERTSON 1950, SJÖSTRAND u. ELFVIN 1956, YAMADA 1957, FERNÀNDEZ-MORÀN 1954, OKUDA 1961, *Katze*, TOKUYASU

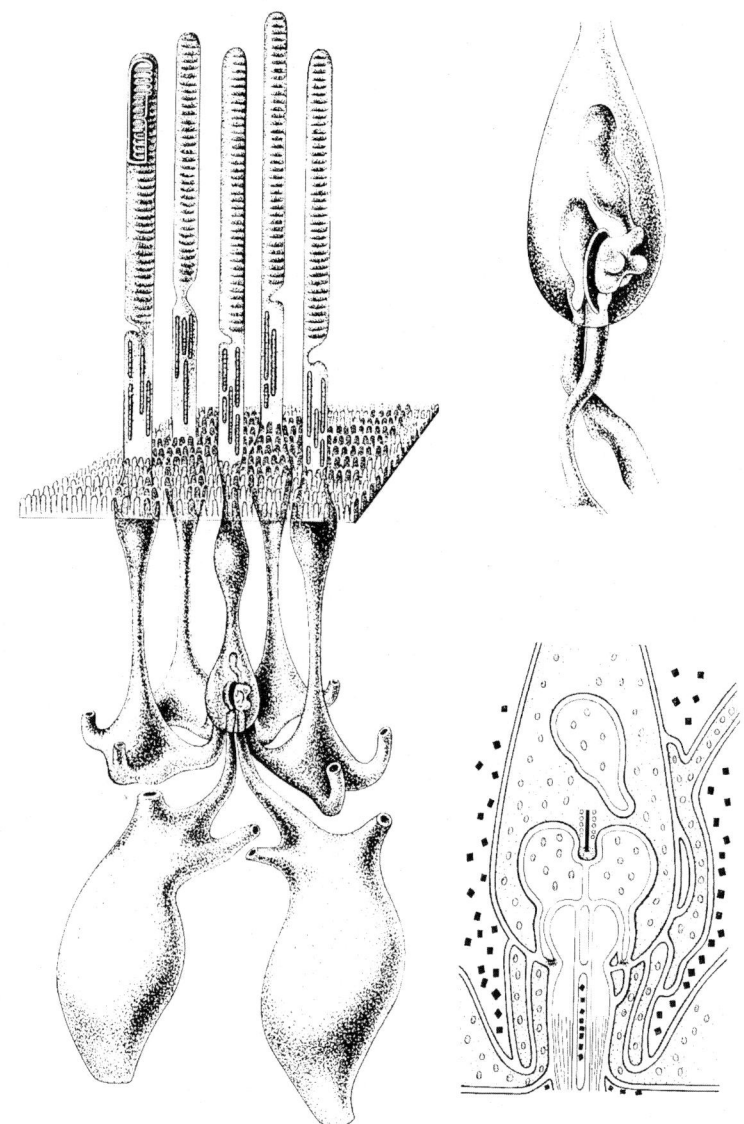

Abb. 19. Schematische Darstellung vom räumlichen Aufbau der Photoreceptoren und Synapsen nach elektronen-mikroskopischen Befunden. (Zusammengestellt nach Abbildungen von SJÖSTRAND)

u. YAMADA 1959; *Primaten*, COHEN 1961, ROHEN 1962d, 1963; *Mensch*, YAMADA, TOKUYASU u. IWAKI 1958, BECHER 1957), mehrere Wirbeltiere, TAKAYAMA 1961 b).

Später hat SJÖSTRAND (1958) an Hand von elektronenmikroskopischen Serienschnitten die räumliche Struktur der synaptischen Körper rekonstruiert (Abb. 19). Auf Grund der heute vorliegenden, überaus zahlreichen Befunde läßt sich sagen, daß — von unwesentlichen Unterschieden abgesehen — die charakterisierte Synapsenstruktur bei allen *Wirbeltieren* gleich ist. Es scheint aber verschiedene Synapsentypen, die sich vor allem durch die Zahl der invaginierten Dendritenfortsätze und die Form und Anordnung der Vesikel bzw. Mikrovesikel unterscheiden, zu geben. Schon 1953 fand SJÖSTRAND zwei Synapsentypen beim *Meerschweinchen*, die jeweils mit den von ihm beschriebenen zwei Receptorentypen Verbindungen eingehen. Die sog. α-Stäbchen sollen kleine, ovoid-birnenförmige Endkörper mit nur ein bis zwei Dendritenfortsätzen und die β-Stäbchen größere, konischverbreitete Endkörper mit einer komplizierteren synaptischen Innenstruktur und mehreren invaginierten Dendritenfortsätzen besitzen. Die großen, komplizierteren Synapsen der β-Stäbchen gleichen mehr denjenigen, die bei Zapfen beschrieben worden sind.

Die *Zapfensynapsen* haben im Prinzip die gleiche Struktur wie die der Stäbchen (SJÖSTRAND 1959, 1961, DE ROBERTIS u. FRANCHI 1956, YAMADA et al. 1958c, VILLEGAS 1960, 1961). Meist liegen sie etwas weiter glaskörperwärts innerhalb der äußeren plexiformen Schicht, sind wesentlich größer und zeigen fast immer eine größere Zahl invaginierter Dendritenfortsätze (*Kaninchen:* DE ROBERTIS u. FRANCHI 1956, *Mensch:* YAMADA et al. 1958c, BECHER 1957). Beim *Menschen* sollen die Zapfenendkolben nicht so tief invaginierte Dendriten besitzen (YAMADA et al. 1958c). Die stark osmiophilen

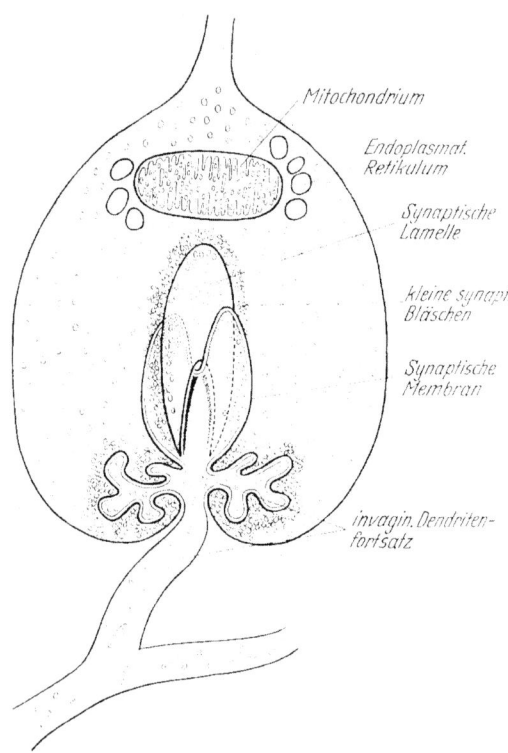

Abb. 20. Schematische Zeichnung vom Aufbau einer Stäbchen-Bipolarensynapse in der Retina albinotischer Ratten. (Nach LADMAN 1958)

Endkolben der Zapfen können in der *Primaten*netzhaut auffallend groß werden und 12—16 invaginierte Dendritenfortsätze aufnehmen (PEDLER 1962, VILLEGAS 1960).

Neben diesen schmalen Stäbchen- und breiten Zapfensynapsen gibt es offensichtlich noch eine ganze Reihe von Zwischenformen. So beschrieb LADMAN (1958) einen etwas komplizierteren Typ bei *albinotischen Kaninchen.* Der invaginierte Dendritenfortsatz bildet verschiedene läppchenförmige Aussackungen. Die Plasmamembran der Receptoren ist im Synapsenbereich verdickt. Das synaptische Band ist rund 25 mμ dick und 400 mμ breit und besteht aus feinsten zylinderartigen Stäbchen (5—7 μ Durchmesser), die senkrecht zur Achse des Bandes angeordnet sind. An der Grenzfläche zum eingestülpten Dendritenfortsatz verdichtet sich das Stäbchencytoplasma in Form feinster, stark osmiophiler Granula. Synaptische Bläschen kommen an beiden Seiten der Membran vor. Im Cytoplasma der Stäbchenendkörper sind sie jedoch zahlreicher. Ein besonders großes, ovoides Mitochondrium (0,5×2,0 μ) liegt regelmäßig im Stäbchenendkörper im Bereich der Synapse (Abb. 20).

Auch an reinen Stäbchennetzhäuten nächtlich lebender *Halbaffen* (z. B. *Lemur fulvus*) konnten wir verschiedene Synapsenformen elektronenmikroskopisch nach-

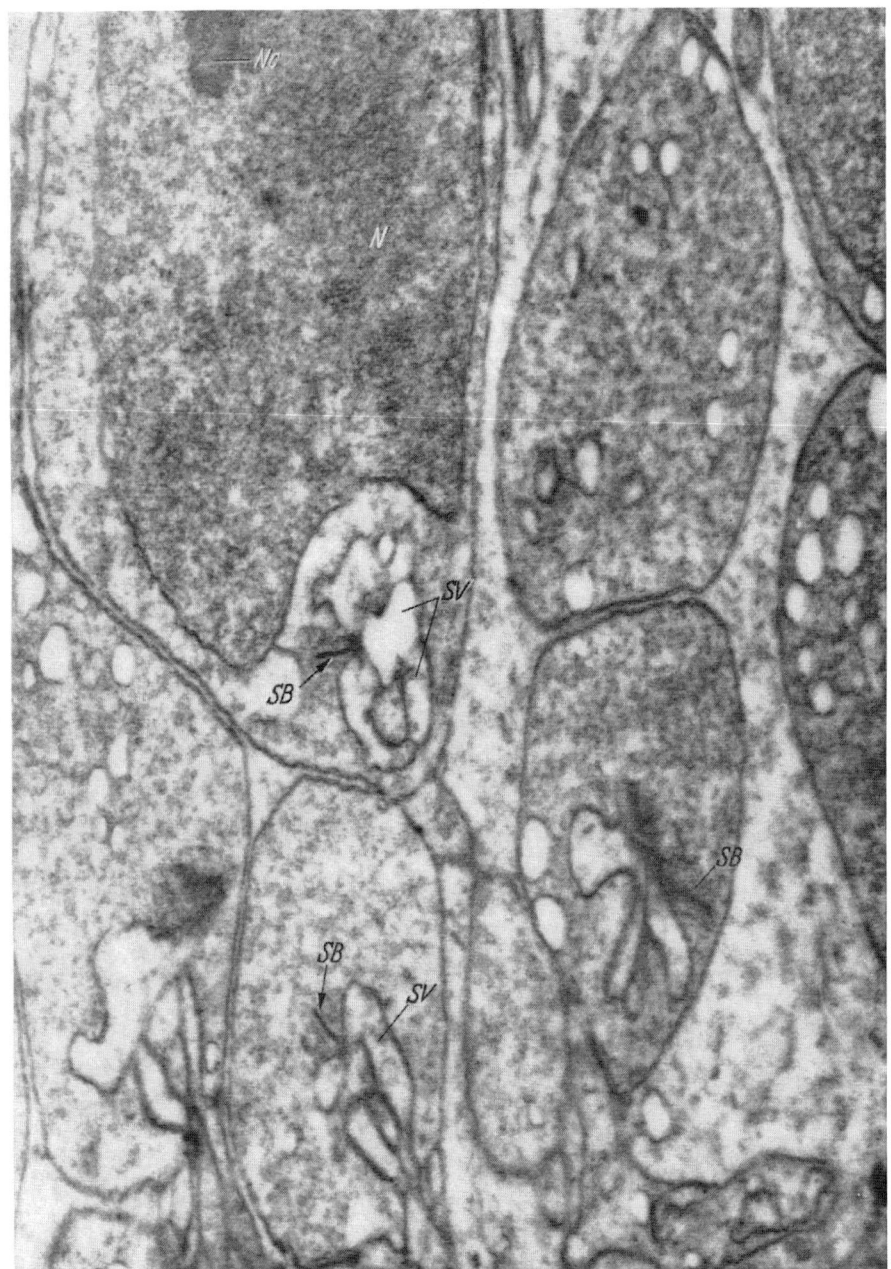

Abb. 21. Receptorensynapse aus der Netzhaut eines nächtlich lebenden Halbaffen *(Lemur fulvus)*. Einfacher Synapsentyp. (OsO₄, Methacrylateinbettung, Orig.-Vergr. 10000fach, Ges.-Vergr. 35000fach.) *N* Kern; *Nc* Nucleolus; *SB* synaptisches Band; *SV* synaptische Bläschen

weisen (ROHEN 1963). Neben einfachen Formen mit einem synaptischen Band und zwei oder drei großen synaptischen Vacuolen kommen voluminösere Endkolben vor, die mehrere invaginierte Dendritenfortsätze, drei bis fünf synaptische Bänder und zahlreiche große Vacuolen enthalten. Fast immer liegen auffallend

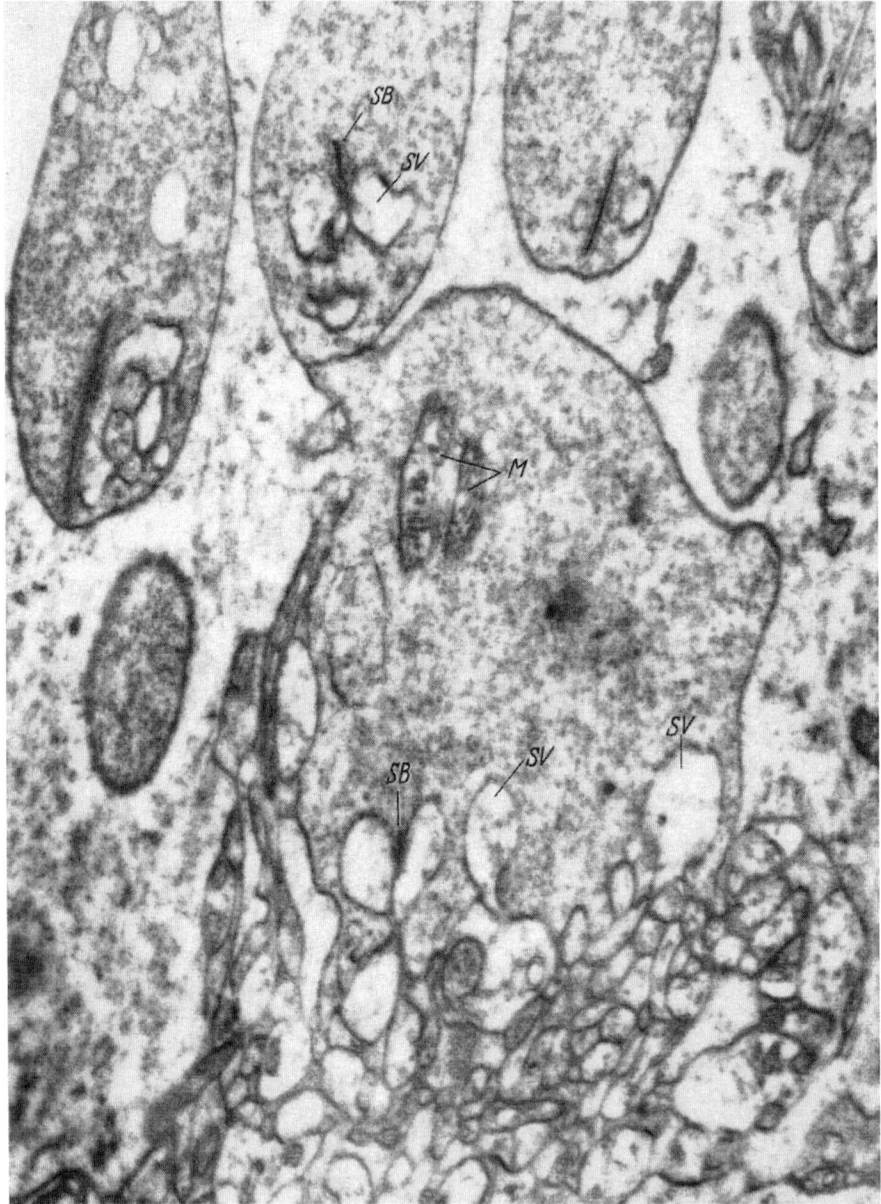

Abb. 22. Receptorensynapse aus der Retina von *Lemur fulvus*. In der Bildmitte eine kompliziert gebaute Synapse mit mehreren Invaginationen. Außerdem oben einige einfache Synapsen. (OsO₄, Methacrylateinbettung, Orig.-Vergr. 9000fach, Ges.-Vergr. 31500fach.) *M* Mitochondrien; *SB* synaptisches Band; *SV* synaptische Bläschen

große Mitochondrien oder Konglomerate größerer Mitochondrien in der Nähe dieser synaptischen Strukturen (Abb. 21 und 22). Die Synapsen liegen häufig in unmittelbarer Nähe der Kerne, die dadurch wie eingedellt erscheinen.

Auch bei *Amphibien* haben die Receptorensynapsen prinzipiell den gleichen Bau (*Alytes obstetricans*, CARASSO 1957, *Xenopus laevis*, LANZAVECCHIA 1960). Bei *Xenopus* sollen sich die Zapfen durch die größere Zahl synaptischer Bläschen von den Stäbchen unterscheiden lassen (LANZAVECCHIA). Bei *Alytes* sind die osmiophilen, synaptischen Bänder ungewöhnlich groß und nicht selten bis in die Nähe des Zellkerns zu verfolgen. Eine Verdichtung präsynaptischer Bläschen entlang dieser Bänder fehlt (CARASSO 1957).

Auch bei *Schildkröten* und *Hühnchen* fand TAKAYAMA (1961a) zwei verschiedene Synapsenformen, breite-konische und mehr schmal-ovale Typen, die sich auch durch die Zahl der invaginierten Dendritenfortsätze unterscheiden.

Bei *Insekten* bilden die zentripetalen Fortsätze mehrerer Photoreceptoren mit einer sog. monopolaren Zelle des zweiten Neurons an mehreren Stellen flächenhafte synaptische Kontakte. Die Fortsätze der monopolaren Zellen stecken gleichsam in einer Art „Patronenhülse", die von den Receptoren gebildet wird. Invaginierte Synapsen wie bei den *Wirbeltieren* gibt es hier nicht (TRUJILLO-CENÓZ u. MELAMED 1963).

Die funktionelle Bedeutung der synaptischen Strukturen ist bislang nicht völlig geklärt. Es wird angenommen, daß die synaptischen Bläschen *Überträgerstoffe* enthalten (DE ROBERTIS u. BENNETT 1955), ähnlich wie die motorischen Endplatten der Skeletmuskulatur (DEL CASTILLO u. KATZ 1956). An den Haarzellen des Innenohres kommen synaptische Bläschen nur an der postsynaptischen Seite der Membran, nicht präsynaptisch vor (SJÖSTRAND et al. 1955, SJÖSTRAND u. ENGSTRÖM 1954). Bei den optischen Receptoren können synaptische Bläschen jedoch sowohl prä- wie postsynaptisch auftreten. Das ist ein Grund, warum SJÖSTRAND (1961) es für unwahrscheinlich hält, daß die synaptischen Bläschen selbst Überträgerstoffe enthalten.

Da auch in reinen Stäbchennetzhäuten verschiedene Synapsentypen vorkommen, liegt es nahe, diesen eine unterschiedliche Funktion zuzuschreiben. Da GRANIT (1947) bei isolierten Potentialableitungen von reinen Stäbchennetzhäuten dennoch „stäbchenähnliche und zapfenähnliche" Reizantworten erhielt, nimmt SJÖSTRAND (1959, 1961) an, daß die von ihm beobachteten α- und β-Stäbchen mit ihren unterschiedlichen Synapsen als morphologisches Substrat für die elektrophysiologischen Befunde zu werten seien. Die Duplizität der Netzhautfunktion würde damit eher auf die synaptischen Strukturen als auf die Receptoren selbst zu beziehen sein (s. S. 11). In den *interreceptorischen Synapsen* der α- und β-Zellen untereinander werden Strukturen für einen Hemmungsmechanismus, wie er etwa im sog. *Simultankontrast* physiologisch in Erscheinung tritt, vermutet (SJÖSTRAND 1958, 1959, 1961).

e) Lichtreceptoren der Evertebraten

Obwohl die *Evertebraten* in der Regel kein invertiertes Becherauge wie die *Wirbeltiere* besitzen und ihre Lichtsinnesorgane zahlreiche Struktureigentümlichkeiten zeigen, die bei *Vertebraten* nicht vorkommen, soll die Morphologie der Receptoren doch kurz hier mit abgehandelt werden, weil sie in mehrfacher Hinsicht auch Aufschlüsse über die Natur der *Vertebraten*receptoren geben kann und nicht zuletzt auch in allgemein biologischer Hinsicht interessant ist.

Eine Art „Ur-Auge" findet man bei *Flagellaten* (WOLKEN u. PALADE 1952, WOLKEN 1956, ROUILLER u. FAURÉ-FREMIET 1958, MILLER 1960, WOLKEN 1961). Der Augenfleck von *Euglena* (Gesamtgröße $2 \times 3\,\mu$) ist ein Photoreceptor, der aus 50 mosaikartig zusammenliegenden Tubuli besteht, die etwa 20 Å hoch und 5 Å breit sind (Abb. 23). Der Augenfleck enthält ein Derivat des β-Carotins (Astaxanthin). Das Flagellum erweist sich elektronenmikroskopisch als eine echte Cilie ähnlich wie das Außen- und Innenglied verbindende Cilium der *Wirbeltier*-receptoren (WOLKEN 1956a). Ein „inneres", lichtmikroskopisch nicht sichtbares Flagellum hinter dem Augenfleck beschrieben ROUILLER und FAURÉ-FREMIET 1958 bei *Chromulina*.

Phytoflagellaten haben rötliche Augenflecke (Stigmata), die vermutlich Photoreceptoren sind (HARTSHORNE 1953, MILLER 1960). Elektronenmikroskopisch zeigt sich, daß sie aus zwei bis drei Lagen sechseckiger Pigmentgranula aufgebaut sind, die zwischen die Membranen des Chloroplasten eingelagert sind (SAGER u. PALADE 1957). Hier liegt vermutlich überhaupt die primitivste Form eines Lichtreceptors vor.

Der Augenfleck der *Flagellaten* ist ein Urmodell für ein Receptor-Effektor-System, das die Bewegung des einzelligen Organismus in Richtung auf das Licht dirigiert (WOLKEN u. SHIM 1958). Es kann als Ganzes mit einem Stäbchenreceptor des Wirbeltierauges verglichen werden (WOLKEN 1961).

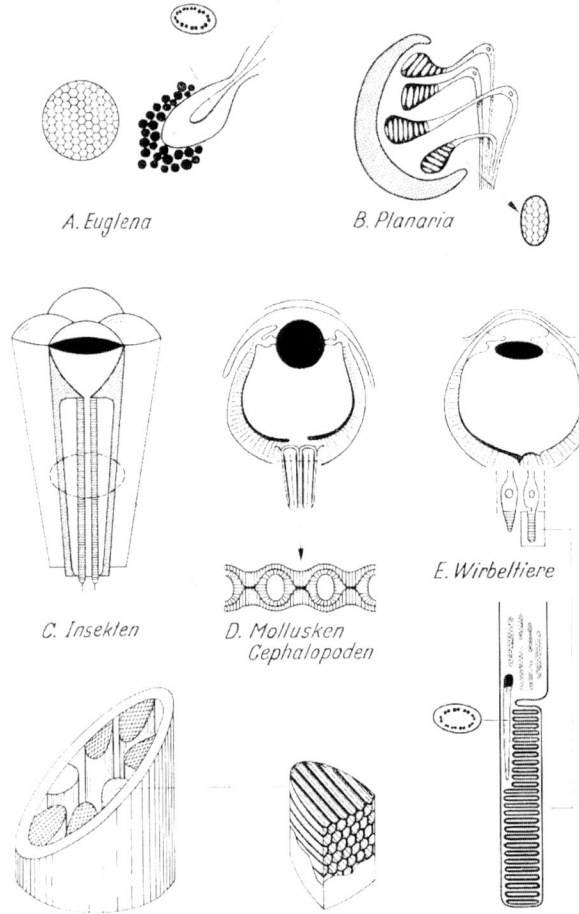

Abb. 23. Schematische Übersicht über die vergleichende Anatomie der Photoreceptoren der Wirbellosen und Wirbeltiere. (Etwas modifiziert nach WOLKEN 1961, aus: The structure of the eye. New York: Acad. Press 1961)

Planarien haben invertierte Pigmentbecheraugen[1], die bei der Regeneration des Kopfes ebenfalls regenerieren (WATANABE 1941). Elektronenmikroskopische Untersuchungen zeigten (WOLKEN 1958a, 1961, PRESS 1959, RÖHLICH u. TÖRÖK 1961), daß das Auge aus einem halboffenen Pigmentbecher besteht, der durch eine Verschlußmembran abgeschlossen wird (LENDER u. TÖRÖK 1958), in den die Receptoren hineinragen. Das Innere des Pigmentbechers, der einen Durchmesser von rund 50—100 μ hat, ist von einer homogenen Gallerte (sog. Glaskörper) ausgefüllt. Die Receptoren (bei *Dugesia lugubris* insgesamt etwa 100—150, bei *Dendrocoelum lact.* 30—40) füllen den Becher mit ihren distalen, nicht myelinisierten Fortsätzen vollkommen aus, der proximale durchbricht die Verschluß-

---

[1] Zusammenfassende Darstellung über die Morphologie dieser Sinnesorgane s. L. v. GRAFF (1914), E. BRESSLAU (1933) und L. HYMAN (1951).

membran und bildet die periphere Nervenfaser. Der Zellkern liegt außerhalb des Bechers. Der distale Fortsatz enthält 100—120 Å dicke Neurofilamente, zahlreiche Mitochondrien und bildet mit einer Art Bürstensaum den „Sehkolben", der aus regelmäßig angeordneten, parallel stehenden Mikrovilli oder Tubuli von 200—1000 Å Dicke besteht (WOLKEN 1958a, 1961) (Abb. 24). Der Pigmentbecher ist allseitig geschlossen. Die Verschlußmembran stellt den pigmentfreien Teil der Pigmentzellen dar (RÖHLICH u. TÖRÖK 1961).

Die Augenblase des Polychäten *Platynereis dumerilii* enthält in ihrem hinteren Abschnitt Pigment- und Sinneszellen. Die Receptoren ragen mit langen stäbchenartigen Fortsätzen in den Blasenraum hinein. Die Fortsätze zeigen elektronen-

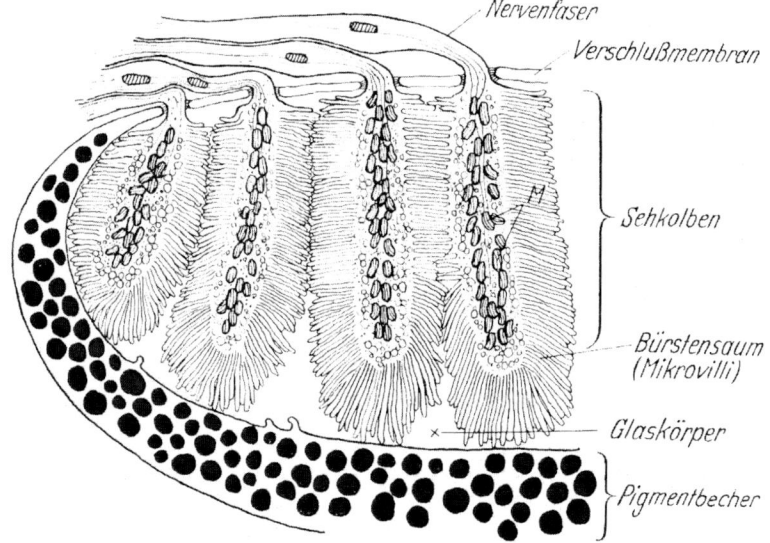

Abb. 24. Schema vom feinstrukturellen Aufbau eines Planarienauges *(Dendrocoelum lacteum)*. (Nach RÖHLICH u. TÖRÖK 1961)

mikroskopisch lamellierte Körper und unregelmäßige, seitlich abgehende Mikrovilli. Die stäbchenartigen Fortsätze verlängern sich nach der Metamorphose der Tiere um etwa das Dreifache und ziehen sich bei Belichtung zurück (A. FISCHER 1963).

Bei Seesternen *(Echinodermen)* befinden sich die lichtempfindlichen fleckförmigen Organe an der Unterseite der Armspitzen und bestehen aus Pigment- und Sinneszellen. Früher nahm man an, daß die pigmenthaltigen Elemente in den Augenpolstern der Seesterne Photoreceptoren darstellten (PFEFFER 1901). Erst SMITH (1937) erkannte neben den Pigmentzellen auch noch Sinneszellen. Die Augenpolster der Asteriden besitzen einen kleinen, zentralen Hohlraum, in den die Sinneszellen mit langen mikrovilliartigen Zellfortsätzen hineinragen (EAKIN u. WESTFALL 1962, VAUPEL-V. HARNACK 1963). Bei *Asterias rubens* L. konnte VAUPEL-V. HARNACK (1963) elektronenmikroskopisch nachweisen, daß die Sinneszellen neben langen, teilweise verzweigten Mikrovilli auch Cilien tragen, die mit kräftigen Wimperwurzeln im Cytoplasma verankert sind. Die Sinneszellen sind besonders reich an Mikrovesikeln und enthalten regelmäßig einen Golgi-Apparat und zahlreiche Mitochondrien. In den Pigmentzellen kommen kleinere Pigmentgranula von 0,1—0,16 μ Durchmesser vor.

Auch bei *Hydromedusen* wurde ein ähnlicher Bautyp der Augenpolster gefunden (*Polyorchis penicillatus*, EAKIN u. WESTFALL 1962). Auch hier werden
die Lumina der Ozellen von einem Filzwerk langer Mikrovilli ausgefüllt. Bei
Polyorchis gehen die Mikrovilli vom Cytoplasmaüberzug der Cilien aus, bei
Asterias dagegen direkt von der Zelloberfläche.

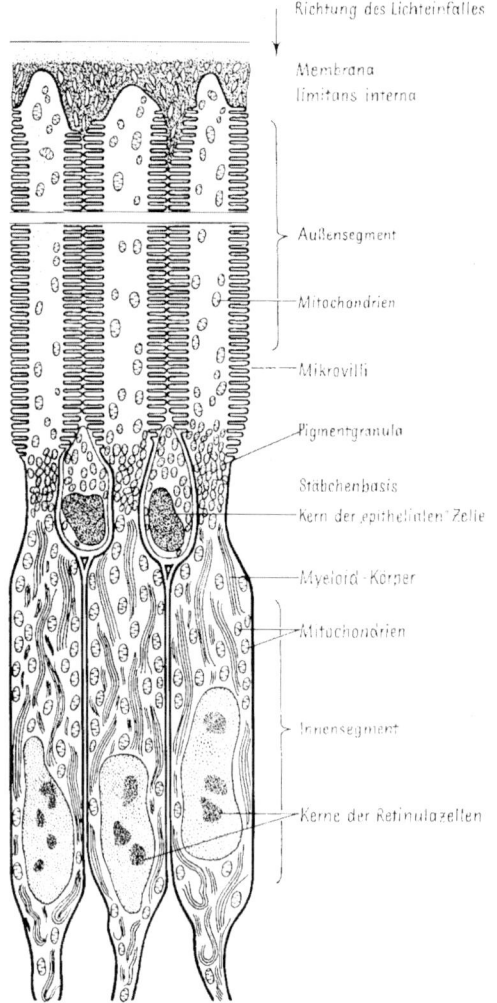

Cephalopoden (Sepia, Octopus)
besitzen ein evertiertes Linsenauge.
Die radiär angeordneten, stäbchenförmigen Receptoren tragen einen
bürstensaumartigen Besatz aus
durchschnittlich 100—200 Å dicken
und 1 μ langen „Mikrovilli", die im
elektronenmikroskopischen Querschnitt sechseckig erscheinen (WOL-
KEN 1958b, 1959, MILLER 1960, ZO-
NANA 1961). Damit ist die Natur der
sog. „Stiftchensäume" der älteren
Histologen (HESSE 1900 u. a.) geklärt. Die Mikrovilli besetzen nur
die Außenglieder der Receptoren
und stellen Tubuli dar, die denjenigen der *Flagellaten, Planarien*
und *Insekten* gleichen (Abb. 25).
Die Sinneszellen sind durchschnittlich 60 μ lang, haben ein Außensegment mit Bürstenbesatz und
axialem Filament, sowie ein Innensegment mit zahlreichen Mitochondrien, endoplasmatischem Reticulum
und Zellkern. Im Innenglied finden
sich langgestreckte, membranartige,
osmiophile Strukturen (sog. *Myeloid-
Körper*), die wahrscheinlich Spezialisierungen des endoplasmatischen
Reticulums darstellen (*Loligo paelii*,
ZONANA 1961) (Abb. 25). Die Außenglieder der Sinneszellen sind mit
ihren Bürstensäumen gegenseitig
ineinander verzahnt, so daß auf
dem Tangentialschnitt ein bienen-
wabenartiges Muster entsteht. Die
Sinneszellen werden von zwischen-

Abb. 25. Schematische Darstellung vom Aufbau eines
Lichtreceptors im Cephalopodenauge. (Nach ZONANA 1961)

gelagerten, pigmenthaltigen „epithelialen" Zellen gestützt. Die Pigmentgranula
wandern je nach Lichtintensität. Die bipolaren Receptoren sind evertiert,
d. h. ihr Außenglied ist glaskörperwärts gegen die Membrana limitans interna
gerichtet.

Von den Sehorganen der *Crustaceen* ist das Komplexauge von *Limulus* besonders gut untersucht (HARTLINE 1952, WATERMAN u. WIERSMA 1954, MILLER
1957a, 1958a, RATLIFF, MILLER u. HARTLINE 1958). Es hat etwa 800 Ommatidien, jedes aus einem Dutzend Retinulazellen bestehend, die sich radial um
einen etwas exzentrisch liegenden Dendriten gruppieren (Abb. 26a). Der Dendrit

stammt von einer bipolaren Nervenzelle (sog. exzentrische Zelle). Retinulazellen und Bipolaren haben je ein Axon, das den N. opticus aufbaut. Die Nervenfasern bilden hinter dem Komplexauge durch Kollateralen einen lateralen Plexus mit interreceptorischen Systemen (RATLIFF, MILLER u. HARTLINE 1958).

Diese morphologischen Verhältnisse bilden ein einfaches Modell für elektrophysiologische Untersuchungen, die gezeigt haben, daß sich die Ommatidien zur Erhöhung des Bildkontrastes durch ihre lateralen nervösen Verknüpfungen gegenseitig hemmend beeinflussen können (HARTLINE 1949, 1956, HARTLINE, WAGNER u. MCNICHOL 1952, RATLIFF et al. 1958).

Die Retinulazellen von *Limulus* zeigen elektronenmikroskopisch zentral eine Art Bürstensaum aus radiär ineinandergesteckten Tubuli, die im Querschnitt ein hexagonales Mosaik bilden (Abb. 26a). Die osmiophilen Bänder haben einen Abstand von etwa 140 μ (MILLER 1957a).

Bei *Spinnen* bestehen die Rhabdomeren ebenso aus tubulusähnlichen Einheiten, die von der Zelloberfläche der Receptoren als Mikrovilli entspringen. Ihr Durchmesser ist ungefähr 70 mμ, mit einem Zwischenraum von 35 mμ (MILLER 1957a, 1960) (Abb. 26b).

Die Struktur der Receptoren bei den übrigen *Arthropoden*, besonders bei *Insekten*, weicht von derjenigen des *Limulus* etwas ab[1]. Die Sinneszellen entwickeln aber auch tubulusartige Gebilde für die Lichtperzeption (FERNÀNDEZ-MORÀN 1956b, 1958, 1961, MILLER 1957a, 1958a, DEGUCHI 1957, GOLDSMITH u. PHILPOTT 1957, WOLKEN, CAPENOS u. TURANO 1957, KHALAF 1958, WOLKEN 1961, DANNEEL u. ZEUTSCHEL 1957, YASUZUMI u. DEGUCHI 1958, GRAY u. PUMPHREY 1958, MOODY u. ROBERTSON 1960, WOLKEN u. GUPTY 1960). Bekanntlich setzt sich das *Arthropoden*auge aus Ommatidien zusammen (bei *Drosophila* rund 700, *Limulus* 800, bei *Periplaneta* 2000), die jeweils ein vollständiges Sinnesorgan mit Cornea, Linse, Pigment- und Sinneszellen (Retinulazellen) darstellen (Abb. 26a—c). Jedes Ommatidium enthält mehrere Retinulazellen mit leistenartig nach innen vorspringenden Wülsten, die als *Rhabdomeren* bezeichnet werden. Die Rhabdomeren (Länge etwa 60 μ, Durchmesser 1—2 μ) lassen schon lichtmikroskopisch eine streifenförmige Struktur und eine gerichtete Doppelbrechung erkennen, woraus HESSE bereits 1907 geschlossen hatte, daß es sich dabei um die Photoreceptoren handele (sog. „Stiftchensäume"). Die neueren elektronenmikroskopischen Untersuchungen haben dies bestätigt (WOLKEN et al. 1957, FERNÀNDEZ-MORÀN 1958, KHALAF 1958 u. a.). Die Rhabdomeren bestehen aus parallelen Tubuli von 400—1200 Å Durchmesser (je nach Species) mit einer osmiophilen Randzone von etwa 100 Å Dicke. Innerhalb eines Rhabdomers sind die dichtstehenden Tubuli parallel geordnet, so daß am Tangentialschnitt ein regelmäßiges Sechseckmuster entsteht. Die Tubuli von Rhabdomeren verschiedener Retinulazellen können jedoch verschiedene Orientierung haben. Die regelmäßige Mosaikstruktur der Rhabdomeren hat FERNÀNDEZ-MORÀN (1956) veranlaßt von "fenestrated disks" zu sprechen, was aber von GOLDSMITH u. PHILPOTT (1957) abgelehnt wird. Auch WOLKEN et al. (1957, 1961), MILLER (1957, 1960) u. a. sind der Meinung, daß die Struktur der Rhabdomeren tubulär sei. Die osmiophilen Bänder dieser Tubuli haben eine durchschnittliche Dicke von 120 Å mit einem intertubulären Zwischenraum von etwa 300 Å. Etwa 23 wurden pro Mikron gezählt (*Drosophila melanogaster*, WOLKEN et al. 1957). Mit einer besonderen Kältetechnik (Kryofixation) hat FERNÀNDEZ-MORÀN später (1961) zeigen können, daß die osmiophilen Bänder der Rhabdomeren noch eine interlamelläre Zwischenschicht von 30—40 Å besitzen, die nach Lichtadaptation

---

[1] Zusammenfassende Darstellung bei MILLER (1960), WOLKEN (1961) u. v. FRISCH (1957).

verschwindet. Würden sich diese Befunde bestätigen, so hätte man eine Vergleichsbasis für die *Wirbeltier*receptoren, deren osmiophile Schichten auch etwa 40—60 Å dick sind.

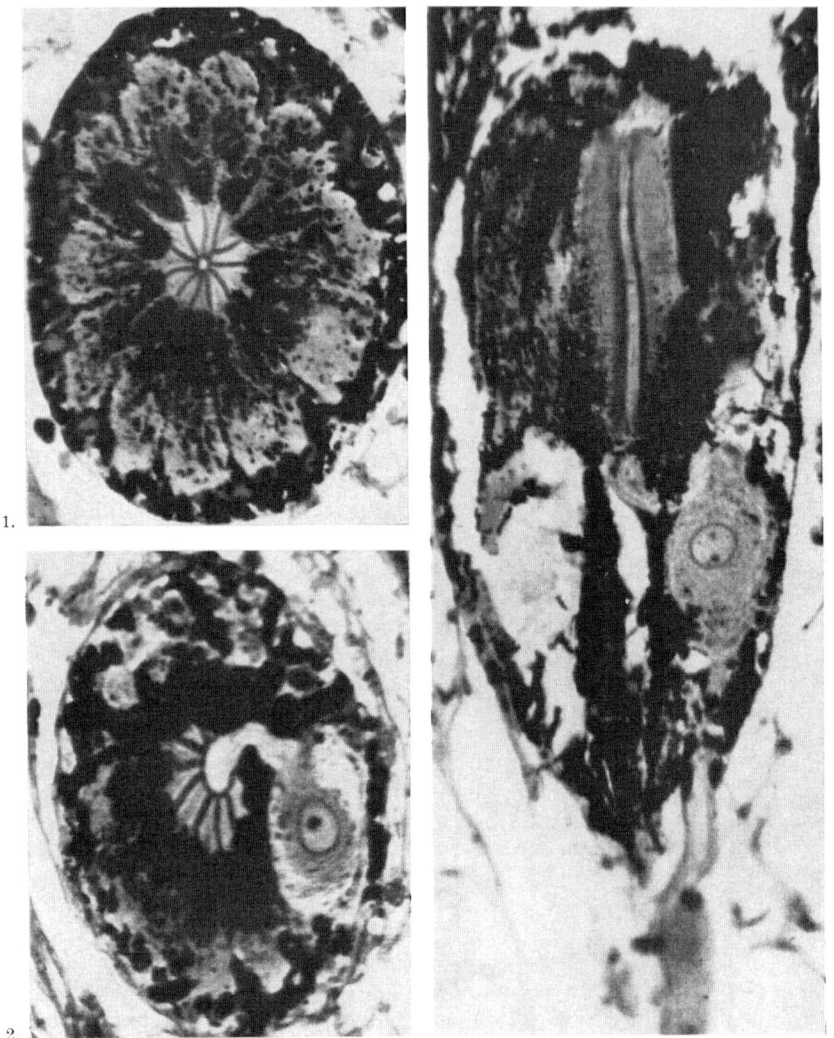

Abb. 26a. Mikrophotos von einem Ommatidium im Komplexauge von *Limulus* (Fix. 2%ige OsO₄, Paraffin, Schnittdicke 6 μ, Vergr. überall 500fach). (Aus W. H. MILLER 1957.) 1. Querschnitt durch ein Ommatidium. Im Zentrum des Ommatidiums ist der axiale Kanal, in dem der dendritische Fortsatz der sog. exzentrischen Zelle liegt. Die keilförmigen Retinulazellen sind radiär um den Zentralkanal geordnet; ihre Grenzen liegen in axialen Ebenen und bilden die intensiv gefärbten, speichenartigen Strahlen des Rhabdoms. Das Ommatidium ist eingehüllt von den stark pigmentierten Epithelzellen. 2. Querschnitt durch ein Ommatidium in Höhe des Eintritts vom distalen Fortsatz der exzentrischen bipolaren Zelle in den Axialkanal. Die exzentrische bipolare Zelle mit Kern, Nucleolus, Nissl-Substanz liegt rechts. Das Rhabdom ist am Eintritt der Nervenzelle unvollständig. 3. Längsschnitt durch ein Ommatidium in der axialen Ebene. Der Zellkörper der exzentrischen Zelle liegt rechts. Sein Axon ist teilweise von Pigment verdeckt. Der distale Fortsatz ist in ganzer Länge getroffen. Das Rhabdom stellt den relativ klaren, rechteckigen Raum um den Axialkanal herum dar. Die Retinulazellen sind durch Pigment verdeckt. Ihre Axone sind nicht erkennbar

Durch diese feinstrukturellen Befunde und durch die Tatsache, daß die *Sehpigmente* offenbar vornehmlich in den Rhabdomeren konzentriert sind (*Drosophila*, WOLKEN et al. 1960, GOLDSMITH 1958a, b, *Hummer*, WALD u. HUBBARD

1957), wird die Hypothese, daß die Rhabdomeren photoreceptorische Funktion haben, außerordentlich gestützt. Die aus den Komplexaugen von *Drosophila*

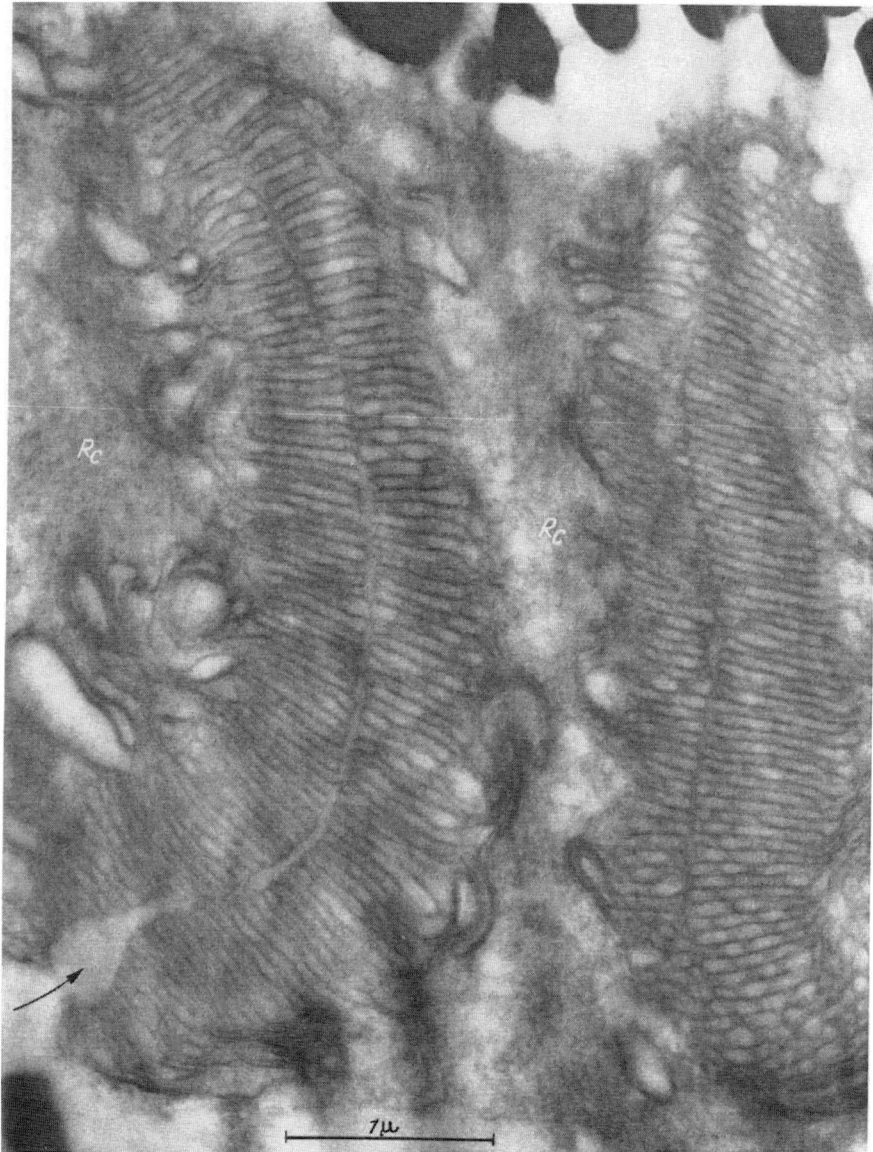

Abb. 26b. Elektronenmikroskopische Aufnahme vom Hauptauge einer Spinne im Querschnitt. [Nach W. H. MILLER, J. biophys. biochem. Cytol. **3** (1957).] Die Receptoren liegen hier nicht so eng zusammen wie die der Retinulazellen bei *Limulus*. Die Trennungsebene zwischen zwei Rhabdomeren ist durch einen Pfeil markiert. Die Rhabdomeren zeigen eine Lamellenstruktur, die — dreidimensional betrachtet — einer Bienenwabe gleicht; ähnlich wie bei *Limulus* ist sie aus tubulusartigen Mikrovilli, die von der Zelloberfläche ausgehen, zusammengesetzt. Die Tubuluseinheiten haben einen Durchmesser von 70 mμ. (Vergr. 25000fach)

extrahierten Sehstoffe zeigten Absorptionsspektren (um 508 mμ), die denjenigen von Wirbeltierreceptoren ähnlich sind (WOLKEN, MELLON u. CONTIS 1957). Es ist aber wahrscheinlich, daß außer diesen noch andere vorhanden sind, da das

*Insekten*auge bekanntlich Ultraviolett als Farbe wahrnimmt (Bowness u. Wolken 1959).

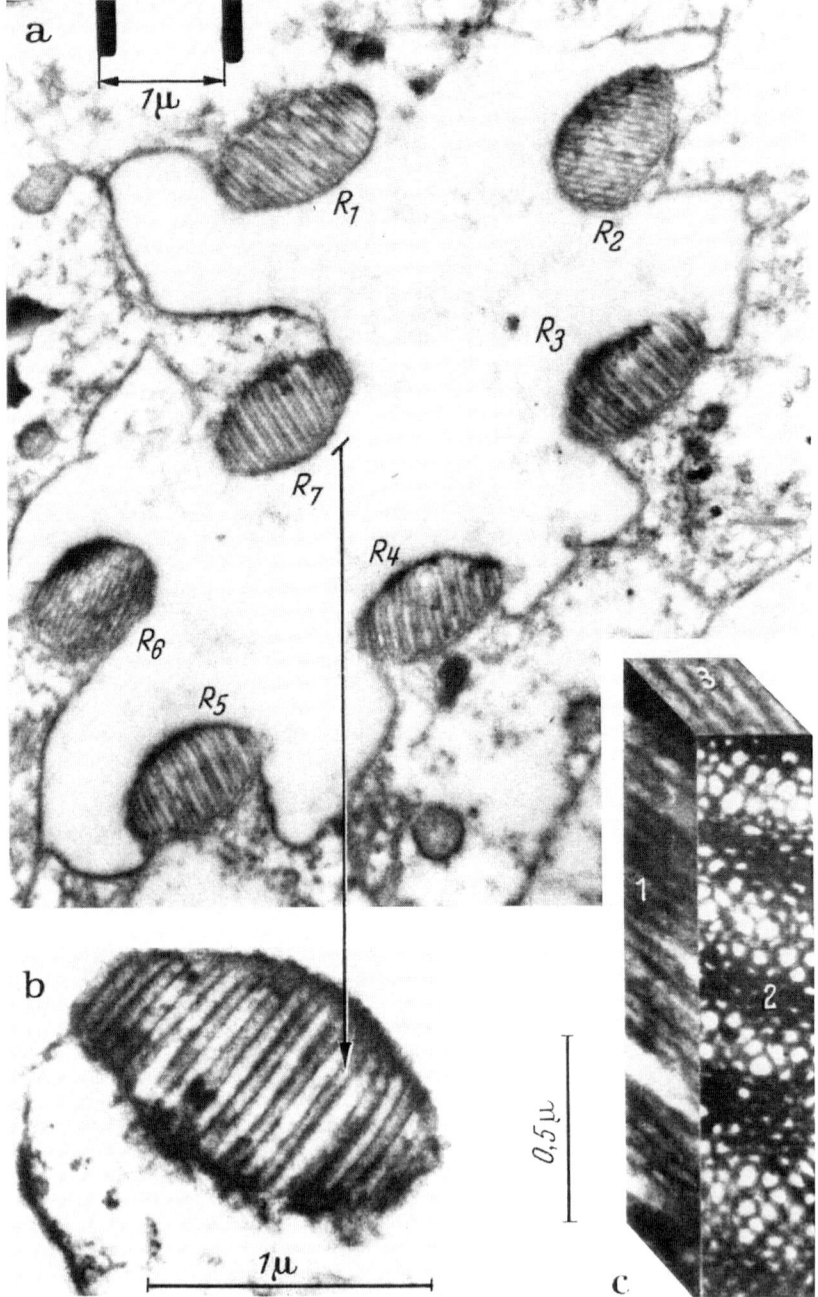

Abb. 26c. Elektronenmikroskopische Aufnahme vom Insektenauge. (Nach J. J. Wolken, aus: The structure
of the eye. New York: Acad. Press 1961.) Rhabdomer von einem Ommatidium: a Elektronenmikroskopische
Aufnahme, die das Arrangement von 7 Rhabdomeren zeigt (Vergr. 21500fach). b Struktur eines Rhabdomers
bei einer Vergr. von 37000. c Rekonstruierter Schnitt durch ein Rhabdomer mit Darstellung der dreidimensionalen Struktur (Vergr. 46000fach)

Worauf die Fähigkeit beruht, *polarisiertes Licht* als polarisiert wahrzunehmen, ist unklar. Die Cornea der Ommatidien ist optisch anisotrop und kann nicht für den

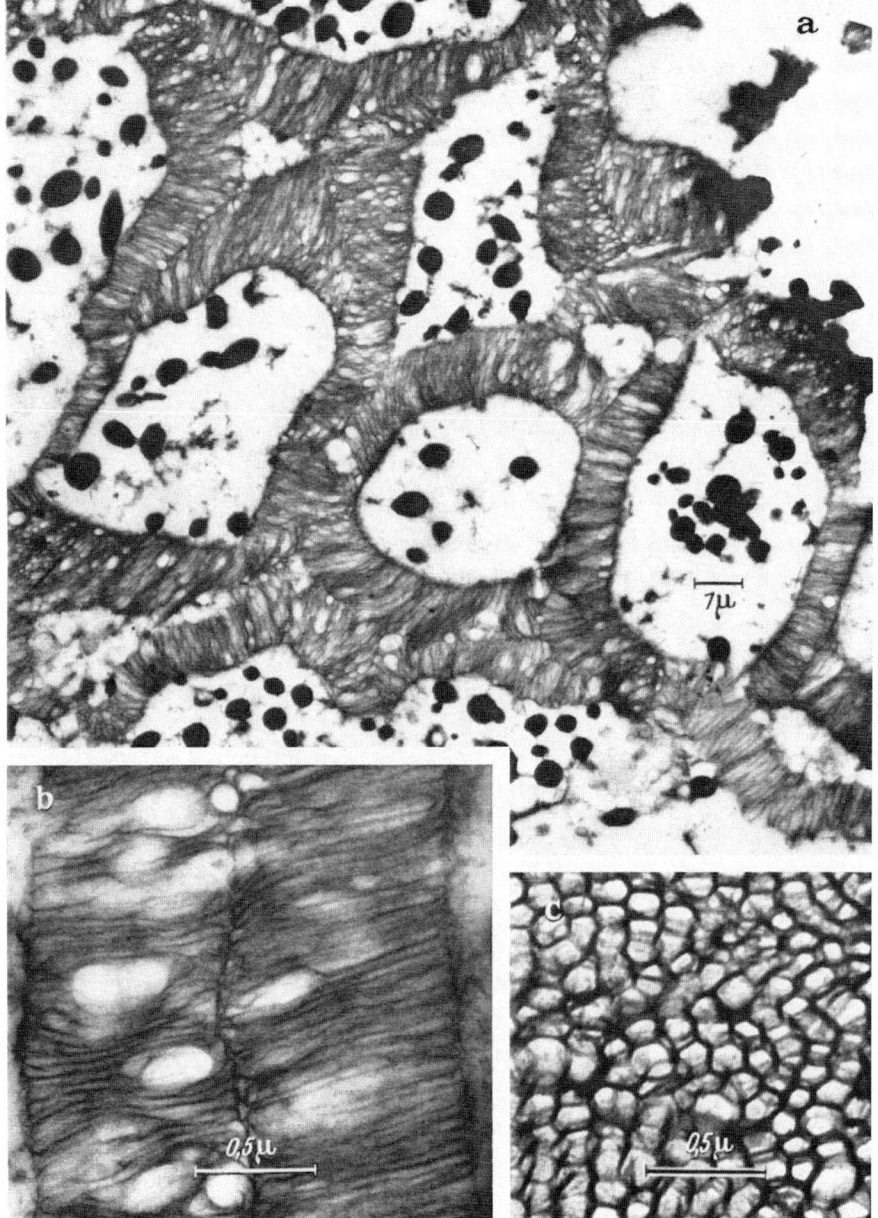

Abb. 26d. Elektronenmikroskopische Aufnahmen vom Sehorgan eines Tintenfisches (*Sepia* spec.). (Nach J. J. WOLKEN, aus: The structure of the eye. New York: Acad. Press 1961.) a Orig.-Vergr. 7000fach, b Orig.-Vergr. 33000fach, c Orig.-Vergr. 33000fach. Man beachte die Feinstruktur der Rhabdomeren mit der tubulusartigen Anordnung der Lipoproteidmembranen

Analysatoreffekt des Komplexauges verantwortlich gemacht werden (STOCKHAM-MER 1956). Das Rhabdomer ist doppelbrechend, und die Parallelstellung der Tubuli hat allgemein zu der Spekulation geführt, daß die Rhabdomeren als Analysatoren für polarisiertes Licht funktionieren (WOLKEN et al. 1957, MILLER 1960). Nach GOLDSMITH u. PHILPOTT (1957) ist jedoch der Dichroismus der Sehpigmente innerhalb der Rhabdomeren möglicherweise die Ursache für den Polarisationseffekt. AUTRUM u. STUMPF (1950) zeigten mit Potentialmessungen nach Belichtung mit polarisiertem Licht, daß weder das ganze Auge, noch ein einzelnes Ommatidium als Analysator funktionieren kann. Weitere Untersuchungen sind zur Klärung dieses Problems erforderlich.

Die Retinulazellen (bei *Drosophila* meist sieben bis acht pro Ommatidium) enthalten auffallend viele Mitochondrien (meist $0,2 \times 2\,\mu$ groß), sowie Pigmentgranula und Mikrovesikel. Die Pigmentgranula liegen in der Nähe der Membran, die die Retinulazellen von den Rhabdomeren trennen. Tracheen oder Tracheolen sind fast immer in der Nachbarschaft der Ommatidien zu finden (*Sarcophaga, Anax*, GOLDSMITH u. PHILPOTT 1957). Rhabdombewegungen bei Hell-Dunkeladaptation wurden von LÜDTKE (1953) beobachtet. Pigmentwanderungen im Ommatidium von *Limulus* beschrieb MILLER (1958). Bei Helladaptation wandern die Pigmentgranula nach innen ins Zentrum des Ommatidiums, bei Dunkeladaptation nach außen.

Bei „primitiven und unspezialisierten" Insekten, wie *Periplaneta* und *Blaberus (Schaben)* liegen die seitlichen Flächen der Rhabdomeren einander so eng an, daß eine Verzahnung entsteht. Die Rhabdomeren (Durchmesser $2\,\mu$, Länge $100\,\mu$) bestehen aus eng nebeneinander liegenden Tubuli, die im Querschnitt wiederum ein hexoganales Muster zeigen. Die einzelnen Tubuli haben einen Durchmesser von 500 Å (Zwischenräume rund 350—400 Å) und eine osmiophile Randschicht von 50 Å. Etwa 400 Tubuli kommen auf $1\,\mu^2$; 80000 auf eine Rhabdomere. Sieben Rhabdomeren und sieben Retinulazellen bilden ein Ommatidium. 2000 Ommatidien setzen ein Komplexauge zusammen (WOLKEN u. GUPTA 1960).

Diese Befunde ermöglichen ein allgemeineres Verständnis der Morphologie von *Arthropoden*augen. Wenn man sich vorstellt, daß die einzelnen Rhabdomeren mehr auseinanderrücken, hat man etwa die Formverhältnisse, wie sie bei anderen Arthropoden vorliegen (*Drosophila* usw.). WOLKEN u. GUPTA (1960) unterschieden daher generell zwei verschiedene Strukturtypen bei *Insekten*augen: erstens die *geschlossene Form*, bei der die Rhabdomeren eng aneinander liegen und einen bürstensaumartigen Belag bilden mit kleinem zentralen Innenraum, und zweitens die *offene Form*, bei der ein größerer, axialer Zwischenraum mit kleineren, isoliert liegenden und leistenartig vorspringenden Rhabdomeren vorhanden ist. Die *geschlossene Form* findet sich interessanterweise vornehmlich bei nächtlich lebenden Insekten (Superpositionsaugen bei *Heuschrecken, Motten*, bestimmten *Fliegen* und *Schmetterlingen*), während die *offene Form* mehr bei *diurnen, dipteren* und *hymenopteren Insekten* (*Drosophila, Hausfliegen, Bienen* usw.) mit Appositionsaugen, die auch polarisiertes Licht wahrnehmen können, vorkommt. Auch Aktionspotentialmessungen bei verschiedenen *Arthropoden*augen (AUTRUM 1950, 1958) haben zur Unterscheidung zweier Funktionstypen geführt, die mit derjenigen von WOLKEN übereinstimmt. VERRIER (1939) bezweifelt allerdings auf Grund einer an 100 Arten durchgeführten vergleichenden Untersuchung, daß die Exnerschen Typen von Appositions- und Superpositionsaugen Allgemeingültigkeit haben. Zumindest bei *Coleopteren, Dipteren, Hemipteren* und *Orthopteren* ließe sich eine Einordnung in eine dieser beiden Gruppen nicht durchführen. Wenn demnach auch fließende Übergänge vorhanden sind, so kann man jedoch das Grundschema durchaus aufrechterhalten.

Zusammenfassend würde man also hinsichtlich der Feinstruktur der Receptoren sagen können, daß man in den Bürstensäumen der Retinulazellen (Mikrovilli) bei *Limulus, Planarien* sowie bei den niederen, nächtlich lebenden Insekten eine primitivere Form der Photoreceptoren als in den mit Tubuli ausgestatteten Retinulazellen der *Cephalopoden* und *Insekten* zu erblicken hat.

Eine eigenartige Zwischenstellung haben in dieser Hinsicht einige *Muscheln (Pelecypoden* oder *Lamellibranchier)*. Ihre Lichtsinnesorgane zeichnen sich durch den Besitz von zwei verschieden strukturierten Receptorengruppen aus. Die *Kamm-Muschel (Pecten)* hat ungefähr 100 brillant-blaugrüne Augen, jedes etwa 1 mm im Durchmesser. Die Hälfte von ihnen liegt am Mantelrand. Jedes Auge hat eine doppelte „Retina". Die proximale Reihe wird von stäbchenartigen Zellen mit axialen Filamenten gebildet, die HESSE (1900) entgegen SMITH (1906)

Tabelle 8. *Elektronenmikroskopische Untersuchungen über Arthropodenaugen*

Musca domestica	(FERNÀNDEZ-MORÀN 1956, 1958, KHALAF 1958, DEGUCHI 1957)
Sarcophaga bullata, Anax junius .	(GOLDSMITH u. PHILPOTT 1957)
Drosophila melanogaster und *virilis*	(WOLKEN, CAPENOS u. TURANO 1957, YASUZUMI et al. 1958, YASUZUMI 1960)
Periplaneta americana und *Blaberus giganteus*	(WOLKEN u. GUPTA 1961)
Limulus	(MILLER 1957a, 1958, WATERMAN u. WIERSMA 1954)

und KUPFER (1916) für Cilien hielt. Neuere elektronenmikroskopische Untersuchungen haben HESSES Ansicht bestätigt (MILLER 1958a, b, 1960). Bei elektrophysiologischen Untersuchungen zeigte sich, daß sie auf Dauerbelichtung mit Dauerentladungen reagieren (HARTLINE 1938). Die distalen Receptoren bestehen auf Grund elektronenmikroskopischer Beobachtungen (MILLER 1958a, b) aus lamellenförmig gegliederten Einheiten mit langen fadenförmigen Fortsätzen, die ebenfalls echte Cilien mit Basalknötchen usw. darstellen. Bei der *Weinbergschnecke* besteht die Wand der Augenblase aus einer einzigen Zellschicht. Die vordere Wand der Blase wird von pigmentlosen Corneazellen, die hintere von Pigment- und Sinneszellen gebildet. Die Sinneszellen sind bipolar und reichen mit einem peripheren Fortsatz, der sich lumenwärts verbreitert und einen Bürstensaum von 8 μ Länge trägt, in den Hohlraum der Blase hinein. Elektronenmikroskopisch erweist sich der Bürstensaum als ein Besatz aus parallel stehenden 350—800 Å dicken Mikrovilli. Pigmentzellen und Sehzellen werden durch Desmosomen zusammengehalten. Die Nervenfasern gehen von der lichtabgewandten Seite der Augenblase ab (RÖHLICH und TÖRÖK 1963).

Bei *Branchiostoma*, bei dem bekanntlich nur Pigmentflecke entlang des Rückenmarks existieren, wurde neuerdings auch die Tubulusstruktur der sog. „Stiftchensäume" (HESSE 1898), die derjenigen der Rhabdomeren im *Insekten*auge gleicht, elektronenmikroskopisch erkannt (vgl. MILLER 1960).

Zusammenfassend kann man also feststellen, daß im gesamten Tierreich die Photoreceptoren — so unterschiedlich die Augen im einzelnen auch gebaut sein mögen — gewisse Elementarstrukturen von gleicher Bauweise zeigen (Abb. 23). Überall sind es Lipoproteid-Lamellen, die in ihrer regelmäßigen Anordnung eine „quasi kristalline Struktur" bilden (WOLKEN 1961). Die molekularen Dimensionen haben bei fast allen Organismen relativ gleiche Größenordnung (50—200 Å) (Tabelle von WOLKEN 1961) und weisen damit auf ein allgemeines, photomechanisches Prinzip. Die parakristallinen Strukturen entwickeln sich bei Wirbeltieren in den Außengliedern cilientragender Ependymzellen, bei *Evertebraten* in den zentralen Abschnitten der sog. Retinulazellen (Rhabdomeren oder Bürstensäume). Bei den ersteren werden Disci, bei den letzteren Tubuli gebildet, in denen die Sehstoffe innerhalb von regelmäßig geordneten Lipoproteidmembranen „quasi kristallin" abgelagert sind. Die Photoreceptoren der *Vertebraten* entwickeln scheibenartige Platten mit Doppelmembranen, diejenigen der *Evertebraten* Mikrovilli oder Tubuli. Nur die *Mollusken* weichen von diesem Schema mit ihren lamellenförmigen Receptoren ab. Es ist interessant, daß *Amphioxus*, dessen Lichtreceptoren noch tubulusartige Elemente enthalten, an die Verhältnisse bei *Evertebraten* anknüpft.

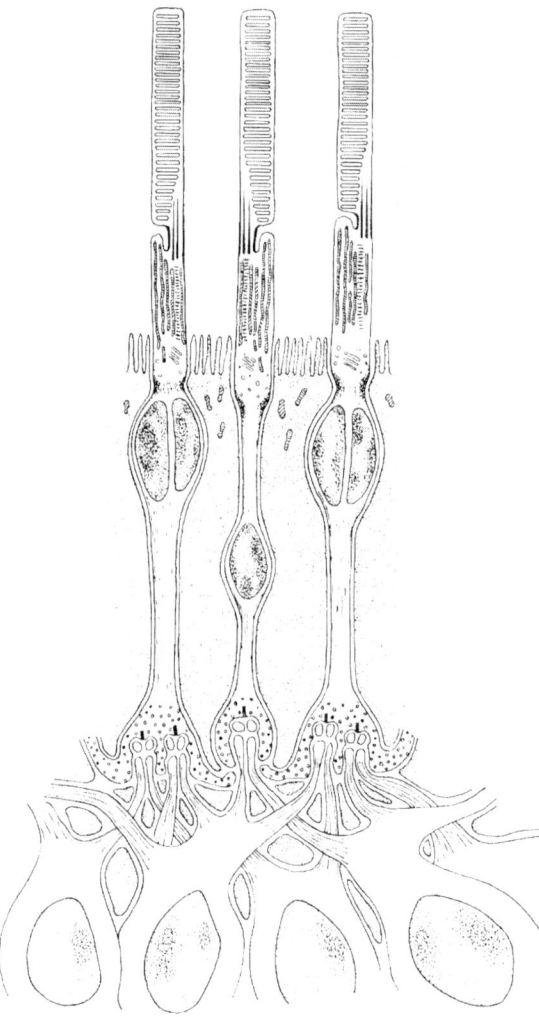

Abb. 27. Schema über den elektronenmikroskopischen Aufbau der Photoreceptoren. (Nach SJÖSTRAND 1961)

f) Histochemische Befunde über Photoreceptoren [1]

Die topochemisch ermittelte Fermentverteilung an den Receptoren ist sehr differenziert und steht in guter Übereinstimmung mit den morphologischen Befunden (Abb. 28). Erste topochemische Untersuchungen über die Sinneszellen der *menschlichen* Netzhaut an lebensfrisch fixiertem Material stammen von EICHNER (1956b, 1957a, b, 1958), COGAN et al. (1959), NASU et al. (1962). Untersuchungen an tierischem Material sind überaus zahlreich.

α) Außenglied. An menschlichen Netzhäuten ließ sich mit histochemischen Methoden an den Stäbchenaußengliedern eine regelmäßige Querstreifung aus lipoidreichen und lipoidarmen Zonen erkennen (HANDA et al. 1958, MAZANEK et al. 1955, EICHNER 1957, 1958). Die Lipoide stellen in der Hauptsache Phosphatide oder Phosphorlipoide dar. An den Zapfenaußengliedern ist die Querstreifung topochemisch nicht darstellbar. Vielleicht sind die Lipoide der Zapfenaußenglieder leichter löslich, so daß die Querstreifung postmortal rascher verschwindet. Allgemein lassen sich im Außenglied histochemisch außerdem SH-

---

[1] Zusammenfassende Darstellungen bei SÜLLMANN (1956), EICHNER (1958, 1962), WISLOCKI u. SIDMAN (1954).

gruppenhaltige Eiweißkörper, speichelunlösliche, perjodatreaktive Substanzen (WISLOCKI u. SIDMAN 1954, EICHNER 1958), Phosphorylasen, sowie Ribonucleotide (KHAU VAN KIEN 1951, 1953, OHASHI 1960a, c) nachweisen. Auch bei zahlreichen *Wirbeltieren* enthalten die Außenglieder acidophile Proteine, sudanophile Lipide, sowie einen Komplex von Kohlenhydraten, Sulfhydrylgruppen, jedoch kein Glykogen (SIDMAN u. WISLOCKI 1954).

Die menschlichen Zapfen sollen von einer „Mantelsubstanz", die sich mit Pyronin und Anilinblau ortho-, und mit Methylenblau metachromatisch anfärbt, umhüllt sein. Diese soll hauptsächlich aus Glykoproteiden bestehen (EICHNER

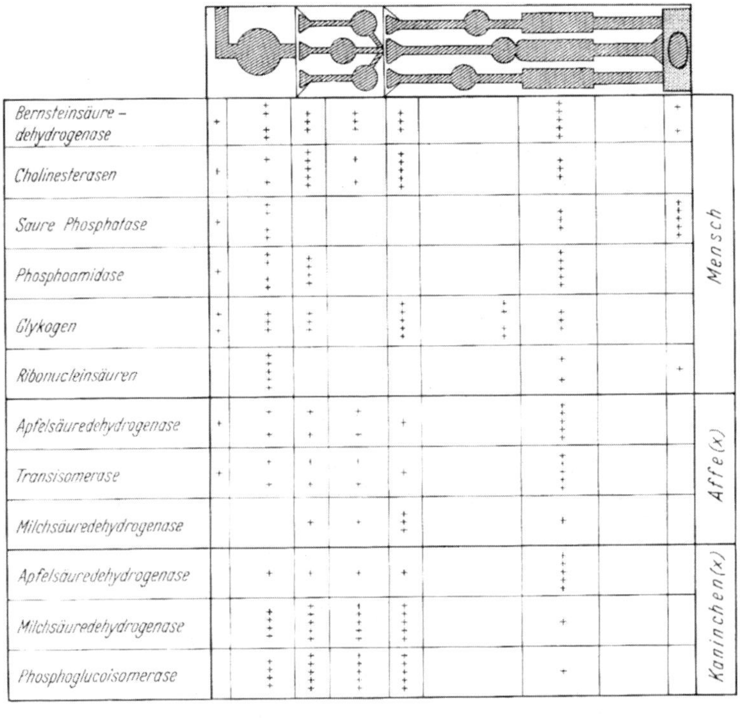

Die nachfolgende schematische Übersicht (Abb. 28) zeigt die Verteilung folgender Substanzen in der Retina (Zeilen von oben nach unten):

- *Bernsteinsäure-dehydrogenase*
- *Cholinesterasen*
- *Saure Phosphatase*
- *Phosphoamidase*
- *Glykogen*
- *Ribonucleinsäuren*
- *Apfelsäuredehydrogenase*
- *Transisomerase*
- *Milchsäuredehydrogenase*
- *Apfelsäuredehydrogenase*
- *Milchsäuredehydrogenase*
- *Phosphoglucoisomerase*

(Spalten rechts beschriftet: *Mensch*, *Affe (x)*, *Kaninchen (x)*)

Abb. 28. Schematische Übersicht über die Verteilung topochemisch darstellbarer Substanzen in der Retina. (Nach EICHNER 1958 und LOWRY et al. 1956)

1958). Ein sicherer Nachweis von sauren Phosphatasen im Außenglied ist bisher nicht eindeutig gelungen. Die Außensegmente sind stark metachromatisch (WISLOCKI u. SIDMAN 1954).

Isolierte Stäbchenaußenglieder vom *Frosch* verbrauchen in Ringerlösung relativ viel Sauerstoff (HUBBARD 1953/54, HANAWA, KIMURA u. HOSOYA 1955) und sollen Tetrazolium reduzieren (HANAWA, KIMURA u. HOSOYA 1959). Eine starke Cytochromoxydase-Reaktivität im Außenbereich der Sinneszellen fanden ERÄNKÖ et al. (1961) und AKIYA (1952). Keine oder schwache oxydative Aktivität in den Außengliedern beschreibt PEARSE (1961). Wieweit also die Außenglieder über ein selbständig arbeitendes, mehr oder weniger vollständiges Atmungssystem verfügen, ist noch nicht endgültig geklärt. Sicher ist, daß die Außenglieder *Photopigmente* enthalten. Nach WALD (1955) bestehen die Stäbchenaußenglieder bis zu 60% ihres Trockengewichtes aus Rhodopsin. Die Sehfarbstoffe sind bekanntlich Aldehyde vom Vitamin A_1 oder A_2 (sog. *Retinin$_1$* oder *Retinin$_2$*), die zu einem Proteinkomplex, wahrscheinlich einem Lipoproteinkomplex gebunden sind (Süllmann 1956). Die extrahierten Farbstoffkomplexe konnten durch ihre Absorptionsspektren identifiziert werden. Die Stäbchenaußenglieder enthalten das sog. *Rhodopsin* (Retinin₁ und den Eiweißkörper *Opsin*) oder *Porphyropsin* *(Retinin₂* und *Stäbchenopsin)*; die Zapfenaußenglieder enthalten *Jodopsin (Retinin₁* und *Zapfenopsin)* oder *Cyanopsin* (Retinin₂ und *Zapfenopsin)* (Wald 1959, Wolken 1961). Weitere Einzelheiten s. S. 63ff.

β) **Innenglied.** Die Innenglieder sind *die fermentreichsten Abschnitte der Receptoren.* Lichtmikroskopisch lassen sich bei Behandlung mit 0,25 mol Fructoselösung zahlreiche, gequollene Mitochondrien darstellen. Sie sind in den Zapfen wesentlich größer als in den Stäbchen. Beim *Menschen* sind sie auffallend lang (Eichner 1955, 1956b, 1958). In den Innengliedern beider Receptorenarten kommen saure Phosphatasen reichlich vor (Frosch, Macher 1950, Primaten, sowie verschiedene Wirbeltiere, Wislocki u. Sidman 1954, *Salamander,* Yoshida 1958, *Rind, Pferd* und *Mensch* Eichner 1955, 1956b, 1958). Die Phosphatasen stellen vermutlich cytoplasmatische Ribonucleotidasen dar (Eichner 1958). In der embryonalen *Salamander*netzhaut scheint ein Zusammenhang zwischen dem Vorkommen alkalischer Phosphatasen und Desoxyribonucleinsäuren nicht zu bestehen (Yoshida 1958). Adenosintriphosphatasen wurden in den Innengliedern beim *Frosch* gefunden (Majima 1958). Durch subconjunctivale Injektion von ATP, durch Cortison oder Änderungen der Körpertemperatur soll sich der Phosphatasegehalt der Innenglieder beeinflussen lassen (Kojima, Iida, Okada u. Shionoya 1959, Okada 1959a—c, Takao u. Muruyama 1958). Auch bei *Siderosis bulbi* oder durch Ferricitratinjektionen soll sich der Phosphatasegehalt der Sinneszellen verändern (Ikema 1960, Kojima, Iida u. Ikema 1959). Durch Belichtung hervorgerufene Unterschiede s. S. 108.

Das Innenglied ist auch reich an Glykogen, das vor allem im Myoid zu lokalisieren ist (Mensch, Eichner 1958, Meerschweinchen, Eichner u. Themann 1961, Frosch und Huhn, Nagaya 1954, Shimizu u. Maeda 1953, Rind, Yoshida 1957). In der Retina vom *Karpfen* sind 50—85 mg Glykogen in der Trockensubstanz nachgewiesen worden (Gourevitch 1951). Ribonucleotide fanden Sidman u. Wislocki (1954), Khau van Kien (1951, 1953), Rabinovitch et al. (1954). Sie entwickeln sich beim *Hühnchen* vom 18. Bebrütungstag in den Receptoren (Wislocki u. Sidman 1954). Das Innenglied ist im ganzen nur schwach perjodatreaktiv, zeigt beim *Menschen* eine positive Reaktion für Phosphoamidasen (Eichner 1956, 1957), das allerdings nach in vitro-Untersuchungen von Akiya u. Ishiguro (1958) in der Netzhaut kaum vorkommen soll, und besitzt SH-gruppenhaltige Enzyme (Eichner 1958, Akiya u. Ishiguro 1958). Ein cholinesterasehemmendes Ferment beschrieben Wislocki u. Sidman (1954) beim *Frosch.* Versuche mit isolierten Innen- und Außensegmenten der *Kröte* konnten zeigen, daß die Innenglieder ein acetylcholinspaltendes Ferment enthalten (Yoshida 1958).

Nach übereinstimmenden Befunden aller Autoren ist das Innenglied besonders reich an *Atmungsfermenten.* Heute können histochemisch mehr als elf verschiedene Dehydrogenasen und zwei Diaphorasen nachgewiesen werden, wodurch ein Einblick in die bevorzugten Wege biochemischer Oxydationen gewonnen und das Ausmaß der Stoffwechselaktivität abgeschätzt werden kann (Pearse 1961). Das Innenglied aller untersuchten *Wirbeltiere* zeigt eine starke Aktivität für Succinodehydrogenasen, Diaphorasen, sowie verschiedene phosphopyridinnucleotidabhängige Dehydrogenasen, einschließlich der Milchsäuredehydrogenasen und Cytochromoxydasen (Francis 1953, Eränkö, Niemi u. Merenmies 1960, Eichner 1955—1962, Hellström 1956, Kojima, Majima u. Mano 1956, Uyama, Yamamoto, Matsusaka, Iga u. Kobu 1956, Kojima, Okada, Tomita u. Majima

1958, BERARDINIS 1958, TOMITA 1958, 1959, MIZUKAWA, IGA, KUBO u. YAMA-
MOTO 1959, KUWABARA, COGAN, FUTTERMAN u. KINOSHITA 1959, KUWABARA
u. COGAN 1959, LOWRY, ROBERTS u. LEWIS 1956, NASU, APPONI u. VIALE 1962,
PEARSE 1961, WISLOCKI u. SIDMAN 1954, BERKOW u. ROGERS 1960). Im Innenglied und den beiden plexiformen Schichten kommen Nucleosidtriphosphatasen
vor (SCARPELLI u. CRAIG 1963).

Im einzelnen ist das Ellipsoid acidophil, das Myoid mehr basophil. Das
Paraboloid, das beim Menschen fehlt, bei zahlreichen *Amphibien, Reptilien* und
Vögeln aber sehr deutlich erkennbar ist, besteht ausschließlich aus Glykogen
(SAXÉN 1955, SIDMAN u. WISLOCKI 1954). Das *Ellipsoid*, das ja vor allem Mitochondrien enthält, ist besonders reich an Bernsteinsäuredehydrogenasen (EICH-
NER 1958) und verschiedenen anderen Atmungsfermenten (BERARDINIS 1958,
BERKOW u. ROGERS 1960, KOJIMA et al. 1956 u. a.). In den Zapfenellipsoiden
sollen mehr Isocitratdehydrogenasen, in den Stäbchenellipsoiden mehr Succinodehydrogenasen, die sonst in der Retina fehlen, nachweisbar sein (NASU, APPONI
u. VIALE 1962). Die von LOWRY et al. (1956) auf Grund einer eigenen Mikro-
technik gefundenen lokalen Unterschiede in der Verteilung von Milchsäure- und
Apfelsäuredehydrogenasen innerhalb der äußeren Schichten der Netzhaut, konnten von NASU et al. (1962) nicht bestätigt werden. Das Ellipsoid ist nicht perjodatreaktiv, enthält sudanophile Phospholipide, besonders in den Zapfen der
*Primaten*netzhaut, und zeigt alle für Mitochondrien positiven Fermentreaktionen
(WISLOCKI u. SIDMAN 1954, ERÄNKÖ et al. 1961, PEARSE 1961, EICHNER 1958).
Eiweißgebundene Sulfhydrylgruppen fanden RAVIOLA u. RAVIOLA (1962) im
Ellipsoid.

Das *Myoid* ist mehr basophil, was wohl mit dem hervorstechenden Gehalt
an Ribonucleotiden zusammenhängt (EICHNER 1955—1958, SIDMAN u. WISLOCKI
1954, KHAU VAN KIEN 1951, 1953). Es besitzt SH-gruppenhaltige Proteine und
ist reich an Phosphomonoesterasen und Phosphoamidasen. Bernsteinsäuredehydrogenasen und Cytochromoxydasen sollen auch in den Zapfenmyoiden der
menschlichen Retina vorkommen (BERKOW u. ROGERS 1960). Die Myoide zeigen
positive Glykogenreaktionen. Sudanophile Lipoide fehlen (EICHNER 1955—1958,
SÜLLMANN 1956, WISLOCKI u. SIDMAN 1954). Dehydrogenasen wurden bei *Amphibien* von WISLOCKI u. SIDMAN (1954), bei höheren *Säugern* von FRANCIS (1953)
in den Myoiden gefunden.

γ) **Henlesche Fasern und Membrana limitans externa.** Die schwach acidophile
Zapfenfaser enthält Glykogen, sudanophile Lipide und reichlich oxydierende bzw.
reduzierende Fermente (NASU, APPONI u. VIALE 1961, EICHNER 1957).

Die sog. *Membrana limitans externa* gibt eine positive Phosphatidreaktion,
zeigt einen gewissen Glykogengehalt und sudanophile Substanzen (WISLOCKI u.
SIDMAN 1954, EICHNER 1958). Dehydrogenasen sollen in ihrem Bereich vorkommen (KOJIMA et al. 1958).

δ) **Die äußere Körnerschicht.** Die äußere Körnerschicht, im ganzen etwa
40—50 μ dick, ist reich an Nucleinsäuren; besonders Ribonucleotide wurden
nachgewiesen (KHAU VAN KIEN 1951, 1953). Glykogen ist in geringem Maße
(EICHNER u. THEMANN 1961, EICHNER 1957, WISLOCKI et al. 1954), sowie Bern-
steinsäuredehydrogenase vorhanden (EICHNER 1956).

Die Zapfenkerne sind bekanntlich größer und haben einen leicht acidophilen
Nucleolus, die kleineren Stäbchenkerne sind beim Menschen und verschiedenen
Wirbeltieren auffallend chromatinreich und zeigen lichtmikroskopisch keinen
Nucleolus. Übereinstimmend berichten alle Autoren über Phosphatasevorkommen
in den Kernen der Receptoren (FRANÇOIS u. RABAEY 1951, MACHER 1950, POSO-
LAKY et al. 1951, DE VINCENTIIS 1951, SIDMAN u. WISLOCKI 1954, NODA 1954,

YOSHIDA 1957, TAKAO u. MARUYAMA 1958, EICHNER 1955, MAEDA 1951, 1952).
Bei einem Teil dieser Phosphatasen dürfte es sich um Adenosinphosphatasen
handeln, die in der äußeren Körnerschicht reichlicher vorkommen als in den
übrigen Netzhautschichten (REIS 1951, AKIYA 1958).

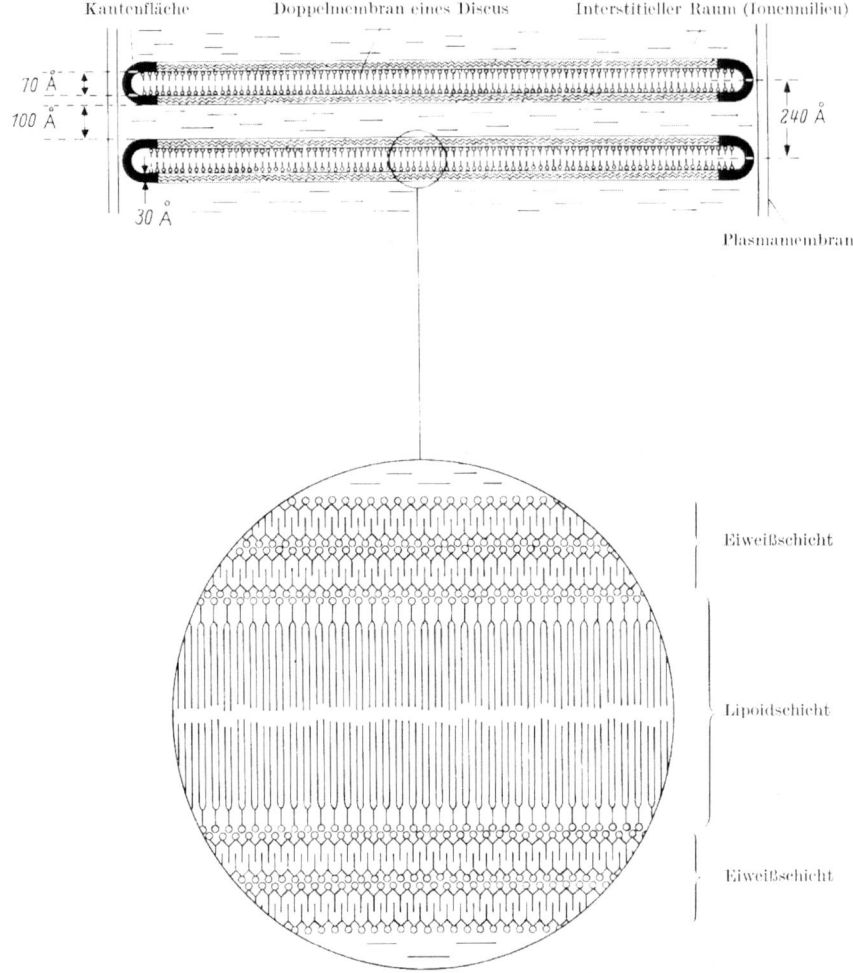

Abb. 29. Schematische Darstellung vom molekularen Aufbau der Lipoproteidlamellen in den
Außensegmenten der Lichtreceptoren. [Nach SJÖSTRAND, Ergebn. Biol. **21** (1959)]

Die refraktometrisch darstellbaren Verschiedenheiten der einzelnen Abschnitte
der Receptoren hängen vermutlich mit den beschriebenen Unterschieden in der
stofflichen Zusammessetzung zusammen. Die älteren Autoren (ZENKER,
SCHULTZE, HELMHOLTZ) sowie W. J. SCHMIDT (1951) haben einen durchschnittlichen Brechungsindex der Receptoren von 1,5 angegeben. Dieser Wert ist jedoch
nach SIDMAN (1957), der eine detailliertere Analyse der Refraktionsverhältnisse
bei mehreren Wirbeltieren durchführte, zu hoch. Nach seinen Befunden liegen
die Brechungsindices der Außenglieder um 1,38—1,41. Die Außenglieder erscheinen optisch homogen und zeigen einen auffallend hohen Gehalt an Trockensubstanz (Stäbchenaußenglieder etwa 40—43%, Zapfenaußenglieder etwa 30%).

Im Innenglied lassen sich Myoid, Paraboloid und Ellipsoid auch refraktometrisch unterscheiden (Abb. 9).

g) Zur funktionellen Bedeutung der Receptorenstrukturen

Alle Autoren stimmen darin überein, daß die Außenglieder im wesentlichen eine receptorische, die Innenglieder eine mehr stoffwechselphysiologische Bedeutung haben. Obwohl die Biochemie der Sehpigmente und die physikalische und morphologische Analyse der Receptoren in den letzten Jahren sehr weit fortgeschritten ist, kann eine endgültige Zusammenschau dieser Befunde heute noch nicht gegeben werden. Über den tatsächlichen Ablauf des Sehvorganges sind vorerst nur Modellvorstellungen möglich. Die elektronenmikroskopischen Beob-

Tabelle 9. *Die Zusammensetzung der Lipoidfraktion von isolierten Stäbchenaußengliedern der Rindernetzhaut im Vergleich zum Gehirngewebe* [aus SJÖSTRAND, Ergebn. Biol. 21 (1959)]

	Außensegmente der Stäbchen (nach SJÖSTRAND u. GIERER)		Gehirngewebe (nach BRANTA 1949)			
			weiße Substanz		graue Substanz	
	Trocken-gewicht %	Gesamt-lipoide %	Trocken-gewicht %	Gesamt-lipoide %	Trocken-gewicht %	Gesamt-lipoide %
Gesamtlipoide	38,8	—	64,4	—	34,2	
Phosphorlipoide	31,5	81,2	28,0	43,4	22,1	64,6
Cholesterin	0,9	2,3	13,5	20,9	5,3	15,5
Nichtidentifizierte Lipoide	6,4	16,4	—	—	—	—
Lecithin	9,8	25,2	4,4	6,8	5,9	17,2
Cephalin A	16,1	41,4	15,2	23,6	11,5	33,6
Cephalin B	3,8	9,5	2,5	3,8	0,7	2,0
Sphingomyelin	2,0	5,1	5,9	9,1	4,1	11,6

achtungen am Außenglied zwingen zu der Annahme, daß das Außensegment eine kristallähnliche Struktur hat, die derjenigen des Nervenmyelins vergleichbar ist (SJÖSTRAND 1959, DE ROBERTIS u. LASANSKY 1961). Die osmiophilen Schichten hält SJÖSTRAND (1959) für Proteinlagen, die so von Lipoidschichten flankiert sind, daß ein fester Zusammenhalt der Membranen zustande kommt (Abb. 29). Der Zusammenhalt zwischen den Disci ist weniger groß, was wahrscheinlich auf den hohen Wassergehalt dieser Schichten zurückzuführen ist. „Freies" Wasser gibt es jedoch im Außenglied nicht, sondern nur organisch gebundenes Wasser („Kristall-Wasser"). Nach SIDMAN (1957) ist der Wassergehalt im Stäbchenaußensegment etwa 64%, im Zapfen etwas höher. Der Wassergehalt des Myelins liegt mit 50% (FINEAN 1957) oder 60—70% (ENGSTRÖM u. LÜTHY 1950, SHANES u. BERMAN 1955) in der gleichen Größenordnung. Gewisse Ähnlichkeiten lassen sich auch in den Lipoidfraktionen erkennen, wenn auch Unterschiede bestehen.

Isolierte Außenglieder (*Meerschweinchen, Rind*, SJÖSTRAND 1959; *Katze*, COLLINS et al. 1951) enthalten Lipide bis zu 37,8—39,4% vom Trockengewicht. Das Protein-Lipoid-Verhältnis ist etwa 3:2. Mehr als 80% aller Lipide sind Phospholipide, nur 2% Cholesterin, worin ein wesentlicher Unterschied zur Lipidverteilung in der weißen Substanz des Gehirns liegt (Tabelle 9). Auch der Gesamtanteil der Lipide ist bei den Außengliedern der Receptoren kleiner als bei der weißen Substanz.

Kritik an der Sjöstrandschen Interpretation der Außengliedstruktur haben neuerdings DE ROBERTIS u. LASANSKY (1961) mit dem Hinweis geübt, daß die Osmiumfixation keine Lokalisation von Lipoiden oder Proteinen zulasse. OsO$_4$ zeige z. B. eine besondere Affinität zu Sulfhydrylgruppen (BAHR 1954), welche im Außenglied der Receptoren bekanntlich reichlich vorhanden sind (BENNET 1951, SIDMAN u. WISLOCKI 1954 u. a.). Mit Hilfe einer modifizierten Chromierungstechnik, wie sie in der Lichtmikroskopie für Phosphorlipoide gebraucht wird (BAKER 1958, LISON 1953), konnte eine bessere Erhaltung der Lipoidstrukturen erreicht werden. Elektronenmikroskopisch zeigten Froschreceptoren eine etwas kompakt wirkende Scheibchenstruktur, wobei der feine Zwischenraum, der bei der Osmiumfixation auftritt, fehlte. Die Scheibchen erscheinen um etwa 25% breiter

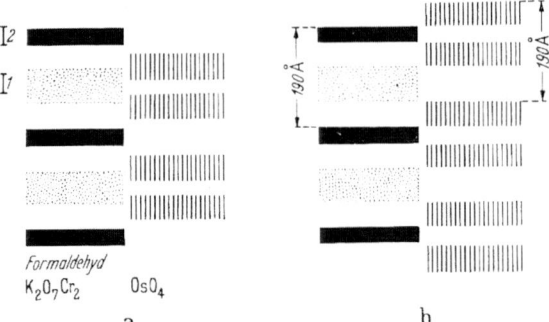

Abb. 30a u. b. Vergleich der Doppelmembranstruktur in den Außengliedern der Photoreceptoren nach Kaliumbichromat- und Osmiumfixation. (Nach DE ROBERTIS u. LASANSKY 1961)

und lassen zwei verschiedene chromophile Perioden erkennen. Vergleicht man die chromophilen Bänder beider Fixationsmethoden miteinander (Abb. 30), so wird ersichtlich, daß beide Bilder einander wie Positiv und Negativ gleichen.

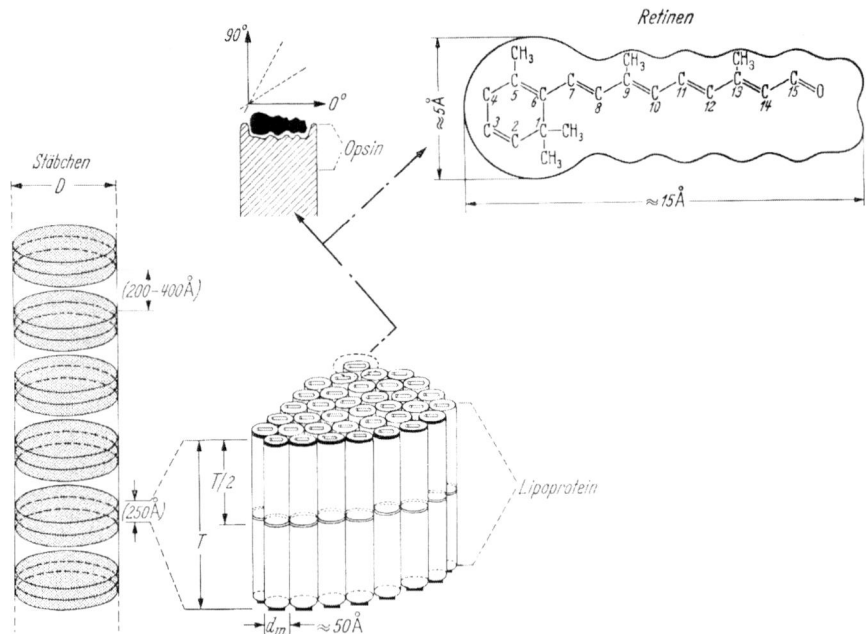

Abb. 31. Modell vom molekularen Aufbau eines Außengliedes. Die angenommene Verbindung der Retinenmoleküle mit den Opsinmolekülen und ihre mögliche Lage innerhalb der Disci der Stäbchenaußenglieder ist dargestellt. (Nach J. J. WOLKEN 1961)

Die l-Bänder (l_1, l_2) stellen nach DE ROBERTIS u. LASANSKY (1961) vermutlich die Lipoidschichten dar.

An welchen Stellen der Receptoren die Sehstoffe morphologisch zu lokalisieren sind, ist unklar. Die Proteinschichten der Lamellen des Außengliedes enthalten wahrscheinlich das *Opsin* des *Rhodopsin*moleküls. Der Rhodopsingehalt wurde beim *Frosch* auf etwa 35—40% des Trockengewichtes, beim *Rind* auf 14% geschätzt (WALD 1955, HUBBARD 1953, 1955). Wenn man annimmt, daß das Rhodopsinmolekül ungefähr sphärisch oder cuboid ist, würde sich bei einem Molekulargewicht von 40000—60000 (HUBBARD 1953, WOLKEN 1957, 1958a, 1961, WALD 1954) ein Durchmesser von 30—40 Å ergeben. Denkt man sich eine symmetrisch-stäbchenförmige Anordnung der Moleküle (Abb. 31), so ergeben sich zwanglos Doppellamellen in einer Größenordnung von 50—60 Å Durchmesser, wie sie die Elektronenmikroskopie tatsächlich beschreibt. Da die Lipoproteidlamellen der Photoreceptoren aller Vertebraten und Evertebraten entweder in Form von Disci, Mikrovilli oder Tubuli in dieser Größenordnung liegen, ist damit vermutlich eine Elementarstruktur gegeben, die durch die Größe und Form der Sehstoffe selbst zustande kommt. WOLKEN (1961) nimmt an, daß die *Carotinoide* jeweils an den Enden der stäbchenförmigen Lipoprotein-moleküle sitzen. Für diese Anordnung spricht auch das in vitro-Verhalten der Rhodopsinmoleküle nach Digitoninextraktion. FERNÀNDEZ-MORÀN (1959, 1960) lokalisiert das Rhodopsin mehr in die Zwischenschicht der Disci, die sich nach Helladaptation auflichten oder verschwinden soll.

Alle Sehpigmente, die in den Außengliedern gefunden wurden, stellen Verbindungen von *Retininen (Vitamin A-Aldehyden)* und einem spezifischen Eiweiß-körper dar *(Opsin)*. Nachdem jeweils zwei Vitamin A- und zwei Retinin-Typen bekannt sind, können heute vier prinzipielle Sehsysteme beschrieben werden (Tabelle 10) (WALD 1956, 1958, 1960).

Tabelle 10. *Schema der allgemeinen Reaktionen bei den vier hauptsächlichen Sehsystemen der Wirbeltiere* (nach WALD 1958)

In der rechten Spalte ist die übliche Verteilung der Absorptionsmaxima der Sehpigmente wiedergegeben.

λmax (mμ)

$$\text{Vitamin A}_1 \underset{\text{DPN—H}}{\overset{\text{DPN+}}{\rightleftarrows}} \text{Retinin}_1$$
(Alkoholdehydrogenase)

$\begin{cases} + \text{Stäbchenopsin} \underset{}{\overset{\text{Licht}}{\rightleftarrows}} \text{Rhodopsin} \quad 500 \\ + \text{Zapfenopsin} \underset{}{\overset{\text{Licht}}{\rightleftarrows}} \text{Iodopsin} \quad 562 \end{cases}$

$$\text{Vitamin A}_2 \underset{\text{DPN—H}}{\overset{\text{DPN+}}{\rightleftarrows}} \text{Retinin}_2$$

$\begin{cases} + \text{Stäbchenopsin} \underset{}{\overset{\text{Licht}}{\rightleftarrows}} \text{Porphyropsin} \quad 522 \\ + \text{Zapfenopsin} \underset{}{\overset{\text{Licht}}{\rightleftarrows}} \text{Cyanopsin} \quad 620 \end{cases}$

Nach den heute vorliegenden Befunden scheinen die biochemischen Vorgänge beim Sehprozeß stereoisomerer Natur zu sein. Vom Vitamin A-Anteil der Seh-pigmente wurden verschiedene Isomere gefunden (cis- und trans-Formen), die bei Licht- bzw. Dunkeladaptation ineinander übergehen können. Die stabile Form ist die all-trans-Form. In den Receptoren findet sich jedoch meist die instabilere cis-Konfiguration, nämlich das sog. 11-cis-Isomer *(Neo-Retinin)*. Daraus kann durch Lichteinwirkung das all-trans-Isomer entstehen (Bleichung), das durch einen energiefordernden Prozeß während der Dunkeladaptation wieder in die 11-cis-Konfiguration zurückgeführt werden muß. HUBBARD (1958) und WALD (1961) haben für diesen Vorgang eine anschauliche Modellvorstellung ent-wickelt (Abb. 32). Danach paßt das 11-cis-Isomer wahrscheinlich in eine ent-sprechende Oberflächenvertiefung des Opsinmoleküls. Über die Natur dieser Bindung ist nichts Sicheres bekannt, vielleicht handelt es sich um eine C—N-Bindung, vielleicht aber auch um eine Sulfhydrylgruppenbindung. Werden bei der Belichtung Lichtquanten absorbiert, so geht das Retinin in die all-trans-Form über (Lumi-Rhodopsin), wobei es möglicherweise aus der Oberflächenvertiefung des Opsinmoleküls herausgesprengt wird und hydrolysiert. Bei Temperaturen von —20⁰ im Dunkeln kann das Lumirhodopsin in eine neue, orangefarbene Komponente, das all-trans-Metarhodopsin (WALD et al. 1950) überführt werden. Dabei spielen stereoisomere Prozesse keine Rolle mehr. Bei diesen photomechanischen Vorgängen wird Energie frei, die ihrerseits wiederum die optische Erregung auslösen („trigger"-Mechanismus).

Die Lichtquanten schlagen also vergleichsweise „Löcher" in die Lipoideiweißmembranen der Außenglieder, wobei die Retininmoleküle isometrisch umgewandelt werden und möglicherweise ihre Lage verändern, während die Eiweißkomponente (Opsin) an Ort und Stelle liegenbleibt, so daß sich die Struktur der Membranen nicht verändert. Da das all-trans-Isomer den niedrigst-energetischen Zustand darstellt, ist die Isomerisation vom 11-cis- zum all-trans-Isomer ein energieliefernder Prozeß. Die heutigen Vorstellungen über die Photoisomerisation haben die älteren Hypothesen über die Bleichung der Sehstoffe weitgehend abgelöst, konnten aber in vivo bisher noch nicht bewiesen werden (vgl.

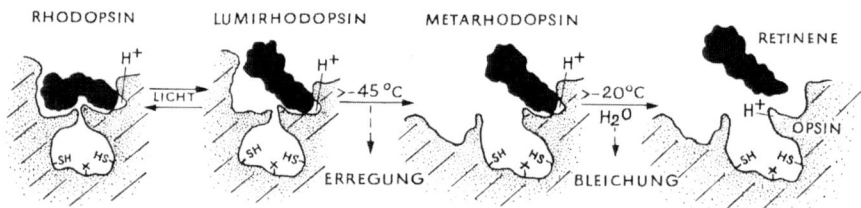

Abb. 32. Schematische Darstellung über die mögliche Wirkung von Licht auf das Rhodopsinmolekül in den Außensegmenten der Photoreceptoren. (Nach HUBBARD u. KROPF 1959, aus WALD 1961)

DODT 1963). Unklar ist auch, in welcher Weise die bei der Umwandlung von Lumi- in Metarhodopsin freiwerdende Energie in eine nervöse Erregung umgewandelt wird. Als einzig energiefordernder Prozeß muß die Reisomerisation von der all-trans- in die 11-cis-Form betrachtet werden. Sie findet während der Dunkeladaptation, wahrscheinlich unter Beteiligung des Pigmentepithels und der Innenglieder statt. Da die geschilderte Modellvorstellung zu der Annahme führt, daß die Retinine ortsunbeständig sind, kann ein Austausch dieser Bestandteile der Sehstoffe mit dem Pigmentepithel durchaus vermutet werden. Dafür sprechen auch die Beobachtungen von DOWLING (1960, 1961) bei experimentellem Vitamin A-Mangel, wonach die sog. Myeloidkörper des Pigmentepithels gleichzeitig mit der Degeneration der Außenglieder verschwinden, bzw. nach deren Regeneration neu in Erscheinung treten. Daß das Pigmentepithel für die Resynthese der Sehstoffe, also hauptsächlich für die Wiederaufladung der Außenglieder eine entscheidende Rolle spielt, ist eine jahrhundertealte Vorstellung. Im einzelnen liegt jedoch die Bedeutung des Pigmentepithels für den Sehvorgang noch weitgehend im Dunkeln.

Die enge funktionelle Beziehung des Pigmentepithels zu den Receptoren, die lamelläre Struktur der Außenglieder u. a. haben WALD (1961) veranlaßt, die Receptoren mit den peripheren Nerven zu vergleichen (Abb. 33). Danach würden die Schwannschen Zellen dem Pigmentepithel, die Markscheide den Lipoid-Eiweißmembranen des Außensegmentes und das Axon dem Innensegment entsprechen.

Die quasi kristalline Struktur der Außenglieder der Photoreceptoren ist also zwischen zwei hoch stoffwechselaktive Strukturen (Pigmentepithel und Innenglied) eingeschaltet, die wohl beide eine wichtige Rolle in der Wiederaufladung der Außensegmente und Wiederherstellung der kristallinen Ordnung nach der

„Bleichung" des Sehpurpurs (Photoisomerisation) spielen. Sjöstrand (1953, 1959) hat schon vor Jahren angenommen, daß der auffallend große Mitochondrienapparat der Innenglieder etwas mit der Energielieferung für den Erregungsvorgang zu tun hat, obwohl nach Hubbard (1956, 1959) die für die Regeneration des gebleichten Sehpurpurs notwendige Energiemenge minimal ist. Die Innenglieder halten wahrscheinlich die Receptoren in einem Zustand maximaler Erregungsfähigkeit. Sie funktionieren als eine Art „Verstärker". Es würde dann schon ein geringer Reiz genügen, die gestapelte Energie nach Art eines Auslösemechanismus *("trigger-mechanism")* zur Entladung zu bringen. Das Außenglied wäre dann einer Antenne vergleichbar und die Cilien, die ja die einzige Verbindungs-

brücke zwischen Außen- und Innenglied darstellen, hätten die Aufgabe, die ausgelöste Erregung weiterzuleiten. Cohen (1960—1963) beobachtete im Innenglied ein ausgedehntes Vacuolen-System um die Wurzelfüßchen der Cilien und Basalknötchen herum und erblickt darin ein System zur stofflichen Signalübertragung vom Außenglied auf das Innenglied.

Der bisher am wenigsten geklärte Vorgang ist die Umwandlung der photochemischen in die nervöse Erregung. Da die Entstehung und Weiterleitung der ner-

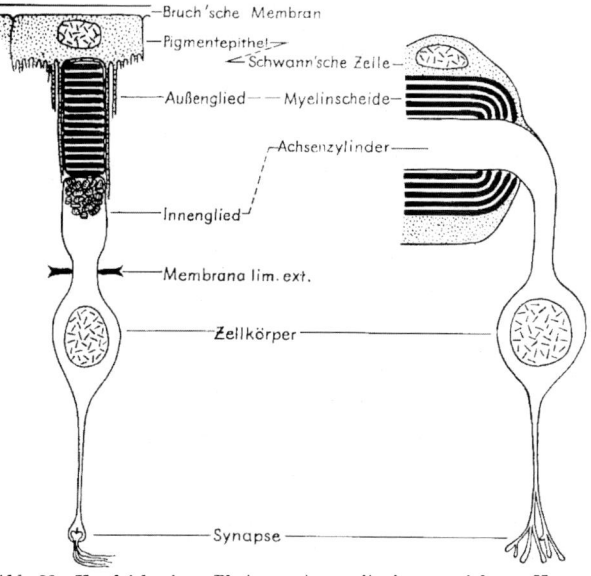

Abb. 33. Vergleich eines Photoreceptors mit einem peripheren Neuron. (Nach G. Wald 1961)

vösen Erregung innerhalb der Receptoren ähnlich wie bei den marklosen Nervenfasern an eine Depolarisation der Zellmembran geknüpft ist, ergibt sich die entscheidende Frage, wie die oben diskutierten photochemischen Prozesse die Depolarisierung einleiten können. Nach Sjöstrand sind nur zwei Möglichkeiten denkbar, entweder ist die Energie, die bei den photochemischen Reaktionen freigesetzt wird, groß genug, unmittelbar die elektrischen Membranveränderungen auszulösen oder die Übertragung erfolgt durch eine Überträgersubstanz.

Welche Rolle die eingefaltete Lamellenstruktur der Außenglieder dabei spielt, ist unklar. Bereits 1867 hatte Zenker angenommen, daß die Scheibchenstruktur der Receptoren als selektives Interferenzfilter funktionieren könne. Aber erst 1954 hat Ingelstam die Möglichkeit der Erregbarkeit von Sinneszellen durch Energietransformation theoretisch analysiert. Unter der Voraussetzung, daß die Receptorenaußenglieder als Antennen für elektromagnetische Wellen funktionieren, hat man angenommen, daß die Scheibchenstruktur wie ein "band-pass-filter" wirke, das alle Frequenzen durchgehen läßt (pass-band), jedoch einige stehende Wellen zurückhält (stop-band). Die Annahme von "stop-bands" könnte eine Erklärung für das Farbunterscheidungsvermögen abgeben, ohne daß verschiedene Sehpigmente mit unterschiedlicher Absorption angenommen werden

müßten. Die stehenden Wellen würden einen alternierenden elektrischen Strom
in den Doppelmembranen erzeugen, der die Rhodopsinbleichung bzw. Isomerisation einleiten würde. Dieser Mechanismus würde den Effekt der photomechanischen Vorgänge enorm vergrößern (SJÖSTRAND 1959). Auch diese Hypothese
ist heute noch umstritten. Am Ende muß die Membranerregung auf die Stäbchen-
bzw. Zapfenfaser fortgeleitet und im Bereich der Endkolben auf die Synapsen
übertragen werden. Einzelheiten über die Art dieser Vorgänge sind nicht bekannt.
Nach autoradiographischen Befunden erscheinen radioaktiv markierte Aminosäuren wenige Minuten nach der Injektion in den Innengliedern, während die
übrigen Abschnitte der Receptoren frei davon bleiben. Diese Beobachtungen
veranlaßten DROZ (1961, 1963), sowie NOVER u. SCHULTZE (1960) zu der Annahme, daß das Innenglied als der hauptsächlichste Ort der Proteinsynthese
zu betrachten sei und daß eine kontinuierliche Migration spezifischer Eiweißkörper vom Innenglied zum Außenglied stattfände. Möglicherweise handelt es
sich bei dem auswandernden Protein um die Eiweißkomponente der Sehstoffe
(Opsin) (DROZ 1961, 1963, NOVER u. SCHULTZE 1960, KARPISHKA 1958).
    Die vorangehende Diskussion zeigt, daß wir über die Frage nach der Natur
der Photoreception über Hypothesen — wenn auch interessante Hypothesen —
bisher nicht hinausgekommen sind (vgl. auch BAUMGARDT 1952).

h) De- und Regeneration der Receptoren

α) Spontane und experimentelle Netzhautdegenerationen. Eine spontane Degeneration der Receptoren mit anschließender totaler Zerstörung der Netzhaut
ist bei zahlreichen *Mammaliern* beobachtet worden (*Ratten, Mäuse,* KARLI 1951,
1952, KARLI u. MANTZ 1951, R. BRÜCKNER 1951, KLEIN 1952, KEELER 1924,
TANSLEY 1954, SORSBY et al. 1954, *Primaten,* ROHEN 1962d, *Hunde,* PARRY
1953, 1955, *Kaninchen,* TOKUYASU u. YAMADA 1960). Bei *Mäusen* und *Hunden*
konnte die recessive Erblichkeit dieser Veränderungen bewiesen werden (KEELER
1924, KARLI 1952, TANSLEY 1954, SORSBY et al. 1954, PARRY 1953, 1955). Bei
den roten *Irishsettern* wird die spontane, progressive Netzhautatrophie durch
eine Degeneration der Receptoren etwa 2—3 Wochen post natum eingeleitet.
Nach 3—24 Monaten entwickelt sich dann eine zunehmende Disintegration aller
Schichten mit Schwund des Pigmentepithels und Gliaproliferation (PARRY 1953,
1955). Auch bei *Nagern* wird die spontane, erbliche Retinadegeneration durch
einen Verlust der Receptoren eingeleitet (KARLI 1951, 1952, KARLI u. MANTZ
1951). Sie führt zum völligen Schwund der Retina. Die Degeneration schreitet
von zentral nach peripher fort. Vacuolisierungen und Gliawucherungen folgen
der Auflösung der Neurone (KARLI 1952). Die Anomalie läßt sich bereits ophthalmoskopisch erkennen (KLEIN 1952) und bewirkt frühzeitig eine totale Erblindung
(KARLI u. KELLER 1952). Angeborene Netzhautdegenerationen bei *Ratten* sind
vor allem durch zwei Faktoren charakterisiert: Überproduktion von Rhodopsin
und fortschreitender Verlust der Photoreceptoren (DOWLING und SIDMAN 1962).
Elektronenmikroskopisch ließ sich eine exzessive Ablagerung von lamellierten
Strukturen zwischen Sinneszellen und Pigmentepithel, sowie eine allmähliche
Degeneration der Außen- und Innenglieder beobachten. Degenerative Verände-
rungen treten beim Pigmentepithel in fortgeschrittenen Stadien auch auf (DOW-
LING et al. 1962). Bei einem 26jährigen blindgeborenen *Menschen* fand VRABEC
(1951) mit lichtmikroskopischen Methoden nur noch zapfenartige Sinneszellen.
    Veränderungen der Retinastruktur scheinen auch durch Domestikation mög-
lich zu sein. WIGGER (1939) verglich das histologische Erscheinungsbild der
Netzhaut vom *Wild-* und *Hausschwein* miteinander. Die Zahl der Stäbchen war

beim *Wildschwein* größer; die Kerne sollen kleiner und die Netzhaut im ganzen dicker und besser vascularisiert sein. WIGGER betrachtet diese Strukturverschiedenheiten als *Domestikationserscheinungen*.

Degenerationen der Receptoren lassen sich auch *experimentell* durch einmalige Injektion von Monojodacetat (NOELL 1953, KARLI 1952a, b, OGUCHI 1938, SCHUBERT u. BORNSCHEIN 1951, BERARDINIS 1952, 1953, LASANSKY u. DE ROBERTIS 1959, KOJIMA et al. 1959) oder durch Vitamin A-Mangel (TANSLEY 1933, JOHNSON 1939, DOWLING 1961) erzielen. Die Degeneration, die in schweren Fällen zu vollständiger Zerstörung der Retina mit nachfolgender Gliose und Pigmentepithelwucherung führen kann, kommt wahrscheinlich durch eine Hemmung der glykolytischen Aktivität der Sinneszellen zustande. Monojodacetat hemmt die aerobe Glykolyse der Netzhaut, läßt jedoch den Phosphorsäurestoffwechsel unbeeinflußt. Nach KOJIMA et al. soll eine einmalige intravenöse Injektion von Natriumjodat (30 mg/kg) bei *Albinokaninchen* die sauren Phosphatasen und Lipasen in der gesamten Retina vermehren, alkalische Phosphatasen jedoch unverändert lassen. Die Regeneration des Sehpurpurs wird durch Monojodacetat gehemmt (OGUCHI 1938). So kommt es zu einem raschen Zerfall der Receptoren mit anschließender Degeneration der Netzhaut. Bei länger dauernden Degenerationen können herdförmige Verkalkungen auftreten (RADNOT 1954). Elektronenmikroskopisch zeigt sich bei experimentell ausgelösten Degenerationen nach Jodacetat zuerst ein bläschenartiger Zerfall der Außenglieder, schließlich auch eine zunehmende Vesikulation ,Schwellung und Auflösung der Innensegmente (LASANSKY u. DE ROBERTIS 1959). Die Zapfen scheinen etwas widerstandsfähiger als die Stäbchen zu sein. Das ERG erlischt in dem Augenblick, in dem die Receptoren degeneriert sind (SCHUBERT u. BORNSCHEIN 1951).

Sieben Monate nach intravenösen Injektionen von gezuckertem Eisen (SIO) beobachteten CIBIS, BROWN u. HONG (1957) eine Retinadegeneration mit Hyalinisation der Gefäße und Proliferation des Pigmentepithels.

Bei reinen Stämmen sog. C_3H-*Mäuse*, bei denen eine recessiv vererbte Degeneration der Sinneszellen beobachtet wurde, beschrieb NOELL (1958a, b) die morphologischen und elektrophysiologischen Veränderungen der Stäbchen. Danach wird die Degeneration nicht durch einen Stopp der Retinadifferenzierung (KEELER 1924), sondern durch eine sekundäre Schädigung der Receptorenentwicklung zu einem späteren Zeitpunkt verursacht. Elektronenmikroskopische Beobachtungen an der Retina solcher C_3H-*Mäuse* zeigten in der Tat, daß die postnatale Entwicklung der Stäbchen zunächst normal abläuft (etwa bis zum 10. Tag), dann aber eine abwegige Entwicklung einsetzt, insofern als jetzt im Außenglied große Bläschen, Säckchen und Membranelemente auftreten. Die Cilien verschwinden und im Innenglied entwickelt sich eine abnorme Vesikulation (DE ROBERTIS u. LASANSKY 1961). Im Innenglied erscheinen massenhaft osmiophile Granula, die vielleicht Ribonucleotide enthalten. Stoffwechselmäßig ließ sich eine verstärkte Sauerstoffaufnahme und eine erhöhte Glucoseoxydation nachweisen (NOELL 1958). Die Receptoren gehen schließlich vollständig zugrunde. Die histologischen Veränderungen erbbedingter Retinadegenerationen bei Maus, Hund und Ratte beschrieb TANSLEY (1954).

Nach *Röntgenbestrahlung* in Dosen zwischen 6000—10000 r degenerieren bei *Kaninchen* und *Affen* die Receptoren zuerst (BROWN et al. 1955). Nach CIBIS et al. (1955) werden erste Strahlenschäden histologisch nach 2—4 Std nachweisbar. Veränderungen im ERG entwickeln sich bereits 10 min nach einer einmaligen Bestrahlung mit 6000 r. Die Degeneration der Sinneszellschichten geht mit einer Vermehrung von Glykogen und einem Abfall von Succinodehydrogenasen in den äußeren Netzhautschichten einher (KENT u. SWANSON 1957). Die histochemischen Veränderungen treten bei Kaninchen nach einmaliger Bestrahlung des Kopfes mit 6000 r zuerst nach 4 Std auf und steigern sich zunehmend bis zu 72 Std. Vor allem die Außenglieder der Sinneszellen scheinen sehr strahlenempfindlich zu sein. Über regenerative Vorgänge und Strahlenschäden wurde bisher noch nichts berichtet.

β) De- und Regeneration der Receptoren nach Vitamin A-Mangel. Daß so hoch differenzierte Strukturen, wie sie die Lichtreceptoren darstellen, leicht geschädigt und zerstört werden, ist verständlich, daß sie jedoch auch *regenerieren* können, ist ein überraschender Befund neuerer Untersuchungen. Es war lange bekannt, daß Vitamin A-Mangel zu einer Zerstörung der Sinneszellen führt (TANSLEY 1933, JOHNSON 1939). Morphologische Einzelheiten ließen sich jedoch bei diesen Vorgängen an der Retina nicht studieren, da die Tiere zu rasch an der Allgemeinerkrankung starben (s. DOWLING u. WALD 1958). DOWLING u. Mitarb. (1961) fanden nun ein sog. saures Vitamin A, das zwar eine Retinadegeneration auslöst, die Allgemeinerscheinungen bei Vitamin A-Mangel jedoch beseitigt. Auf diese Weise ließ sich der retinale Degenerationsprozeß stufenweise verfolgen. Er beschränkt sich vornehmlich auf die Außensegmente. Die Degeneration beginnt mit einer Schwellung der Außenglieder, bläschenförmiger Umwandlung der Disci und Verkürzung der Segmente. Nach mehrmonatiger Mangeldiät erscheinen die Außenglieder schließlich nur noch als unförmige, rundliche Plasmaklumpen mit Bläschen- und Membranresten gefüllt. Die Innenglieder sind relativ wenig verändert. Mitochondrien und sonstige cytoplasmatische Organellen sind elektronenmikroskopisch noch gut nachweisbar. Selbst nach zehnmonatigem Vitamin A-Mangel lassen sich noch zahlreiche Sinneszellkerne, intakte synaptische Körper und Stäbchenfasern erkennen; Außen- und Innenglieder sind jedoch weitgehend degeneriert. Die Zahl der Receptoren nimmt vom sechsten Monat der Diät an zunehmend ab (Abb. 34).

Gibt man nun nach 6—6¹/₂ Monaten wieder normale vitaminhaltige Kost (DOWLING u. GIBBONS 1961), dann regenerieren die noch vorhandenen Sinneszellen nahezu vollständig. Schon nach 3 Tagen sieht man elektronenmikroskopisch aus dem kernhaltigen Cytoplasmarest ein primitives Cilium auswachsen. Im distalen Bereich treten Bläschen und Säckchen auf, die sich abplatten und übereinanderschichten. 16 Tage nach Wiederbeginn der normalen Diät sind die Außenglieder bereits vollständig regeneriert (Abb. 35). Gleichzeitig verändert sich das Pigmentepithel. Die cytoplasmatischen Fortsätze werden neu gebildet. Sog. Myeloidkörper werden wiederum im Plasma erkennbar. Eine mitotische Neubildung von Receptoren wurde nicht beobachtet. Eine Regeneration ist also nur möglich, wenn noch kernhaltige Zellrudimente erhalten sind. Der Vorgang wird also besser als Restitution bezeichnet.

DOWLING u. GIBBONS (1961) haben nun auch die dabei ablaufenden histologischen und feinstrukturellen Veränderungen mit biochemischen und elektrophysiologischen Methoden kontrolliert. Bei Vitamin A-Mangeltieren sinkt der Rhodopsingehalt der Retina rasch auf 5—10% ab. Der Opsingehalt nimmt jedoch viel langsamer ab. Er beträgt z. B. nach 2 Monaten Mangeldiät noch mehr als die Hälfte der Normalwerte. Histologische Veränderungen an den Receptoren setzten jedoch erst ein, wenn die Eiweißkomponente der Sehpigmente verloren geht. Das stützt die oben diskutierte Annahme, daß der Opsinanteil der Sehpigmente ein relativ stabiles Strukturelement der Lipoproteinlamellen der Außenglieder ist. Den morphologischen Veränderungen geht die elektroretinographisch feststellbare Änderung der Reizschwelle voraus (DOWLING 1960).

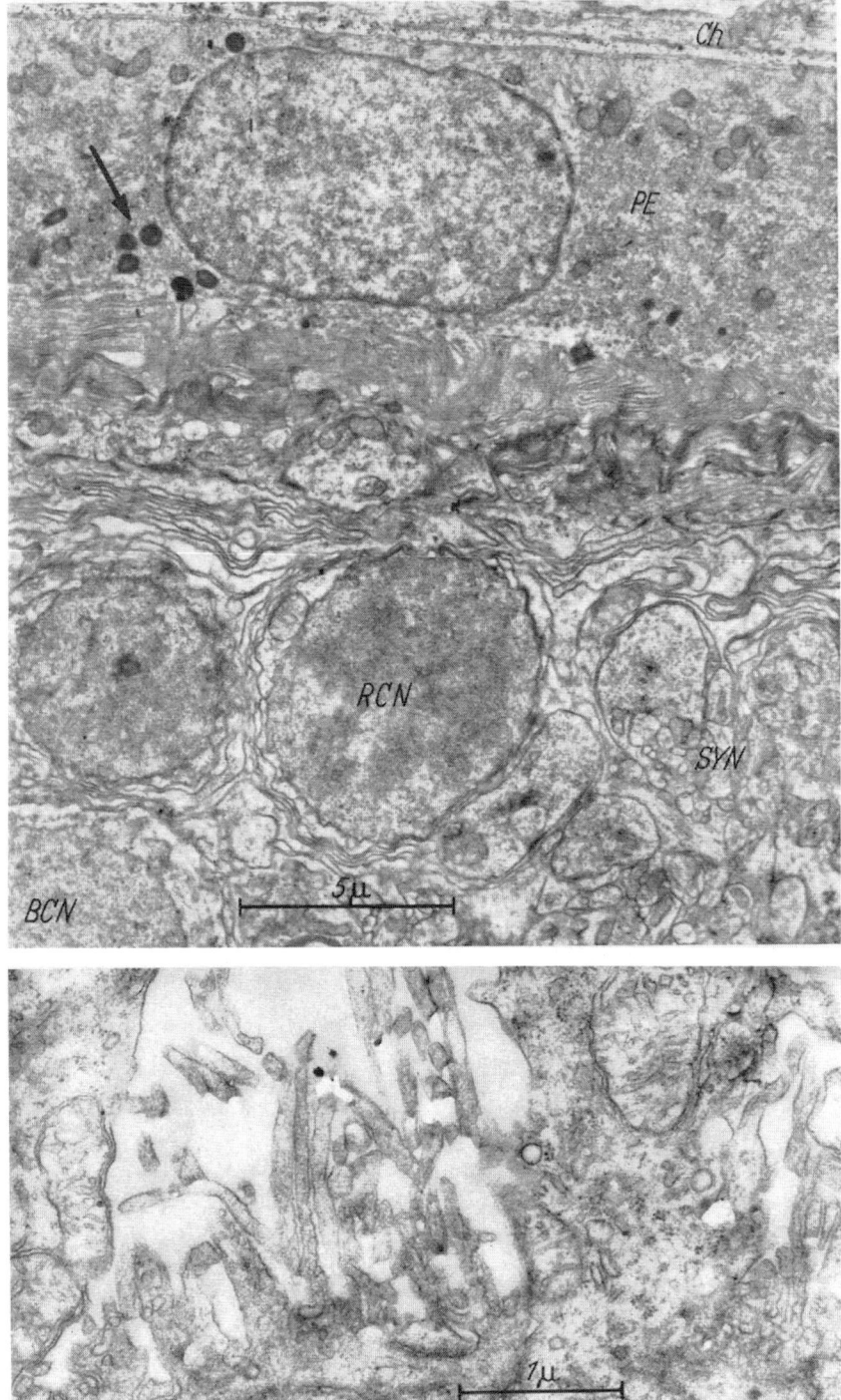

Abb. 34. Elektronenmikroskopische Aufnahmen von Retina und Pigmentepithel einer Ratte, die 10 Monate lang eine Vitamin A-Mangeldiät erhalten hatte und nur mit ,,Vitamin A-acid" ernährt wurde. (Nach E. DOW-LING u. GIBBONS, aus: The structure of the eye. New York: Acad. Press 1961.) Oberes Bild: Von den Receptoren sind nur noch die Zellkerne, einige Mitochondrien und ein schmaler Plasmasaum übriggeblieben. Außen-und Innenglied sind vollständig zurückgebildet. Einzelne Synapsen sind noch erhalten. Unteres Bild: Elektronenmikroskopische Aufnahme vom Grenzbereich der Receptoren und des Pigmentepithels bei einem Tier mit sechsmonatiger Mangelernährung. Die Außenglieder sind völlig zurückgebildet. Lediglich die Mikrovilli der Müllerschen Zellen sind noch erhalten

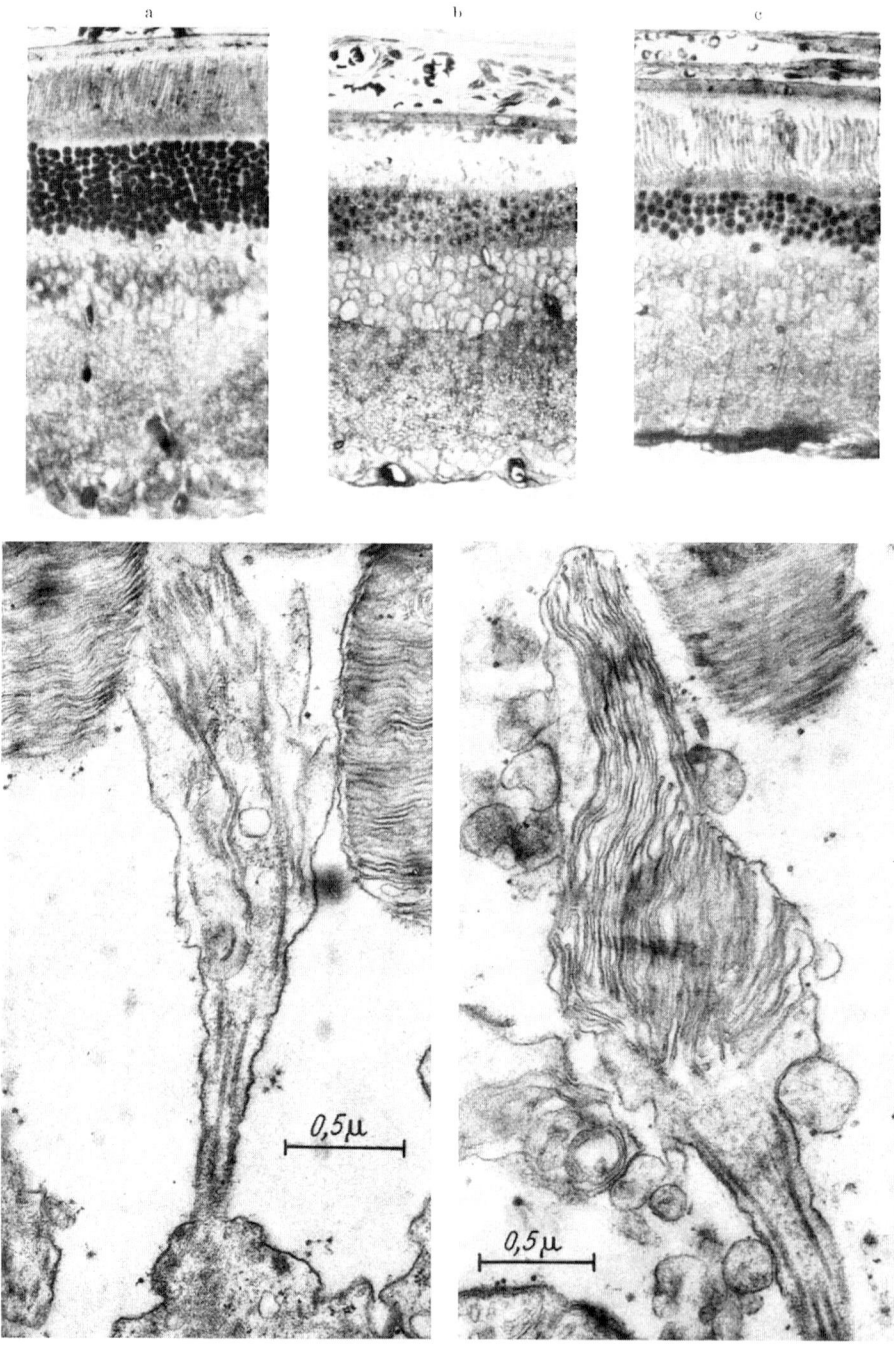

Abb. 35. Strukturveränderungen in der Rattennetzhaut durch Vitamin A-Mangel. (Nach E. Dowling u. Gibbons, aus: The structure of the eye. New York: Acad. Press 1961.) Obere Reihe: a Querschnitt durch die Netzhaut der Kontrolltiere. b Querschnitt durch eine Netzhaut nach längerer Vitamin A-Mangeldiät. Die Außenglieder der Receptoren sind weitgehend zugrunde gegangen. Die Kerne sind geschrumpft und pyknotisch. c Netzhaut von Ratten, die nach vorausgehender Mangeldiät wieder auf normale Kost gesetzt worden waren und sich vollständig erholt hatten. Die Receptoren sind weitgehend regeneriert. Untere Reihe: Elektronenmikroskopische Aufnahmen von Außengliedern regenerierender Receptoren aus der in c dargestellten Netzhaut. Die Doppelmembranen der Disci werden neu gebildet und ordnen sich zu Lamellen an. Im linken Bildteil früheres, im rechten älteres Stadium

Bis zur 8. Woche ist nach Dodt u. Echte (1961) keine Änderung der Dunkel-
adaptationskurve bei Vitamin A-Mangel zu beobachten und im ERG nur eine
Herabsetzung der b- und c-Welle. Nach Dowling geht das Ansteigen der Reizschwelle im ERG bei Mangeldiät mit saurem Vitamin A exakt mit der Verminderung des Rhodopsingehaltes parallel. Damit ist bewiesen, daß die Degeneration der Receptoren bei Vitamin A-Mangel auf einem Verlust an Rhodopsin
beruht. Da die morphologischen Veränderungen hauptsächlich in einem Zerfall
der Doppelmembransysteme der Außenglieder bestehen, kann hierin eine weitere
Stütze für die Annahme, daß die Doppelmembranen der Disci die Sehpigmente
enthalten, gesehen werden.

i) Photoreceptoren im Zwischenhirndach
(Epiphyse, Stirnorgan, Parietalauge)

Photoreceptoren, die in Struktur und Verhalten weitgehend denjenigen der
Netzhaut ähneln, wurden auch in den epiphysären Organen des Zwischenhirndaches niederer Wirbeltiere gefunden. Die Epiphyse zahlreicher Fische, Amphibien und Reptilien, auch das subcutan gelegene Endbläschen der intrakranialen
Epiphyse (Stirnorgan) mancher *Anuren*, z. B. von *Rana temporaria* und *R. esculenta* enthalten Sinneszellen, Glia und Ganglienzellen und zeigen zum Teil einen
augenähnlichen Aufbau. In der älteren Literatur (Zusammenfassung s. Bargmann 1943) wurde entweder eine photoreceptorische oder sekretorische Funktion
dieser Organe angenommen. Holmgren (1917/18) konstruierte auf Grund histologischer Untersuchungen einen vollständigen „Sekretionscyclus" für die Sinneszellen des Stirnorgans, dessen Existenz jedoch von van de Kamer (1949),
Oksche (1954, 1962) u. a. bestritten wurde. Neuere elektrophysiologische Untersuchungen sprechen eindeutig dafür, daß sowohl das Stirnorgan als auch die Epiphyse der erwähnten Arten Photoreceptoren enthalten, die aber wohl weniger sensorischen Vorgängen als vielmehr der Wahrnehmung des thermischen Zustands
der Umwelt dienen (Heerd u. Dodt 1961, Dodt u. Heerd 1962, Dodt u. Jacobson 1963). Während die intrakraniale Epiphyse der *Anuren* Lichtreize verschiedener Wellenlängen stets in der gleichen Weise beantwortet, lassen sich bei
Belichtung des Stirnorgans Aktionspotentiale von Pinealnerven ableiten, die ihre
Frequenz und Stromrichtung mit der Wellenlänge verändern (Dodt u. Heerd
1962). Die im Stirnorgan gelegenen Receptoren können also im Gegensatz zur
intrakranialen Epiphyse Farbqualitäten unterscheiden.

Das Stirnorgan der *Frösche* hat Bläschenform und besitzt oft noch bei erwachsenen Tieren ein großes zentrales Lumen. Die Sinneszellen ragen in das Lumen
hinein, das aber im späteren Leben häufig verschwindet und durch unregelmäßige Spalträume ersetzt wird (Riech 1925, Oksche 1955). Größe und Differenzierung des Organs wechseln innerhalb einer *Anuren*art sehr. Das unter der
Haut im Bereich des sog. weißen Frontalfleckes des Kopfes gelegene Organ ist
rund $0,17 \times 0,11$ mm groß und durch den N. pinealis mit dem Zwischenhirndach
und der hier gelegenen intrakranialen Epiphyse verbunden. Die Epiphyse ihrerseits steht durch den Tractus epiphyseus mit dem weiter caudal gelegenen Subcommissuralorgan in Verbindung. Entwicklungsgeschichtlich gehen beide Organe,
Epiphyse und Stirnorgan — wenn letzteres überhaupt vorhanden ist — aus
einer taschenförmigen Ausbuchtung im Dach des 3. Ventrikels hervor. Im Larven-
stadium trennt sich das Stirnorgan vom Zwischenhirndach ab und wächst gegen
die Haut vor (Riech 1925, Tilney u. Warren 1919, Bargmann 1943, van de
Kamer 1949, Kelly 1958). Die neueren Strukturuntersuchungen (Oksche et al.
1962/63) haben die früheren Beschreibungen (Holmgren 1917/18, Riech 1925,

VIALLI 1929, VAN DE KAMER 1949, 1956, 1958, KELLY u. VAN DE KAMER 1960)
weitgehend bestätigt.

Lichtmikroskopisch wurden im *Stirnorgan* von *Rana esculenta* und *temporaria*
vier verschiedene Zellarten beschrieben: Sinneszellen, ependymale Elemente, Glia-
und „Epithelzellen". Pigmentzellen fehlen (HOLMGREN 1917/18, BARGMANN 1943,
VAN DE KAMER 1949, OKSCHE 1952—1963). Diese Zellen liegen lückenlos nebeneinander. Die intercellulären Zwischenräume sind nach elektronenmikroskopischen Befunden 100—200 Å breit (OKSCHE u. v. HARNACK 1963).

Elektronenmikroskopisch zeigen die Sinneszellen des Stirnorgans der *Anuren*
einen Aufbau, der demjenigen retinaler Receptoren weitgehend entspricht (EAKIN
1961, EAKIN u. WESTFALL 1959—1961, OKSCHE u. v. HARNACK 1962/63). Die
Stirnorganreceptoren besitzen ein Außen- und Innenglied, ein Ellipsoid, einen
Zellkern und einen basalen Fortsatz, der mit den Dendriten großer Ganglienzellen breitflächige Synapsen eingeht. Das Außenglied ist durch einen schmalen
Spalt vom Innenglied getrennt. Beide sind durch ein Cilium, in dem das zentrale
Fibrillenpaar fehlt, miteinander verbunden. Die Außenglieder enthalten, wie
bei den retinalen Sinneszellen, osmiophile, gebänderte Disci in Form von rund
60—110 übereinandergeschichteter Querscheiben, jede etwa 150 Å dick. Sie sind
als Einstülpungen der Zellmembran aufzufassen. Im Innenglied finden sich zahlreiche Mitochondrien, ein Golgi-Apparat, Ergastoplasma, Pigmentgranula und
Lipoidtropfen. Die lichtmikroskopisch in Kernnähe feststellbare acidophile und
sudanophile Zone, die früher als supranucleäres „Ersatzellipsoid" bezeichnet
wurde (HOLMGREN 1917/18, BARGMANN 1943), besteht elektronenoptisch aus dicht
zusammenliegenden, zahlreichen Mitochondrien und einem eng mit Ribosomen
besetzten Ergastoplasma, das den Nissl-Körpern der Ganglienzellen ähnelt
(OKSCHE u. v. HARNACK 1963). Innenglied und proximale Zellfortsätze der
Receptoren enthalten gebündelte Filamente, Bläschen und Zelleinschlüsse. Gegen
die Nervenfaserschicht werden breite Synapsen gebildet. Im ganzen erinnern
die Receptoren des Stirnorgans eher an die retinalen Zapfen als Stäbchen (*Rana:*
OKSCHE et al. 1963, *Hyla:* EAKIN u. WESTFALL 1961). Die Zellen sind jedoch
kleiner, die Außenglieder kürzer und besitzen ein „Ersatzellipsoid", das bei den
Netzhautzapfen fehlt. Die Synapsen sind nicht invaginiert. Die Receptoren des
Stirnorgans erscheinen morphologisch primitiver und weniger differenziert als
die des Auges. Es handelt sich jedoch zweifellos um funktionstüchtige und aktive
Zellelemente. Die Sinneszellen im *Parietalauge* verschiedener *Lacertilier* sind
ebenfalls als Photoreceptoren anzusehen und ähneln ebenfalls mehr den Zapfen
als den Stäbchen (EAKIN et al. 1959—1961, STEYN 1960). Auch ihr elektronenmikroskopischer Aufbau erinnert weitgehend an denjenigen retinaler Sinnes-
elemente. Ein wichtiger Unterschied zwischen dem Parietalauge der *Eidechsen*
und dem Stirnorgan der *Frösche* besteht jedoch darin, daß die reihenweise angeordneten Sinneszellen der Parietalaugen durch Pigmentzellen, die beim Sinnesorgan nicht vorhanden sind, isoliert werden.

Lumenwärts findet man im Stirnorgan der *Anuren* vereinzelte ependymale
Elemente mit Mikrovilli und Cilien. Der Pinealnerv besteht aus marklosen Fasern
(0,2—0,5 μ Durchmesser), markarmen (1—3 μ) und markhaltigen Nervenfasern
(3—8 μ). Typische Ganglienzellen sind nachweisbar. Für neurosekretorische
Vorgänge hat sich bisher kein sicherer Anhalt ergeben (OKSCHE et al. 1963).

Ähnlich wie das Stirnorgan besitzt auch die mit dem 3. Ventrikel kommuni-
zierende *Epiphysis cerebri* der *Amphibien* Sinneszellen, die den Netzhautrecep-
toren gleichen.

Lichtmikroskopisch haben die Sinneszellen der Epiphyse das Aussehen von
Photoreceptoren (HOLMGREN 1917/18, BARGMANN 1943, VAN DE KAMER 1956,

1958). Es sind jedoch auch neurosekretorische Vorgänge beschrieben worden (KELLY u. VAN DE KAMER 1960, OKSCHE 1955—1962). VAN DE KAMER hat angenommen, daß die Receptoren der *Amphibien*epiphyse als Baro- oder Chemoreceptoren für die Liquorzirkulation funktionieren und damit eine Druckregulation des Liquor bewirken können. OKSCHE vermutete eine funktionelle Beziehung zum Subcommissuralorgan.

Die elektronenmikroskopische und elektrophysiologische Analyse der Epiphysis cerebri von *Rana esculenta* bewies eindeutig deren Charakter als Sinnesorgan (DODT u. JACOBSON 1963, OKSCHE u. VAUPEL-V. HARNACK 1963). Der Bau der Epiphyse stimmt weitgehend mit dem des Stirnorgans überein. Die Sinneszellen der Epiphyse ähneln morphologisch retinalen Zapfen. Außen- und Innenglied, Perikaryon sowie ein basaler Zellfortsatz sind zu unterscheiden. Etwa 100 Disci bauen das rund 10 μ lange Außenglied auf, das gegen die Lichtung des 3. Ventrikels ragt und meist in den Liquorraum hineinreicht. Das Innenglied ist angefüllt mit Mitochondrien, Vesikeln, Filamentbündeln. Es enthält einen gut entwickelten Golgi-Körper und häufig auffallend große Lipoidtropfen. Außen- und Innenglied werden durch ein verbindendes Cilium zusammengehalten. Zwischen den Sinneszellen liegen ependymale Begleitzellen, die die Receptoren einhüllen und an den Grenzflächen desmosomenartige Verdichtungen besitzen. Bei *Bufo* kommen Pigmentzellen, deren elektronenmikroskopische Struktur neuerdings von MURAKAMI (1962) untersucht wurde, vor. Die Ependymzellen und die perivasculäre Glia soll bei *Anuren* neurosekretorisch tätig sein (OKSCHE 1959—1963). Mit Aldehydfuchsin und Chromalaun anfärbbare Substanzen ließen sich wie beim Subcommissuralorgan auch im Lumen der Epiphyse nachweisen (OKSCHE 1960a). Es soll sich weniger um cystinreiche Proteine als vielmehr um saure Mucopolysaccharide handeln (KELLY et al. 1960, OKSCHE 1959—1962). Die mit osmiophilen Querscheiben ausgestatteten Sinneszellen der Epiphyse sind sicher nicht sekretorisch tätig. Nach den elektrophysiologischen Befunden von DODT und JACOBSON (1963) funktionieren sie ebenfalls als Photoreceptoren. Im Gegensatz zu den Ableitungen vom N. pinealis des Stirnorgans wurden hier jedoch nur achromatische Antworten beobachtet. Eine chromatische Antwort war bei Ableitungen der intrakranialen Epiphyse von *Rana temporaria* und *esculenta* nicht nachweisbar.

Im ganzen scheinen die Receptoren in der Epiphyse der *Amphibien* morphologisch primitiver und einfacher zu sein als in der Netzhaut; doch sind sie keineswegs rudimentär. Die besprochenen Organe des Zwischenhirndaches sind nach den heute vorliegenden Befunden eindeutig als Lichtsinnesorgane zu betrachten; doch sind ihre spezifischen Aufgaben im Hinblick auf die Steuerung des Farbwechsels, des Reizverhaltens bei Wechsel der photo-thermischen Umweltbedingungen oder auch bei Änderung des Liquordruckes bisher kaum bekannt.

2. Äußere, plexiforme Schicht und ihre Synapsen

a) Die Synapsen der äußeren plexiformen Schicht

Die äußere, plexiforme — oder reticuläre Schicht entsteht durch die synaptischen Verknüpfungen der Sinneszellen mit den bipolaren Ganglienzellen, den Horizontalzellen und den Müllerschen Stützelementen.

Die Existenz dieser Synapsen war lange bekannt. POLYAK (1941) hat mit der Golgi-Imprägnation bei verschiedenen *Primaten* ihr lichtmikroskopisches Erscheinungsbild nochmals eingehend beschrieben (Abb. 36). Erst die Elektronenmikroskopie hat jedoch ihre Struktur ganz aufgeklärt und damit die jahrhundert-

alte Diskussion um die Neuronentheorie, die sich vielfach beispielhaft auf die
Retina stützte, beendet. Sjöstrand (1953) analysierte erstmalig die Synapsen-
formationen der Stäbchen vom Meerschweinchen elektronenmikroskopisch und
konnte zeigen, daß die bipolaren Dendriten, meist in der Zweizahl, in die Stäbchenendkörper invaginiert sind (Abb. 17—23). Der intersynaptische Spalt mißt in der

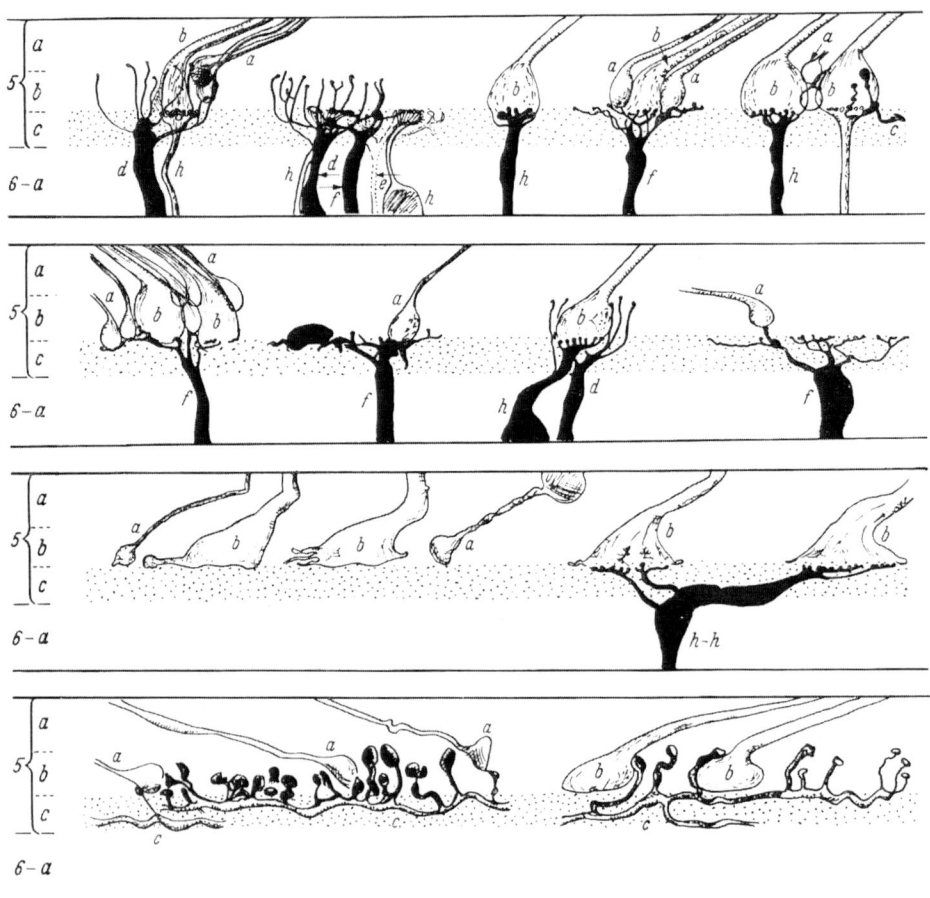

Abb. 36. Verschiedene Synapsentypen in der äußeren plexiformen Schicht nach Golgi-Imprägnation.
(Nach Polyak 1941)

Regel 100—200 Å (Becher 1957, de Robertis u. Franchi 1957, Yamada et al.
1958c, Villegas 1960).

Interreceptorische Synapsen beschrieb Sjöstrand (1958, 1961) bei den sog.
α-Stäbchen, deren Endknöpfchen außen mit Fortsätzen verschiedener Bipolaren
besetzt sein sollen. Wieweit es sich dabei um interneuronale Verknüpfungen
der Receptoren handelt, die möglicherweise eine Hemmungsfunktion im Dienste
eines simultanen Helligkeitskontrastes haben, ist nicht geklärt. Sicher gehören
die Plasmafortsätze, die dem Synapsenkörper außen anlagern, auch anderen
nervösen (Horizontalzellen) und gliösen Elementen (Müllersche Radialfasern) an.
Die Zapfensynapsen liegen in der Regel weiter innerhalb der plexiformen Schicht
und fallen durch ihre großen, rundlichen Endkörper, die beim Menschen zahlreiche fibrilläre und vacuolige Elemente enthalten, auf. Die synaptischen Bläschen

erreichen beim Menschen einen Durchmesser von ungefähr 400—500 Å. Zahl und Größe der Mikrovesikel ist nach VILLEGAS (1961) bei allen Receptorensynapsen der äußeren, plexiformen Schicht gleich (beim *Menschen* etwa 250 in einer Synapse). Neurofilamente verschwinden im Synapsenbereich. Zahlreiche Mitochondrien treten an ihre Stelle (YAMADA et al. 1958c).

Die Bedeutung der synaptischen Bläschen ist ebenfalls unklar. Die Annahme, daß sie Acetylcholin oder andere Überträgerstoffe beinhalten (DEL CASTILLO u. KATZ 1956, vgl. auch ROBERTSON 1956, 1957), konnte bisher nicht bewiesen werden. Da sie sich häufig an *beiden* Seiten der synaptischen Membran finden, hält SJÖSTRAND (1961) es für unwahrscheinlich, daß die synaptischen Bläschen Überträgerstoffe enthalten, wie das von DE ROBERTIS u. BENNET (1955) angenommen worden ist.

Für die Existenz bestimmter Überträgerstoffe im Synapsenbereich sprechen *histochemische Befunde*. In der inneren und äußeren plexiformen Schicht kommen alkalische Phosphatasen „in geringem Umfang" (EICHNER 1955), Glutamatdehydrogenasen (LOWRY et al. 1956) und vor allem Cholinesterasen vor (KOELLE et al. 1950, 1952, FRANCIS 1953, HEBB et al. 1953, WISLOCKI u. SIDMAN 1954, SHEN, GREENFIELD u. BOELL 1956, EICHNER 1956—1958, CAPURRO et al. 1958, 1959, RAVIOLA et al. 1960, GEREBTZOFF 1959, VIALE u. APPONI 1961, MAZANEK u. PLIČZKA 1955). Jedoch ist die äußere plexiforme Schicht deutlich ärmer an Cholinesterasen als die innere (VIALE u. APPONI 1961, EICHNER 1955, 1958, WISLOCKI u. SIDMAN 1954). Bei den höheren *Wirbeltieren* ist die Aktivität für Acetylcholinesterasen in der äußeren plexiformen Schicht im allgemeinen geringer als in der inneren plexiformen im Gegensatz zu den Verhältnissen bei *Kaltblütern* (FRANCIS 1953, LEPLAT u. GEREBTZOFF 1956, RAVIOLA u. RAVIOLA 1960, CAPURRO ZACCHEO u. VIALE 1958, 1959), läßt sich aber gut lokalisieren (Henle-Faserschicht, vgl. besonders VIALE u. APPONI 1961).

Der von den meisten Autoren bestätigte, positive Reaktionsausfall für Acetylcholinesterasen spricht für die Existenz eines cholinergischen Systems. ERÄNKÖ et al. (1961) bezweifeln allerdings auf Grund histochemischer Befunde, daß Acetylcholin in der äußeren plexiformen Schicht vorkommt.

Auch pharmakologische Untersuchungen (NOELL u. LASANSKY 1959) legten nahe, daß die Synapsen der inneren plexiformen Schicht cholinergisch, diejenigen der äußeren dagegen nicht cholinergisch sind. WALD u. DE ROBERTIS (1961) fanden eine isolierte Schwellung der inneren Synapsenzone der Schildkrötennetzhaut nach Behandlung mit Na-1-Glutamat, wobei die äußeren Synapsen kaum verändert waren. Sie schließen daraus auf eine prinzipielle Verschiedenheit beider Systeme.

Endgültige Aussagen können aber bis jetzt noch nicht gemacht werden.

b) Horizontalzellen

Die äußere, plexiforme Schicht enthält außer den Fortsätzen der bipolaren Ganglien vor allem die sog. Horizontalzellen (äußere Assoziationselemente). POLYAK (1941) hat die lichtmikroskopische Erscheinungsform dieser Zelltypen in der Primatennetzhaut nach Golgi-Imprägnationen erneut beschrieben (Abb. 37). Danach sind die Zellkörper in einer bestimmten Region nahezu gleich groß, vergrößern sich etwas in der Peripherie und übertreffen die Bipolaren etwas an Ausdehnung, sind aber andererseits etwas kleiner als die Amacrinen. Sie liegen bevorzugt in der Außenzone der inneren Körperschicht, in Ausnahmefällen auch innerhalb der äußeren plexiformen Schicht. Ihre Fortsätze verzweigen sich ausschließlich in der Innenzone der äußeren plexiformen Schicht

(5c in Abb. 39). Die Dendriten — meist nur in der Nähe des Zellkörpers —
enden mit pinselartigen Verzweigungen und bilden nur Synapsen mit den Zapfenendkolben, die unverzweigten Neuriten, die — stets in der Einzahl — eine Länge
von 1000 μ und mehr erreichen können, bilden vornehmlich Synapsen mit den
Stäbchen — jedoch auch mit den Zapfenendkolben. Fortsätze und Zellkörper
werden in der Netzhautperipherie größer. Verbindungen der Horizontalzellen
untereinander sollen nicht existieren. Ihre Fortsätze dringen nie in andere

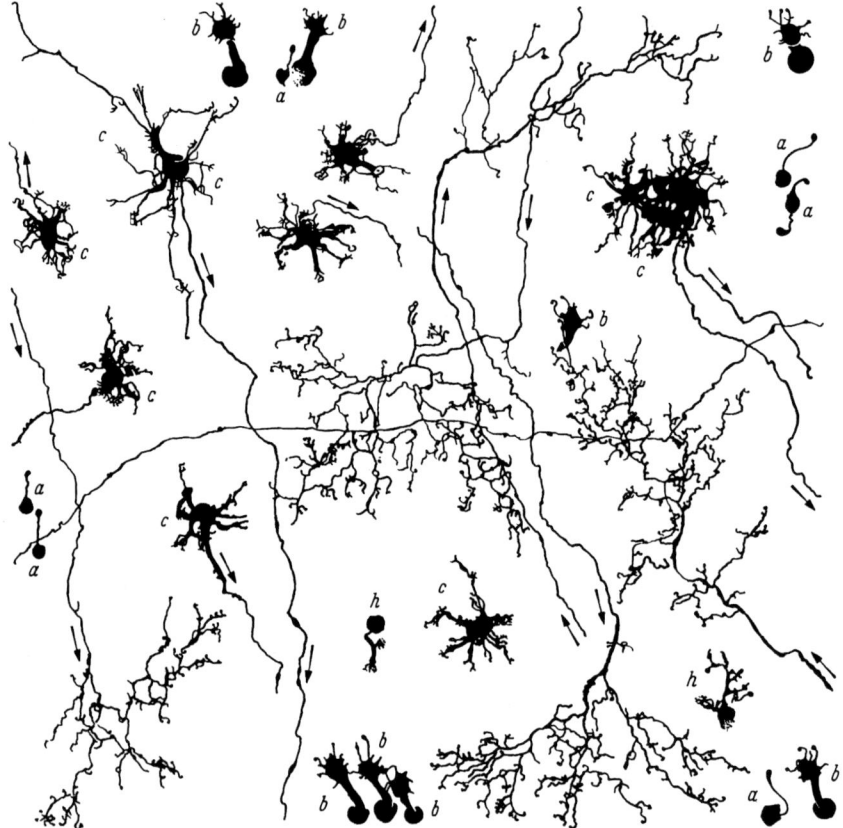

Abb. 37. Verschiedene Typen von Horizontalzellen nach Imprägnation mit der Golgi-Methode.
(Nach POLYAK 1941)

Schichten ein. Sie sollen aber eine besondere topographische Beziehung zu den
Capillarschlingen ihrer Schicht besitzen (LANDAU 1946).

Bei *Katzen* sind die Horizontalzellen in einer streifenförmigen Zone um die
Papille herum vermehrt. Eine Korrelation ihrer Verteilung zum Tapetum besteht
anscheinend nicht (UYAMA 1951). Beim Menschen sollen nach den lichtmikroskopischen Erhebungen von UYAMA (1937, 1951) die Horizontalzellen wesentlich
zahlreicher sein und dichter nebeneinander liegen als bei allen übrigen *Säugern*
und zahlreiche *Kristalloide* enthalten. Nach elektronenmikroskopischen Befunden
(VILLEGAS 1961, 1963) sind jedoch die Horizontalzellen der menschlichen Retina
gegenüber den Verhältnissen beim *Fisch* stark reduziert. Elektronenmikroskopisch
fallen diese Zellen durch ihre feinen, faserartigen Cytoplasmafortsätze, die langgestreckten Mitochondrien und flächenhaften Kontakte mit den Bipolaren auf.

Sie reagieren äußerst empfindlich auf Veränderungen der Tonizität im Gewebe (VILLEGAS et al. 1963). Im Kontaktbereich sind die Cytoplasmadoppelmembranen durch einen Spalt von etwa 60 Å getrennt (VILLEGAS 1960—1963). VILLEGAS (1963) hält die Horizontalzellen für gliöse Elemente, die eine besondere funktionelle Beziehung zu den Bipolaren haben. Auch UYAMA bezweifelte ihre nervöse Natur auf Grund der Beobachtung, daß ihre Zellfortsätze mit den Capillaren der gleichen Schicht in Verbindung treten. Auch die Existenz der intracellulären Kolmerschen *Kristalloide*, die bestätigt wird, weise auf eine Stoffwechselfunktion hin. In Foveanähe sollen die Horizontalzellen ganz fehlen (VILLEGAS 1960). Elektronenmikroskopisch fand MISSOTTEN (1961, 1964) in den Horizontalzellen der menschlichen Retina Kristalloide mit eingerollten Membranen und zahlreichen RNS-Granula. Er schreibt ihnen eine aktive, nervöse Funktion zu. Bei *Fischen* wurde in den Horizontalzellen histochemisch Glykogen nachgewiesen (KUWABARA u. COGAN 1961). UYAMA nimmt an, daß sie Cholesterinkristalle enthalten.

c) Membrana limitans externa

Die lichtmikroskopisch homogen erscheinende „Membran" erwies sich elektronenmikroskopisch als eine diskontinuierliche Schicht horizontaler Fortsätze der Müllerschen Stützzellen, die ringförmige, desmosomenartige Verdichtungen *(terminal bars)* an den Basen der Innenglieder bilden (SJÖSTRAND 1953, 1959, EICHNER u. THEMANN 1962, WALD u. DE ROBERTIS 1961, BECKER 1957, MISSOTTEN u. ITTERBECK 1959, MISSOTTEN 1960, DOWLING u. GIBBONS 1961, FINE 1961). Die Bezeichnung „Membran" ist also nicht gerechtfertigt. Die Müllerschen Zellen bilden eine Art cytoplasmatischer Siebplatte, von der nach außen mikrovilliartige Fortsätze ausgehen. Die Zellmembranen verdichten sich im Bereich der Membrana limitans zu 600 Å breiten, ringartigen Desmosomen, die bis zu 4 μ lang werden können (MISSOTTEN u. ITTERBECK 1959). Hierdurch werden die inneren Abschnitte der Receptoren mechanisch fixiert. Diese Fixation mag besonders in den Sehorganen niederer Wirbeltiere im Zusammenhang mit den retinomotorischen Bewegungen von Bedeutung sein.

Zahnradartige Verzahnungen der Innenglieder im Bereich der Membrana limitans externa beobachteten YASUZUMI u. Mitarb. (1958, 1960) elektronenmikroskopisch bei *Lonchura striata („Uroloncha")*.

Topochemisch zeigt die Region eine bevorzugte Affinität für saure Farbstoffe. Sie gibt eine positive Phosphatidreaktion und enthält reichlich Glykogen sowie Acetylcholinesterasen (EICHNER 1958, 1962).

3. Die bipolaren Ganglienzellen

Die klassische, hauptsächlich auf die Arbeiten von RAMON Y CAJAL (1893 bis 1911) zurückgehende Einteilung und Beschreibung der bipolaren Ganglienzellen wurde von POLYAK (1941) in einer umfangreichen Monographie bestätigt und erweitert. Ausschließlich auf Golgi-Imprägnationen gestützt, unterschied POLYAK vier Bipolarentypen, die sich in zwei Hauptgruppen einteilen lassen (Abb. 38). Die eine Gruppe umfaßt die sog. individuellen, monosynaptischen oder Zapfenbipolaren (h-Typ in Abb. 39), die anderen drei Formen werden als diffuse, polysynaptische oder allgemeine Stäbchen- und Zapfenbipolaren zusammengefaßt (d-, e-, f-Typ in Abb. 39). Ähnliche Bipolarentypen unterschied auch UYAMA (1951).

Elektronenmikroskopisch sind die Bipolaren vor allem durch ihren kleinen, rundlichen Kern (4—5 μ Durchmesser) mit seinem schmalen Perikaryon, das nur wenig kleine Mitochondrien und das endoplasmatische Reticulum enthält, charakterisiert. Die Bipolaren bilden bei *Vögeln* bis zu 15 Kernreihen, bei *Primaten* meist nur drei bis zehn. Bei höheren *Affen* unterschied VILLEGAS (1960) elektronenmikroskopisch drei Kerntypen a) dichtstrukturierte, granuläre, b) blasse, homogene und c) chromatinreichere Kerne, die dichter sind als die Gruppe b, aber mehr regelmäßig verteilte Chromatinkörnchen besitzen. Da die hellen

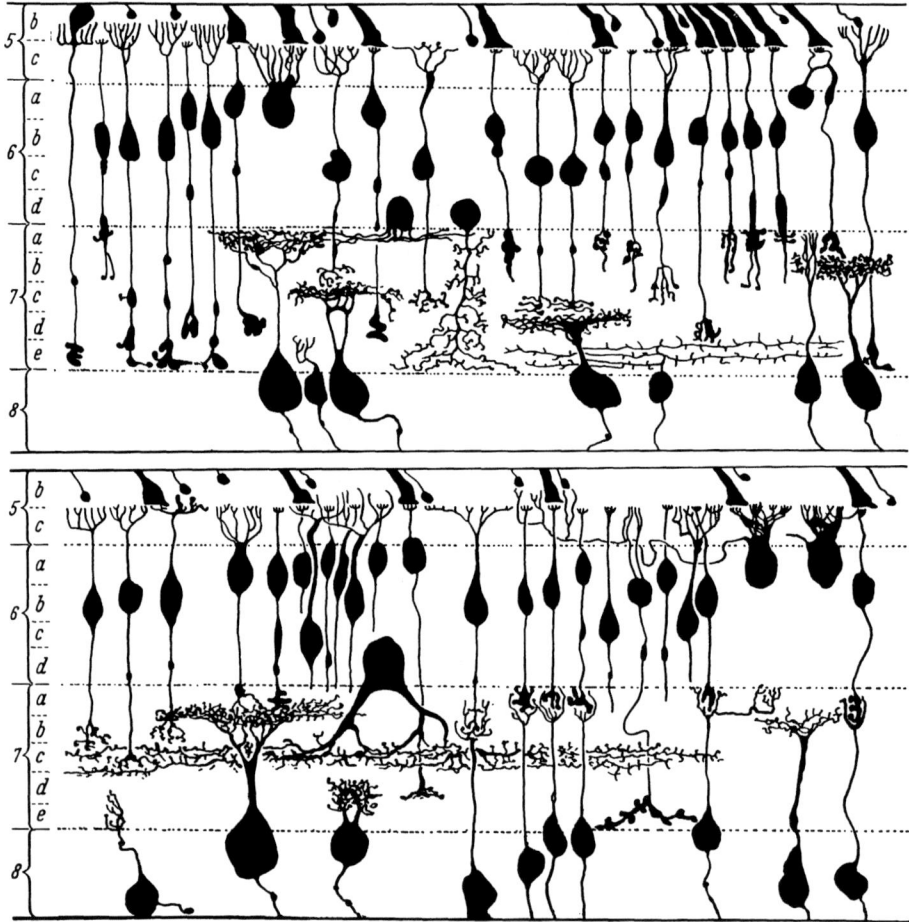

Abb. 38. Bipolarentypen in der Primatennetzhaut nach Golgi-Imprägnationen. (Nach POLYAK 1941)

Kerne (b) parafoveal nicht vorkommen, könnte es sich hier um Elemente handeln, die die Stäbchen miteinander verknüpfen. Im folgenden soll kurz die Beschreibung der Bipolarentypen nach POLYAK referiert werden.

a) Die monosynaptischen Bipolaren

Die monosynaptischen Bipolaren (h-Typ nach POLYAK) sind meist kleiner als die übrigen; ihr Zellkörper liegt mehr in der Außenzone der inneren Körnerschicht nahe den Horizontalzellen (Schicht 6b in Abb. 39). Sie haben in der Regel nur einen unverzweigten Dendriten, der mit den Zapfen und Keulen in der sog. Henleschen Schicht durch ein „terminales Bouquet" monosynaptisch in Verbindung tritt. Der vitreale Fortsatz (Achsenzylinder) ist ebenfalls unverzweigt und endet mit einzelnen, kolbigen Verdickungen in der Außenzone der inneren plexiformen Schicht (7a in Abb. 39). Die kleinen, kolbigen Endanschwellungen werden korbartig von den Dendriten der Opticusganglien, insbesondere des sog. s-Typs umhüllt (vgl. Abb. 39). Die Zellen werden in der Netzhaut-

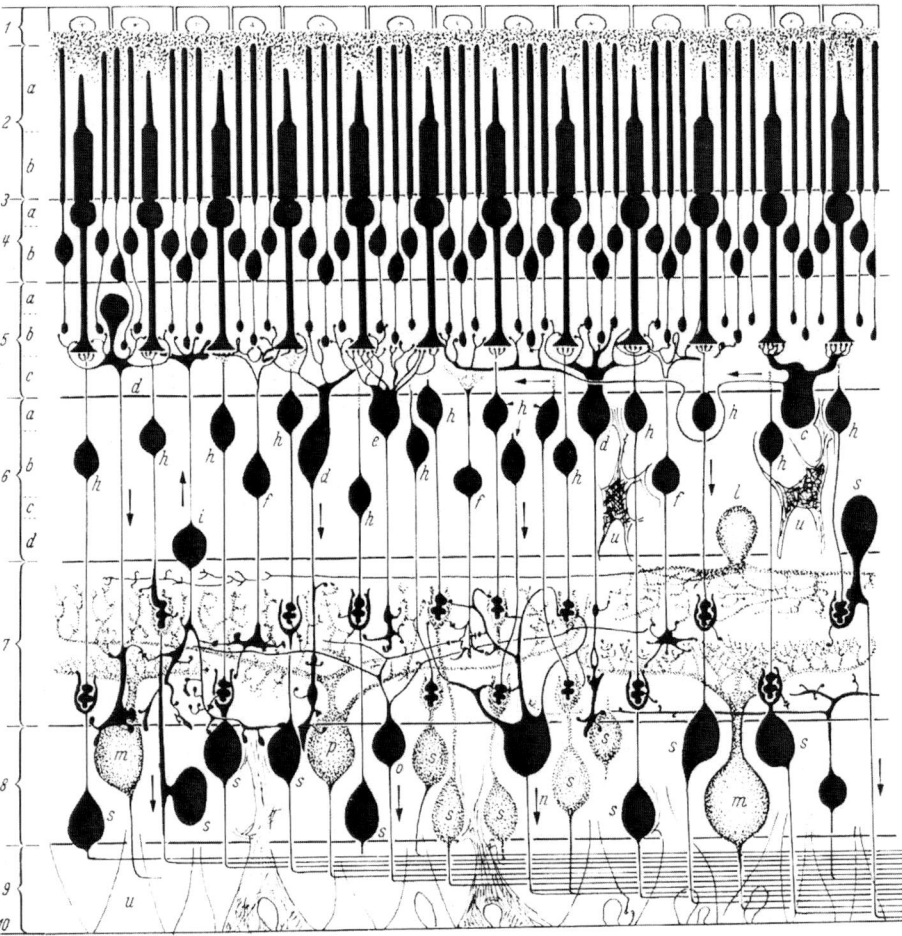

Abb. 39. Strukturschema der menschlichen Netzhaut zur Darstellung ihrer neuronalen Verknüpfungen.
(Nach POLYAK 1941)

peripherie etwas mächtiger, bilden jedoch überall nur monosynaptische Verbindungen zwischen Zapfen und Opticusganglien. Sie sind besonders zahlreich im Maculabereich.

b) Polysynaptische Bipolaren

In dieser Gruppe hat POLYAK (1935, 1936, 1941) insgesamt wieder vier Unterarten unterschieden, denen alle eine starke Dendritenverzweigung sowie synaptische Kontakte mit mehreren Receptoren, meist Stäbchen, aber auch Zapfen, gemeinsam ist.

Der sog. d-Typ („mop-bipolar") zeigt einen relativ großen Zellkörper mit einem mächtigen Dendritenstamm, der rasch in zahlreiche Äste zerfällt, die mit

knötchenförmigen Verdickungen enden. Diese Endknöpfchen haben Kontakt
mit mehreren Stäbchen und Zapfen (Abb. 39). Ungewöhnlich dicke, verlängerte
Dendriten (sog. Landoltsche Keulen) konnten von POLYAK in der *Primatennetzhaut* im Gegensatz zu den Verhältnissen bei *niederen Wirbeltieren* nur ganz
vereinzelt beobachtet werden. Der Achsenzylinder zeigt häufig Varicositäten,
ist aber unverzweigt und endet mit knötchenförmigen Verdickungen an den
Zellkörpern der Opticusganglienzellen (axosomatische Synapse nach CAJAL).

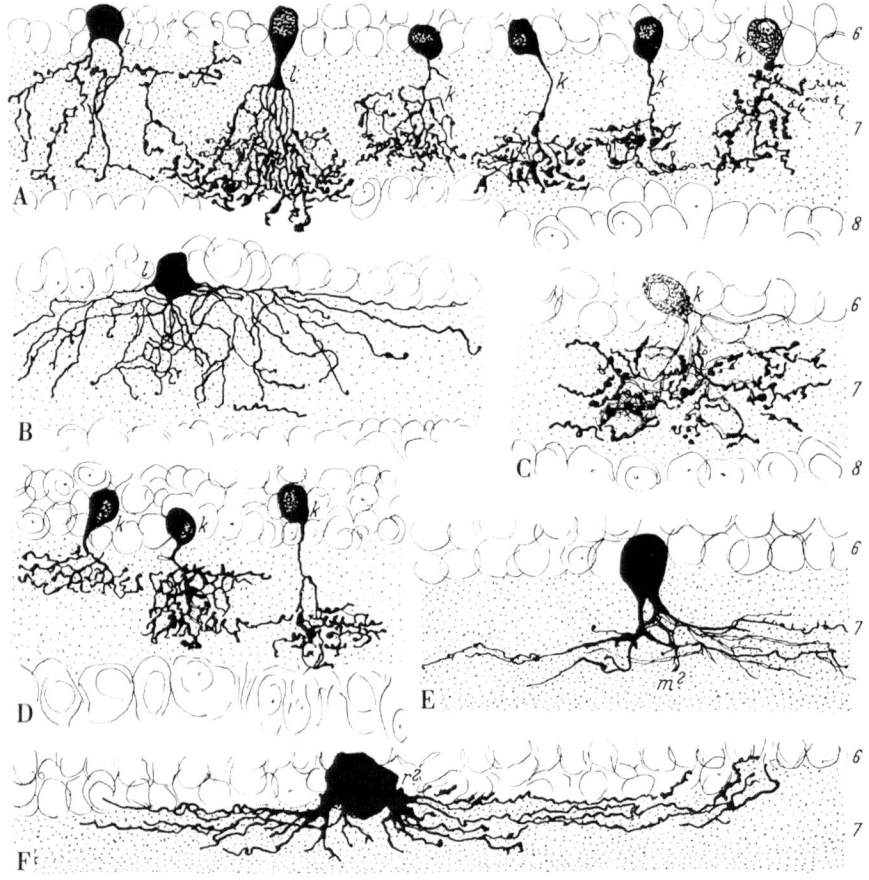

Abb. 40a. Verschiedene Typen von amacrinen Zellen aus der menschlichen Netzhaut. (Nach POLYAK 1941)

Die bürstenförmigen oder flachen Bipolaren („brush-bipolar"), die sog. e-, f-
und g-Typen (nach POLYAK) zeichnen sich gemeinsam durch starke, horizontal
ausgebreitete Dendritenverzweigungen aus (Abb. 39). Die morphologischen Unterschiede zwischen den einzelnen Formen scheinen relativ gering zu sein. Die
Dendriten bilden in der Regel weit verzweigte, sehr zarte Endaufsplitterungen
mit knöpfchenförmigen, terminalen Verdickungen, die Synapsen mit Stäbchen
und Zapfen eingehen. POLYAK betont, daß diese Bipolaren ihrer morphologischen
Gestalt nach in zahlreichen Details mit den sog. Zapfenbipolaren von CAJAL
identisch sind. Es soll sich aber um Zellen handeln, die beide Receptorenarten
miteinander verknüpfen, wenn auch vornehmlich Stäbchen. Im Gegensatz zu den
monosynaptischen h-Typen überlappen sich die polysynaptischen e- und f-Typen

stark, was ihre morphologische Identifizierung sehr erschwert. Der dadurch
entstehende Gegensatz der stark verzweigten bürstenartigen Bipolaren mit ihren
großen Dendritenformationen zu den kleinen, lokalisierten Dendritenbüscheln der
Zwergformen (h-Typ) sollte besonders hervorgehoben werden.

Die Telodendrien der e- und f-Bipolaren gehen aus unverzweigten, dünnen
Axonen hervor und liegen bevorzugt in der Mitte der inneren, plexiformen Schicht
(7c in Abb. 39). Die stark verzweigten Endformationen berühren die Zellkörper

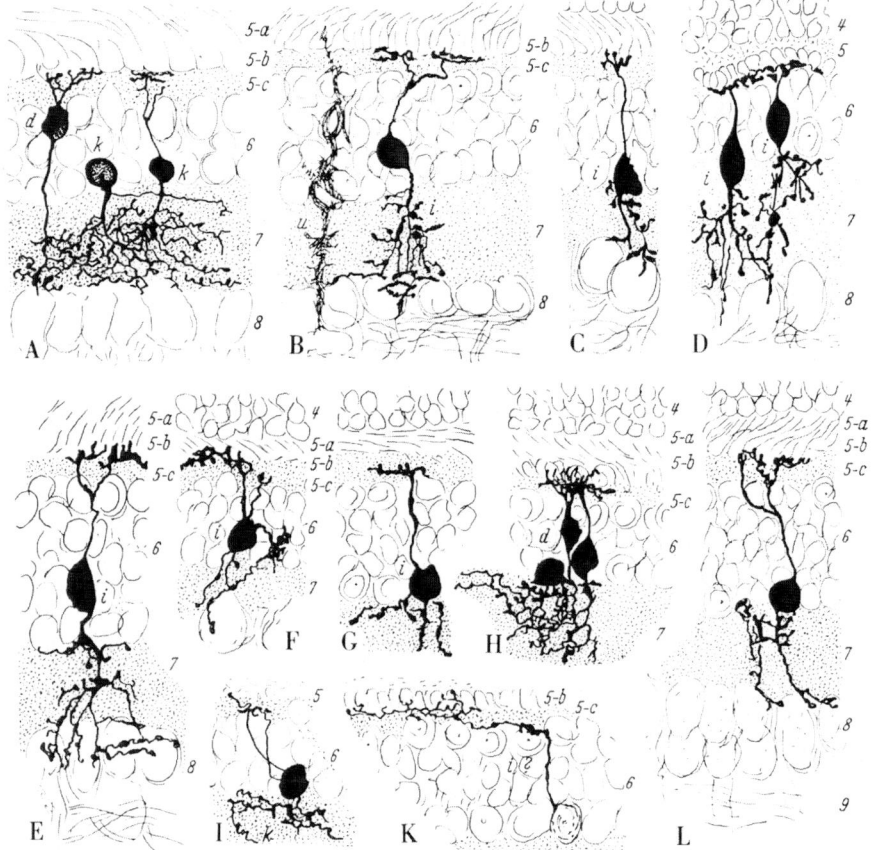

Abb. 40b. Verschiedene Typen von amacrinen Zellen aus der menschlichen Netzhaut. (Nach POLYAK 1941)

der Opticusganglien nicht, sondern bilden „axodendritische Kontakte" (CAJAL)
bevorzugt mit den mächtigen Dendritenbäumchen der großen Opticusganglien
(z. B. m- oder p-Typ nach POLYAK) (Abb. 39). Die bürstenartigen Bipolaren
kommen in der gesamten Retina vor, werden in der Peripherie größer, wobei
die gegenseitige Überlappung und Zahl der Synapsen zunimmt.

POLYAK konnte alle geschilderten Synapsenformen bereits in der Netzhaut
von 6 Monate alten menschlichen Embryonen nachweisen.

c) Amacrine Zellen

Der Begriff „Amacrine" Zellen stammt von RAMON Y CAJAL und wurde auf
jene Elemente bezogen, die vornehmlich in den innersten Partien der inneren

Körnerschicht liegen und keinen deutlichen Achsenzylinder bilden. Die außerordentlich reiche Verzweigung der Dendriten (Abb. 40), das Fehlen eines Axons und die Ausbreitung ihrer Fortsätze innerhalb der inneren plexiformen Schicht hat viele ältere Untersucher veranlaßt, diese Zellen als gliöse Elemente zu bezeichnen (Spongioblasten, interstitielle, neurogliöse Amacrine, unvollständige Radialfasern usw.). POLYAK betont jedoch, daß es sich um echt nervöse Zellen handele, die teilweise sogar Axone mit zentrifugaler Verlaufsrichtung bilden, so daß man von modifizierten Bipolaren sprechen müsse. Möglicherweise handelt es sich aber auch um primitive Elemente, die noch nicht voll ausgereift sind und funktionell hinsichtlich ihrer Leistungsmöglichkeit noch nicht voll festgelegt sind. UYAMA (1951) faßt sie neuerdings wieder als gliöse Zellen auf und führt vor allem ihre Beziehungen zu Blutgefäßen, ihren auffallenden Reichtum an groben, intracellulären Fibrillen und das Fehlen eines Neuriten ins Feld. Elektronenmikroskopisch sollen sie mehr Astrocyten als Ganglienzellen gleichen (VILLEGAS 1961).

Amacrine kommen bei allen *Wirbeltieren* vor und sind besonders bei *Vögeln* so zahlreich, daß eine Schichtung der inneren Abschnitte der Retina zustande kommt (UYAMA 1951). Das Perikaryon hat bei *Primaten* meist einen Durchmesser von 10 μ und entsendet feine Fortsätze, die 1—3 μ dick werden, in die innere plexiforme Schicht (VILLEGAS 1961).

POLYAK (1941) unterschied zwei Grundtypen, solche mit Axonen, die er als „zentrifugale, bipolare" Ganglienzellen charakterisiert und solche ohne erkennbare Axone, die als Amacrine in engerem Sinne zu bezeichnen wären. Auch UYAMA (1937, 1951) beschrieb verschiedene Typen amacriner Zellen in der menschlichen Netzhaut.

Die *zentrifugalen Bipolaren* (i-Typ in Abb. 39 und Abb. 40a) haben nach POLYAK einen spindelförmigen Zellkörper, der vornehmlich am Innenrand der inneren Körnerschicht liegt. Sie bilden ein langes, unverzweigtes Axon, das horizontal ausgebreitete relativ grobe Telodendrien in der äußeren plexiformen Schicht (5b und c in Abb. 39) und synaptische Kontakte mit den Zapfen, vielleicht auch Stäbchen bildet. Die sehr viel stärker verzweigten, glaskörperwärts gerichteten Fortsätze verzweigen sich mehrfach und splittern sich zu strauchartigen Dendriten innerhalb der inneren plexiformen Schicht auf. In den zentralen Teilen der Retina sind diese Verzweigungen geringer. Die knötchenartig verdickten Enden der Dendriten lagern sich an die Zellkörper von meist mehreren Opticusganglien (Abb. 40).

Die *übrigen Amacrinen* (k- und l-Typ nach POLYAK) ließen in Golgi-Präparaten auch gelegentlich zentrifugale Axone erkennen, haben aber in der Regel keine längeren Achsenzylinder. Ihre Form variiert stark (Abb. 40a, b). Der Zellkörper ist relativ groß, liegt am Ende der inneren plexiformen oder selten auch in der Opticusganglienschicht. Die äußerst mächtigen Dendritenverzweigungen bilden in den Randzonen der äußeren Plexiformen horizontale Faserschichten, die bei *Sauropsiden* so stark werden können, daß sich schon lichtmikroskopisch eine Parallelstreifung oder Schichtung in der Retina abzeichnet. Die k-Typen zeigen dabei eine mehr vertikale, buschartige Dendritenverzweigung, die l-Typen eine mehr horizontale (Abb. 40). Die letzten können große Gebiete durchsetzen (1000 μ und mehr) und sind äußerst zahlreich. Synaptische Verbindungen bestehen vor allem zu den Dendritenbäumen der großen Opticusganglien innerhalb der Außenzonen der inneren plexiformen Schicht.

Die große Zahl dieser Zellen und ihr konstantes Vorkommen, auch im Maculabereich, läßt darauf schließen, daß sie eine wichtige Funktion innerhalb der

Retina erfüllen. Die zentrifugalen Bipolaren sind begreiflicherweise mit Hemmungsvorgängen beim Sehakt in Verbindung gebracht worden. Die funktionelle Bedeutung der übrigen Amacrinen liegt jedoch heute noch weitgehend im Dunkeln.

4. Innere, plexiforme Schicht

Die zahlreichen, verschiedenartigen Synapsen sowie die reichen Verzweigungen der Dendriten und Telodendrien machen die innere plexiforme Schicht zu einer äußerst kompliziert gebauten Zone der Retina. Wesentlich dichter und breiter als die innere Plexiforme zeigt sie lichtmikroskopisch verschiedenste Typen von Synapsen (axosomatische, axodendritische, telodendritische oder Parallelkontakte) (POLYAK 1935, 1936, 1941, KOLMER 1936, CAJAL u. a. 1901). Leider stehen dem Reichtum lichtmikroskopischer Befunde nur spärliche elektronenmikroskopische Angaben gegenüber, so daß bis heute unklar ist, welche Bedeutung die durch Imprägnationsmethoden gewonnenen Bilder für die realen Strukturen haben.

Während die synaptischen Formationen der äußeren plexiformen Schicht elektronenmikroskopisch gut untersucht sind, fehlen elektronenmikroskopische Arbeiten über die *innere plexiforme* Schicht weitgehend. Neuerdings hat KIDD (1962) bei *Katzen* und *Tauben* in der inneren plexiformen Schicht elektronenmikroskopisch vier verschiedene Synapsenformen beschrieben: 1. „Konventionelle" Synapsen ohne Invagination mit einem synaptischen Spalt von 200 Å, präsynaptischen Bläschen und verdickter, postsynaptischer Cytoplasmamembran. Diese Form soll die am häufigsten vorkommende Synapsenform in der inneren plexiformen Schicht sein (drei auf $10\,\mu^2$); 2. dornartige, invaginierte Synapsen, die relativ häufig sind; 3. Band-Synapsen ("ribbon-synapses"), die stark osmiophile Bänder von $0{,}1$—$0{,}2\,\mu$ Länge enthalten, ähnlich wie in der äußeren, plexiformen Schicht, aber im ganzen äußerst selten vorkommen (eine auf $45\,\mu^2$). Die „Band-Synapsen" besitzen keine invaginierten Fortsätze; und 4. schließlich „Serien-Synapsen" (serial-synapses), wo an ein und demselben Nervenfortsatz mehrere Synapsen beobachtet werden können. Dabei kann die Verteilung der synaptischen Bläschen und die Seite der Membranverdickung wechseln, so daß an derselben Nervenfaser „prä- und postsynaptische" Grenzflächen wechselseitig auftreten. Diese Form ist bei *Vögeln (Taube)* zahlreicher als bei *Säugern (Katze)*. KIDD vermutet eine hemmende Funktion. Doppelseitig auftretende, synaptische Bläschen in der inneren Plexiformen erwähnt auch SJÖSTRAND (1961). In der menschlichen Retina beschreiben YAMADA et al. (1958c) elektronenmikroskopisch in der inneren plexiformen Schicht vornehmlich Synapsen „durch einfachen Kontakt" ohne die komplizierten, invaginierten Strukturen der Receptorsynapsen. Es ist aber unwahrscheinlich, daß sich für die lichtmikroskopisch bekanntgewordenen, zahlreichen Synapsenformen in der *Primaten*netzhaut nicht auch feinstrukturelle Korrelate finden lassen. Entsprechende Untersuchungen fehlen aber bis jetzt. Somit ist es heute noch nicht möglich, die lichtmikroskopisch festgestellte Vielfalt der Synapsen durch elektronenmikroskopische Beobachtungen zu verifizieren. Beim *Menschen* fand MISSOTTEN (1960) elektronenmikroskopisch 200 Å breite synaptische Spalte zwischen den Kontaktflächen der bipolaren und multipolaren Ganglienzellen der Netzhaut. Die synaptischen Bläschen hatten durchschnittlich einen Durchmesser von 300—550 Å und waren meist senkrecht zur synaptischen Membran orientiert. Invaginierte Fortsätze konnten hier nicht beobachtet werden.

Histochemisch zeichnet sich die innere plexiforme Schicht vor allem durch einen imponierenden Reichtum an Cholinesterasen aus. Dabei handelt es sich besonders um Acetylcholinesterasen (*Frosch*, SHEN et al. 1956; *Ratte*, KOELLE u. FRIEDENWALD 1950; *Katze*, KOELLE et al. 1952; LEPLAT u. GEREBTZOFF 1956; *Säuger*, FRANCIS 1953, HEBB et al. 1953, EICHNER 1955, CAPURRO et al. 1958, 1959; *Primaten*, WISLOCKI u. SIDMAN 1954; *Mensch*, RAVIOLA et al. 1960, EICHNER 1956—1958, 1962, VIALE u. APPONI 1961). Saure Phosphatasen konnten WISLOCKI u. SIDMAN (1954) gelegentlich in der inneren plexiformen Schicht nachweisen, alkalische Phosphatasen fand EICHNER (1955) beim Rind, „hin und wieder" auch verschieden große, perjodatreaktive Tropfen unklarer Natur sowie

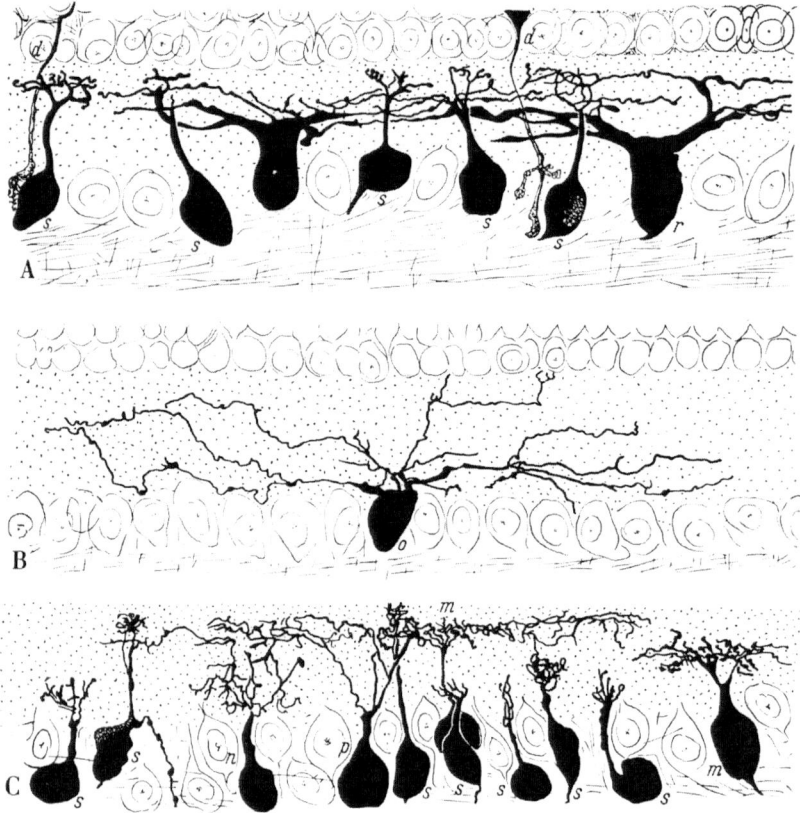

Abb. 41a. Verschiedene Typen von Opticusganglienzellen nach Golgi-Imprägnationen. (Nach POLYAK 1941)

Phosphoamidasen (EICHNER 1958). Die topochemischen Befunde sprechen für die Existenz eines cholinergischen Systems in der inneren plexiformen Schicht. Die Intensität des Reaktionsausfalls wird durch die große Zahl synaptischer Verbindungen verständlich. Mit fluorescenzmikroskopischen Methoden (FLACK 1962) ließ sich zwischen der inneren plexiformen und Körnerschicht eine gut abgrenzbare Zone gelblich-grün fluorescierender, dünner Nervenfasern mit den Charakteristica terminaler Elemente darstellen, deren Fluorescenz nach Reserpingaben erlischt (MALMFORS 1963). Da die Fluorescenz sowohl nach Opticusdurchschneidung als auch nach Excision des Halsgrenzstranges erhalten bleibt, muß angenommen werden, daß die Fasern zu einem intraretinalen, adrenergen System gehören, wofür auch einige elektronenmikroskopische Beobachtungen sprechen (MALMFORS 1963, CARLSSON et al. 1957).

5. Opticusganglienzellen

Die Ganglien des III. Neurons sind in letzter Zeit mehrfach Gegenstand wissenschaftlicher Diskussionen gewesen, einmal, weil man hier besonders leicht morphologische Veränderungen durch Belichtung (s. S. 112) nachweisen zu können glaubte, zum anderen, weil sich die relativ großen Zellen bequem zum Studium allgemein-biologischer Probleme des Nervensystems (Bedeutung der Nissl-Substanz, Neurosekretion usw.) eignen.

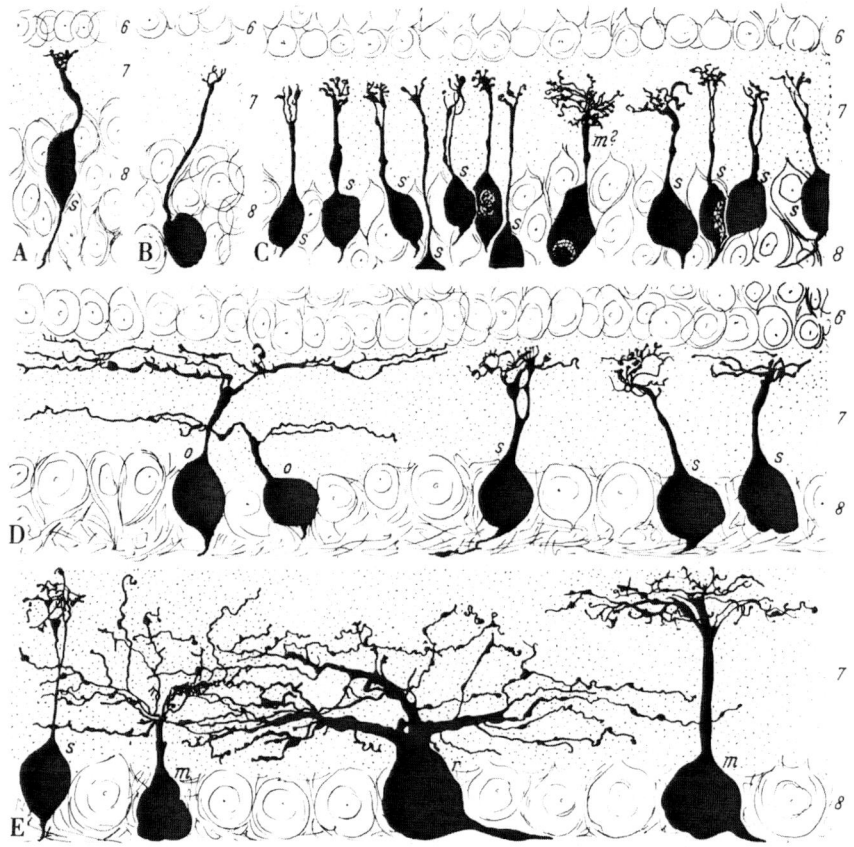

Abb. 41 b. Verschiedene Typen von Opticusganglien nach Golgi-Imprägnationen. (Nach POLYAK 1941)

Die altbekannte Tatsache, daß die Zellen des III. Neurons lichtmikroskopisch starke Formverschiedenheiten zeigen, hat in letzter Zeit wiederholt zu neueren Einteilungsversuchen geführt. POLYAK (1941) unterschied zwei Hauptformen, monosynaptische Zwergtypen (s-Form) und polysynaptische Opticusganglien, die wiederum in fünf Untergruppen eingeteilt werden (m-, n-, o-, p-, r-Typen) (Abb. 41). Mit Ausnahme der Riesenformen (r-Typ) kommen alle Typen in der ganzen Retina vor. Die kleinen Ganglien (s-Typ) überwiegen in der Macularegion und sind äußerst zahlreich. Die übrigen treten peripher zunehmend in Erscheinung, wobei jedoch die Zahl der Ganglienzellen abnimmt.

Elektronenmikroskopisch gleichen die Opticusganglien den großen Nervenzellen des Zentralnervensystems. Sie sind reich an Mitochondrien und Nissl-Substanz. Das mikrosomenreiche, endoplasmatische Reticulum ist so stark

entwickelt, daß es bei Osmiumfixation fast die gleiche Dichte erreicht wie das
übrige Cytoplasma (VILLEGAS 1960). Bei *Tupaia* und anderen *Halbaffen* konnten
wir elektronenmikroskopisch verschiedene Opticusganglien unterscheiden, welche
hauptsächlich hinsichtlich ihres Gehaltes an Ergastoplasmamembranen differieren.
Es gibt auch Zellen, die kaum Ergastoplasma enthalten, hell und wenig osmiophil
sind. Ob es funktionsbedingte Unterschiede der intracellulären Organellen gibt,
ist elektronenmikroskopisch noch nicht untersucht worden.

POLYAK hat folgende Typengliederung aufgestellt:

Die monosynaptischen s-Formen sind äußerst klein, liegen besonders zentral,
dicht aneinander und bilden einen kurzen, unverzweigten Dendriten, der sich
in eine relativ kleine, büschel- oder pinselförmige Endformation von 4—8 μ
Durchmesser innerhalb der Randzonen der inneren plexiformen Schicht verzweigt.
Quantitativ scheinen sie in der Primatennetzhaut bei weitem im Vordergrund
zu. stehen. Sie sind nach POLYAK schon vom 6. Fetalmonat an in der Retina
nachweisbar. Die Besonderheit dieses Zelltyps besteht nach POLYAK darin, daß
er vornehmlich monosynaptische Verbindungen mit den sog. h-Bipolaren und
auf diese Weise mit den Zapfen (b-h-s-Verbindung) eingeht (Abb. 48a). Daß
außerdem axosomatische Kontakte mit anderen Bipolaren (d-Typ) und Amacrinen (i-Typ) bestehen, wurde oben erwähnt.

Die übrigen Opticusganglien (m-, n-, o-, p-, r-Typen) sind nach POLYAK
wesentlich größer, bilden ausgedehnte, horizontal ausgebreitete Dendritenformationen in den mittleren Zonen der inneren plexiformen Schicht und gehen polysynaptische Verbindungen mit den zentripetalen Fortsätzen der Bipolaren von
d-, e-, f-Typ ein. Die ausgedehnten, strauchartigen Dendritenverzweigungen
überlappen sich und lassen dadurch eine Art Schichtung oder Horizontalstreifung
innerhalb der inneren plexiformen Schicht entstehen. In der peripheren Retina
kommen sie häufiger vor als zentral, POLYAK bezeichnet sie auch als ,,diffuse"
Opticusganglien im Gegensatz zu den ,,individuellen" s-Formen.

Ein hervorstechender Typ unter den polysynaptisch-diffusen Ganglienzellen
sind nach POLYAK die sog. *Riesenganglienzellen* (sog. r-Typ in Abb. 48b). Ihre
mächtigen Dendritenverzweigungen können die ganze innere, plexiforme Schicht
durchsetzen und eine laterale Ausdehnung von 250—350 μ und mehr erreichen.
Sie sind besonders auf eine ringförmige, paraareale Zone beschränkt und stellen
möglicherweise nur eine Variante der Parasol-Ganglien (m-Typ) dar.

Gegen die Polyaksche Einteilung hat BECH (1957) eingewandt, daß sie sich
nur auf die äußerlich morphologischen Charakteristika des Golgi-Imprägnations-
bildes stütze und die innere Zellstruktur unberücksichtigt lasse. BECH (1957)
schlägt daher unter Berücksichtigung der histologischen Charakteristika eine
Klassifizierung in drei Typen vor: a) Kleine Opticusganglien mit durchschnitt-
lichem Durchmesser von 6—8 μ, schmalem Cytoplasmasaum und intensiv färbbarem Kern, b) mittelgroße Zellen mit einem Durchmesser von durchschnittlich
11—15 μ, blassen, fast ungefärbten Kernen, ein bis zwei Nucleolen, variabler
Chromatinverteilung, deutlichen Tigroidschollen in Kernnähe und im Cytoplasma
und c) große Opticusganglien mit einem durchschnittlichen Durchmesser von
17—27 μ, großem, rundlichen, chromatinarmen Zellkern und deutlichen Nucleoli,
ausgedehntem Zelleib mit zahlreichen, gleichmäßig verteilten, meist granulaartigen
Nissl-Schollen.

Als Regel kann gelten, daß die kleinen Opticusganglien mehr chromophil,
die großen mehr chromophob sind und die ganz großen Zellen meist nur wenige,
granulaartig verstreute Nissl-Schollen aufweisen.

Nissl-artige Substanzen sollen nach VONWILLER (1945) auch im Kern vorkommen. Die kernnahe Cytoplasmazone soll lichtmikroskopisch immer frei von Tigroid sein.

BECH (1957) bestätigte, daß die allgemeine Größe der Opticusganglien oral-wärts zunimmt. Bei Zählungen an zehn *Kaninchen*augen fand BECH, daß die überwiegende Mehrzahl der Opticusganglien klein ist [Typ (a) = 68%], während die Riesenformen nur relativ selten vorkommen [Typ (c) = 2,8%]. Die Mittel-großen machen etwa ein Drittel aus [Typ (b) = 29,2%]. Alle Typen sind jedoch relativ gleichmäßig über die Retina verteilt. Diese Feststellung BECHs kann jedoch nicht als Einwand gegen POLYAKs Typeneinteilung gelten, da sie sich nur auf die Verhältnisse beim Kaninchen bezieht. Die Entwicklung einer Macula und Fovea centralis im *Primaten*auge wird sich zweifellos auch auf die Form-variabilität und Typenverteilung der Opticusganglien auswirken. Bei *Amphibien* sind die kleinen Opticusganglien wesentlich zahlreicher. Nach MATURANA (1959) sollen bei *Rana pipiens* 440000 kleine Ganglien mit einem Durchmesser von 7—10 μ, sowie 12000 große Opticusganglien mit Durchmessern zwischen 14—20 μ vorhanden sein. Die kleinen Zellen sollen die „marklosen", die großen die mark-haltigen Fasern des Sehnerven bilden.

Eine „funktionelle" Einteilung der Opticusganglien hat neuerdings BECHER (1953—1956) gegeben. Er unterschied zwei grundsätzlich verschiedene Zell-formen: a) große, multipolare Ganglienzellen mit kräftigen Dendriten und grob-scholligem Tigroid (Zelldurchmesser 32 μ beim *Rind*, 20 μ beim *Menschen*); b) kleine rundliche Zellen „mit allen Merkmalen, die die Ganglienzellen der vegetativen Kerne des Hypothalamus besitzen" (Zelldurchmesser 18 μ beim Rind, 15 μ beim Menschen). Die Zellen der zweiten Gruppe sollen vornehmlich in Nestern in Capillarnähe liegen und neurosekretorisch tätige, sog. „vegetative Elemente" darstellen. Nur die Zellen der ersten Gruppe sollen optische Funk-tionen haben. Die Anzahl der großen zu den kleinen Ganglien, d. h. der „opti-schen" zu den „vegetativen" soll sich wie 15:100 (Pferd), 45:100 (Rind), oder 10:100 (Mensch) verhalten. Die „vegetativen" Elemente der Retina sollen mit bestimmten Kerngebieten des Hypothalamus in Verbindung stehen und ein *„heliotropes Bewirkungssystem"* bilden.

Für die vermuteten Funktionsunterschiede der Opticusganglien werden nicht nur morphologische (BECHER 1953), sondern auch histochemische und fluorescenz-mikroskopische Besonderheiten (BECHER 1956) der beschriebenen Zellgruppen angeführt.

In Bestätigung der Becherschen Vorstellungen beschrieb BROCKHOFF (1957) elektronenmikroskopische *Kernsekretionsvorgänge* am III. Neuron. Stark osmio-philes Material soll sich an verschiedenen Stellen des Zellkernes ansammeln, sich schließlich lokal vorwölben und abschnüren. Das gebildete, nicht Gomori-positive Neurosekret soll schließlich in den Glaskörper oder in die Netzhaut-capillaren übergehen (BECHER 1953—1954, BROCKHOFF 1957). Auch RUBINO u. PASQUALINO (1958) bestätigten die Bechersche Hypothese und beschrieben auch Gomori-positive Substanzen in den Opticusganglienzellen, die sich bei Dunkel-aufenthalt anreichern und durch Belichtung verschwinden sollen. BECHER selbst fand keine derartigen Substanzen in den Ganglien des III. Neurons.

Gegen die Becherschen Vorstellungen hat vor allem BECH (1957) eingewandt, daß nach seinen Zählungen beim Pferd etwa 85%, beim Reh 55%, beim Menschen 90% und beim Kaninchen 97,2% aller Opticusganglien kleine Zellen sind und die Charakteristika, die BECHER „vegetativ" nennt, besitzen. Danach blieben kaum noch Zellelemente für die optomechanischen Funktionen übrig. Da die „vegetativen" Opticusganglien auch marklose oder markarme Neuriten in den Sehnerven entsenden, welche vornehmlich den Hypothalamus erreichen, müßte beim *Menschen* etwa 90% aller Opticusfasern marklos sein. Das ist jedoch nicht der Fall. Daß der N. opticus tatsächlich marklose Fasern zum Hypothalamus führt, wird neuerdings mehrfach bestätigt (GREVING 1925, 1928, FREY 1937 bis

1951, KNOCHE 1956—1960, BLÜMCKE 1958, 1961) (s. S. 160). Dieses Faserbündel ist jedoch — quantitativ gesehen — relativ unbedeutend.

Die Existenz großer und kleiner Opticusganglien mit unterschiedlichem, färberischen und morphologischen Verhalten wird von verschiedenen Autoren bestätigt (ÁBRAHÁM 1960, BRATTGÅRD 1952, TANABE 1937, YAMADA et al. 1958 c, BECH 1957). Sudanophile, perjodatreaktive Granula fand KOISHIKAWA (1957) in den ersten Tagen nach der Geburt in den großen Opticusganglien; russische Autoren beschrieben Veränderungen der RNS-Granula in den großen Zellen nach experimentellen Belichtungen beim *Frosch* (TSCHENTSOV et al. 1961). Auf Grund von Silberimprägnationen an einem relativ großen Material von verschiedenen *Mammaliern*, mit Ausnahme des *Menschen*, beschrieb ÁBRAHÁM (1960) größere Opticusganglien „mit außergewöhnlich vielen Fortsätzen" und kleinere Zellen, die ebenfalls zahlreiche, aber viel „dünnere und kürzere Fortsätze" zeigen. Aus einem Zellkörper können mehr als 20 Dendriten entspringen. Eine Gliederung der Zellgruppen im Sinne von BECHER ist nach ÁBRAHÁM (1960) nicht möglich. Die „morphologischen Merkmale" für „vegetative" Ganglienzellen seien zu gering; seiner Ansicht nach „genügen die Größenunterschiede allein nicht, um einen Teil der im übrigen in ihrem morphologischen Verhalten übereinstimmenden Zellen als vegetative Zellen von den anderen abzugrenzen". ÁBRAHÁM beobachtete keine histologisch nachweisbaren neurosekretorischen Vorgänge an den Opticusganglien.

Keinerlei Anhaltspunkte für die Unterscheidung von vegetativen und optischen Ganglienzellen fanden auch EDSTRÖM u. EICHNER (1957) bei photometrischer Bestimmung des RNS-Gehaltes (*Rind* und *Mensch* wurde untersucht). Die Totalmenge an RNS schwankte zwischen 20—110 pg/Zelle[1], die RNS-Konzentration betrug 1,2—2,0% (Gew./Vol.). Die Volumenwerte der Zellen lagen zwischen 1200—13200 μ^3. Durch Röntgenabsorptionsmessungen fand BRATTGÅRD (1952), daß das Gesamttrockengewicht der Opticusganglienzellen im Vergleich zu anderen, großen Nervenzellen auffallend hoch ist, nämlich $0{,}98 \times 10^{-9}$ mg/μ. (Vergleichbare Werte: Motorische Vorderhornzellen 0,80; Purkinjesche Zelle 0,50; Spinalganglienzellen 0,29 und Zellen des Deitersschen Kernes 0,48). Das hohe Gesamttrockengewicht der Opticusganglien stellt also ein besonderes Charakteristikum dieser Zellen dar.

Elektronenmikroskopisch zeigten die Opticusganglien beim *Menschen* einen gut entwickelten Golgi-Apparat, zahlreiche schlanke Mitochondrien, ein ausgeprägtes endoplasmatisches Reticulum, viele freie Ribosomen, sowie verschiedene kleine, osmiophile Granula und etwas Pigment (YAMADA et al. 1958 c, FINE 1963). In ihrer Feinstruktur gleichen sie anderen Ganglienzellen gleicher Größe. Im Maculabereich ließen sich elektronenmikroskopisch stark osmiophile, rundliche Körperchen von 0,25—0,4 μ Durchmesser nachweisen, die vermutlich dem gelben Pigment, welches ein Xanthophyll ist, entsprechen (FINE 1963).

Kernvolumenvergrößerungen fanden MÜLLER u. NOVER (1955) bei experimentellem Vitamin C-Mangel *(Meerschweinchen)*. Normalerweise sind die Opticusganglien reich an Vitamin C (SCHMID u. BÜRKI 1943), weshalb MÜLLER u. NOVER (1955) die Kernschwellung bei *skorbutischen* Tieren als Aktivitätssteigerung deuten. Färberische Veränderungen zeigten die Opticusganglien der Skorbuttiere nicht. Kerngrößenveränderungen nach Belichtung beschrieben ROHEN u. MRODZINSKY (1955), sonstige Veränderungen nach Lichteinwirkung (TANABE 1937, RUBINO u. PASQUALINO 1958, BECH 1957, BRATTGÅRD 1952 [vgl. auch S. 108]).

---

[1] 1 pg = 1 mg × 10^{-9}.

In der Opticusganglienschicht der Retina sollen vereinzelt *Mastzellen*, sowie besonders reichlich *gliöse Elemente* vorkommen (EICHNER 1958). Über die embryonale Differenzierung der Opticusganglien s. S. 113, 135.

6. Die Nervenfaserschicht

a) Opticusfasern

Innerhalb der Retina sind die von den Opticusganglien ausgehenden Neuriten marklos. Bei *Rodentiern* und einigen *Marsupialiern* (z. B. *Perameles lagotis*) sind regelmäßig markhaltige Nervenfasern im Fundus oculi vorhanden (JOHNSON 1961, ROHEN 1954a). Bei *Fischen* können alle Nervenfasern in der Retina myelinisiert sein (VILLEGAS 1960). Bei *Primaten* gelten solche Erscheinungen als Anomalien, die häufig mit anderen Störungen zusammen dominant oder geschlechtsgebunden vererbt werden (COCKAYNE 1936). Die Nervenfaserschicht der Retina soll metachromatisch sein und sich dadurch von der Limitans interna abheben (KOJIMA u. OTA 1959).

Die *Zahl der Nervenfasern* entspricht annähernd derjenigen der Ganglienzellen (AREY u. GORE 1942, BISHOP et al. 1953). Sie wird auf $1/2$—$1,1$ Millionen geschätzt (BRUESCH u. AREY 1942, POLYAK 1941, CHACKO 1948). Möglicherweise ist die Zahl der retinalen Opticusfasern aber auch erheblich größer (MATURANA 1959). Die Fasern sind meist schon in der Netzhaut zu Bündeln gruppiert und zeigen verschiedene Durchmesser, was mit der unterschiedlichen Leistungsgeschwindigkeit der Opticusfasern innerhalb der Retina in Verbindung gebracht werden kann (DODT 1956) (Abb. 42).

Die Anordnung der Fasern ist nach experimentellen Befunden von WOLFF u. PENMAN (1950, 1951) bei *Kaninchen* und *Affen* so, daß die peripher entspringenden Neuriten in der Tiefe der Opticusfaserschicht und in der Peripherie des Sehnervenkopfes liegen und die weiter zentral entspringenden Axone sich innen anschichten. Im Bereich der Netzhautmitte bilden die Opticusfasern keine Raphe, sondern ein verwickeltes Geflecht (BALLANTYNE 1946). In der Opticusfaserschicht im Bereich des III. Neurons und in der inneren, plexiformen Schicht lassen sich bei verschiedenen *Säugern* zahlreiche scheiben- bis kugelförmige nervöse Endkolben, Ösen oder Ringe an den „relativ leicht imprägnierbaren, marklosen Opticusfasern" darstellen (BECHER u. KNOCHE 1959, 1960). Die funktionelle Bedeutung dieser Gebilde ist unklar. BECHER u. KNOCHE halten die Fasern mit Endkolben oder Ösen für ein konstant vorkommendes nervöses System eigener Art und fassen die Möglichkeit ins Auge, daß „in dem retinalen Kolbensystem ein spezifisch, receptorisches Organ diffuser Anordnung" oder ein zentrifugales Hemmungssystem differenziert ist. Kolbige Endverdickungen wurden auch beim *Menschen* gefunden, konnten jedoch nicht mit Sicherheit als „normale Nervenapparate" bezeichnet werden. Varicöse Anschwellungen an den Fortsätzen der Opticusganglien waren auch älteren Autoren schon bekannt (CAJAL 1901, BALBUENA 1936, POLYAK 1941). POLYAK betrachtet sie als Artefakte. ÁBRAHÁM (1960) bestätigte die Existenz kolbenartiger Verdickungen an den Opticusfasern verschiedener *Säuger* und hielt sie für „Pressoreceptoren". Sie sollen besonders häufig in Gefäßnähe vorkommen. Varicositäten der Opticusfasern innerhalb der Netzhaut, die bevorzugt im Bereich der Gefäße liegen, beschrieben KHAISSMAN (1959) und ÁBRAHÁM (1960) auf Grund von Silberpräparaten.

In der Opticusfaserschicht sind in silberimprägnierten Häutchenpräparaten vereinzelte, dickere Nervenfasern darstellbar, deren uni- oder bipolare Nervenzellen an der Innenseite der Opticusfaserschicht liegen (MAWAS 1946). Sie werden von MAWAS für sympathische Elemente gehalten.

b) Zentrifugale Nervenfasern

In der Retina von *Rind, Kaninchen* und *Hund* beschrieb KNOCHE (1957) zarte marklose Nervenfasern mit knötchenartigen Verdickungen, die er „Nodulus-

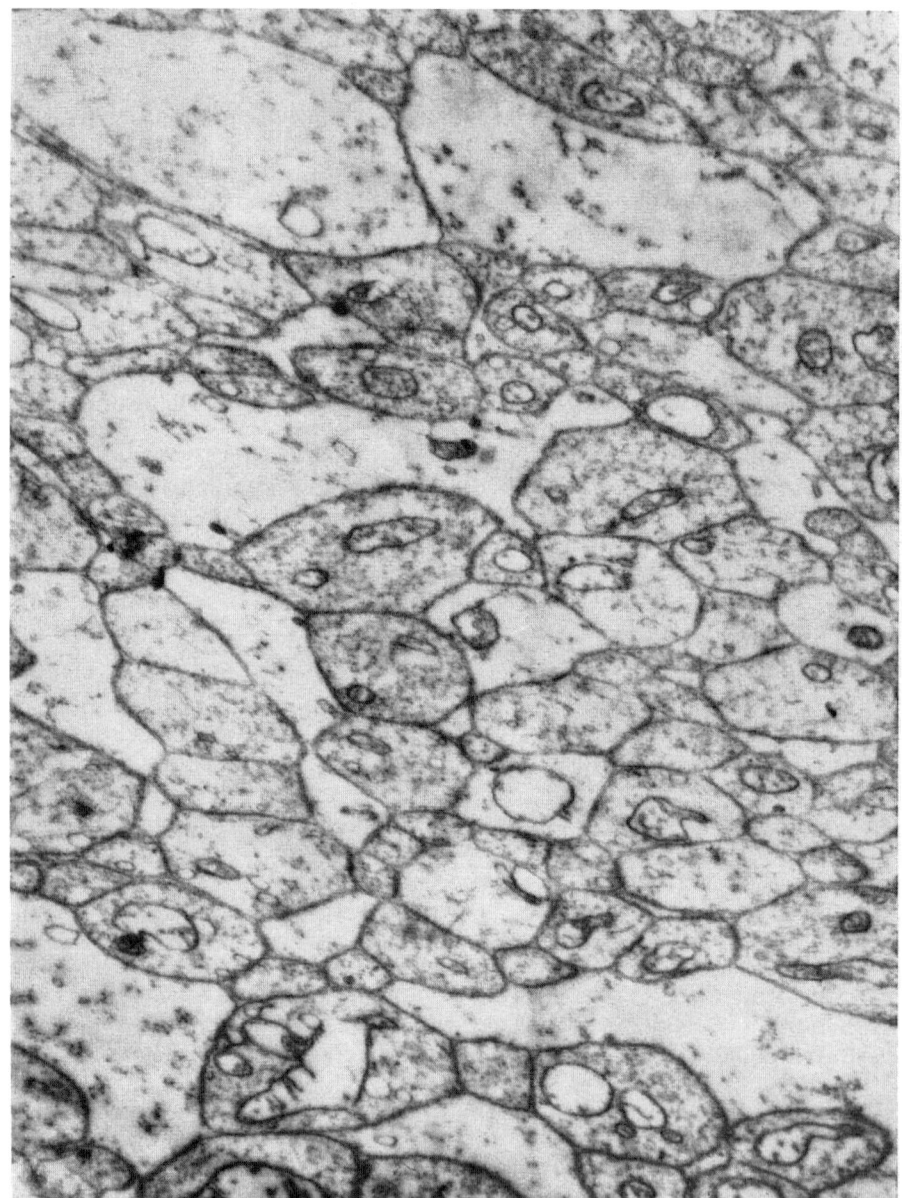

Abb. 42. Elektronenmikroskopische Aufnahmen von Opticusnervenfasern innerhalb der Netzhaut von *Tupaia glis*. (Orig.-Vergr. 4000fach, Endvergr. 14000fach.) Man beachte die lückenlose Aneinanderlagerung der Nervenfasern und deren unterschiedliche Querschnittsgröße

fasern" nennt. Sie sollen eine besondere Affinität für Silbersalze haben und völlig in den im Hypothalamus und Hypophysenhinterlappen dargestellten „Nodulusfasern" gleichen (KNOCHE 1953, SANO et al. 1956). Solche „Nodulusfasern" liegen nach KNOCHE in großer Zahl in der Umgebung der kleinen, multipolaren Ganglienzellen des III. Neurons, an den kleineren Blutgefäßen und in der inneren, plexiformen Schicht. Es soll sich um retinale Ausläufer vegetativer Ganglien des Hypothalamus, also *zentrifugale* Elemente handeln (,,zweites, vegetatives System der Retina"). Auch ROUSSY u. MOSINGER (1934, 1935) nahmen rückläufige Verbindungen zwischen N. supraopticus und Sehnerven an.

ÁBRAHÁM (1960) bestätigte neuerdings die Existenz von ,,Nodulusfasern" in der Retina und betonte, daß sie stellenweise sogar sehr zahlreich sind. Es handele sich aber um die Neuriten der multipolaren Ganglienzellen und nicht um besondere Bahnsysteme. Die Knötchen stellten postnatale Veränderungen dar, die auch an zahlreichen anderen Stellen des Nervensystems nach Vitalfärbungen, auch nach Imprägnationen beobachtet werden könnten.

Die Existenz *zentrifugaler Nervenfasern* innerhalb von Retina und N. opticus wird neuerdings wieder von WOLTER u. LISS (1956 b), WOLTER (1957), MATURANA (1959), HOLMGREN (1920), HERRICK (1933), COWAN u. POWELL (1962) diskutiert. Nach WOLTER (1957) sollen solche Fasern an den Retinacapillaren enden. Nach COWAN u. POWELL (1962) können sie bei *Vögeln* bis in die innere Körnerschicht verfolgt werden (s. auch S. 145).

Schon HOLMGREN (1920) hat bei *Knochenfischen* von der Existenz eines zentrifugalen *Tractus recesso-opticus* und *Tractus praeoptico-opticus posterior* gesprochen. HERRICK (1933) erwähnte bei *Necturus* eine zentrifugale Bahnverbindung vom N. praeopticus des Hypothalamus zum Sehnerven. Auf Grund von Degenerationsversuchen wird von COWAN u. POWELL (1962) bei *Tauben* eine zentrifugale Bahn vom Hirnstamm *(Nucleus isthmo-opticus)* zur kontralateralen Retina beschrieben. Bei *Schlangen (Natrix)* fand ARMSTRONG (1951) zentrifugale Nervenfasern im Sehnerven. Im zentralen Stumpf eines experimentell durchschnittenen Sehnerven der *Kröte* beobachtete MATURANA (1959) ein halbes Jahr nach der Operation noch markhaltige Fasern, die er für zentrifugale Elemente hält.

Trotz allem kann die Existenz zentrifugaler Systeme in der Retina nicht als gesichert angesehen werden, obwohl physiologische Befunde (Erhöhung des Bild- und Helligkeitskontrastes durch zentrifugale Hemmungseffekte, optische ,,Stimmung" usw.) das Vorhandensein von zentrifugalen Fasern wahrscheinlich machen (vgl. auch GRANIT 1962). GRANIT (1962) betonte auch, daß in dieser Hinsicht vor allem folgende Fragen von den Morphologen geklärt werden müßten: Die Lage der Nuclei, von denen zentrifugale Fasersysteme ausgehen; die Bestätigung der Cajal- und Dogielschen Annahme von zwei verschiedenen efferenten Endformationen in der Retina; die relative Zahl der zentrifugalen Fasersysteme in tag- und nachtangepaßten Augen; Klärung der Beziehungen zentrifugaler Systeme zu den ventralen Kerngruppen des *Corpus geniculatum laterale* und schließlich Überprüfung der Behauptung von MARENGHI (1900), wonach rückläufige Kollateralen von den Opticusfasern entspringen, die in der äußeren Körnerschicht endigen.

Die große Zahl der Fragen, die die Physiologie damit an die mikroskopische Anatomie richtet, beweist eindringlich, wie ungeklärt der ganze Fragenkomplex ist.

Nur bei *Arthropoden* sind Hemmungssysteme innerhalb des Sehapparates experimentell und morphologisch nachgewiesen worden, wie z. B. bei Insekten und beim *Lateralauge* von *Limulus* (HARTLINE 1959, RATLIFF et al. 1958, RATLIFF 1961, AUTRUM 1958). *Limulus* hat ein Komplexauge mit ungefähr 100 Ommatiden. Jede Ommatide kann als Einzelreceptor erregt werden, wobei vom zugehörigen Nerven isoliert Aktionspotentiale abgeleitet worden sind (HARTLINE et al. 1961). Elektrophysiologische Untersuchungen dieser Art zeigten nun, daß die einzelnen Ommatiden nicht unabhängig voneinander funktionieren, sondern sich gegenseitig hemmend beeinflussen können. Die anatomische Grundlage dafür ist ein feiner dreidimensionaler Nervenplexus, der unmittelbar proximal von der Ommatidenschicht gelegen ist. Er setzt sich aus Kollateralen der exzentrischen oder Retinulaaxone zusammen, was sowohl elektronenmikroskopisch (RATLIFF et al. 1958) als auch lichtmikroskopisch mit Imprägnationsmethoden (HARTLINE 1961) bewiesen werden konnte. Belichtet man eine Ommatide isoliert, so werden gleichzeitig die Nachbarelemente gehemmt. Das *Limulus*auge hat sich als fruchtbares Modell für das Studium fördernder und hemmender Mechanismen auf Grund bestimmter interneuronaler Verknüpfungen erwiesen und damit allgemein biologisches Interesse erweckt (HARTLINE 1961). Ähnlich klare Ergebnisse liegen für das *Wirbeltier*auge leider bisher noch nicht vor (vgl. GRANIT 1962).

7. Membrana limitans interna

Die älteren Autoren faßten die sog. ,,Membrana limitans interna" als eine gliöse Abschlußschicht gegen den Glaskörper hin auf, die von den Fußplatten der Müllerschen Stützzellen aufgebaut würde (s. POLYAK 1941, WOLTER 1959a, 1961, E. WOLFF 1937, DUKE-ELDER 1961). Auf Grund von Silberimprägnationsmethoden (Methode nach RIO DEL HORTEGA) glaubte WOLTER (1961) feststellen zu können, daß die pinselartigen Endfüße der Müllerschen Stützzellen in der Limitans interna ,,verankert" sind und daß die Membran als gliöses Produkt gewertet werden müsse, eine Ansicht, die WOLFF (1937) abgelehnt hat. Färberisch verhält sich die Limitans wie kollagenes, nicht wie gliöses Gewebe (Blaufärbung bei Azan).

Neuere elektronenmikroskopische Untersuchungen (GRIGNOLO 1952, 1953, YAMADA et al. 1958c, MISSOTTEN u. ITTERBECK 1959, FINE 1961, COHEN 1961, WALD u. DE ROBERTIS 1961, PEDLER 1960—1963, MATSUO et al. 1961, GÄRTNER 1962c) haben aber gezeigt, daß die Membrana limitans interna die Struktur einer Basalmembran von etwa 1000—2000 Å Dicke besitzt und sich gut von den protoplasmatischen Fußpunkten der Müllerschen Radialfaserglia abgrenzen läßt.

Die klinisch nachweisbare, auffallende Adhärenz der Membran an der Retina kommt wahrscheinlich durch die mit Kittsubstanz gefüllte Zwischenschicht zustande, welche die Gliafortsätze der Müllerschen Zellen mit der Basalmembran verbindet. Die Membran ist lamellär gebaut, 2—3 μ dick und muß nach GÄRTNER (1962c) als periphere Verdichtung des Glaskörpergewebes aufgefaßt werden, da sich ihre Faserlamellen schichtweise von der Rétina abheben und in die Glaskörpermembranen übergehen. Demnach wäre die Bezeichnung Membrana limitans in Analogie zur Membrana limitans gliae des Gehirns nicht mehr zutreffend, weshalb GÄRTNER sie auch als ,,*vitreo-retinale Grenzschicht*" oder Membrana hyaloidea bezeichnet. Elektronenmikroskopisch hat sie den Charakter einer modifizierten Basalmembran (YAMADA et al. 1958c, FINE 1961) und besteht aus mehreren Schichten (MISSOTTEN u. ITTERBECK 1959, MATSUO et al. 1961). Sie ist eine rein extracelluläre Struktur, mit der die Fußplatten der Müllerschen Stützzellen keine direkte Verbindung haben (PEDLER 1960, 1961). Das bei Silberimprägnation an Flachpräparaten zu beobachtende Mosaik soll durch ein entsprechendes Fibrillenmuster der Glaskörperfasern entstehen (PEDLER). Es ist jedoch viel wahrscheinlicher, daß es durch die Fußpunkte der Müllerschen Zellen, die durch Kittsubstanz verbunden sind, zustande kommt. Desmosomen sind elektronenoptisch in Höhe der Fußplatten beschrieben worden (FINE 1961).

Die Membrana limitans interna ist im Bereich der Fovea verdickt und läßt sich auf der Papille lichtmikroskopisch nicht mehr darstellen (WOLTER 1961).

In der peripheren Retina vergröbert sich die Membran und setzt sich schließlich in die Zonulalamelle des Ciliarkörpers fort.

An ihrer Innenfläche sollen flache Zellen mit langen Fortsätzen liegen (WOLTER 1959a, 1961), die aber möglicherweise auch mit den neuerdings wieder beschriebenen Glaskörperrindenzellen identisch sind (BALACZ 1961, GÄRTNER 1962d).

Die lichtmikroskopisch gelegentlich zu beobachtende Doppelkontur der Membran (REDSLOB 1927, WOLFF 1938, POLYAK 1951, HERVOUET 1958) läßt sich aus der Feinstruktur leicht erklären. An histologischen Präparaten gewinnt man den Eindruck, daß die Membran im Bereich größerer Gefäße diskontinuierlich ist. Retinagefäße können innerhalb der Membran, aber auch „epiretinal" (GÄRTNER 1962a, b) liegen, so daß die Membran an solchen Stellen unterbrochen oder verdünnt erscheint (WOLFF 1937). Epiretinale Gefäße sind auch im Markstrahlenbereich der *Kaninchen*netzhaut zu finden (ROHEN 1954a). Die Membran ist stark perjodatreaktiv, gibt eine für Phosphorylasen positive Reaktion und ist nicht metachromatisch (FINE 1961, OHASHI 1960a, c, KOJIMA u. OTA 1959). Ähnlich wie an der Descemetschen oder Bruchschen Membran können im Alter lokalisierte Varicositäten oder Hyalinisierungen auch an der Membrana limitans interna auftreten (VRABEC 1953).

8. Retinale Glia

a) Müllersche Stützzellen

Lichtmikroskopisch erscheint die Müllersche Vertikal- oder Radialfaserglia nach Golgi- oder Hortega-Imprägnationen als äußerst dichtes, maschenartiges Netzwerk, so daß strukturelle Einzelheiten kaum erkennbar sind (PEDLER 1962). Das wabenförmige Maschenwerk dieser Zellen entsteht vor allem innerhalb der beiden Körnerschichten, wobei korbartige Aussparungen für die Perikarien der Nervenzellen freigelassen werden (Abb. 43). Nach innen bilden sich dann die bekannten pfeilerartigen Radialfaserzüge mit ihren verbreiterten Fußplatten zur Membrana hyaloidea hin. Die Radialfaserzüge lassen tunnelartige Hohlräume für die Nervenfaserbündel frei und bilden zu den Retinagefäßen verbreiterte, füßchenartige Seitenfortsätze in relativ dichter Folge (PEDLER 1962, 1963). Nach intravitraelen Injektionen von Ferrocyanidpräparaten sieht man in Berlinerblau-Präparaten der *Frosch*retina hauptsächlich blaue Niederschläge in den Fortsätzen der Müllerschen Stützzellen. Die Eisenpartikel scheinen intracellulär in pinocytotischen Bläschen und Kanälchen abgelagert zu werden (LASANSKY und WALD 1962).

Elektronenmikroskopisch zeigen die Müllerschen Zellen mikrovilliartige Fortsätze, die über die sog. *Membrana limitans externa* hinausragen. Sie haben ungefähr einen Durchmesser von $0,1 \mu$ und umgeben die Innensegmente wie mit einem Faserkorb. Die Mikrovilli sind reich an Bläschen und Vacuolen, enthalten aber keine Mitochondrien. Um die Zellkörper der Receptoren bilden die Müllerschen Zellen ringartige, stark osmiophile Cytoplasmaplatten, die sich desmosomenartig verbreitern (SJÖSTRAND 1958, BECHER 1957, WALD u. DE ROBERTIS 1961, FINE 1961, DOWLING u. GIBBONS 1961, EICHNER u. THEMANN 1962c, VILLEGAS 1960). Die sklerawärts gerichteten Mikrovilli der Müllerschen Zellen entsprechen den „Faserkörben" der Lichtmikroskopie und bilden vermutlich eine Kittsubstanz zwischen den Außengliedern der Receptoren und Pigmentepithelzellen (SJÖSTRAND 1959, ZIMMERMANN 1959). Der Kern ist meist längsoval und chromatinreich. Er liegt in der inneren Körnerschicht oder der Innenzone der äußeren Körnerschicht. Durch die Fortsätze der Müllerschen Zellen werden die Opticus-

fasern der Retina geordnet und zu Bündeln zusammengefaßt (WOOD 1935).
Bei *Reptilien* splittern sich die Fortsätze der Radialfaserglia unter der Limitans
interna so stark auf, daß eine eigene ‚lamelläre Faserschicht entsteht („horizontal,
lamellar layer") (PEDLER 1963).

Bei *Reptilien* sind die Müllerschen Zellen besonders mächtig (WALD u. DE RO-
BERTIS 1961, PEDLER 1963). Die Receptorensynapsen werden nahezu vollständig
von den Plasmafortsätzen der Zellen umgeben (Abb. 19). Ein extracellulärer Raum
im eigentlichen Sinne entsteht dadurch nicht. Die Mitochondrien liegen vornehmlich in Höhe der sog. Limitans externa in Kernnähe und an der Grenze
zwischen äußerer plexiformer und Opticusganglienschicht (EICHNER u. THEMANN
1962). Eine Verbindung zur „Membrana limitans interna" existiert nicht. Die
von den Mikrovilli gebildeten „Faserkörbe" im Bereich der Receptoren lassen

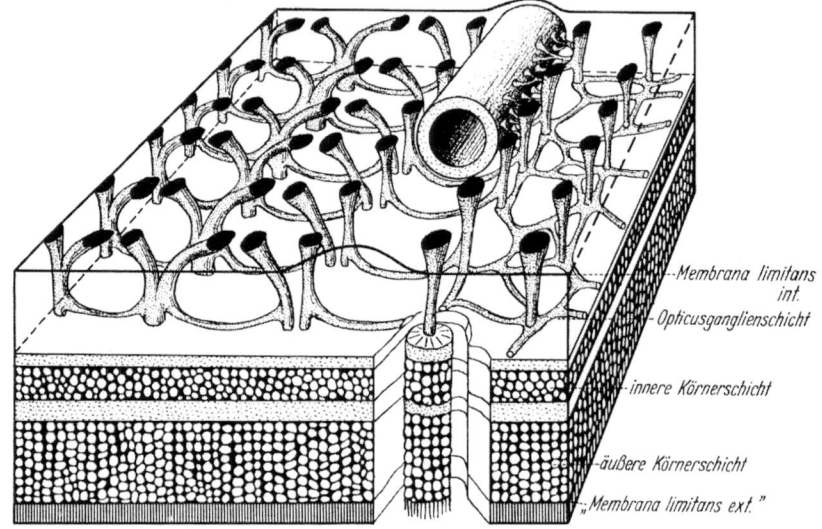

Abb. 43. Strukturschema von den Müllerschen Stützzellen der menschlichen Netzhaut nach Silberimprägnationspräparaten. (Nach PEDLER 1962)

sich besonders deutlich nach beginnendem Vitamin A-Mangel erkennen (Dow-
LING u. GIBBONS 1961). Plasmatische Kontakte der Müllerschen Stützzellen
zu den Retinacapillaren beschrieben BECHER (1957) und PEDLER (1962), die diese
Beobachtungen mit einer möglichen nutritiven Aufgabe dieser Zellen in Zusammenhang gebracht haben. Für diese Annahme spricht auch der vielfach beobachtete
Glykogenreichtum dieser Zellen (EICHNER u. THEMANN 1962, EICHNER 1958,
WISLOCKI u. SIDMAN 1954, KUWABARA u. COGAN 1961). Auch zahlreiche andere
Fermente wurden in ihnen nachgewiesen. Die Hauptmenge der Milchsäuredehydrogenase ist in die Radialfaserglia zu lokalisieren (COGAN u. KUWABARA
1959, ERÄNKÖ 1961, PEARSE 1961, EICHNER 1958), was besonders bei den anangischen und merangischen Netzhäuten deutlich ausgeprägt ist (SÜLLMANN 1956,
LOWRY et al. 1956). In den Fußplatten der Müllerschen Zellen, sowie in Höhe
der äußeren Körnerschicht kommen beim Menschen reichlich Bernsteinsäuredehydrogenasen vor (EICHNER 1956b), was mit der elektronenmikroskopisch nachgewiesenen Verteilung der Mitochondrien gut übereinstimmt (EICHNER u. THE-
MANN 1962, KIDD 1962). Im Gegensatz zu KHAU VAN KIEN (1952) konnte
EICHNER (1955) keine Ribonucleotide in der Radialfaserglia nachweisen. Die
stärkste Aktivität zu Phosphorylasen fand OHASHI (1960a, c) an der Basis der

Radialfasern und in der Nähe der Limitans interna. Die Müllerschen Zellen enthalten auch reichlich Milchsäuredehydrogenase, Peroxydasen, DPNH, TPNH,

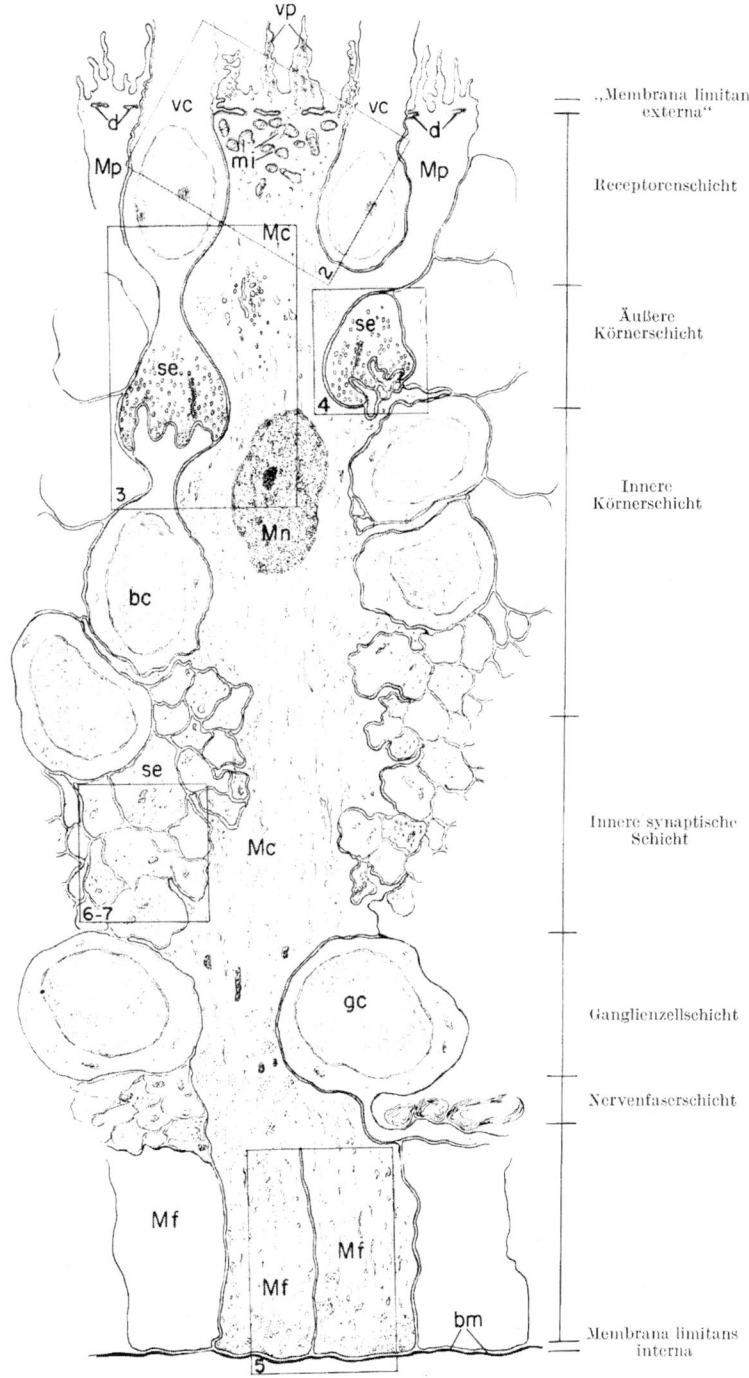

Abb. 44. Schematische Darstellung einer Müllerschen Stützzelle aus der Netzhaut der Schildkröte nach elektronenmikroskopischen Befunden. (Nach F. WALD u. DE ROBERTIS 1961)

jedoch keine Succino-, Isocitrat- und Alkoholdehydrogenasen (NASU, APPONI u. VIALE 1962, IGA 1958).

Der Glykogen- und Fermentreichtum der Müllerschen Radialfaserglia läßt vermuten, daß diese eine ähnliche Funktion für die Retina erfüllen, wie die Astrocytenglia des Gehirns, deren Glykogengehalt neuerdings besonders von OKSCHE (1958, 1961) dargestellt wurde (vgl. auch HORSTMANN 1960). VILLEGAS (1960) vergleicht sie mit den Schwannschen Zellen der peripheren Nerven. Über die mögliche Bedeutung der Müllerschen Stützzellen s. auch S. 115.

b) Übrige Glia der Retina

Neben den Müllerschen Stützelementen kommen verschiedene andere Gliaarten in der Netzhaut vor. Die Existenz typischer *Mikroglia* nach HORTEGA ist umstritten. WOLTER (1960b) fand allerdings bei Retinatumoren Hortega-Zellen in allen Stadien phagocytierender Tätigkeit, zum Teil auch im angrenzenden Glaskörper. Ausschließlich auf Silbercarbonatimprägnationen nach HORTEGA gestützt, hat WOLTER (1955, 1961) drei Hauptformen der retinalen Glia unterschieden: a) *Astroglia*, b) *perivasculäre* Glia und c) *Mikroglia*. Die letzte wird als mesodermal aufgefaßt. Nur die Müllersche Glia erreicht auch die peripheren Netzhautschichten, die Astroglia und perivasculäre Glia ist auf die inneren Schichten beschränkt. Die innere Körnerschicht enthält keine Astroglia. Die sternförmig verzweigten Zellen, die vor allem in der inneren plexiformen Schicht zu finden sind, durchsetzen auch die innere Körnerschicht mit ihren Fortsätzen. Die protoplasmatischen Fortsätze bilden in der menschlichen Retina ein sehr regelmäßig geordnetes, wabenförmiges Netz, das bei Neugeborenen wesentlich dichter und zellreicher ist und stempelartig verbreiterte Fußplatten zu den Gefäßwänden hin bildet. Im Alter wird die Zahl der Gliafortsätze, die gleichzeitig gröber und unregelmäßiger werden, vermindert (WOLTER 1961). Die perivasculäre Glia umspinnt die Blutgefäße der Retina mit zahlreichen, stark verzweigten Fortsätzen, „um den direkten Kontakt der Neurone mit den Gefäßen zu verhindern" (WOLTER 1957a, 1961). Die perivasculäre Glia proliferiert im höheren Alter sowie bei Degenerationsprozessen.

Eine typische *Oligodendroglia* wurde in der menschlichen Retina bisher nicht gefunden.

In der Opticusfaserschicht kommen außerdem langgestreckte, *bipolare Gliazellen* mit schmalem, ovalem Kern vor (sog. *Remaksche Zellen* oder *Lemmocyten*), die eine Spezialform der Astrocyten darstellen und eine Art Neurolemm für die Opticusfasern der Netzhaut bilden. Sie sollen auf der Papille fehlen. Beziehungen zur „Membrana" limitans interna existieren nicht (WOLTER 1955, 1956). Sie können in krankhaften Zuständen proliferieren und mehrkernig werden. Bei älteren Patienten treten sie stärker hervor und sind leichter imprägnierbar. In pathologischen Situationen reagiert hauptsächlich die übrige Astroglia (WOLTER 1957b).

c) Zur Frage der Existenz eines Extracellulärraums in der Retina

Sowohl mit physiologischen (AMES 1956, AMES u. HASTINGS 1956, TERNER, EGGLERTON u. KREBS 1950), als auch elektronenmikroskopischen Methoden (BECHER 1957, SJÖSTRAND 1959, FINE 1961, WALD u. DE ROBERTIS 1961) ließ sich ein Extracellulärraum „im klassischen Sinne" in der Retina nicht nachweisen, so daß die gleichen Verhältnisse, wie sie für das Gehirn beschrieben wurden, zu bestehen scheinen (s. unten). Schwellungen der Netzhaut nach Gaben von Glutamat beruhen auf einer Vermehrung intracellulärer Flüssigkeit (AMES 1956).

Nach Behandlung mit Ringerlösung ohne Glutamat tritt keine Retinaschwellung auf (AMES u. HASTINGS 1956, TERNER, EGGLESTON u. KREBS 1950, ARKHANGELSKII 1962).

Elektronenmikroskopisch ließ sich zeigen (*Schildkröte*, WALD u. DE ROBERTIS 1961), daß die retinale Schwellung nach Behandlung mit Glutamaten hauptsächlich auf einer Vergrößerung der synaptischen Strukturen sowie der Nervenfasern beruht. Die übrigen Netzhautschichten bleiben unverändert, ebenso die Müllerschen Stützzellen, die sich also in diesem Punkte von den Astrocyten des Zentralnervensystems unterscheiden. Da die *Schildkröten*retina avasculär ist, könnte das beobachtete Verhalten jedoch auch durch die Besonderheiten anangischer Retinae bedingt sein.

HORSTMANN u. MEVES (1959) haben für *Scylliorhinus* errechnet, daß der extracelluläre Raum des Zentralnervensystems 5% des Totalvolumens nicht übersteigt. WALD u. DE ROBERTIS (1961) vermuten, daß für die Retina ein noch geringerer Wert gilt. Die elektronenmikroskopisch zwischen den Cytoplasmastrukturen beobachteten Spalten betragen durchschnittlich 100 Å (SJÖSTRAND 1959, VILLEGAS 1960) oder 120—250 Å (WALD u. DE ROBERTIS 1961), also durchschnittlich 150—200 Å (BECHER 1957). Der einzige „größere" extracelluläre Raum liegt zwischen den Innengliedern der Receptoren, den Fortsätzen der Müllerschen Zellen und Pigmentepithelien. Die mikrovilliartigen Fortsätze der Müllerschen Zellen erreichen nur etwa $^1/_3$—$^1/_4$ der Länge des Innengliedes (FINE 1961). So bleibt ein Spaltraum jenseits der sog. Limitans externa zwischen den sich verzahnenden Plasmafortsätzen übrig, der aber vermutlich von einer mucopolysaccharidreichen Kittsubstanz (SJÖSTRAND 1961, ZIMMERMANN 1959) ausgefüllt ist. Ein inter- oder extracellulärer Raum nennenswerten Ausmaßes existiert daher in der Retina nicht. Die Funktion des Extracellulärraumes in der Netzhaut wird aber — nach einer neueren Hypothese von SJÖSTRAND (1961) — möglicherweise von den Müllerschen Stützzellen übernommen, d. h. die Außenfläche der nervösen Membranen und die ionale Zusammensetzung des Cytoplasmas der Ganglienzellen würde damit von den Gliazellen kontrolliert. Diese Vorstellung beruht auf der allerdings noch hypothetischen Annahme, daß die Permeabilität der Cytoplasmamembranen für K- und Na-Ionen bei den Glia- und Nervenzellen verschieden ist, wofür anscheinend mancher Anhalt besteht. Die Müllerschen Stützzellen würden damit nicht nur wichtige nutritive und mechanische Aufgaben innerhalb der Netzhaut erfüllen, sondern auch die Stelle des Extracellularraumes vertreten und damit die Erregbarkeit der retinalen Nervenzellen kontrollieren (SJÖSTRAND 1961). Sie würden die Aufrechterhaltung einer „retinalen Homöostase" garantieren (NOELL 1959, SVAETICHIN et al. 1961).

9. Morphologische Grundlagen der Zentralisation der Retina

a) Allgemeines

Unter Zentralisation soll hier das Strukturgefälle foveahaltiger Netzhäute von der Peripherie zum Zentrum (Macula) verstanden werden. Diese Strukturunterschiede im Retinaaufbau existieren nur bei *Sauropsiden*, einigen *Knochenfischen* und *Primaten*, also Netzhäuten mit ausgeprägter Macula oder Fovea centralis. Als Vorstufe zur Zentralisation können die areahaltigen Retinae angesehen werden.

Nach KAHMANN (1935) haben *Knochenfische* eine Fovea lateralis, *Reptilien* eine Fovea centralis, *Vögel* sowohl eine Fovea lateralis als auch eine Fovea centralis. Die *Primaten* sind die einzigen *Wirbeltiere*, bei denen der binoculare Sehraum zugleich auch auf die Fovea centralis zentriert ist. R. BRÜCKNER (1949, 1955,

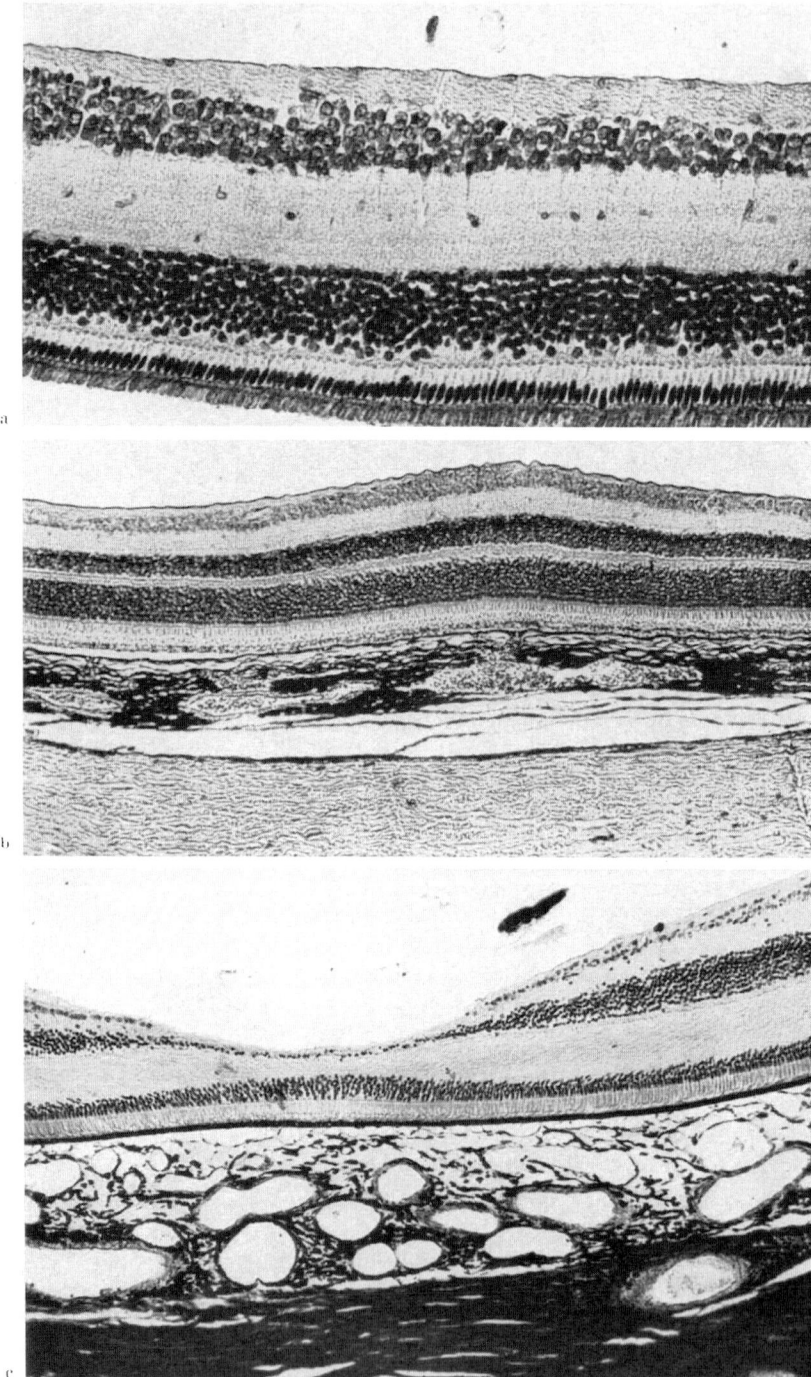

Abb. 45a—c. Der Aufbau der Netzhautmitte bei einigen niederen und höheren Affen. a *Tupaia glis* (H.E., 65fach), b *Lemur catta* (H.E., 25fach), c *Pan* (Azan, 65fach). Bei einigen, mehr tagesaktiven Halbaffen, z.B. *Lemur catta*, ist eine deutliche Area centralis differenziert (b). Innerhalb der reinen Zapfennetzhaut von *Tupaia glis* ist eine areaartige Verdickung der Netzhautschichten in der hinteren Fundushälfte zu beobachten (a). Die höheren Affen *(Simiae)* haben jedoch echte Foveae (c)

1961) hat zwar behauptet, daß echte Foveae auch bei manchen wildlebenden *Feliden (Löwe, Tiger, Panther, Puma)* und *Caniden (Wolf)* vorkämen, wogegen solche bei den *domestizierten* Verwandten fehlen sollen, konnte aber dafür keine überzeugenden histologischen Bilder beibringen. So können seine interessanten Spekulationen über den Zusammenhang zwischen Verhaltensweise und Netzhautdifferenzierung vorerst noch nicht diskutiert werden.

Die Zentrierung der Sehfunktionen auf die Netzhautmitte ist also ein Charakteristikum der höheren *Primaten* und steht zweifellos im Zusammenhang mit anderen evolutiven Vorgängen wie der Ausreifung bestimmter Abschnitte des Zentralnervensystems (corticale Sehzentren), der veränderten Augenstellung

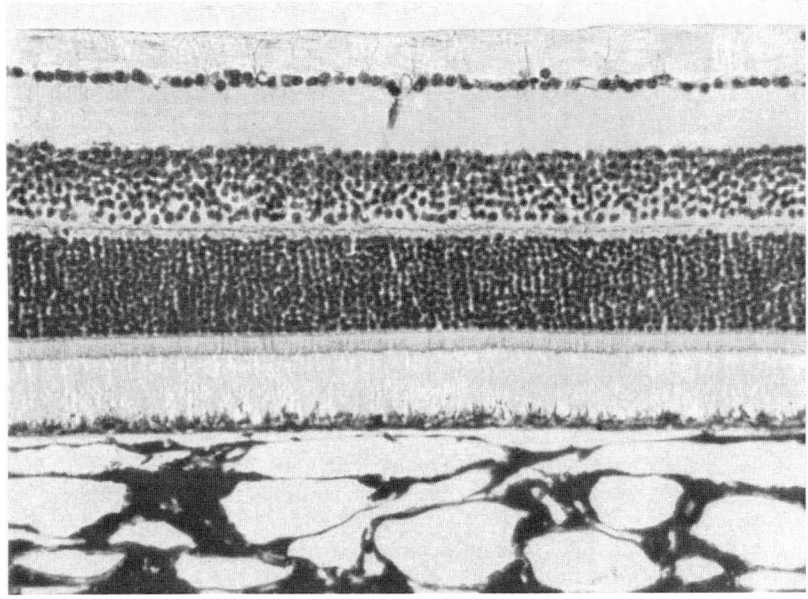

Abb. 46. Querschnitt durch die Retina von *Tarsius bancanus* (Paraffin, GOLDNER, 192×). Die Netzhaut ist eine reine Stäbchennetzhaut ohne eine areaartige Differenzierung in der Fundusmitte. Die Stäbchen sind außerordentlich lang und in dieser Form bei keiner anderen Primatenart zu finden

(Frontalverschiebung der Sehachsen) und der Entwicklung von Akkommodations- und Konvergenzmechanismen. Bei den anderen *Wirbeltieren* wird der Binocularbereich von der temporalen Netzhauthälfte beherrscht. Selbst bei *Vögeln*, die eine hochdifferenzierte Fovea centralis haben, kommt es nicht zu einer so starken Frontalstellung der Augen, daß die Fovea in den anatomischen Binocularbereich fällt.

Mit dem Auftreten einer maximal differenzierten, hochspezialisierten Region „schärfsten Sehens" bei den *Primaten* verlieren die peripheren Netzhautgebiete an Bedeutung. Es bildet sich eine „funktionelle Polarisation" heraus, die hier als Zentralisation bezeichnet wird. Sie fehlt bei den übrigen *Mammaliern*, ferner bei *Subprimaten* und *Halbaffen* (ROHEN 1962d, 1963). Als evolutive Vorstufen betrachtet FRANZ (1913, 1934) die relative Vermehrung der Sinneszellen im Fundusbereich bei zahlreichen *niederen Wirbeltieren*, primitiven *Mammaliern*, sowie die Entwicklung einer sog. *Area centralis*, wo die Receptoren meist vermehrt und verlängert sind und durch eine Konzentration der übrigen Leitungselemente eine erhöhte Sehschärfe trotz verdickter Netzhaut zustande kommt (Abb. 47).

WOOLLARD (1926) hat bei *Tarsius* eine verdickte Netzhautstelle im Fundusbereich mit wellenförmigen Falten und mehrschichtigem Pigmentepithel als
,,Primordium maculae" bezeichnet. Wir haben diese Angaben nachgeprüft und
keine Area dieser Art gefunden. *Tarsius* hat eine reine Stäbchennetzhaut. Die
Außenglieder der Receptoren sind außerordentlich lang und zerfallen postmortal
rasch (Abb. 46). Es ist sehr wahrscheinlich, daß die gezeichneten Abbildungen
von WOOLLARD auf Fixationsartefakten beruhten. Ein ,,Vorläufer" einer Macula
(Primordium) gibt es bei *Halbaffen* in diesem Sinne nicht. Dagegen fanden wir
bei *Tupaia*, das eine reine Zapfennetzhaut besitzt und bei *Lemur catta*, das eine
gemischte Retina hat und unter den *Lemuren* ein Tagtier ist, eine deutliche
Area centralis (Abb. 45). Bei *Tupaia* ist diese Area weniger lokalisiert, bei
Lemur catta aber auf einen engen Bezirk temporal von der Papille beschränkt
und liegt genau in der optischen Achse. Innerhalb der Areae stehen die ver-
schmälerten Receptoren dichter und alle drei Kernreihen sind verdickt. Die
Henlesche Faserschicht ist verlängert und zeigt eine vom Zentrum nach der
Peripherie gehende Schrägstellung ihrer Elemente. Die Opticusganglien vermehren sich hier auf zehn bis zwölf Reihen. Wenn überhaupt, dann sind diese
Areae als ,,Vorläufer" der Foveae centrales bei den höheren *Primaten* zu bezeichnen. Innerhalb der Gruppe der Simiae gibt es keine Zwischenformen.
Callithrix jacchus hat keineswegs eine primitivere Fovea, die als evolutive Zwi-
schenstufe gewertet werden könnte, wie WOOLLARD (1926, 1927) geglaubt hat,
sondern eine für das äußerst kleine Auge durchaus volldifferenzierte Macularegion (KOLMER 1930, ROHEN 1962, 1963). Es wäre überdies zu diskutieren,
ob die areaartigen Bezirke einzelner *Primaten* nicht auch als rudimentäre Maculae
aufgefaßt werden können, anstatt sie als ,,Vorstufen" einer Fovea zu betrachten.
KOLMER (1930) hat dies besonders für die Strukturen bei *Aotes* wahrscheinlich
gemacht.

Es gibt auch stäbchenhaltige Foveae, z. B. die temporale Fovea bei *Bathylagus*, in deren Bereich 800000 Receptoren/mm² gezählt wurden (VILTER
1954).

Da die Steigerung der Differenzierungshöhe im Foveabereich der *Primaten*
mit einem ,,Funktionsverlust" in der Peripherie verknüpft ist, andererseits sich
aber auch beim Übergang vom Nacht- zum Tagleben Proportionsveränderungen
am Auge ergeben haben, die unter anderem mit einer relativen Dorsalverlagerung
der Ora verbunden sind, läßt sich bei den höheren *Primaten* in zunehmendem
Maße ein Strukturverlust in der Netzhautperipherie beobachten, der z. B. mit
dem Auftreten großer, receptorenloser Areale, cystischer Degenerationen usw.
verknüpft ist. Wieweit dafür auch funktionelle Momente (Akkommodation,
Gefäßversorgung) in Betracht gezogen werden müssen, wird unten erörtert
(s. S. 106ff.).

b) Macula lutea und Fovea centralis

Die Macula ist an frisch enucleierten Augen an ihrer intensiven Gelbfärbung
erkennbar. Diese Färbung ist kein Artefakt (vgl. NORDENSON 1949), sondern
wird durch ein Pigment, ein Carotinoid *(Xanthophyll)* bewirkt (WALD 1945).
Die Macularegion ist beim *Menschen* leicht elliptisch und hat eine Ausdehnung von
3—5 mm (VILTER 1947, 1953, POLYAK 1941). Die älteren Autoren haben meist
geringere Werte angegeben. Ophthalmoskopisch liegt die Macula in der Regel
in der Ebene des unteren Papillenrandes (FISON 1956). Der Durchmesser der
eigentlichen Fovea centralis ist etwa 1,5 mm, derjenige der Foveola 0,3 mm.
Die Tiefe der Fovea ist rund 240 μ. Das ist mehr als die Hälfte der Gesamtdicke der Retina. Die stäbchenfreie Zone hat einen Durchmesser von 260 μ

(Østerberg 1935). Um die Fovea herum liegen kreisförmige Zonen, in denen die retinalen Schichten verdickt sind (sog. *Parafovea* und *Perifovea*). Sie haben einen Durchmesser von durchschnittlich 3—3,6 mm.

Die citronengelbe Pigmentierung der Macula kommt durch einen intracellulär abgelagerten Farbstoff (Xanthophyll) zustande. Fine (1963) glaubt diesen Farbstoff in den foveanahen Opticusganglien in Form rundlicher, osmiophiler Körperchen von 0,25—0,4 μ Durchmesser auch elektronenmikroskopisch nachgewiesen zu haben. Die maculanahen Opticusganglien zeigen elektronenmikroskopisch ein besonders auffallend entwickeltes endoplasmatisches Reticulum, feinste intraplasmatische Filamente, langgestreckte, reichlich vorhandene Mitochondrien und einen ausgeprägten Golgi-Apparat (Fine 1963). Im übrigen ist die Netzhautmitte elektronenmikroskopisch noch nicht erforscht. Duke-Elder (1961) teilte den Maculabereich in drei konzentrische Regionen auf: 1. den Bereich, der das gelbe Maculapigment enthält, 2. die stäbchenfreie Zone, in der nur noch Zapfen vorhanden sind und 3. die Fovea centralis als Mitte der Macula, wo die eigentliche Reduktion der Schichten auftritt. Wenn man noch den Bereich der verdickten, perifovealen Retina einbezieht, entsteht ein relativ großer Bezirk, der im Sinne des schärfsten Sehens differenziert ist (Arkhangelskii 1962).

Nach Leboucq (1922) beträgt die Retinadicke in der Umgebung der Fovea beim *Menschen* etwa 170 μ, bei den *Simiae* 220—300 μ. Die perifovealen Schichten sollen nach Leboucq bei höheren *Affen* durchschnittlich dicker sein als beim *Menschen*, was auf eine relative Vermehrung der Leitungselemente und damit eine erhöhte Sehschärfe schließen lasse. Der Durchmesser der Opticusganglienschicht ist hier z. B. bei *Homo* 44 μ, *Simiae* 68—100 μ, innere Körnerschicht *Homo* 44 μ, *Simiae* 48—72 μ, äußere Körnerschicht *Homo* 24 μ, *Simiae* 16—18 μ. Die meisten neueren Autoren sehen jedoch die menschliche Fovea als höher differenziert an (Polyak 1941, Detwiler 1943, Duke-Elder 1961).

Im Zentrum der Fovea des *Menschen* zählte Østerberg (1935) 147 300 Zapfen/mm², Vilter (1954) rund 200 000/mm². Zehn Grad davon entfernt beträgt die Zahl nur noch 5000/mm². Dieser Wert ändert sich dann gegen die Peripherie kaum noch wesentlich. Die ersten Stäbchen treten erst 0,5⁰ vom Foveazentrum entfernt auf und erreichen noch in Foveanähe in einer ringartigen Zone bei einem Sehwinkel von 20⁰ (5—6 mm von der Foveamitte) ein Maximum (160 000/mm²), vermindern sich dann aber zur Peripherie hin wieder rasch. Zu etwas anderen Zahlen gelangte Neumann (1923) bei *Mensch* und *Primaten*. Die funktionelle Bedeutung dieser Tatsachen hatte Pirenne (1962) diskutiert.

In der unteren Foveahälfte wurden rund 50% mehr Receptoren gezählt als in der oberen, was gut mit der Beobachtung von Wertheim übereinstimmt, daß die Sehschärfe in der oberen Hälfte des Gesichtsfeldes besser ist als in der unteren (Vilter 1954).

Da die Zapfen der Fovea nicht nur zahlenmäßig, sondern auch ihrer morphologischen Erscheinung nach verändert sind, betrachten sie manche Autoren als eine dritte Form von Receptoren (Detwiler 1943, Per Saugstad et al. 1959). Die Innenglieder sind stark verschmälert, die Receptoren im ganzen verlängert — quasi stäbchenähnlicher — und durch eine bis zu 100 μ lange, schräggestellte Zapfenfaser mit den Bipolaren verknüpft (Fortin 1937). Nach neueren, elektronenmikroskopischen Befunden ist die Breite der foveanahen Außenglieder 1—1,5 μ. Die Zahl der Mitochondrien im Innenglied ist reduziert, die Zapfenfaser stark verlängert (Missotten 1963). Die Müllerschen Stützzellen haben denselben abgeknickten Verlauf wie Receptorenfortsätze. Sie sollen bei Vögeln in der Fovea fehlen (Fortin 1937).

Die Fovea ist bei den *Primaten* im allgemeinen nicht so steil wie bei den *Sauropsiden* (Abb. 47). Meist ist sie beim *Menschen* flacher als bei den *Affen*, deren Fovea häufig auffallend steile Ränder haben (KOLMER 1930, WOOLLARD 1927, WOLFRUM 1908). Der Neigungswinkel des Fovearandes beträgt bei *Makaken*

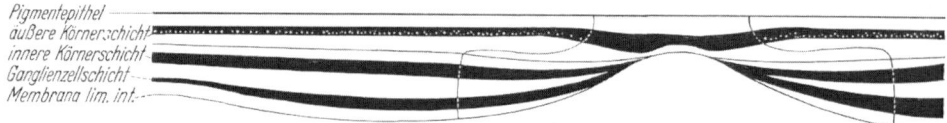

Abb. 47. Schema vom Bau der Netzhautmitte beim Menschen. (Nach POLYAK 1941.) Die gebogene Linie markiert den stäbchenfreien Bezirk der Macula

durchschnittlich 20—22⁰ (NEUMANN 1923, POLYAK 1941). Dadurch ist der Foveadurchmesser bei den *Affen* kleiner als beim *Menschen*. Ob der Neigungswinkel des fovealen Clivus durch die Form der Strahlenbrechung und die unterschiedlichen Indices der optischen Medien ein erhöhtes Auflösungsvermögen und eine

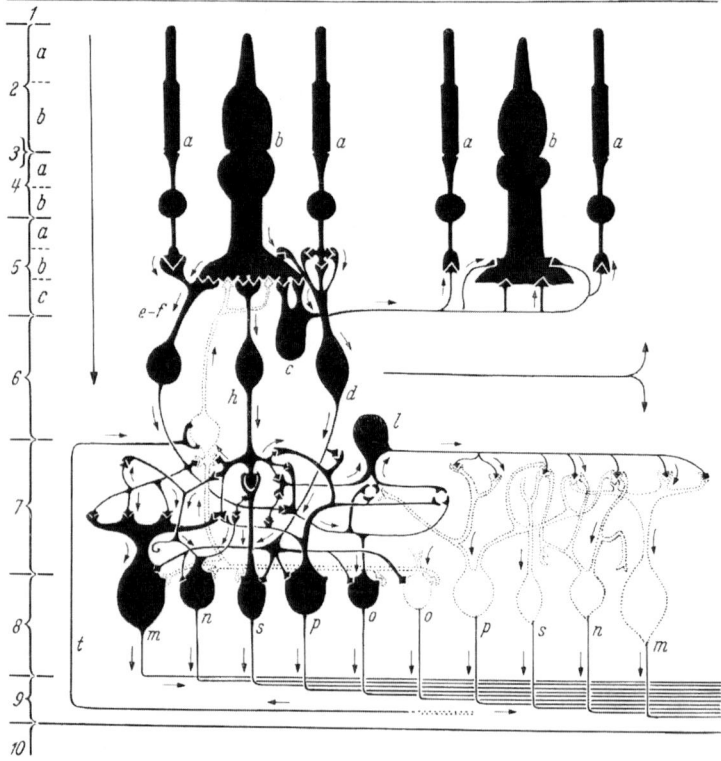

Abb. 48a u. b. Schaltungsschemata der Receptoren in der Primatennetzhaut; a zentral, b peripher. (Nach POLYAK 1941)

Bildvergrößerung bewirkt, wie WALLS (1937) angibt, bedarf weiterer Nachprüfungen.

Die Foveaeinsenkung ist beim *Menschen* flacher als bei anderen *Primaten*. Es entsteht auch kein so deutlicher Foveaboden (flat area, foveal floor, Foveola centralis) (LINEBACK 1927). Neben makroskopischen Besonderheiten scheinen auch strukturelle Unterschiede im Aufbau der Macula zwischen *Mensch* und

Primaten zu bestehen. Morphologisch findet man beim *Menschen* im Foveagebiet eine langsame Reduktion der Schichten, die durch eine Seitwärtsverlagerung der Elemente des II. und III. Neurons bedingt ist. Die verlängerten Sinneszellen stehen besonders dicht, so daß fast halb soviel Nervenzellen in der Fovea vorhanden sind wie in der gesamten übrigen Netzhaut (POLYAK 1941). Bei den meisten *Simiae* vollzieht sich die Schichtenreduktion rascher, so daß der Clivus steiler erscheint (NEUMANN 1923,

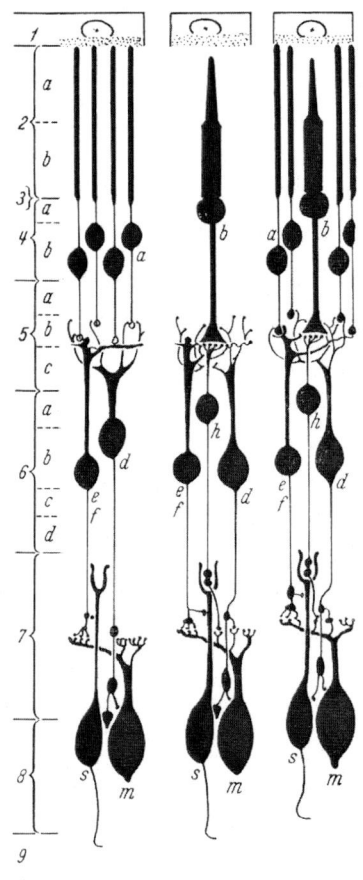

WOOLLARD 1927, KOLMER 1930, WOLFRUM 1908, POLYAK 1941). Andererseits bleibt am Foveaboden bei *Affen* meist eine verdickte äußere Körnerschicht (oft sieben- bis achtzeilig) erkennbar, während beim *Menschen* zentral nur noch ein bis zwei Kernreihen übrigbleiben (ROHEN 1962d). Dafür sind die äußeren Körner beim *Menschen* mehr im Randgebiet der Fovea verdickt (acht bis zehn Reihen), wogegen sie z. B. bei *Makaken* nur vier- bis fünfzeilig sind. Auch das Ausmaß der Verlängerung fovealer Zapfen ist artlich verschieden. Allgemein ist das Außenglied stärker verlängert als das Innenglied. Beim *Menschen* sind die Foveazapfen durchschnittlich um das Doppelte verlängert, bei *Makaken* verlängern sich die Innenglieder im Foveabereich um 6 μ, die Außenglieder um 23 μ. Bei *Cercocebus fuliginosus* werden die fovealen Zapfen 130 μ lang (KOLMER 1930). Solche Extremwerte gibt es sonst bei keiner *Primaten*art, ausgenommen bei *Tarsius* (ROHEN 1964).

Bei den meisten *Simiae* sind auch die gliösen Stützelemente im Bereich der Macula reichlicher entwickelt als bei *Homo*. Die Membrana limitans interna ist am Foveatrichter verdickt, die Zahl der Müllerschen Zellen vermehrt. Die wallartige Verdickung des Fovearandes ist nasal etwas stärker als temporal (NEUMANN 1923).

Das wesentlichste Strukturmerkmal der Macula ist wohl die *Vermehrung* und *Schaltung der Sinneszellen*, die nach POLYAK (1941) aus

Abb. 48 b

schließlich monosynaptisch, d. h. mit je einer Bipolaren (h-Typ) und einer Opticusganglienzelle (s-Typ) verknüpft sein sollen (b-h-s-Leitung) (Abb. 48). Durch diese 1:1-Repräsentation muß die optische Auflösung stark erhöht und die Sehschärfe gesteigert werden. Nach GRANIT (1957) ist aber die 1:1-Ableitung im Foveabereich nur ein vereinfachtes Schema, da nach elektrophysiologischen Befunden die Receptoren auch in der Macula noch „in Verbänden" arbeiten (vgl. auch GRANIT 1962). Nach den morphologischen Bestimmungen von VILTER (1949d) ist in der Macularegion des *Menschen* jeweils ein Zapfen mit drei Bipolaren und einer Opticusganglienzelle verbunden. VILTER lehnt die 1:1:1-Verknüpfung für das zentrale Sehen ab. In unmittelbarer Nachbarschaft der Fovea soll das Zapfenverhältnis von Receptoren zu Bipolaren rund 100:17 betragen. Bei einigen *Reptilien* mit reinen Zapfennetzhäuten ist das Zapfen-

Bipolaren-Opticusganglien-Verhältnis 1:3:1 (VILTER 1949). Auch beim *Ziesel* *(Citellus citellus)* ergab sich eine Zapfen-Bipolaren-Relation von 1:2 (VILTER 1954).

Sowohl die quantitativ morphologischen wie elektrophysiologischen Befunde sprechen also für die Existenz komplizierterer Schaltungen im Bereich der Netzhautmitte, als es etwa die 1:1-Ableitung darstellen würde (vgl. GRANIT 1962).

c) Besonderheiten der peripheren Retina[1]

In der Peripherie flacht sich die Retina zunehmend ab. Die Receptoren werden kürzer und plumper. Die Schichtengliederung verschwindet. Die gliösen Stützelemente treten um so stärker hervor, je mehr die neuralen Netzhautbestandteile rückgebildet werden.

Die *Desmosomen* und *Tonofilamente* sind an den peripheren Pigmentepithelien besonders gut entwickelt, weshalb die Haftung der Retina im Orabereich besser ist (COHEN 1961 b).

Die Netzhaut reicht nasal weiter nach peripher als temporal, so daß der Orbiculus nasal schmäler ist und die Ora weiter an den Limbus heranreicht (DRUAULT 1946, H. L. THIEL 1955).

Bei allen *Primaten* sind die oranahen Retinaabschnitte häufig cystisch-vacuolär verändert (BLESSIG 1855, FUCHS 1937, BRUNO 1936, CASANOVAS 1936, CSILLAG 1937, 1939, F. P. FISCHER 1951, ROHEN 1962d). In der Erforschung der peripheren *Retinacysten* lassen sich nach F. P. FISCHER drei Phasen unterscheiden. In der älteren Literatur bis 1936 wurden die Cysten meist „als eine Äußerung der mangelhaften Vascularisation" der peripheren Retina angesehen, wofür in der Hauptsache der bevorzugte Befall der temporalen Oragebiete ins Feld geführt wurde. In den dreißiger Jahren beschäftigte man sich mehr mit der Klassifizierung der cystischen bzw. cystoiden Veränderungen und grenzte sie von der Retinoschisis und anderen Degenerationsformen ab. Erst in neuerer Zeit wurden systematische und experimentelle Untersuchungen durchgeführt (ZOLLINGER 1943, TENG u. KATZIN 1953, H. L. THIEL 1955, OKUN 1960). Durch systematische Vergleiche von Häutchenpräparaten und histologischen Schnitten konnte ZOLLINGER (1943) zeigen, daß im Bereich der Cysten die capillaren und postcapillaren Venen der unterlagernden Aderhaut weitgehend verödet sind. Vor allem war die Adventitia der Gefäßwände betroffen und teilweise fibrös verdickt. ZOLLINGER bezeichnete daher diese Veränderungen als „Perisklerose". Ähnliche Beobachtungen machte neuerdings auch OKUN (1960). An einem umfangreichen Material menschlicher Autopsieaugen (500 Fälle) fand OKUN in nahezu 25% cystische Veränderungen in der Retina, bei denen histologisch fast in allen Fällen herdförmige Gefäßobliterationen in der angrenzenden Aderhaut zu beobachten waren. Interessant erscheint besonders die Feststellung, daß 88% der Augen mit cystoiden Degenerationen von Patienten mit allgemeiner Arteriosklerose stammten. OKUN sieht die Gefäßschädigung als primäre Ursache der cystischen Veränderungen an. Durch eine Ernährungsstörung der oranahen Retinabezirke komme es zu einem Netzhautödem und schließlich zur Cystenbildung.

Mechanische Ursachen (gewebliche Zerrungen durch Akkommodationsbewegungen, Abscherungen im Zonulabereich usw.) werden dagegen von TENG u. KATZIN (1953) sowie PAU (1957) für die Entstehung der cystischen Herde verantwortlich gemacht. Die cystischen Degenerationen und Pigmentanomalien der peripheren Netzhaut treten praktisch erst nach dem 40. Lebensjahr auf (OKUN

---

[1] Zusammenfassende Übersicht bei F. P. FISCHER (1951).

1960, FRANÇOIS u. RABAEY 1953, VELASQUEZ 1962, TENG u. KATZIN 1953).
Bei 13 Frühgeburten fanden TENG u. KATZIN keinerlei degenerative Herde.
Der früheste Fall stammte von einem 5¹/₂ Monate alten Kind. Im allgemeinen
wurden jedoch Herde nicht vor dem 30. Lebensjahr gefunden. Am häufigsten
waren sie zwischen dem 40.—50. Lebensjahr. KORNZWEIG fand in der Alters-
gruppe von 60—94 Jahre unter 125 Augen 101 mit cystischen Veränderungen;
BURN (1958) bei Patienten über 50 Jahre 50% mit Cysten.

Im Gegensatz zu diesen Autoren betrachtet H. L. THIEL (1955) die cystoiden
Degenerationen ausschließlich als pathologisch und findet keine Beziehungen
zum Lebensalter. Altersabhängig seien nur diejenigen Veränderungen, die er als
„physiologische Wabenora" bezeichnet. Beide Formen ließen sich histologisch
unterscheiden. Danach beginnt die physiologische Wabenstruktur der Ora primär
in den inneren, die cystoide Degeneration dagegen in den äußeren Netzhautschichten. Bei der „Wabenora" zeigt sich eine Auflockerung der Nervenfaser-
und Opticusganglienschicht, während die Körnerschichten meist unverändert
geblieben sind, wenn auch eine gewisse Verschmälerung der Schichten frühzeitig
zu erkennen ist. Die Müllersche Radialfaserglia erscheint im gleichen Maße
vermehrt, wie mit fortschreitendem Prozeß das nervöse Gewebe verschwindet.
Diese Veränderungen, die schon bei *Neugeborenen* und *Kindern*, etwa 1 mm von
der Ora entfernt, einsetzen, betrachtet THIEL als „physiologisch". Die cystoide
Degeneration dagegen sei ein Prozeß, der im Bereich der Receptoren und Körnerschichten beginne, doch fast immer eine Deckschicht übriglasse. Das nicht
reduzierte Zwischengewebe verdichtet sich zu pfeilerartigen Zwischenwänden.
Obwohl solche Veränderungen von H. L. THIEL niemals bei Jugendlichen unter
19 Jahren beobachtet wurden, besteht nach Ansicht des Autors jedoch keine
Beziehung zum Lebensalter.

Es müssen aber sicher noch andere Momente berücksichtigt werden. So
spielen vermutlich die bekannten Glaskörperadhäsionen im peripheren Netzhaut-
gebiet für die Entstehung der Cysten eine gewisse Rolle. PAU (1957) konnte
zeigen, daß im Bereich degenerativer Retinaveränderungen meist Glaskörper-
verdichtungen vorhanden waren. Solche Verdichtungen können Glaskörper-
stränge darstellen, die eine direkte Verbindung mit der Retina eingehen. MELLER
(1941) vertritt die Meinung, daß die Blessigschen Hohlräume mit einer gestörten
resorptiven Tätigkeit des Ciliarepithels in Zusammenhang gebracht werden
müßten.

Nach dem bisher vorliegenden Material läßt sich eine definitive Ursache für
die Entstehung der peripheren Retinacysten nicht angeben. Am wahrscheinlichsten ist die vasogene Entstehung, die auch die Altersabhängigkeit erklären
würde.

Die temporalen Quadranten werden häufiger befallen als die übrigen Retinaabschnitte (FRANÇOIS u. RABAEY 1953, TENG u. KATZIN 1953, THIEL 1955, OKUN
1960). Größere Cysten (unter 170 Autopsieaugen fand OKUN zehn Cysten mit
Durchmessern von 0,3—8 mm) können durch Konfluieren mehrerer kleinerer
(Mikrocysten) oder durch Erweiterung von Einzelcysten entstehen (FRANÇOIS
u. RABAEY 1953, TENG u. KATZIN 1953). Meist kommt es gleichzeitig zu Zellverwerfungen, zu herdweisen Depigmentationen im angrenzenden Pigmentepithel,
lokalisierten Hyperplasien und Hyalinisationen.

Cystische Hohlräume in Oranähe wurden auch bei höheren *Primaten* beobachtet. KOLMER (1930) fand Blessigsche Cysten bei einem „jungen *Rhesus*affen",
wir sahen cystisch-vacuoläre Retinaveränderungen bei verschiedenen *Cercopithecinae, Makaken* und *Halbaffen* (Abb. 49).

Bei *Homo* hat bereits normalerweise die periphere Retina in Oranähe häufig ein spongiöses Aussehen. Die Stäbchen verschwinden früher als die Zapfen, die jedoch kürzer werden und meist eine plumpe, unregelmäßigere Form annehmen. Die Ora ist bei höheren *Primaten* in der Regel nicht gezackt, sondern glatt oder unregelmäßig gebuchtet (Collins 1921, Rohen 1962d).

Retinarosetten, die beim *Menschen* (Wolter 1955, Teng u. Katzin 1953), beim *Kaninchen* (Rohen s. Arbeit Adam 1955) und bei *Xenopus*larven (Adam 1955) beobachtet wurden, müssen als Anomalien betrachtet werden. Teng u. Katzin (1953) unterschieden drei Formentypen: a) Rosetten im Bereich des

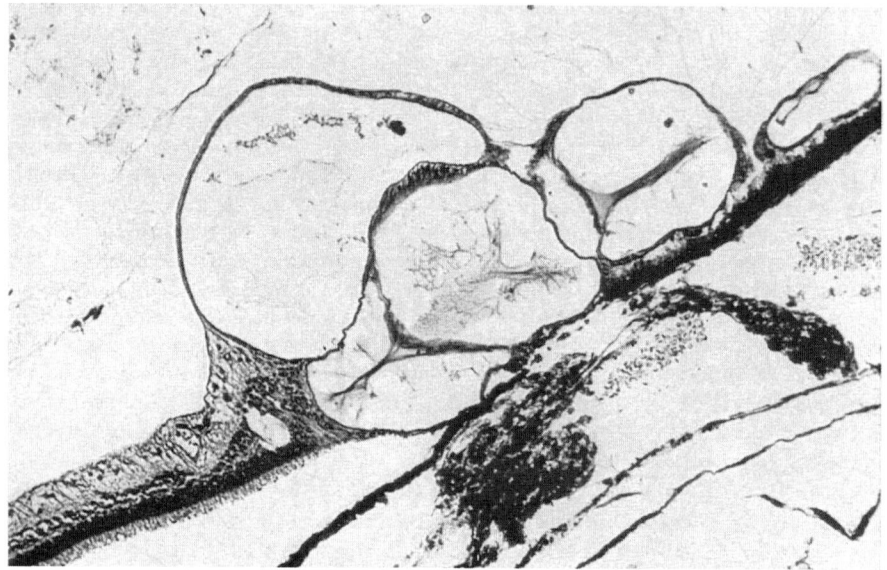

Abb. 49. Retinacysten in Nähe der Ora bei einem Halbaffen *Lemur catta;* (Paraffin, H.E., 25fach)

Orbiculus ciliaris, die vom unpigmentierten Blatt des Ciliarepithels ausgehen und oft als Überbleibsel embryonaler Faltungen entstehen. b) Rosetten im Orabereich, die aus proliferierenden Retinoblasten hervorgehen und schließlich c) die sehr seltenen Rosettenbildungen, die innerhalb kongenitaler Netzhautfalten auftreten. Wolter (1955) vertritt die Ansicht, daß auch gliöse Elemente Retinarosetten bilden können. Die Ursache dieser Anomalien ist unklar. Die Übergänge zu Retinatumoren sind fließend. *Kongenitale Retinaanomalien* beschrieb R. Brückner (1951) bei der *Ratte.*

10. Veränderungen der Netzhaut bei Licht- und Dunkeladaptation

a) Allgemeines

Die Frage nach der Art morphologischer Veränderungen der Netzhaut durch Licht- bzw. Dunkeladaptation ist in den letzten Jahren erneut untersucht worden. Obwohl sich verschiedene interessante Befunde ergaben, hat sich ein einheitliches Bild noch nicht herausgeschält.

Große Unterschiede in der Form der Stäbchen verschiedener *Seevögel* fand Lockie (1952) in hell- und dunkeladaptierten Netzhäuten. Bei *Tauben* sollen nach v. Studnitz (1940) während der Dunkeladaptation die grünen und gelben Ölkugeln verblassen. Die Zahl der grünen soll um etwa 11% zunehmen. Kleinere, ätherlösliche Ölkugeln des Pigmentepithels sollen im Laufe der Dunkeladaptation in die Receptoren übertreten. pH- sowie Färbbarkeitsunterschiede konnte GRA-WERT (1940) bei verschiedenen Adaptationszuständen nicht nachweisen, jedoch sollen Färbbarkeitsunterschiede an den Rhabdomeren dunkel- und helladaptierter Facettenaugen (*Blatta, Dixippus*) vorkommen (GRAWERT 1940). Beim *Frosch* sollen nach Dunkeladaptation zwei verschiedene Stäbchenformen („rote" und „grüne") färberisch zu differenzieren sein (WAKISAKA 1959c). Im Verlaufe einer abgestuften Dunkeladaptation beim *Guppy (Lebistes reticulatus P.)* konnte MÜL-LER (1954) mit der Azanfärbung nach HEIDENHAIN „starke Färbungsunter-schiede" beobachten. *Guppys* eignen sich gut für histologische Studien über die *retinomotorischen Erscheinungen* der Netzhaut. In mehreren gründlichen Unter-suchungen hat MÜLLER (1951, 1952, 1954) gezeigt, daß *Lebistes* vier verschiedene Zapfenformen (sog. Außen-, Mittel- und Innenzapfen) und Stäbchen besitzt, die auch bei der Dunkeladaptation deutlich gestaffelt bleiben. Im einzelnen läuft die Retinomotorik beim *Guppy* in vier Phasen ab, in denen sowohl die Geschwin-digkeit als auch das Ausmaß der Receptorenbewegungen verschieden ist. In der ersten Phase der Dunkeladaptation dominiert die Zapfenkontraktion. In der zweiten Phase gehen die Zapfen auf Hellstellung zurück, in der dritten Phase setzt die Dunkeladaptation der Stäbchen ein, wodurch die Zapfenbewegung zuerst gehemmt wird. Zum Schluß erfolgt eine rasche Streckung der Zapfen. In der vierten Phase gehen alle Sinneszellen in ihre Endstellung über. Die unter-schiedenen Zapfenformen verhalten sich bei diesen Bewegungen verschieden. Außen- und Innenzapfen beginnen sofort mit Dunkeladaptationsbewegung, die Mittelzapfen erst in Phase drei. Färbungsunterschiede beziehen sich vor allem auf die Außenglieder der Receptoren und die distalen Abschnitte der Ellipsoide.

Eine unterschiedliche Bewegung von Einzel- und Doppelzapfen erschlossen auch ENGSTRÖM u. ROSSTORP (1963) bei *Leuciscus rutilus* aus physiologischen Befunden. Bei verschiedenen Knochenfischen zeigen die ungleichgroßen Doppel-zapfen unterschiedliche Dunkeladaptationsbewegungen. Während das eine Ele-ment sich streckt, bleibt das andere unverändert (ENGSTRÖM 1963). Eine eigen-artige Retinomotorik hat A. FISCHER (1963) kürzlich bei einem *Polychäten (Platy-nereis dumerilii)* beschrieben. Diese unterscheidet sich völlig von der Retino-motorik bei *Insekten* (vgl. LÜDTKE 1953, PARKER 1932) oder bei *Planarien* (KEPNER u. FOSHEE 1917, RÖHLICH u. TÖRÖK 1962). Die Stäbchensäume von *Platynereis* verkleinern sich bei Belichtung von 20 μ auf 7 μ (bei erwachsenen Formen mit ausgewachsenen Augen von 46 μ auf 19 μ). Außerdem kann sich der vordere Retinarand des Becherauges im Sinne einer Pupillomotorik auf Belichtung zusammenziehen, ohne daß muskuläre Elemente differenziert sind (FISCHER 1963).

Das Ausmaß der retinomotorischen Bewegungen der Sinneszellen beim *Frosch* beträgt nach SAXÉN (1953) bei den Zapfen durchschnittlich 13,7 μ (d. h. 23% der Dicke der Receptorenschicht), bei den Stäbchen 9,6 μ (= 14%) und für die Pigmentbewegung 16,1 μ (= 27%). Die Retinomotorik der Zapfen ent-wickelt sich bei *Rana* vom 5. Tag ab, bei *Xenopus* noch früher. Die Stäbchen bleiben bis zur 2. und 3. Woche unbeweglich. Um die gleiche Zeit erwacht die Pigmentemigration und ist sofort maximal.

Die Art der Steuerung retinomotorischer Erscheinungen ist unklar. Da Retina-extrakte hell- oder dunkeladaptierter Netzhäute bei *Fröschen* Receptorenbewe-gungen auslösen (LOEVENICH 1948), wurde an eine humorale Steuerung gedacht. Diese soll jedoch später (etwa nach 4 Std) in eine nervöse Steuerung übergehen.

Kernvolumenveränderungen nach Belichtung bei *Rana temporaria* fand PUFF (1951, 1952). Eine signifikante Volumenzunahme der Stäbchenkerne (durchschnittlich 51%) fand PUFF bei niedrigen Belichtungsintensitäten (0,005 bis 0,02 Lux). Gleichzeitig wurde an den Zapfenkernen noch keine Veränderung beobachtet. Erst bei mittleren Belichtungsintensitäten (0,02—0,04 Lux) vergrößern sich auch die Zapfenkerne (durchschnittlich um 25—31%). Bei höheren Intensitäten (0,1—0,2 Lux) zeigen die Kernvolumina beider Sinneszellen Größen wie bei tageslichtangepaßten Netzhäuten (Abb. 50). Bei Versuchen mit monochromatischem Licht im Bereich der drei Primärfarben zeigte sich eine Kernvolumenzunahme der Zapfen von *Rana temporaria* um 30—40%, der Stäbchen von 5—21% (PUFF 1952, 1953). Ein Anhalt für die Existenz dreier verschiedener Zapfenformen konnte nicht gefunden werden. Eine isolierte Schwellung der Außenglieder vom *Frosch* beobachtete WOLKEN (1961) nach Belichtung.

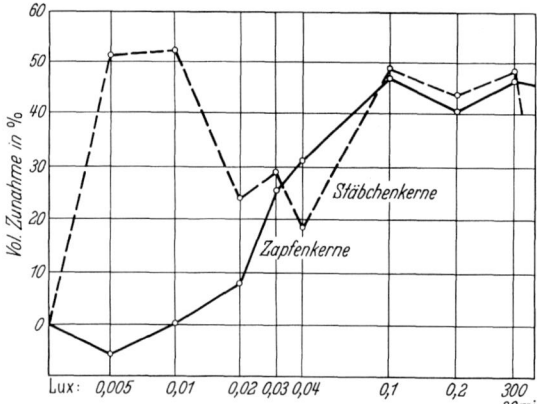

Abb. 50. Prozentuale Volumenzunahme der Zellkerne in der äußeren Körnerschicht des Frosches nach Belichtung. (Nach PUFF 1952)

Kernvolumenbestimmungen nach abgestuften Belichtungen bei einem *Säuger (Ratte)* wurden von ROHEN u. MRODZINSKY (1955) durchgeführt. Interessanterweise vergrößerten sich die Kerne aller drei Netzhautneurone nach länger dauernder Belichtung in der Reihenfolge der Erregungsleitung. Die Volumenzunahme der Sinneszellkerne setzte unmittelbar nach der Reizung (Belichtung) ein, das Maximum der Volumenvergrößerung der Bipolarenkerne wurde nach dreistündiger, dasjenige der Opticusganglien nach zwölfstündiger Belichtung erreicht. Es ist bemerkenswert, daß HAMBURGER u. HYDÉN (1949) bei Vestibularisreizungen auch transneurale Reaktionen beobachteten. Am zweiten Neuron zeigten sich ähnliche Reaktionen wie am ersten Neuron, jedoch in abgeschwächter, zeitlich nicht verzögerter Form. In welchem Sinne die Kernvergrößerungen der Bipolaren und Opticusganglien der Netzhaut bei Helladaptation zu deuten sind, muß so lange unsicher bleiben, bis die biologischen Grundfragen der sog. „funktionellen Kernvergrößerung" nicht geklärt sind.

b) Veränderungen histochemischer Reaktionen der Netzhaut durch Belichtung

In der älteren Literatur wurde durchweg festgestellt, daß die Retina durch Belichtung saurer, nach Dunkeladaptation alkalischer wird (CHODIN 1877, DITTLER 1907). Meist wurde angenommen, daß die durch Belichtung bewirkte Säuerung auf einer Abspaltung von Phosphorsäure aus organischen Verbindungen beruht (LANGE u. SIMON 1922, v. STUDNITZ 1937, 1952, WIGGER 1937). Jedoch ist bis jetzt die Herkunft der abgespaltenen Phosphorsäure nicht sicher bekannt (vgl. SÜLLMANN 1956). HONJO u. KATO (1955) sahen keinerlei Unterschiede in der Aufnahme von Radiophosphor (P^{32}) durch die *Frosch*retina bei Belichtung oder Dunkeladaptation. Dagegen nehmen vorbelichtete Netzhäute nach 9 bis 10 min langer Dunkeladaptation P^{32} um etwa 30% mehr auf als die Kontrollen, was auf eine intensivierte Rhodopsinregeneration zurückgeführt wird. Änderungen der enzymatischen Aktivität von ATPase bei Licht- und Dunkeladaptation (MAJIMA 1958), sowie anderer histochemisch nachweisbarer Aktivitäten

(HUJIU 1956, VILTER 1957), insbesondere aber des Glykogens (GOURÉVITCH 1951, 1954, SHIMIZU u. MAEDA 1953, OGUCHI 1938, EICHNER u. THEMANN 1962) wurden beobachtet. Bei der *Schildkröte* fand YAMADA (1960) Glykogen im Paraboloid der Sinneszellen, das jedoch durch Lichtadaptation nicht beeinflußt wurde. Eine Glykogenolyse nach 15—30stündiger Belichtung eines Auges, besonders im Bereich der Membrana limitans externa, sowie der Horizontalzellen und Amacrinen beschrieb GOURÉVITCH (1951, 1954) bei *Karpfen* und *Goldfischen*. Die Receptoren selbst sollen kein Glykogen enthalten. Mit histochemischen und elektronenmikroskopischen Methoden konnten neuerdings EICHNER u. THEMANN (1962) zeigen, daß der Glykogengehalt der Netzhaut, besonders der Müllerschen Stützzellen, beim *Meerschweinchen* nach zwölfstündiger Dunkeladaptation nahezu maximal ist, mit weiterem Dunkelaufenthalt jedoch wieder abnimmt, nach sechsstündiger Belichtung vermindert, nach weiteren 6 Std Belichtung wiederum zunimmt. Eine Vermehrung des Glykogens in den Müllerschen Zellen, der inneren Körner- und äußeren plexiformen Schicht nach Dunkeladaptation sahen auch SHIMIZU u. MAEDA (1953). Präzisere, quantitative Aussagen können jedoch auf Grund morphologischer Befunde allein nicht gemacht werden. Schwierigkeiten entstehen besonders dadurch, daß das *Meerschweinchen* merangisch ist und große regionale Unterschiede in der Glykogenverteilung auch normalerweise zu beobachten sind. Elektronenmikroskopisch verschwindet das körnig-granuläre Bild des Cytoplasmas der Müllerschen Zellen nach Belichtung, so daß das endoplasmatische Reticulum mehr in den Vordergrund tritt. Ebenso wird die fibrilläre Cytoplasmastruktur deutlicher.

Auch *biochemische Untersuchungen* bestätigen, daß bei Belichtung die aerobe Glykolyse sowie die Phosphorsäurebildung der Netzhaut zunimmt (OGUCHI 1938). Diese Vorgänge lassen sich durch Atmungsgifte hemmen. Phosphatasen konnten beim *Frosch* nur in dunkeladaptierten Netzhäuten nachgewiesen werden (MACHER 1950). YOSHIDA (1958) sowie CAPURRO, ZACCHEO u. VIALE (1959) beobachteten eine Veränderung der Acetylcholinesteraseaktivität nach Belichtungen. In den Innengliedern der Receptoren helladaptierter *Frosch*retinae fand MAJIMA (1958) keine eindeutige ATPase-Aktivität, jedoch nach Dunkelaufenthalten. Bei *Kaninchen* stieg der 5-Nucleotidasegehalt nach Lichtadaptation um das $1^{1}/_{2}$fache, nahm nach Methanolvergiftung anfänglich zu, fiel aber dann wieder stark ab (MAJIMA 1958). Veränderungen in den Reaktionen für verschiedene Dehydrogenasen nach Dunkeladaptation beschrieben PEARSE (1961) und LOWRY et al. (1956).

Das Verhalten der Ribonucleotide der Sinneszellen bei *Amphibien* vor und nach experimentellen Belichtungen untersuchte KHAU VAN KIEN (1952) mit histochemischen Methoden. Nach Helladaptation soll besonders der RNS-Gehalt der Stäbchen vermindert sein. Die Zapfenaußenglieder sind ebenfalls verändert, jedoch bleiben die Farbreaktionen der Innenglieder relativ unbeeinflußt. Nach Belichtung mit monochromatischem Licht (KHAU VAN KIEN 1953, 1954, 1955) zeigten sich topochemische Färbungsunterschiede an den Sinneszellen des *Frosches*, die für die Existenz von vier verschiedenen Zapfentypen sprechen sollen. Die langen Zapfenformen sollen mehr auf kurzwellige, die kürzeren auf langwellige Strahlen ansprechen. Durch Belichtung sollen sich spezifische Farbreaktionen in den vier Zapfenformen mit der Azan-Technik nachweisen lassen. Zapfentyp I und II soll für Rot und Blau, Typ III für Zwischenfarben sensibel sein.

Mit elektronenmikroskopischen Methoden wollen TANAKA (1962), OKUDA (1961) und KUNIMITSU (1961) nach Belichtung der *Frosch*netzhaut eine starke Vesikulation der Pigmentepithelien und einen retikulären Zerfall der Disci in den

Außengliedern der Receptoren sowie eine Bläschenbildung in den Myoiden der Innensegmente beobachtet haben. Es bleibt aber abzuwarten, inwieweit es sich dabei um Artefakte gehandelt hat. Die Pigmentgranula sollen durch Plasmaströmung bei den Adaptationsvorgängen bewegt werden (KUNIMITSU 1961).

Die sog. *Kolmerschen Tröpfchen*, die in dunkeladaptierten Netzhäuten gelegentlich beobachtet werden können, stellen nach WALLS (1939) Artefakte dar. Da sie in *Ratten*netzhäuten bei Vitamin A-Mangel nicht darstellbar sind, glaubt JOHNSON (1939), daß die ursprüngliche Annahme von KOLMER u. DETWILER, es handele sich dabei um Sehpigmente, richtig sei. Eine endgültige Klärung dieses Problems steht jedoch aus.

Bei völlig im Dunkeln aufgezogenen Versuchstieren *(Mammalier, Primaten)* sinkt der Gehalt an Ribonucleotiden in allen drei Netzhautneuronen, der Proteingehalt und das Kernvolumen signifikant ab. Die reticulären Schichten verschmälern sich. Eine Verringerung der Zellzahl, d. h. eine echte Degeneration ließ sich jedoch nicht feststellen (RASCH, SWIFT, RIESEN u. CHOW 1961). 16 Monate im Dunkeln aufgezogene *Schimpansen* waren nachher nahezu blind und wurden auch nach längerer Aufzucht unter normalen Bedingungen nicht mehr voll sehtüchtig (RIESEN 1947). Bei völligem Fehlen funktioneller Reize wird die Netzhaut schließlich auch strukturell geschädigt.

c) Veränderungen der Opticusganglienzellen durch Belichtung

Der Einfluß des Lichtes auf die Opticusganglien ist in den letzten Jahren mehrfach besonders eingehend untersucht worden, doch sind die Ergebnisse noch teilweise widersprechend. Schon TANABE (1937) hatte beobachtet, daß sich die Nissl-Schollen bei Hell- bzw. Dunkeladaptation verändern. Er hatte diese Unterschiede mit dem amphoteren Charakter der Eiweißkörper zu erklären versucht. Erst BRATTGÅRD (1952) jedoch konnte mit Hilfe von Absorptionsmessungen weicher Röntgenstrahlen vor und nach Lipoidextraktion sowie durch Bestimmung der Pentosenucleoproteide tatsächlich nachweisen, daß die Nucleoproteide der Nissl-Substanz in den Opticusganglien durch Lichtreize beeinflußbar sind und sich postnatal nur dann gleichmäßig aufbauen, wenn die Netzhaut einer normalen Stimulation durch Tageslicht ausgesetzt ist. Die postnatale Ausreifung der Opticusganglien erfolgt nur, wenn die Tiere unter normalen Lichtverhältnissen aufwachsen. Werden sie nach der Geburt die ersten 10 Wochen konstant im Dunkeln gehalten, so ist die Proteinfraktion wie auch das Trockengewicht der Opticusganglienzellen stark verringert ($0{,}16 = 10^{-9}$ mg$/\mu^3$). Die Nucleoproteide fehlen ganz. Werden Tiere, die zunächst 13 Wochen post natum im Dunkeln aufgewachsen sind, dann einer normalen Belichtung ausgesetzt, so steigen die Werte für die Proteinfraktion und das Trockengewicht der großen Opticusganglien wieder an. Das Trockengewicht ist jedoch selbst nach 3 Wochen noch nicht wieder normal, was vor allem durch das langsamere Ansteigen der Nucleoproteidfraktion bedingt ist. Die Nucleoproteide zeigen nach dreiwöchigem Lichtaufenthalt erst Werte um $0{,}22 = 10^{-9}$ mg$/\mu^3$, d.h. etwa die Hälfte der Normalwerte ($0{,}47 = 10^{-9}$ mg$/\mu^3$).

Die Ergebnisse BRATTGÅRDs beweisen, daß für die normale Entwicklung der Opticusganglien, insbesondere ihrer Nucleoproteidfraktion die Belichtung als funktioneller Reiz notwendig ist.

In Belichtungsversuchen an erwachsenen Tieren ergab sich, daß schon nach zehnminütigem Dunkelaufenthalt die Nucleoproteidfraktion auf die Hälfte absinkt ($0{,}28 = 10^{-9}$ mg$/\mu^3$) und nach 3 Std Dunkelaufenthalt praktisch Nullwerte erreicht. Nach dreistündigem Aufenthalt in diffusem Tageslicht sind die Nucleoproteide schon teilweise wieder regeneriert ($0{,}24 = 10^{-9}$ mg$/\mu^3$) (BRATTGÅRD 1952).

In der gleichen Versuchsreihe zeigte allerdings die Proteinfraktion keine Unterschiede, dagegen veränderte sich das Trockengewicht der Opticusganglien ebenfalls mit der Belichtung, jedoch nicht so stark wie die Nucleoproteidfraktion.

BRATTGÅRD vergleicht seine Ergebnisse mit den Befunden von CASPERSSON u. HYDÉN über den Nucleoproteidstoffwechsel der Nervenzellen. Danach soll bei jeder Reizung der Nervenzelle eine Aktivierung der Eiweißbildungsprozesse — vom Kern ausgehend — einsetzen, um den Verbrauch an Nissl-Substanz auszugleichen. Wie auch HAMBURGER u. HYDÉN (1945, 1949) an den Ganglien des N. vestibulo-cochlearis zeigten, nimmt die Nucleoproteidfraktion nach schwachen Reizen zu, bei starken dagegen ab. Auch RIESEN (1947) beobachtete — wie erwähnt — eine funktionelle Erblindung bei im Dunkeln aufgezogenen *Schimpansen.* In späteren, mikrophotometrischen Untersuchungen über den Ribonucleotidgehalt der Opticusganglien und die Proteinfraktion bei zwei *Schimpansen,* die von der Geburt an im Dunkeln lebten, zeigten auch RASCH u. Mitarb. (1961), daß der RNS- und Eiweißgehalt der Opticusganglien unter diesen Bedingungen stark abnimmt. Nach längerem Dunkelaufenthalt sollen die Opticusganglien degenerieren.

Umgekehrt beschrieben russische Autoren auf Grund von Belichtungsversuchen an der *Frosch*retina elektronenoptisch eine intensivierte Ribonucleotid- und Eiweißsynthese in den Opticusganglien nach Lichtreizen, eine Vergrößerung der perinucleären Räume, Vermehrung der Ribosomen, besonders in Kernnähe, eine Vergrößerung und Verlängerung der Mitochondrien und Vacuolisierung des Golgi-Apparates (TSCHENTSOV, BOROVYAGIN u. BRODSKY 1961).

Eine Bestätigung dieser Beobachtungen steht jedoch noch aus. Die durch Radioabsorptionsmessungen erhobenen Befunde von BRATTGÅRD wurden von BECH (1957) nicht bestätigt.

Mit der von EINARSON (1932) entwickelten Gallocyanin-Chromalaun-Färbung sowie durch Lichtabsorptionsmessungen konnte BECH keine Veränderungen des Nucleinsäuregehaltes der Opticusganglien von *Kaninchen* nach Dunkelaufenthalten bis zu 14 Tagen feststellen. Dagegen soll eine signifikante Steigerung des Nucleinsäuregehaltes schon nach einstündigem Lichtaufenthalt nachweisbar sein. Nach vierstündiger Belichtung nehme die Chromophilie wiederum stark ab.

Auch HAMBURGER u. HYDÉN (1949) hatten nach länger dauernden Vestibularisreizen (bis zu 6 Tagen) eine Abnahme der Nucleoproteine in den Vestibularisganglien beobachtet. Gegen die Befunde von BRATTGÅRD (1952) hat BECH auch eingewendet, daß die normale Typengliederung der Opticusganglien (s. S. 87) nicht berücksichtigt worden sei und im ganzen zu wenig Zellen ausgemessen wurden. Auch erschienen die gemessenen Unterschiede im Nucleoproteidgehalt im Vergleich zu den lichtoptisch nachweisbaren Veränderungen zu groß. An *Kaninchen* mit experimentell hervorgerufenen Katarakten fanden RUBINO u. PASQUALINO (1958), daß die chromophilen GOMORI-positiven Substanzen der Opticusganglien zunehmen, nach Normalisierung der Belichtung jedoch wieder abnehmen. BECHER (1957) konnte jedoch auf der anderen Seite GOMORI-positive Substanzen in den Opticusganglien nicht darstellen.

Chemische Analysen der Netzhaut vor und nach Belichtung (EHRLICH u. DISCHE 1950) zeigten keine Veränderungen der Ribonucleotide. BECH (1957) hat auch gegen diese Befunde eingewandt, daß die Methode zu grob sei, die relativ kleinen Mengen der Nucleoproteide in den Opticusganglien zu messen. Eine Verminderung der Nucleotide in den Opticusganglien nach Belichtung will DE VINCENTIIS (1950) mit lichtmikroskopischen Methoden (Pyroninfärbung) gesehen haben.

Inwieweit und vor allem in welcher Weise eine adäquate Reizung durch Licht den Nucleoproteidstoffwechsel der Opticusganglien beeinflußt, muß daher trotz der zahlreichen, zum Teil brillanten, neueren Untersuchungen unklar bleiben. Lediglich die Feststellung, daß überhaupt eine Beeinflussung möglich ist, scheint zur Zeit gerechtfertigt. Daß länger dauernde Belichtungen lang anhaltende Reaktionen in den Opticusganglien bewirken, zeigen auch Kernvolumenbestimmungen unter verschiedenen, funktionellen Bedingungen (*Ratte*, ROHEN u. MRODZINSKY 1955). Das Kernvolumen nimmt nach einstündiger Belichtung bereits um 43% zu und steigt bei Dauerbelichtung nach 12 Std auf 94%, fällt aber dann, trotz weiterer Reizung allmählich wieder ab.

Manche der vorliegenden Befunde sprechen zugunsten der Vorstellung von CASPERSSON u. HYDÈN, wonach adäquate Reizung eine Aktivierung des Nucleoproteidstoffwechsels der Nervenzelle bewirken soll. Besonders für die postnatale Entwicklung der Netzhaut scheint eine adäquate Stimulierung durch Licht unerläßlich. Die dargestellten Widersprüche in der Literatur machen jedoch weitere Untersuchungen notwendig, bevor die angeschnittenen Probleme als geklärt betrachtet werden können.

d) Elektronenmikroskopische Befunde über die Reaktionen der Netzhaut auf Belichtung

Mit einer besonders schonenden Fixationsmethode (Osmiumfixation und Einbettung bei tiefen Temperaturen) konnte FERNÀNDEZ-MORÀN (1961) an den Außengliedern der Receptoren dunkeladaptierter *Frosch*netzhäute elektronenmikroskopisch eine interlamelläre granuläre Zwischenschicht erkennen, die nach Lichtadaptation verschwindet. Die Zwischenschicht fehlt auch in dunkeladaptierten Netzhäuten, die vorher mit Digitoninlösungen behandelt wurden. Die osmiophilen Lamellen der Außengliedscheiben werden durch Digitoninextraktion nicht verändert, erscheinen elektronenmikroskopisch jedoch etwas verdünnt (Durchmesser 20—30 Å). FERNÀNDEZ-MORÀN (1961) vermutet daher, daß die granuläre interlamelläre Schicht der Disci die Photopigmentkomplexe (Rhodopsin usw.) enthalte.

Daß nach Lichtadaptation die Plasmamembran der Stäbchenaußenglieder aufgelöst wird und mit den Fortsätzen der Pigmentepithelzellen Verbindung eingeht (AKIYA 1962), ist wahrscheinlich ein Artefakt. Auch die ,,retikuläre Umwandlung" der Doppelmembranen der Außenglieder durch Belichtung (TANAKA 1962) ist nicht überzeugend.

Ein funktionsabhängiges Verhalten der synaptischen Bläschen der Receptoren *albinotischer Kaninchen* wird von DE ROBERTIS u. FRANCHI (1957) beschrieben. Nach 4 Std Sonnenlicht wurde eine Akkumulation großer, synaptischer Bläschen in den Stäbchenendkörpern gefunden. Nach längerem Dunkelaufenthalt soll die Größe und Zahl der Bläschen abnehmen. Nach 9 Tagen Dunkelaufenthalt waren die Bläschen so klein, daß sie kaum noch gemessen werden konnten. Dasselbe Verhalten zeigten auch die Zapfensynapsen. Der Durchmesser der synaptischen Bläschen der Zapfen schwankt normalerweise zwischen 150 bis 550 Å (Mittel 338 Å). Nach 9 Tagen Dunkelaufenthalt betrug der Bläschendurchmesser nur noch 50—400 Å (Mittel 236 Å). Gegen diese Befunde hat jedoch SJÖSTRAND (1961) eingewandt, daß die Variabilität in der Größe der synaptischen Bläschen normalerweise so hoch sei, daß eine quantitative Auswertung unmöglich sei. Veränderungen der Sinneszellen (Mitochondrien, Cilien, Innensegmente u. a.) nach längerer Dunkeladaptation sah AKIYA (1962) bei der *Maus* nicht. Im Pigmentepithel soll das tubuläre, endoplasmatische Reticulum gegenüber dem bläschenförmigen vermehrt sein. Lipoide Einschlüsse sollen häufiger vorkommen. Verlagerungen von Pigmentgranula innerhalb der Zellen wurden nicht beobachtet (OKUDA 1961, AKIYA 1962).

Die elektronenmikroskopisch nachgewiesene Auflösung der Glykogengranula der Müllerschen Stützzellen nach Belichtung (EICHNER u. THEMANN 1962) wurde schon erwähnt. Die alten Vorstellungen von der nutritiven Bedeutung der Radialfaserglia bekommen dadurch eine neue Stütze. Diese ist vermutlich in anangischen Netzhäuten mit vorwiegend anaeroben Kohlenhydratabbau größer als in merangischen oder holangischen Retinae. Die höchsten Werte für Milchsäure, die immer ein Indicator für den anaeroben Kohlenhydratabbau darstellt, fanden sich in anangischen Netzhäuten (*Vögel*, vgl. SÜLLMANN 1956). Die Milchsäuredehydrogenasereaktion ist nach LOWRY et al. (1956) in den inneren Schichten der Retina bei *Kaninchen* (anangisch) höher als bei *Makaken* (holangisch). Beim *Meerschweinchen* liegt die Hauptaktivität für Milchsäuredehydrogenase in den Müllerschen Zellen (COGAN u. KUWABARA 1959, ERÄNKÖ et al. 1961). Die histochemischen wie elektronenmikroskopischen Beobachtungen sprechen also für eine Beteiligung der Müllerschen Zellen an den Vorgängen der Licht- bzw. Dunkeladaptation.

11. Gefäße der Retina

a) Allgemeines

Die Retinagefäße stellen kleinkalibrige Arterien bzw. Arteriolen (FIALHO 1947) dar, die innerhalb der Retina mehr den Arterien vom elastischen Typ gleichen (MEVES 1948). STAUBESAND (1956, 1961) zeigte an zahlreichen Beispielen, daß bei der Architektur peripherer Capillargebiete der Raumfaktor berücksichtigt werden muß. Sie bilden sich in der Regel in flächenhaften Formationen, wie Schleimhäuten, Cutis, Hirnhaut, Wandung der Gallenblase, der Harnblase, in Drüsen- und Organkapseln Netzarterien aus, während in voluminöseren Organen wie Niere, Milz, Ovarium usw. Endarterien auftreten. Von dieser allgemeinen Regel scheint die Netzhaut insofern abzuweichen, als hier in einem flächenhaft ausgebreiteten Gewebe *Endarterien* entwickelt sind. Obwohl REDSLOB (1953) auf Grund klinischer Beobachtungen vermutet hat, daß in der Netzhaut arterio-arterielle Anastomosen im Arteriolenbereich existieren und damit keine echten Endarterien vorliegen würden, bestätigte doch die Mehrzahl der morphologischen Untersuchungen der letzten Jahre diese Annahme nicht (vgl. unter anderem DAMEL 1936, ULLERICH u. PODESTÀ 1957, PODESTÀ u. ULLERICH 1961, TOUSSAINT 1961, WYBAR 1954, THURANSZKY 1957, KUWABARA u. COGAN 1960, AKIYA 1938, CIBIS et al. 1957, FRITZ 1947, BUCCIANTE 1936, JENSEN 1936, v. SALLMANN 1937, PLATT u. LAWTON 1956, BRUNS 1882, MICHAELSON 1948, DOBREE 1956, WOOD 1948). Innerhalb der Markfaserschicht der *Kaninchen*netzhaut gibt es Netz- und Endcapillaren nebeneinander (ROHEN 1954a). In der glaskörpernahen Oberflächenschicht der Opticusfasern entstehen Netzcapillaren, in der Tiefe der Markfasern jedoch schlingenartige, haarnadelförmig umbiegende „Endcapillaren". Nach HAYREH u. DASS (1958) sollen die Zentralarterien beim *Menschen* weder als End- noch als Terminalarterien aufzufassen sein, sondern eine gewisse Mittelstellung einnehmen. Nach FRANÇOIS (1952) handelt es sich jedoch um echte Endarterien, da Anastomosen nur im Bereich der Capillaren vorhanden sind.

Im ganzen scheinen die Netzhautgefäße sowohl in morphologischer als auch funktioneller Hinsicht im Rahmen des Gefäßsystems des Auges eine gewisse Sonderstellung zu haben. Bei allgemein pathologischen Gefäßveränderungen, etwa bei Hypertensionen, werden die Retinagefäße nur in 50—60% betroffen, während andererseits schwere Retinagefäßveränderungen auftreten können, ohne daß Allgemeinsymptome am Gefäßsystem des Körpers vorliegen (BECHGAARD et al. 1950).

Die Retinagefäße versorgen bei den *Primaten* bekanntlich nur einen Teil der Netzhaut. Nach MICHAELSON (1954) kann die Choriocapillaris beim *Menschen* die Netzhaut bis zu einer Tiefe von 130 μ versorgen, jedoch nie weiter als bis zur äußeren Grenze der inneren Körnerschicht. Nach PODESTÀ u. ULLERICH (1961) sowie PODESTÀ, DURCHSCHLAG u. LEMBCKE (1955) liegt die Grenze zwischen Aderhaut- und Retinagefäßversorgung in der Henleschen Faserschicht. An der Außenzone der Bipolaren soll normalerweise ein drittes Capillarnetz auftreten, das auch Teile des äußeren Synapsen versorgt. Während die Choriocapillaris mit ihren fast embryonalen Strukturverhältnissen einen „Blutsee" mit vermutlich äußerst langsamer Durchströmung bildet, herrschen beim Retinagefäßsystem mit seinen relativ dünnen Gefäßen und engen Capillaren ganz andere Strömungsverhältnisse. Bei rascher Strömung sollen Sauerstoffaustausch und Atmungsvorgänge, bei langsamer Strömung die Stoffaustauschvorgänge im Vordergrund stehen (PODESTÀ et al. 1955). Die morphologische Zweiteilung, die sich, grob gesprochen, auf die Versorgung des ersten Neurons (von der Aderhaut) sowie des zweiten und dritten Neurons (von Retinagefäßen aus) bezieht, hätte damit auch einen funktionellen Hintergrund.

Eine Unterbindung der Ciliar- bzw. Zentralgefäße führt bei *Nagern* nach 15—20 min zu dauernden, degenerativen Veränderungen in der Netzhaut, wobei nach lichtmikroskopischen Befunden die Opticusganglien am frühesten irreversibel geschädigt werden (GUIST 1926, GONZALES 1949, SMITH u. BAIRD 1952, POPP 1955). Bezüglich des Problems der Wiederbelebungszeit der Retina s. S. 23.

b) Methodisches

Die leichte ophthalmoskopische und präparative Zugänglichkeit sowie die besondere räumliche Lage der Retinagefäße hat zu zahlreichen methodischen Studien Veranlassung gegeben.

Ophthalmoskopisch wurde das Retinagefäßsystem von BUCCIANTE (1936), JENSEN (1936), v. SALLMANN (1937), PLATT u. LAWTON (1956), DOBREE (1956) u. WOOD (1948), HIRATA (1937) untersucht; Korrosionspräparate mit Neopren bzw. Plastoid haben HAYREH u. DASS (1958) sowie PODESTÀ u. ULLERICH (1961); Tuscheinjektionen an frisch enucleierten Augen MICHAELSON u. STEEDMAN (1949), FRANÇOIS (1952), ROHEN (1953b); Totalpräparate nach PAS-Färbung und nachfolgender Aufhellung nach der Methode von FRIEDENWALD, CORDDY (1954), KEENEY u. BARLOW (1956), BERGGREN u. BROLIN (1956) sowie nach der Methode von KUWABARA u. COGAN (1960), die die PAS-Färbung mit einer vorhergehenden Trypsinandauung verbindet, haben TOUSSAINT (1961) hergestellt. YAMASHITA u. CIBIS (1959) untersuchten die Retinagefäße in Totalpräparaten mit intravitrealer Injektion von gezuckerten Eisenoxyden und nachfolgender Berliner Blaufärbung, HAUSLER u. SIBAY (1960) nach Mikroinjektionen von $AgNO_3$ mit dem Mikromanipulator. Die Ergebnisse dieser Autoren werden bei den entsprechenden sachlichen Kapiteln abgehandelt.

c) Morphologie der Retinagefäße

Die Gefäßversorgung der menschlichen Retina stammt bekanntlich aus der A. centralis retinae, dem ersten größeren Ast der A. ophthalmica. Die Zentralarterie tritt in der Regel 10—15 mm hinter dem Bulbus in den Sehnervenstamm ein und hat extraorbital einen Durchmesser von 0,28 mm (VAIL 1948). Über Ursprung und Verlauf innerhalb des N. opticus s. S. 22.

Die Verzweigungen der Zentralarterie lassen sich in vivo ophthalmoskopisch beobachten. Die erste Aufteilung der Zentralarterien liegt am häufigsten im Niveau der Papille, während sich die Vene schon im Innern des Opticus verzweigt (BUCCIANTE 1936, JENSEN 1936, DAMEL 1936b, v. SALLMANN 1937).

24 verschiedene Verzweigungstypen der Zentralarterie beschrieb Hayaski (1951). Das Teilungsmuster auf der Papille soll individuell so verschieden sein, daß man an eine Verwendung der Fundusbilder in der Kriminalistik gedacht hat (Simon u. Goldstein 1935). Bei eineiigen Zwillingen stimmt das Gefäßmuster der Opticuspapille in 85% der Fälle überein (Jancke 1940, Joly u. Lavat 1954, vgl. auch Tower 1955). Nach Platt u. Lawton (1956) kann jedoch die Fundusbeobachtung nicht zur Eiigkeitsdiagnose herangezogen werden. Konstitutionelle Unterschiede des Gefäßmusters sollen vorhanden sein (Hatschek 1950).

Die temporalen und nasalen Arterienäste entspringen am häufigsten im Bereich der beiden inneren Drittel der Papillenoberfläche. Die oberen Äste teilen sich früher. In 78% der Fälle verlaufen Arterien und Venen parallel (Bucciante 1936). Dabei erscheinen die Arterien immer stärker geschlängelt als die Venen. Die Gefäßverzweigungen sind im temporalen, oberen Quadranten am stärksten (Jensen 1936). Nicht selten kommt neben den Aa. temporales und nasales noch eine A. mediana vor, die sich in kurzem Verlauf nach nasal wendet (Damel 1936b). Wesentliche Rechts-Links-Unterschiede im Gefäßmuster bestehen nach Bucciante (1936) nicht, nach Wood (1948) dagegen in der Hälfte aller Fälle.

In myopen Augen besteht eine Tendenz zu frühzeitiger Teilung der Zentralgefäße (Bucciante 1936). Da, wo Arterien und Venen sich kreuzen, existieren adventitielle Verbindungen, die bei jungen Menschen noch eine gewisse Verschieblichkeit erlaubt, bei älteren aber eine stärkere Fixation hervorruft (v. Sallmann 1937, Seitz 1962). Bei Gefäßkreuzungen liegen die Arterien meist über den Venen (Damel 1936b). Fast in jedem menschlichen Augenhintergrund können solche Gefäßkreuzungen beobachtet werden. Sie sind bei den kleinen Gefäßen regelmäßig, bei den größeren häufig vorhanden (Dehe 1954, Seitz 1962). Ein echtes „Kreuzungsphänomen" liegt vor, wenn „die Blutsäule der unterkreuzenden Gefäße vor und hinter der Überkreuzungsstelle ophthalmoskopisch zugespitzt oder verdünnt erscheint" (Seitz 1962). Nach Seitz fehlt im Anlagerungsbereich eine individuelle gefäßeigene Adventitia. Arterie und Vene sind vielmehr durch eine gemeinsame Hülle verbunden. Das Kreuzungsphänomen ist normal und kann allein nicht als hypertonisches Zeichen gewertet werden. Ophthalmoskopisch ist nur die Blutsäule erkennbar. Die Gefäßwand der Arterien hat in Papillennähe etwa $1/10$—$1/12$ des Gesamtdurchmessers. Bei den Venen ist der Wert geringer. Das Verhältnis von Arterien- und Venenbreite beträgt nach dem Fundusbild etwa $2:3$ (Seitz 1962).

Neuerdings hat Wood (1948) die topographische Verzweigung der Retinagefäße bei rund 500 gesunden Augen ophthalmoskopisch untersucht und zehn Verteilungstypen unterschieden. Die nasalen Papillenquadranten erhalten regelmäßig einen selbständigen Arterienast. Daß sämtliche arteriellen Äste auf der temporalen Papillenhälfte liegen, kommt nicht vor. Auf der Papille liegt die Vene meist temporal von der Arterie. Größere Arterien (Durchmesser über 80 μ) teilen sich in spitzen Winkeln, kleinere in stumpfen (Fritz 1957). Die Verzweigung ist in der Regel dichotom (Kuwabara u. Cogan 1960).

An Häutchen- oder Schnittpräparaten lassen sich in der Netzhaut zwei bis drei flächenhaft ausgebreitete Capillarsysteme zur Darstellung bringen. Das oberflächliche liegt im Bereich der Opticusfaserschicht, das tiefe zwischen äußerer plexiformer und innerer Körnerschicht (Toussaint 1961, Duke-Elder 1961). Nach Podestà et al. (1955) liegen die Capillarsysteme vor allem in den Synapsenzonen. In Höhe des zweiten Neurons liegt ein sehr dichtes Capillarnetz. Die Opticusganglien werden teilweise von Capillarschlingen berührt oder umgeben. In unmittelbarer Umgebung der Papille dringen kurze Capillarschlingen in die

Nervenfaserschicht ein (WYBAR 1954). Die innere Körnerschicht wird nach
PODESTÀ u. ULLERICH (1961), ULLERICH u. PODESTÀ (1960) nur ,,von Arteriolen
ohne Abgabe von Capillaren" durchsetzt. Ein drittes Capillarnetz beschrieben
die Autoren an ,,der Außenfront der Bipolaren, halb in der Henleschen Faserschicht".

Die Capillardichte nimmt orawärts ab, maculawärts zu (FRANÇOIS 1952,
KUWABARA u. COGAN 1960). Die kleineren Gefäße sollen nicht selten durch
gliöse, ,,intercapilläre Brücken" an den Verzweigungswinkeln verbunden sein.
In den peripheren, oranahen Gebieten zeigen die Retinagefäße häufig Anomalien.
In Häutchenpräparaten erscheint die Zellzahl in den peripheren Capillaren stark
verringert. Vom Äquator an vereinheitlichen sich die Capillarsysteme zunehmend,
so daß streckenweise oberflächliches und tiefes Netz miteinander verschmolzen
sind (DUKE-ELDER 1961). Auch wird der Abstand zwischen den Capillaren
weiter, das Netz gröber. Im Alter treten spinnenartige Faserkörper um die Gefäße
herum auf (KUWABARA u. COGAN 1960). Nach LOEWENSTEIN (1947, 1948, 1950)
können in sklerosierten, hyalinisierten Retinagefäßen beim Menschen auch Vasa
vasorum-artige Rekanalisationen der Wandung vorkommen. Vom zentralen
Gefäßlumen zweigen dann zwei bis drei kleinere Äste ab, die schraubig oder
gerade die Adventitia umgeben und schließlich wiederum ins Lumen einmünden.
In der Peripherie beschrieb THURANSZKY (1957) in seiner Monographie über
den Retinakreislauf der *Katze* capilläre Anastomosen nahe der Ora, die er als
arteriovenöse Kurzschlußgefäße auffaßt. Diese sog. ,,Shunt-Capillaren" seien
kürzer und dicker als die übrigen peripheren Retinacapillaren und besäßen
kreislaufregulatorische Funktionen. Im allgemeinen werden in der Angiologie
capilläre Anastomosen jedoch nicht als vasoregulatorische, arteriovenöse Anastomosen aufgefaßt.

Die Arterien der Netzhaut sind in der Regel von einer 100—200 μ breiten,
capillarfreien Zone umgeben, die bei den Venen fehlt (MICHAELSON 1948, TOUS-
SAINT 1961).

Die *Maculagefäße* werden von besonders langen Capillarschlingen gebildet.
Meist verschmelzen die retinalen Capillarnetze im perimaculären Gebiet. Die
Fovea centralis ist gefäßfrei. Die perifovealen Arterien reichen näher an die
Fovea heran als die Venen. Die von nasal kommenden, meist doppelt angelegten
Aa. foveales entspringen direkt auf der Papille. Die zur Fovea ziehenden Gefäßschlingen sind äußerst regelmäßig radiär geordnet, wobei Arterien und Venen
einander abwechseln. Die Capillarschlingen nähern sich nach POLYAK (1941)
dem Fovearand nicht weiter als 80 μ, was einer Entfernung von etwa 275 μ
vom Foveazentrum entspricht. Der Durchmesser der capillarfreien Zone ist
beim Menschen rund 400 μ, der venenfreien Zone 550 μ, was etwa der stäbchenfreien Zone entspricht (POLYAK 1941). LOEWENSTEIN (1942) und MICHAELSON
(1954) geben etwas andere Werte an. SALUS (1939) bestreitet, daß die Fovea
ausschließlich aus der Choriocapillaris versorgt wird. Die Fovea centralis würde
von den langen Capillarschlingen durch Diffusion ernährt, die bis in den Foveatrichter hineinziehen sollen. Da aber die zentralen Teile der Fovea praktisch
nur noch Elemente des ersten Neurons enthalten, die ja auch im übrigen Retinabereich von der Aderhaut aus ernährt werden, können die Vorstellungen von
SALUS nicht als bindend betrachtet werden. Im Alter soll die Gefäßversorgung
der Macula reduziert werden. Der zentrale, gefäßfreie Bezirk würde vergrößert.
Bei ausgesprochen senilen, bzw. arteriosklerotischen Netzhäuten kann das foveale
Gefäßsystem teilweise obliteriert sein (SALUS 1939).

Cilioretinale Arterien wurden ophthalmoskopisch in 14,1% von MANN (1937),
in 25% von BUCCIANTE (1936) beobachtet. In 3,4% der Fälle handelte es sich

jedoch um ciliopapilläre Gefäße (BUCCIANTE 1936). COLLIES (1957) fand cilioretinale Gefäße in 21,6%, davon 17% bilateral (1000 Patienten). Meist war
ihr Auftreten mit kongenitalen Anomalien des Sehnervenkopfes verknüpft. In
einem Fall stammte die gesamte Retinaversorgung aus cilioretinalen Gefäßen.
Allgemein kommen cilioretinale Gefäße häufiger temporal vor. Bei den cilioretinalen Arterien handelt es sich meist um Äste aus dem Zinnschen Gefäßkranz,
seltener um Zweige der Chorioidalgefäße, die zur Retina ziehen. Sie sind ophthalmoskopisch oft nur an der scharfen Knickung im Papillenbereich erkennbar
(NANO 1949). Es gibt Fälle, in denen sie die A. temporalis superior oder inferior
ersetzen können (DAMEL 1936b). *Optico-ciliare* Arterien überqueren die Papille
und tauchen am Papillenrand in die Tiefe. GLEES (1956) beobachtete cilioretinale
Arterien gehäuft bei cerebralen Angiomen oder Aneurysmen der Hirngefäße.
Nach GLEES sind optico-ciliare Venen eine belanglose Anomalie, cilio- und optico-
retinale Arterien jedoch „strenggenommen Mißbildungen". In Injektionspräparaten sind cilio-retinale Gefäße bisher kaum zur Darstellung gebracht worden
(BLUNT 1956, STEELE u. BLUNT 1956). Nur WYBAR (1956) hat an einem Korro-
sionspräparat auch eine cilio-retinale Arterie abgebildet.

Mehr in medizinhistorischer als wissenschaftlicher Hinsicht ist die Mitteilung von MAXI-
MILIAN SALZMANN (1953) von Interesse, wonach der berühmte Ophthalmologe an sich selbst
vom 25. Lebensjahr an cilioretinale Arterien beobachtete, die in höherem Lebensalter plötzlich
verschwanden (90. Lebensjahr). SALZMANN brachte diese Veränderung mit einem danach
aufgetretenen Zentralskotom in Verbindung.

Histologisch unterscheiden sich die Retinagefäße von den übrigen Gefäßen
des Auges in verschiedenen Punkten. Nach MEVES (1948) zeigt die Zentralarterie
von der Abzweigung aus der A. ophthalmica bis zur Lamina cribrosa den normalen Wandbau einer Arterie vom muskulären Typ. Nach Eintritt in den Bulbus
wird die Elastica interna mehrschichtig und bildet ein verzweigtes Netz, das alle
Wandschichten durchsetzt. Die reichliche Elastica der retinalen Arterien wird
mit einer „peripheren Windkesselfunktion" in Zusammenhang gebracht, um eine
gleichmäßige Durchströmung der Netzhaut zu garantieren. Nach SEITZ (1962)
fehlt jedoch den Retinaarterien eine Elastica interna. Die Arterienwandung hat
in der Regel eine 3—4schichtige Media und eine äußerst dünne Adventitia, die
an die Lamina gliae perivascularis angrenzt. Auch elektronenmikroskopisch wurden elastische Elemente in den Netzhautarterien ebenso wie in der Venenwandung
eigenartigerweise nicht gefunden (HOGAN und FEENEY 1963).

Mit zunehmendem Alter soll eine Vermehrung der elastischen Elemente, die
sich nach BETETTO (1953) zwischen dem 40. und 50. Lebensjahr fast verdoppelt
haben sollen, zu beobachten sein. Eine Verdickung der Media soll schon vom
20. Lebensjahr an einsetzen. Bei den Zentralvenen zeigte sich eine Verdickung
der kollagenen Bindegewebsstrukturen bereits vom Ende des ersten Lebens-
jahrzehntes an. Auch hier soll eine kontinuierliche Zunahme elastischer Elemente, vor allem bis zum fünften Lebensjahrzehnt (BETETTO 1953) stattfinden.
Die Altersveränderungen der Retinagefäße unterscheiden sich nicht grundsätzlich von denjenigen der Körpergefäße. Sie zeigen aber regionale Verschiedenheiten. In der Peripherie treten sie frühzeitiger und stärker in Erscheinung als
zentral (KUWABARA u. COGAN 1960), was andererseits wiederum auch die Entwicklung der peripheren retinalen Cysten begünstigt (OKUN 1960).

An den Abgangsstellen der Capillaren von den Arteriolen oder an den Verzweigungen der Capillaren selbst sollen sphincterartige Pericyten vorkommen,
die für eine Stromregulierung verantwortlich gemacht werden (VRABEC 1953,
THURANSZKY 1957, LOEWENSTEIN 1959) (Abb. 51). Die theoretischen Grundlagen der Capillarpermeabilität der Retinagefäße wurden von BAILLART (1951)
erörtert.

Die Frage, ob es eine „Blut-Hirn-Schranke" auch in der Netzhaut, die ja als vorgeschobener Hirnteil betrachtet werden muß, gibt, ist nicht geklärt. Bei *Kaninchen* und *Hunden* fanden CIBIS, BROWN u. HONG (1957) nach intravenösen Eiseninjektionen (SIO) keinen Übergang der Eisenpartikel in die Netzhaut, sondern nur eine Speicherung in den Endothelien der Retinacapillaren. Nach mehreren Monaten trat eine Netzhautschädigung mit Gefäßhyalinisationen, Proliferation des Pigmentepithels und Bildung kugeliger Phagocyten auf.

Nach mehrmonatiger oraler Verabreichung von Silbernitrat sahen WISLOCKI u. LADMAN (1952) feinste Silberkörnchen in den *Basalmembranen* der Retinacapillaren. Es wird von einer Schrankenfunktion der Retinagefäße gesprochen, deren morphologisches Substrat die Basalmembranen der Capillaren darstellen sollen.

Vermutlich spielt aber auch die *perivasculäre Glia* der Retina, die nach WOLTER (1955, 1957) vornehmlich aus einer modifizierten Form der Astrocyten

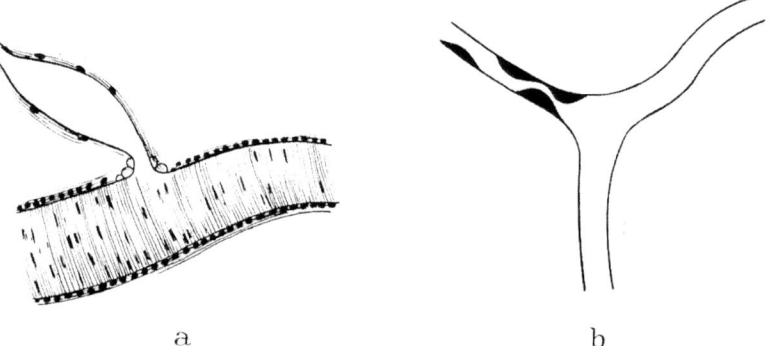

a   b

Abb. 51a u. b. Mechanismen der Durchblutungsregulation in der Netzhaut: a durch sphincterartige Muskelzellen am Abgang der Capillaren von den Arteriolen, b durch Schwellung der Endothelzellen.
(Nach LÖWENSTEIN 1949)

besteht, sowie die perivasculäre Membrana limitans gliae von KRÜCKMANN (1917) eine wichtige Rolle. Echte *perivasculäre Lymphräume* scheinen in der Netzhaut nicht vorhanden zu sein. Wenn in histologischen Präparaten gelegentlich solche zirkulären Spalträume zu beobachten sind, so handelt es sich wohl nur um Schrumpfungsartefakte (KREIBIG 1959). KHAISSMAN (1959) behauptet allerdings, perivasculäre Räume mit Berliner Blaugelatine in der Retina dargestellt zu haben. YAMADA et al. (1958c) und HOGAN et al. (1963) fanden elektronenmikroskopisch an den Retinagefäßen keinen perivasculären Spaltraum.

Licht- und elektronenmikroskopisch zeigen die Retinagefäße weitgehend den Aufbau von Hirncapillaren (vgl. ROLLHÄUSER 1959, CLARA 1961), wenn auch bemerkenswerte Besonderheiten existieren (MAYNARD 1957, MAEDA 1958, 1959, MISSOTTEN 1961, 1962, SEAMAN u. PATZ 1961, HOGAN u. FEENEY 1963). Die Endothelien sind zum Teil durch Haftplatten miteinander verbunden und gegenseitig verzahnt. Porenartige Öffnungen oder intercelluläre Stomata wurden nicht beobachtet (MAEDA 1958, KISSEN u. BLOODWORTH 1961, SEAMAN et al. 1961, HOGAN et al. 1963). Im allgemeinen sind die Endothelzellen flach und zeigen eine glatte Oberfläche. Stellenweise sollen jedoch „Mikrovilli" von 500—600 mμ Länge vorkommen (KISSEN u. BLOODWORTH 1961). Die wenigen Mitochondrien sind klein. Pinocytotische Bläschen wurden beschrieben (SEAMAN u. PATZ 1961). Die Basalmembran ist auffallend dick (50—100 μ nach MISSOTTEN u. ITTERBECK 1959) und vielfach aufgesplittert. Ihre lamelläre Struktur wird noch dadurch verstärkt, daß sich die Pericytenfortsätze bis in die Basalmembran hinein vorschieben (YAMADA et al. 1958c, MAEDA 1959, KISSEN u. BLOODWORTH 1961). Auch innerhalb der Basalmembranen, die von argyrophilen oder kollagenen Fasern umgeben sind, kommen keine strukturellen Dehiszenzen vor. An menschlichen Retinacapillaren beobachteten HOGAN und FEENEY (1963) neuerdings eine wabigvacuoläre Struktur der Basalmembranen. Auch die Arterien haben eine mehrfach aufgesplitterte lamelläre Basalmembran von auffallender Dicke. Zwischen die Lamellen schieben sich die glatten Muskelzellen, Pericyten oder Gliazellen ein. Während die Capillarwand der choriocapillaren Gefäße extrem verdünnt ist, erscheint diejenige der Retinacapillaren elektronenmikroskopisch sehr dick. Diese Tatsache bringt MISSOTTEN (1961) mit dem höheren Blutdruck und den Sauerstoffaustauschvorgängen in der Netzhaut im Gegensatz zu dem relativ geringen Blutdruck in den Aderhautcapillaren und den dort bevorzugt ablaufenden nutritiven Vorgängen in Zusammenhang. Die Retinaarterien haben in der Nähe der Papille einen Durchmesser von ca. 100 μ und besitzen 5—7 Muskelschichten. Am Äquator reduziert sich die Media auf 3—5 und in der Peripherie auf 1—2 Schichten. Die Arteriolen zeigen meist einen Durchmesser von 8 μ und besitzen nur noch eine Schicht glatter Muskelzellen.

Die perivasculäre Glia besteht nach HOGAN et al. (1963) aus drei Zelltypen: den Fortsätzen der Müllerschen Stützzellen, und zwei verschiedenen Formen von Glia. Die Capillaren sollen in der Hauptsache von den cytoplasmatischen Fortsätzen der Müllerschen Zellen und weniger von Glia eingescheidet werden. Bei den größeren Arterien und Venen überwiegt die Glia. HOGAN u. Mitarb. unterschieden zwei Gliatypen: einen Fasergliatyp mit nur wenigen Mitochondrien und Zellorganellen, dagegen intracellulären Filamenten, sowie eine andere Form von Gliazellen, die den wenig verzweigten Astrocyten gleicht, zahlreiche Mitochondrien, wenig Filamente und ein stark entwickeltes endoplasmatisches Retikulum enthält. Diese Form findet sich mehr in der Wand der Venen, während die erste Form an den Arterien und in Capillarnähe bevorzugt vorkommt. Die letztere Gliaform soll mehr nutritive Aufgaben, die erste mehr mechanische erfüllen.

Allgemein sind die Retinagefäße vollständig von *Gliazellen* eingeschlossen (WOLTER 1957). Bei größeren Gefäßen konnte auch *perivasculäres Bindegewebe* (Kollagen) in der Adventitia beobachtet werden. YAMADA fand eine große Zahl von *Pericyten*, die glatten Muskelzellen sehr ähnlich sahen (vgl. MAEDA 1959, SEAMAN u. PATZ 1961, MISSOTTEN 1961, 1962, HOGAN et al. 1963). Gefäßeigene, nichtgliöse Pericyten beschrieb neuerdings WOLTER (1962) an trypsinangedauten Netzhautpräparaten nach Silberimprägnation. Diese Zellen sollen gröbere Verzweigungen besitzen und sich morphologisch von Glia gut unterscheiden lassen. Gitterfasern sollen sich mit histologischen Methoden an den Netzhautcapillaren nicht darstellen lassen (CLARA 1961).

d) Vergleichende Anatomie der Retinagefäße

Allgemein hat DAMEL (1936b, c) vier Vascularisationstypen bei *Wirbeltieren* unterschieden: 1. Einen avasculären Typus *(Krokodil, Stachelschwein)*, 2. pectentragende Typen *(Reptilien, Vögel)*, 3. Retinae mit glaskörpernahen Gefäßmembranen *(Schlangen)* und 4. zentralgefäßhaltige Netzhäute *(Primaten, verschiedene Säuger)*.

Die Netzhaut der *Primaten* ist holangisch oder euangiotisch (JOHNSON 1961, FRANZ 1913, 1934, KOLMER 1930, ROHEN 1962d). Vergleichende Untersuchungen, besonders über die Maculagefäße fehlen weitgehend. *Tarsius* scheint keine Foveagefäße zu haben (SORSBY 1949), doch sind besondere Abzweigungen zur Netzhaut-mitte vorhanden. Bei *Galago* konnten wir ein relativ weitmaschiges peripheres Netz aus parallel verlaufenden, äquatorial orientierten Capillaren nachweisen (ROHEN 1962 d), das orawärts durch eine zirkuläre Randvene abgeschlossen wird. Im Fundusbereich wird das Capillarnetz von *Galago* wesentlich dichter, erscheint aber an injizierten Flächenpräparaten unregelmäßiger als bei höheren *Primaten* (z. B. *Macaca mulatta*). Ein foveales Capillarnetz fehlt bei allen *Prosimiae*. Bei *Tupaia* wird die auffallend mächtig entwickelte, innere plexiforme Schicht, deren Durchmesser ein Vielfaches der äußeren Plexiformen beträgt, durch einen flächen-haft ausgebreiteten Capillarplexus in zwei Abschnitte unterteilt. Die vom *Men-schen* bekannte, regelmäßige Verteilung der Zentralgefäße mit ihren sektoren-artig ineinandergeschachtelten Capillargebieten ist auch bei den höheren *Affen* vorhanden. Bei *Halbaffen (Galago crassicaudatus, Lemur)* ist die Gefäßverteilung unregelmäßiger und durchschnittlich etwas weitmaschiger. Bei *Galago* verteilen sich die Äste der Zentralgefäße allseitig radiär auf der Papille ähnlich wie dies von JANES u. BOUNDS (1955) bei *Ratten* beschrieben wurde. Symmetrische temporale und nasale Äste der Zentralgefäße gibt es bei *Halbaffen* meist nicht. Eine periarterielle, capillarfreie Zone ist auch bei *Halbaffen* differenziert.

Die Netzhautgefäße zahlreicher *Wirbeltiere* wurden von LINDSAY-JOHNSON (1901) ophthalmoskopisch untersucht und eingehend beschrieben. Bei den *Säu-gern* wurden die Retinagefäße der üblichen Versuchstiere in letzter Zeit mehrfach sehr sorgfältig studiert. Bei der *Ratte* (JANES u. BOUNDS 1955, CAIRNS 1959) zweigt die Zentralarterie erst in Papillennähe von der A. ophthalmica ab und zerfällt in durchschnittlich sechs radiär ausstrahlende Äste. Die Arterien behalten ihre radiäre Richtung bis zur Ora bei und spalten sich meist noch zwei- bis dreimal dichotom auf. Die retinalen Venen zeigen das gleiche Verteilungsmuster und begleiten die Arterien. Eine capillarfreie Zone um die Arterien ist bei *Ratten* nicht erkennbar. Es existieren zwei Capillarnetze, eines an der äußeren Grenze der inneren Körnerschicht und eines im Bereich der Opticusganglien (vgl. R. BRÜCKNER 1951, CAIRNS 1959). Bei *albinotischen Ratten* und *Mäusen* persistieren die Hyaloideagefäße bis zur Zeit der Lidöffnung. RUNNER (1947) züchtete einen *Ratten*stamm, bei dem die Pupillarmembran und die Hyaloideagefäße auch eine Woche nach der Lidöffnung vollständig erhalten waren und sich erst im Laufe von 2 Monaten zurückbildeten.

Die makroskopische Anatomie der Orbita- und Bulbusgefäße vom *Kaninchen* hat RUSKELL (1962) neuerdings sehr detailliert dargestellt. Die Hauptgefäße des Auges stammen aus der A. ophthalmica externa, die radiäre Äste (A. ciliares post.) für die Aderhaut bildet. Die A. ophthalmica interna zeigt Anastomosen zu den hinteren Ciliararterien, bildet aber sehr selten die „Zentralarterie". Diese zweigt vielmehr in der Regel von der medialen, langen, hinteren Ciliararterie etwa 5 mm hinter dem Bulbus ab und verläuft anterodorsal zur Papille, wo sie sich in einen medialen und lateralen Ast aufteilt. Ein Zinnscher Anastomosen-ring scheint nicht zu existieren.

Eine gute, offenbar weitgehend vergessene Arbeit über die Retinagefäße vom *Pferd, Rind, Schaf, Schwein, Hund, Meerschweinchen, Ratte* und *Kaninchen* stammt aus dem vorigen Jahrhundert von BRUNS (1882). *Rind* und *Schaf* haben vascularisierte Netzhäute, wie die *Ratte* auch. Beim *Meerschweinchen* sind kaum retinale Gefäße entwickelt. Beim *Pferd* bilden sich Capillarschlingen in der Umgebung der Papille. Netzhautcapillaren existieren hier nur im Sehnerven-kopf. Bei den sog. Zentralgefäßen des *Kaninchens* handelt es sich eigentlich um ein Opticusgefäßsystem, das sich bis in den Bereich des Augeninnern vor-geschoben hat (ROHEN 1954 a). Die Gefäße liegen ausschließlich innerhalb der markhaltigen Nervenfasern des Fundus und dringen nirgends bis in andere Retinaschichten vor. Die Retina selbst kann also beim *Kaninchen* als avasculär

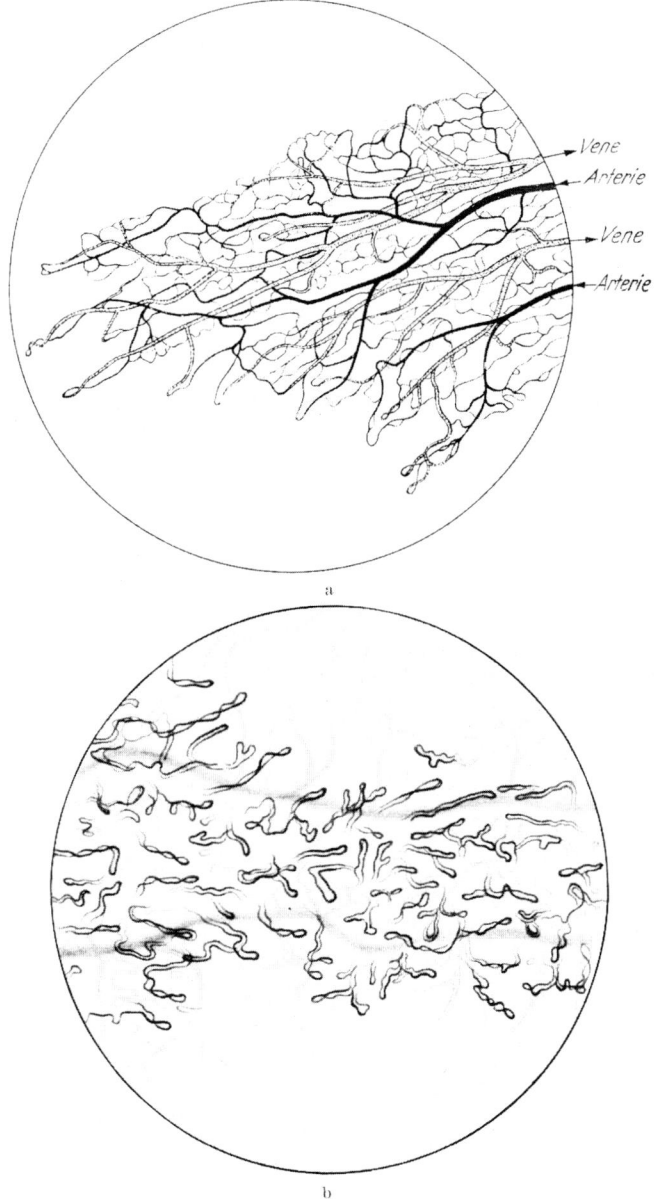

Abb. 52a u. b. Totalpräparate der Kaninchennetzhaut nach Tuschefüllung der Gefäße. a Oberflächliche Capillarennetze im Bereich der Markfaserschicht der Retina. b Tiefere Schicht, von der Außenseite betrachtet, mit langen, schlingenartigen Capillaren. [Nach ROHEN, Ophthalmologica (Basel) **128** (1954)]

betrachtet werden. Die von der Papille ausgehenden temporalen und nasalen Arterien bilden im Bereich der Limitans interna, oft bis in den Glaskörper vorspringend, zahlreiche Äste und Capillaren, die netzförmig untereinander anastomosieren (Netzhautcapillaren). In die Tiefe der Markfaserschicht dringen jedoch haarnadelförmige, dichotom verzweigte Capillarschlingen vor (Schlingencapillaren), die einen „archaischen" Gefäßtyp darstellen, wie er etwa noch beim *Opossum* im gesamten Zentralnervensystem vorkommt (SCHARRER) (Abb. 52). Arterien und Venen liegen innerhalb der Papille dicht nebeneinander. Meist ist die Arterie von einem lockermaschigen, relativ ausgedehnten Bindegewebsmantel umgeben, in dem auch Lymphgefäße und zahlreiche freie Zellen beobachtet werden können, während der venöse Abfluß in der Regel durch mehrere Venen erfolgt, die am Rande der Papille und in den peripheren Teilen des Sehnerven lokalisiert sind und kaum eine mesodermale Bindegewebshülle haben. Beim Alloxandiabetes zeigen die Retinagefäße des *Kaninchens* ähnliche Veränderungen wie beim klinischen Diabetes des *Menschen* (BERGGREN u. BROLIN 1956).

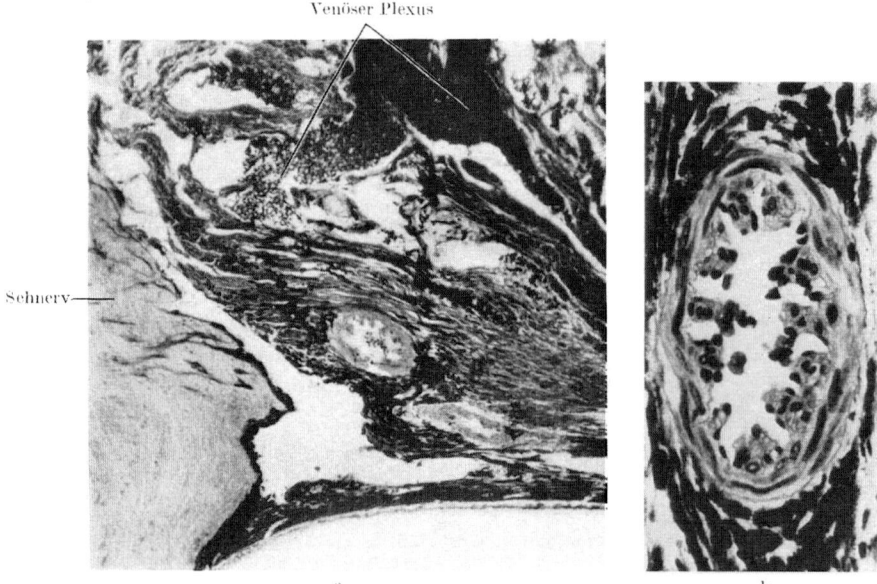

Abb. 53a u. b. Sperrarterien in der Aderhaut und am Sehnervenkopf beim Hund. a Horizontalschnitt durch den Sehnervenkopf mit angrenzender Aderhaut und Sklera in Höhe der Lamina cribrosa (Azan, 92fach). b Einzelne Sperrarterien innerhalb der Aderhaut (Azan, 420fach). (Aus ROHEN 1954)

Bei *Carnivoren* liegen sehr spezialisierte Verhältnisse vor (HUBER 1937, PARRY 1953, MOFFAT 1952, THURANSZKY 1957, ROHEN 1954b). Beim *Hund* sollen nach PARRY (1953) die Retinagefäße aus zwei Quellen, einmal aus der Zentralarterie und zum anderen aus zusätzlichen Arteriolen der Chorioidalarterien, die in der Umgebung der Papille zur Retina durchbrechen, stammen. Auch bei der *Katze*, bei der die Bulbusgefäße in der Hauptsache aus der A. ophthalmica externa abzweigen, bilden sich nach THURANSZKY (1957) am Rande der Papille fünf bis sechs Äste für die Retina. Ob es sich dabei um echte cilioretinale Gefäße oder um Äste der A. ophthalmica interna handelt, wird nicht klar. Beim *Hund* scheint es sich bei den perforierenden Gefäßen tatsächlich um cilioretinale Arterien zu handeln (HUBER 1937, MOFFAT 1952). Die hinteren, kurzen Ciliararterien des Hundes besitzen Längsmuskelpolster in der Intima, stellen also Sperrarterien dar (MOFFAT 1952, ROHEN 1954b). Die Gefäße, die einen unvollständigen Gefäßkranz um den Opticus herum bilden, verlieren ihre Sperrpolster nicht beim Durchtritt durch die Sklera. Auf diese Weise findet man in der Aderhaut nahe am Sehnervenkopf Sperrarterien, die fünf bis fünfzehn kammartig ins Lumen vorspringende Intimapolster haben können (Abb. 53). Am Opticus-Sklera-Winkel liegen zudem zahlreiche, großlumige und dünnwandige Venen, die plexusartig untereinander verbunden sind und kurze arteriovenöse Anastomosen aufnehmen, die keine epitheloidzellige Wandung haben, sondern Brückenanastomosen im Sinne STAUBESANDS (1951) sind. Die intimalen Sperrpolster der Aderhautarterien flachen sich äquatorwärts rasch ab und verlieren sich schließlich ganz.

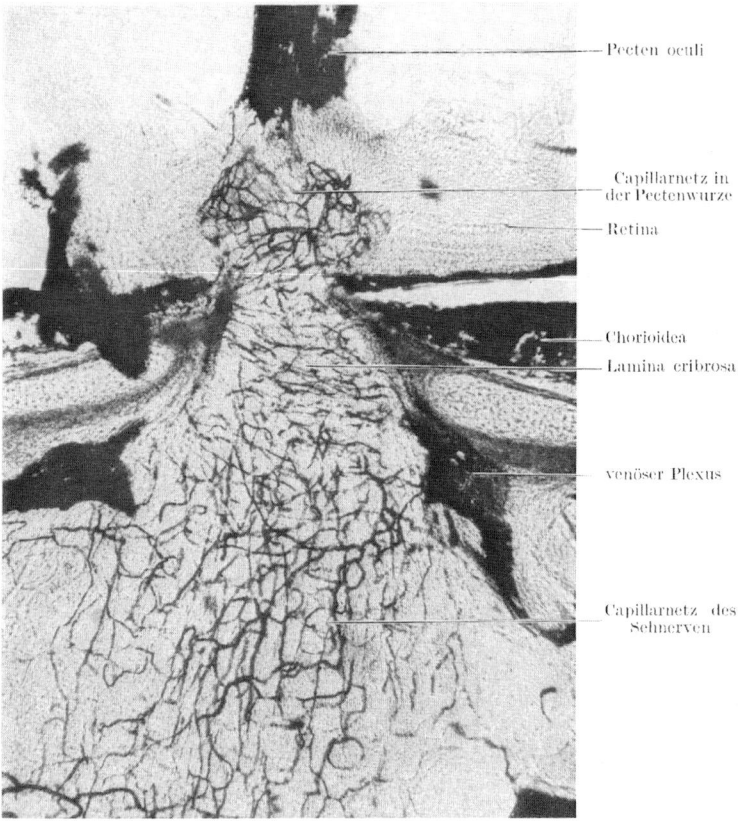

Abb. 54. Horizontalschnitt durch die Papilla n. optici mit Pecten und angrenzender Netzhaut von der Taube (300 μ dicker Schnitt, tuscheinjiziert, 56fach). Die Retina ist gefäßfrei; nur in der Wurzelzone des Pecten ist ein korbartiges Capillargeflecht entwickelt, von dem aus das Pecten vascularisiert wird. (Aus ROHEN 1955)

Ausgedehnte physiologische und pharmakologische Untersuchungen über das Verhalten der Retinagefäße bei der *Katze* hat THURANSZKY (1957) durchgeführt. Über die Druckverhältnisse s. unter anderem DUKE-ELDER (1926).

Die Retina der *Vögel* hat keine Eigengefäße. Statt dessen sitzt auf der Papille ein stark vascularisierter, intensiv pigmentierter Fächer *(Pecten)*, der von einem sehr regelmäßig geordneten Gefäßsystem aufgebaut wird (KAUTH u. SOMMER 1953, O'RAHILLY u. MEYER 1961, ROHEN 1955, SEAMAN u. STORM 1963). Die arteriellen Zuflüsse zum Pecten stammen aus der A. ophthalmica externa, über eine sog. A. ophthalmica oder A. orbitalis temporalis (SLONAKER 1918), die am lateralen Bulbusumfang in einer horizontalen Ebene stufenweise kurze, hintere Ciliararterien bildet, welche die knorpelige Sklera perforieren. Die Pectenarterie kann als eine spezialisierte, hintere Ciliararterie aufgefaßt werden. Sie durch-

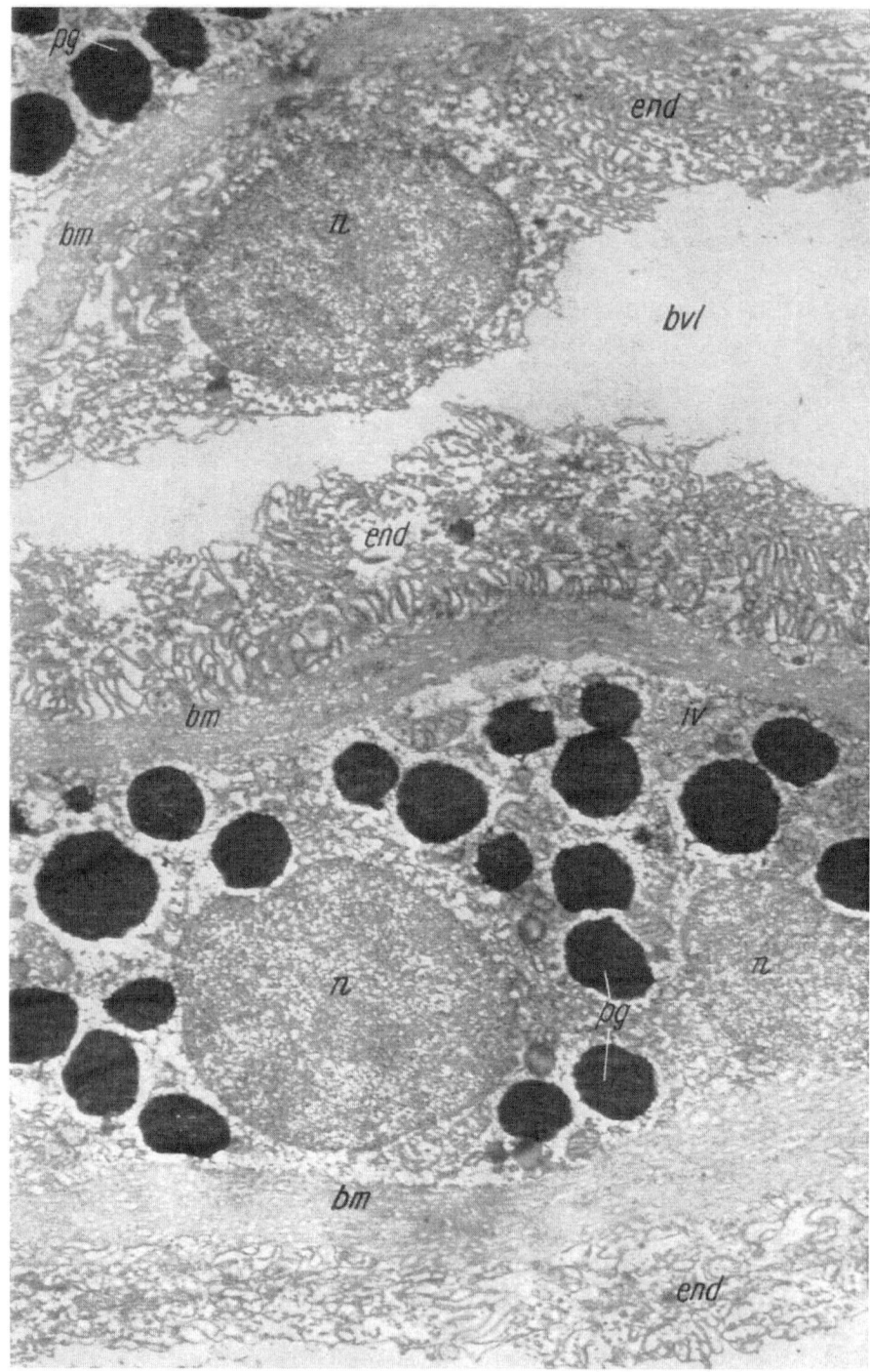

Abb. 55a. Elektronenmikroskopische Aufnahme von den zwei wesentlichsten Gewebskomponenten des Pecten oculi der Vögel: 1. das Capillarendothel mit apikalen und basalen cytoplasmatischen Einfaltungen (*end*); 2. das intravasculäre Gewebe (*iv*), das meist zahlreiche Pigmentgranula (*pg*) enthält. Die dichte, laminäre und fibrillärstrukturierte Basalmembran (*bm*) begrenzt die typischen Pectencapillaren und trennt diese vom umgebenden intervasculären Gewebe (*iv*). Das intravasculäre Gewebe enthält zwei Kerne (*n*) und zeigt keine deutlichen Zellgrenzen. *bvl* Capillarlumen. Vergr. 4000fach. (Aus SEAMAN u. STORM 1963)

bohrt die Durascheide des Opticus, tritt in den Intervaginalspalt ein und schließlich von unten in das Pecten. Vor ihrem Eintritt in die Opticusscheiden bildet sie zahlreiche, epitheloidzellige arteriovenöse Anastomosen verschiedenen Typs

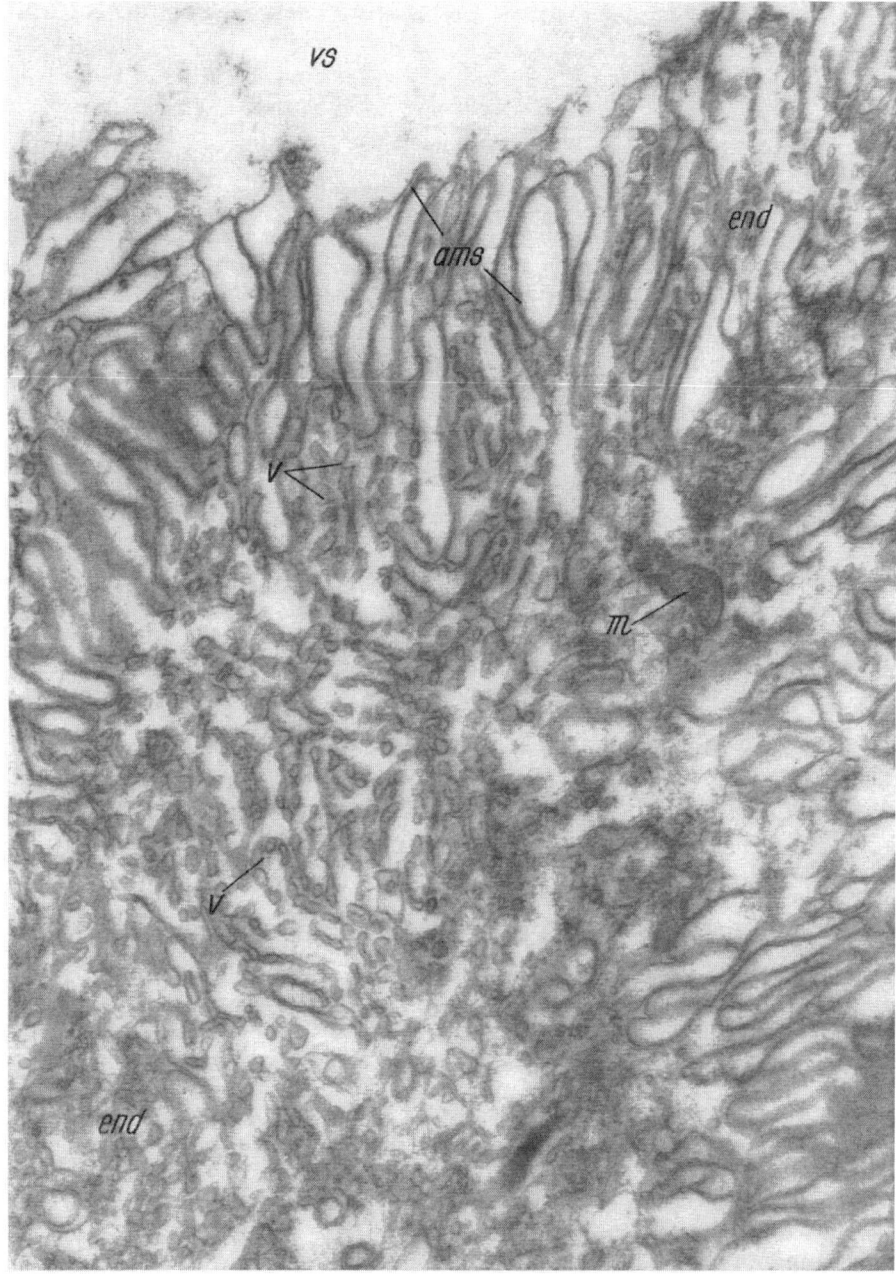

Abb. 55 b. Elektronenmikroskopische Aufnahme vom Capillarendothel der Pectengefäße (*end*) zur Darstellung der auffallend stark entwickelten, apikalen Einfaltungen der Zellmembran (*ams*). In enger Beziehung zu diesen Einfaltungen stehen reihenförmig angeordnete Bläschen (*v*), die den Eindruck machen, als ob sie entweder gerade von den Membransystemen abgeschnürt oder umgekehrt mit diesen verschmelzen würden.
m Mitochondrien; *vs* Glaskörperraum (Vergr. 20000fach). (Aus SEAMAN u. STORM 1963)

und auch glomusartige und epitheloidzellige Anastomosen zu den retroorbitalen Venengeflechten (ROHEN 1955b) (Abb. 54b). An der Basis des Fächers und während des Verlaufes in der Lamina cribrosa und Opticuspapille gibt die Pectenarterie verschiedene Äste an das umgebende Gewebe ab. Auf der Papille entsteht ein unregelmäßig geordnetes Capillarnetz, das von kleinen, meist rückläufigen Ästen der Basalarterie gespeist wird. Gegen die nachbarlichen Partien der Retina bilden sich schlingenartige Endgefäße (Abb. 54). Die Papille ist sonst bei den *Vögeln* das einzige intraoculare Gebiet der Retina, das vascularisiert ist. Die Pectenarterie verläuft dann einfach oder geteilt an der Basis des Pecten entlang (Basalarterie) und gibt in regelmäßigen Abständen senkrecht aufsteigende Arteriolen ab, die in der Mitte des Pecten liegen und zu beiden Seiten flächenhafte Capillarnetze bilden. Aus diesen sammeln sich dann jeweils zwei Randvenen, die ohne eine größere Basalvene zu bilden, die Papille durchsetzen und in den ausgedehnten, ringförmigen venösen Plexus einmünden, der den Sehnervenkopf außen umgibt (ROHEN 1955b, SEAMAN u. STORM 1963).

Elektronenmikroskopisch zeigen die Endothelien der Pectencapillaren Spezialisierungen, wie sie sonst am Gefäßsystem noch nicht bekannt geworden sind. Ausgedehnte basale Einfaltungen der Plasmamembran nach Art der β-Cytomembranen der Epithelien und dichte mikrovilliartige Fortsätze an der Oberfläche des Endothels wurden kürzlich beschrieben (SEAMAN u. STORM 1963). Diese Befunde sprechen für einen ausgedehnten Flüssigkeitswechsel im Pecten.

e) Die Entwicklung der Retinagefäße

Hinsichtlich der phylogenetischen Differenzierung des Retina- bzw. Hyaloideakreislaufs wurden drei Stufen unterschieden (DAMEL 1936): a) Ausbildung eines vascularisierten Mesenchyms längs der fetalen Augenspalte *(Fische)*, b) Eindringen eines Gefäßastes in die fetale Augenspalte, ohne Capillarbildung für Linse und Glaskörper (verschiedene *Fische, Amphibien*), c) Entwicklung eines intravitrealen Gefäßsystems für Glaskörper oder Linse, das entweder in einem zentralen Hyaloideakanal oder einem fächerartigen Konvolut (Pecten) liegt *(Sauropsiden, Säuger)*. Von jedem dieser Strukturtypen kann eines der bei Wirbeltieren bekannten Hyaloidea- oder Retinagefäßsysteme abgeleitet werden.

Ontogenetisch entwickeln sich beim *Menschen* solide Gefäßsprossen etwa bei Feten von 90 mm SSL (ENNEMA 1941) oder 100 SSL (MICHAELSON 1948) von einer bulbusartigen, präpapillaren Anschwellung (Bergmeistersche Papille) der A. hyaloidea, die in die umgebende Retina vordringen und später kanalisiert werden. Im achten Monat erreichen die vorwachsenden Gefäße die Ora serrata. Unterschiede im Gefäßwachstum der verschiedenen Quadranten hat MICHAELSON (1948) tabellarisch zusammengestellt. In den temporal oberen Quadranten wachsen sie meist etwas schneller als in den gegenüberliegenden. So können in Frühstadien temporal bereits Capillarsprossen vorhanden sein, während nasal die Retina noch nicht vascularisiert ist.

Bei 35 Tage alten *Katzen*embryonen sind nur eine A. hyaloidea und kleine schlingenartige Gefäße an der Papille sichtbar (MICHAELSON 1948). Bei 45 Tage alten Embryonen breiten sich die retinalen Capillarschlingen mehr und mehr aus, während das Hyaloideasystem allmählich obliteriert. Bei den embryonalen Retinagefäßen findet die Capillarsprossung vornehmlich an der von den Arterien abgewandten Seite der Venen statt. So entsteht zuerst ein engmaschiges, relativ ungeordnetes Netzwerk. Mit weiterem Wachstum wird das Netz zunehmend weitmaschiger und Venen differenzieren sich aus. Der capillarfreie Bezirk neben den Arterien von 100—200 μ Breite ist schon embryonal erkennbar. Nach KAPUSTINA (1960) soll die Vascularisation der *Katzen*netzhaut, die von zentral nach peripher fortschreitet, von arteriovenösen, capillaren Endschlingen aus erfolgen, welche sich zunehmend strickleiterartig weiter unterteilen. Die primitiven Capillargebiete verschmelzen später miteinander, vor allem im Bereich der postcapillären Venen. Die Entwicklung des retinalen Gefäßnetzes soll derjenigen der Hirncapillaren weitgehend gleichen.

ASHTON u. COOK (1955a) beobachteten bei neugeborenen *Kätzchen*, daß sich die Retinagefäße nach artefizieller Netzhautablösung (Glaskörperansaugen, Nadelstiche usw.) abnorm entwickeln. Im Bereich der Ablösung tritt eine überschießende Gefäßbildung auf. Die Capillaren dringen tiefer in die Retina vor, zum Teil bis in die Receptorenschicht und auf die Außenfläche der Retina und wuchern andererseits auch in den Glaskörper hinein. Dabei bilden sich intravitreale Capillarschlingen und glomerulusartige Knäuel. Es entsteht ein wesentlich dichteres Capillarnetz in allen Schichten der Netzhaut. Werden dieselben Experimente bei gleichzeitiger Beatmung mit 70—80% Sauerstoff durchgeführt (ASHTON u. COOK 1955b), so bleibt die Gefäßsprossung in den normalen Teilen der Retina aus, in den experimentell abgelösten Abschnitten jedoch nicht. Dieser Effekt läßt sich durch Dibenamine oder durch Sympathektomie nicht beeinflussen (COOK u. ASHTON 1955). Nervöse Momente scheinen keine Rolle zu spielen. Diese Versuche gelingen nur bei neugeborenen *Katzen*, nicht bei adulten Tieren. Sie zeigen, daß eine lokale Hypoxydose eine überschießende Retinavascularisation auslösen kann, experimentelle Hyperoxydation andererseits die Entwicklung der Netzhautgefäße verhindert oder gradweise hemmt.

Die fundamentalen Beobachtungen von CAMPBELL (1952), KINSEY u. ZACHARIAS, EVANS, sowie vor allem von ASHTON u. Mitarb. (1953—1957), daß das Retinagefäßsystem von *Neugeborenen* nach künstlicher, mehrtägiger Hyperoxie obliteriert und nach Rückführung in normale Luft regeneriert, wobei es zu überschießenden, proliferativen Reaktionen am Gefäßapparat kommt, hat zu einem neuen Verständnis der sog. *Retinopathia praematurorum (retrolentale Fibroplasie)* geführt und zu zahlreichen, grundlegenden Untersuchungen angeregt.

Natriumjodacetat und intravitreal applizierte Fluoride bewirken eine Vasoobliteration mit anschließender Gefäßproliferation der abgelösten Retinabezirke, die morphologisch derjenigen nach Sauerstoffbehandlung ganz ähnlich sieht (ASHTON, GRAYMORE u. PEDLER 1957). Durch Bestrahlungen lassen sich solche Effekte nicht erzielen (PEDLER 1957).

Beim Übergang von Luftatmung in reine Sauerstoffatmung tritt nach quantitativ ausgewerteten Fundusphotographien beim *Menschen* eine Arterienverengung von 11,5% und eine Venenverengung von 14% ein (SIEKER u. HICKAM 1953). In höherem Alter und in pathologischen Situationen verliert sich diese Reagibilität der Retinagefäße. Werden *Ratten* unmittelbar nach der Geburt in eine Unterdruckkammer mit erniedrigter Sauerstoffspannung gebracht, so verzögert sich die Entwicklung der Arteriolen und Venolen aus dem primären retinalen Gefäßplexus (CAMPBELL 1952). Neugeborene *Mäuse, Ratten, Katzen* und *Hunde*, die in 60—80%igem Sauerstoff aufwachsen, zeigen eindrucksvolle Veränderungen am Retinagefäßsystem. Der Prozeß beginnt mit einer Vasoconstriction, Basalmembranverdickung und Hemmung der Capillarsprossung (PATZ 1954, ASHTON et al. 1954). Schließlich kommt es zum Retinaödem, eventuell zu Blutungen und „Glaskörperdegenerationen" (PATZ). Interessanterweise sind nur die Retinagefäße betroffen, die übrigen Gefäße des Auges bleiben unverändert. Die notwendige Mindestkonzentration an Sauerstoff, die Gefäßreaktionen auslöst, ist nach ASHTON et al. (1954) 35% über einen Zeitraum von 36 Std, nach HELLSTRÖM (1956) 40%. Je höher die Sauerstoffkonzentration, um so schwerer der Schaden. Die inneren Retinaschichten sollen gegen die Vasoobliteration empfindlicher sein als die übrigen Schichten (HELLSTRÖM). Nach Rückkehr in normale Luft können in der Retina von *Katzen* abnorme Gefäßstrukturen (Schlingen, Glomeruli), Hämorrhagien, diffuse Gefäßproliferationen und Knospenbildung auftreten. Die Übergänge in eine retrolentale Fibroplasie sind fließend (ASHTON, WARD, SERPELL 1954). Bei *Mäusen* kommt es unter gleichen experimentellen Bedingungen nicht zu retrolental-fibroblastischen Wucherungen, sondern mehr zu atrophischen Veränderungen (HELLSTRÖM 1956).

ASHTON u. Mitarb. (1962) hatten zuerst angenommen, daß die Hemmung der Gefäßentwicklung durch Sauerstoffatmung auf einer Retinaschwellung beruhe. Neuere elektronenmikroskopische Untersuchungen am gleichen Versuchsobjekt (ASHTON u. PEDLER 1962) zeigten jedoch auffallende, frühzeitige Veränderungen des Capillarendothels, so daß man heute den primären Angriffspunkt für die Sauerstoffschädigung am Capillarendothel sieht und das Retinaödem als sekundäre Erscheinung betrachtet. Bei Behandlung mit 70—80% Sauerstoff sahen ASHTON u. PEDLER schon nach 6 Std elektronenmikroskopisch eine deutliche Schädigung des Capillarendothels in Form von Kernpyknosen, polypenartigen Vorstülpungen des Endothels ins Gefäßlumen, Vacuolisierung des Cytoplasmas, Verlust der Zellgrenzen u. a. Später beginnen sich die degenerativ veränderten Endothelien in Richtung der ungeschädigten Gefäßabschnitte zu bewegen, so daß die restlichen Capillarstrecken ganz dünn und langgezogen werden und teilweise völlig kollabiert sind. Es entstehen inselartige, degenerative Zonen, bis schließlich das ganze Capillarnetz obliteriert.

Veränderungen nach Hyperoxie wurden weder im erwachsenen Auge, noch an den Gehirn- und Meningealgefäßen beobachtet. Sauerstoffmangel während der Gravidität kann ein Mißbildungssyndrom von Wirbelsäulenschäden, extra- und intraocularen Kolobomcysten hervorrufen (Kaninchenversuche, BADTKE u. DEGENHARDT 1961).

Die Entwicklung der Retinagefäße des *Hundes* untersuchte PARRY (1953). Danach haben neugeborene Tiere noch keine intraretinalen Gefäße. Diese entwickeln sich erst postnatal. Erst von der dritten Woche an ist das für adulte Tiere bekannte Capillar- und Gefäßmuster differenziert.

Die postnatale Entwicklung der Retinagefäße des *Ratten*auges wurde von CAIRNS (1959) beschrieben. Die Hyaloideagefäße obliterieren zwischen dem 7. bis 10. Tag nach der Geburt. Ein Gewebsstrang kann bis zum 22. Tag erhalten bleiben. Das oberflächliche retinale Gefäßnetz differenziert sich bis zum 11. Tag vollständig aus. Das tiefe System ist bei 8 Tage alten *Ratten* noch nicht angelegt. Vom 9. Tag an beginnen Gefäßsprosse in die Retina selbst vorzuwachsen. Gegen den 15. Tag erreicht auch das tiefe Capillarnetz seine vollständige Ausbildung (CAIRNS 1959).

Die Entwicklung der Pectengefäße im *Vogel*auge wurde neuerdings von O'RAHILLY u. MEYER (1961) beim *Hühnchen* mit lichtmikroskopischen und histochemischen Methoden studiert. Im Entwicklungsstadium 17 beginnt ein relativ großes Gefäß (sog. A. cupulae opticae) durch die fetale Augenspalte in den Glaskörper einzudringen (O'RAHILLY u. MEYER 1959). Im Stadium 26 (etwa $4^1/_2$—5 Tage alte Embryonen) läßt sich bereits ein plumper, kurzer und zellreicher Fortsatz auf der Papille erkennen (Bergmeisterscher Fortsatz), der sich zunehmend zur „Crista intraocularis" erweitert und von Capillarsprossen durchsetzt ist. Im Stadium 36 werden erstmalig Pigmentgranula eingelagert, die Faltung des Pecten ist nahezu vollständig. Bevor die Gefäßsprossen in das Pecten eindringen, ist dieser ein rein cellulär-gliöses Organ.

f) Innervation der Retinagefäße

Lange Zeit war man der Meinung, daß die Retinagefäße keine eigene Innervation besäßen. Es ist jedoch in neuerer Zeit mehrfach mit verschiedensten Imprägnationsmethoden ein dichtes, vegetatives periarterielles Nervennetz nachgewiesen worden (,,*Plexus retinalis*", MAWAS 1946—1952, 1952, GALLEGO 1946, EICHNER 1956, KHAISSMAN 1959, KURUS 1952, LISS u. WOLTER 1956, WOLTER 1957, KNOCHE 1961, BECHER u. KNOCHE 1960, SHIBKOVA 1960).

Nach MAWAS (1946, 1952) kommen in den innersten Retinaschichten besonders in der Nähe der Membrana limitans interna ,,sympathische Ganglienzellen" vor, die uni- und bipolar sein sollen. Es ist aber fraglich, ob es sich dabei wirklich um nervöse Elemente handelt. Außerdem sollen sensible Endformationen, *Golgi-Mazzoni-Körperchen* sowie vasomotorische Fasern existieren (MAWAS 1952, GALLEGO 1946). KURUS (1952) stellte ein reiches, reticuläres Nervengeflecht an den Zentralgefäßen dar und glaubte, parasympathische und sympathische Fasern darin morphologisch unterscheiden zu können. Von einer ,,autonomen Doppelinnervation" mit zwei unterscheidbaren Fasertypen bei den Opticusgefäßen sprachen auch LISS u. WOLTER (1956). Nur ELWYN (1950) hat behauptet, daß die Netzhautgefäße ausschließlich von sympathischen Fasern innerviert werden (vgl. auch BAILLIART 1951). Eine funktionelle Doppelinnervation wird jedoch durch physiologische (Exstirpation des Ganglion ciliare und pterygopalatinum) und pharmakologische Untersuchungen von SEITZ (1954) nahegelegt.

An den kleinen und mittelgroßen Gefäßen der Opticusganglien- und Nervenfaserschicht imprägnierten BECHER u. KNOCHE (1960) feinkalibrige Nervenfasern, die die Gefäße in Längszügen begleiten und schlingenartig umgeben (Abb. 56). Gelegentlich wurden auch dickere Nervenfasern beobachtet. Die Fasern enden mit kolben-, ring- und ösenartigen ,,Endformationen", die häufig gruppenartig zusammenliegen. BECHER u. KNOCHE verglichen diese Strukturen mit den Receptorenfeldern in arteriovenösen Anastomosen oder den von PH. STÖHR jr. (1928) beschriebenen sensiblen Endapparaten der Piagefäße. Die nervösen Formationen

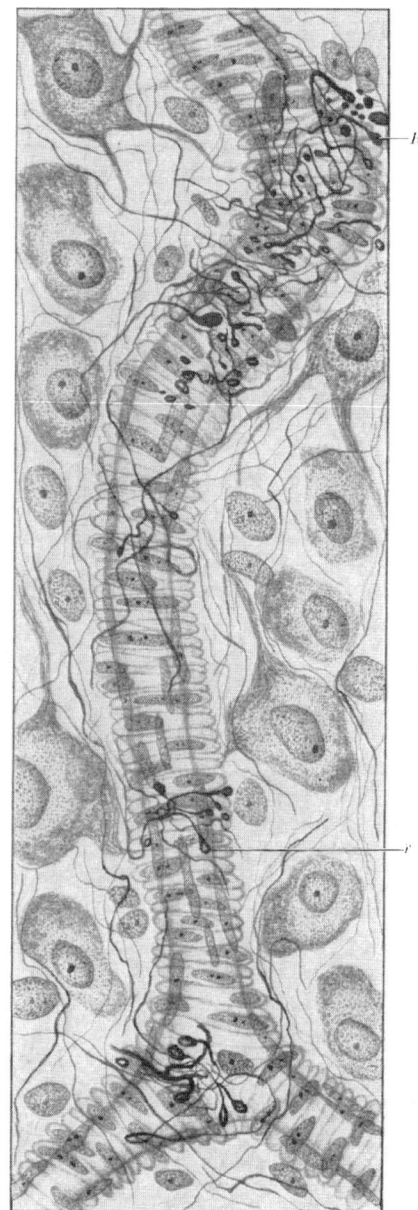

Abb. 56. Innervation der Retinagefäße nach Silberimprägnation. Nervenformationen in der Wandung einer Netzhautarterie. *R* kolbenförmige Endigung; *r* ringartige Endigung [Nach KNOCHE (1961)]

an den Retinagefäßen werden als spezifisch afferente Endapparate gedeutet. Dagegen seien die „an den meisten Gefäßen des menschlichen Organismus in gewohnter Weise imprägnierbaren vegetativen Endformationen in der Retina vorläufig nicht" darstellbar (KNOCHE 1961). Diese Befunde stehen im Gegensatz zu den Darstellungen von KURUS (1952), EICHNER (1956), LISS u. WOLTER (1956), sowie auch SHIBKOVA (1960).

12. Entwicklung der Retina

a) Allgemeines

Die normale Entwicklung der menschlichen Netzhaut hat BADTKE (1952, 1958) erneut eingehend beschrieben. Danach beginnt die Differenzierung der Ganglienzellen im Randschleier bei Embryonen von 11,3—13 mm Länge. Die Differenzierung setzt im Bereich der späteren Macula etwas früher ein. Die innere plexiforme Schicht läßt sich im 3. Monat, die äußere im 5. Monat abgrenzen.

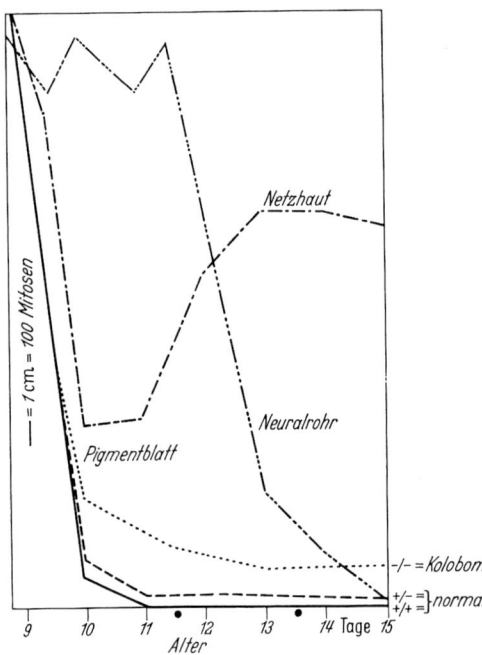

Abb. 57. Mitosenverteilung in der embryonalen Retina der Maus. [Nach G. MÜLLER, Wiss. Z. Univ. Halle (1951/52)]

Die Dynamik der embryonalen Formveränderungen des Auges wird weitgehend von der äußerst wachstumsaktiven Netzhaut bestimmt und läßt sich anhand der *Mitosenverteilung* (ECKERLEIN 1937, G. MÜLLER 1950, 1951/52, GÜTTES 1953a, D. SCHÄFER 1955, COULOMBRE 1955) oder RNS-Verteilung (RICKENBACH 1952) studieren. Bei *Mäuse*embryonen wird das primäre Augenbläschen zwischen dem 8. und 9. Tag gebildet und zeigt eine Mitoseschicht, die etwa mit derjenigen des Neuralrohres übereinstimmt (G. MÜLLER 1951/52). Im folgenden (10.—11.Tag) nimmt die Mitosendichte in der prospektiven Retina zunächst stark ab, steigt dann aber wieder, wogegen die Zahl der Mitosen im Pigmentepithel weiterhin abnimmt (Abb. 57). Die Mitoseaktivität der Retina ist um diese Zeit etwa sechsmal größer als die des Pigmentblattes. Diese Teilungsfreudigkeit hält postnatal bis zum 4. und 5. Tag an und hört erst zum Zeitpunkt der Lidöffnung ganz auf (12.—14. Tag post partum). Vergleichsweise ist die Mitosedichte des Neuralrohres bei 9 Tage alten Embryonen etwa derjenigen der Retina gleich, bleibt aber bis zum 12. Tag hoch und sinkt dann mit Einsetzen der Ependymdifferenzierung rasch ab (Abb. 57).

Nach unseren eigenen Befunden sind die Mitosen im Gegensatz zu den Angaben von ECKERLEIN (1937) in embryonalen *Ratten*netzhäuten zunächst fast ausschließlich ventrikulär mit senkrecht zur Oberfläche gelegener Teilungsebene (D. SCHÄFER 1955). Da die größte Mitosenhäufigkeit nicht am Augenbecherrand oder im Pigmentblatt, sondern in der „Krümmungszone" zwischen Fundusmitte und Ora liegt, kann die Bildung und Vergrößerung des Augenbechers nicht durch eine ,,Einstülpung" zustande kommen. Die Analyse der Mitosenverteilung zwingt zu der Annahme, daß das Wachstum des embryonalen Augenbechers im Gegenteil von innen nach außen erfolgt, d. h. eine Materialverschiebung durch eine Art interstitiellen Wachstums vom Innenblatt des Augenbechers zur Pupille hin und über den Augenbecherrand hinweg bis zum Pigmentepithel stattfinden muß. Für diese Annahme spricht auch die vielfach bestätigte Beobachtung, daß im Pigmentepithel, selbst im Bereich des Umschlagrandes während der ganzen Embryonalzeit kaum Mitosen vorkommen. Nach GÜTTES (1953a) liegen im Pigmentblatt 13 Tage alter Kaninchenembryonen vereinzelte Mitosen relativ gleichmäßig verteilt. Bei 22 Tage alten Embryonen sind im Iris- und Ciliarepithel noch mehrere Zellteilungen zu finden, im retinalen Teil jedoch nur noch selten.

Die Mitoseaktivität ist während der Embryonalentwicklung nicht gleichmäßig, sondern zeigt Schübe. Beim Hühnchen ergab sich bei systematischen Zählungen der Mitosenhäufigkeit am Auge eine zweigipfelige Kurve der Mitoseaktivität ähnlich wie am Labyrinthorgan (KL. GOERTTLER u. WEGENER 1963). Die höchste Mitoseaktivität wurde um den zweiten und dritten Bebrütungstag herum gefunden. Gegen Ende des 4. Tages liegt ein Mitoseminimum, was von einem erneuten Anstieg der Mitosezahlen gefolgt ist. Ein zweites Aktivitätsmaximum ist am 6. Tag der Entwicklung. Die Zeitspanne zwischen der 30. und 84. Std nach der Bebrütung ist besonders wachstumsintensiv und daher für teratogenetisch wirksame Noxen besonders empfindlich.

Nach eigenen Befunden bei der Ratte ist das Verhältnis der Mitosehäufigkeit im Retina- und Pigmentblatt etwa 40:1. Daß im Pigmentepithel kaum Mitosen zu sehen sind, bestätigte auch COULOMBRE (1955) beim Hühnchen. Nur bei kongenitalen Wachstumsanomalien wurden vermehrt Zellteilungen im Pigmentblatt des Augenbechers gefunden. Beim Studium der Mitosenverteilung in der Augenanlage von Mäusen mit recessiv vererbten Kolobomen stellte J. MÜLLER (1950, 1951/52) eine auffallend große Wachstumsaktivität im Pigmentepithel und eine anomal große Mitosedichte fest. Mikrophthalmus und Persistenz der Augenspalte (Kolobom) sind die Folge. Nach enzymatischen Untersuchungen von RUDNICK (1963) über die Verteilung von Glutamattransferase wächst die Retina des Hühnchens während des ganzen Embryonallebens gleichmäßig. Auf der anderen Seite zeigt jedoch die RNS-Verteilung in der embryonalen Retina vom Hühnchen und von Triton ein deutliches Differenzierungsgefälle (RICKENBACH 1952). ,,Bei der Umwandlung der Augenblase zum Augenbecher nimmt die RNS hauptsächlich an den Zellenden zu, um sich in der weiteren Entwicklung besonders in jenen Teilen, welche der Linse zugewandt sind, zu vermehren". Die Differenzierung beginnt am Grunde des Augenbechers, wobei der RNS-Gehalt rasch abnimmt (RICKENBACH 1952).

Beim Hühnchen ist die Schichtengliederung gegen den 8.—10. Tag der Bebrütung voll differenziert (COULOMBRE 1955). Vom 12. Tag an finden nur noch quantitative Veränderungen statt. Am 17. Tag sind die Nissl-Schollen der Opticusganglienzellen lichtmikroskopisch darstellbar. Vom 18. Tag an kann ein ERG abgeleitet werden (REBOLLO 1955). Die Fortsätze der Schaltzellen bilden sich in der Hauptsache zwischen dem 12.—14. Tag aus (UYAMA u. MIYAKE 1934).

Quantitative Untersuchungen an Katzenhaien verschiedener Größe zeigten, daß die Entwicklung der Retina und die Zahl der Receptoren in einem gewissen Verhältnis zur Körpergröße steht (DINNENDAHL u. KRAMER 1955). An der Retinaentwicklung eines Karpfens (Hemicultes leuc.) konnte gezeigt werden, daß die ventralen Quadranten, die zuerst Lichtreize erhalten, früher differenziert werden als die dorsalen (BABURINA 1950). Die Kernvolumina verändern sich

während des embryonalen Größenwachstums der menschlichen Netzhaut linear
(G. GÁLVEZ 1956). Amitotische Teilungen sollen postnatal vorkommen (TEREZA
1955). Die Membrana limitans interna läßt sich im zweiten Monat beim *Menschen*
mit der Perjodatleukofuchsinreaktion darstellen. Die Müllerschen Stützzellen
sind anfangs größer, verkleinern sich aber dann mit der Entwicklung der nervösen Elemente (NAKA-
YAMA 1957).

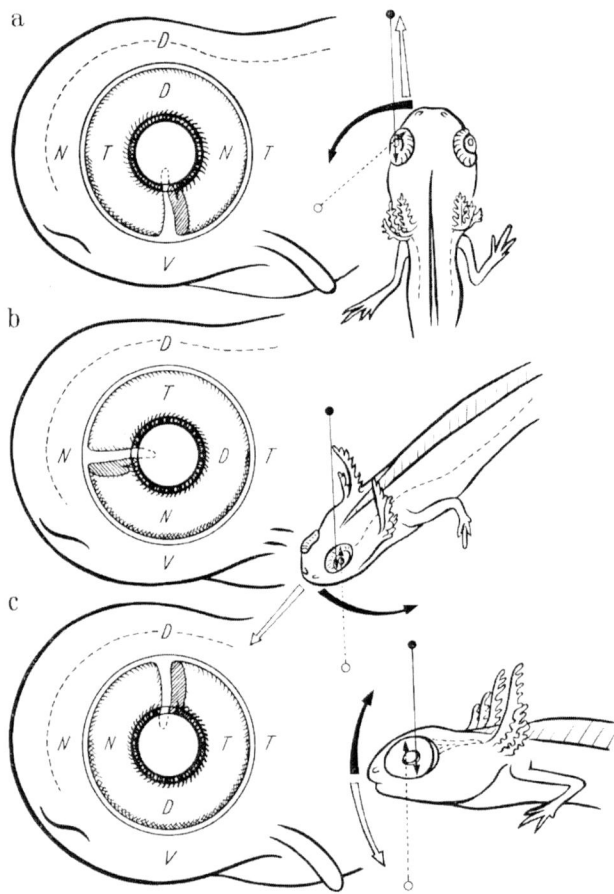

Eine *Regeneration* ex-
perimentell entfernter
Retinae wurde bisher
nur bei *Amphibien* be-
obachtet (BÜCKLERS
1933, DRAGOMIROW 1932
bis 1936, STONE 1952,
WACHS 1914). Dabei
geht im Gegensatz zu
den älteren Anschau-
ungen die Neubildung
der Netzhaut vor allem
vom Pigmentepithel aus
(STONE 1952, DRAGOMI-
ROW 1932, SIGGIA 1938,
IKEDA 1937). Über em-
bryonale Retinafalten s.
BADTKE (1954).

Hinsichtlich der funk-
tionellen Differenzierung
der Retinaanlagen haben
neuere Untersuchungen
an *Amphibien*, beson-
ders an *Urodelen*, die
wegen ihres ausgezeich-
neten Regenerationsver-
mögens ein gutes Ver-
suchsobjekt darstellen,
zu den allgemein-biolo-
gisch interessanten Be-
funden über die sog.
funktionelle *Polarisation*
oder *Spezifität der Re-

Abb. 58a—c. Experimentelle Befunde zum Problem der Spezifität der
Netzhautquadranten nach Untersuchungen von SZÉKELY (1954).
Erläuterungen s. Text

tina geführt (SPERRY 1944, 1945, STONE 1945, 1948, SZÉKELY 1954, 1957, EAKIN
1947). Werden z. B. die Augenanlagen von *Triturus* in einem Stadium, in dem
die Retinaanlagen noch keine differenzierten Nervenelemente besitzt (Stadium
26—28), um 90⁰ oder 180⁰ gedreht, so lokalisieren die Tiere später beim
Schnappreflex so, als ob die Netzhaut noch in der ursprünglichen Weise zum
Gesichtsfeld orientiert wäre (Abb. 58). Die sog. „funktionelle Polarisation" der
Retinaquadranten ist also bereits vor der morphologischen Differenzierung der
Receptoren und Ganglienzellen determiniert.

Interessant ist SZÉKELYs Feststellung, daß bei *Triturus* im Stadium 26—28
die dorsoventralen Retinaquadranten umgedreht werden können, ohne daß es
zu Fehllokalisationen beim adulten Tier kommt, während die temporal-nasalen
Quadranten zu diesem Zeitpunkt bereits determiniert sind. In weiteren Ver-

suchen zeigte sich dann, daß die funktionelle Spezifität der Retinaquadranten doch nicht vollständig unabhängig von der Umgebung determiniert ist, sondern daß doch gewisse regulative Tendenzen vorhanden sind. Der funktionell undeterminierte Teil der Retina entwickelt sich in der Regel so, daß er zu dem bereits determinierten Teil eine passende Ergänzung bildet. Die regulativen Tendenzen arbeiten also darauf hin, daß „längs einer bestehenden Achse die funktionelle Spezifität nach einem einheitlichen Muster gestaltet wird". Diese Regulation geht so weit, daß eine aus der Hälfte der ursprünglichen Augenanlage umgeformte, also nicht durch Regeneration ersetzte, verkleinerte Augenanlage ein bezüglich ihrer funktionellen Spezifität vollkommenes Auge auszubilden vermag" (SZÉKELY 1957). Die Polarisation der Netzhaut hängt, wie SZÉKELY (1954b) durch die Analyse von optokinetischen Reflexen gezeigt hat, mit der „funktionellen Abgestimmtheit" der Retinaquadranten auf bestimmte Tectumbezirke zusammen.

Hier liegen erste Ergebnisse vor, die uns einen Einblick in jene Mechanismen verschaffen, durch die der Ausbau eines „ordnungsmäßigen Schaltplanes" der Retinaneuronen und ableitenden Sehbahn garantiert wird.

Das *Auswachsen der Opticusfasern* erfolgt frühzeitig pränatal, die Markreifung erst postnatal. Die Maculafasern sollen etwas später als die übrigen Nervenfasern entstehen, so daß die angrenzenden Faserbündel durch die fovealen auseinandergedrängt werden (RØNNE 1941). Postnatal soll sich der Abstand zwischen Macula lutea und Papille verringern (RØNNE 1941). Andere Autoren sind jedoch der Meinung, daß der relative Abstand Papille—Fovea während des ganzen fetalen Lebens gleich bleibt (BADTKE 1958). Die Fovea centralis vollendet ihre Entwicklung beim *Menschen* später als die übrige Netzhaut (BADTKE 1958). Noch beim *Neugeborenen* erscheinen die Zapfen der Fovea verkürzt und plumper (etwa $5 \times 8\,\mu$) und strecken sich erst im Laufe des ersten Lebensjahres (Länge dann zwischen 15—60 μ). Auch soll die Zahl der Zapfen im Maculabereich bis zum Ende des ersten Lebensjahres noch um das Vierfache zunehmen (PEIPER 1954).

Die *Entwicklung der Lamina vitrea (Bruchsche Membran)* wurde von NORD-MANN (1947) bei menschlichen Feten und *Hühner*embryonen studiert. Die retinale Basalmembran entsteht relativ früh. Die elastischen Membranen gliedern sich später an (bei menschlichen Embryonen zwischen 3.—5. Monat). Ausgereift ist die Bruchsche Membran nach lichtoptischen Befunden erst gegen Ende der Schwangerschaft (NORDMANN 1947). Eine vergleichend-embryologische Übersicht über die Entwicklung der Sehorgane in der Tierreihe haben MENDIANO u. DEL RIO (1947) gegeben.

b) Morphogenese der Receptoren

Beim *Hühnchen* ist lichtmikroskopisch vom 15. Tag an eine Differenzierung in Stäbchen und Zapfen möglich (COULOMBRE 1955, REBOLLO 1955). Die Innenglieder sind schon vom 11. Tag an erkennbar. Es soll drei Typen von Ölkugeln in den Zapfen der embryonalen *Hühnchen*netzhaut geben, die zwischen dem 14.—16. Tag in verschiedener zeitlicher Reihenfolge auftreten (WAKISAKA 1959a).

Die ersten elektronenmikroskopischen Untersuchungen über die Morphogenese der Sinneszellen stammen von DE ROBERTIS (1956b, 1960). Danach beginnt die Differenzierung der Stäbchen bei der Albinomaus erst zwischen dem 4.—8. Tag post natum. Die ersten Anzeichen einer beginnenden Differenzierung bestehen darin, daß die primitive Sinneszelle einen Cytoplasmafortsatz nach distal über die Ebene der Membrana limitans externa vorschiebt. Dieser ist mit zahlreichen,

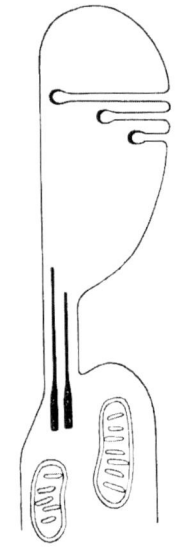

Abb. 59. Schema von der Entwicklung der Disci in den Außensegmenten der Photoreceptoren durch Einstülpung der cytoplasmatischen Membranen. (Nach SJÖSTRAND 1961)

unregelmäßig verstreuten Mitochondrien, osmiophilen Partikeln und einer umschriebenen Golgi-Zone angefüllt. Schon in diesem Stadium ist ein primitives Basalknötchen erkennbar, von dem in der Folge ein echtes Cilium mit neun Paaren von Filamenten auswächst (vgl. auch CARASSO 1959). Beim *Menschen* wird der primitive Cytoplasmafortsatz, der später zum Außenglied wird, durch eine doppelte Einstülpung der Zellmembranen gebildet, also gleichsam „herausgeschält", bevor das verbindende Cilium in ihn einwächst (LERCHE 1963) (Abb. 60). Bei der *Maus* vergrößert sich zwischen dem 8.—12. Lebenstag der distale Cytoplasmafortsatz der Sinneszelle stark, in dem zunächst vereinzelt und unregelmäßig bläschenförmige Säckchen auftreten. Diese lagern sich nach und nach schichtweise aufeinander. Die Disci der Außenglieder entstehen, wie SJÖSTRAND (1959b, 1961) später gezeigt hat, durch Einfaltungen der Zellmembran (Abb. 59) (vgl. auch DE ROBERTIS 1960, TOKUYASU u. YAMADA 1959).

Bei gut orientierten Durchschnitten durch das Außenglied kann man elektronenmikroskopisch auch bei voll differenzierten Receptoren stellenweise einen Zusammenhang der Cytoplasmamembranen in die Disci beobachten. Membranübergänge dieser Art sind aber meist nur an einer Seite der Außenglieder zu finden. Da die Cytoplasmamembran etwa 60 Å dick ist, die osmiophilen Schichten der Disci jedoch nur 30—40 Å, nimmt SJÖSTRAND an, daß mit der Einfaltung auch eine stofflich-strukturelle Umwandlung vor sich geht. Vermutlich ist die Verdünnung auf den Verlust von globulären Eiweißkörpern zurückzuführen. Die Bildung der Außengliedstrukturen durch Einfaltung von der Zellmembran ist später auch von anderen Autoren bestätigt worden (CARASSO 1959, DOWLING et al. 1960, 1961, TOKUYASU u. YAMADA 1959, 1960, FERNÀNDEZ-MORÀN 1961, COHEN 1960, 1961, MOODY u. ROBERTSON 1960).

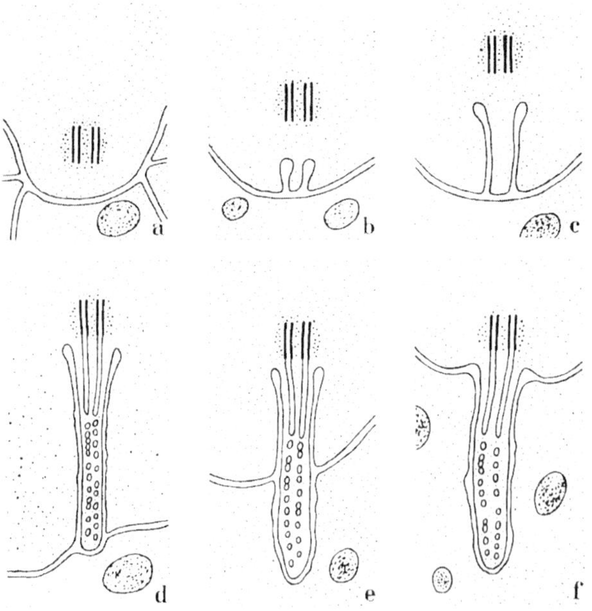

Nach TOKUYASU u. YAMADA (1959) soll bei

Abb. 60a—f. Schematische Darstellung der Entwicklung der primitiven Außensegmente durch Einstülpung der distalen Zellmembran auf ein Zentriol und anschließende Ausstülpung des gebildeten Cytoplasmastranges. [Nach LERCHE, Z. Zellforsch. 58 (1963)]

neugeborenen *Kätzchen* die Entwicklung der Bläschen im Außenglied von der Stelle ausgehen, wo das primitive Cilium mit der Zellmembran durch dessen

Mikrovesikel in Kontakt kommt (Abb. 61 a, b). Die Abfaltung der Bläschen setzt etwa dann ein, wenn die Cilien eine Länge von 1—1,5 μ erreicht haben. Die Bläschen flachen sich ab und stapeln sich so aufeinander, daß die Zahl der Scheibchen von innen nach außen wächst (Abb. 61 f). Dadurch nimmt die Länge der Außenglieder zu, während ihre Breite relativ konstant bleibt (DE ROBERTIS 1960).

Abnorme und pathologische Differenzierungen der Receptoren lassen sich aus diesem Entwicklungsschema verstehen (TOKUYASU u. YAMADA 1960). Eine retrograde Entwicklung von Bläschen aus differenzierten Außenscheibchen sahen DOWLING et al. (1960, 1961) bei den durch Vitamin A-Mangel hervorgerufenen Netzhautdegenerationen (vgl. Abb. 34, 35).

Interessant ist, daß die Differenzierung der Receptoren bei *Nesthockern* *(Ratte, Maus, Kaninchen, Katze)* meist erst 4—6 Tage vor dem Zeitpunkt der Lidöffnung einsetzt. BROCKHOFF (1957, 1958) glaubt, daß die Lichteinwirkung selbst einen Einfluß auf diese Differenzierungen habe. Bis zur Augenöffnung sollen sich die Receptorenkerne elektronenmikroskopisch nicht unterscheiden lassen.

Bei *Anuren* entwickeln sich Stäbchen und Zapfen nahezu gleichzeitig aus

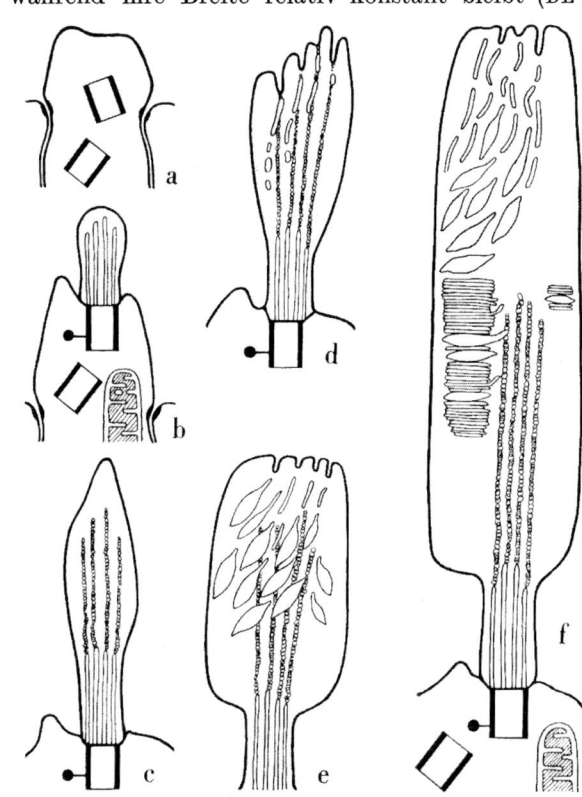

Abb. 61 a—f. Sechs aufeinanderfolgende Stadien der Entwicklung eines Außengliedes eines Stäbchens (etwas vereinfacht nach TOKUYASU u. YAMADA 1959). Bei a nur die Basalknötchen innerhalb der primitiven Receptoren, von denen ein Cilium mit typischen Filamenten auswächst (b und c). d Beginn der Abschnürung von Bläschen vom Plasmalemm. e u. f Die abgeschnürten Bläschen beginnen sich innerhalb des Außensegmentes zu ordnen und schichtweise aufeinanderzulegen

undifferenzierten Vorstufen (SAXÉN 1954). Jedoch differenzieren sich die Zapfen rascher als die Stäbchen. Die Entwicklung der Sinneszellen beginnt unmittelbar nach dem Schlüpfen und schreitet durch die ganze Zeit der Metamorphose hindurch weiter fort. Doppelzapfen werden nicht gebildet, bevor die Differenzierung der normalen Zapfen eingesetzt hat. Sie entstehen vermutlich durch Verschmelzung von je einem Stäbchen und Zapfen. Ihre Zahl ist bei den Larven größer als bei adulten Tieren. Nach KUROKI (1959) sollen jedoch die Sinneszellen der *Kaulquappen* als Vorläufer der Stäbchen zu betrachten sein und echte Zapfen erst nach der Metamorphose differenziert werden. UYAMA (1951) wiederum gibt an, daß die Zapfen beim *Frosch* früher entstehen und die Stäbchen wesentlich später, wenn die Zapfendifferenzierung schon weitgehend beendet ist. Bei *Hemicultes leuciscules,* einer *Karpfen*art, sind die Zapfen vor den Stäbchen entwickelt (BABURINA 1950). Retinomotorische Erscheinungen setzen zuerst bei den Zapfen, beträchtlich später auch bei den Stäbchen (ab 2.—3. Woche) ein (SAXÉN 1953, 1954, DIGESER-KNOLL 1956). Die Pigmentwanderung beginnt etwa in der zweiten Woche und ist sofort extensiv (SAXÉN 1953). In Übereinstimmung damit entwickelt sich das Dämmerungssehen bei den Larven später als das Tagessehen (BIRUKOW 1949). Beim *Grasfrosch* konnte DIGESER-KNOLL (1956) eine Retinomotorik erstmalig bei 14 mm langen Larven nachweisen. Die Stäbchen-Pigmentmotorik setzt erst bei vollmetamorphosierten Tieren ein, die Pupillomotorik erst mehrere Monate nach der Metamorphose. Elektrophysiologisch verhält sich die Larvennetzhaut von *Rana* mehr wie eine Zapfenretina. Aufzucht im Dunkeln beeinflußt nur den ontogenetisch jüngeren Stäbchenapparat (KNOLL 1953) und verhindert lediglich die Dunkelwanderung der Sinneszellen (DIGESER-KNOLL 1956).

Bei *Xenopus laevis* entwickelt sich die Zapfenmobilität sehr früh (am 5. Tag bereits 8,8 μ) (SAXÉN 1953). Dagegen treten in der Entwicklung wie beim adulten Tier kaum Stäbchen- und Pigmentfortsatzbewegungen auf. Dieses Verhalten ist typisch für *Urodelen*, so daß das Auge von *Xenopus* als eine Zwischenform zwischen dem Auge der *Anuren* und *Urodelen* aufgefaßt werden muß (SAXÉN 1953).

Bei *Meerschweinchen* scheint das Wachstum der Receptoren (gemessen an der Kernvolumenzunahme, MACHER 1952) so lange anzuhalten, wie das Körperwachstum besteht. MACHER fand eine Kernvolumenvergrößerung der Stäbchen von 4% nach 4 Wochen, 8% nach 5 Wochen, 24% nach 6 Wochen und 29% nach 7 Wochen postnataler Entwicklung. Eine Verringerung der Kernvolumina fand GÁLVEZ (1956).

c) Histochemische Befunde über die Retinaentwicklung

Eine umfassende, quantitative und histochemische Studie über die Retinaentwicklung des *Hühnchens* hat COULOMBRE (1955) durchgeführt. Er unterschied drei Entwicklungsperioden: 1. die sog. „kritische Periode", die um den 4.—5. Tag nach der Inkubation mit einer aktiven Zellproliferation, Retinaverdickung und der Ausbildung von Opticusfasern beginnt und etwa bis zum 8. Tag dauert. Erste Pigmentgranula treten auf. Die zweite oder „*Umbildungsperiode*" zwischen dem 8.—10. Tag ist durch das erstmalige Auftreten einer Adenylpyrophosphataseaktivität gekennzeichnet. Die äußere plexiforme Schicht wird abgrenzbar (9.—10. Tag). Die Opticusganglien und Amakrinen beginnen ihre Dendritenverzweigungen auszubilden. Die Receptoren beginnen sich zu differenzieren. In der dritten, der sog. „*Periode der Umformung*" hören die retinalen Mitosen nahezu vollständig auf (ab 15. Tag). Färberisch werden Öltropfen sowie biochemisch Astaxanthin nachweisbar. Histochemisch tritt ein drittes Maximum an der Adenylpyrophosphataseaktivität in Erscheinung. Alkalische Phosphatasen und Nissl-Schollen lassen sich beim *Hühnchen* vom 17. Tag in den Opticusganglien und etwas später auch in den Bipolaren darstellen (REBOLLO 1955, LINDEMAN 1949). Um die gleiche Zeit können auch Mucopolysaccharide in den Ganglienzellen des zweiten und dritten Neurons nachgewiesen werden (REBOLLO u. CASAS 1956, EICHNER 1962). Cholinesterasen entwickeln sich vom 4. Tag der Bebrütung an in den Opticusganglien, vom 6. Tag in den Amakrinen, vom 8. Tag an in den Horizontalzellen, den Innengliedern der Receptoren und der inneren, plexiformen Schicht (SHEN, GREENFIELD u. BOELL 1956). In den Bipolaren, sowie der äußeren plexiformen Schicht konnten diese Autoren Cholinesterasen embryonal nicht darstellen. Der Pupillarreflex auf Belichtung kann beim *Hühnchen* etwa am 18. Tag nach Beginn der Entwicklung erstmalig ausgelöst werden (LINDEMAN 1949).

Auch bei *Säugern (Kaninchen)* ließ sich mit histochemischen Methoden zeigen, daß zur Zeit der Geburt die Retina noch weitgehend unausgereift ist (BEM-

BRIDGE u. PIRIE 1951). Eiweißgebundene Sulfhydrylgruppen fehlen in den Receptoren von Neonati, vermehren sich aber stark in den ersten zwei Lebenswochen, besonders innerhalb der Ellipsoide. Eine gewisse Acetylcholinesteraseaktivität ist schon zur Zeit der Geburt in der inneren plexiformen Schicht darstellbar, steigt aber besonders stark zwischen 6. und 8. Tag an, wo sie bereits adulte Ausmaße erreicht. Glykogen erscheint am 3. Tag post natum in den Müllerschen Stützzellen und vermehrt sich zunehmend. Die meisten Lipide sind nach der Geburt bereits in der Retina nachweisbar, nehmen jedoch quantitativ bis zum 18. Tag post natum stark zu (RAVIOLA u. RAVIOLA 1962). PAS-positive sudanophile Granula treten in den Opticusganglien von *Kaninchen* und *Katze* bei der Geburt auf und vermehren sich etwa bis zum 10. Lebenstag. Vom 40. Tag bilden sich die perjodatreaktiven Substanzen zurück und verschwinden schließlich ganz. Die maximale Entwicklung dieser Granula fällt in etwa mit dem Zeitpunkt der Lidöffnung zusammen (KOISHIKAWA u. KUROKI 1957). Alkalische Phosphatasen sollen nach NILAUSEN (1958) in der *Säugetier*retina im Zusammenhang mit der beginnenden Vascularisation auftreten. Die deutlichste Reaktion liegt im Bereich der Gefäßsprossen. Da wo keine Gefäße erkennbar sind, fehlt eine positive Reaktion. Histochemisch nachgewiesenes Glykogen im Kern der Sinneszellen, in den Ellipsoiden und den Stäbchenendfüßen verschwindet bei der *Kröte* mit Beginn der Metamorphose (KUROKI 1959). Lösliche Polysaccharide können in der *Kaninchen*netzhaut, besonders in den inneren Schichten vom 8. Tag post natum bis zum Ende der 3. Woche nachgewiesen werden (BEMBRIDGE u. PIRIE 1951). Die Veränderungen der Perjodatreaktivität während verschiedener fetaler Entwicklungsperioden hat NAKAYAMA (1957) ausführlich beschrieben.

Elektrische Potentialableitungen am Hinterhauptslappen nach Lichtreizung bei *Kaninchen* zeigten, daß bei *Nesthockern* die Sehfunktion erst dann einsetzt, wenn die Retina biochemisch und morphologisch bis zu einem gewissen Grade ausgereift ist (etwa 8.—9. Tag). Dieser Zeitpunkt liegt kurz vor der Lidöffnung (10.—12. Tag) (RAVIOLA u. RAVIOLA 1962).

Die Retina von *Ratten* soll erst vom 14. Tag an ausdifferenziert sein. Rhodopsin ist erst vom 12. Tag an nachweisbar (TANSLEY 1936). Bei Vitamin A-Mangelernährung entwickelt sich die Retina bis zum 12. Tag nach der Geburt normal; dann aber treten Veränderungen in der Konfiguration der Stäbchen und im Rhodopsingehalt auf (TANSLEY 1936).

Die vollständige, postnatale Ausreifung der Netzhaut dauert wesentlich länger, als dem Zeitpunkt der Lidöffnung entspricht und scheint in gewisser Hinsicht von einer adäquaten Belichtung abhängig zu sein (BRATTGÅRD 1952). Bestimmungen des Gesamttrockengewichtes und Röntgenabsorptionsmessungen der Nucleoproteide in den Opticusganglien des *Kaninchens* (BRATTGÅRD) zeigten, daß das Trockengewicht pro Einheit Zellvolumen während der frühen postnatalen Entwicklung stark ansteigt (z. B. von einem Mittelwert von $0,22-10^{-9}$ mg/μ^3 auf $0,42-10^{-9}$ mg/μ^3 bei 11 Tage alten, $0,78-10^{-9}$ mg/μ^3 bei 10 Wochen alten und $0,98-10^{-9}$ mg/μ^3 bei 8 Monate alten Tieren). Auch die Nucleoproteidfraktion steigt postnatal rasch an ($0,21-10^{-9}$ mg/μ^3 bei 11 Tage alten, auf 0,47 bei 10 Wochen alten Tieren), bleibt aber von der 10. Woche an konstant. Die Ausreifung der Nucleoproteide eilt damit derjenigen der Gesamteiweißfraktion, die erst nach 8 Monaten maximale Werte erreicht, voraus. Die Vermehrung der Proteine, besonders der Nucleoproteide erfolgt nur, wenn die Tiere einer normalen Belichtung ausgesetzt werden. Bei Dunkelaufzucht sinkt der Nucleotidgehalt der Opticusganglien rasch ab. Ein ähnliches Vorauseilen in der Ausreifung der Pentosenucleotide gegenüber der Proteinfraktion wurde von verschiedenen Autoren (ELIASSON et al. 1951, COHEN 1947, HYDÉN 1943,

HAMBURGER u. HYDÉN 1949) auch an anderen Geweben gefunden (Blutzellen, Bakteriophagen, regenerierende Leberzellen usw.). Das enorme postnatale Anwachsen der Pentosenucleotide der Opticusganglien ist ähnlich wie bei den Nervenzellen des Gehirns (HYDÉN 1943) als eine Periode ,,chemischen Wachstums" bezeichnet worden und hängt vielleicht mit der Differenzierung des Nucleolarapparates zusammen.

d) Entwicklungsanomalien der Netzhaut

Bei embryonalen *Höhlentieren*, die im adulten Stadium blind sind, läßt sich zunächst eine normale Netzhautentwicklung konstatieren, die aber in einem bestimmten Stadium plötzlich in eine abwegige Differenzierung umschlägt, wie LÜLING (1955a, b) am Beispiel des *mexikanischen Blindfisches (Anoptichthys jordani)* gezeigt hat (s. S. 21).

Fehlentwicklungen der Retina treten auch bei pathologischen oder experimentellen intraocularen Druckerhöhungen (Hydrophthalmus) auf. Im *Hunde*auge (PARRY 1953c) werden dabei die inneren Netzhautschichten zuerst betroffen. Die zentralen Partien des Fundus bleiben länger normal als die peripheren. Die Tapetumregion der Netzhaut ist gegen Druckschädigungen offenbar resistenter. Die Opticusganglienzellen scheinen für druckischämische Einflüsse empfindlicher zu sein. Allgemein geringe Veränderungen fand PARRY am Pigmentepithel. ISHIKAWA (1938) beobachtete bei jungen *Hunden* mit experimentellem Glaukom, daß die äußeren Netzhautschichten intensiver auf Druck reagieren als die inneren. Ein Papillenödem leitet meist die Exkavation ein.

Bei experimentell erhöhtem Augeninnendruck mittleren Grades kommt es bei *Kaninchen* meist nicht zu einer Retinaschädigung (ROHEN 1961d). Bei längerdauernden Prozessen entwickelt sich in Papillennähe eine Degeneration der Receptoren mit Cysten-, eventuell Rosettenbildung und schließlich einer vollständigen Papillenexkavation. Bei mechanisch erhöhtem Augendruck fanden FLOCKS et al. (1959) eine Druckschädigung in *allen* Netzhautschichten, sowie ebenfalls eine Exkavation der Papille.

In einigen *Primaten*augen, die von Tieren mit spontan erhöhtem intraocularem Druck stammten, sahen wir keine ausgedehnten Netzhautschädigungen. In einem Fall war eine typische glaukomatöse Exkavation, in einem anderen eine papillennahe Degeneration der Receptoren aufgetreten (BÁRÁNY u. ROHEN 1963). Ausmaß und Form der Druckschädigung hängt wesentlich auch vom Zeitpunkt des ersten Auftretens der intraocularen Druckerhöhung ab. Die Schädigung ist wesentlich größer, wenn die Drucksteigerung embryonal oder postnatal einsetzt.

Zu retinalen Fehlentwicklungen kommt es auch, wenn der intraoculare Druck während der Entwicklung zu gering ist. COULOMBRE (1955, 1956) hat bei *Hühnchen* eine Mikrokanüle in den Glaskörper eingeführt und den Augeninnendruck gesenkt. Dadurch bleibt das Wachstum des Auges zurück, die Retina differenziert sich jedoch weiter und bildet Falten, die in den Glaskörper vorwachsen. Das Pigmentepithel nimmt an diesen überschießenden Fehldifferenzierungen nicht teil. Retinale, cystische Spaltbildungen beobachteten BADTKE u. DEGENHARDT (1961) am *Kaninchen*auge nach experimentellem Sauerstoffmangel der Muttertiere während der Tragzeit.

B. Papilla n. optici und N. opticus

1. Papilla n. optici; Pecten oculi

Die menschliche Papille ist nicht rund, sondern in der Regel leicht vertikaloval. Der Papillendurchmesser beträgt nach ophthalmoskopischen Reihenuntersuchungen 1,23—1,99 mm. Die Papillenfläche variiert zwischen 1,18 und 2,54 mm² (MORITZ 1954, ISHII 1951). An Leichenaugen ist der horizontale Papillendurchmesser mit durchschnittlich 1,68 mm, der vertikale mit 1,79 mm bestimmt worden (MIKUNI, ISHII u. MAKABE 1960). MORITZ beschreibt eine Rechts-Links-Asymmetrie in dem Sinne, daß die linke Papille bei Rechtshändern größer sein soll und umgekehrt (vgl. BROENDSTRUP 1948). Er deutet seine Befunde im Sinne der anthropologischen Theorie von den sog. Innbildern (Sehreizinnbilder) von SCHEIDT (1954) über den innbildlichen Aufbau menschlicher Rechts-Links-Erlebnisse. Der Abstand der Fovea von der Papillenmitte betrug an Leichenaugen bei Frauen durchschnittlich 3,93 mm, bei Männern 4,27 mm (MIKUNI et al. 1960).

Ausmaß und Größe der normalen, sog. physiologischen Exkavation der Papille variiert beim Menschen sehr. WOOD (1952) hat sie ophthalmoskopisch in zehn Klassen unterteilt. Nur in 6% konnte eine ausgesprochen tiefe, physiologische Exkavation beobachtet werden. Bei Kindern ist die physiologische Exkavation geringer und die Abblassung der temporalen Papillenhälfte seltener (STAUFFEN-EGGER 1957). Im *Alter* vertieft sich die Papillenexkavation manchmal bis zur Lamina cribrosa (STREIFF 1963). Auch die Farbe ändert sich (VOGELIUS u. BECHGAARD 1950, HOBBS 1956). Die Altersveränderungen der Papille bestehen in einer partiellen Sklerose des Zinn-Hallerschen Gefäßkranzes (BURN 1958, LYLE 1956), Atrophie des Gliagewebes mit Fibrose und teilweiser Degeneration der Axone im Papillenbereich (RINTELEN 1939). Experimentell ließ sich eine vertiefte Exkavation bei *Kaninchen* (ROHEN 1961), beim *Hund* (ISHIKAWA 1930) und bei *Meerkatzen* (ROHEN, unpubl.) erzeugen. Pathologische Exkavationen wurden bei *Fischen* (NOVER 1964) und *Affen* (BÁRÁNY u. ROHEN 1963) beobachtet.

Bei *Säugern* ist die Exkavation nach FRANZ (1934) um so geringer, je kräftiger das Fasergerüst der Lamina cribrosa ausgebildet ist. Die Papille ist jedoch bei einigen *Halbaffen* (z. B. *Galagidae*) kaum ausgebuchtet, obwohl eine Lamina cribrosa fehlt. Bei höheren *Affen* ist die Exkavation jedoch oft erstaunlich tief. *Orang* z. B. soll nach HOTTA (1905) eine 1 mm tiefe Exkavation besitzen. Bei *Tupaia* ist die Papille meist etwas glaskörperwärts vorgebuchtet, was vor allem auf das reichlich entwickelte, mesodermale Begleitgewebe der Zentralgefäße bei dieser Species zurückzuführen ist. Der Papillendurchmesser schwankt beim Hund zwischen 1,2—1,8 mm (ISHIKAWA 1930).

Bei fast allen *Primaten* trägt die Papille — meist etwas exzentrisch lokalisiert (nasal) — einen gliösen Zapfen, der teilweise rudimentär ist, häufig aber noch durchblutet erscheint und hauptsächlich aus Gliaelementen und Pigmentzellen, jedoch auch mesodermalen Gewebselementen besteht (sog. *Conus hyaloideus*, LEBOUCQ 1922, ROHEN 1962d). Er erhält sich bei *Affen* und *Halbaffen* viele Jahre post partum (Abb. 62). Beim *Menschen* fand VELÁSQUEZ (1961) unter 160 Autopsieaugen nur in 23 Fällen einen erhaltenen Conus hyaloideus mit teilweise offenen Gefäßen. Immer war eine gutentwickelte Gliahülle sowie eine Faservermehrung im umgebenden Glaskörper erkennbar. Eine Alterskorrelation bestand hier nicht. BABA (1938) beschrieb zahlreiche normale Bulbi mit Resten der A. hyaloidea auf der Papille. Bei *albinotischen Ratten* ist noch 20 bis 22 Tage nach der Geburt ophthalmoskopisch Blut in den Hyaloidgefäßen erkennbar. Die funktionelle Obliteration erfolgt erst in der 7. Woche (R. BRÜCK-NER 1951).

Die Zentralgefäße auf der Papille haben nirgends Kontakt mit dem Glaskörper, sondern sind immer durch eine Gliagrenzmembran davon getrennt (WOLFF 1938).

Die *Gliaarchitektur der Papille* hat WOLTER neuerdings nochmals analysiert (1956d, 1957g, 1961). Mit der Silbercarbonatimprägnation ließ sich die Doppel-

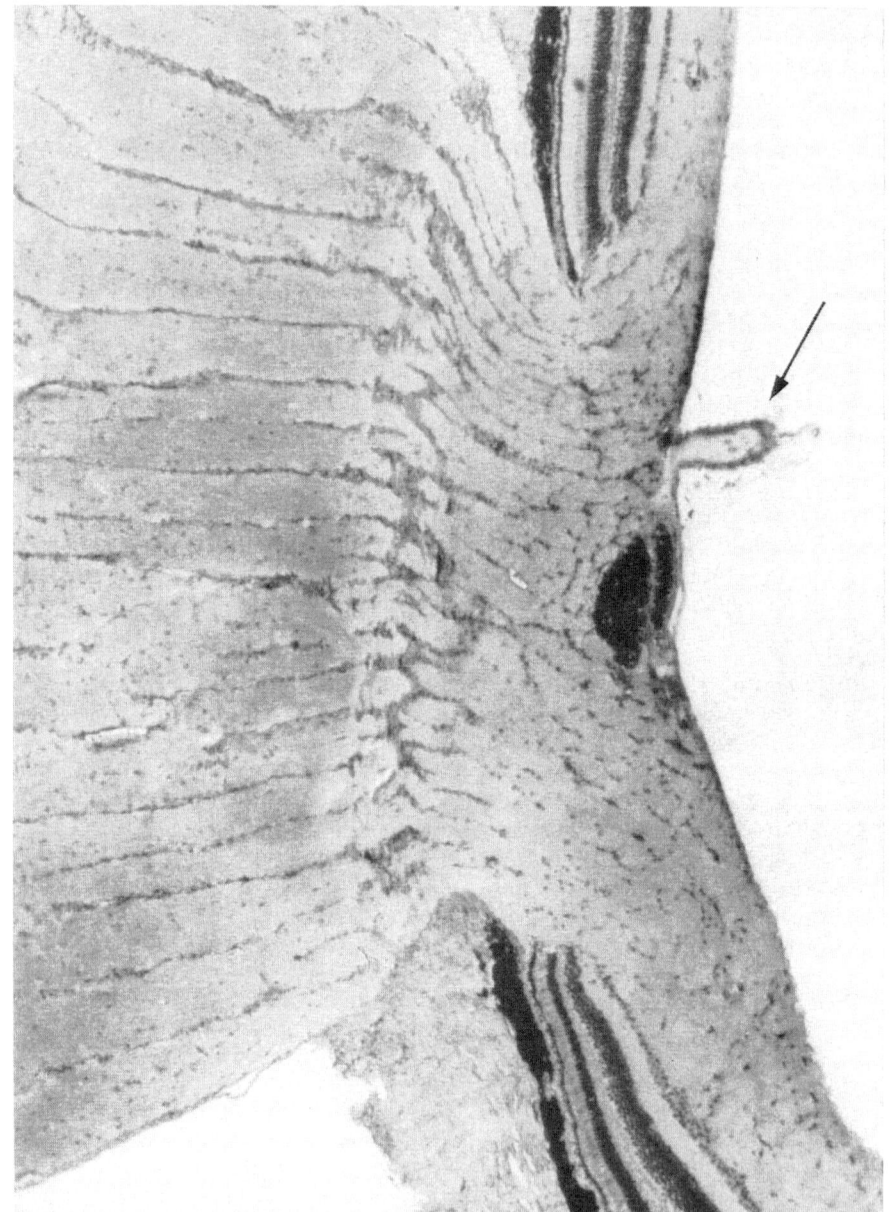

Abb. 62. Sehnervenkopf mit Lamina cribrosa und Conus hyaloideus (Pfeil) eines höheren Affen *(Cercopithecus aethiops)* (Paraffin, Trichromfärbung nach GOLDNER, 25fach)

natur der Papillenarchitektur darstellen. Der vordere, sieb- oder korbartig vor-gewölbte Abschnitt der Papille ist gliös, der hintere, mehr zur Lamina gehörige ist bindegewebig. Der Gliakorb soll mit der Bruchschen Membran zusammen-hängen, wofür aber kein Anhalt, besteht. Er wird vornehmlich aus spezialisierten

Gliazellen, sog. ,,Spinnenzellen" gebildet, die zuerst von MARCHESANI (1930) beschrieben wurden. Diese kleinen, sternförmigen Zellen sind durch lange Fortsätze miteinander verbunden und hängen auch mit dem Astrocytengerüst des Sehnerven zusammen. Müllersche Stützzellen gibt es im Papillenbereich nicht mehr. Ebenso hört die sog. Membrana limitans interna hier auf. Diese morphologischen Tatsachen erklären die Möglichkeit eines Papillenödems.

Eine interessante Besonderheit der Papille ist das sog. *Pecten* des *Sauropsiden*auges. MENNER (1938), der die Pectenentwicklung von 80 *Vogel*arten untersuchte, fand, daß es sich um eine rein ektodermale Bildung handelt, in die erst später Gefäße und Bindegewebselemente eindringen. Eine nervöse Innervation hat das Pecten anscheinend nicht (BERTOLINI 1958).

Beim *Hühnchen* beginnt die Pectenentwicklung im Stadium 17—18 (O'RAHILLY u. MEYER 1959, 1961), Pigmenteinlagerungen finden sich erst ab Stadium 36, wo bereits die Faltung des Organs abgeschlossen ist. Anfangs rein cellulär, wird das Pecten später stark vascularisiert (s. S. 125). Der Gefäßdurchmesser liegt zwischen 40—80 μ, derjenige der Capillaren zwischen 20—30 μ. BACSICH u. GELLERT (1935) sprechen von einer hyalinen Zwischensubstanz, die aber nach O'RAHILLY et al. unbedeutend ist. Die Grundsubstanz zwischen den reichlich entwickelten Capillaren ist perjodatreaktiv, aber nicht metachromatisch (SEAMAN u. STORM 1963). Lipoide sind bis jetzt nicht nachgewiesen worden. Das Organ wird von einer deutlichen Basalmembran überzogen, die mit der retinalen Grenzmembran und dem Glaskörper zusammenhängt (O'RAHILLY u. MEYER 1961). Auffallend ist der hohe Carboanhydrasegehalt des Pecten, der um ein Vielfaches höher ist als in anderen Geweben des Auges (LEINER et al. 1942, 1950, KAUTH u. SOMMER 1953). Da bei *Nesthockern* das Pecten erst vom Zeitpunkt der Lidöffnung diesen hohen Carboanhydrasegehalt zeigt und nach Koagulation des Organs eine Retinaschwellung mit Ansteigen der retinalen Atemfermente auftritt, wurde das *Pecten* für ein Atmungsorgan des Auges gehalten (LEINER 1938, 1950, KAUTH u. SOMMER 1953). Im gleichen Sinne sprechen auch die oben erwähnten elektronenmikroskopischen Beobachtungen über die Besonderheiten der Capillarendothelien im Pecten (SEAMAN u. STORM 1963) sowie neuere Beobachtungen, daß *Tagraubvögel* und *Nestflüchter* einen höheren Carboanhydrasegehalt haben als *Nachtvögel* (LEINER 1950).

Andererseits halten jedoch MENNER (1938), CROZIER u. WOLF (1941—1944), GRIFFIN (1953) u. a. das Pecten mehr für eine optisch-mechanische Einrichtung für das Bewegungssehen. GRIFFIN (1953) sieht darin eine Art ,,Sextant", der *Tagesvögeln* bei ihren Wanderungen eine Schätzung des Sonnenstandwinkels durch den auf die Netzhaut geworfenen Schatten ermöglichen soll. Es ist auch denkbar, daß das Pecten sowohl eine stoffwechselphysiologische als auch optische Funktion hat. Da sich durch Erhöhung und Herabsetzung des intraocularen Druckes (nach Gaben von Acetazolamid) bestimmte, strukturelle Veränderungen an den Membransystemen der Pectencapillarendothelien hervorrufen lassen, nehmen SEAMAN und HIMELFARB (1963) an, daß das Pecten unter anderem für die Regelung des intraocularen Druckniveaus von Bedeutung ist.

2. Nervus opticus

Die makroskopische Anatomie des N. opticus zeigt bei *Säugern* nicht selten größere, artliche Verschiedenheiten (STADERINI 1937). YAMADA (1939) unterschied einen Sagittal- und einen Transversaltyp des Sehnerven. Beim Transversaltyp legen sich die beiden Nn. optici transversal oder mit einer leichten lateralen Biegung an die Hirnbasis an. Beim Sagittaltyp haben sie eine mehr antero-posteriore Verlaufsweise. Bei *Vögeln* kann ein offener oder geschlossener knöcherner Ring um den Sehnerven herum, das sog. Os opticum, vorhanden sein (TIEMEIER 1939).

a) Faserzahl und Faseranordnung

Beide Nn. optici zusammen sollen beim *Menschen* etwa 1 Million, beim *Kaninchen* 260000 Fasern enthalten (BRUESCH u. AREY 1942). Da es nach ØSTERBERG (1935) in der menschlichen Retina rund 130 Millionen Receptoren gibt, würde das ein Verhältnis Sinneszellen zu Opticusfasern von 130 zu 1 ergeben. Bei einem 30jährigen Patienten zählte neuerdings OPPEL (1963) am Querschnitt durch den Sehnerven nach Paraffineinbettung und Markscheidenfärbung (Weigert) 1 186172 markhaltige Opticusfasern. 92% dieser Fasern hatten einen Durchmesser von rund 2 μ; bei 6% lagen die Werte höher, bei 2% niedriger. Im

Tabelle 11. Nach JANSKÝ (1959)

	Körper-gewicht	Bulbus-gewicht	Bulbus-radius	Bulbus-fläche (mm²)	Faserzahl im Opticus	Querschnitt-fläche N. opticus (μ^2)	Faserdichte im Opticus (Faserzahl pro 1000 μ^2)
Ratte	229 ± 19,5	152,6 ± 7,8	3,2 ± 0,18	128 ± 7,4	8161 ± 2756	150,900 ± 19,100	53,9 ± 15,7
Maus	21,5 ± 3,4	20,0 ± 3,3	1,63 ± 0,26	33,5 ± 5,5	2423 ± 444	52,570 ± 6,080	46,9 ± 9,5
Verhältnis *Ratte:Maus*	10,6:1	7,6:1	2:1	3,8:1	3,4:1	2,8:1	1,14:1

Opticus der *Ratte* kommen rund 54, in dem der *Maus* 47 Fasern auf 1000 μ^2 Querschnittsfläche (JANSKÝ 1959), das sind 8161 Opticusfasern bei der *Ratte* und 2423 bei der *Maus*. Die Faserzahl ist mit der Bulbusfläche und der Querschnittsfläche des N. opticus, nicht dagegen mit dem Bulbusgewicht oder Körpergewicht korreliert (s. Tabelle 11).

Bei *Rana* wurden 7060 Fasern im N. opticus gezählt (BURSTEIN u. LÖNNBERG 1937), bei der *Katze* 120000, wobei die meisten Fasern größere Durchmesser zeigten, als bei anderen verwandten *Säugern* (BRUESCH u. AREY 1942, P. O. BISHOP et al. 1953). Der N. opticus des *Kaninchens* zählt rund 225000 Fasern. Die Leitungsgeschwindigkeit und der Faserdurchmesser ist hier geringer als bei der *Katze* (G. H. BISHOP 1933, P. O. BISHOP et al. 1953, CHANG 1956, GRANIT u. MARG 1958).

Die Opticusfasern scheinen weder morphologisch noch funktionell gleichartig zu sein. Histologische Untersuchungen des Opticus der *Katze* zeigten, daß Dickenunterschiede der markhaltigen Fasern von 0,5—12 μ existieren (CHANG 1952, P. O. BISHOP et al. 1953, BISHOP u. CLARE 1955). Die Größenunterschiede hängen wohl nicht mit verschiedenen sensorischen Qualitäten, sondern vermutlich eher mit ihren zentralen Verknüpfungen zusammen. Potentialableitungen isolierter Opticusfasern der *Katze* ergaben, daß vier verschiedene Fasergruppen mit unterschiedlicher Leitungsgeschwindigkeit vorhanden sein müssen, eine Gruppe für die corticalen Verbindungen, eine zweite für die Faserverbindungen zum Thalamus, eine dritte zu den prätektalen Kerngebieten und eine vierte zu den vorderen Vierhügeln (BISHOP u. CLARE 1955). Die am raschesten leitenden Bahnen laufen zur Rinde (Faserdurchmesser etwa 8—12 μ); die dünnsten Fasern liegen in der vierten Gruppe. Die Unterschiede in den Leitungsgeschwindigkeiten entsprechen von Gruppe zu Gruppe etwa einem Verhältnis von 2:1.

Neben den markhaltigen gibt es auch eine kleine Gruppe markloser Nervenfasern, die bei niederen *Wirbeltieren* umfangreicher ist (IMACHI 1940, MATURANA 1959). Beim *Frosch*, bei dem die Faserdurchmesser zwischen 1—6 μ variieren, sollen 47% der Opticusfasern nicht myelinisiert sein (BISHOP u. CLARE 1955, IMACHI 1940). Nach MATURANA (1959), der sich auf elektronenmikroskopische Beobachtungen stützt, soll die Zahl der marklosen Fasern im Sehnerven des *Frosches* jedoch sehr viel größer sein. Die lichtmikroskopisch häufig als Gliazellen gedeuteten Elemente in der Netzhaut seien in Wirklichkeit kleine Ganglienzellen, deren Durchmesser bei *Rana* zwischen 4—10 μ schwankt. Die Gesamtzahl der Nervenfasern sei etwa um das 30fache höher. Etwa 470000 marklose Nervenfasern, die von den kleinen Opticusganglien der Retina stammen und zentripetal leiten sollen, zählte MATURANA bei *Fröschen*, 320000 bei *Kröten*.

Die *Leitungsgeschwindigkeit* der Opticusfasern beträgt beim *Kaninchen* 16,23 und 56 m/sec (GRANIT u. MARG 1958), bei der *Katze* bis 70 m/sec (P. O. BISHOP et al. 1953, CHANG 1956), beim *Menschen* 18 bzw. 34 m/sec (BUSER u. SCHERRER 1950). Innerhalb der Retina ist die Leitungsgeschwindigkeit auf rund $^1/_{10}$ herabgesetzt (DODT 1956).

CHACKO (1948) fand beim *Menschen* Opticusfasern von 0,7—9 μ Durchmesser. Es gibt zwei Gruppen, der Durchmesser der einen liegt bei 2 μ, der anderen bei 5—7 μ. Zahlenmäßig überwiegen die 1—2 μ dicken Fasern. (Gesamtzahl rund 1 Million.) Nach statistischen Kalkulationen stammen die dünnen Fasern vermutlich von den kleinen (s-Typ), die dickeren von den großen Opticusganglien (m- und p-Typen nach POLYAK 1941).

Über den *Faserverlauf* im Opticus, Chiasma und Tractus liegen einige neuere Befunde vor, die deshalb besonders beachtenswert erscheinen, weil sie an *Primaten* und mit neuen Methoden gewonnen worden sind (HOYT u. LUIS 1962). Mit der von MEYER-SCHWICKERATH entwickelten Methode der Photokoagulation wurden bei *Javamakaken* eng umschriebene Abschnitte der Retina zerstört und anschließend in Serienschnitten der Verlauf der degenerierten Fasern innerhalb der Sehbahn rekonstruiert (Abb. 63). Danach verhalten sich die Opticusfasern aus den vier Netzhautquadranten während ihres Verlaufes bis zum lateralen Kniehöcker durchaus verschieden. Die *ungekreuzten* Fasern aus den beiden temporalen Quadranten bleiben eng gebündelt im N. opticus zusammen und fächern sich nicht im Chiasma auf. Eine Rotation im N. opticus findet nicht statt. Im Tractus drehen sich die Bündel so, daß die Fasern aus dem temporal-unteren Retinaquadranten die ganze laterale Hälfte des Tractus und diejenigen aus dem temporal-oberen Quadranten die ganze innere Hälfte des Tractus einnehmen. Zwischen beiden Bündeln bleibt ein schmaler Zwischenraum, der von den papillomaculären Fasern eingenommen wird. Der Spalt verschwindet aber 2—3 mm hinter dem Bulbus. Die Maculafasern mischen sich dann unter die anderen Züge und sind als distinktes Bündel nicht mehr unterscheidbar. Sie liegen im Chiasma etwa in der Mitte, im Tractus bevorzugt in der oberen Hälfte. Quantitativ wird ihr Anteil auf etwa $^1/_3$ der gesamten Opticusfasern geschätzt.

Die gekreuzten Opticusfasern aus den nasalen Quadranten beginnen mit einer gewissen Rotation und Auffächerung. Die Fasern aus dem nasal-oberen Quadranten breiten sich innerhalb des N. opticus allmählich in der oberen Hälfte aus, nehmen auch im Chiasma die oberen Partien ein, wobei sie sich stark auffächern und drehen sich im Tractus auf die innere Hälfte, wo sie sich mit den Fasern des temporal-oberen Retinafeldes mischen. Die gekreuzten Fasern aus dem nasal-unteren Quadranten verbreiten sich entsprechend mehr in der unteren Chiasmahälfte und drehen dann nach der äußeren Hälfte des Tractus ab, wo sie sich mit den temporal-unteren Fasern mischen.

Man darf annehmen, daß die Faserverläufe in der menschlichen Sehbahn von diesem Schema nicht wesentlich abweichen.

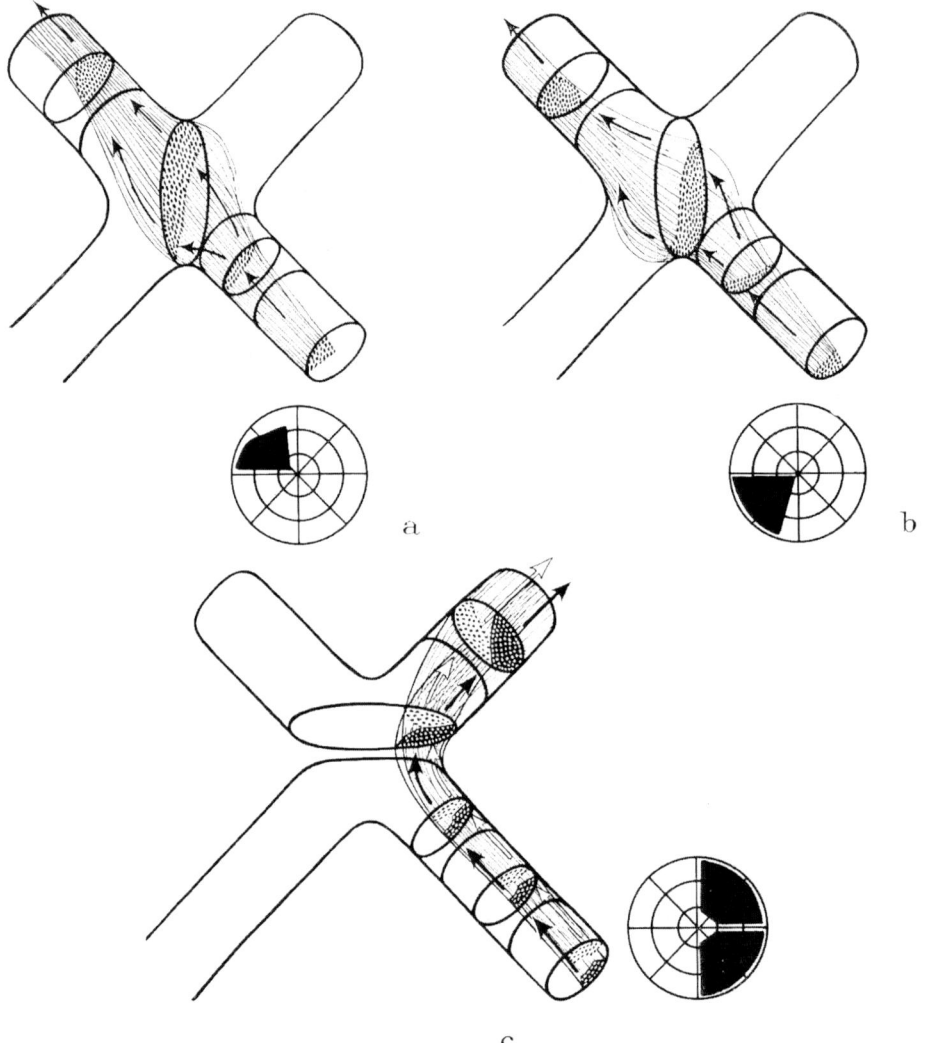

Abb. 63a—c. Faserverlauf im Sehnerven. (Nach Hoyt u. Luis 1962.) a u. b Faserprojektionen der gekreuzten Opticusfasern vom oberen und unteren Quadranten der linken Netzhaut eines Affen. Die mit Hilfe der Photo-koagulation gesetzten retinalen Defekte (s. Diagramme am unteren Bildrand) verursachten degenerative Ver-änderungen im Nervus und Tractus opticus, die den eingezeichneten Verlauf hatten. c Faserprojektionen der ungekreuzten Opticusfasern aus dem temporalen Quadranten der linken Retina eines Affen. Die Macula wurde nicht zerstört. Die Lücke zwischen beiden Systemen wird vom maculären Faserbündel ausgefüllt

b) Glia und Bindegewebe

Eine vergleichende Betrachtung der Glia des Sehnerven zeigt deutlich, daß — ähnlich wie im Zentralnervensystem — eine größere Mannigfaltigkeit gliöser Zelltypen im N. opticus nur bei *Säugern* und *Primaten* existiert (Prince 1955). Beim *Neunauge (Petromyzon)* hat der Opticus nur ein Ependym, das in einer einzigen, zentral gelegenen Längsreihe im Sehnerven liegt. Bei niederen *Wirbel-tieren (Amphibien, Reptilien)* entwickelt sich eine Faszikelstruktur des Opticus, in dem gliöse Elemente, vor allem Faserastrocyten und ependymale Zellen, in Längsreihen jeweils im Zentrum der Bündel angeordnet sind. PRINCE (1955) bezeichnet diese Zellen als *Oligodendroglia*. CONTU (1953) konnte dagegen bei *Reptilien* keine Oligodendroglia nachweisen. BAIRATI u. TRIPOLI (1953) beschrieben bei *Amphibien* protoplasmatische Glia. HORSTMANN (1960/61) fand bei *Teleostiern* und *Amphibien* nur ependymale Glia und Faserastrocyten.

Bei *höheren Wirbeltieren (Vögel, Säuger)* verteilt sich die ursprünglich intrafasciculäre Glia mehr diffus zwischen die Faszikel (interfasciculäre Glia) (BAIRATI u. BARTOLI 1955, PRINCE 1955, HORSTMANN 1960/61). Diese Elemente stellen vornehmlich Oligodendrogliazellen dar, die bei *Vögeln* zum Teil noch intraplasmatische Fibrillen enthalten. Bei verschiedenen *Schlangen-* und *Vogel*arten verteilt sich die Oligodendroglia mehr zwischen die Faserbündel des Sehnerven, bleibt aber in Längsreihen angeordnet (PRINCE 1955), bei anderen Arten finden sich intrafasciculäre Oligodendrogliazellen ohne deutliche Reihenanordnung (BAIRATI u. BARTOLI 1955).

In der Stammesgeschichte kommt es also nicht nur zu einer Zunahme der Faserzahl im Opticus, sondern auch zu einer Differenzierung der Glia. Gleichzeitig scheint sich auch die *Septengliederung* des Sehnerven zu verändern. Bei *niederen Wirbeltieren* springen die Septen oft nur oberflächlich in den Nerven vor. Bei den *höheren Wirbeltieren* entwickelt sich dann ein kompliziertes, septales Bindegewebsgerüst, wobei auch die gliösen Bestandteile feingliedriger und mannigfaltiger werden (FRANZ 1934). Diese Tendenz wird auch innerhalb der *Primaten* erkennbar. Die nächtlich lebenden *Halbaffen* haben allgemein relativ dicke Sehnerven. Besonders auffallend ist in dieser Hinsicht *Tarsius*. Das Septensystem ist meist plumper und weniger gegliedert. Die durch bindegewebig-gliöse Septen abgetrennten Opticusfaserbündel nehmen nach WOOLLARD (1925) bei höheren *Primaten* zu (*Tarsius* 400, *Pongo* 300, *Homo* 1200). Eine eigentümliche Opticusstruktur wurde beim *Rotbarsch (Sebastes marinus* L.) beschrieben. Hier stellt der Opticus im Querschnitt ein vielfach in sich gefältetes Band dar (WUNDER 1958).

Vielleicht hängt mit der verschiedenen Differenzierungshöhe des Sehnerven bei *Wirbeltieren* auch die unterschiedliche Dauer der elektrischen Leitfähigkeit des distalen Nervenstumpfes zusammen (JACOB 1957, SCHOLZ 1957). Bei *Säugern* erlischt die Leitfähigkeit schon 2—3 Tage nach der Enucleation, bei *Vögeln* 3—4 Tage, bei *Kaltblütern* erst mehrere Wochen (Sommerfrösche 30—40 Tage, Winterfrösche 130—150 Tage).

Im menschlichen Sehnerven unterschied LISS (1956) auf Grund von Silbercarbonatimprägnationen vier verschiedene *Astrocyten*formen: 1. fibrilläre Astrocyten, 2. Riesenastrocyten mit auffallend langen Fortsätzen, 3. kleine Astrocyten mit zahlreichen dünnen, zum Teil strahlenförmig verbreiterten Fortsätzen und 4. Zellen mit einem langen und verschiedenen V-förmigen Fortsätzen. Generell liegen die Astrocyten in Reihen, bilden eine Art Negativ zum Nervenfaserverlauf mit längs- und quergerichteten Fortsätzen, die sich reichlich untereinander verflechten, und zeigen eine besondere topographische Beziehung zu den Capillaren. Auch mit der Golgi-Methode ließen sich verschiedene Astrocytentypen darstellen (CASASCO 1952a, b).

Ebenso zahlreich wie die Astrocyten sind beim *Menschen* auch die *Oligodendrogliazellen* im Opticus (WOLTER 1961, CASASCO 1952, LISS 1956, FAVALORE 1938, CONE u. MCMILLAN 1932). Diese haben topographisch und funktionell engere Beziehungen zu den Opticusfasern, an deren Myelinisation sie maßgeblich beteiligt sind. Mit Versilberungsmethoden erscheint das Glianetz des menschlichen Sehnerven im Vergleich zu dem anderer *Säuger* besonders dicht. Beim

Rind ist es wesentlich weitmaschiger (Casasco 1952b). Beim *Neugeborenen* ist die Glia generell faserarm. Die Fortsätze zeigen einen unregelmäßigen Durchmesser und eine verschiedene Länge. Im Bereich der Lamina cribrosa ist frühzeitig eine Gliaverdichtung erkennbar (Casasco 1952b).

Vorkommen und Aussehen der sog. *Mikroglia* wird verschieden beurteilt. Mikroglia ist im Sehnerven nach Casasco ausgesprochen selten und meist nur in Pia- und Gefäßnähe nachweisbar, nach Wolter (1961) jedoch ebenso reichlich wie die Oligodendroglia.

Im Bereich des Chiasma geht die axiale Längsorientierung der Oligodendroglia verloren. Gleichzeitig entwickelt sich, besonders in den hinteren Chiasmaabschnitten, ein spezieller Astrocytentyp, der — kleinzellig mit radiär ausstrahlenden, dünnen Fortsätzen — ein dichtes, unregelmäßiges Glianetz ausbildet (Liss 1956, Casasco 1952b).

Im Tractus opticus sollen nach Liss nur noch zwei Astrocytenformen auftreten: Fibrilläre Astrocyten wie im N. opticus und große Astrocyten mit dünnen langen Fortsätzen, die die Nervenfasern ring- oder schleifenförmig umfassen.

Das Bindegewebsgerüst des Opticus enthält vornehmlich kollagene Faserelemente, die nach elektronenmikroskopischen Befunden (François et al. 1954, 1955) in dreifacher Form vorkommen sollen: a) Kollagenfasern mit normaler Periode von 640 Å, b) dünnere Fibrillen, die besonders im Neurilemm liegen, mit einer Periode von durchschnittlich 160 Å, und c) extrem dünne Fibrillen, die sich manchmal kaum von dem homogenen, körnigen Material der Zwischensubstanzen abgrenzen lassen. In den Gliasepten, hauptsächlich der Papille und im Bereich des perivasculären Bindegewebes sollen Gitterfasern teilweise auch elastische Fasern vorhanden sein (Valu u. Kalapos 1963).

Glia und Bindegewebe scheinen funktionell eng aufeinander abgestimmt zu sein. An Stellen, wo ein perivasculäres Bindegewebe entwickelt ist, soll die Glia fester am Gefäß fixiert sein als an Stellen, wo Bindegewebe fehlt (Erskine 1958). Echte *Virchow-Robinsche Räume* sollen hauptsächlich im Septengerüst des N. opticus, nicht dagegen im Tractus und Chiasma vorkommen (Erskine 1958).

c) Gefäße der Sehbahn und Siebplatte

Innerhalb des Sehnerven müssen drei Gefäßgebiete unterschieden werden, das axiale, das die Zentralgefäße umfaßt, das periphere, das von den Ciliargefäßen gebildet wird, und das laminäre System der Lamina cribrosa (Lazorthes et al. 1961, François et al. 1954).

Die *Zentralarterie* zweigt aus der A. ophthalmica meist dort ab, wo diese den Sehnerven kreuzt. Nur in 2,4% der Fälle geht sie schon nahe am Foramen opticum ab (Hayreh u. Dass 1962). Es besteht eine relativ große Variabilität des Abganges (Bignell 1952, Sudakewitch 1947, Duke-Elder 1961). Verschiedene Autoren beobachteten an einem größeren Material, daß die Zentralarterie in 93—94% der Fälle direkt aus der A. ophthalmica und in 6—7% aus einer A. ciliares post. brevis entsprang (Wybar 1956, Steele u. Blunt 1956, Hobbs 1956). Es wurden auch Fälle beschrieben, wo die Zentralarterie von der A. lacrimalis, von einem der beiden langen, hinteren Ciliararterien, oder von Muskelästen abzweigte (Bignell 1952, Beauvieux u. Ristitch 1924, Singh u. Dass 1960, Sudakewitch 1947, Kerschner 1943, Wybar 1956, Hobbs 1956, Steele u. Blunt 1956). In seltenen Fällen kam sie von der A. meningea media, so daß eine Anastomose zur A. carotis externa bestand. Diese Tatsache kann gegebenenfalls erklären, warum Patienten mit Verschluß der A. carotis interna nicht erblinden (Singh u. Dass 1960).

Als Regel kann jedoch gelten, daß die Zentralarterie der erste intraorbitale Ast der A. ophthalmica ist und 7—17 mm hinter der Lamina cribrosa von inferiormedial in den Sehnerven eintritt (STEELE u. BLUNT 1956, DUKE-ELDER 1961). Nach AKIYA (1938), der 52 menschliche Augen injiziert hat, liegt die Eintrittsstelle 7—11 mm hinter der Papille.

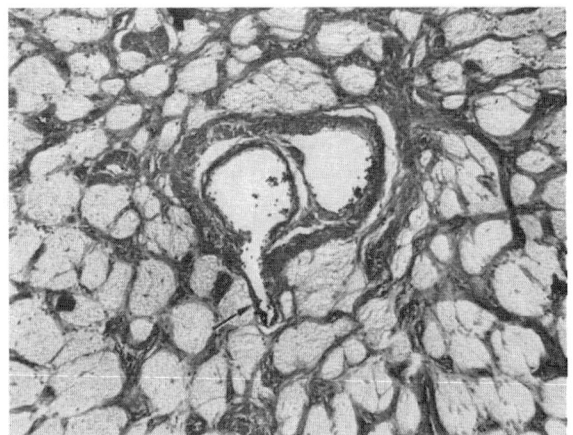

Die Durascheide ist an der Perforationsstelle leicht verdickt. Beim Durchlaufen des Intervaginalspaltes bildet die Arachnoidea eine Art Hülle für die Zentralarterie (DAMEL 1936a). Die Arterie ist beim Durchtritt durch die Opticusscheiden mehrfach abgeknickt. Sie gibt hier in der Regel einzelne Äste für den Sehnerven und die Durascheide ab (LAZORTHES et al. 1961, DEJEAN et al. 1957, WYBAR 1956, BLUNT 1956, FRANÇOIS u. NEETENS 1954).

Die Gefäßversorgung des Sehnerven selbst wird jedoch im wesentlichen von den hinteren Ciliararterien bestritten (peripheres System). Wieweit sich auch die im Opticuszentrum verlaufenden Zentralgefäße (axiales System) an der Vascularisation des Opticus beteiligen, ist bis heute umstritten. Nach DAMEL (1936a), LAZORTHES et al. (1961), REDSLOB (1956), BEHR (1935), FRANÇOIS u. Mitarb. (1954—1956), FRANÇOIS u. NEETENS (1956), WOLFF (1940) gibt die Zen-

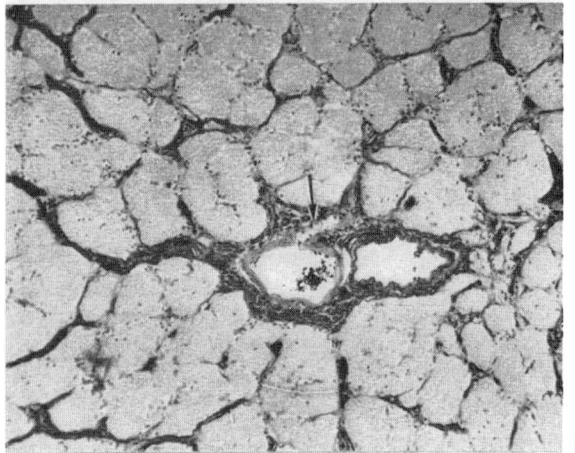

Abb. 64a u. b. Querschnitte durch den menschlichen Sehnerven in verschiedener Höhe. a Lamina cribrosa, b wenige Millimeter hinter der Lamina cribrosa durch den N. opticus. In beiden Fällen ist der Abgang einer größeren Arteriole von der A. centralis retinae zu erkennen (Pfeile)

tralarterie keinerlei Äste während ihres Verlaufs innerhalb des Sehnerven ab. Die Untersuchungen dieser Autoren basieren zum Teil auf der Analyse eines großen Materials, das mit modernen Methoden aufgearbeitet wurde [Radiographie nach Injektion von Bariumsulfat (LAZORTHES et al.) oder Thorotrast (FRANÇOIS et al. 1954—1958)]. DEJEAN u. Mitarb. (1957), die den Orbitainhalt von 20 Leichen mit Latex injizierten, beschrieben, daß die Zentralarterie während ihres Durchtritts durch die Opticusscheiden regelmäßig zwei Äste entläßt. Andererseits sahen HAYREH et al. (1962), die 87 menschliche Augen zum Teil nach Neopreninjektionen, zum Teil in Serienschnittrekonstruktionen untersuchten, „zahlreiche Äste" der Zentralarterie innerhalb des N. opticus. Ähnliches fanden WYBAR (1956) und BLUNT (1956), STEELE u. BLUNT (1956), SINGH u. DASS (1960). IGERS-

HEIMER (1942) beobachtete mehrere Millimeter hinter der Lamina cribrosa den Abgang vereinzelter Äste der Zentralarterie für den N. opticus.

Äste innerhalb des Sehnerven konnten STEELE u. BLUNT (1956) in 9 von 28 mit Neopren injizierten Fällen feststellen. Wir selbst fanden in drei Injektionspräparaten und mehreren Querschnittsserien durch den Sehnerven regelmäßig einzelne Zweige der Zentralarterie, die in das Septensystem eintreten (Abb. 64). Es fällt jedoch auf, daß die Zentralarterie, ganz im Gegensatz zur Zentralvene relativ wenig Verbindungen zum Capillarnetz des Sehnerven hat. Die meisten Autoren, die eine Beteiligung der Zentralarterie an der Opticusversorgung ablehnen, postulieren eigene Gefäße für den axialen Bereich (WYBAR 1956, REDSLOB 1956, FRANÇOIS et al. 1954—1958). Besonders FRANÇOIS hat erneut die Existenz einer sog. „A. centralis nervi optici", die als ein selbständiger Ast der A. ophthalmica 5—10 mm hinter der A. centralis retinae ins Innere des Opticus eindringen soll, beschrieben. Diese Arterie soll mit einem auf- und einem absteigenden Zweig ein axiales Capillarsystem im Sehnerven aufbauen. Der vordere Ast soll reichliche Anastomosen mit dem Capillarnetz der Siebplatte eingehen, der hintere bis zum intracanaliculären Abschnitt des Opticus reichen. Schon ältere Autoren hatten selbständige, axiale Gefäße dieser Art beschrieben (KUHNT 1879, BEHR 1935, WOLFF 1940). HAYREH u. DASS (1962) fanden allerdings an einem großen Material (87 Augen) keine typische „A. centralis n. optici". Auch DEJEAN, VIALLEFONT, BOUDET u. COSTEAU (1957) bezweifeln die Ergebnisse von FRANÇOIS u. Mitarb. HAYREH et al. beobachteten unter 87 Fällen zwei, bei denen eine doppelte Zentralarterie im Sehnervenstamm entwickelt war. Sie halten die sog. A. centralis n. optici für eine individuelle Variation der Zentralgefäße.

Arterio-arterielle Anastomosen zwischen den Zentral- und Ciliargefäßen wurden von WYBAR (1956) beschrieben. Andere Untersucher bezweifeln jedoch deren Existenz (BEAUVIEUX u. RISTITCH 1924, BRIHAYE u. BRIHAYE 1956, STEELE u. BLUNT 1956) oder betrachten sie als individuelle Variationen (SINGH u. DASS 1960).

Noch größer sind die Meinungsverschiedenheiten hinsichtlich der Vascularisation der *Lamina cribrosa*. Im Anschluß an die älteren Darstellungen vor allem von LEBER (1903) glauben verschiedene neuere Autoren meist auf Grund der Untersuchung eines umfangreichen injizierten oder in Serienschnitten aufgearbeiteten Materials, daß die Zentralarterie zahlreiche Äste zur Lamina cribrosa abgibt und über das laminäre Capillarnetz mit den Ciliargefäßen des Zinn-Hallerschen Gefäßkranzes anastomosiert (IGERSHEIMER 1942, KISS u. ORBAN 1951, SAUTTER 1952, SAUTTER et al. 1954, BLUNT 1956, WYBAR 1956, DEJEAN et al. 1957, SEITZ u. SAUTTER 1961). Der besondere Capillarreichtum der Lamina cribrosa wird allgemein bestätigt. Capillare Anastomosen existieren praktisch zu allen Nachbargeweben (SAUTTER 1952, MARIN-AMAT 1949). SAUTTER u. Mitarb. (1952, 1954) sehen in diesen anastomotischen Verbindungen, sowie in besonderen von ihnen beschriebenen Quellzellen an den Einmündungsstellen sog. laminär-skleraler Anastomosen, und an den Abgängen der Zentralarterienäste morphologische Grundlagen für eine Regulation der retrobulbären Zirkulation, die „bei vermehrtem Blutandrang und bei Angebot blutfremder Stoffe" eine Stauung im laminären Becken verhindern soll.

Die Existenz anastomotischer Verbindungen zwischen Zentral- und Ciliargefäßen im Bereich der Lamina cribrosa wird jedoch von anderen Autoren abgelehnt (DAMEL 1936a, BIGNELL 1952, REDSLOB 1956, STEELE u. BLUNT 1956, BRIHAYE u. BRIHAYE 1956, SINGH u. DASS 1960, FRANÇOIS u. NEETENS 1954, 1956, HOBBS 1956, HAYREH u. DASS 1962, FRANÇOIS et al. 1955, VAIL 1948, CARRIÓN 1960). FRANÇOIS u. NEETENS (1956) fanden zwar im Laminabereich kleinere Äste der Zentralarterie, die aber ihrer Ansicht nach nicht mit den Gefäßen des Zinnschen Arterienkranzes anastomosieren, sondern für die Retina bestimmt sind (vgl. auch BLUNT 1956). Einzelne capillare Anastomosen zwischen retinalen und laminären Gefäßen seien durchaus vorhanden, nicht aber Arteriolen der A. centralis retinae für das laminäre Capillarnetz. Auch VAIL (1948) stützt sich neuerdings wieder auf die alten Befunde von BEAUVIEUX u. RISTITCH (1924), die isolierte Injektionen der Zentralarterie durchgeführt hatten, und betont, daß die Lamina ausschließlich vom Zinnschen Gefäßkranz versorgt würde. Es bestünden keinerlei Anastomosen zwischen dem retino-hyaloidalen und sklerochorioidealen System. Erst im Papillenbereich würden die Capillarnetze der Retina und Lamina miteinander zusammenhängen. BLUNT (1956) wendet allerdings ein, daß die anastomotischen Gefäße der Zentralarterie zur Lamina cribrosa besonders leicht kollabierten und sich dadurch häufig einer Darstellung durch Injektion entzögen. Daß diese Gefäße nach dem Abgang aus der Zentralarterie sich auffallend schnell in Capillaren aufzweigen, stellten neuerdings auch SEITZ u. SAUTTER (1961) an histologischen Schnittserien fest. Diese Autoren beobachteten an ihrem Material (18 Leichenaugen), daß aus der Zentralarterie ,,vorwiegend im retropapillären Abschnitt ... zahlreiche Gefäße'' abzweigen. Die Zentralgefäße seien auf die Weise ,,von kleinen Gefäßästen direkt umsponnen''. Außer nutritiven Capillaren gäbe es ,,in der Siebplatte regelmäßig noch größer kalibrige Arterien'', die ebenfalls Äste der Zentralarterie darstellten. Im Gegensatz zu den anderen verliefen diese aber sehr gradlinig und gestreckt bis zur Peripherie der Lamina. Capillare oder arterielle Anastomosen zwischen Aderhaut und Sehnervenkopf werden von verschiedenen Untersuchern angegeben (ROCHON-DUVIGNEAUD 1943, FRANÇOIS u. NEETENS 1954, BLUNT 1956). Es wird jedoch bezweifelt, ob ihnen eine größere Bedeutung zukommt (DUKE-ELDER 1961).

Die starken Diskrepanzen in den Meinungen der Autoren über die Gefäßversorgung von Siebplatte und Opticus verdienen eine erneute, gründliche Untersuchung um so mehr, als eine Klarstellung der morphologischen Verhältnisse auch für klinische Probleme von Bedeutung sein kann. Es besteht jedoch kein Zweifel, daß die dargestellten Meinungsverschiedenheiten zum Teil durch methodische Schwierigkeiten, zum Teil durch individuelle Variationen bedingt sind. So fanden DEJEAN et al. (1957) in vier von zehn Fällen Zentralarterienäste zur Lamina, in sechs nicht. Ähnliche individuelle Variationen erwähnte auch BIGNELL (1952, 1953).

Nach unseren Befunden scheint der Anteil der Zentralarterie an der Versorgung des N. opticus und der Lamina cribrosa nicht sehr groß zu sein. Wir fanden in Serienschnitten zwar einzelne Gefäßabgänge innerhalb des Sehnerven und der Siebplatte (Abb. 64), doch waren diese immer selten. Dagegen fiel ein außerordentlicher Reichtum an Seitenästen bei der Zentralvene auf. Das venöse, axiale System wird daher — auch in der Siebplatte — einen großen Teil des capillaren venösen Blutes vom Sehnerven ableiten, zumal retrobulbär Venen im Bereich des Zinnschen Gefäßkranzes oder der Ciliararterien fehlen. Diese Beobachtungen führten uns seinerzeit zu der Annahme, daß retrobulbär ein Kollateralkreislauf existiere, derart, daß in den hinteren Ciliararterien strömendes Blut entweder in die Aderhaut und damit in den Bulbus oder durch den Zinnschen Gefäßkranz in die Lamina und den proximalen Opticusabschnitt zur Zentralvene und damit am Auge vorbeifließen kann (Abb. 65) (ROHEN 1953b, 1958). Daß auch am Limbus corneae, also im Bereich der vorderen Ciliararterien, eine kollaterale Blutumleitung am Auge vorbei durch arteriovenöse Anastomosen sowie einen größeren arteriellen Gefäßring morphologisch möglich erscheint, haben wir früher dargestellt (ROHEN 1958) (vgl. auch S. 475).

Im N. opticus haben Arteria und Vena centralis retinae meist eine gemeinsame Bindegewebsscheide. Mit den Gefäßen dringen vegetative Nerven in den
Opticus ein. Das Gefäßbündel wird durch eine Gliascheide von den Nervenfasern getrennt, die hinter der Lamina cribrosa endet. Die Zentralvene verläuft

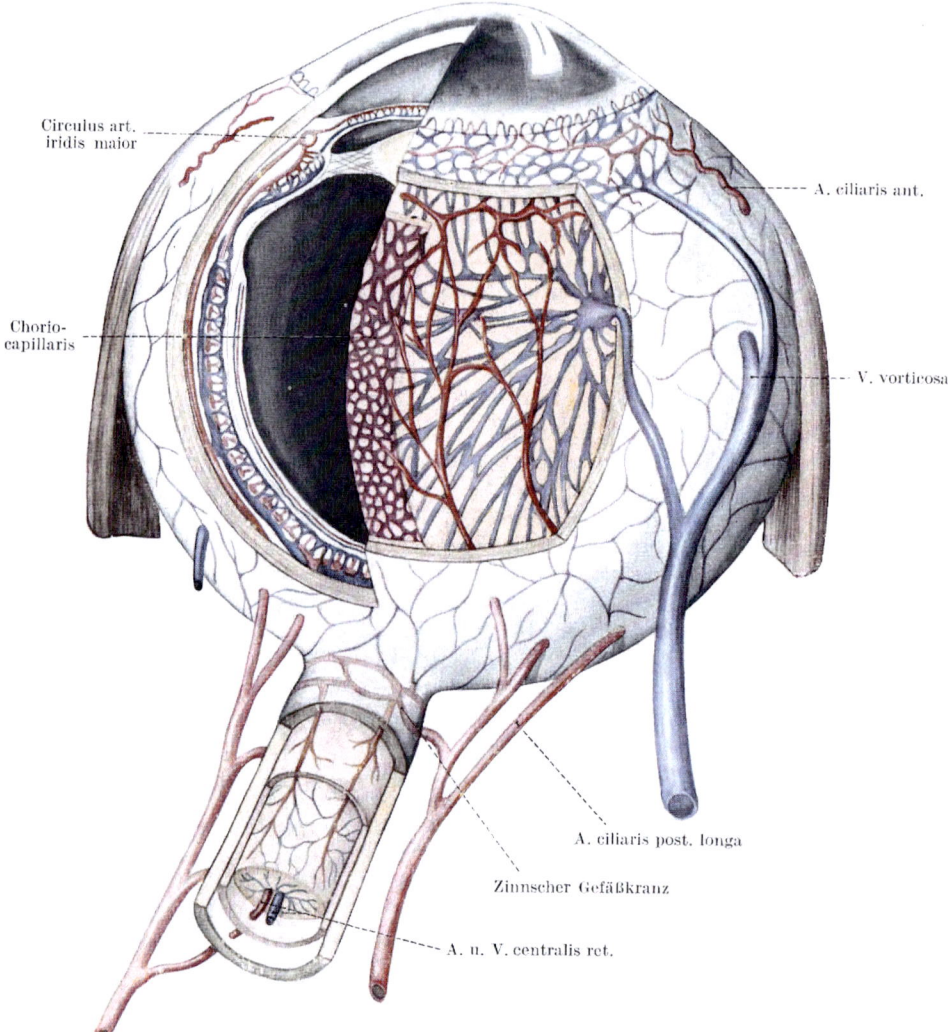

Circulus art.
iridis maior

Chorio-
capillaris

A. ciliaris ant.

V. vorticosa

A. ciliaris post. longa

Zinnscher Gefäßkranz

A. u. V. centralis ret.

Abb. 65. Schematische Darstellung der Gefäßarchitektur des menschlichen Auges

meist weniger gerade und soll häufiger direkt in den Sinus cavernosus als in die
V. ophthalmica einmünden (DAMEL 1936a).

Innerhalb des Sehnerven zeigen die Gefäße ein charakteristisches Capillarmuster (FRANÇOIS et al. 1958). Längs- und querorientierte Capillaren bilden im
intraorbitalen Teil des Opticus ein regelmäßiges Netz mit pentagonalen oder
kreisförmigen Maschen. Dieses Capillarmuster geht laminar in eine bevorzugte
Querstruktur über, die ein Negativ der Bindegewebsanordnung darstellt. Intra-
kranial und intracanaliculär geht das axiale Opticusgefäßsystem verloren. Die
Capillarstruktur wird unregelmäßig.

Das *Chiasma* wird praktisch von Ästen aller größeren, benachbarten Arterien (Aa. cerebri ant., A. communicans ant., A. ophthalmica, A. carotis int., Aa. tubero-hypophyseae, Aa. communicantes post.) versorgt (LAZORTHES et al. 1961, FRANÇOIS et al. 1956, 1958, PAVIA 1956, DAWSON 1958). FRANÇOIS et al. (1956, 1958) unterschieden sieben verschiedene Gefäßzonen mit unterschiedlichem Capillarmuster und definierten eine eigene ,,A. chiasmatis``. Die arteriellen Zuflüsse sind besonders reichlich im Anlagerungsfeld des Hypothalamus (DAWSON 1958, LAZORTHES u. Mitarb. 1961). Dorsal stammen die zuführenden Arterien vor allem aus der A. cerebri anterior. Ventral unterschied DAWSON (1958) zwei Systeme, sog. ,,prächiasmatische`` und ,,circumfundibuläre`` Anastomosen. Die ersten stammen aus der A. carotis int., A. ophthalmica und A. cerebri ant. und versorgen auch die intrakraniale Portion des N. opticus. In der Hauptsache wird der intrakraniale Teil des N. opticus jedoch von rückläufigen Ästen der A. ophthalmica sowie von der oberen, vorderen Hypophysenarterie versorgt (BLUNT 1956).

Der intraorbitale Teil des N. opticus wird vornehmlich von Ästen der A. ophthalmica (Aa. ciliares post. breves et longi) versorgt. Diese verzweigen sich in der Piascheide, dringen in regelmäßigen Abständen senkrecht in den Sehnerven ein und bilden entweder lange oder kurze Gefäße. Die kurzen lösen sich im peripheren Opticusbereich in Capillaren auf, die langen mehr im zentralen. Um die Vasa centralia retinae bleibt eine schmale capillarfreie Zone. Innerhalb der Dura- bzw. Arachnoideascheide sollen nach FRANÇOIS et al. (1955) manchmal stark geschlängelte Arterien ähnlich wie im Nierenbecken zu beobachten sein.

Während der *Embryonalentwicklung* der menschlichen Opticusgefäße soll nach neueren Arbeiten (FRANÇOIS u. NEETENS 1954, REDSLOB 1956) von vornherein die Zweiheit der Vascularisationssysteme der Zentral- bzw. Hyaloideagefäße und der Ciliargefäße zu erkennen sein. Die erste Verdichtung der Sklera am hinteren Augenpol wird um die 9. Woche herum sichtbar. Zwischen dem 2. und 3. Monat erreichen die hinteren, kurzen Ciliararterien die Aderhaut. Septen im N. opticus sind um diese Zeit noch nicht nachweisbar. Im 3. Monat wachsen Zweige der A. ophthalmica in den Sehnerven ein. Gleichzeitig beginnt die A. hyaloidea zu obliterieren. Im 4. Monat setzt die Differenzierung eines Zinnschen Gefäßkranzes sowie die Aussprossung retinaler Äste vom Stumpf der A. hyaloidea ein (FRANÇOIS et al. 1954, DAMEL 1937). Die Vascularisation der embryonalen Lamina stammt vom Zinnschen Gefäßkranz und der Aderhaut.

Die *Altersveränderungen* der Zentralgefäße innerhalb des Sehnerven hat BE-TETTO (1953) untersucht. Die Elastica interna verdoppelt sich im 4.—5. Jahrzehnt. Das kollagene adventitielle Gewebe der Zentralvenen nimmt bis zum 5. Jahrzehnt stark zu. Vom 3. Jahrzehnt an vermehren sich auch die Muskelfasern.

Vergleichend-Anatomisches. Beim *Rind* und *Schwein* tritt eine kräftige A. centralis erst kurz vor der Papille in den N. opticus ein. Auch bei diesen Tieren sollen keine Verbindungen zwischen Zentral- und Opticusgefäßen bestehen (FRANÇOIS u. NEETENS 1955). Beim *Kaninchen* beschrieben PODESTÀ, DURCHSCHLAG u. LEMBCKE (1955) einen ,,ausgeprägten Zinnschen Gefäßkranz``. RUSKELL (1962) zeigte aber an neopreninjizierten Präparaten vom *Kaninchen*auge, daß sich die hinteren Ciliararterien am Sehnervenkopf meist radiär aufsplittern und ein echter Gefäßkranz gebildet wird (Abb. 66). Die ,,Zentralarterie`` kommt bei dieser Species entweder direkt aus der A. carotis interna oder — was die Regel ist — aus der medialen, langen Ciliararterie. Anastomosen zwischen den hinteren, kurzen Ciliararterien sind selten. Die mediale, lange Ciliararterie ist immer am kräftigsten. Von den Ciliararterien gehen rückläufige Äste zum N. opticus ab. Alle Ciliargefäße hängen auch mit den benachbarten Muskelarterien zusammen (RUSKELL 1962).

Einen wohldifferenzierten, mehrtagigen Zinnschen Anastomosenkranz fanden PODESTÀ et al. (1955) bei der *Katze*. Beim *Hund* soll er mehr unvollständig sein. Eine ,,eigentliche Zentralarterie`` wurde nie gefunden. Das Opticusgefäßsystem stammt also hier ausschließlich aus den Ciliararterien.

Bei den *Primaten* ist meist ein gut entwickeltes Zentralgefäßsystem vorhanden. Die Zentralarterie tritt aber bei höheren *Affen* in der Regel erst wenige Millimeter hinter der Papille in den Sehnerven ein.

Die *Innervation der Opticusgefäße* des *Menschen* untersuchten LISS u. WOLTER (1956e) am Opticusstumpf eines vor 16 Jahren enucleierten Auges mit der Silbercarbonatmethode von HORTEGA. Sie fanden an den Gefäßen zwei verschiedene Nervenfaserarten, einerseits ein äußerst feines perivasculäres Nervennetz, andererseits auch gröbere Nervenfasern, die aber als zentrifugale Fasern des N. opticus gedeutet werden.

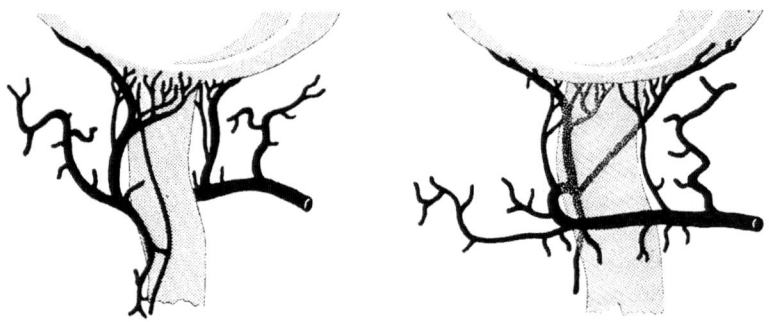

Abb. 66. Gefäßverhältnisse am Sehnervenkopf beim Kaninchen. (Nach RUSKELL 1962.) Zwei typische Varianten der Gefäßanordnung sind abgebildet

d) Die Opticusscheiden

Neuere Untersuchungen über die Morphologie der Opticusscheiden liegen kaum vor. Mit Silberimprägnationsmethoden konnten VALU u. KALAPOS (1963) in der *Durascheide* zahlreiche Gitterfasern nachweisen. Die *Pia* soll mehr kollagene Elemente enthalten. Auch die inneren Abschnitte der Dura bestehen vornehmlich aus kollagenen Fasern (VALU u. KALAPOS 1963). Bei *Vögeln* fand ROHEN (1955b) in Bulbusnähe arachnoideale Granulationen, die polypös in den Intervaginalspalt vorspringen und an die Pacchionischen Granulationen der Hirnhäute erinnern. Der Intervaginalspalt soll nach NISHIMURA (1953) eine geschlossene, endotheliale Auskleidung haben. Wird bei *Kaninchen* Tusche in den Subarachnoidealraum gespritzt, so verbreiten sich die Tuschepartikelchen über den Intervaginalspalt des Opticus und die skleralen Gefäßkanälchen teilweise bis in die Suprachorioidea, andererseits auch durch die Durascheide hindurch bis ins orbitale Fettgewebe und episkleral bis zu den Muskelansätzen (NISHIMURA 1953). Tuschestraßen im orbitalen Fettgewebe, bei längerer Versuchsdauer auch Tuschepartikelchen in den oberen Halslymphknoten, hatten bei ähnlichen Experimenten auch FIELD u. BRIERLEY (1949) gefunden. Ein Eindringen von Tuschekörnchen in den Perichorioidealraum, die Aderhaut oder die Vorderkammer sahen diese Autoren nicht. Bei *Mensch* und *Rind* konnte NISHIMURA (1953) keine ins Auge eindringende Tusche nachweisen.

Echte *Lymphgefäße* mit geschlossener Endothelauskleidung sind im Bereich des N. opticus oder der Orbita bisher nicht mit Sicherheit gefunden worden.

Die *Arachnoidea* zeigt retrobulbär häufig *Zellproliferationen*, die inselartige Verdickungen bilden und verkalken können (ESSICK 1920, WEED 1920). Es hat den Anschein, als ob diese Proliferationsinseln im Alter häufiger würden. Pia- und Arachnoideascheide des Sehnerven besitzen ein reiches Netz feinster Nervenfasern von verschiedener Dicke und Qualität (STÖHR 1922).

e) Entwicklung des N. opticus

Der embryonale Sehnerv ist zunächst gerade und beginnt sich erst bei menschlichen Embryonen von etwa 40 mm SSL s-förmig zu krümmen. Bei 56 mm langen Embryonen haben die Biegungen bereits die adulte Form angenommen (JANZ 1940).

Die Entwicklungsdynamik bei der Histogenese des N. opticus läßt sich aus der Mitosenverteilung rekonstruieren. Bei Mäuseembryonen konnte G. MÜLLER (1951/52) zeigen, daß die Mitosedichte in den dorsalen Abschnitten des prospektiven Augenbecherstieles signifikant geringer ist als im ventralen. Um den 10. Tag herum verliert sich die Differenz in der Mitosedichte. Die Mitoseaktivität nimmt dann in allen Abschnitten des zukünftigen N. opticus rasch zu und bewirkt auf diese Weise eine Streckung und Verlängerung des Augenblasenstieles. Die frühembryonale Krümmung des prospektiven Augenblasenstieles ist damit auf eine unterschiedliche Wachstumsaktivität seiner Wandung zurückzuführen (G. MÜLLER 1951/52). Bei *Amphibien* wachsen die ersten retinalen Nervenfasern vom Grunde der fetalen Augenspalte in den embryonalen Sehnerven ein (HERRICK 1941). Später durchsetzen sie teilweise auch den Epithelwall, wobei das Ependym zersprengt werden kann. Die dickeren Opticusfasern myelinisieren frühzeitig, die dünneren erst später (*Amblystoma*, HERRICK 1941a, *Ameiurus*, HERRICK 1941b).

Bei *Hühnchenembryonen* mit 29—30 Somiten lassen sich in der Retina die ersten Nervenfasern beobachten. Nach 90 Std Bebrütung (44 Somiten) sollen sie bereits den Boden des Zwischenhirns erreicht haben. Der N. opticus verliert am 7. Tag seine Lichtung (ROGERS 1957). FERREIRA-BERRUTTI (1951) hat bei *Hühner*embryonen den N. opticus durchschnitten und durch ein Metallplättchen das Auswachsen der Opticusfasern behindert. Anzeichen für einen Neurotropismus ließen sich dabei nicht feststellen.

Beim *Kaninchen* erfolgt die Markscheidenreifung der Ciliarnerven wesentlich früher als die der Opticusfasern. Die Markscheidenreifung im N. opticus setzt erst nach der Geburt ein. Vom 25.—30. Tag an lassen sich histologisch in stärkerem Maße myelinisierte Fasern imprägnieren. Zwischen dem 30. und 40. Tag kommt die Markreifung zum Abschluß. Die Pupillenreaktion ist beim *Kaninchen* vom 13.—15. Tag an positiv (MISHIMA 1937). Im einzelnen erscheint die Histogenese des N. opticus nach mikroskopischen Befunden beim *Kaninchen* folgendermaßen abzulaufen (MISHIMA 1937a, b): embryonal besteht zuerst ein lockeres, gliöses Netzwerk im Sehnerven, das hauptsächlich von Oligodendroglia und Astrocyten gebildet wird. Die Gliazellen ordnen sich dann zu Strängen um die noch nackten Achsenzylinder. Gegen Ende der Fetalzeit werden intracelluläre, osmiophile Granula in den Gliazellen nachweisbar. Diese Granula verschmelzen zu größeren Gebilden, die die Anlage der Myelinscheide darstellen. Erst nach der Geburt (etwa 12 Std post natum) setzt die eigentliche Myelinisierung ein. Zu diesem Zeitpunkt sind die Ciliarnerven bereits voll markreif. Die Myelinscheiden entwickeln sich in zentrifugaler Richtung, d. h. vom Tractus über das Chiasma zum N. opticus und zur Retina hin. Die Sehnervenfasern der unteren Retinaquadranten sollen etwas früher markreif werden als die der oberen (MISHIMA 1937b).

Bei der *Ratte* bilden sich die Markscheiden der Sehnervenfasern hauptsächlich nach der Geburt (ab 7. Tag). CLOTHWORTHY (1946) zählte am 7. Tag 75, am 10. Tag 300, zwischen 12. und 14. Tag 2500—6500 und vom 40.—60. Tag 56500 myelinisierte Nervenfasern.

Die Entwicklung von Sehnerv und Sehbahn beim *Menschen* wurde in neuerer Zeit unter anderem von FREY (1941, 1955) und BEMBRIDGE (1956) studiert.

Die Markreifung des menschlichen Sehnerven beginnt etwa in der 24. Fetalwoche am Chiasma und erreicht bei der Geburt nahezu die Höhe der Siebplatte (BEM-BRIDGE 1956). Das Chiasma soll nach FREY erst bei 3 cm langen Embryonen erkennbar sein. Die Chiasmaanlage zeigt embryonal eine bestimmte Anordnung ihrer Fasersysteme: am weitesten ventral liegen die total gekreuzten Fasern des Tractus, etwas darüber der Recessus opticus mit der „hypothalamischen Opticuswurzel" und der Meynertschen Commissur. In der unteren Etage ist die Guddensche Commissur zu finden. FREY (1955) nimmt an, „daß die ur-sprünglichsten Wirbeltiere gar kein Chiasma opticum, sondern lediglich eine bilaterale Verbindung zwischen Auge und Recessus opticus der gleichen Seite besaßen". Offensichtlich lag dabei das primäre Sehzentrum im Bereich der Wandung des Recessus opticus. FREY betrachtet seine „hypothalamische Opticus-wurzel" als die ursprüngliche Sehbahn der *Wirbeltiere*. Das Chiasma entstehe dann sekundär „durch Auswachsen der Opticusfasern zentralwärts über die Grenzen der primären, hypothalamischen Sehzentren um den Recessus opticus hinaus". Für diese Darstellung konnten jedoch bisher keine schlüssigen Beweise erbracht werden.

Bei *Insekten* scheinen sich die von den Augenanlagen auswachsenden Nerven-fasern auch in vitro zu kreuzen (*Drosophila melanogaster*, GOTTSCHEWSKY 1960, 1962).

f) Spontane und experimentelle Degenerationen des N. opticus.
Die Opticusregeneration

Spontane Netzhaut- und Opticusdegenerationen sah PARRY (1953, 1955) bei roten *Irish-Settern*. SCHERER (1940) beobachtete bei 27 im Zoo verstorbenen höheren *Affen (Makaken, Cercopithecinen)* eine spontane Degeneration des papillo-maculären Bündels im Sehnerven. Unter 111 afrikanischen *Meerkatzen (Cerco-pithecus aethiops)* fanden BÁRÁNY u. ROHEN (1963) vier mit signifikant erhöhtem Abflußwiderstand und ein Tier mit stark erhöhtem, intraocularem Druck. Das letztere zeigte eine beginnende Opticusdegeneration im Papillenbereich mit Schnabelschen Kavernen und Gliaproliferationen. Die kavernösen Hohlräume enthielten ein homogenes, Alcianblau-positives Material. Im umgebenden Gewebe lagen zahlreiche Makrophagen, angefüllt mit stark perjodatreaktiven Granula. Die Degeneration beschränkte sich auf den retrolaminären Bereich. Die Papille war deutlich exkaviert.

Experimentelle Degenerationen nach partieller oder totaler Opticusdurch-schneidung, Ligatur oder Retinaschädigung wurden in letzter Zeit mehrfach lichtmikroskopisch analysiert. Opticusdegenerationen beim *Menschen*, die durch kraniale oder intraorbitale Tumoren (Druckatrophie) entstanden waren, studier-ten WOLTER (1957e) sowie WOLTER u. LISS (1957f) mit Silbercarbonatimprägna-tionen. Die Opticusfasern zeigten vielfach perlschnurartige Anschwellungen. Stellenweise fanden sich große, hyaline Endkörper. Auch in normalen Sehnerven älterer Patienten können gelegentlich solche ovalen Anschwellungen der Opticus-fasern beobachtet werden. Spontane Netzhaut- und Opticusatrophien kommen bei gewissen *Mäuse*stämmen vor und werden rezessiv vererbt (KEELER 1924, KARLI 1952, TANSLEY 1954, SORSBY et al. 1954, NOELL 1958). Umfangreiche histologische Studien über Degeneration nach Durchtrennung oder Ligatur des Opticus der *Ratte* stammen von KLEIN (1952), MANTZ u. KLEIN (1951), KLEIN u. MANTZ (1951a, b). Danach gehen die Opticusganglien retrograd niemals voll-ständig zugrunde, was auch LEINFELDER (1938) bei *Katzen* beobachtet hatte. Jedoch degenerieren vom 10. Tag an einige Zellen, werden pyknotisch und verschwinden. Der größte Teil der Opticusganglien in der Netzhaut erholt sich aber nach 3—4 Monaten. Im proximalen wie distalen Stumpfende des N. opticus zerfallen zahlreiche Axone. Die Markscheiden lösen sich auf. Die Achsenzylinder zeigen deutliche Fragmentationen. Die Glia proliferiert stark. Auch die mesodermalen Elemente der Opticusscheiden vermehren sich, so daß Pia und Arachnoidea viel zellreicher werden. Der Nerv schrumpft und verschmälert sich. Im Schnittbereich bildet sich eine gliöse Narbe. Im Bereich der Papille werden große Vacuolen sichtbar, die eine Exkavation einleiten. Cystisch-vacuoläre Veränderungen beginnen sich vom 10. Tag nach der Opticusdurchtrennung an zu entwickeln. Starke degenerative Veränderungen können auch im cerebralen Teil des N. opticus nachgewiesen werden.

Retinadegenerationen mit Proliferation des präpapillären Gewebes, Capillarsprossungen in den Glaskörper, Zerstörung der Papille und Entmarkungserscheinungen der Opticusfasern in den „Markstrahlen" des *Kaninchen*auges treten auch nach intravitrealer Injektion von gezuckertem Eisen auf (CIBIS u. YAMASHITA 1959). Hierbei beherrschen allerdings proliferative Vorgänge des Pigmentepithels und Gefäßbindegewebsapparates sowie entzündliche Veränderungen das Bild. Eine Opticusschädigung entsteht primär nicht.

Das Ausmaß der Retinadegeneration hängt weitgehend von der Lokalisation und der Größe der Opticusschädigung ab. Liegt die Läsion *vor* dem Chiasma, so zeigen die Opticusganglien der Retina um so größere Degenerationserscheinungen, je näher die Läsionsstelle am Auge liegt (LEINFELDER 1938). LEINFELDER beobachtete nach Elektrokoagulation des N. opticus bei der *Katze* vor allem eine Degeneration der sog. kleinen Opticusganglien. Liegt die Läsion innerhalb des Chiasma oder im Tractus opticus selbst, so treten keine größeren Degenerationen in Retina oder N. opticus auf. Nur der Tractus zeigt degenerative Veränderungen. Mit ähnlichen Degenerationsstudien wies GLEES (1941) nach, daß die Opticusfasern der *Katze* das Corpus geniculatum laterale nur mit rechtwinklig abzweigenden Kollateralen erreichen, die Hauptfasern jedoch zum Tectum opticum weiterlaufen.

Beim *Eichhörnchen* führte die Analyse des Faserverlaufs nach experimenteller Markscheidendegeneration zu dem Ergebnis, daß die Opticusfasern fast vollständig im Chiasma kreuzen und in den Corpora geniculata bzw. den vorderen Vierhügeln enden. In Höhe der Hirnschenkel zweigt ein akzessorisches Bündel ab, das wahrscheinlich der bei anderen *Säugern* beschriebenen basalen Wurzel entspricht (JOHNSTON u. GARDNER 1959).

Bei unvollständiger Durchtrennung des Opticus (Incisionen) stellt sich bei *Kaninchen* trotz sorgfältigster Wundversorgung keine anatomische Kontinuität wieder her (TITA 1938). Es bildet sich eine Bindegewebsplatte im Nahtbereich, die die regenerierenden Opticusfasern nicht mehr durchqueren können. Nach 30 Tagen treten bei den spiralig aufgeknäuelten, aberrierenden Fasern sekundäre Degenerationserscheinungen auf (TITA 1938).

Bei *Amphibien* ist die Regenerationskraft des N. opticus erstaunlich groß. Auf die mit dem Problem der Spezifität der Retinaquadranten zusammenhängenden Regenerationsversuche wurde bereits oben verwiesen (s. S. 134). Selbst wenn das Auge an einen anderen Ort verpflanzt wird (z. B. auf den Rücken), regeneriert der N. opticus vollständig und wächst in das Rückenmark ein. Die Wiederaufnahme der optischen Funktionen kann an den Änderungen der Kehlkopfoscillationen nach Belichtung abgelesen werden (RENSCH u. NOLTE 1949).

Der Verlauf der Nervenfasern im Opticus von *Amphibien* und ihre Endigungsweise im Tectum entspricht weitgehend demjenigen von *Teleostiern* (*Triturus*, STRÖER 1939).

Die Regeneration des Sehnerven dauert bei der *Kröte* etwa 50 Tage, wenn das cerebrale Stumpfende nach experimentellen Durchschneidungen von den regenerierenden Fasern ohne größere Hemmnisse erreicht werden kann. Nach 50 Tagen haben die Fasern das Tectum opticum erreicht und die Sehfunktion ist wieder hergestellt. Die Markscheidenreifung dauert jedoch noch weitere 40 Tage nach Wiederbeginn des Sehvermögens. Verzögert sich die Regeneration des Tectum, so verzögert sich auch die Markscheidenbildung im gleichen zeitlichen Verhältnis (MATURANA 1958).

Degenerationsstudien am N. opticus haben auch einen Beitrag zum Problem der Existenz *zentrifugaler* Nervenfasern innerhalb der Sehbahn geliefert. Das Vorhandensein zentrifugaler Fasern wurde von älteren Autoren (GREEFF 1877, CONE u. MCMILLAN 1932, DUKE-ELDER 1940, 1961) meist bejaht, von neueren jedoch häufig in Frage gestellt (POLYAK 1941, FRIEDENWALD et al. 1952, KAPPERS et al. 1936, Übersicht bei DODT 1956).

Neuerdings konnten WOLTER u. LISS (1956), WOLTER (1956c, 1957d, 1961) die Opticusstümpfe zweier Patienten, deren Auge vor 11 und 16 Jahren enucleiert worden war, mit Imprägnationsmethoden untersuchen. Innerhalb der weitgehend degenerierten Opticusstümpfe fanden sich noch vereinzelte, nicht degenerierte, dünne Nervenfasern, an denen teilweise bulböse Endanschwellungen erkennbar waren. Diese Fasern werden für zentrifugal gehalten.

Auch bei *Kröten* fand MATURANA 200 Tage nach Opticusdurchtrennung im cerebralen Stumpf noch unveränderte, markhaltige Nervenfasern, sowie zahlreiche keulenförmige Anschwellungen zum Wundgebiet hin. Die übrigen Fasern waren zu diesem Zeitpunkt bereits weitgehend degeneriert und ihre Markscheidenreste phagocytiert und resorbiert. Die unveränderten Fasern werden als zentrifugale, efferente Elemente angesehen (MATURANA 1958).

Nach Durchschneidung des Sehnerven degenerieren im oberen Teil des Tractus gewisse Fasergruppen nicht, was BODIAN (1937) veranlaßt hat, anzunehmen, daß diese Fasern nicht aus der Retina stammen, wogegen jedoch GRANIT (1962) Einwendungen erhoben hat.

Auf Grund von Studien über die Degeneration des N. opticus der *Taube* nach lokalisierten Zerstörungen im Hirnstamm kommen COWAN u. POWELL (1962) ebenfalls zu der Vorstellung, daß im Opticus zentrifugale Fasern vorhanden sind. Weiteres s. S. 92.

C. Verbindungen zwischen Retina und Hypothalamus

1. Allgemeines[1]

Zahlreiche klinische, physiologische und experimentelle Erfahrungen beweisen, daß das Licht auf die vegetativen Funktionen des Organismus einen Einfluß hat (vgl. SCHARRER 1937, MARX 1946, JORES 1935, 1949). Wachstumsvorgänge wie die Geweihbildung der *Cerviden* (v. SCHUMACHER 1939), der Eintritt der Geschlechtsreife bei *Vögeln* (BOVIE 1926) und *Nagern* (CLAUSSEN u. BROWN 1939), die Knochenentwicklung (BOVIE 1926, SHEARD, HIGGINS u. FOSTER 1930, GOODALE 1926, BRUCKNER, INSKO u. a. 1949), die Entwicklung der Keimdrüsen zahlreicher *Wirbeltiere* (ROIZIN 1938, BENOIT 1930, 1935, 1938, BENOIT u. Mitarb. 1951, 1953, ROWAN 1926, 1930, BISSONETTE 1932—1935, 1936, COLE 1933, MIYAZAKI 1934, 1935, RINGOEN u. KIRSCHBAUM 1937, SCHILDMACHER 1938, 1939, WARREN u. SCOTT 1936, ALLANSON, ROWLANDS u. PARKES 1934, HILL u. PARKES

---

[1] Zusammenfassende Darstellungen bei SCHARRER (1937), PARKER (1948), KNOCHE (1956), HOLLWICH (1955), DIEPEN (1962).

1933, 1934, FISKE 1939, BAKER u. RANSON 1932, 1933, HOGBEN 1924, RADNOT 1954, CENI 1922, LE GROS 1925, MARSHALL u. BOWDEN 1934, MIYAZAKI 1934, 1935, MILINE 1949, LE GROS CLARK 1939, HOLLWICH u. TILGNER 1961), die Blutregeneration (HOBERT 1923, HOLLWICH 1953, 1955), die Schilddrüsenfunktion (ASCHOFF 1922, ASTRUC 1962, BERGFELD 1930, BIANCHI 1932, SANTO 1934, MILINE 1952, BRANDS 1954, PUTRIANO u. MEITES 1951) werden signifikant durch Licht beeinflußt. Lichtmangel erhöht die Schilddrüsentätigkeit, bewirkt Anämie, verzögert den Eintritt der Geschlechtsreife und hemmt das Wachstum. Umgekehrt kann durch experimentelle Belichtung eine vorzeitige, oft eindrucksvolle Vergrößerung der Keimdrüsen, eine Inaktivierung der Schilddrüse, eine Steigerung der Bluthämoglobinwerte und eine Beschleunigung des Wachstums hervorgerufen werden.

Nach doppelseitiger Opticusdurchschneidung ließ sich durch Kernvolumenmessungen eine Aktivitätssteigerung der Thyreoidea, eine Verbreiterung der Zona reticularis in der Nebennierenrinde und eine Verschmälerung der Fasciculatazone mit gleichzeitiger Kernvolumenabnahme von rund 10% feststellen. Die Reticulariszellen zeigten eine Vermehrung perjodatreaktiver Substanzen und eine erhöhte Vascularisation (ASTRUC 1962). Bei der *Ratte* fand LO SARDO (1962) keine signifikante Beeinflussung der Ovarialtätigkeit und der cyclischen Schleimhautveränderungen an der Vagina, jedoch soll nach vermehrter Lichteinwirkung eine verstärkte Oestrusphase auftreten. Nach BISSONETTE (1938) besitzen die Sexualorgane einen vegetativen Grundrhythmus, der durch Lichteinwirkung modifiziert, aber nicht geändert werden kann.

Blinde, insbesondere Blindgeborene und Früherblindete, zeigen bei verschiedenen Belastungsproben atypische Reaktionen, vor allem im Zuckerstoffwechsel (HOLLWICH 1950a, 1952, 1950, RAAB 1939, v. SCHUMANN 1953) und Wasserhaushalt (HOLLWICH 1949—1953, v. SCHUMANN 1953). Ähnliche Regulationsstörungen ließen sich auch experimentell hervorrufen (KOLDOWSKY u. Mitarb. 1953, GIGON 1925, JORES 1934, SIEDEK u. HÄUSLER 1950, 1951, HOFMANN-CREDNER 1952, 1953). Durch Flackerlicht läßt sich bei Patienten, wie auch bei *Ratten* eine Diuresehemmung (HOFMANN-CREDNER 1953) oder eine Veränderung der Reaktionsabläufe in Kreislauf und Gasstoffwechsel (SIEBEK u. HÄUSLER 1950, 1951) erreichen. Auch der Adrenalinspiegel des Blutes (LEHMANN 1949, NIEDERMEIER 1950), die Serumcholinesterase (BOTTINO 1948) und die tagesrhythmischen Schwankungen der Eosinophilen (APPEL u. HANSEN 1952, KRESBACH u. RABEL 1954) sollen lichtabhängig reagieren.

Bei der Vielzahl experimenteller und klinischer Beobachtungen dürfen auch kasuistische Mitteilungen ernster genommen werden. So fand JENDRALSKI (1951) bei einem Patienten mit Diabetes insipidus und gleichzeitiger doppelseitiger Linsentrübung eine auffallende Besserung von Wasserhaushaltsstörungen nach der Kataraktoperation. Auch die Normalisierung der Stoffwechselfunktionen Erblindeter nach Wiederherstellung des Sehvermögens gehören hierher.

Bei Totalerblindeten sollen auch die röntgenologisch auswertbaren Sellaflächen kleiner sein als bei Normalen (HOLLWICH 1952, 1955), was mehrere Untersucher bestätigt haben (FUCHS 1953, v. SCHUMANN 1953, BÜCHNER u. KUKLA 1954, WASSNER 1954). FISKE (1939) fand bei Helltieren *(Ratten)*, die 21—175 Tage im Licht gehalten worden waren, durchschnittlich ebenso schwere Hypophysen, $^{1}/_{3}$ so schwere Hoden und dreifach größere Samenblasen im Vergleich zu den Dunkelkontrollen.

Seit den Pionierarbeiten von ROWAN u. BISSONETTE über die photoperiodisch gesteuerten Zeitfolgen bestimmter Verhaltensweisen bei *Vögeln* ist hierüber eine

große Literatur entstanden (BENOIT u. a.). Neuerdings zeigten KOBAYASHI u.
FARNER (1960), daß bei *Sperlingen* die Stoffwechselaktivität bestimmter Hypo-
thalamuskerne, gemessen an den Unterschieden des Phosphatasegehaltes,
gleichsinnig mit den photoperiodischen Veränderungen der Verhaltensweisen
schwankt.

Lange bekannt ist auch der durch Lichtreize bewirkte *Farbwechsel* bei *Fischen*
und *Amphibien* (Literatur s. PARKER 1948). Für die Farbanpassung niederer
Wirbeltiere spielt interessanterweise aber nicht die absolute Lichtmenge, sondern
das Verhältnis der von oben bzw. unten ins Auge fallenden Lichtstrahlen eine
Rolle. Belichtungen der oberen Netzhauthälfte hat eine aufhellende, Belichtung
der unteren verdunkelnde Wirkung (GIERSBERG 1942). Operative Entfernung
des Tectum opticum beeinflußt den Farbwechsel nicht, dagegen eine Zerstörung
des Zwischenhirnbodens (STUTINSKY 1939, GIERSBERG 1942, HOLLWICH 1958).
Zwar ist bekannt, daß das Melanophorenhormon (Intermedin) des Zwischen-
lappens der Hypophyse für die Farbanpassungsreaktionen von wesentlicher Bedeutung ist. In welcher Weise jedoch die Hormonausschüttung der Hypophyse
gesteuert wird, ist unklar. MEYER-DÖRING (1938/39, 1956) hat experimentell bei
Steinbutt und *Schollen* zeigen können, daß auch Extrakte der Retina Farbwechsel
hervorrufen. Eine nach Durchschneidung des N. opticus auftretende Dunkel-
färbung kann durch Injektion von Retinaextrakten wieder rückgängig gemacht
werden. Andere Organextrakte, mit Ausnahme solcher von der Leber, zeigten
diese Wirkung nicht. Nach vorheriger Belichtung sind die Retinaextrakte
wirkungsvoller. KOLLER u. MEYER (1938) fanden im Augenstiel der *Garnele
(Crangon vulgaris)* einen aufhellenden Stoff, der auch bei *Fischen* wirksam ist.

2. Über die retino-hypothalamischen Bahnverbindungen

Die zahlreichen aufgeführten Beobachtungen weisen auf die Existenz einer
konstanten anatomischen Faserverbindung zwischen Sehbahn und Hypothalamus
hin. Schon im vorigen Jahrhundert hat man eine solche Verbindung beim
Menschen (WAGNER 1862, MEINERT 1870, HENLE 1868, FLECHSIG 1886, OBER-
STEINER 1888, 1912, BELLONCI 1888) und bei niederen Wirbeltieren (ARIENS
KAPPERS 1905, GOLDSTEIN 1905, HOLMGREN 1920 und HERRICK 1933, 1910)
vermutet. Nervöse Verbindungen zwischen Sehnerv und Hypothalamus sind
auch von GREVING (1925/26, 1928), FREY (1937—1951), BRUGI (1937), GEI-
RINGER (1938), STADERINI (1937), HERRICK (1941), GILLIAN (1941), WING-
STRAND (1951), DIEPEN et al. (1956), KLOSSOWSKY (1930), ROUSSY u. MO-
SINGER (1934, 1946), MERGNER (1949), ADAM (1956) bei verschiedenen *Wirbel-
tieren* angegeben worden. ARMSTRONG (1950) fand bei *Lacerta vivipara* keine
hypothalamische Opticuswurzel, DRAGER u. BAKER (1944) vermißten sie bei
Tauben.

Experimentell ist die Frage erst in neuerer Zeit wiederum untersucht worden.
Nach Enucleation eines Auges konnten degenerierte Nervenfasern im Hypothalamus nachgewiesen werden (EDINGER 1895, WALLENBERG 1931, PATE 1937,
KNOCHE 1956, 1960, 1958, BLÜMCKE 1958, 1961, BARRY u. LEFRANC 1962).
Gleichseitige, degenerative Veränderungen am „medianen, optischen Tuberkern"
fand FREY (1951, 1953) zufällig bei einem *Hund* mit einseitiger Opticusatrophie
infolge einer Staupe-Encephalitis. Bei einer 53jährigen Frau mit einer Neuro-
myelitis optica und völliger Atrophie beider Sehnerven beobachtete FREY (1955)
eine degenerierte, hypothalamische Opticuswurzel, jedoch keine degenerativen
Veränderungen am Nucleus supraopticus des Hypothalamus. Nach experimen-

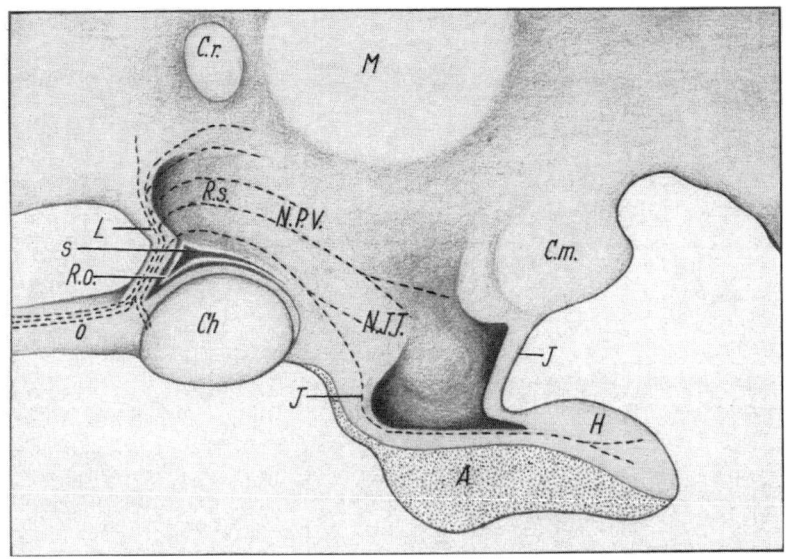

Abb. 67a. Schema der retino-hypothalamischen Bahn des Kaninchens. Die gestrichelte Linie gibt die Verlaufsrichtung der vegetativen Opticusfasern an. *O* N. opticus; *Ch* Chiasma opticum; *L* Lamina terminalis; *C.r.* Commissura rostralis; *M* Massa intermedia; *R.s.* Regio suprachiasmatica (seitliche Ventrikelwand); *R.o.* Recessus
opticus; *s* seitliche Ausbuchtung des Rec. opticus; *N.P.V.* N. paraventricularis; *N.J.T.* N. infundibularis tuberis;
J Infundibulum; *A* Adenohypophyse; *H* Hinterlappen der Hypophyse; *C.m.* Corpus mammillare.
(Aus H. KNOCHE 1959)

teller einseitiger Enucleation bei
Ratten konnten morphologische
Veränderungen an den hypothalamischen Kernen histologisch nicht
nachgewiesen werden (FREY 1955).

In zahlreichen Arbeiten hat
FREY (1937—1951) die Existenz
einer vegetativen, retino-hypothalamischen Bahn zu beweisen versucht. Diese „hypothalamische
Opticuswurzel" soll im dorsalen
Abschnitt des Chiasmas horizontal
und leicht aufsteigend verlaufen
und „im Bereich des Tuber cine-
reum in der Wand des Recessus
opticus und im Ventrikelgrau seitlich und caudal vom Recessus"
oder direkt am Ependym endigen.
Das System enthält sowohl gekreuzte wie ungekreuzte Fasern,
die einen verschiedenen Myelinisie-
rungsgrad aufweisen. Die hypothalamische Opticuswurzel soll
nach FREY (1941, 1955) „die ursprüngliche Sehbahn der Wirbeltiere" darstellen und embryonal

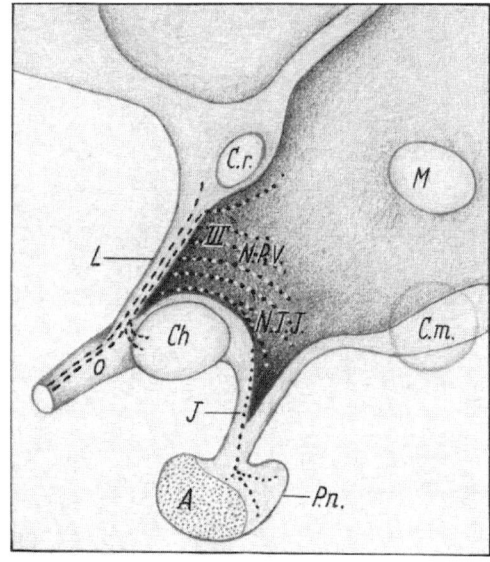

Abb. 67b. Schema der retino-hypothalamischen Bahn des
Menschen. Die gestrichelten Linien zeigen Verlauf und
Ausbreitung der vegetativen Opticusfasern. *o* N. opticus;
Ch Chiasma; *L* Lamina terminalis; *C.r.* Commissura rostralis;
III seitliche Wand des 3. Ventrikels; *M* Massa intermedia;
C.m. Corpus mammillare; *N.P.V.* N. paraventricularis;
N.T.J. N. tuberis infundibularis; *J* Infundibulum; *A* Adeno-
hypophyse; *P.n.* Pars nervosa der Hypophyse.
(Aus H. KNOCHE 1959)

als erste angelegt werden. Eine den embryonalen Verhältnissen beim *Menschen* ähnliche Situation soll nach FREY noch bei dem in völliger Dunkelheit

lebenden *Grottenolm (Proteus anguineus laur.)* persistieren, der im übrigen ein weitgehend rudimentäres Sehsystem zeigt.

Die Angaben FREYs sind von verschiedenen Autoren bezweifelt worden (BODIAN 1940, STRÖER 1940, JEFFERSON 1940, NAUTA 1943, DOLLANDER 1947, KNOCHE 1956, 1957, 1960, BLÜMCKE 1958, 1961). Einige dieser Untersucher behaupten, FREY hätte irrtümlicherweise die Verhältnisse anderer Systeme in seinem Sinne interpretiert (BODIAN, STRÖER, JEFFERSON, NAUTA; Entgegnungen s. FREY 1947, 1950).

Diese Problematik ist nun in den letzten Jahren nochmals von KNOCHE aufgegriffen worden. KNOCHE (1956) konnte die Existenz der „*dorsalen*, hypothalamischen Opticuswurzel" FREYs nicht bestätigen, beschreibt dagegen auf Grund von Silberimprägnationspräparaten einen Faserzug, der vom „*ventralen*, oberen Rand des Chiasma" bis zur Lamina terminalis verläuft und bis in die Umgebung des dritten Ventrikels (Recessus opticus) verfolgt werden kann. Das vorwiegend „marklose" und ungekreuzte Faserbündel soll sich in der Regio supraoptico-chiasmatis auffächern, wobei ein Teil der Fasern im Nucleus paraventricularis, ein Teil im N. tuberis infundibularis oder in der Neurohypophyse endet (Abb. 67). Innerhalb des Nucleus tuberis infundibularis sollen synaptische Formationen „in Gestalt von Endösen, Ringen sowie Endkolben unterschiedlicher Form uud Größe" vorhanden sein, die 10—14 Tage nach Opticusdurchschneidung besonders intensiv imprägnierbar sind. Der Nucleus tuberis wird als das wesentlichste Endgebiet der retino-hypothalamischen Fasern angesehen (KNOCHE 1960). Mehrere Monate nach Opticusdurchschneidung bei *Katze* und *Meerschweinchen* sollen 6% aller Ganglienzellen des N. tuberis atrophiert sein (BLÜMCKE 1961). Nach Opticusdurchschneidung kommt es zu degenerativen Veränderungen im gesamten Verlauf der retino-hypothalamischen Bahn, sowie zu Wachstumserscheinungen am Ependym der Lamina terminalis (*Hund, Kaninchen, Mensch*, KNOCHE 1957; *Meerschweinchen, Katze, Hühnchen*, BLÜMCKE 1958, 1961). Retino-hypothalamische Fasern enden nach NOVOCHATSKIJ (1957) im Ependym des dritten Ventrikels und im subependymalen Gewebe. Die „feinen, markarmen Nervenfasern" der hypothalamischen Opticuswurzel haben bei *Meerschweinchen* und *Katzen* keine Beziehungen zum N. supraopticus" (BLÜMCKE 1958). Dagegen wurden beim *Hühnchen* nach Opticusdurchschneidung oder Retinazerstörung „degenerierte Nervenfasern in unmittelbarer Nähe der neurosekretorischen Ganglienzellen" des N. supraopticus gefunden (BLÜMCKE 1961). Bei *Vögeln* sollen im Gegensatz zu den Verhältnissen bei *Säugern* die retino-hypothalamischen Fasern auch im Nucleus supraopticus und paraventricularis enden.

Neuerdings haben BARRY u. LEFRANC (1962) Degenerationsstudien beim *Meerschweinchen* nach ein- und doppelseitiger Opticusdurchschneidung durchgeführt. Sie kommen zu dem Ergebnis, daß retino-hypothalamische Fasern im Nucleus supraopticus, in der Regio mammillaris und subthalamica und in den antero-medianen Kernen enden. Nach einseitiger Enucleation eines Auges oder Sehnervendurchschneidung fand SANTINO (1962) beim *Kaninchen* degenerierte Nervenfasern im oberen Rand des Chiasma, im Bereich der Lamina terminalis und in der Umgebung des dritten Ventrikels.

Die postnatale Entwicklung der Nucleï supraoptici und paraventriculares verläuft bei geblendeten und normalen *Ratten* völlig gleich (RODECK 1958). Es zeigen sich keine Unterschiede in der Ausreifung und Bereitstellung des Neurosekretes zwischen Versuchs- und Kontrolltieren. Wenn daraus auch nicht geschlossen werden kann, daß keinerlei Beziehungen zwischen Sehbahn und den genannten hypothalamischen Kernen bestehen, so geht daraus doch hervor, daß sich ihre postnatale Reifung unabhängig voneinander vollzieht. RODECK betont daher einschränkend: „Der Sehakt ist lediglich *ein* Faktor unter vielen, der für die präzise Einstellung der Tonuslage der vegetativen Kernareale des Hypothalamus im Sinne des 24 Std-Rhythmus" verantwortlich gemacht werden kann.

Um Aufschluß über die Ursprungszellen dieses „Tractus retino-hypothalamicus" zu bekommen, hat KNOCHE (1960) beim *Kaninchen* verschiedene Läsionen im Bereich des Hypothalamus und der Lamina terminalis gesetzt. Veränderungen im Sinne einer retrograden Degeneration sollen nach wenigen Tagen bereits an den kleinen und mittelgroßen Ganglienzellen des dritten Neurons in der Retina zu beobachten sein. KNOCHE hält diese Zellen für die von BECHER (1953—1955) beschriebenen sog. „vegetativen" Ganglienzellen in der Retina (vgl. S. 89).

Die Möglichkeit, daß die retino-hypothalamische Bahn auch von kollateralen, optischen Neuronen gebildet werden könnte, ist bisher nicht diskutiert worden.

Zusammenfassend muß man also feststellen, daß die vorliegenden Befunde die Existenz direkter nervöser Verbindungen zwischen Retina und Zwischenhirn sehr wahrscheinlich machen, Anfang und Ende, sowie die synaptischen Beziehungen im einzelnen aber noch ungeklärt sind.

III. Pigmentepithel

1. Allgemeines

Die zentrale Bedeutung der Pigmentepithelien für die Stoffwechselvorgänge der Sinneszellen und ihre optische Isolierung durch Pigmentfortsätze ist unbestritten. Die Funktionsabhängigkeit der Receptoren vom Pigmentepithel geht schon daraus hervor, daß die Sinneszellen keine eigene Gefäßversorgung haben. Das Pigmentepithel liegt also zwischen dem versorgenden Capillarnetz der Choriocapillaris und den zu versorgenden Sinneszellen. Neben der nutritiven Funktion existiert vermutlich noch eine phagocytäre, und — in der Nomenklatur von MAWAS (1953) — eine „amöboide", womit die Verschieblichkeit der Zellfortsätze bei den retinomotorischen Bewegungen gemeint ist. Pigmentwanderungen konnten aber bisher nur bei niederen *Wirbeltieren* eindeutig beobachtet werden. WALLS (1939) hat das Erlöschen der Pigmentfortsatzverschiebungen und Receptorenbewegungen bei den höheren *Wirbeltieren* mit der Differenzierung der Pupillomotorik in Zusammenhang gebracht. Dieser interessante Gedanke unterstreicht die funktionelle Zusammengehörigkeit von Pigmentepithel, Retina und Irisblende, kann jedoch noch nicht als bewiesen gelten, da viele *Amphibien* mit hochentwickelter Pupillomotorik eine ausgesprochene Retinomotorik besitzen.

Die nutritive Bedeutung des Pigmentepithels wird durch den hohen Gehalt an Fermenten, Vitamin A und wahrscheinlich auch an Lactoflavin deutlich (SÜLLMANN 1956). Öltropfen, die reich an Carotinoiden sind, kommen im Pigmentepithel mancher *Wirbeltiere (Amphibien, Sauropsiden)* vor (v. STUDNITZ 1940). Beim *Frosch* enthält das Epithel rund 1,3 mg Xanthophyll (Luteinester) je Gramm Trockensubstanz (G. WALD 1935, 1945). Allgemein wird angenommen, daß das Pigmentepithel für die Regeneration des Sehpurpurs von Bedeutung ist. Die Einzelheiten dieser Vorgänge sind jedoch noch undurchsichtig.

Da Vitamin A in der Retina durch Reduktionsprozesse aus den Sehpigmenten gebildet wird, liegt die Vermutung nahe, daß dieser Prozeß durch Oxydation wieder rückgängig gemacht werden kann, was vermutlich an Phosphorylierungsvorgänge geknüpft ist. Wenn solche Prozesse im Pigmentepithel ablaufen, wird dessen hoher Fermentgehalt verständlich.

Zusammenfassend kann man das Pigmentepithel als ein Gewebe mit besonders anspruchslosem Baustoffwechsel, jedoch äußerst hohem Funktionsstoffwechsel ansehen (SÜLLMANN 1956).

2. Histochemie des Pigmentepithels

Das Pigmentepithel des *Rindes* zeigt eine orangefarbene bis gelbgrüne Eigenfluorescenz, die an eine große Zahl lichtmikroskopisch eben noch wahrnehmbarer Granula gebunden ist. Die Natur dieser Granula ist unklar (EICHNER 1956, 1959, SIDMAN u. WISLOCKI 1954). Nach Mikroveraschungen (HINTZSCHE 1956) erweist sich das Pigmentepithel als besonders reich an Salzen. Vornehmlich Zink, Magnesium und Calcium konnten nachgewiesen werden (vgl. SÜLLMANN 1956). Einen besonderen Reichtum an Phosphorlipoiden und sauren Phosphatasen fand EICHNER (1957, 1958) im menschlichen Pigmentepithel und beim *Rind*. Citronensäuredehydrogenasen, Cytochromoxydasen, Peroxydasen und reichlich K-Ionen sind im Cytoplasma vorhanden (IGA 1958, EICHNER 1956, 1959, MIZUKAWA et al. 1959). Das Cytoplasma zeigt auch mit Silberimprägnationsmethoden reduzierende Eigenschaften (SEKIYA 1936). Es ist nur wenig perjodatreaktiv und enthält feine, sudanophile Körnchen (WISLOCKI u. SIDMAN 1954).

Die reichlich vorhandenen Lipoide sind wahrscheinlich in der Hauptsache Carotinoide. Daneben kommen auch lipoidreiche Glucoproteide und Dehydrogenasen in relativ großer Menge vor (EICHNER 1959). Der Mitochondriengehalt ist, nach histochemischen Methoden zu urteilen, relativ gering. Bei verschiedenen *Wirbeltieren* zeigte das basale Cytoplasma des Pigmentepithels acidophile Proteine, Sulfhydrylgruppen und Ribonucleotide. Außerdem sollen Lipasen und Acetylcholinesterasen nachweisbar sein. Glykogen oder andere Kohlenhydrate scheinen in nennenswertem Ausmaß im Pigmentepithel nicht vorhanden zu sein (WISLOCKI u. SIDMAN 1954, EICHNER 1958). Mit physikalischen Methoden zeigte sich beim *Menschen* eine hochgradige UV-Absorption bei etwa 2570 Å, die jedoch nicht auf dem Reichtum an Ribonucleasen, sondern auf dem Vorhandensein von cyclischen Aminosäuren beruhen soll (EICHNER 1958).

Histochemisch ist also die Verwandtschaft zu den Außengliedern der Receptoren größer als zu den Innengliedern (SIDMAN u. WISLOCKI 1954).

3. Morphologie und Elektronenmikroskopie des Pigmentepithels

Phasenkontrastmikroskopisch erscheinen die Pigmentepithelzellen des *Rindes* ineinander verzahnt, die des *Menschen* und der *Katze* glattwandig begrenzt. Ihr Längsdurchmesser beträgt beim *Menschen* im Fundus 9—12 μ, am Äquator 8—9 μ und oranahe 9—16 μ. Der Kerndurchmesser schwankt zwischen 3 und 7 μ (EICHNER 1956, 1958, BECHER 1960, BERNSTEIN 1961, KACZUROWSKI 1962). An flächenhaften Häutchenpräparaten erscheinen die Pigmentepithelzellen jugendlicher Augen im Fundus stets regelmäßig sechseckig (Zelldurchmesser durchschnittlich 14—18 μ in allen Altersklassen). Äquatorwärts flachen sich die Zellen ab und werden unregelmäßiger in Form und Größe (Zelldurchmesser durchschnittlich 10—20 μ, Variationen jedoch zwischen 3 und 180 μ). Im Bereich der Ora ist der Zelldurchmesser stets größer als im Fundus, nämlich durchschnittlich 21—27 μ. Die Zellhöhe nimmt zu, die Form ist unregelmäßig rundlich bis polygonal (KACZUROWSKI 1962, CRICCHI 1963).

Altersveränderungen scheinen vor allem in lokalisierten Depigmentationen und intracellulären Ablagerungen homogener Substanzen zu bestehen. Die Zellen können dabei aufquellen, hyalinisieren und mit drusenartigen Bildungen der

Bruchschen Membran verschmelzen (WOLTER 1957d). Besonders in der Peripherie kommt es im Alter zu einer Rarefizierung des Epithels und einem Schwund der Pigmentkörnchen. Gelegentlich treten Hyperplasien auf (PILLAT 1950—1952, AMSLER 1956).

Lichtmikroskopisch zeigen Tangentialschnitte, daß zwischen den Außensegmenten der Receptoren und den Pigmentepithelfortsätzen konstante, rundliche bis polygonale Zwischenräume existieren (WOLFF 1938), die wahrscheinlich von einer mucopolysaccharidreichen homogenen Substanz ausgefüllt sind. Bei albinotischen *Mäusen* soll das Pigmentepithel in der ersten Lebenswoche, wenn sich die Außenglieder zu differenzieren beginnen, reichlich perjodatreaktive, Alcianblau-positive Substanzen abscheiden, die nicht nur als verbindende Zementsubstanz, sondern auch als Katalysator für die Ausreifung der Sinneszellen eine Bedeutung haben sollen (ZIMMERMANN 1959). Elektronenmikroskopisch konnten derartige mit Kittsubstanz ausgefüllte Zwischenräume bisher nicht nachgewiesen werden (LERCHE 1963).

Die regelmäßige Struktur des Pigmentepithels geht im peripheren Retinabereich häufig verloren. Lokalisierte Proliferationen und Zellverwerfungen sind nicht selten zu beobachten. Peripher scheint auch die Verbindung von Netzhaut und Pigmentepithel fester zu sein als im Fundus. Meist haftet die Retina auch im Maculabereich besser am Pigmentepithel als in den angrenzenden Zonen.

Erste *elektronenmikroskopische* Befunde über das retinale Pigmentepithel des menschlichen Auges stammen von YAMADA (1958a, b).

Zahlreiche neuere Untersuchungen liegen inzwischen vor (SEYBRUNS 1951, BINDER u. ORTH 1953, KINUGASA 1953, TAKEUCHI 1956, IWAKI 1958, 1959, BECHER 1960, COHEN 1960, 1961b, BERNSTEIN 1960, 1961, PORTER u. YAMADA 1960, TANIGUCHI 1960, YAMADA 1960, 1961, FINE 1961, KUNIMITSU 1961, OKUDA 1961, 1962, AKIYA 1962, KOŽOUŠEK u. ANTON 1962, DOWLING u. GIBBONS 1962, ENGSTRÖM 1963, LERCHE 1963).

Allgemein können drei Zonen an der Pigmentepithelzelle unterschieden werden: Die basale Zone, die vor allem Mitochondrien und cytoplasmatische Einfaltungen zeigt, eine mittlere Zone, wo vornehmlich die Pigmentgranula lokalisiert sind und eine apikale Zone, die nur noch vereinzelte Pigmentkörnchen enthält, aber zahlreiche, mikrovilliartige Cytoplasmafortsätze ausbildet, die sich mit den Außengliedern der Receptoren verzahnen (BECHER 1960, FINE 1961, BERNSTEIN 1961, LERCHE 1963) (Abb. 68). Die Cytoplasmafortsätze sind verschieden lang, was schon lichtmikroskopisch erkennbar ist (UYAMA 1951). Bei *Fischen, Amphibien* und *Vögeln* reichen sie bis an die Grenze zwischen Außen- und Innenglied der Sinneszellen, beim *Frosch* bis an die Lamina limitans externa. Beim *Menschen* sollen die Fortsätze relativ kurz sein.

Basale Einfaltungen der Zellmembran wurden zuerst bei der *Ratte* von WISLOCKI u. LADMAN (1955) beobachtet. Heute sind sie bei Vertretern zahlreicher Wirbeltierklassen elektronenmikroskopisch nachgewiesen (*Katze,* BERNSTEIN 1961; *Maus,* COHEN 1960; *Schildkröte,* YAMADA 1961; *Frosch,* PORTER u. YAMADA 1960, OKUDA 1961; *Affen,* COHEN 1961b, ROHEN 1962d; *Mensch,* BECHER 1960, FINE 1961, YAMADA et al. 1958b, LERCHE 1963). Sie sind bei *Säugern* vorwiegend als Membranen, bei *Vögeln* mehr als Tubuli, zwischen denen die länglichen Mitochondrien reihenweise angeordnet sind, differenziert (YAMADA et al. 1958b). Bei *Fischen* und bestimmten *Amphibien (Rana)* sollen sie fehlen, beim *Hühnchen* außerordentlich regelmäßig parallel nebeneinander liegen und bei *Reptilien* mehr dreidimensional-netzförmig strukturiert sein (OKUDA 1961, 1962). Bei der *Schildkröte* beschrieb YAMADA (1961) jedoch wiederum mehr längsorientierte Bläschen bzw. Tubuli (60—150 mμ lang) in der basalen Cytoplasmazone als ein dreidimensionales Membrannetz. Tiefe und regelmäßige Einfaltungen wurden auch bei der *Maus* (COHEN 1960, AKIYA 1962) und bei der *Katze* (BERNSTEIN 1961) gefunden.

Beim *Menschen* (YAMADA et al. 1958b, FINE 1961, LERCHE 1963) und den meisten *Wirbeltieren* (IWAKI 1959, YAMADA 1960, KUNIMITSU 1961, OKUDA 1962) existiert im Cytoplasma des Pigmentepithels ein gut entwickeltes *endoplasmatisches Reticulum*. Es soll

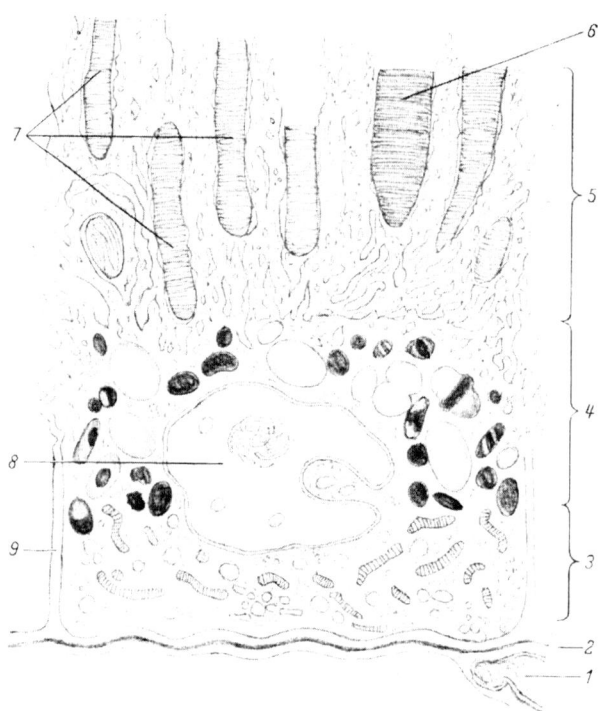

beim *Frosch* während der Dunkeladaptation mehr „canaliculär", nach Belichtung „vesiculär" werden (KUNIMITSU 1961, AKIYA 1962b). Die Lamellen des endoplasmatischen Reticulums sind nur teilweise mit Ribosomen besetzt. Meist sind sie frei von Ribonucleotidpartikeln, die mehr frei im Cytoplasma verteilt sind. Bei *Vögeln* kommen zwei verschiedene Lamellenstrukturen vor: langgestreckte mit größeren Zwischenräumen (bis zu 120 Å) und rundliche mit eng zusammenliegenden Doppelmembranen von rund 40—45 Å Dicke (YAMADA et al. 1958b).

Im basalen Cytoplasma des Pigmentepithels wurden auch eigenartig lamellierte sog. *Myeloidkörper* beschrieben. Diese waren schon den alten Histologen (M. KÜHNE, SCHULTZE) bekannt. Erst die Elektronenmikroskopie (PORTER 1955—1956)

Abb. 68. Vereinfachte Darstellung einer Pigmentepithelzelle der menschlichen Retina bei Dunkeladaptation nach elektronenmikroskopischen Ergebnissen. (Nach H. BECHER 1960.) *1* Teil eines Endothelzellkernes der Chorioideacapillaren; *2* Bruchsche Membran; *3* basale Zone der Pigmentzelle mit Mitochondrien und endoplasmatischem Reticulum; *4* mittlere Zone der Pigmentzelle mit Zellkern und pigmentierten und unpigmentierten Granula verschiedener Form und Größe; *5* obere Zone der Pigmentzelle mit Außengliedern der Stäbchen und Zapfen, die in das von tubulären Strukturen und Gangsystemen durchsetzte Cytoplasma hineinragen; *6* Außenglied eines Zapfens; *7* Außenglieder von Stäbchen; *8* Zellkern mit Kernkörperchen; *9* Zellgrenze

hat ihre Struktur aufgeklärt. Es handelt sich um geordnete, eng zusammenliegende Membransysteme, die mit dem endoplasmatischen Reticulum zusammenhängen und eine gewisse Ähnlichkeit mit den Außensegmenten haben. Im Pigmentepithel von *Amphibien, Reptilien* und *Vögeln* sollen sie regelmäßig vorkommen (PORTER 1957, YAMADA et al. 1958, YAMADA 1958, 1960, PORTER u. YAMADA 1960, OKUDA 1962). Bei der *Fledermaus (Pipistrellus obramus)* existiert ein myeloidartiger Körper mit regelmäßiger, fast zackiger Wellung im Cytoplasma des Pigmentepithels, der möglicherweise nicht mit den Myeloidkörpern der anderen *Wirbeltier*arten vergleichbar ist (YAMADA 1958a). Bei *Kaninchen, Meerschweinchen* (OKUDA 1962) und *Mäusen* (COHEN 1960) wurden bis jetzt keine Myeloidkörper gefunden. Besonders zahlreich und gut ausgebildet sind sie bei der *Schildkröte* (YAMADA 1960, 1961).

Die Mitochondrien sind meist langgestreckt und wenig zahlreich (FINE 1961). Bei der *Schildkröte* messen sie durchschnittlich $3 \times 0,2\,\mu$ (YAMADA 1961). Außerdem enthält das Cytoplasma zahlreiche Einschlüsse, Bläschen, Granula, osmiophile Partikel sowie bei einigen Arten *(Aal, Kaninchen, Frosch, Maus)* regelmäßig Lipoidtröpfchen verschiedener Größe (COHEN 1960, BERNSTEIN 1961, OKUDA 1962, AKIYA 1962a).

Die *Cytoplasmafortsätze* variieren in Größe und Anzahl. Bei *Fischen* sind sie plump und dick mit zahlreichen Pigmentgranula gefüllt (OKUDA 1962), bei *Säugern* schlank und dünn, meist ohne Pigmentkörner. Bei *Mensch* und einigen *Nagern* fand IWAKI (1959) einerseits lange, dünne Plasmafortsätze, die die Innenglieder erreichen, und andererseits kurze, plumpe Fortsätze, die nur den Außengliedern anlagern. Eine plasmatische Kontinuität mit den Sinneszellen besteht nicht. Bei der *Schildkröte* trägt jede Zelle etwa 20 pigmenthaltige Fortsätze von $0,7\,\mu$ Durchmesser und 3—$10\,\mu$ Länge. Innerhalb der cytoplasmatischen Fortsätze stellte BECHER (1960) ,,tubuläre Strukturen und Gangsysteme'' für den ,,Flüssigkeitsaustausch und Stofftransport'' fest. AKIYA (1962a) will eine plasmatische Kontinuität der cytoplasmatischen Membranen von Außenglied und Pigmentfortsätzen gesehen haben, die jedoch wohl als Artefakt betrachtet werden muß.

Die Zellen des Pigmentepithels sind seitlich durch Haftplatten oder *Desmosomen* miteinander verbunden (LERCHE 1963, FINE 1961, AKIYA 1962), in denen sich auch Tonofilamente nachweisen ließen (COHEN 1961b). Ein Golgi-Körper konnte bisher nicht sicher zur Darstellung gebracht werden (IWAKI 1959, BECHER 1960). Lysosomenartige Einschlußkörper, die von einer Membran umgeben sind und granuläres oder lamelläres Material enthalten, fanden DOWLING und GIBBONS (1962) im Cytoplasma des Pigmentepithels albinotischer *Ratten*. Die kleineren Körper, besser als Cytosomen bezeichnet, hatten einen Durchmesser von rund $0,4\,\mu$, die größeren waren bis zu $2\,\mu$ groß und enthielten regelmäßig lamelläre Strukturen.

Bei jungen menschlichen Embryonen von 2,5—3 Monaten ist das Pigmentepithel, das einer 200—300 Å dicken Basalmembran aufsitzt, zunächst noch ganz undifferenziert (LERCHE 1963). Die apikalen Mikrovilli und Verzahnungen mit den Sinneszellen fehlen; basale Einfaltungen sind noch nicht ausgebildet. Bei älteren Embryonen (5. Monat) treten zahlreiche Vesikel im basalen Cytoplasma auf. Die seitlichen Zellwände sind auffallend stark verzahnt. Cytoplasmaausläufer können in teilweise bis zu 750 mμ erweiterten Intercellularräumen aufgeknäuelt liegen. Die Intercellularspalten sind auch embryonal stets an der apikalen Seite durch Haftplatten abgedichtet. Im weiteren Verlauf der Embryonalentwicklung nimmt die Breite der Intercellularspalten wiederum ab. Mikrovilli treten erst in der zweiten Hälfte der Schwangerschaft an der Innenseite des Epithels auf (LERCHE 1963). Starke seitliche Interdigitationen des retinalen Pigmentepithels wurden auch bei *Hühner*embryonen beobachtet, jedoch ohne lokalisierte Erweiterungen dieser Art (BRINI 1962). In frühen Embryonalstadien ist das Pigmentepithel zuerst kubisch-zylindrisch und flacht sich dann zunehmend ab (COULOMBRE et al. 1963, YOKOYAMA 1961b). Beim *Hühnchen* beginnt die Streckung und Abflachung des Epithels zwischen dem 6.—8. Bebrütungstag; sie ist von der Entwicklung eines normalen Augendrucks abhängig (COULOMBRE, STEINBERG u. COULOMBRE 1963).

Elektronenmikroskopisch werden bei *Hühner*embryonen Desmosomen am 3. Tag, Mikrovilli etwa am 12. Tag sichtbar; basale Einfaltungen treten vom 14. Tag, Pigmentgranula vom 10. Tag an in Erscheinung (YOKOYAMA 1961a). Anfangs ist das Epithel reich an Ribosomen; später nimmt ihre Zahl jedoch ab.

Vom 12. Tag an hat das Pigmentepithel seine normale Feinstruktur ausgebildet (YOKOYAMA 1961 a, b, OKUDA 1961).

4. Die Pigmentgranula

a) Morphologie

Die Pigmentgranula liegen beim *Menschen* vor allem an den Zellgrenzen der polygonalen Pigmentepithelien (UYAMA 1951). Nach elektronenmikroskopischen Befunden haben die Pigmentgranula eine Hülle und sind gefüllt mit Mikrogranula (LERCHE 1963, TANIGUCHI 1960, BINDER et al. 1953, FRANÇOIS et al. 1953 u. a.).

Die äußere Form der Pigmentkörnchen wechselt sehr. Lichtmikroskopisch erscheinen sie oranahe kurz und breit (etwa 2,8—4,6 μ lang), funduswärts mehr stäbchenförmig und dünn (3,2—5 μ lang) (HEIDENREICH 1951). An Häutchenpräparaten menschlicher Pigmentepithelblätter unterschied KACZUROWSKI (1962) vier Typen von Pigmentgranula: a) Zigarrenförmige (1 × 1,75 μ), b) ellipsoide (0,75 × 1 μ) oder rundlich-große Granula (3 × 4,5 μ) sowie d) große, sphärische Körperchen von 5—13 μ Durchmesser. Die Granula der letzten Gruppe können größere Konglomerate bilden und erscheinen intensiv dunkelbraun, während die übrigen mehr gelbbraun sind.

Die Granulatypen sollen nach KACZUROWSKI (1962) regional verschieden häufig vorkommen. So sollen im Fundusbereich die zigarrenförmigen, am Äquator die elliptischen, oranahe mehr die sphärischen Formen vorherrschen. Auch *Altersveränderungen* der Pigmentgranula wurden vom gleichen Autor beschrieben. Vom 30. Lebensjahr sollen zunehmend mehr unregelmäßige Granula auftreten und zusätzlich Konglomeratformen von 5—13 μ Durchmesser mit maulbeerartigem Aussehen entstehen, sog. „Pigmentkörper", die nur in höherem Alter zu beobachten sind. Auch STREETEN (1961) beobachtete die Zunahme der Pigmentgranula im Alter. Die Existenz verschiedener Granulaformen ist auch durch die Elektronenmikroskopie bestätigt worden (SEBRUYNS et al. 1951, BINDER u. ORTH 1953, BECHER 1960, FRANÇOIS et al. 1953, TANIGUCHI 1959, STRAMPELLI u. POSARELLI 1951). Vor allem sollen speciesabhängige Unterschiede in der Form der Pigmentkörner bestehen (FRANÇOIS et al. 1953, OKUDA 1961). BINDER et al. (1953) haben elektronenmikroskopisch zwei Typen unterschieden: a) spindelförmige ohne Innenstruktur (2—3 μ lang) und b) kugelige, meist kleinere mit angedeuteter Mikrogranulastruktur (1 μ Durchmesser). Eiförmige, unregelmäßige, zigarrenförmige und fadenartige Granula wurden auch von TANIGUCHI (1959 a, b, 1960), IWAKI (1958, 1959) u. a. beschrieben. Nach GÜTTES (1953 a) sind die stäbchenförmigen Granula auf das retinale Pigmentepithel, die kugelförmigen auf das iridiale und ciliare Epithel beschränkt. An isolierten Pigmentkörnchen konnten SEBRUYNS (1951) und SEBRUYNS u. LAGASSE (1951) elektronenmikroskopisch eine membranartige Hülle und einen Inhalt aus kleinsten Mikrogranula erkennen, deren Existenz später von BINDER et al. (1953) und OKUDA (1962), LERCHE (1963) bestätigt, von FRANÇOIS et al. (1953 a, b) bestritten wurde. CARR (1957) fand an isolierten Pigmentkörnchen des *Hühnchens* dichte Granula mit einer schwachen netzförmigen Innenstruktur. Keinerlei Innenstrukturen an Pigmentgranula verschiedenster Herkunft konnten DALTON u. FELIX (1953), FALK u. RHODIN (1956), LION et al. (1956), PORTER (1957), YAMADA et al. (1958) und EAKIN u. WESTFALL (1959) erkennen. MOYER (1961) vermutete jedoch, dies sei lediglich dadurch bedingt, daß diese Autoren nur ausgereifte Pigmentkörnchen untersuchten. SEBRUYNS beschrieb elektronenmikroskopisch fadenförmige, vier- bis achtfach längere Anhängsel als die Pigmentkörnchen, die eine aktive amöboide

Beweglichkeit der Granula innerhalb der Zelle ermöglichen sollen. Geißelartige Fortsätze sahen FRANÇOIS et al. (1953a, b), IWAKI (1959), YOKOYAMA (1961a), OKUDA (1961) jedoch nicht, obwohl die Körnchen häufig an einem Ende zugespitzt erschienen. Nach neueren Darstellungen sollen die langgestreckten Granula ein- oder doppelseitig Fortsätze tragen, die sphärischen jedoch nicht (TANIGUCHI 1959, 1960). Bei den Adaptationsbewegungen werden die Pigmentgranula passiv durch Plasmaströmung und nicht aktiv durch die fraglichen Anhänge verlagert (KUNIMITSU 1961a, YOKOYAMA 1961a, OKUDA 1961).

Bei *Insekten* wurden in den Pigmentkörnern elektronenmikroskopisch ebenfalls stark osmiophile und reihenweise angeordnete Mikrogranula gefunden. Die pigmentlose Mutante von *Drosophila* zeigt elektronenmikroskopisch darstellbare Pigmentkörnchen, deren Inneres nur ein osmiophiles Körnchen und keine Mikrogranula enthalten (ZIEGLER 1960). *Lonchura striata („Uroloncha")* hat lange, fadenförmige Pigmentgranula (IWAKI 1958).

b) Histogenese der Pigmentgranula

Die älteren Theorien der Pigmentgenese, wie die Mitochondrientheorie (LUNA 1920, MAKAROV 1929, SIN-IKÉ 1939, WOODS 1949) und die Kerntheorie (v. SZILY 1911, JELIASKOWA-PASPALEWA 1930, APITZ 1937, MEIROWSKY 1908, 1940, MEIROWSKY u. FREEMAN 1950) sind heute weitgehend verlassen. Schon LEVI (1911) zeigte, daß die Pigmentkörnchen von *Hühner*embryonen nicht *in*, sondern zwischen den Mitochondrien entstehen. Nach schwachen Röntgenbestrahlungen (1200 r) wird zwar die Umwandlung des körnig-granulären Propigmentes in Pigmentstäbchen stark verzögert, die Melanisierung jedoch nicht beeinflußt (GÜTTES 1953b). Da die Mitochondrien bei dieser Bestrahlungsdosis fast vollständig zerfallen (HIRSCH 1931), können die Mitochondrien nicht an der Pigmentgenese beteiligt sein. Die Bildung des granulären Propigmentes und die Melanisierung sind offenbar zwei getrennte Vorgänge. Gegen die Mitochondrientheorie spricht auch, daß die Dopa-Reaktion bei embryonalen Pigmentzellen am basalen, mitochondrienreichen Teil der Zelle negativ ausfällt, im apikalen, propigmentreichen jedoch stark positiv (GÜTTES 1953a). Auch die Untersuchungen von DALTON u. FELIX (1953) an *Mäuse*melanomen ergaben keinen Anhalt dafür, daß Pigmentkörnchen aus Mitochondrien hervorgehen. Auf Grund histologischer Untersuchungen kommt GÜTTES (1953, 1961) zu der Vorstellung, daß das granuläre Propigment in den Externa des Golgi-Apparates, meist im apikalen Zellbereich entsteht und dann basalwärts wandert, wobei die Melanisierung erfolgt. Nach Bestrahlung mit höheren Röntgendosen (1500 r) wird die Propigmentbildung geschädigt.

Bei der Entwicklung des Augenbechers kommt es am Umschlagrand normalerweise zu Kerndegenerationen. Eine Umwandlung von Kernmaterial in Pigmentgranula konnte jedoch niemals dabei beobachtet werden (GÜTTES 1953a). Die neuerdings wieder von JELIASKOWA-PASPALEWA (1930), APITZ (1937) und MEIROWSKY u. FREEMAN (1950) vertretene Kernabstammungstheorie, die sich vornehmlich auf die Untersuchung von Melanomen stützt, wird auch von MIESCHER (1923), BARNICOT et al. (1955, 1958) und BIRBECK et al. (1956, 1959), welche insbesondere die Pigmentbildung der Haare untersuchten, abgelehnt. Sie unterstützten zusammen mit FISCHER (1937), WELLINGS u. SIEGEL (1959), DALTON (1959), HIRSCH (1939) die Vorstellung von GÜTTES, wonach die Granula in den Golgi-Zentren entstehen sollen. In kombinierten Phasenkontrast-, elektronenmikroskopischen und Vitalfärbungsversuchen an jungen Melanoblasten der Gewebekultur ließ sich jedoch nachweisen, daß die erste Pigmentbildung nicht

in den Golgi-Zonen der Zelle erfolgt, sondern an verschiedenen Stellen des Cytoplasmas gleichzeitig auftritt (WEISSENFELS 1956). Eine solche multiple Pigmentgenese in sog. ,,Pigmentbildungszentren'' des Cytoplasmas wird auch von MOYER
(1961) vertreten. In einer sorgfältigen elektronenmikroskopischen Analyse der
Pigmententwicklung bei *Mäusen* fand MOYER (1959, 1961), daß das früheste,
mit dem Elektronenmikroskop erkennbare Stadium des Pigmentkornes einen
ellipsoiden Hohlraum mit typischer Doppelmembran und einigen Bläschen und
Fibrillen im Inneren darstellt (Abb. 69). Die Fibrillen vermehren sich und bilden
eine länglich-spindelförmige Innenstruktur, an der sich die Melaninkörnchen
ablagern. Vermutlich polymerisiert das Melanin an vorgebildeten Eiweißstruk-
turen. Je intensiver die Melanisierung fortschreitet, um so unkenntlicher wird
die Innenstruktur. Die bläschenförmigen Pigmentellipsoide sollen nicht am Golgi-
System aus Mitochondrien oder Kernderivaten, sondern aus erweiterten Abschnitten des endoplasmatischen Reticulums hervorgehen. Ähnliche Beobach-

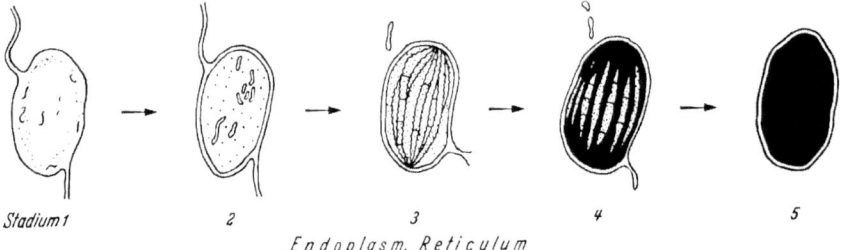

Abb. 69.   Schema über die Morphogenese der Pigmentgranula im Auge der Maus. (Nach F. MOYER 1961.)
Stadium 1: Erweiterung einer Zisterne im endoplasmatischen Reticulum. *Stadium 2 u. 3:* Ausbildung eines
feinen, inneren Gerüstes bei den primitiven Granula. *Stadium 4 u. 5:* Pigmenteinlagerung in das Gerüst und
Verschwinden der Innenstrukturen

tungen wurden auch von LERCHE (1962, 1963) am retinalen Pigmentepithel des
menschlichen Auges gemacht.

Der Vollständigkeit halber sei noch die ganz abwegige und unbewiesene Hypothese der
Pigmentbildung von SONDERMANN (1950) erwähnt, wonach das Melanin aus den Kernen
zerfallener Erythrocyten entstehen soll.

Bei *Hühner*embryonen erscheint die erste Pigmentbildung etwa 3—5 Tage
nach der Inkubation (SIN-IKÉ 1939, BRINI 1962). Am 10. Bebrütungstag sind
bereits zahlreiche Pigmentgranula im basalen Cytoplasma zu erkennen (YOKO-
YAMA 1961 a). Bei *Kaninchen* erfolgt sie am apikalen Zellpol des Pigmentepithels
etwa um den 12.—13. Tag (GÜTTES 1953). Die kugelförmigen Granula sollen
frühzeitiger entstehen als die stäbchenartigen, die später ausschließlich auf das
retinale Pigmentepithel beschränkt sind, während die kugelförmigen mehr im
vorderen Bulbusbereich auftreten. Das Pigment des rechten Auges soll etwas
eher als dasjenige des linken gebildet werden (HARRISON 1951). Auch im unpigmentierten Epithel des Augenbechers und bei albinotischen Individuen ist die
Anlage zur Propigmentbildung vorhanden. Lediglich die Melanisierung wird
gehemmt (GÜTTES 1953, EICHNER 1958, AKIYA 1962). Bei menschlichen Feten
entwickelt sich das Pigment zuerst im retinalen Epithel (bei 6—7 mm SSL),
in der Aderhaut erst gegen Ende der Fetalzeit, in der Iris auch noch postnatal
(MIESCHER 1923). Die ellipsoiden Propigmentgranula des menschlichen Pigmentepithels (Durchmesser 0,3—0,5 μ) zeigen eine deutliche Membran sowie
eine fibrillär-granuläre Innenstruktur (IGA 1957, LERCHE 1962). Während der
Einlagerung von Pigment vergrößert sich das Granulom (Durchmesser jetzt
0,5—1,1 μ) unter gleichzeitiger Verdichtung. Die Innenstruktur verschwindet
dabei allmählich.

c) Histochemisches Verhalten der Pigmentgranula

Über die chemische Natur des Pigmentes, das als *Fuscin* oder *Melanin* bezeichnet worden ist, kann heute noch nichts Endgültiges gesagt werden (SÜLLMANN 1956). Daß die Pigmente an Eiweiß gebunden sind, erschwert die biochemische Aufklärung. Wahrscheinlich sind Aderhaut- und Netzhautpigment verschieden. Das retinale Melanin läßt sich fast nicht bleichen, zeigt nach Oxydation eine Anfärbbarkeit mit Farbbasen und besitzt gewisse andere Fermentaktivitäten (EICHNER 1958). Es läßt sich auch mit Lipoidfarbstoffen darstellen, weshalb EICHNER es für ein Lipopigment hält. Dioxyphenylalanin („Dopa") wird vom retinalen Pigmentepithel in Melanin umgewandelt (MIESCHER 1923, GÜTTES 1953a), eine Tatsache, die jedoch noch nichts über die natürlichen Vorstufen des Pigmentes aussagt (SÜLLMANN 1956). Spezifische Dopaoxydasen scheinen in den Pigmentzellen vorhanden zu sein (HERMANN u. Boss 1945, GÜTTES u. BRANDT 1961). Eine reduzierende Wirkung der Pigmentgranula für Silbernitratlösungen beschrieb SEKIYA (1936). Die besondere Anfärbbarkeit der Pigmentgranula mit bestimmten Vitalfarbstoffen (Janusgrün, Neutralrot) wurde neuerdings erneut bestätigt (SIN-IKÉ 1939, WOODS et al. 1949). Die pigmentierten Augengewebe zeichnen sich auch durch einen auffallend hohen Gehalt an Zink und Kupfer aus (BOWNESS et al. 1952). Chorioidea und Pigmentepithel albinotischer *Kaninchen* enthalten 21γ Cu, $86,2\gamma$ Zn je Gramm Trockengewicht, pigmentierter Tiere z. B. $16,8\gamma$ Cu und 466γ Zn; die Retina ohne Pigmentepithel zeigt keine meßbaren Werte ((BOWNESS et al. 1952, SÜLLMANN 1956). Der auffallende Zinkgehalt wird von LEINER et al. (1938, 1950) mit dem Reichtum an Atmungsfermenten (Carboanhydrasen) im Pigmentepithel erklärt. Nach STREETEN (1961) enthalten die Pigmentgranula ungesättigte Fettsäuren, möglicherweise Phosphatidkomplexe.

5. Vergleichend-Anatomisches

Bei nächtlich lebenden Tieren, *Tiefseefischen* und Dämmerungstieren ist häufig ein Tapetum entwickelt, in dessen Bereich das Pigmentepithel gar keine oder nur vereinzelte Pigmentgranula enthält. Im Bereich des Tapetum ist die durch Alicarinblau darstellbare Kittsubstanz vermehrt (VONWILLER 1946). Die Ausdehnung des nichtpigmentierten Epithelabschnittes über dem Tapetum ist artlich verschieden. Beim *Hund* soll sie etwa 10 mm breit sein (HUBER 1937). Bei *Pferden*, die lange Zeit in Bergwerken gearbeitet haben, soll sich die entpigmentierte Zone vergrößern (KELLER 1892, HUBER 1937). Bei *Primaten*, die ein Tapetum besitzen *(Nycticebus, Lori, Nachtlemuren, Galago)* ist das Pigmentepithel häufig nicht im ganzen Bereich des Tapetum entpigmentiert. Außerdem enthalten die Zellfortsätze im apikalen Abschnitt noch zahlreiche gelblich-braune Pigmentkörnchen (WALLS 1942, ROHEN 1962d). Beim *Rind* zeigt das Pigmentepithel im Tapetumbereich einen besonderen Reichtum an Mitochondrien (EICHNER 1956, phasenkontrastmikroskopischer Nachweis).

Das relativ hohe Pigmentepithel des *Knurrhahns (Trigla corax)* enthält zahlreiche, intensiv basophile Körper, die besonders am receptorennahen Teil der Zelle liegen. Bei einigen *Selachiern* sind intraepithelial alkohollösliche gelbe Pigmentgranula vorhanden. „Weder die chorioidalen noch retinalen Pigmente dieser Arten sind als Melanin oder Lipofuscin im gebräuchlichen Sinne aufzufassen" (BECHER u. EICHNER 1959).

6. Reaktionen des Pigmentepithels

Das Pigmentepithel der *Amphibien* besitzt eine auffallend große Regenerationskraft. Sogar die Retina kann aus dem Pigmentepithel nachgebildet werden (SIGGIA 1938, STONE 1950). Das Epithel entpigmentiert sich im Regenerationsbereich und bildet ein neues Retinablastem.

Nach intravenösen Eiseninjektionen sahen CIBIS et al. (1957) bei *Hund* und *Kaninchen* lokalisierte *Proliferationen des Pigmentepithels* oder in Spätstadien

auch stellenweise einen vollkommenen Schwund des Epithels, so daß das Tapetum
direkt an die Retina grenzte. Bei längerdauernden Degenerationsprozessen der
Retina kommt es zu reaktiven Veränderungen des Pigmentepithels hauptsächlich
proliferativer und degenerativer Art (KARLI 1951, KLEIN 1952, PARRY 1953,

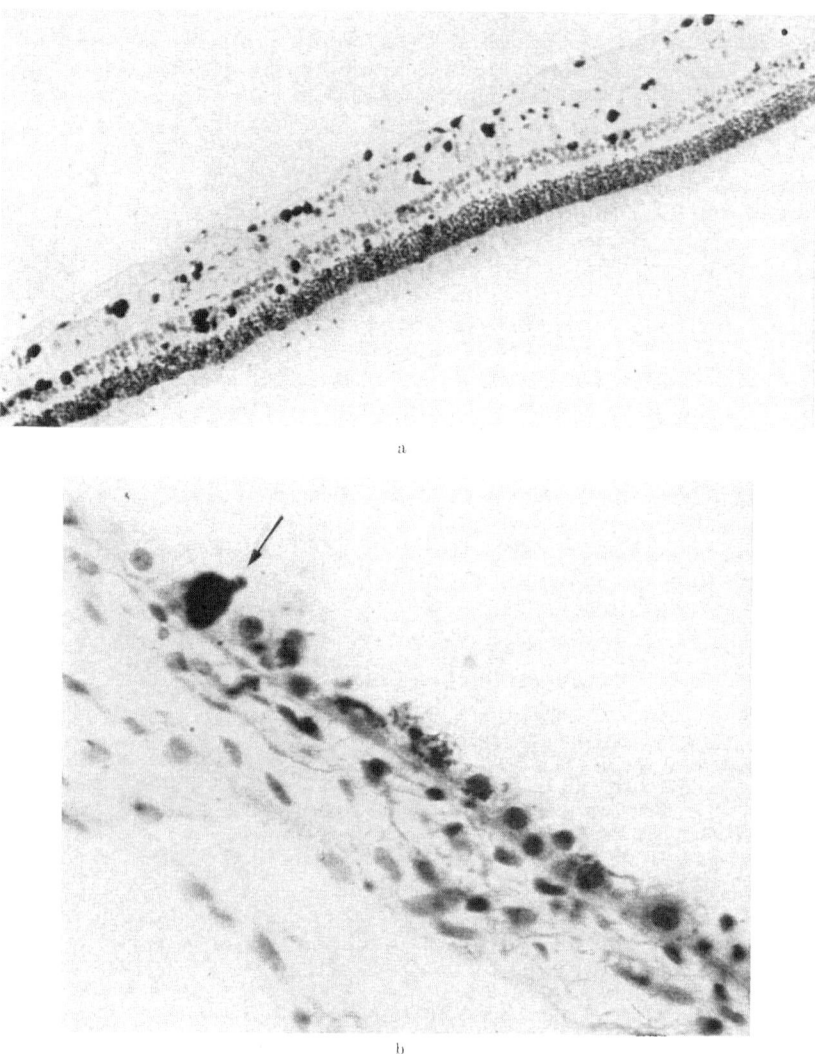

Abb. 70a u. b. Querschnitt durch die Netzhaut und das Pigmentepithel eines albinotischen Kaninchens, 21 Tage
nach Injektion einer sterilen Pigmentgranulaaufschwemmung in den Glaskörper (Perjodatleukofuchsin-Reaktion,
a 100fach, b 400fach). a Pigmenthaltige Zellen liegen massenhaft verstreut in der Retina. b Speicherung von
Pigmentgranula im Pigmentepithel. Links oben (Pfeil) eine stark perjodatreaktive Pigmentepithelzelle

1955). Ähnliche Veränderungen treten auch nach experimentellen Netzhautschädigungen wie z. B. durch Monojodacetat auf (KARLI 1952, BERARDINIS 1953,
OGUCHI 1938, LASANSKI et al. 1959, KOJIMA et al. 1959).

Die *retinomotorischen* Reaktionen des Pigmentepithels sind oben besprochen
worden (s. S. 109). Bei *Primaten* wurden Bewegungen der Zellfortsätze durch
Lichteinwirkung bisher nicht beobachtet. Beim *Frosch* sind elektronenmikro-

skopisch Strukturänderungen des endoplasmatischen Reticulums bei der Dunkeladaptation beschrieben worden (KUNIMITSU 1961, TANAKA 1962). Beim *Frosch* geht die Pigmentwanderung niemals über die Ebene der Membrana limitans externa hinaus. Die Zellfortsätze des Pigmentepithels neigen dazu, nach Belichtungen anzuschwellen (KUNIMITSU 1961a). Die Bewegung der Granula erfolgt wahrscheinlich durch Cytoplasmaströmung (OKUDA 1961). In lichtadaptierten Netzhäuten vom *Frosch* erscheint das Cytoplasma des Pigmentepithels im elektronenmikroskopischen Bilde flüssigkeitsreich und mit vacuolär aufgetriebenem endoplasmatischen Retikulum. Im dunkeladaptierten Gewebe zeigte es ein mehr tubuläres Aussehen (KUNIMITSU 1961b, OKUDA 1961). Ähnliches beschrieb AKIYA (1962) bei der Maus. Bei den adaptiven Vorgängen sollen die Pigmentzellenfortsätze mit den Sinneszellen in Kontakt kommen und Membrandehiszenzen bzw. Öffnungen zeigen (OKUDA 1961, AKIYA 1962). Diese Befunde sind jedoch bisher nicht bestätigt worden.

Weniger bekannte Reaktionen des Pigmentepithels sind solche der *Phagocytose.* Nach intravitrealer Injektion von Toluidinblau bei *albinotischen Kaninchen* sah KOYANAGI (1940) Farbstoffgranula im Pigmentepithel nach 3—7 Tagen. Nach intravenöser Verabreichung treten selbst nach mehrmaligen Injektionen über 1—2 Wochen keine Farbstoffgranula im Pigmentepithel auf. Nur die Histiocyten der Aderhaut speichern reichlich Farbstoff. In eigenen Versuchen sahen wir nach intravitrealen Injektionen speicherfähiger Substanzen häufig Phagocytosereaktionen am Pigmentepithel. Nach einmaliger Injektion von sterilen Pigmentaufschwemmungen bei *albinotischen Kaninchen* konnten wir noch nach Wochen intracellulär gespeicherte Pigmentkörnchen in Retina und Pigmentepithel nachweisen (Abb. 70). Nach Einbringen von Hyaluronidase (50—150 IE) in den Glaskörper ergaben sich stellenweise starke Volumenvergrößerungen der Pigmentepithelzellen, in denen intensiv perjodatreaktive Granula auftraten. Perjodatreaktive Körnchen waren auch im Cytoplasma des Pigmentepithels zu sehen.

In der *Gewebekultur* verhält sich das retinale Pigmentepithel anders als das iridiale und ciliare (BARISHAK 1960). Meist schränkt die begleitende Fibroblastenproliferation die Wachstumstendenz des Pigmentepithels ein (SANFILIPPO 1962). Mitotische Teilungen scheinen nur das Epithel von Iris und Ciliarkörper zu zeigen. Die Pigmentbildung wird in der Gewebekultur gehemmt (BASCHENOWA 1938, WINNIKOW 1940, BARISHAK 1960). Das Pigmentepithel des *Kaninchens* beginnt 36—48 Std nach Ansetzen der Gewebekultur zu proliferieren (BASCHENOWA 1938); die hexagonale Zellstruktur geht relativ bald verloren. In späteren Stadien machen sich Entdifferenzierungserscheinungen bemerkbar. Im allgemeinen neigt das retinale Pigmentepithel in der Kultur zu flächenhafter Ausbreitung und Membranbildung. Kultiviert man das Epithel gleichzeitig mit mesenchymalen Elementen, so kommt es nach neueren Befunden nicht — wie gelegentlich angenommen worden ist — zu einem infiltrativen Wachstum der Bindegewebszellen in das Epithel oder zu organartigen Verbindungen beider Gewebe (SANFILIPPO 1962).

Mittlere Augenhaut

IV. Aderhaut

1. Allgemeines

Die Schichtdicke der Aderhaut ist in den verschiedenen Abschnitten des Auges unterschiedlich. An horizontalen Durchschnitten des menschlichen Auges erscheint die Maculagegend besonders verdickt (MÖRIKE 1949). Zur Peripherie hin nimmt der Durchmesser der Aderhaut konstant ab. Nasal schiebt sich die Chorioidea weiter nach vorn, verschmälert sich aber rasch (Tabelle 12). Vergleichende Messungen an Augen von *Vögeln* mit mehreren Maculae (z. B. *Sterna hirundo*) ergaben eine auffallende, submaculäre Dickenzunahme der Aderhaut sowohl im Bereich der Fovea centralis als auch der Fovea temporalis (Aderhautdurchmesser an fixierten Präparaten im Foveabereich 190—210 μ, sonst durchschnittlich 100 μ;

Tabelle 12. *Die Schichtdicke der menschlichen Aderhaut in μ.*
(Fixierung nach SZENT-GYÖRGI, Paraffineinbettung; nach MÖRIKE 1949.)

Temporal μ	Abstände von der Maculamitte	Nasal μ	Temporal μ	Abstände von der Maculamitte	Nasal μ
250—260	Maculamitte	250—260	60—80	12 mm	40—60
210—220	2 mm	190—220	45—60	14 mm	30—40
150—160	4 mm	120—145	35—40 [1]	16 mm	20—30
100—120	6 mm	100—110	30—45	18 mm	20—30
90—100	8 mm	70—80	10—20	20 mm	20
90—100	10 mm	40—50	—	22 mm	15—20

[1] Äquator.

MÖRIKE 1949). Die Tatsache, daß bei *Vögeln* mit temporalen Foveae auch im sonst nur schmalen peripheren Aderhautgebiet lokalisierte Verdickungen vorkommen, beweist, daß die Durchmesserzunahme der Chorioidea funktionsbedingt ist und nicht zufällig durch den Eintritt der Ciliargefäße hervorgerufen wird.

Die submaculäre Dickenzunahme der Aderhaut ist auch bei allen *Primaten* mit einer Fovea oder Area centralis gut erkennbar. Wir beobachteten bei höheren *Primaten*, daß submaculär meist der Durchmesser und die Zahl der kleineren Gefäße zunimmt, so daß vor allem die inneren Retinaschichten und die Choriocapillaris vergrößert erscheinen. Die Pigmentation ist besonders in den äußeren Aderhautschichten verstärkt. Der Durchmesser der Capillaren ist vermehrt und die intercapillären Zwischenräume erscheinen verschmälert (Abb. 45c).

Eine Gesamtvergrößerung des Aderhautquerschnittes im *Alter*, vor allem in der Zeit zwischen dem 35.—50. Lebensjahr, soll nach STIEVE (1949) regelmäßig zu beobachten sein.

REDI (1948) dagegen spricht von einer Verringerung des chorioidalen Durchmessers im Alter, die vor allem durch die Obliteration von Gefäßen und Sklerosierung des Bindegewebes bedingt sei. Sklerose der Aderhautgefäße, Hyalinose der Media und Intimaproliferationen im Alter sind bekannt. Meist zeigt die

Choriocapillaris wenig Veränderungen (KORNZWEIG 1950—1957). Die Pigmentation nimmt zu. Die Pigmentgranula werden irregulär und verklumpen (STREIFF 1963). Das kollagene und elastische Gewebe in den Interstitien vermehrt sich und sklerosiert teilweise (REDI 1948).

Im Gegensatz zum Ciliarkörper enthält die Aderhaut normalerweise nur wenig *Makrophagen*, Fibroblasten, Histiocyten und Mastzellen kommen vor (HOLMGREN et al. 1940, LARSEN 1959). WISLOCKI et al. (1952, 1955) haben nach mehrmonatiger, oraler Verabreichung von Silberpräparaten kaum phagocytierte Silbergranula innerhalb der Chorioidea beobachten können, obwohl die Bruchsche Membran massive Silberablagerungen zeigte. Nach intravenösen Injektionen von Vitalfarbstoffen (Toluidinblau, Trypanblau, Lithiumcarmin) läßt sich eine Farbstoffspeicherung in den Histiocyten und Makrophagen der Aderhaut erreichen, die jedoch geringer ist als im Ciliarkörper, in der Iris oder im Limbusgebiet (NÉMETH 1936, FREY 1936, KOYANAGI 1940, APPELMANS et al. 1962). Nach elektronenmikroskopischen Befunden liegen die phagocytierten Tuschepartikel in cystischen Erweiterungen des Cytoplasmas chorioidaler Makrophagen. Aber auch Pigmentzellen können Tusche speichern (YAMADA 1961—1963). Im allgemeinen liegen die speichernden Zellen, die sich nach wiederholten Injektionen deutlich vermehren, im Bereich der Choriocapillaris. Die Capillarendothelien der Choriocapillaris sind bevorzugt phagocytoseaktiv. Daneben wurden Phagocytosevorgänge auch an den Pericyten und Histiocyten der inneren Aderhautschichten beobachtet (YAMADA 1961, APPELMANS, MISSOTTEN u. BLANCHAERT 1962). Die Speicherzellen vermehren sich besonders bei gleichzeitiger parenteraler Eiweißinjektion. APPELMANS u. Mitarb. vermuten dabei, daß die Histiocyten der Aderhaut und des Ciliarkörpers für die Antikörpersynthese von Bedeutung sind. Neben Phagocyten, Chromatophoren und Histiocyten finden sich regelmäßig Mastzellen im intervasculären Bindegewebe der Aderhaut (GRAUMANN u. ROHEN 1958).

Degenerative Veränderungen des Aderhautbindegewebes können zu Hyalinisationen und *Verknöcherungen* führen (ZWIAUER 1940, RADNOT 1948). Meist bildet sich dabei ein spongiöser Knochen auf bindegewebiger Grundlage.

Die Chorioidea ist das relativ zinkreichste Gewebe des Tierkörpers (LEINER u. LEINER 1942, 1944). Besonders bei *Fischen* mit intrachorioidalen Wundernetzen (Pseudobranchien) ist der Zinkgehalt groß. LEINER erklärt dies mit der Atmungsfunktion dieser Gewebe, da sich auch ein auffallender Carboanhydrasegehalt nachweisen ließ. Über die Lokalisation der Metalle ist nichts bekannt.

Die Aderhaut der *Primaten* enthält stets eine große Zahl intensiv pigmentierter Chromatophoren, deren elektronenmikroskopisches Aussehen neuerdings von KOŽOUŠEK u. ANTON (1962) beschrieben worden ist. Bei *Halbaffen* ist die Pigmentation häufig äußerst stark. Die artlichen Unterschiede der Chromatophorenverteilung bei *Primaten*, die relativ groß sind, haben wir kürzlich beschrieben (ROHEN 1962d). Bei *Pongiden* ist die Pigmentation der Aderhaut immer größer als beim *Menschen*. Die Ausbildung der Bindegewebsstrukturen wechselt ebenfalls. Bei niederen *Affen* ist ein dichtes Netz kollagener und elastischer Fasern vorhanden, bei höheren *Primaten* trifft man meist nur ein lockeres Bindegewebsnetz an, dem zahlreiche argyrophile Fasern beigemischt sind. Allgemein nimmt das interstitielle Bindegewebe um so mehr ab, je mehr sich das Gefäßsystem entwickelt.

Die Aderhaut von Dämmerungstieren (z. B. nächtlich lebenden *Halbaffen*) besitzt muskelstarke Arterien und ein kräftiges, interstitielles Bindegewebsgerüst. Die höheren *Primaten*, die in der Regel Tagtiere sind, haben meist dünnwandigere

Aderhautgefäße und ein zugunsten einer reichlicheren Vascularisation reduziertes Bindegewebe.

Bei zahlreichen Dämmerungstieren entwickelt sich zusätzlich in den innersten Lagen der Chorioidea ein Tapetum fibrosum oder cellulosum. Bei der ophthalmoskopischen Untersuchung von mehreren Tausend *Pferden* fand SZUTTER (1957) zahlreiche Varianten in der Ausbildung des Tapetums. Nicht selten konnten graublaue Flecken, meist reihenweise neben der Papille, die wahrscheinlich durch einen partiellen Albinismus entstehen, festgestellt werden. Bei *Pferden*, die lange Zeit im Bergwerk gearbeitet haben, soll sich das Tapetum nigrum zugunsten des Tapetum lucidum verkleinern (HUBER 1937). Funktionell soll das Tapetum nichts mit dem Dämmerungssehen zu tun haben (v. ESSEN 1938), sondern im Dunkeln den „Helligkeitsreiz" erhöhen, um die körperlich-motorische Reaktionsbereitschaft der Tiere aufrechtzuerhalten (MURR 1925, VAN DE KAMER 1960).

Bei den *Halbaffen* gibt das Tapetum dem Fundus jeweils einen charakteristischen Farbreflex: Bei *Chirogaleus* grauweiß bis gelbgrün (MURR 1925), bei *Nycticebus coucang* tiefrot (WALKER 1938), bei *Perodicticus* grünlich bis citronengelb, bei *Lemur catta* goldgelb, bei *Callithrix* hellgrau und bei *Galago* gelb (JOHNSON 1901, KOLMER 1930). Bei den *Nachtlemuren* fanden wir ein Tapetum cellulosum, das aus 10—15 Lagen flacher, epitheloider Zellen besteht. Bei *Perodicticus* und *Galago* ist das Tapetum dünner. In den meisten Fällen ist es auf den Fundusbereich der Aderhaut beschränkt. Beim *Opossum* liegt es in der oberen Bulbushälfte und besteht aus ziegelartig aneinandergereihten, pigmentfreien Zellen (WALLS 1939).

Nach elektronenmikroskopischen Beobachtungen am Tapetum der *Katze* enthalten die Tapetumzellen $0,1 \times 5\,\mu$ große Stäbchen, die dichtgepackt in der Zelle liegen und von einer Membran umgeben sind. Die Herkunft der Stäbchen ist unklar. In der Peripherie des Tapetum ist die Lagerung der Stäbchen locker. Melaninkörnchen können zwischen ihnen lagern (BERNSTEIN u. PEASE 1959). Im Tapetum fibrosum treten Filamente mit einer regelmäßigen Periodizität von 45 Å auf. Die Filamente liegen engst benachbart mit den Membranen des endoplasmatischen Reticulum (YAMADA 1958).

Die *Chromatophoren* der Aderhaut entwickeln sich bei menschlichen Embryonen vom 5. Monat an (IGO 1957); sie stammen vermutlich aus der Neuralleiste (RAWLES 1940, NORDMANN 1947). Bei *Hühnchen*embryonen variiert das erste Auftreten der Pigmentzellen während der Embryonalzeit stark (O'RAHILLY 1962). Auf Grund von Transplantationsexperimenten am *Hühnchen* kommt BRINI (1953) zu der Überzeugung, daß die chorioidalen Melanophoren etwa im Zehnsomitenstadium aus der Ganglienleiste auswandern. Transplantate, die vorher entnommen wurden, bleiben in der weiteren Entwicklung pigmentlos. Die differenzierten Chromatophoren bilden später ein zusammenhängendes Netz innerhalb der Aderhaut. Ob eine echte cytoplasmatische Kontinuität zwischen den Zellen besteht, wie WOLTER (1955) neuerdings glaubt, ist fraglich. Füßchenartige Fortsätze der Chromatophoren zu den Gefäßen und scheidenartige Hüllen in der Adventitia sollen auf eine Stofftransportfunktion hinweisen (WOLTER 1955). Man kann aber solch weittragende Schlüsse nicht allein aus Imprägnationsbildern ziehen.

In den Suprachorioidallamellen haben VALU und KALAPOS (1961) zahlreiche argyrophile Fasern dargestellt. Die Fasern gehen teilweise in die inneren Skleraschichten über und hängen vorne mit dem Gitterfasergerüst des Ciliarkörpers zusammen.

MIKUCHI (1934), GO (1937) und SÁVELÉV (1956) sprechen der Suprachorioidea auf Grund von Injektionsversuchen mit Thorotrast und Tusche eine Bedeutung für den Kammerwasserabfluß zu. Es muß aber geltend gemacht werden, daß gröbere Partikel nur in den Suprachorioidealraum vordringen, wenn der normale Abfluß durch Trabekelwerk und Schlemmschen Kanal verlegt ist. In Versuchen mit Dextranlösungen konnten wir zeigen, daß Dextranmoleküle über die Suprachorioidea bis in die Vortexvenen vordringen können, wenn das Filterwerk geschwollen und der Widerstand unphysiologisch erhöht ist (ROHEN 1963a).

2. Gefäße

a) Morphologie der Aderhautgefäße

α) **Arterien.** Die Gefäßarchitektur der Chorioidea ist in den letzten Jahren mit verschiedenen Injektionsmethoden erneut mehrfach studiert worden. Die arterielle Versorgung der Aderhaut kommt bekanntlich aus den kurzen, hinteren Ciliararterien sowie aus rückläufigen Ästen des Circulus arteriosus iridis major, der in der Hauptsache aus den langen hinteren Ciliararterien und den Aa. ciliares anteriores gebildet wird. Die Variabilität des Verlaufs der Ciliararterien ist sehr groß, wie AKIYA (1938) an Injektionspräparaten von 52 menschlichen Augen feststellte. Danach haben die langen, hinteren Ciliararterien entweder einen geraden-verästelten oder einen spiralig-gedrehten Verlauf. Ihre recurrenten Äste gehen in der Regel erst im Ciliarkörper ab. Bei den kurzen Ciliararterien lassen sich zwei Typen unterscheiden: Die einen sind kurz, verzweigen sich büschelförmig und versorgen hauptsächlich die Maculagegend, die anderen sind länger, verzweigen sich mehr baumförmig und versorgen die übrige Chorioidea.

Die alte Frage, ob die hinteren Ciliararterien funktionelle Endarterien sind, kann heute in dem Sinne als beantwortet gelten, daß zwar eine bestimmte sektorenartige Verteilung der Ciliararterien existiert, diese aber funktionell ohne Bedeutung ist (ROHEN 1953b, WYBAR 1953, 1954). Werden z. B. bei Injektionen einzelne kurze Ciliararterien unterbunden, so füllen sich die zugehörigen Sektoren der Choriocapillaris nicht von den Nachbargefäßen (WYBAR 1954). Auch umgekehrt sieht man bei unvollständigen Injektionen häufig gleich große sektorenartige Areale, die bestimmten Ciliararterien zugeordnet sind (ROHEN 1953b). Es kann daher angenommen werden, daß jede hintere, kurze Ciliararterie eine bestimmte lokalisierte, meridional-segmentale Zone der Choriocapillaris in einem geordneten Nebeneinander versorgt; jedoch gibt es bisher keine Anhaltspunkte dafür, daß dieser zonalen Gliederung auch eine funktionelle entspricht. Auch bei Aderhauterkrankungen kommt es nicht zu lokalisierten Veränderungen, die mit dem Gefäßmuster übereinstimmen (WYBAR 1954). Es gibt also in der Aderhaut weder funktionelle noch anatomische Endarterien (CORREIA 1957).

Der Verzweigungsmodus der Ciliararterien innerhalb der Aderhaut weist manche Besonderheiten auf. Auf Grund ausgedehnter und sorgfältiger Korrosionspräparationen betonte ASHTON (1952), daß ein langsamer Übergang von Ciliararterien zu Arteriolen und Capillaren fehlt. Die relativ breiten Arterien münden fast unmittelbar und ohne größeren Übergang in das weitmaschige Capillarnetz der Choriocapillaris ein (vgl. auch PODESTÀ u. ULLERICH 1961). Eine sphincterartige Verengung der Arteriolen beim Übergang in die Capillaren beschrieb EVANS (1947).

Die rückläufigen Äste der vorderen Ciliararterien sind nahezu ebenso stark und zahlreich wie die hinteren Ciliararterien. Beide Systeme anastomosieren etwa im Äquatorbereich des Auges (ROHEN 1953b, WYBAR 1954, DUKE-ELDER 1961). Nach COLLETTE et al. (1955) sollen allerdings keinerlei Anastomosen zwischen Aderhaut und Ciliarkörpergefäßen bestehen. Im Bereich des Orbiculus ciliaris liegen vornehmlich langgestreckte, parallel angeordnete Venen und kaum Arteriolen.

Die Ciliararterien gehen innerhalb der Mittelschicht der Aderhaut arterio-arterielle Anastomosen ein. CORREIA (1955, 1957) unterschied beim *Menschen* und verschiedenen *Nagern* zwei Typen: kurze, meist relativ dicke und lange, dünnere Anastomosen. Es gibt artliche Unterschiede. Besonders zahlreich sind die Anastomosen beim *Meerschweinchen*. Die Anastomosen zwischen den verschiedenen Ciliararterien sind so ausgedehnt, daß man durch Injektionen einer einzigen langen, hinteren Arterie zwei Drittel der ganzen Aderhaut füllen kann (WYBAR 1954).

Die langen, hinteren Ciliararterien sind Zweige der A. ophthalmica, die die Sklera in schrägen Kanälen von 3—7 mm Länge durchsetzen und in der Suprachorioidea liegen. Die Aa. ciliares longae gehen nasal 3 und temporal 3,5 mm vom Muskelansatz entfernt in den Ciliarkörper über. In $^1/_4$ der Fälle liegt jedoch nach KALFUS und KOS (1951) die Teilung an der nasalen Seite, in etwa der Hälfte der Fälle temporal weiter rückwärts. Die individuellen Variationen der kurzen hinteren Ciliararterien untersuchte SUDAKEWITSCH (1947).

β) **Choriocapillaris.** Das Capillarmuster der Choriocapillaris wechselt im Bereich der verschiedenen Zonen des Bulbus in Größe und Dichte. Submaculär ist nach WYBAR (1954) kein spezielles Arrangement der Capillarverbindungen zu erkennen. Auch im peripapillären Bereich existieren beim *Menschen* keine besonderen Strukturverhältnisse, doch soll die peripapilläre Zone der Aderhaut von besonderen Arteriolen der hinteren Ciliararterien gespeist werden, die sich sonst nicht weiter an der chorioidalen Versorgung beteiligen (MARIN-AMAT 1949). Beim *Kaninchen* ist hier ein venöser Gefäßring entwickelt. Die bekannten Verschiedenheiten im Capillarmuster zwischen Fundus und Peripherie sind nach WYBAR (1954) geringgradig und ohne funktionelle Bedeutung. Die häufige Angabe, daß die Äquatorzone schlechter versorgt werde, ist nicht zutreffend.

Die Bedeutung der Choriocapillaris für die Retinaversorgung ist überaus groß. Paradoxerweise tritt jedoch bei Netzhautablösungen nicht so schnell eine Erblindung ein wie nach Zentralvenenthrombose. Die Choriocapillaris versorgt vor allem das erste Neuron. Nach MICHAELSON (1954) wird die Retina bis zu einer Tiefe von rund 130 μ, jedoch niemals weiter als bis zur äußeren Grenze der inneren Körnerschicht versorgt. Bei anangischen Netzhäuten *(Sauropsiden,* verschiedene *Säuger)* wird die Netzhaut auch in größerem Ausmaß von der Choriocapillaris ernährt. Die Choriocapillaris nimmt etwa $^7/_{10}$ des gesamten Bulbusblutes auf (MEESMANN). Die Strömung ist sehr langsam, der Blutdruck niedrig (PODESTÀ et al. 1955, MISSOTTEN 1961—1964).

Lichtmikroskopisch erkennt man einen polaren Wandbau der Capillaren. Die Kerne liegen in der Regel an der chorioidalen Seite. Das Cytoplasma des Endothels ist an dieser Seite dicker, retinawärts verdünnt es sich stark, so daß schon lichtmikroskopisch eine verschiedene Wanddicke zu erkennen ist. Elektronenmikroskopisch wurde neuerdings eine ausgeprägte Fensterung des Capillarendothels beschrieben: YAMADA et al. 1958 b, IWAKI 1958, 1959 *(Nager, Mensch, Vögel),* BERNSTEIN 1961 *(Katze),* COHEN 1960, 1961, AKIYA 1962 *(Maus, Macacus),* MISSOTTEN 1961, 1964 *(Mensch, Nager).* Die Art und Verteilung dieser Poren soll an die Verhältnisse der Glomeruluscapillaren der Niere erinnern (YAMADA et al. 1958 b). Bei der *Katze* findet BERNSTEIN (1961) Capillaren, die zum Teil innerhalb der Bruchschen Membran liegen, d. h. zwischen Basalmembran und den kollagen-elastischen Faserschichten. Dadurch würde das Endothel in unmittelbaren Kontakt mit dem Pigmentepithel kommen. Diese Befunde sind jedoch noch nicht bestätigt. Die durchschnittliche Dicke der Cytoplasmaschicht beträgt nach AKIYA rund 35—60 μ, kann sich aber an der retinalen Seite noch weiter verdünnen. Der Durchmesser der Capillaren beträgt beim *Menschen* durchschnittlich 8—20 μ (HOGAN u. FEENEY 1961).

Die geschilderten Strukturen sprechen für einen intensiven Stoffaustausch zwischen Choriocapillaris und Pigmentepithel. Die morphologischen Verhältnisse lassen an gerichtete Filtrationsvorgänge denken. Es ist jedoch wahrscheinlich, daß auch Transportvorgänge in umgekehrter Richtung existieren. Ein Vergleich der Feinstruktur von chorioidalen und retinalen Capillaren läßt die funktionellen Unterschiede zwischen den beiden Gefäßgebieten besonders deutlich werden (MISSOTTEN 1961, 1962).

γ) **Venen.** Aus der Choriocapillaris sammeln sich kurzstämmige, spiralige Venen, die ein verkleinertes Abbild der Vortexvenen bilden und in der ganzen

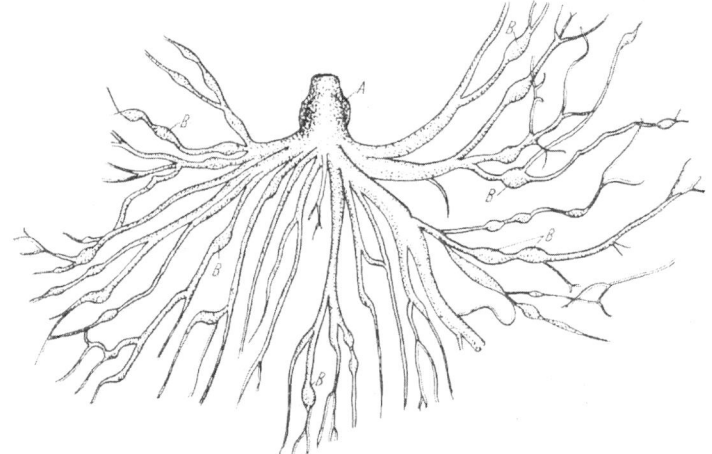

Abb. 71. V. vorticosa mit Sammelvenen nach Tuscheinjektion. (Nach KISS u. ORBÁN 1951.)
A Ampulla Vr. vorticosae; *B* Bulbiculi

Aderhaut vorkommen (ROHEN 1953 b). Im peripapillären Abschnitt entsteht häufig ein venöser Gefäßring, dessen Äste ebenfalls zu den großen Vortexvenen ziehen. Verbindungen zum laminaren Becken sahen wir selten. Der Durchmesser der Venolen schwankt zwischen 10—40 μ, derjenigen der Venen zwischen 20—100 μ (HOGAN u. FEENEY 1961).

An den Zuflüssen zu den Vortexvenen beschrieben KISS u. ORBÁN (1951) kleine, bulbusartige Erweiterungen *(Bulbiculi)*, die meist dort vorkommen, wo Äste der Ciliararterien kreuzen (Abb. 71). ASHTON (1952) hat ihr regelmäßiges Vorkommen beim *Menschen* bestätigt und erklärt ihr Entstehen durch Kompression von den darüberliegenden Arterien. Vor dem Skleradurchtritt zeigen die Vortexvenen meist eine ampulläre Erweiterung *(Ampulla venae vorticosae)* (KISS u. ORBÁN 1951). Gewöhnlich ist der intrasklerale Venenkanal 4—5 mm, die Vene selbst 15,2 mm lang (PINKERTON et al. 1936). Die Austrittsstelle der Vortexvenen (Abstand vom Limbus) ist auffallend konstant. Der Austrittswinkel (Winkel zwischen Vene und vertikalem Meridian) variiert. Er beträgt im Durchschnitt 25—30⁰ (BASILE 1938).

Wie weit die Vortexvenen durch ihren schrägen Verlauf eine venöse Rückstauung bewirken (SONDERMANN 1940), ist experimentell nicht untersucht. Die Bulbiculi und Ampullen sollen nach KISS einen Saugeffekt haben.

12*

Die intraskleralen Venenkanäle enthalten begleitendes Bindegewebe, Chromatophoren und freie Zellen, unter denen Mastzellen am häufigsten sind (GRAUMANN u. ROHEN 1958). Eine zusätzliche, abnorm lange Vortexvene, die intraskleral eine schlaufenartige Schlinge bildete, sahen PINKERTON et al. (1936) im temporalen Orbitalbereich bei einem Schielfall.

δ) Arteriovenöse Anastomosen. Die Frage, ob „glomuszellhaltige, arteriovenöse Anastomosen" in der menschlichen Aderhaut vorkommen, wurde zuerst von LOEWENSTEIN (1949) aufgeworfen. LOEWENSTEIN beschrieb solche Anastomosen in den hinteren Aderhautsegmenten. Epitheloide oder Glomuszellen sollen

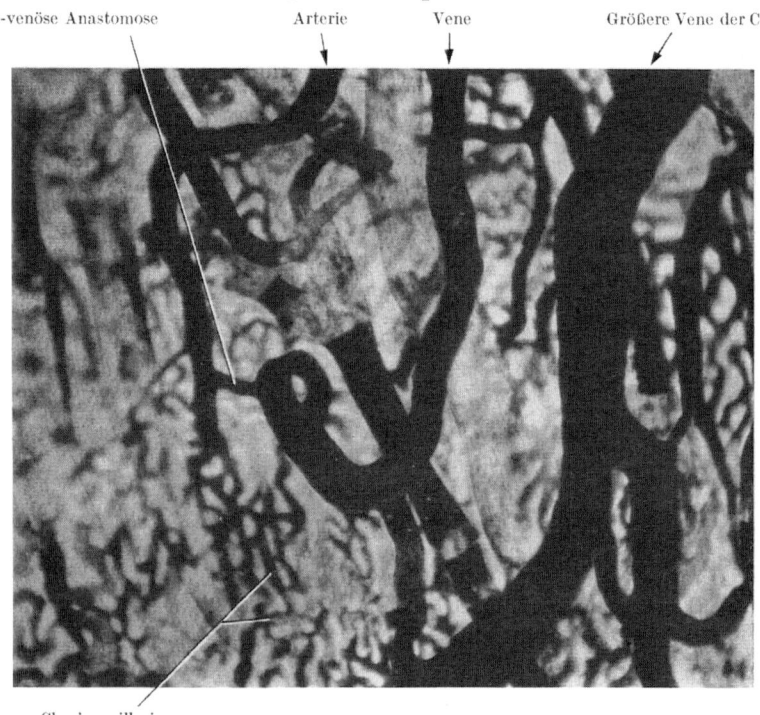

Arterio-venöse Anastomose   Arterie   Vene   Größere Vene der Chorioidea

Choriocapillaris

Abb. 72. Arteriovenöse Brückenanastomose in der Aderhaut eines 60jährigen Mannes (Totalpräparat, Tuscheinjektion, 92fach). (Aus ROHEN 1953)

in größerer Zahl in bestimmten Wandabschnitten kleinerer Arterien vorkommen, was jedoch von ASHTON (1952) und WYBAR (1953) nicht bestätigt wurde. An zahlreichen neopreninjizierten Korrosionspräparaten der menschlichen Aderhaut konnten ASHTON sowie WYBAR keine arteriovenösen Anastomosen finden. Arteriovenöse Brückenanastomosen im Sinne STAUBESANDs ohne spezialisierten Wandbau kommen jedoch vor (ROHEN 1953b) und sind auch in ASHTONs Abbildungen erkennbar, wenn auch nicht beschrieben (Abb. 72). Sie liegen meist nahe der Choriocapillaris und stellen kurze Verbindungen eines Arterienastes zur postcapillären Vene dar. Epitheloide Zellen fanden wir in diesen Gefäßabschnitten nicht. Die Glomuszellen LOEWENSTEINs sind wahrscheinlich „helle Zellen", wie sie auch andernorts in arteriellen Gefäßen beobachtet wurden. Sie liegen auch meist in der Media (ASHTON 1952) und nicht in der Intima, wie es für epitheloide Zellen charakteristisch ist. Epitheloidzellige arteriovenöse Anastomosen der hinteren, kurzen Ciliararterien des *Menschen* hat SPANNER (1954) abgebildet.

Über arteriovenöse Anastomosen bei *Vögeln* und *Säugern* siehe unten.

ε) Vergleichend-Anatomisches. Besonders gut untersucht ist das Gefäßsystem der Chorioidea des *Kaninchens* (VILSTRUP 1952, WYBAR 1954, CORREIA 1955, 1957, WUDKA u. LEOPOLD 1956, SCULLICA 1957, 1958, RUSKELL 1962). Die Ciliararterien des *Kaninchens* entspringen fast ausschließlich aus der A. ophthalmica externa. Die A. ophthalmica interna hat einige intraorbitale Äste, die sich im weiteren Verlauf auch mit den Ciliararterien verbinden, aber unbedeutend sind. Die Ciliararterien kreuzen den Opticus unterhalb des M. rectus superior und zweigen sich in etwa 15—18 radiale Äste auf, die die Sklera in Papillen- nähe perforieren (Abb. 66). Ein Zinnscher Gefäßkranz scheint dabei nicht ge- bildet zu werden (WUDKA

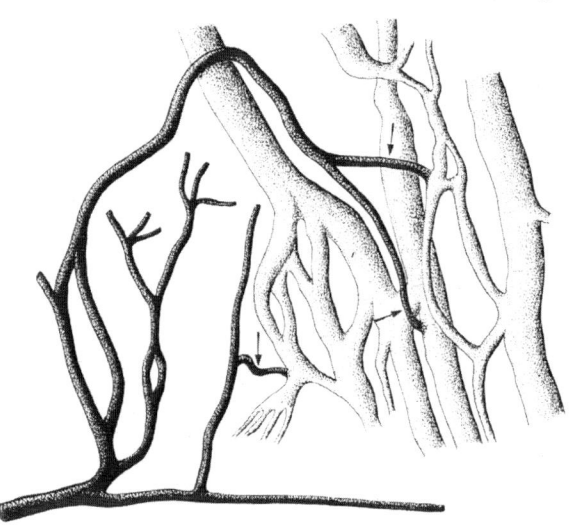

u. LEOPOLD 1956, RUSKELL 1962). An Korrosionsprä- paraten läßt sich erkennen, daß die Ciliararterien meist in einer horizontalen Ebene nacheinander die Sklera perforieren (,,Eindringungs- ebene''), wobei die Aa. ci- liares longae als letzte ab- gehen (SCULLICA 1957, 1958). Innerhalb der Ader- haut bilden sich dann zwei Arterientypen (VILSTRUP 1952). Einerseits sind kurze, breite Stämmchen vorhan- den, die — ohne Nachbar- verbindungen einzugehen — plötzlich in die Chorio- capillaris übergehen. Sie liegen im hinteren Fundus- gebiet. Andererseits exi-

Abb. 73. Arteriovenöse Anastomosen (Pfeile) in der Chorioidea des Meerschweinchens nach Korrosionspräparaten von CORREIA [Acta anat. (Basel) **31** (1957)]

stieren auch lange, etwas dünne Arteriolen, die sich relativ häufig dichotom teilen und mehr im mittleren und vorderen Aderhautgebiet vorkommen. Nach Koagulation der beiden hinteren, langen Ciliararterien atrophieren die Gefäße der gesamten vorderen Bulbushälfte (VILSTRUP 1952).

Arteriovenöse Anastomosen beim *Kaninchen* beschrieben CORREIA (1955, 1957) und SCULLICA (1957, 1958). VILSTRUP (1952), WUDKA u. LEOPOLD (1956) sowie WYBAR (1953) negierten jedoch ihre Existenz. SCULLICA unterschied in der Aderhaut zwei Anastomosenformen: a) direkte Kurzschlüsse, die meist im hinter- sten Bulbusbereich liegen. Dabei mündet ein kurzer Arteriolenast nach etwas geschlängeltem Verlauf direkt in eine Vene; b) längere Kurzschlüsse. Diese bilden sich aus dünnen Seitenzweigen des Circulus arteriosus iridis major. Sie sollen in der Regel rückläufig direkt in die Vortexvenen einmünden und dabei knäuelartige oder spiralig gewundene Arterienstrecken bilden. Eine endgültige Klärung der Anastomosenfrage steht jedoch noch aus. Die von CORREIA (1957) für das *Meerschweinchen* beschriebenen arteriovenösen Anastomosen sind mehr gestreckt (Abb. 73).

Besondere Gefäßverhältnisse liegen beim *Kaninchen* im vorderen Bulbus- bereich vor. Echte vordere Ciliararterien scheinen zu fehlen (WUDKA et al. 1956, SCULLICA 1957, 1958, RUSKELL 1962). Vielmehr bilden die Muskelarterien im Limbusbereich Seitenzweige, die einen nahezu vollständigen Gefäßkranz um das

Auge aufbauen, von dem kurze perforierende Äste ausgehen, die mit den Verzweigungen der langen hinteren Ciliararterien anastomosieren (RUSKELL 1962)
(Abb. 66).

Die Vortexvenen liegen beim *Kaninchen* meist weiter vorn und durchsetzen
die Sklera relativ schräg. Um die Papille herum bilden die Venen in der Aderhaut
einen plexusartigen Anastomosenring, der nach hinten mit den Pialscheiden-
gefäßen und dem Capillarnetz des Sehnervenkopfes in Verbindung steht und
in dieser Form beim *Menschen* nicht ausgebildet ist (VILSTRUP 1952, ROHEN 1958).

Das *Capillarsystem* des *Kaninchen*auges soll zwei Besonderheiten zeigen.
Erstens soll außen von der Choriocapillaris noch ein zweites, weitmaschigeres
Netz feinster ,,capillarähnlicher Arterien" vorhanden sein (VILSTRUP 1952) und

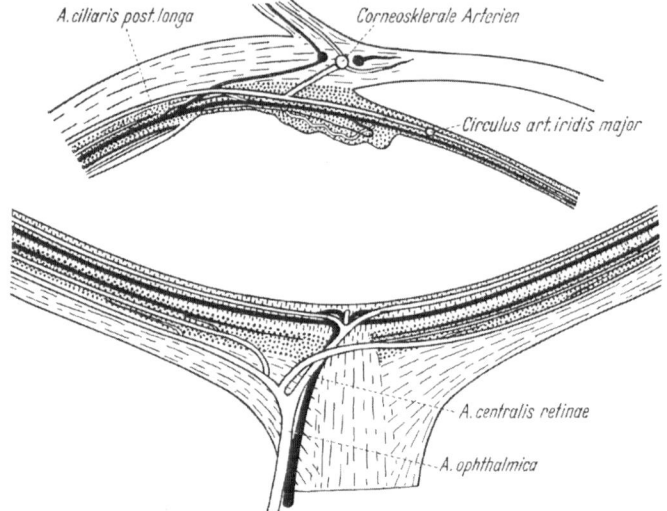

Abb. 74. Gefäßanordnung im vorderen und hinteren Bulbussegment des Rattenauges. [Nach JANES u. BOUNDS,
Amer. J. Anat. **96** (1955)]

zweitens im Bereich des Orbiculus ciliaris eine Art Pfortadersystem existieren,
da die Irisvenen sich hier nochmals capillär auflösen und sich erst dann in die
Vortexvenen fortsetzen sollen (SCULLICA 1957). Diese Angaben bedürfen der
Nachprüfung. Immerhin scheint das Gefäßnetz des Orbiculus ciliaris eine gewisse Selbständigkeit gegenüber dem der Aderhaut und des Ciliarkörpers zu
besitzen.

Bei der *Ratte* weichen die Gefäßverhältnisse des Auges ebenfalls stark von
denjenigen des *Menschen* ab (JANES u. BOUNDS 1955). Die A. ophthalmica
durchbricht die Sklera und die Opticusscheiden im inferioren, nasalen Quadranten
des Sehnerven und teilt sich dort in drei Hauptäste: in die Zentralarterie und
die beiden langen, hinteren Ciliararterien. Von den langen Ciliararterien, die
in den Suprachorioidalraum eintreten, zweigen in Abständen die kurzen, hinteren
Ciliararterien ab (Abb. 74). Die langen Ciliararterien bilden in der Iriswurzel
den Circulus arteriosus, von dem rückläufig meist spiralig gewundene Äste
zu Ciliarkörper und Aderhaut sowie vordere Äste zur Iris ausgehen. Die zahlreichen Vortexvenen verlassen den Bulbus hinter dem Äquator. Zusätzliche
kleinere Venen kommen von der Limbusregion, perforieren die Sklera und fließen
nach innen zur Aderhaut ab (Abb. 74).

Beim *Hund* und einzelnen *Lemuren* fanden wir in der Aderhaut typische
Sperrarterien (ROHEN 1954). Im hinteren Fundusabschnitt und am Sehnerven-

kopf kommen größere Arterien mit Längsmuskelpolstern in der Intima vor.
5—15 solcher Intimawülste können in regelmäßiger Verteilung an der Gefäßwand vorhanden sein (Abb. 53). Es gibt auch Ciliararterien ohne Intimapolster.
MOFFAT (1952) nimmt an, daß Längsmuskelpolster nur bei solchen Arterien
vorkommen, die zur Retina ziehen, bei den chorioidealen nicht. Daß bei *Carnivoren* cilioretinale Gefäße existieren, wurde erwähnt. Ob diese Gefäße ausschließlich Sperrgefäße sind, geht aus der Arbeit von MOFFAT nicht hervor. GALLAS
(1948) beschrieb auch Sperrpolster an menschlichen Ciliararterien, deren Existenz wir jedoch nicht bestätigen konnten. Die Verhältnisse bei *Katzen* sind
nicht untersucht. Ebenso ist die Frage nach der funktionellen Bedeutung dieser
besonderen Gefäßstrukturen offen. MOFFAT vermutete eine kreislaufregulatorische
Funktion in dem Sinne, daß die Aderhautzirkulation durch die Sperrgefäße
abgeschaltet, die retinale Durchblutung jedoch offen gehalten werden könnte.

Am Sehnervenkopf finden sich außerdem beim *Hund* zahlreiche Venen, die
miteinander anastomosieren und stellenweise kurze, arteriovenöse Brückenanastomosen meist ohne besonderen Wandaufbau aufnehmen (ROHEN 1954b).
Größere, epitheloidzellige Gefäßstrecken und kompliziertere, arteriovenöse Anastomosen am Sehnervenkopf fanden wir nur bei *Vögeln* (ROHEN 1955b). Ihre
Aderhaut wird ebenfalls vornehmlich aus Ciliararterien versorgt, die in einer
horizontalen „Eintrittslinie" die Sklera perforieren und aus der A. ophthalmica
externa stammen. Diese Arterien geben vor Eintritt ins Bulbusinnere arteriovenöse Anastomosen ab, die zum Teil kompliziertere, glomusartige Organe mit
epitheloidzelligem Wandbau darstellen (Abb. 226). Innerhalb der Aderhaut kommen keine Wandmodifikationen an den Gefäßen vor.

Die „Chorioidaldrüse" mancher *Fische* stellt einen Schwellkörper dar, der
aus parallel angeordneten Arterien und Venen mit kurzen capillaren Zwischen-
schaltungen aufgebaut ist. Das Organ wird teilweise als Akkommodationsein-
richtung (YAMASAKI 1954), teilweise auch als Stoffwechselorgan für die Netzhaut
(BARNETT 1951) angesehen.

b) Histologie der Aderhautgefäße

Die Aderhautarterien haben bei *Erwachsenen* meist sechs bis acht Muskelschichten, beim Neugeborenen etwa zwei. Die Venenwand ist schwächer und
zeigt kaum Altersunterschiede (VYBIRALOVA 1955). Die Ausbildung elastischer
Elemente in der Wandung der Aderhautgefäße ist bei Neugeborenen äußerst
gering, nimmt aber im Alter zu (VYBIRALOVA 1955). Die Arterien besitzen im
Gegensatz zu den Retinagefäßen eine dünne abgrenzbare Elastica interna (MEVES
1948). Die kleinen Arterien haben einen Durchmesser von 40—90 μ, die Arteriolen von durchschnittlich 20—40 μ; die Media enthält reichlich kollagene
und argyrophile Faserelemente. Die Basalmembran ist relativ dick (HOGAN u.
FEENEY 1961). In der Media der großen und mittelgroßen Arterien kommen
verstreut polyedrische, helle Zellen mit einem Durchmesser von 10—15 μ vor,
die LOEWENSTEIN (1949) für Glomuszellen, ASHTON (1952) für degenerierende
Muskelzellen gehalten hat. Sie sollen im hinteren Bulbusbereich häufiger sein.

Unterschiede in Form und Verteilung der *Pericyten* wurden von WOLTER
(1956d, 1961) beschrieben. Die größeren Venen haben keine Pericyten, sind aber
anstelle dessen meist von Melanoblasten umgeben. Die Pericyten der Präcapil-
laren und Capillaren haben breite, plumpe Fortsätze und sind stark verzweigt.
Es handelt sich um ausgedehnte, oft sternförmige Zellen. Die Pericyten an den
Venolen erscheinen dagegen mehr grazil. Sie bilden lange, äußerst schmale und
schlanke Fortsätze und sind etwas zahlreicher.

c) Funktionelle Betrachtungen

Ciliarmuskelsystem und Aderhaut wurden von KOKOTT (1938) als eine funktionelle Einheit betrachtet. Der Muskel soll bei der Kontraktion die elastischen Netze der Aderhaut, die mit einem Schwellkörper verglichen wird, so anspannen, daß eine Volumenvergrößerung des chorioidalen Gefäßkissens die Folge ist. Bei der Muskelerschlaffung sollen die elastischen Membranen das Schwellkissen wieder auspressen. Direkte oder indirekte Beobachtungen der Aderhautzirkulation in vivo haben jedoch bisher keine Bestätigungen der Kokottschen Hypothese gebracht (VILSTRUP 1952, LINNÉR 1952, GREAVES u. PERKINS 1952, WARNER u. BROWN 1961). Durch die aufgehellte Sklera hindurch beobachteten GREAVES u. PERKINS (1952) bei *albinotischen Kaninchen* keine Querschnittsveränderungen an den großen Gefäßen der Aderhaut, jedoch eine Durchströmungsminderung nach Sympathicusreizung. Durch Bestimmung der Aderhautgewichte nach Verabfolgung von Histamin ermittelte VILSTRUP (1952) ein Ansteigen der Blutfülle um das Vierfache. Eine nachfolgende Plastoidinjektion zeigte eine starke Dilatation der Capillaren und mittelgroße Gefäße der Choriocapillaris. Mit gleicher Methodik konnten keine Veränderungen der Aderhautgefäße nach Gaben von Pilocarpin oder Adrenalin dargestellt werden. Aus der Beobachtung, daß nach Koagulation der langen, hinteren Ciliararterien alle Gefäße der vorderen Bulbushälfte atrophieren und dennoch eine gewisse Kammerwasserproduktion erhalten bleibt, schloß VILSTRUP (1952), daß auch die Aderhaut imstande sei, Kammerwasser zu produzieren.

→ NIEDERMEIER (1953) glaubte, daß der Ciliarmuskel die Blutzirkulation in der Aderhaut beeinflussen könne; doch liegen hierüber noch zu wenig experimentelle Daten vor.

Mit indirekten Methoden hat LINNÉR (1952) das zirkulierende Blutvolumen der Aderhaut gemessen. Unterbindung der A. carotis reduzierte den Blutdruck um 53%, die Durchblutung der Aderhaut jedoch nur um 19%. LINNÉR schloß hieraus auf die Existenz eines Regulationsmechanismus, der darin bestehen soll, daß die Arteriolen der Aderhaut sich reflektorisch erweitern, wenn der allgemeine Blutdruck abfällt.

Für einen sinnvollen Regelmechanismus, der die Konstanterhaltung des Augeninnendruckes mit Hilfe bestimmter, unter Umständen sogar gegensinniger Durchblutungsänderungen in Ciliarkörper und Aderhaut ermöglicht, sprechen auch die gründlichen Untersuchungen von RODENHÄUSER (1961). Mit einer Spezialausführung des Henselschen Wärmeleitmessers konnte gleichzeitig und getrennt die Aderhaut- und Ciliarkörperdurchblutung am intakten Auge gemessen werden. Auf diese Weise wurde z. B. beobachtet, daß die Ciliarkörperdurchblutung nach experimenteller Senkung des Augeninnendruckes abfällt, die Aderhautdurchblutung jedoch zunimmt. Bei experimenteller Augendruckerhöhung in physiologischen Grenzen tritt das Umgekehrte ein. Nur wenn der Augendruck unphysiologisch gesteigert wird, sinken Aderhaut- und Ciliarkörperdurchblutung gleichsinnig (RODENHÄUSER 1961). Daraus geht hervor, daß am Auge offenbar ein Regelmechanismus wirksam ist, der „den Abfall des intraocularen Druckes einmal durch eine verstärkte Füllung des Aderhautschwellkissens, zum anderen durch eine vermehrte Kammerwasserproduktion" wiederum auszugleichen bestrebt ist. Die Gefäßverengung im Ciliarkörperbereich setzt zwar den hämodynamischen Druck herab, steigert aber den hämostatischen, also Wanddruck, so daß es zu einer vermehrten Kammerwasserbildung — wenn auch auf niedrigerem Druckniveau — kommen muß.

Diese Ergebnisse der Kreislaufphysiologie geben möglicherweise eine neue Grundlage für das Verständnis der anatomischen Gegebenheiten. Die weitgehend getrennte Gefäßversorgung der vorderen Bulbushälfte durch die langen hinteren sowie die vorderen Ciliararterien und jene der Aderhaut durch die kurzen, hinteren Ciliararterien, die bei allen höheren Wirbeltieren besteht, würde dadurch von biologischen Gesichtspunkten aus begreiflich.

3. Lamina vitrea oder Bruchsche Membran

Die Grenze zwischen Aderhaut und retinalem Pigmentepithel bildet die sog. Bruchsche Membran. Lichtmikroskopisch lassen sich an ihr nur zwei Schichten unterscheiden, die durch einen schmalen Zwischenraum getrennt sind. Die innere liegt dem Pigmentepithel unmittelbar an und stellt eine Basalmembran dar. Die äußere ist eine elastische Faserschicht (CALAMANDREI u. CAMICI 1955). Elektronenmikroskopisch kann die Membran in fünf Schichten aufgelöst werden (s. S. 188).

Histochemisch erscheint die innere Lamelle der Bruchschen Membran stark perjodatreaktiv, enthält jedoch keine sauren Mucopolysaccharide, sondern vornehmlich Eiweißkörper. Die äußere Lamelle zeigt Lipoidreaktionen (EICHNER 1958). Damit wäre die Bruchsche Membran in vergrößertem Maßstab als eine Lipoideiweißmembran zu betrachten, wie

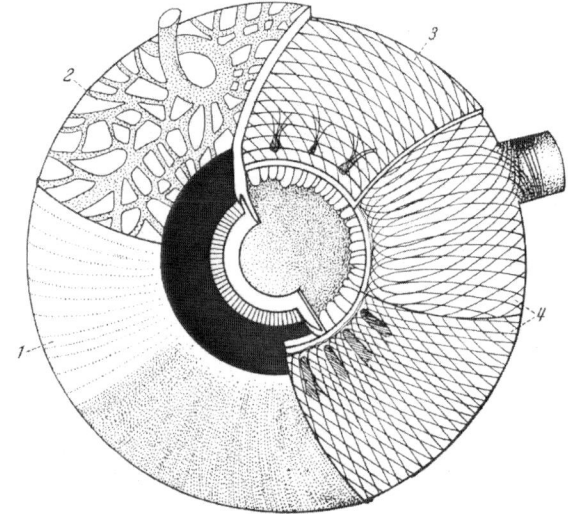

Abb. 75. Schema zur Struktur der Aderhaut. *1* Suprachorioidea; *2* Tunica vasculosa; *3* innere; *4* äußere Schicht der elastischen Fasernetze innerhalb der Bruchschen Membran. (Aus ROHEN 1953)

andere biologische Membransysteme auch. Bei den Lipoiden soll es sich nach WISLOCKI u. SIDMAN (1954) vor allem um Phosphor-Lipoide handeln. Diese Autoren unterscheiden an der Bruchschen Membran mit histochemsichen Methoden zwei sudanophile Außenschichten und eine fibrilläre Innenschicht. Nach Silbercarbonatimprägnation sollen in der Außenschicht sternförmige oder büschelartige Faserbündel darstellbar sein, die von Bindegewebsfasern der Aderhaut kommen und arkadenförmig umbiegend ein regelmäßiges, kollagenes Fasergeflecht aufbauen (WOLTER 1955c, 1961). Ob diese Fasersysteme jedoch wirklich zur Bruchschen Membran gehören, ist fraglich.

Der Basalmembrananteil der Membran ist weitgehend strukturlos und äußerst dünn. Der umfangreiche Faseranteil besteht hauptsächlich aus elastischen Fasernetzen, die man am besten an flächenhaft ausgebreiteten Häutchenpräparaten studieren kann (ROHEN 1953b). An solchen Häutchen erkennt man ein äußerst dichtes und überraschend regelmäßig strukturiertes Fasersystem, das innen bevorzugt meridional und außen äquatorial ausgerichtet ist. Zwischen beiden Netzen bestehen arkadenförmige Faserverbindungen (Abb. 76). In der vorderen Bulbushälfte verdichtet sich das elastische Fasernetz dadurch, daß die mächtigen hinteren Sehnenpinsel der Ciliarmuskulatur büschelförmig in meridionaler Richtung in sie einstrahlen (Abb. 76a, 92). Da die elastische Schicht im vorderen Ciliarkörperbereich allmählich aufhört bzw. nur in einzelnen, streifenförmigen

Bündeln existiert (REICHLING 1941, ROHEN 1952a, CALAMANDREI u. CAMICI 1955), muß die Lamina elastica der Bruchschen Membran als die flächenhaft über den Bulbus ausgebreitete, elastische Aponeurose des Ciliarmuskelsystems aufgefaßt

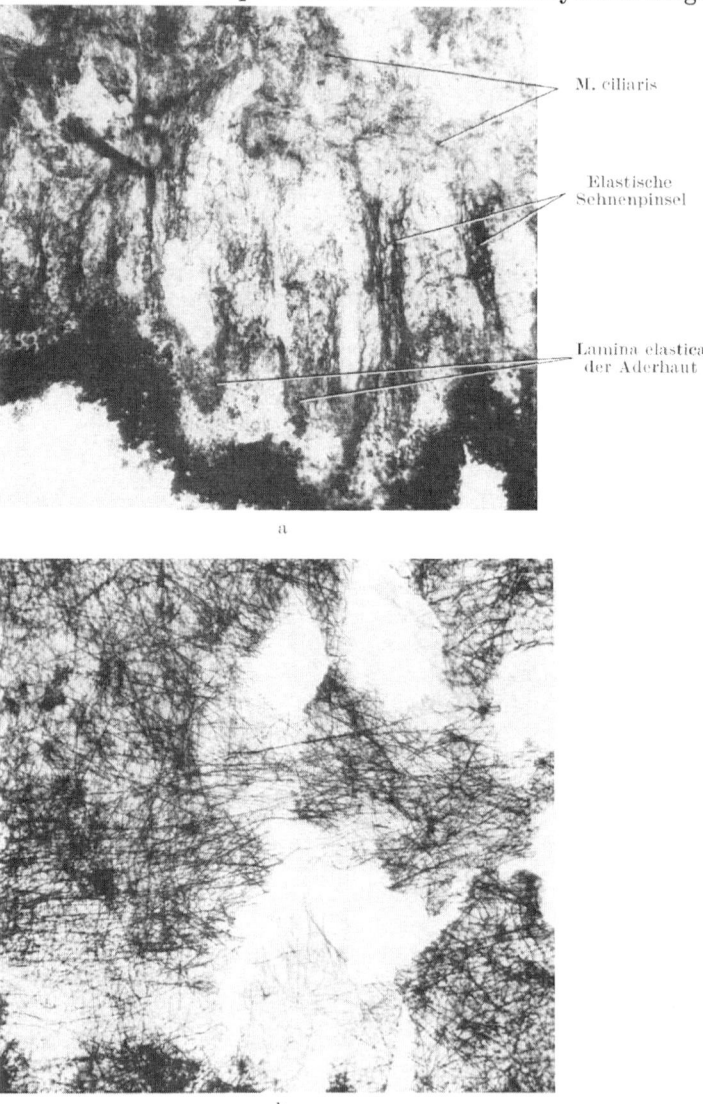

M. ciliaris

Elastische
Sehnenpinsel

Lamina elastica
der Aderhaut

a

b

Abb. 76a u. b. Flachschnitte durch die menschliche Aderhaut zur Darstellung der elastischen Netze (Resorcin-fuchsin, a 56fach, b 230fach). a Hinteres Ciliarmuskelende in Höhe der Ciliarfortsätze. Elastische Sehnenpinsel des Muskels strahlen in die Bruchsche Membran ein. b Tangentialschnitt durch die Bruchsche Membran zur Darstellung der horizontal und radiär orientierten, elastischen Gitternetze (vgl. Schema Abb. 75)

werden (Abb. 75). Am Sehnervenkopf bilden die elastischen Netze einen zirkulären Faserring, der die hintere, mechanische Verankerung des Systems darstellt.

Die *Altersveränderungen* dieser Membranen bestehen vor allem in lokalisierten oder flächenhaften Verdickungen, etwa in Form der bekannten knötchenförmigen Warzen oder Drusen, die auch isoliert verkalken (RADNOT 1948, WOLTER 1957d, LOEWENSTEIN 1940) oder in Form einer allgemeinen Hyalinisation degenerieren können (REICHLING 1941). In höherem Alter, besonders jenseits des 50. Lebensjahres soll sich zwischen Pigmentepithel und Lamina vitrea eine gefäßführende Bindegewebsschicht entwickeln können, die zur Verfettung neigt (REICHLING 1937, REICHLING u. KLEMENS 1937). Tuberositäten und kleine Anschwellungen in der Bruchschen Membran sind nicht selten und auch in jüngerem Lebensalter

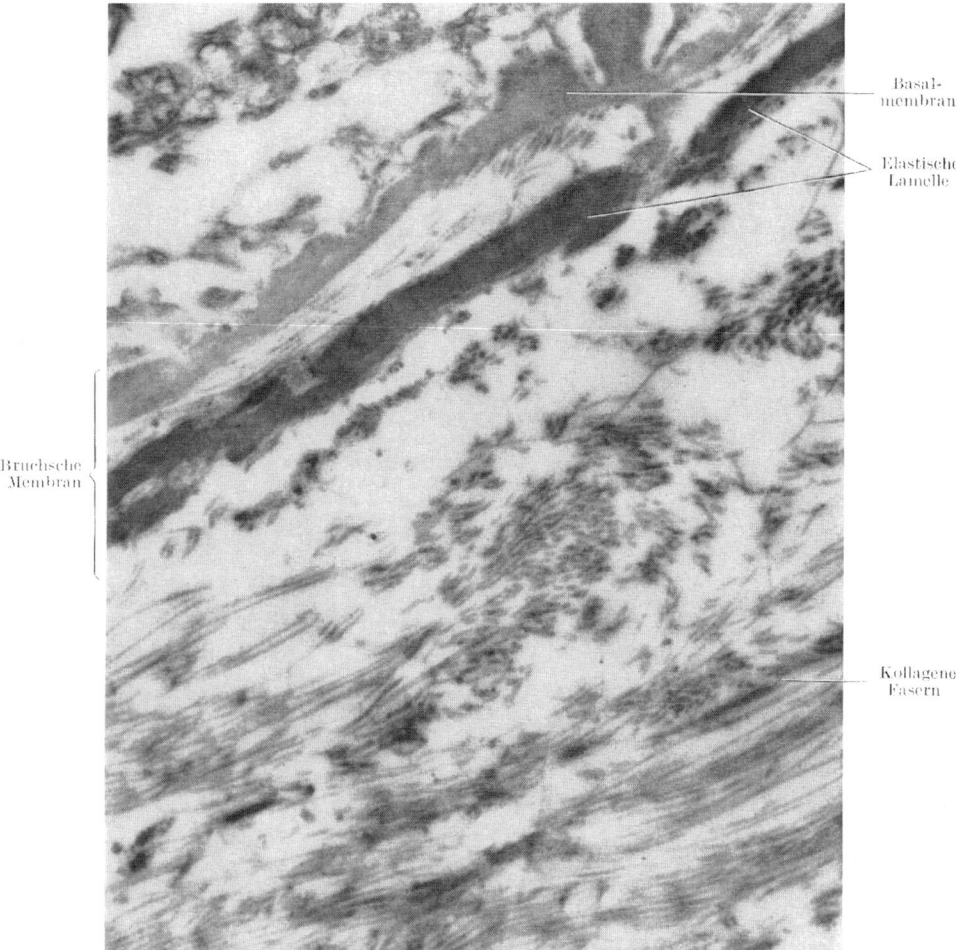

Abb. 77. Elektronenmikroskopische Aufnahme von der Bruchschen Membran eines Halbaffen *(Lemur catta)* (Orig.-Vergr. 9000fach, Gesamtvergr. 19 800fach). Man beachte die Mehrschichtigkeit der Membran

(REICHLING 1941, BUSACCA 1957, SATANOWSKY et al. 1954) sowie bei *Primaten* (ROHEN 1962d) beobachtet worden. Die hyalinen Varicositäten der Membrana limitans interna der Retina gleichen in ihrem färberischen Verhalten den Drusen der Bruchschen Membran (SAMUELS 1939, VRABEC 1953). Die Drusen kommen bevorzugt am hinteren Augenpol vor (BUSACCA 1957, SATANOWSKY u. NEUMANN 1954, PILLAT 1952—1954). Elektronenmikroskopisch sind Anhäufungen hyaliner Massen bei diesen Drusen vornehmlich in den äußeren Schichten der Membran nachweisbar; möglicherweise handelt es sich um Sekretionsprodukte des Pigmentepithels (FINE 1961).

Die *Feinstruktur* der Bruchschen Membran ist erst in den letzten Jahren aufgeklärt worden. Die Angaben über die Gesamtdicke der Membran schwanken von 0,7 μ (YAMADA 1961) bis zu 10—100 μ (OKUDA 1962). Meist wird eine Fünfschichtigkeit beschrieben (VAN DEN HOOFF 1954, COHEN 1960, YAMADA 1960, 1961, BERNSTEIN 1961, FINE 1961, SUMITA 1961, OKUDA 1962, AKIYA 1962, GARRON 1962). Dem Pigmentepithel unmittelbar anliegend findet sich eine elektronenmikroskopisch darstellbare echte Basalmembran von 0,5—1 μ Durchmesser, die nach FINE (1961) stark gefaltet sein soll und stellenweise in die basalen Einfaltungen des Pigmentepithels hineinragt. Die meisten Autoren beschreiben jedoch eine glatte Basalmembran, die die basalen Einfaltungen des Epithels freiläßt.

Der Basalmembran außen anliegend folgt eine Schicht feinster kollagener Fibrillen von 0,1—1 μ Dicke (YAMADA 1960, 1961, SUMITA 1961). Die Fibrillen zeigen normale Querstreifungsperioden und keine bevorzugte Orientierung. Dann folgt eine dickere Lage elastischer Fasern (0,2—2 μ), schließlich nochmals eine äußerst dünne Schicht kollagener Fibrillen (0,1—0,2 μ nach OKUDA 1962), so daß die elastische Faserschicht zwischen zwei Kollagenfaserschichten zu liegen kommt (Abb. 77). Als letzte Schicht müßte die Basalmembran der Capillaren gezählt werden, die nach SUMITA 250—500 Å dick ist.

Nach neueren, elektronenmikroskopischen Befunden soll die Struktur der Bruchschen Membran im vorderen und hinteren Bulbusabschnitt stark differieren (GARRON 1962). Die geschilderte Fünfschichtigkeit soll nur vorne deutlich sein. In der hinteren Bulbushälfte soll die elastische Zwischenschicht allmählich verschwinden. Diese Unterschiede könnten aber auch mit der verschiedenen Anordnung der elastischen Fasersysteme und der allmählichen Verdünnung der Lamina elastica nach hinten erklärt werden.

Beachtenswert ist die Feststellung GARRONs, daß auch in der Lamina vitrea elektronenmikroskopisch gelegentlich atypische Kollagenstrukturen mit 1000 Å-Perioden *(curly collagen)* auftreten können.

Die Permeabilitätsverhältnisse der Bruchschen Membran sind nicht eindeutig geklärt. Bei Perfusionsversuchen *(Hund)* zeigte sich, daß die Membran im ganzen schwellen kann. Die Permeabilitätsgrenze liegt wahrscheinlich bei einer Molekülgröße von 150000 (LYDA, ERIKSEN u. KRISCHNA 1957).

4. Innervation der Aderhaut

Ein besonders dichtes, vornehmlich parallel geordnetes Nervennetz wurde im Bereich der suprachorioidealen Lamellen dargestellt (KURUS 1955, VALU 1962). Gefäßnahe Ganglienzellen, die einen Durchmesser von 20 μ erreichen können, wurden von ASHTON (1952) abgebildet (vgl. auch MAWAS 1952). Im vorderen, äußeren Abschnitt der Aderhaut, etwa zwischen Ora und Skleralsporn, konnte KURUS (1955) ein dichtes, ganglienzellreiches Nervennetz nachweisen. Etwa 200 Ganglienzellen verschiedener Größe und Gestalt sollen in diesem Bereich vorkommen. Meist liegen sie in Gruppen. Die Ganglienzellen sind groß, polymorph und „pseudounipolar oder unipolar". Eine kleinere Anzahl ist auch multiform und klein. Nahe dem Kammerwinkel sollen größere, zum Teil kompliziert geformte receptorische, nervöse Endformationen normalerweise vorkommen.

Im übrigen ist innerhalb des interstitiellen Gewebes ein feinmaschiger Nervenplexus mit eingestreuten Ganglienzellen vorhanden, der aus Ästen der hinteren Ciliarnerven und den Gefäßgeflechten der Ciliararterien gespeist wird und sympathische, parasympathische, wahrscheinlich auch sensible Fasern enthält. MAT-

TEUCI (1947) spricht allerdings von einer ausschließlich sympathischen Innervation der Aderhaut bei *Nagern*. Ein flächenhaft ausgebreitetes Nervennetz, das auch korpuskelähnliche Endorgane, allerdings ohne kapsuläre Abgrenzung enthalten soll, faßt CASTRO-CORREIA (1961) als sensibel auf. Nach WOLTER (1960a) existieren zwei verschiedene nervöse Formationen in der Aderhaut, ein im interstitiellen Bindegewebe gelegenes Netz und ein perivasculäres Geflecht. Die perivasculären Nervennetze sind in der Aderhaut auffallend dicht (ROSSI 1936). Freie Nervenendigungen fehlen nach Ansicht der meisten Autoren (vgl. STÖHR jr. 1957).

Die Aderhaut enthält außerdem zahlreiche Nervenstämmchen, die die Chorioidea nur als Weg benützen, um die vordere Bulbushälfte zu erreichen.

V. Ciliarkörper (Corpus ciliare)

1. Allgemeines

a) Allgemeine Architektur des Ciliarkörpers

Die Aderhaut geht nach vorne ohne scharfe Grenze unter allmählicher Verbreiterung in den Ciliarkörper über. Anatomisch lassen sich zwei Hauptabschnitte unterscheiden, ein äußerer, der den Ciliarmuskel enthält, und ein innerer, der die Ciliarfortsätze bildet. Zwischen beiden liegt die sog. *Grundplatte*. In anteroposteriorer Richtung ist bei vielen *Säugern* eine Zweiteilung des Ciliarkörpers erkennbar (LAUBER 1902, ROCHON-DUVIGNEAUD 1943, ROHEN 1957b). Diese kommt dadurch zustande, daß die relativ schwache Ciliarmuskulatur nur den hinteren Abschnitt des Ciliarkörpers ausfüllt, der vordere jedoch von einem lockermaschigen Bindegewebsgerüst ausgefüllt wird, welches Kammerwasser enthält und breitbasig in die Iriswurzel übergeht. Gegen die Kammerbucht wird dieser Teil durch die kräftigen, peripheren Irisfortsätze (Lig. pectinatum) abgegrenzt (Abb. 78a). Bei *Säugern* mit schwacher Ciliarmuskulatur und deutlicher Zweiteilung ist die Grundplatte dicker. Je mehr sich der Ciliarmuskelapparat vergrößert, um so mehr wird die Grundplatte reduziert, was sich besonders durch den Vergleich der Ciliarkörper verschiedener *Primaten*arten belegen läßt (ROHEN 1962d). Bei den meisten *Säugern* ist also der Hauptteil des Ciliarkörpers, der die Ciliarfortsätze trägt, nicht vom Ciliarmuskel ausgefüllt (Abb. 78a). In diesem vorderen Abschnitt können drei Bindegewebsformationen unterschieden werden: skleraseitig das sog. „sklerale Gerüstwerk" (VIRCHOW 1910), weiter innen das sog. „uveale Gerüstwerk" und schließlich die Grundplatte mit den Ciliarfortsätzen und der Iriswurzel. Im hinteren Ciliarkörperabschnitt liegt skleraseitig der meist langgestreckte Ciliarmuskel und innen davon die dorsale Portion der Grundplatte.

Bei den großen *Haussäugern* (*Rind, Schaf, Ziege, Pferd, Schwein* usw.) finden sich zusätzlich *Asymmetrien* des Ciliarkörperaufbaues (Abb. 79). Meist ist der Ciliarkörper nasal stark verkürzt. Der Orbiculus ciliaris ist verschmälert, so daß die Ora bis nahe an das hintere Ende der Ciliarfortsätze heranreicht. Der Ciliarmuskel besteht nasal nur noch aus zirkulären Fasern, während temporal vornehmlich Längsfasersysteme ausgebildet sind. Einige wenige Zirkulärbündel liegen skleraseitig, also außen, nicht innen wie bei den *Primaten*. Nasal ist auch der vordere, bindegewebige Abschnitt des Ciliarkörpers verkürzt. Die skleraseitige „Resorptionsfläche" für das Kammerwasser mißt z. B. beim *Rind* dorsal/temporal 1,6/1,5 mm, nasal dagegen nur 0,7 mm (Abb. 79).

Ähnliche Asymmetrien des Ciliarkörpers finden sich auch bei *Primaten*, wenn auch meist nur angedeutet. Bei den höheren *Primaten* wird eine zunehmende

Vereinheitlichung des Ciliarkörpers erkennbar. Es ist aber interessant, daß bei manchen *Halbaffen (Tupaia, Tarsius)* ein Ciliarkörperaufbau existiert, der in

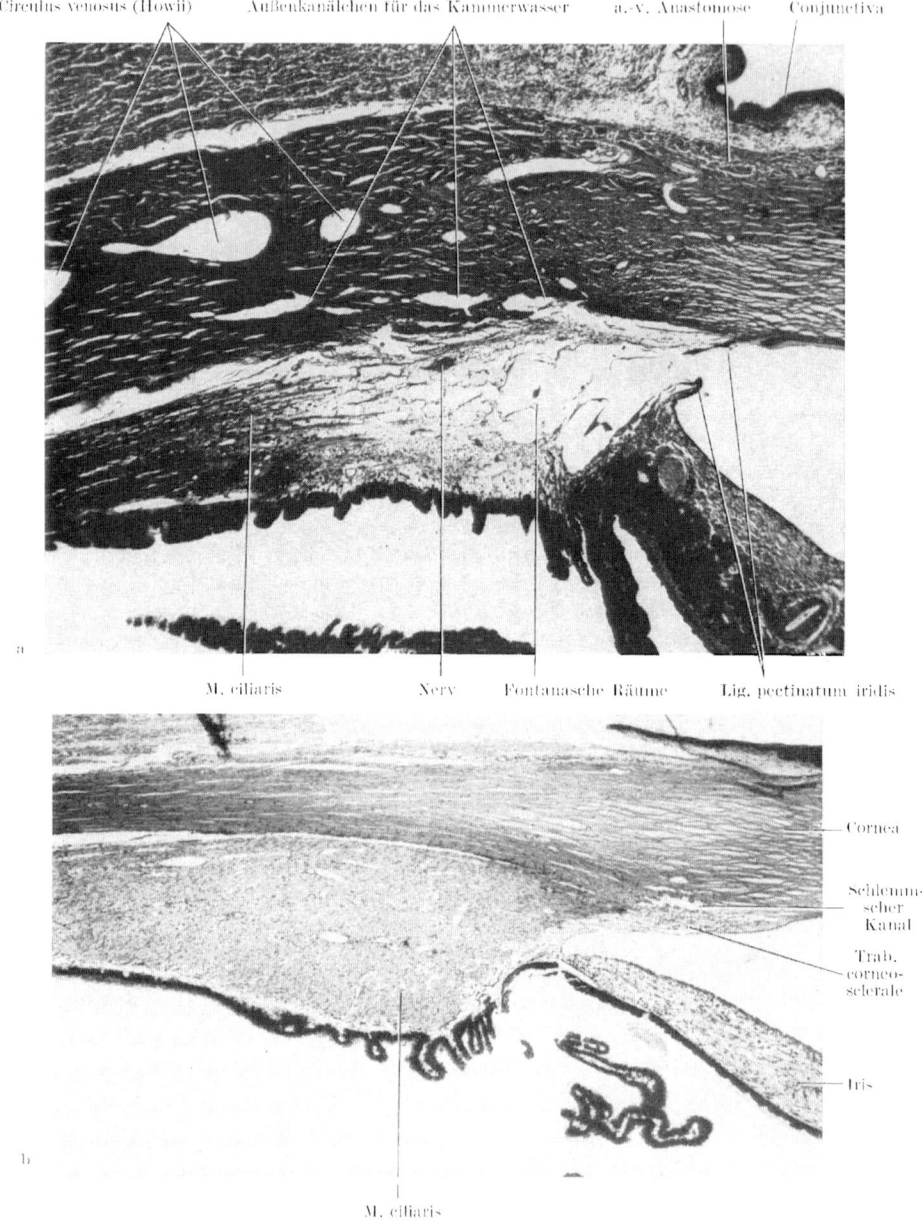

Abb. 78a u. b. Unterschiede im Aufbau des Ciliarkörpers bei Säugern a und Primaten b. a Sagittalschnitt durch den Ciliarkörper und den Kammerwinkel eines Hundes. b Sagittalschnitt durch den Ciliarkörper und den Kammerwinkel eines höheren Affen (*Erythrocebus* spec.). Man beachte die starke Entwicklung des Ciliarmuskels, die Einengung der Kammerbucht und die Reduktion des Lig. pectinatum bei den Primaten

vielem an die Strukturverhältnisse bei niederen *Säugern* erinnert (ROHEN 1961 b). So hat *Tupaia* noch eine deutliche Zweiteilung mit großen Fontanaschen Räumen, schwacher, dorsal gelegener Ciliarmuskulatur und kräftigem Ligamentum pectinatum. Bei *Prosimiern*, die Nacht- oder Dämmerungstiere sind *(Galago, Nycticebus)*, erscheint der Ciliarmuskel lockermaschig und besitzt reichlich intermuskuläres Bindegewebe. Der vordere Abschnitt des Ciliarkörpers ist noch weitgehend von einem lockeren (uvealen und skleralen) Bindegewebsgerüst ausgefüllt. Erst

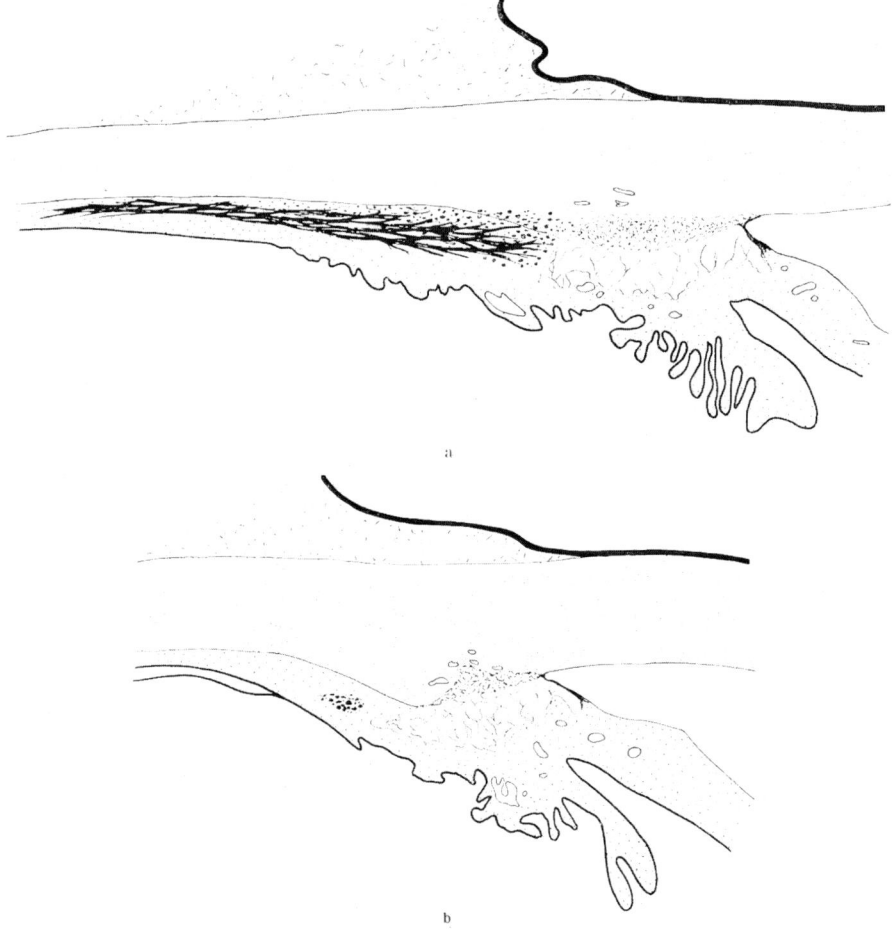

Abb. 79a u. b. Nach Sagittalschnitten gezeichnete Abbildungen vom Ciliarkörper des Schweines in verschiedenen Quadranten des Auges. a Temporaler Quadrant, b nasaler Quadrant. Man beachte die Einengung der Kammerbucht von der nasalen Seite sowie die außen gelegenen, zirkulären Fasern des Ciliarmuskelsystems und das Fehlen meridionaler Muskelfasern an der nasalen Seite

bei höheren *Affen (Simiae)*, die durchweg Tagtiere sind, entwickelt sich ein kompakter Ciliarmuskel mit vorspringender Kante (Zirkulärportion). Die Grundplatte ist hier äußerst schmal, das intermuskuläre Bindegewebe kaum erkennbar und das lockermaschige Bindegewebe der Kammerbucht mit den Fontanaschen Räumen verschwunden. Diese Veränderungen gehen mit einer Rudimentierung der Iriswurzel, die häufig bis auf das Epithel reduziert erscheint, einher. Interessanterweise hat *Tarsius* einen Ciliarkörper, der eher an den höherer *Affen* als an den der *Prosimier* erinnert (Abb. 80). Der Muskel zeigt eine deutliche Kante, besitzt zirkuläre Faseranteile, ist aber noch lockermaschig. Reste eines

Lig. pectinatum sind vorhanden, aber der Kammerwinkel erscheint konzentriert.
Die Iriswurzel ist schmal.

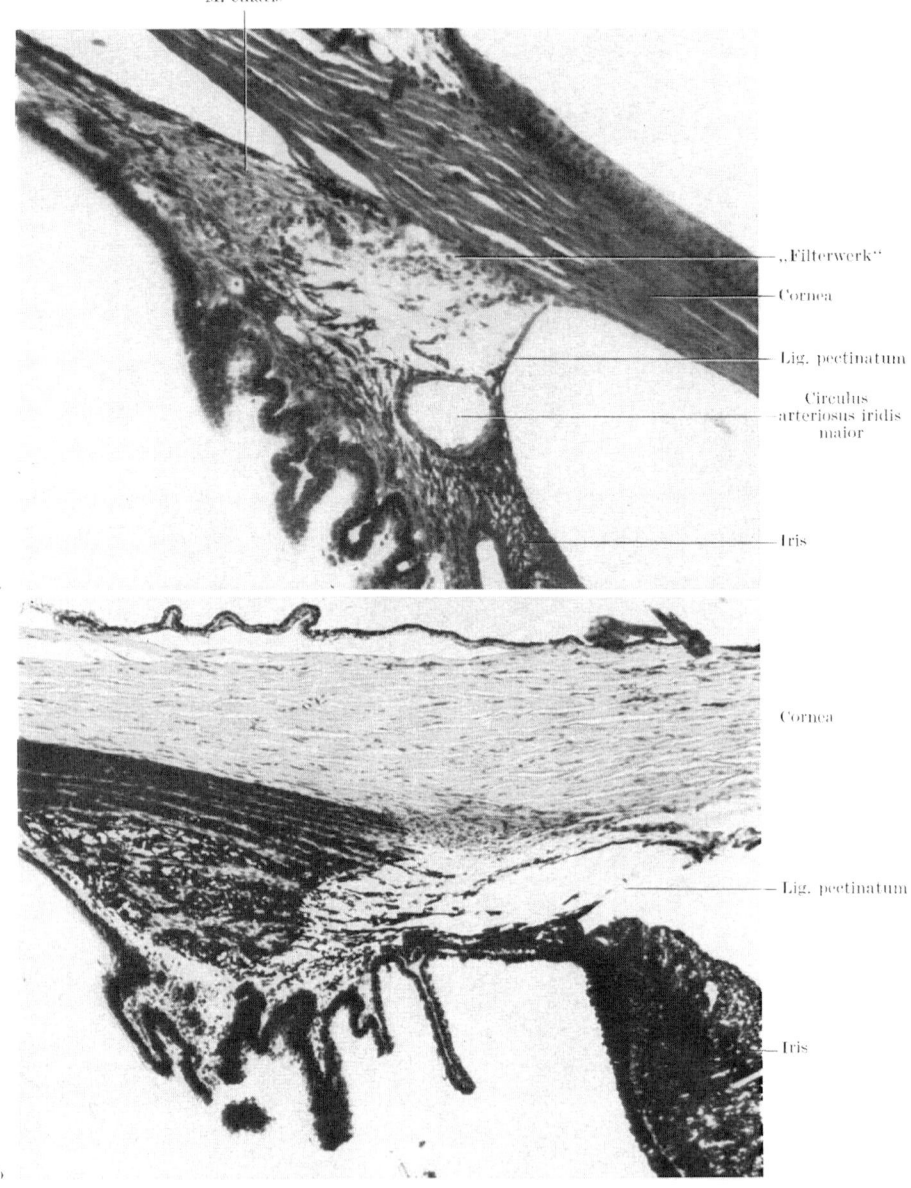

Abb. 80a u. b. Gegenüberstellung der Struktur des Ciliarkörpers zwei seltener Halbaffen. a *Tupaia glis*
(tagaktiv), b *Tarsius bancanus* (nachtaktiv) (H.E., 25fach)

Die Befunde legen den Gedanken nahe, daß die geschilderten allgemeinen
Strukturunterschiede des Ciliarkörpers eine evolutive Reihe darstellen. Danach
würde bei den höheren *Primaten* mit zunehmender Akkommodationskraft eine
Umgestaltung des Ciliarkörpers in dem Sinne stattfinden, daß die ursprüngliche
Zweiteilung aufgegeben, die lockere, bindegewebige Struktur des Kammer-

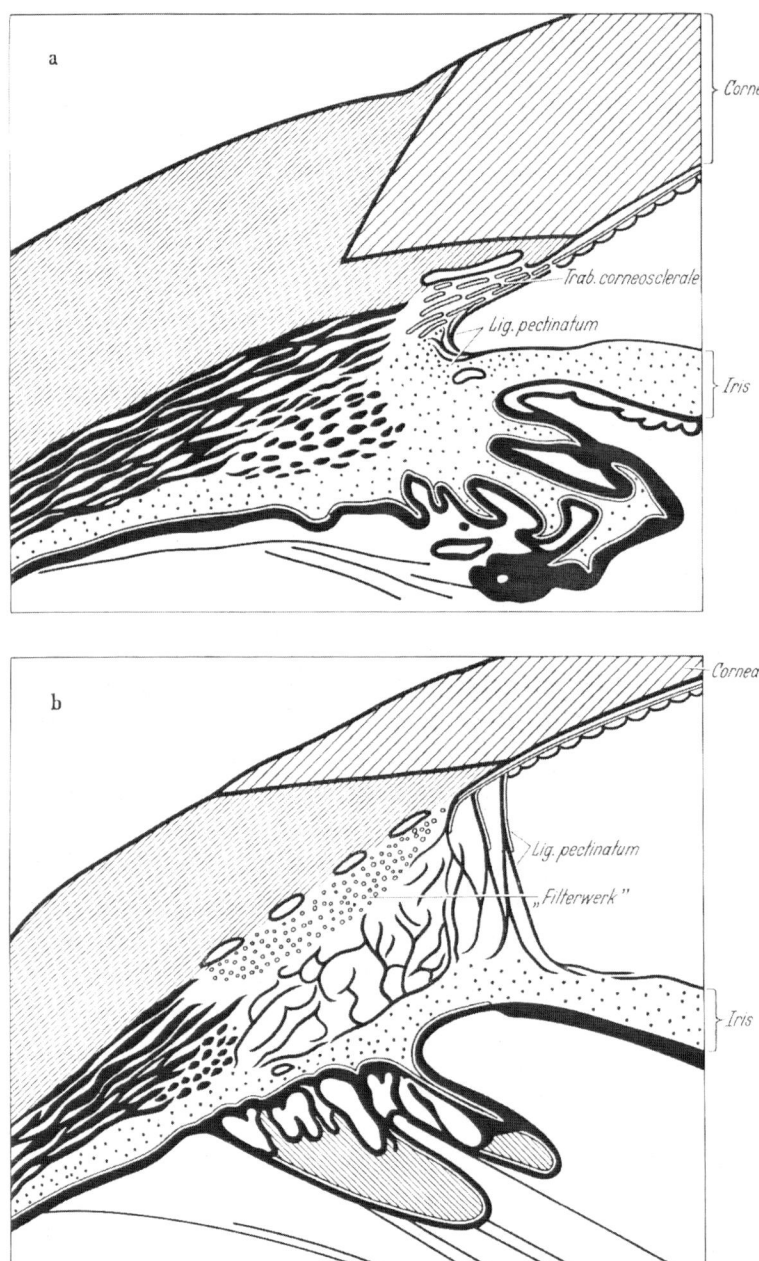

Abb. 81a u. b. Schematische Übersicht über die Strukturverhältnisse des Ciliarkörpers und der Kammerbucht bei Säugern (b) und Primaten (a). Erläuterungen s. Text

winkels zurückgebildet und die Ciliarmuskulatur so sehr vergrößert wird, daß sie den ganzen vorderen Abschnitt, in dem sich bei *Säugern* die Fontanaschen Räume befinden, ausfüllt (Abb. 81).

Mit dieser allgemeinen Umgestaltung des Ciliarkörpers muß ein struktureller Umbau des Kammerwinkels verbunden sein. Die Einengung der Kammerbucht führt zur Verkleinerung der „Resorptionsfläche" für den Kammerwasserabfluß. Ein abgrenzbarer Schlemmscher Kanal, der bei *Säugern* und *Halbaffen* noch fehlt, tritt bei den *Simiae* auf. Die geschilderten Formveränderungen sind nicht nur Proportionsverschiebungen, sondern gehen offenbar auch mit qualitativen Veränderungen in den strukturbildenden Geweben einher. So lagern sich bei den höheren *Primaten* zunehmend Mucopolysaccharide in den Filtergeweben der Kammerbucht ab. Die hyaluronidaseempfindlichen Zwischensubstanzen nehmen ab, dafür treten mucopolysaccharidreiche Basalmembransysteme auf (Abb. 81).

Zusammenfassend können wir also hinsichtlich der allgemeinen Architektur des Ciliarkörpers eine morphologische Reihe aufstellen, bei der der *Mensch* keineswegs am Ende steht. So sind bei *Homo* die bindegewebigen Anteile von Grundplatte, Ciliarmuskulatur und Kammerwinkel meist noch stärker entwickelt als bei *Pongiden* oder *Cercopithecinen*, bei welchen der mächtige, kompakte Muskel den gesamten Ciliarkörper fast vollständig ausfüllt. Diese vergleichend-anatomische Übersicht wurde hier an den Anfang gesetzt, weil sich aus den geschilderten Strukturunterschieden die später abzuhandelnden Einzelheiten (Trabekelwerk, periphere Irisfixation, Ciliarmuskulatur usw.) besser verstehen lassen.

b) Gefäßsystem des Ciliarkörpers

Die Ciliarkörperarterien stammen aus Ästen des Circulus arteriosus iridis major, der beim *Menschen* im vorderen Teil des Ciliarmuskels, meist innerhalb der meridionalen Muskelportion zu finden ist. Doch variiert die Lage sehr. Die langen, hinteren Ciliararterien treten mit großen, arkadenförmigen Bögen von der Suprachorioidea in den Ciliarkörper über, bilden den Hauptteil des Gefäßkranzes, in den außerdem die perforierenden, vorderen Ciliararterien mit kürzeren Arkaden einmünden. Es finden sich jedoch nicht selten auch vordere Ciliararterien, die keine Beziehung zum Gefäßkranz haben. Die arteriellen Äste des Circulus arteriosus major versorgen Iris, Ciliarkörper und Aderhaut bis etwa zum Äquator des Bulbus. Die Form des Capillarnetzes ist für das jeweilige Versorgungsgebiet äußerst charakteristisch. Die Capillarisierung des Ciliarmuskels ist deutlich geringer als diejenige der Ciliarfortsätze (Abb. 82). Die Capillardurchmesser sind kleiner, die postcapillären Venen weniger zahlreich und die Capillardichte geringer. Auch die Anordnung der Gefäße in beiden Teilen des Ciliarkörpers ist deutlich verschieden. Innerhalb des Muskels ahmt das Capillarnetz die Gitterarchitektur des Muskelnetzes mit seinen nach innen größer werdenden Winkeln getreu nach. Im Bereich der Ciliarfortsätze bilden sich jedoch mehr parallel, von schräg-vorne nach hinten-innen verlaufende Gefäßstraßen, die in eine gemeinsame Sammelvene am Ciliarfortsatzkamm einmünden (Abb. 82).

Diese Unterschiede sind von KISS et al. im Zusammenhang mit der Kammerwasserzirkulation etwas überbetont worden. Das relativ enge Capillarnetz der Ciliarmuskulatur wurde als „Plexus ciliaris" bezeichnet. Es soll maßgeblich an der Kammerwasserresoprtion beteiligt sein (KISS 1949). Das Blut des „Plexus ciliaris" soll dann durch eine perforierende, sog. „Emissarvene" (KISS 1943) abfließen, welche episkleral in leicht geschlängeltem Verlauf bis zur V. ophthalmica zu verfolgen sei (KISS u. ORBÁN 1951). Diese Emissarvenen sollen einen wesentlichen Teil des Kammerwassers nach außen ableiten, also ebenfalls als Kammerwasservenen angesehen werden müssen. Gefäße dieser Art sind aber von anderen Autoren bisher nicht beschrieben worden. Es ist denkbar, daß KISS et al. bei ihren Injektionsversuchen vordere Ciliararterien retrograd gefüllt haben.

Innerhalb des Gefäßnetzes des Ciliarkörpers sollen auch *arteriovenöse Anastomosen* vorkommen (KISS u. ORBÁN 1951). Die gezeichneten Abbildungen der Autoren zeigen jedoch klar, daß es sich dabei nicht um echte, präcapillare, arteriovenöse Anastomosen handelt, sondern um Verbindungen im Capillarbereich.

Das *Capillarnetz der Ciliarfortsätze* zeigt Besonderheiten, die aus ihrer funktionellen Bedeutung für die Kammerwassersekretion verständlich werden können. Bei *Kaninchen* betrug der Capillardurchmesser nach Sofortfixation in flüssigem Stickstoff etwa 6—10 μ, im Bereich der Pars plana 30 μ (VILSTRUP 1952). In üblichen histologischen Präparaten ist er meist erheblich größer (HUHNT 1949). Vorderkammerpunktionen oder geringgradige Traumen führen fast momentan zu

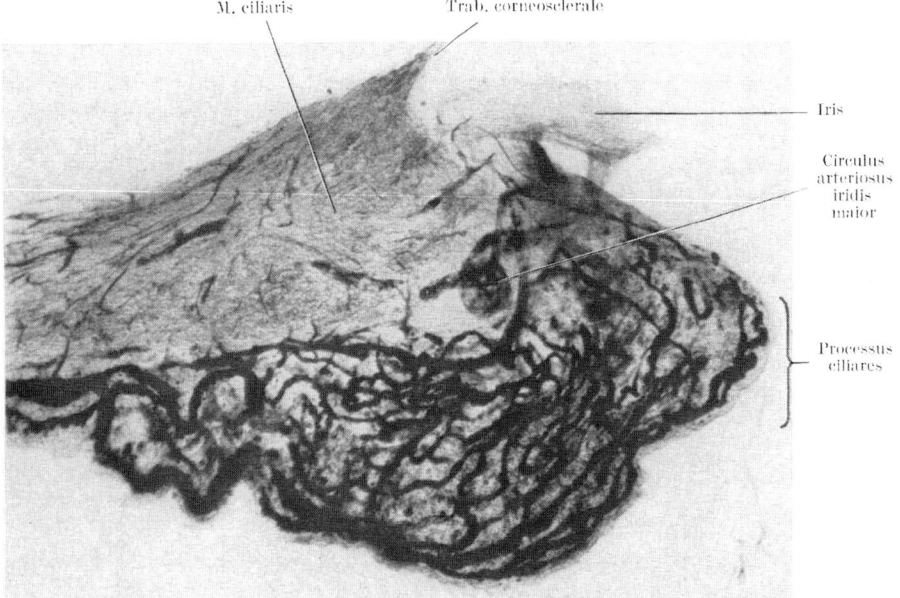

Abb. 82. Totalpräparat eines menschlichen Ciliarkörpers nach Tuscheinjektion der Gefäße (55fach)

einer Capillarerweiterung in den vorderen Abschnitten der Ciliarfortsätze mit Zell- und Plasmadiapedesen, Erythrocytenaustritt usw. (POOS 1931, ROHEN 1957a). Die Empfindlichkeit der Ciliarfortsatzcapillaren für plötzliche intraoculare Volumenschwankungen ist sehr groß.

Elektronenmikroskopische Aufnahmen zeigen eine auffallend dünne Wandung der Capillaren der Ciliarfortsätze. Das Endothel, das sich an den Rändern überlappt, verdünnt sich stellenweise bis auf 150 Å (HOLMBERG 1959). Das basale Grundhäutchen mißt durchschnittlich 300 Å und ist häufig vom Endothel durch einen schmalen Spalt getrennt. Beim *Menschen* liegen die Capillaren dem Pigmentepithel eng an, beim *Kaninchen* sind sie davon meist durch eine dünne Schicht kollagenen Bindegewebes getrennt (HOLMBERG 1959a, 1961). Lichtmikroskopisch findet man beim *Kaninchen* im vorderen Abschnitt des Ciliarkörpers häufig Cytoplasmafortsätze der Pigmentepithelzellen, die mit der Capillarwand in Verbindung stehen (ROHEN 1957a). Beim *Menschen* wurden derartige Strukturen bisher nicht beobachtet.

Elektronenmikroskopisch wurden am Capillarendothel beim *Menschen* und beim *Kaninchen Poren* von zum Teil beträchtlicher Größe beschrieben (PAPPAS et al. 1959, 1962, HOLMBERG 1959a, 1961). Der Durchmesser dieser Poren schwankt zwischen 200 und 1200 Å. HOLMBERG fand jedoch in 150 Schnitten von 16 Kaninchen und drei menschlichen Präparaten nur 25 solcher Öffnungen. Sie können daher nicht als Strukturmerkmal der ciliaren Capillaren angesehen werden. Nach intravenöser Verabreichung von Thorotrast fanden PAPPAS et al. (1959) Partikel innerhalb der Endothelien, meist in kleinen Bläschen abgelagert. Auch „Fibroblasten und Makrophagen" des interstitiellen Bindegewebes hatten Thorotrast-partikelchen gespeichert. Neuerdings haben PAPPAS und TENNYSON (1962) den Weg intravenös verabreichter, kolloidaler Partikel elektronenmikroskopisch beim *Kaninchen* verfolgt und festgestellt, daß die Partikel nicht durch die Poren des ciliaren Capillarendothels, sondern hauptsächlich durch die dickere Wandung der postcapillären Venen und Venolen hindurchtreten. Wird das Auge traumatisiert (Injektion von Endotoxinen oder Anlegen einer Vorderkammerfistel), so wird die Passage der Partikel verstärkt, jedoch nicht an einen anderen Ort verlegt. Die gefensterten Abschnitte der Capillarendothelien erscheinen elektronenmikroskopisch unverändert. Die kolloidalen Substanzen wandern anscheinend *zwischen* den Endothelzellen der Venolen und nicht durch die Poren hindurch. Bei neugeborenen *Kaninchen*, bei denen die Kammerwassersekretion noch nicht eingesetzt hat, sind die Capillardurchmesser im Ciliarkörperbereich gering. Das Endothel erscheint dick und überlappt sich breit. Erst gegen den Zeitpunkt der Lidöffnung (9.—12. Tag post natum) flacht sich das Endothel ab und der Capillardurchmesser nimmt zu (PAPPAS 1959).

Auf die funktionelle Sonderstellung des Ciliarkörpergefäßsystems im Hinblick auf eine Regelung der intraocularen Durchblutung bzw. Druckkonstanz, wie sie sich aus neueren physiologischen Experimenten ergeben hat, wurde bereits hingewiesen (RODENHÄUSER 1961, vgl. S. 184).

2. Ciliarfortsätze

a) Allgemeines

Das Relief der Ciliarfortsätze verändert sich im Alter (REESE 1934). Meist verlängern sich die Processus im späteren Leben, so daß sie schließlich bis an den Linsenäquator heranreichen können. Gleichzeitig vergröbert sich auch das Relief. Jedoch sind die individuellen Formvarianten so groß, daß nach REESE eine strenge Korrelation zwischen Alter und Gestalt der Fortsätze nicht aufgestellt werden kann. Bei raumverändernden Prozessen des Auges (Perforation, Glaukom, Mißbildungen, Vorderkammerpunktion) kommt es häufig zu Vergrößerungen und Ödembildungen im Ciliarkörper. In 11 von 100 normalen Autopsieaugen beobachtete VELASQUEZ (1962) hyaline Degenerationen mit Atrophie der Ciliarfortsätze. Wir fanden auch bei normalen *Primaten*augen nicht selten Hyalinisationen ganzer Ciliarfortsätze. Lokalisierte Hypertrophien, Entpigmentationen und Verwerfungen des Ciliarepithels sind damit gekoppelt. Eine greifbare Ursache für diese Veränderungen ist aus den histologischen Präparaten nicht zu erkennen.

Im jugendlichen Alter ist das Bindegewebe der Ciliarfortsätze zart. Die Interstitien sind flüssigkeitsreich, jedoch pigmentarm (WINNIKOW 1936). Im Stroma fand ZOLLINGER (1949) Mastzellen, was wir bestätigen können (GRAUMANN u. ROHEN 1958). Nach Cortisongaben oder Thyreoidektomie sollen die Mastzellen im Ciliarkörper vermehrt sein. Nach parenteralen Eiweißinjektionen fanden APPELMANS, MISSOTTEN und BLANCKAERT (1962) in Ciliarkörper und Uvea vermehrt Histiocyten, die nach elektronenmikroskopischen Beobachtungen reich an vacuolären Einschlüssen und Mitochondrien sind und zur Antikörperbildung befähigt sein sollen. Bei Vitamin C-Mangeldiät ist angeblich eine Vacuolisierung des Cytoplasmas und Degranulierung der Mastzellen nachweisbar (LARSSON 1959). ,,Reticuloendotheliale Zellen", vermutlich in der Hauptsache Histiocyten und Makrophagen, sah NÉMETH (1936) in besonderen Reizsituationen reichlich im Ciliarkörper auftreten. Sie liegen dann massiert in den Firsten der Ciliarfortsätze unter dem Epithel. Auch Plasmazellen können in diesem Bereich und an der Innenseite der Pars plana in größerem Ausmaß auftreten (BÁRÁNY u. ROHEN 1963b). Normalerweise sind reticuloendotheliale Elemente in Iris und Ciliarkörper selten zu finden, können aber nach Injektion von Vitalfarbstoffen rasch mobilisiert werden (FRY 1936, ROHEN u. UNGER 1959).

Das Bindegewebe der Ciliarfortsätze besteht in der Hauptsache aus feinen, locker zusammenliegenden kollagenen Fasern. Elastische Fasern sind selten. Die elastische Lamelle der Aderhaut verliert sich nach vorn zu und ist im vorderen Drittel der Grundplatte nicht mehr als geschlossene Membran auszumachen. Einzelne Faserzüge gehen zwar in die Ciliarfortsätze über, doch ist ihr Gehalt an elastischem Material gering. Gitterfasern sind — besonders in jugendlichen Augen — zahlreich. Sie verdichten sich hauptsächlich ,,innerhalb der Basalmembranen des Ciliarepithels" (VALU u. KALAPOS 1961). VALU et al. betrachteten die argyrophilen Fasern als typischen Bestandteil der Ciliarfortsätze.

Es gibt morphologische Kriterien dafür, daß es verschiedene *Typen von Ciliarfortsätzen* gibt (MCDONALD 1949, ROHEN 1957a). Beim *Kaninchen* unterschied MCDONALD zwei Formen, die ein unterschiedliches Stroma haben. Beim ersten Typ handelt es sich um breite, plumpe Fortsätze mit einem mesenchymartigen, undifferenzierten Bindegewebe, sternförmig verzweigten Zellen und einer schwach anfärbbaren Intercellularsubstanz. Die Zwischensubstanz enthält reichlich Hyaluronsäure. Das Stroma des zweiten Fasertyps zeigt ein straffes Bindegewebe, die Intercellularsubstanz ist gering entwickelt, aber metachromatisch und eosinophil. Nach langdauernden Versuchen mit Hyaluronidase verdichtet sich das interstitielle Bindegewebe der Ciliarfortsätze und wird intensiv metachromatisch, was wahrscheinlich auf eine Sulfatisierung der Mucopolysaccharide zurückzuführen ist (MCDONALD 1949).

Wir fanden, daß bei *Nagern* und *Carnivoren* die vorderen Abschnitte der Ciliarfortsätze häufig anders reagieren als die hinteren. Bei Traumatisierungen des Auges und nach Vorderkammerpunktionen können ausgedehnte Ödeme und Schwellungen der vorderen Teile auftreten, während die hinteren Abschnitte der Ciliarfortsätze dünn bleiben (Abb. 83). Hinten ist das Ciliarepithel hoch und prismatisch, vorne dagegen flach und an zahlreichen Stellen durch lange cytoplasmatische Fortsätze in direktem Kontakt mit der Capillarwand oder mit Stromazellen (Abb. 84a, b). Auch das Stroma zeigt Strukturunterschiede und verhält sich bei diesen Reaktionen different. Das Ciliarepithel der hinteren Abschnitte und der Pars plana ist auch bereits ohne Voroxydation schwach metachromatisch. Ein solches färberisches Verhalten zeigt das vordere Epithel nie (GRAUMANN u. ROHEN 1958). Wir hatten seinerzeit angenommen, daß diesen morphologischen Verschiedenheiten auch funktionelle Unterschiede entsprechen (ROHEN 1957a). Doch sind dafür bisher noch zu wenig physiologische und biochemische Daten vorhanden.

Eine Dreiteilung der Ciliarfortsätze beim *Kaninchen* schlägt SHEPPARD (1961) vor. Dabei wird die vordere Portion als ,,dünn und vasculär" bezeichnet. Sie soll ein besonders dichtes, fibröses Bindegewebe besitzen, was jedoch nicht den Tatsachen entspricht.

Ob das Ciliarepithel vom Stroma durch eine echte Basalmembran abgegrenzt wird, ist fraglich (REDSLOB 1939). In jugendlichen Augen sieht man in der

Regel eine homogene, dünne, basalmembranartige Schicht, die dem Pigment-
epithel dicht anliegt und meist nicht mehr als 1—1,5 μ im Durchmesser mißt
(Abb. 86a). Sie ist intensiv perjodatreaktiv und enthält argyrophile Fasern (YAMA-
SHITA u. BECKER 1960). In Erwachsenenaugen hat die subepitheliale Binde-

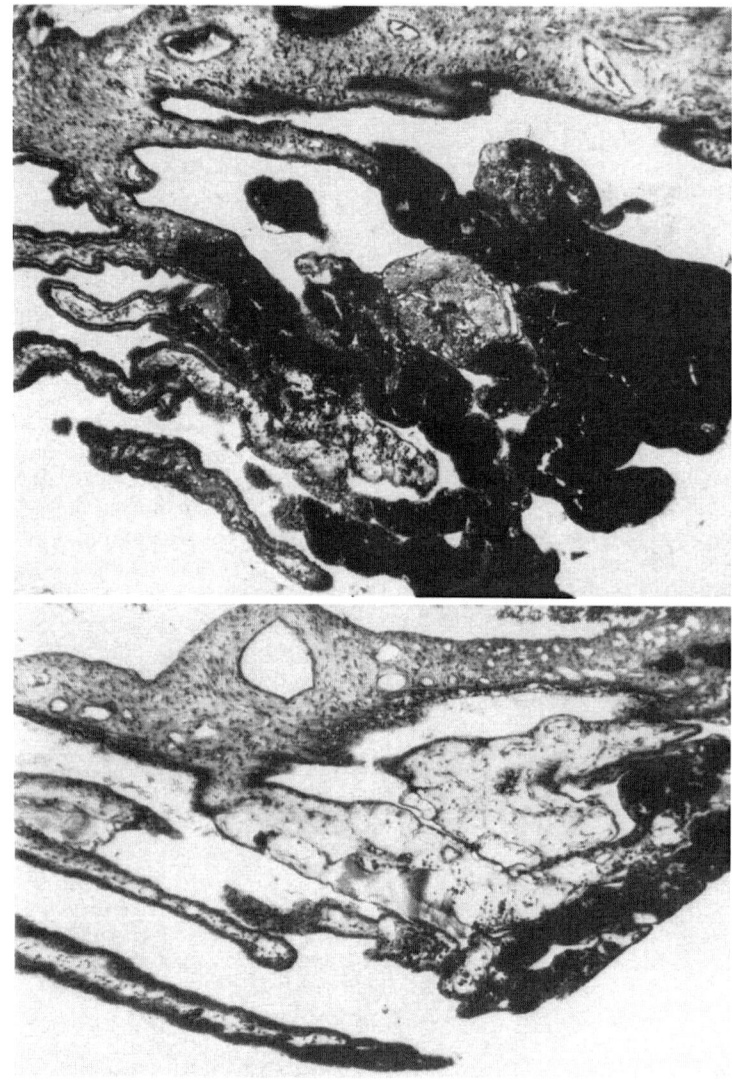

Abb. 83a u. b. Verhalten der Ciliarfortsätze nach Vorderkammerpunktion. Die vorderen Abschnitte sind stark
hyperämisch bzw. ödematös, die hinteren nahezu unverändert (albinotische Kaninchen)

gewebslamelle meist einen Durchmesser von 1—4 μ oder noch mehr. Bei Kindern
unter 10 Jahren ist sie selten dicker als 1 μ (YAMASHITA u. BECKER 1961). Deutliche Färbungsunterschiede zum Stroma sind vorhanden. Durch Aldehydfuchsin
wird die Membran intensiv gefärbt, während das übrige Stroma nur wenig tingiert
wird. Mit der Kolloideisenreaktion von RITTER u. OLESON in Kombination
mit der PAS-Färbung hebt sich die Lamelle intensiv rot vom blau angefärbten
Stroma ab (Abb. 86b). Im Gegensatz zur Pars plana des Ciliarkörpers wird im

Bereich der Ciliarfortsätze durch Alcianblau neben der subepithelialen Lamelle auch das Stroma stark angefärbt. Wendet man jedoch die Lisonsche Modifikation an, dann wird nur dieses Stroma vom Chlorantinrot überfärbt, während

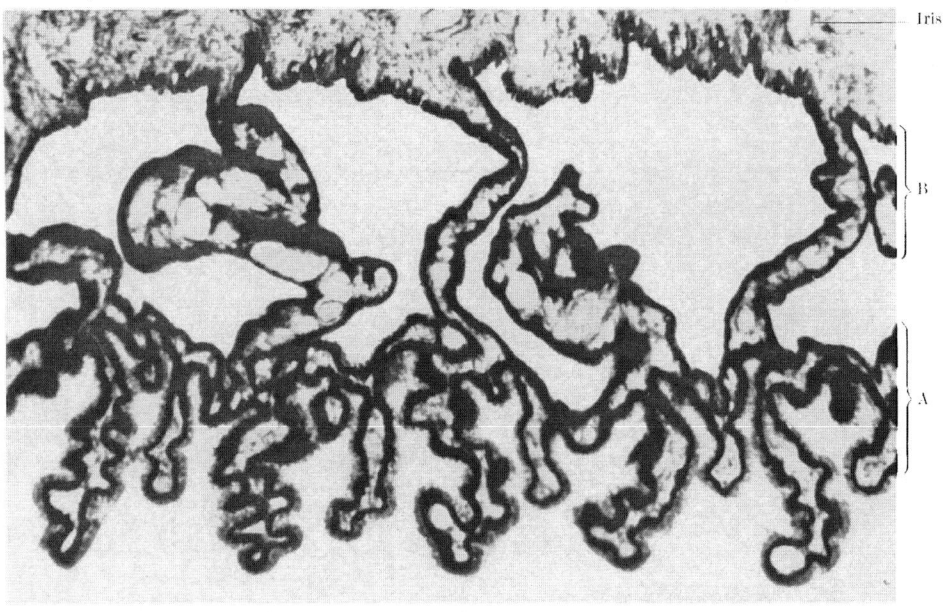

a

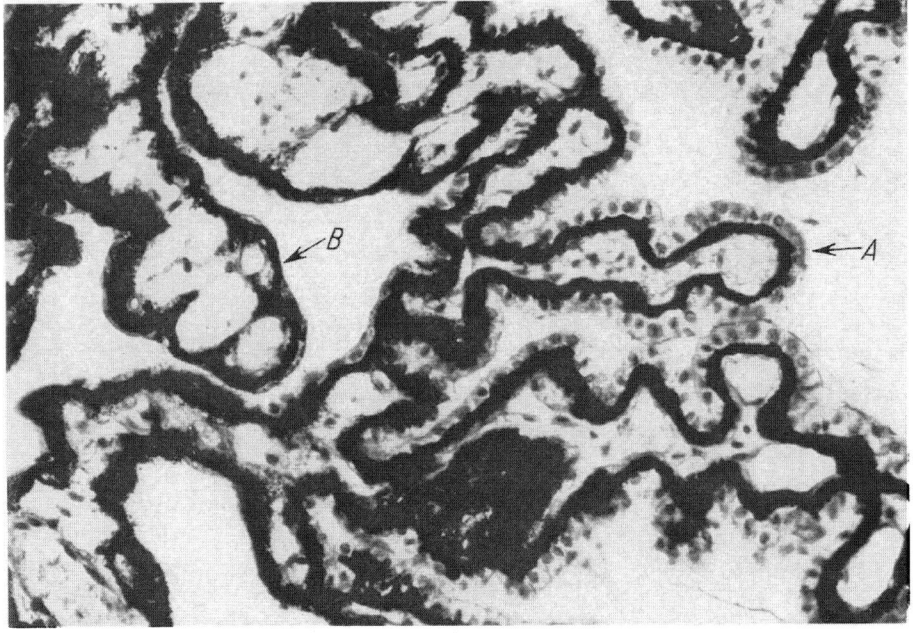

b

Abb. 84a u. b. Horizontalschnitte durch die Ciliarfortsätze des Kaninchens zur Darstellung der zwei verschiedenen Epithelformationen. Die hinteren Abschnitte der Ciliarfortsätze haben ein zweischichtiges, hochprismatisches Epithel (A); die vorderen, meist bis auf die Iris reichenden Fortsätze haben ein flaches Epithel, dessen Pigmentepithelzellen lange, basale Fortsätze zu den Gefäßen und Stromazellen bilden (B)

die subepitheliale Grenzmembran den blauen Farbton bewahrt (GRAUMANN u. ROHEN 1958). Im übrigen ist das Stroma nur wenig perjodatreaktiv. Im Alter, aber auch bei bestimmten pathologischen Reaktionen (Glaukom usw.) kann sich die subepitheliale Lamelle enorm verbreitern. Mit der Perjodatleukofuchsinreaktion, insbesondere in Kombination mit der Kolloideisenreaktion, läßt sich das verbreiterte, teilweise hyalinisierte Material deutlich vom übrigen Stroma

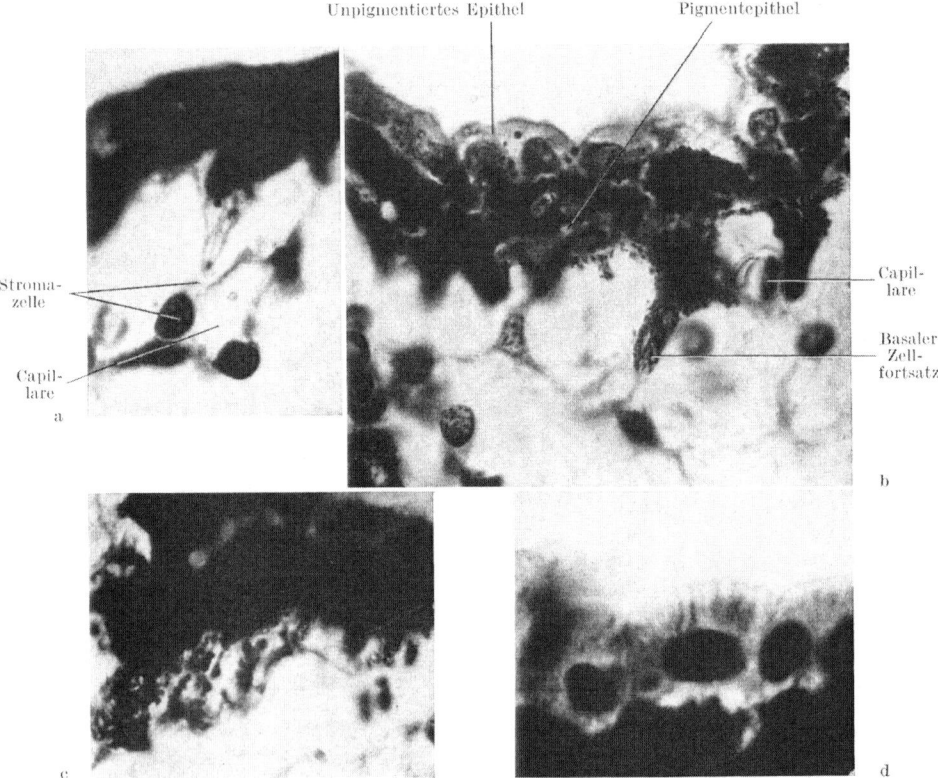

Abb. 85a—d. Ausschnittvergrößerungen aus dem Ciliarepithel des Kaninchens in den zwei morphologisch unterscheidbaren Abschnitten. a—c Vorderer Teil der Ciliarfortsätze. Vom Pigmentepithel gehen lange basale Fortsätze zu Capillaren und Stromazellen ab (Ölimmersion, 935fach). d Hinterer Teil der Ciliarfortsätze. Das Epithel ist zylindrisch. Die Zellen des unpigmentierten Epithels zeigen eine apikale Streifung

abgrenzen (Abb. 86c, d). Eine zusätzliche, isolierbare Basalmembran ist in diesen Fällen nicht mehr nachweisbar.

Diese Befunde zeigen, daß im Ciliarkörperbereich eine Basalmembran im üblichen Sinne eigentlich nicht vorhanden ist. Auch REICHLING (1941) spricht von einer „homogenen hyalinen Begleitschicht", die sich wesentlich von einer Basalmembran unterscheide (s. auch REDSLOB 1953). Elektronenmikroskopisch erscheint die subepitheliale Bindegewebslamelle des *Menschen* kompakter als eine Basalmembran, wesentlich dicker und mehr als ein grobes Maschenwerk, im Gegensatz zu der des *Kaninchens*, wo sie nur 200—350 Å dick ist und eine distinkte, dünne Schicht darstellt. Bei *Makaken* ist die Membran durchschnittlich 400—800 Å dick, beim *Menschen* 4 μ und mehr (HOLMBERG 1959b). Die geschilderten topochemischen Reaktionen sprechen für einen Reichtum an Glykoproteiden und beweisen stoffliche Unterschiede gegenüber dem Stroma der Ciliarfortsätze.

Alles in allem wird man die subepitheliale Lamelle vielleicht als modifizierte Basalmembran bezeichnen dürfen. Daß diese morphologischen und stofflichen Besonderheiten mit dem Prozeß der Kammerwasserbildung zu tun haben, ist naheliegend anzunehmen. Wodurch die Tendenz dieser Lamellen zur Verdickung und Hyalinisation bedingt ist, bleibt unklar.

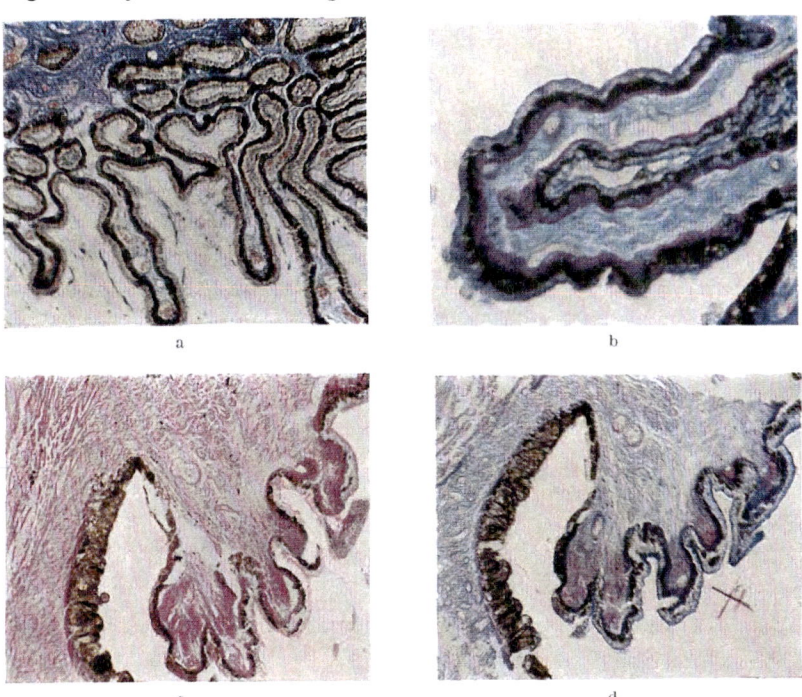

Abb. 86a—d. Querschnitte durch die Ciliarfortsätze des menschlichen Auges. a Ciliarfortsätze eines vierjährigen Kindes (Azanfärbung); Basalmembranen erscheinen dünn. b Einzelner Ciliarfortsatz, mittleres Lebensalter (Perjodatleukofuchsin-Reaktion in Kombination mit der Kolloideisenreaktion nach G. MÜLLER). Basalmembran rötlich, Oberfläche des Ciliarepithels blau. c u. d Ciliarfortsätze bei beginnendem Glaukom mit starker Hyalinisation des Stromas (c Perjodatleukofuchsin-Reaktion, d dasselbe mit zusätzlicher Kolloideisenreaktion)

b) Ciliarepithel

α) **Histologie und Histochemie.** Das innere, unpigmentierte Blatt des Augenbechers bildet das hohe, prismatische Ciliarepithel, das äußere das wesentlich flachere Pigmentepithel. Die Pigmentgranula sind größer als in den entsprechenden Zellen der Iris und Chorioidea, im Orabereich tellerförmig, selten rund, mit einem größten Längsdurchmesser von 2,6—4,5 μ (HEYDENREICH 1957). Alkalische Phosphatasen wurden im Ciliarepithel nachgewiesen (DE VINCENTIIS 1951, FRANÇOIS u. RABAEY 1951, SCULLICA 1960, EICHNER 1960). Auch bei *albinotischen Kaninchen* kommt dieses Ferment im Pigmentepithelblatt vor (FRANÇOIS et al. 1951). Nach subconjunctivaler Injektion von Pilocarpin soll die Phosphataseaktivität im Ciliarepithel bei gleichzeitiger Erhöhung des Fermentgehaltes in Stroma und Gefäßen herabgesetzt sein (SCULLICA 1960). In allen Augengeweben fanden FRANÇOIS u. RABAEY (1950) mit Silberimprägnationsmethoden reduzierte Ascorbinsäure, jedoch nicht im Ciliarepithel. Histochemisch lassen sich im inneren Blatt des Ciliarepithels Granula darstellen, die wahrscheinlich Phospholipide sind. Auch Dehydrogenasen sind reichlich vorhanden (EICHNER 1958, 1960, UGAZIO u. PANI 1962). Normalerweise zeigt das unpigmentierte Epithel eine stark leuchtende Autofluorescenz. Die Fluorescenz des Ciliarkörperstromas und der Iris ist geringer (EVANS u. SINGER 1941).

Mit Imprägnationsmethoden wurde im Ciliarepithel vom *Menschen* und von einigen *Säugern* eine grobe Granulierung dargestellt, die als „sekretorische" Granulation bezeichnet wurde (SVERDLICK 1960). Meist sind nur einzelne Zellen mit solchen Granula gefüllt. Das Pigmentblatt ist ganz frei davon. Im Pigmentepithel läßt sich mit der PAS-Reaktion nur diffus verteiltes, perjodatreaktives Material nachweisen. Das unpigmentierte Epithel ist Aldehydfuchsin- und Alcianblau-negativ. Einzelne Zellen sind intensiv PAS-positiv, andere bleiben hell oder zeigen nur im apikalen Cytoplasma perjodatreaktive Granula (GRAUMANN u. ROHEN 1958, YAMASHITA et al. 1960). Der Gehalt des unpigmentierten Ciliarepithels an perjodatreaktivem Material ist mit einer möglichen Sekretion dieser Stoffe für Kammerwasser und Glaskörper in Zusammenhang gebracht

Tabelle 13. *Häufigkeit der Pars plana-Cysten beim Menschen* (nach OKUN 1960)

Alter Jahre	Cysten	%	Zahl der untersuchten Augen	Alter Jahre	Cysten	%	Zahl der untersuchten Augen
0—1	0	0	42	50—60	5	13	40
1—20	0	0	20	60—70	14	28	51
20—40	0	0	18	über 70	18	34	53
40—50	3	12	26				

worden (FRIEDENWALD 1949, WISLOCKI 1952, SVERDLICK 1960). Die perjodatreaktiven Granula sollen nach DAY (1950) durch Hyaluronidase teilweise aufgelöst werden. Ein Teil des Epithels (besonders im hinteren Abschnitt) enthält auch metachromotropes und ohne Voroxydation aldehydfuchsinophiles Material. Wahrscheinlich handelt es sich hierbei jedoch eher um Sulfomucopolysaccharide als um Hyaluronsäure (GRAUMANN u. ROHEN 1958).

In der *Gewebekultur* zeigt das ciliare Pigmentepithel des Menschen kaum mitotische Aktivität. Charakteristisch ist eine gewisse Ausbreitungstendenz. Nur im unpigmentierten Epithel sind hier und da Mitosen, wie auch vereinzelte, kugelige Pigmentanhäufungen zu beobachten. Die proliferativen Tendenzen sind gering. Die Ursache für das Auftreten von Pigmentkörnchen im inneren, unpigmentierten Epithel ist ungeklärt (BARISHAK 1960). Daß auch im unpigmentierten Blatt cytologisch die Fähigkeit zur Pigmentbildung schlummert, hat GÜTTES (1953a, b) wahrscheinlich gemacht. BARISHAK denkt jedoch an ein Phagocytosephänomen.

Epithelanomalien im Bereich der Ciliarfortsätze oder der Pars plana sind relativ häufig. Unter 100 Autopsieaugen fand VELASQUEZ (1962) zwei größere Ciliarkörpercysten. Ein umfangreiches Augenbankmaterial (rund 500 Augen) untersuchte OKUN (1960) und verglich in geschickter Weise jeweils makroskopisches Aussehen der Ciliarkörperanomalien mit dem lichtmikroskopischen Schnittbild der zugehörigen Veränderungen. Danach beträgt die durchschnittliche Häufigkeit der Pars plana-Cysten 16%. Bei der Aufschlüsselung nach Altersklassen (Tabelle 13) ergab sich eine deutliche Alterszunahme dieser Veränderungen. Am gleichen Material kamen Hämorrhagien in 21%, Exsudate in 12%, Retina-„Tränen" in 5% und ein sichtbarer dritter, langer Ciliarnerv in 14% der Fälle vor. Die spontanen, einfachen oder multiplen, intraepithelialen Ciliarkörpercysten sollen nach REESE (1948) bevorzugt in den Tälern der Processus oder am Orbiculus ciliaris auftreten und nichts mit den bekannten Greeffschen Bläschen gemein haben. Sie sind anomale Veränderungen ohne pathologischen Charakter.

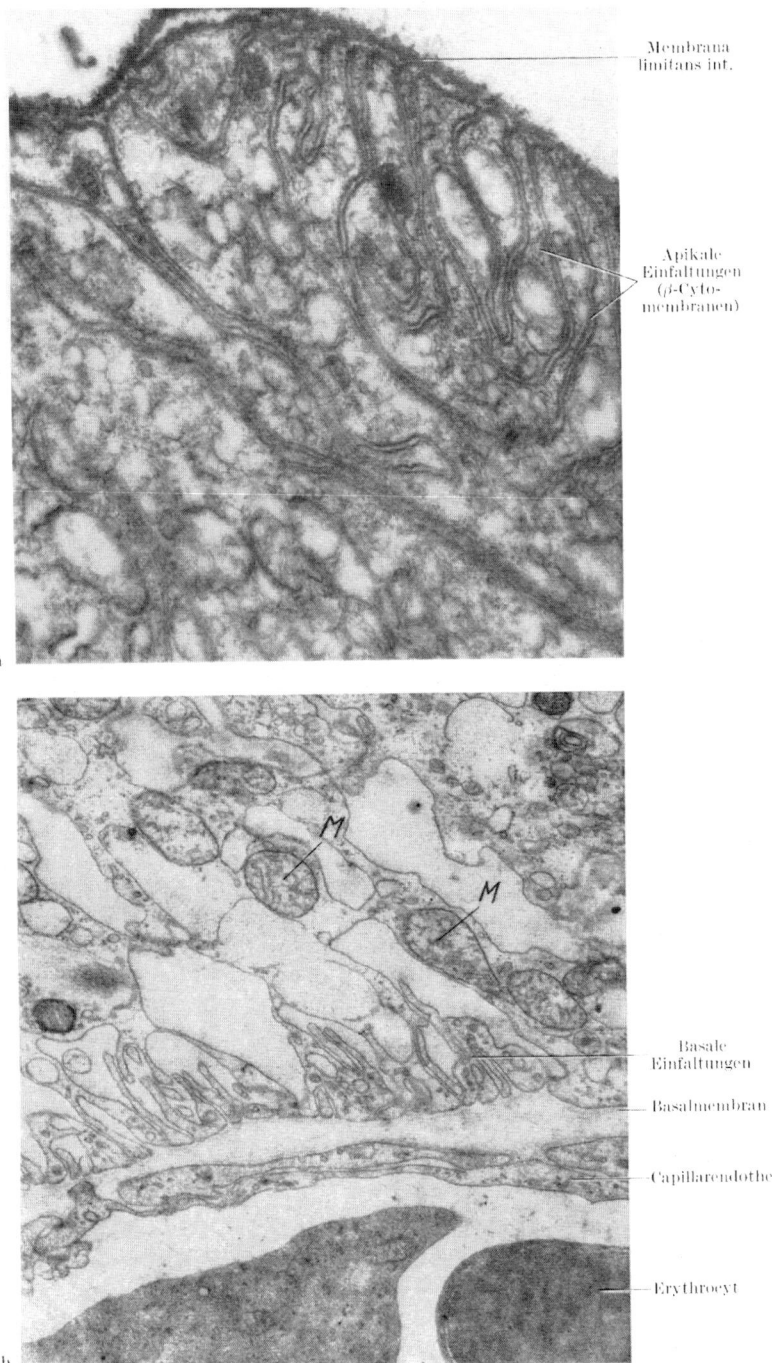

Membrana
limitans int.

Apikale
Einfaltungen
(β-Cyto-
membranen)

M

M

Basale
Einfaltungen

Basalmembran

Capillarendothel

Erythrocyt

Abb. 87 a u. b. Elektronenmikroskopische Aufnahmen vom Ciliarepithel. a Apikaler Teil der inneren unpigmentierten Zellschicht (Orig.-Vergr. 40000fach, Gesamtvergr. 80000fach) mit β-Cytomembranen *(Cercopithecus aethiops)*. b Basaler Teil des Pigmentepithels mit angrenzender Capillarwand (Ratte, 11 Tage alt, Orig.-Vergr. 4600fach, Gesamtvergr. 16100fach). Die basalen Einfaltungen der Zellmembran sind zu erkennen. Sie sind stark erweitert. Solche Erweiterungen können durch Vorderkammerpunktion oder plötzliche Druckherabsetzungen in der Vorderkammer zustande kommen

Am häufigsten bilden sie sich zwischen den beiden Epithelschichten. Das unpigmentierte, epitheliale Innenblatt kann mehrschichtig werden und proliferieren. Vacuolisierungen und Entpigmentationserscheinungen am Boden der Pars plana-Cysten sind häufig.

Spontane Ciliarepithelcysten sind auch unter dem Begriff der „*Greeffschen Bläschen*" bekannt. Sie treten zwischen beiden Epithellagen nach traumatischer Reizung des Auges, besonders nach Vorderkammerpunktion regelmäßig auf, haben einen stark verdünnten, geschlossenen Epithelüberzug und eiweißreichen Inhalt (ROHEN 1953c). Wir fanden ähnliche Cysten auch bei unbehandelten *Primaten*augen. Ihr Entstehungsmodus ist unklar.

β) **Elektronenmikroskopische Befunde.** Schon v. EBNER (1899), MAWAS (1910), SEIDEL (1920) u. a. hatten lichtmikroskopisch den Mitochondrienreichtum und eine gewisse apikale Streifung des inneren Epithels erkannt. Erst die Elektronenmikroskopie hat jedoch die vollständige Aufklärung der feineren Strukturverhältnisse beider Epithellagen ermöglicht. Zuerst beschrieben WISLOCKI u. LADMAN (1955) basale Einfaltungen am Pigmentepithel *albinotischer Ratten*. Eine genauere elektronenmikroskopische Analyse führten später HOLMBERG (1957, 1959), PAPPAS et al. (1958, 1959), PEASE (1956), ONO (1959), BRINI u. PORTE (1959), MIZUNO (1960), KATAJIMA (1962), TORMEY (1963) und ROHEN (1962d) durch.

Der wichtigste Befund dieser Untersuchungen ist der Nachweis, daß bei fast allen *Säugern* im apikalen Drittel des *unpigmentierten Epithels* Einfaltungen der Cytoplasmamembran vorhanden sind, in welche die Membrana limitans interna nicht mit einbezogen ist (Abb. 87). Durchschnittlich 34—62 solcher Doppelmembranen sind in einer Epithelzelle des *Menschen* gezählt worden (HOLMBERG 1957). Sie gehen meist rechtwinklig zur Zellmembran ab, sind U-förmige, parallel liegende Doppelmembransysteme und reichen bis in Kernnähe. Auch lichtmikroskopisch kann unter besonderen Umständen eine apikale Parallelstreifung beobachtet werden, die also nicht auf einer Mitochondrienstruktur beruht, wie die alten Histologen glaubten, sondern auf der regelmäßigen Anordnung dieser apikalen Einfaltungen der Zellmembran (β-Cytomembranen (Abb. 87b). Der Golgi-Apparat liegt meist im Basalteil der Zelle (γ-Cytomembranen). Die Mitochondrien sind relativ klein; sie sind durchschnittlich 2—3 μ lang und 0,18 μ *(Kaninchen)*, 0,22 μ *(Mensch)* oder 0,26 μ *(Macacus)* breit. Sie liegen mehr an der Zellbasis. Die seitlichen Zellwände des unpigmentierten Epithels sind im oberen und mittleren Drittel miteinander verzahnt. Der Membrandurchmesser der Einfaltungen beträgt ungefähr 40 Å. Ein Doppelmembransystem mißt also insgesamt etwa 160 Å. Die seitlichen Verzahnungen sind beim *Kaninchen* besser entwickelt als bei *Primaten* (HOLMBERG 1959). Im unpigmentierten Ciliarepithel aller *Primaten* kommt ein gut entwickeltes endoplasmatisches Reticulum (α-Cytomembranen) vor. Einzelne osmiophile Granula und kleinere Bläschen liegen im Cytoplasma verstreut.

Im *Pigmentepithel* existieren ebenfalls cytoplasmatische Einfaltungen der Zellmembran; sie liegen jedoch hier an der basalen Seite, der Basalmembran benachbart (Abb. 87, 88). Sie sind erheblich kürzer als die β-Cytomembranen der inneren Zellschicht und nicht so ausgeprägt. In die Einfaltungen sollen sich Zellfortsätze benachbarter Zellen einstülpen können (TORMEY 1963). α-Cytomembranen (endoplasmatisches Reticulum) und Mitochondrien sind im Pigmentepithel weniger zahlreich. Der Golgi-Komplex liegt im oberen Zelldrittel. Sphärische bis ovoide Pigmentgranula von 0,5—1,7 μ Durchmesser füllen das Cytoplasma aus. Riesengranula bis zu 2,7 μ kommen bei *Kaninchen* vor. Bei *albinotischen Kaninchen* können unpigmentierte Granula von 0,3—0,5 μ Durchmesser beobachtet werden, die von einer Membran umgeben sind (Propigment-

granula). PAPPAS et al. (1958) beschrieben fingerförmige, interplasmatische
Verzahnungen zwischen beiden Epithelschichten des *Albinokaninchens*, ferner
Desmosomen an den Zellgrenzflächen. Die Basalfläche des Pigmentepithels ist
hier besonders unregelmäßig geformt und meist gewellt.

γ) **Postnatale Entwicklung des Ciliarepithels.** Bei *Nesthockern (Kaninchen)*
vollzieht sich die endgültige Differenzierung der epithelialen Strukturen erst
nach der Geburt, etwa bis zum Zeitpunkt der Lidöffnung. Elektronenmikroskopisch sind die β-Cytomem-
branen bei neugeborenen Tieren
noch nicht erkennbar. Die apikalen Zellgrenzen sind glatt,
die seitlichen Interdigitationen
fehlen. In den niedrigen Zellen
des neugeborenen Tieres liegt
der Kern noch apikal und wandert im Laufe der ersten zwei
Lebenswochen nach basal. Reihenförmig angeordnete Bläschen sind bei Jungtieren häufig
im Cytoplasma des unpigmentierten Epithels zu beobachten.
Um den 8.—9. Tag herum treten dann ziemlich plötzlich die
β-Cytomembranen der Epithelzellen auf. Dies ist etwa der
Zeitpunkt, an dem nach biochemischen Befunden die Kammerwassersekretion einsetzen soll
(KINSEY et al. 1945). Nach
unseren Beobachtungen an der
Ratte werden die basalen Plasma-
lemmeinfaltungen des Pigmentepithelblattes früher gebildet
als die des unpigmentierten
Epithels. Daß am Pigmentepi-

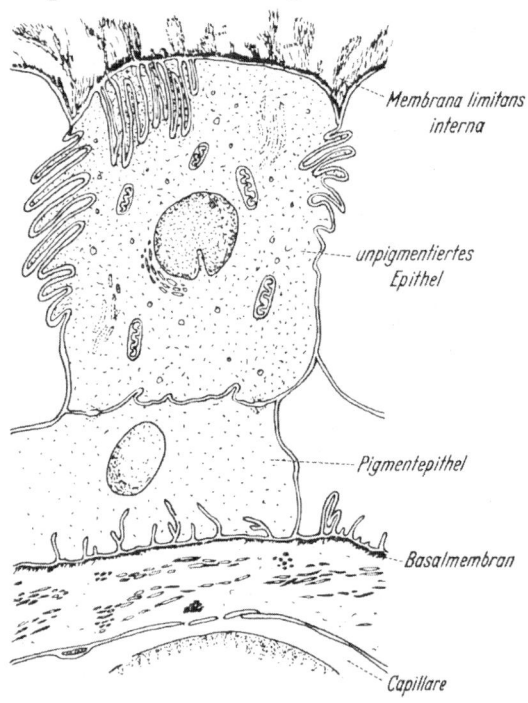

Abb. 88. Schematische Darstellung der Zellorganellen beider
Epithelschichten vom Ciliarkörper nach elektronenmikroskopischen Befunden. (Nach PAPPAS 1959)

thel zur Zeit der Geburt schon alle Zellorganellen differenziert sein sollen
(HOLMBERG 1959), können wir nicht bestätigen. Nach PAPPAS et al. (1959)
sollen beim *Kaninchen* die seitlichen Interdigitationen postnatal früher auftreten
als die apikalen Einfaltungen, nämlich etwa am 7. Lebenstag, woraus der
Schluß gezogen wird, daß die seitlichen Verzahnungen mit der Sekretionsleistung der Zellen im Zusammenhang stünden; diese Folgerung ist wahrscheinlich unzutreffend.

c) Membrana limitans interna

Die innere Grenzmembran des Ciliarepithels ist intensiv perjodatreaktiv. Sie
färbt sich mit Aldehydfuchsin und mit Alcianblau (GRAUMANN u. ROHEN 1958).
Bei Anwendung der Kolloideisenreaktion in Verbindung mit der PAS-Färbung
wird die Membran intensiv blau, während die Membrana limitans externa („Basalmembran" des Epithels) rot wird (Abb. 86). YAMASHITA, BECKER u. CIBIS (1960)
beobachteten an der inneren Grenzschicht eine Metachromasie sowie positive
Alcianblau-, Kolloideisen- und Eisenoxydreaktionen. Durch Hyaluronidasebehandlung wird die Anfärbbarkeit mit Alcianblau stark herabgesetzt. Nach

Inkubation mit S^{35} zeigt die Membran eine intensive Radioaktivität, die auf die Membran beschränkt bleibt (YAMASHITA et al. 1960).

Die histochemischen Befunde lassen erkennen, daß die Membrana limitans interna reichlich saure Mucopolysaccharide und wahrscheinlich auch Hyaluronsäure enthält.

In der älteren Literatur wird vielfach diskutiert, ob die Membrana limitans interna als Cuticula, als Grenzmembran oder als Zonulaverdichtung aufgefaßt werden müsse. *Elektronenmikroskopisch* erscheint sie homogen und hat den Charakter einer Basalmembran. Beim *Kaninchen* läßt sich die Membran elektronenmikroskopisch nur schlecht abgrenzen; sie ist wenig kontrastgebend. Ihre Dicke schwankt zwischen 290—370 Å (HOLMBERG 1957, PAPPAS u. SMELSER 1958). Beim *Menschen* besteht sie aus mehreren homogenen Bändern, die 250—500 Å breit und netzartig verbunden sind. Querperioden sind nicht darstellbar (HOLMBERG 1959). Besonders an Tangentialschnitten läßt sich die Netzstruktur der Membran elektronenmikroskopisch gut erkennen. Vermutlich wird diese Struktur durch den Zusammenhang mit den Zonulafasern hervorgerufen. Ein Übergang von Strukturelementen der Membrana limitans in das Epithel oder ein Einbiegen in die apikalen Einfaltungen ist nirgends zu sehen (Abb. 87).

d) Problem der Kammerwasserbildung

α) **Bisherige Theorien.** Am Ausgang des vorigen Jahrhunderts war man allgemein der Ansicht, daß das Kammerwasser durch einen Filtrationsvorgang im Ciliarkörper gebildet würde (LEBER 1903). Gegen diese Auffassung wurde vor allem von SEIDEL, der eine Sekretionstheorie vertrat, in den zwanziger Jahren opponiert. In der anglo-amerikanischen Literatur setzte sich jedoch um jene Zeit die von DUKE-ELDER (1926) postulierte Dialysationstheorie durch, wonach die Bildung des Kammerwassers durch Diffusionsvorgänge bestimmt wird. Auch eine Ultrafiltrationstheorie (BAURMANN 1926) wurde diskutiert und den Seidelschen Vorstellungen entgegengehalten.

Es konnte jedoch in neuerer Zeit vor allem durch biochemische und physiologische Untersuchungen gezeigt werden, daß das Kammerwasser weder ein reines Ultrafiltrat noch ein Dialysat des Blutes ist (FRIEDENWALD u. STIEHLER 1938, SLYKE 1926, KINSEY et al. 1942, 1945, 1950, BÁRÁNY 1948). Auch morphologische Befunde (Volumenzunahme der Kerne des Ciliarepithels bei experimenteller Kammerwasserregeneration) wiesen in die gleiche Richtung (ROHEN 1953c, 1954c, KAEMMERER 1954). Zahlreiche neuere Befunde sprechen dafür, daß bei der Kammerwasserbildung auch Sekretionsprozesse eine Rolle spielen müssen. So läßt sich durch einseitige Carotisdrosselung der Blutdruck am Auge niedrig halten, wobei Veränderungen der intraocularen Na-Konzentration nicht eintreten (BÁRÁNY 1947). Versuche mit intravenös injizierten Lösungen von Gummi arabicum zeigten ferner, daß der kolloidosmotische Druck des Blutes für die Kammerwasserbildung ohne wesentliche Bedeutung ist (DUKE-ELDER 1931, BÁRÁNY 1948, MICHIELS 1949). Es tritt eine beidseitige oculare Hypotonie ein, nicht aber eine Änderung in der Zusammensetzung des Kammerwassers. Bei experimentell hervorgerufenen Blut- und Augendruck-Schwankungen folgt der intraoculare Druck den Blutdruckveränderungen nicht in dem theoretisch zu erwartenden Ausmaß (BÁRÁNY 1949). Auch Versuche mit Natriumisotopen und gleichzeitigen Blutdruckveränderungen durch eine Carotisschlinge zeigten, daß die Konzentration von Na^{24} im Kammerwasser unabhängig vom Filtrationsdruck ist (BÁRÁNY 1947). Es besteht eine Tendenz zur Aufrechterhaltung eines Gleichgewichtes. Wird z. B. die A. carotis ganz abgeklemmt, so sinkt die Natriummenge, die in die

Hinterkammer übertritt, nur um 7%. Auch die Tatsache, daß das Kammerwasser gegenüber dem Plasma hyperton ist, was vor allem durch den auffallend hohen Gehalt an Ascorbinsäure, Bicarbonat, Brenztrauben- und Milchsäure bedingt ist (KINSEY et al. 1950, 1951, 1955, DAVSON et al. 1940, 1956, 1962), wird meist auf einen Sekretionsmechanismus zurückgeführt. Andererseits vollzieht sich der Übertritt von Nichtelektrolyten aus dem Blut ohne Beteiligung sekretorischer Zellprozesse (vgl. SÜLLMANN 1956). Der Austausch der Zuckerarten hängt weitgehend von der Molekülgröße ab (DUKE-ELDER u. DAVSON 1949). Harnstoff und andere N-haltige Substanzen treten trotz geringerer Molekülgröße langsamer ins Kammerwasser ein als Zucker (DUKE-ELDER u. DAVSON 1948, Ross 1949). Lipoidlöslichkeit begünstigt die Blut-Kammerwasserpassage (PALM 1947). Nichtelektrolyte und einige Elektrolyte sind im Kammerwasser in geringerer Konzentration als im Blut vorhanden. Diese Tatsache läßt sich unschwer aus dem ständigen Einstrom von Wasser aus den die Vorderkammer begrenzenden Geweben der Uvea (Iris, Ciliarfortsätze, Glaskörper) erklären, der durch die osmotische Hypertonie des Kammerwassers unterhalten wird. Versuche mit schwerem Wasser zeigten, daß die Hälfte des beim *Kaninchen* in der Vorderkammer vorhandenen Wassers in $2^1/_2$—3 min ausgetauscht wird, was einem Wasserwechsel von 50 mm³/min entspricht (KINSEY, GRANT u. COGAN 1942, MERREL et al. 1944).

Der Austausch von Elektrolyten vollzieht sich etwas langsamer als der des Wassers und für einzelne Ionengruppen mit verschiedener Geschwindigkeit (KINSEY et al. 1942, 1950, DUKE-ELDER et al. 1949). Die tatsächliche Verteilung der Na- und Cl-Ionen scheint nicht den theoretisch errechneten Werten eines Dialysations- oder Donnan-Gleichgewichtes zu entsprechen (SLYKE 1926, CAGIANUT 1948, KINSEY 1949, 1950, DUKE-ELDER u. DAVSON 1948, DAVSON et al. 1956). Auch bestehen artspezifische Unterschiede (DAVSON 1956, vgl. auch SÜLLMANN 1956).

Die Kammerwassersekretionsrate beträgt z. B. beim *Meerschweinchen* 0,8 mm³/min, beim *Kaninchen* 3,2 mm³/min, bei der *Katze* 18,5 mm³/min und beim *Menschen* 2,2 mm³/min (GOLDMANN 1950, BECKER u. CONSTANT 1956b, FRIEDENWALD et al. 1932). Diese Unterschiede hängen von der Größe des Auges, d. h. dem jeweiligen Vorderkammervolumen ab (DAVSON 1956). Bezieht man die Kammerwasserbildungsrate auf das Vorderkammervolumen, so ergibt sich, daß normalerweise 1,7—1,8% des Kammerwassers durch Sekretion und 0,6—0,7% durch Diffusion gebildet werden (BECKER 1956). Sezerniert werden vor allem Natrium und Ascorbinsäure (KINSEY et al. 1955, DAVSON 1956). Auch an der Produktion der Bicarbonationen soll das Epithel aktiven Anteil haben (FRIEDENWALD 1944, KINSEY 1950, DAVSON 1955). Salze werden ausschließlich vom Ciliarepithel abgesondert (KINSEY u. BÁRÁNY 1949), Nichtelektrolyte und Wasser dringen dagegen mehr durch Diffusion ohne Beteiligung des Epithels in die Augenkammern ein (DAVSON 1953).

Beim *Kaninchen*, bei dem der Ascorbinsäuregehalt des Kammerwassers nach KINSEY etwa 30mal höher ist als im Blut, zeigte LANGHAM (1951), daß sich nach intravenösen Injektionen von Vitamin C die Sekretionsrate des Ciliarkörpers bei hohen und niedrigen Plasmakonzentrationen unterschiedlich verhält. Vermutlich kommt es bei hohen Plasmakonzentrationen auch zu Diffusionsprozessen; bei niedrigen herrscht mehr die Sekretion vor.

Die Kammerwasserbildung beruht danach vornehmlich auf einem kombinierten Sekretions-Diffusionsvorgang. Auch klinische Beobachtungen sprechen für einen derartigen Mechanismus (AMSLER, VERREY u. HUBER 1947, URRETS u. ZAVALIA 1952, DUKE-ELDER 1956). Eine maßgebliche Beteiligung der Aderhaut an der Kammerwasserbildung hat VILSTRUP (1952) postuliert. Doch müssen gegen ihre experimentellen Daten Einwände erhoben werden, so daß eine Diskussion dieser Theorie zunächst noch verfrüht ist.

Die *Zusammenfassung der bisher vorliegenden Resultate* ergibt, daß der Vorgang der Kammerwasserbildung nicht einheitlich zu definieren ist. Vielmehr müssen die Vorgänge für jede Substanz gesondert betrachtet werden. Daß das Ciliarepithel einen aktiven d. h. sekretorischen Anteil an der Kammerwasserproduktion hat, steht heute außer Frage. Dadurch werden auch eine Reihe morphologischer Befunde in neuer Weise verständlich.

β) **Die funktionelle Bedeutung der Zellstrukturen für die Kammerwasserbildung.** Eine wichtige Stütze der Sekretionstheorien ist die Beobachtung, daß sich durch basische, teilweise toxische Farbstoffe (Styrylquionoline, Cyanide) eine Herabsetzung des intraocularen Druckes, der Kammerwasserproduktion und der Kohlensäurekonzentration im Kammerwasser erzielen läßt, ähnlich wie in der Niere eine Hemmung der Tubulusfunktion durch Zellgifte erreicht werden kann (BALLANTINE u. PETERS 1954). Histologisch und ophthalmoskopisch kann man eine Anreicherung dieser Farbstoffe im Ciliarepithel feststellen.

Ein weiterer entscheidender Befund in dieser Richtung ist auch, daß Hemmstoffe für die Zellatmung, wie Carboanhydrasehemmer (Acetazolamid = Diamox), den intraocularen Druck herabsetzen (BECKER 1955, WISTRAND 1959). Die Sekretion von Ascorbinsäure wird durch Diamox nahezu um die Hälfte vermindert (BECKER 1955, 1956). Der durch Diffusion gebildete Anteil des Kammerwassers wird nicht beeinflußt. Der Abflußdruck läßt sich durch Diamox um rund 35% reduzieren. Der Effekt tritt unmittelbar nach der Injektion auf (1—2 min) und erreicht nach 15 min sein Maximum. Bei einseitiger Injektion in die Carotis bleibt er vorwiegend auf die gleiche Seite beschränkt. Vermutlich beruht der Effekt auf einer Acidosis des Ciliarepithels (WISTRAND 1959, 1961).

Elektronenmikroskopisch lassen sich nach Diamoxgaben drastische Veränderungen an verschiedenen Organellen des Ciliarepithels feststellen (HOLMBERG 1957, 1959, PAPPAS u. SMELSER 1958). Im unpigmentierten Epithel des *Kaninchens* sieht man elektronenmikroskopisch sofort nach Injektionen von Acetazolamid eine Schwellung der Mitochondrien, Zerfall der γ-Membranen (Golgi-Systeme) und vor allem der β-Cytomembranen in zahlreiche, relativ gleich große, kleine Bläschen. Das ganze Cytoplasma ist durchsetzt von 300—1000 Å großen Bläschen. HOLMBERG betrachtet den Zerfall der cytoplasmatischen Einfaltungen als wichtigstes Phänomen, die Veränderungen der Golgi-Zone und der Mitochondrien als sekundäre Erscheinungen. Beim *Menschen* soll diese Vesiculation des Epithels nur am Pigmentepithel, nicht am unpigmentierten, inneren Blatt auftreten (HOLMBERG 1959). Diese Beobachtungen führten zu der Vorstellung, daß das Kammerwasser vielleicht in Form kleinster Bläschen innerhalb der Zelle gebildet und so nach außen abgegeben wird. Möglicherweise spielt sich normalerweise eine Bläschenwanderung vom Golgi-Apparat bis zur Zelloberfläche ab, die durch enzymatische Aktivitäten beeinflußt wird. Nach neueren, elektronenmikroskopischen Befunden von TORMEY (1963) verursacht Diamox keinerlei strukturelle Veränderungen am Ciliarepithel.

Gegen die Holmbergschen Vorstellungen haben auch PAPPAS et al. geltend gemacht, das Golgi-Material im Ciliarepithel sei viel zu spärlich entwickelt, um derartig drastische Effekte hervorzurufen. Eine Vesiculation des Ciliarepithels entstehe durch jede Sekretionsunterbrechung, z. B. schon durch Injektion von Mineralöl in die Vorderkammer, das den Abfluß blockiert, oder nach intravenöser Injektion von Shigellaendotoxin, wonach Eiweiß in der Vorderkammer erscheint,

oder nach Verabreichung von Acetazolamid (PAPPAS u. SMELSER 1958). Da man
nach Thorotrastinjektionen in die Hinterkammer Partikel zum Teil in den apikalen, cytoplasmatischen Einfaltungen, zum Teil in kleinen, vielleicht durch
Pinocytose entstandenen Bläschen des Epithels und nach vorherigen Endotoxin-
gaben keinen Übergang von Thorotrastpartikeln in die Epithelzellen beobachten
kann (PAPPAS, SMELSER u. BRANDT 1959), wurde umgekehrt angenommen, daß
die apikalen Einfaltungen Strukturen für eine Stoffaufnahme (Resorption) darstellten. Wird Thorotrast und Diamox gleichzeitig gegeben, so findet man nach
etwa 20 min alle endoplasmatischen Bläschen voll mit Thorotrastpartikeln, den
Golgi-Komplex und die seitlichen Zellverzahnungen jedoch unverändert (PAPPAS
et al. 1961). Nach experimenteller Fistulierung der Vorderkammer treten im
unpigmentierten Ciliarepithel anstelle der Einfaltungen Bläschen auf, die zu
Längsreihen geordnet sind. Bei chronischen Fisteln verschwinden die apikalen
Einfaltungen ganz (PAPPAS 1961). Intracelluläre Vacuolen und Erweiterungen
der Intercellularspalten treten auch nach Vorderkammerpunktionen auf (OKA-
MOTO u. OZAWA 1961, KITAJIMA 1962) (s. auch S. 204).

Die amerikanische Arbeitsgruppe um SMELSER neigt der Ansicht zu, daß die
Einfaltungen des Ciliarepithels Reabsorptionsprozessen dienen und nichts mit der
Kammerwassersekretion zu tun haben. Statt dessen sollen die seitlichen Ein-
faltungen mit der sekretorischen Aktivität der Zellen in Zusammenhang stehen.

Es muß aber eingewendet werden, daß seitliche Zelleinfaltungen im allgemeinen
mechanische Aufgaben haben und an zahlreichen Geweben vorkommen, die
keinerlei sekretorische Aktivität besitzen. Es beweist in diesem Zusammenhange
auch nichts, wenn das Ciliarepithel durch seine apikalen Membranen Partikelchen
aus der Hinterkammer reabsorbiert. Es ist ein allgemein anerkanntes biologisches Phänomen, daß aktive Zellen in beiden Richtungen Stoffe transportieren
können. Die Fähigkeit des Ciliarepithels, Stoffe aus den Augenkammern zu
absorbieren, war schon im vorigen Jahrhundert bekannt. Eine Resorption von
Eisenionen (SCKRECK 1949), gezuckertem Eisenoxyd (CIBIS et al. 1957), hämato-
genen Elementen (AHUJA 1941), gegebenenfalls auch von Vitalfarbstoffen (BLOTE-
VOGEL 1924, WISLOCKI et al. 1952) ist beobachtet worden (vgl. auch MELLER
1941). Auch der Abtransport intravitreal injizierter Substanzen kann auf
die Tätigkeit des Ciliarepithels bezogen werden (FORBES u. BECKER 1960).
Auf der anderen Seite beweist aber die Vesiculation nach Diamox nicht,
daß die normale Kammerwassersekretion durch Verschmelzung von Einzel-
bläschen und Bildung von β-Cytomembranen zustande kommt. Die Bläschenbildung kann eine Allgemeinreaktion der Zelle auf eine äußere Störung (Erhöhung oder Senkung des intraocularen Druckes, Trauma usw.) oder auf enzymatische Schädigungen sein. Sie kann durch Zerfall der Einfaltungen („pinching
off") oder Hemmung der Zelltätigkeit entstehen. Es ist gut denkbar, daß die
Einfaltungen sowohl für sekretorische als auch resorptive Zellprozesse Verwendung
finden. Basale Einfaltungen sind auch an anderen Geweben mit starkem Flüssigkeitswechsel, wie am Plexus chorioideus, an den Speicheldrüsen, den Nieren-
tubuli und anderen Orten beobachtet worden (PEASE 1956), eine Feststellung,
die ihre Bedeutung für die Kammerwasserbildung unterstreicht.

Ein anderes Problem ist die Frage nach der Bedeutung des *Pigmentepithels*
für die Kammerwasserbildung. Bei vorsichtigen Vorderkammerpunktionen, die
nicht zu einer Traumatisierung des Auges, sondern zur Kammerwasserregeneration
führen, fanden wir bei *Kaninchen* im vorderen Teil der Ciliarfortsätze gestaltliche
Veränderungen am Pigmentepithel, die in der Hauptsache in der Vergrößerung
der basalen Oberflächen durch breite, langausgezogene Zellfortsätze zu den
Capillaren hin, einer lichtmikroskopisch erkennbaren Vacuolisierung und intra-

epithelialen Cystenbildung bestehen (ROHEN 1953c, 1954c, KAEMMERER 1954). Kernvolumenbestimmungen am gleichen Material zeigten signifikante Volumenzunahmen, insbesondere an den Pigmentepithelkernen. Aus diesem Grunde schlossen wir im Sinne der Theorie der funktionellen Kernvergrößerung auf eine Beteiligung des Pigmentepithels an der Kammerwassersekretion. Später fand HOLMBERG (1959) beim *Menschen* eine auffallende Vesiculation des Pigmentepithels nach Diamoxgaben und kam dadurch ebenfalls zu der Überzeugung, daß das Pigmentepithel beim *Menschen* für die Kammerwasserbildung ebenso wichtig sei wie das unpigmentierte Epithel. Bei plötzlichen Drucksenkungen durch Vorderkammerpunktion oder Abtragen der vorderen Bulbushälfte beobachteten wir elektronenmikroskopisch eine starke Erweiterung der basalen Einfaltungen des Pigmentepithels mit teilweise enormer Bläschenbildung. Eine gleichzeitige Vesiculation am angrenzenden Capillarendothel kann dabei auftreten. Nach Vorderkammerpunktionen sah auch KATAJIMA (1962) im elektronenmikroskopischen Bild beim *Kaninchen* eine Erweiterung der intercellulären Zwischenräume sowie eine auffallende Schwellung mit Bläschen und Cystenbildung im Pigmentepithel, nicht dagegen im unpigmentierten inneren Epithelblatt. Mit Hilfe optischer Methoden prüften DYSTER-AAS und KRAKAU (1963) die Funktion der Blut-Kammerwasserschranke und stellten fest, daß ACTH bei pigmentierten Tieren die Schranke für etwa 3 Std durchlässiger macht. Dieses Verhalten wird auf den morphologischen Zustand des Pigmentepithelblattes zurückgeführt, zumal der Effekt bei unpigmentierten Tieren fehlt.

γ) **Die Blut-Kammerwasserschranke.** Zehn- bis dreizehnmonatige Verabreichung von Silbernitrat im Trinkwasser führt bei *albinotischen Ratten* zu einer allgemeinen Argyrie, die am Auge unter anderem massive Silberablagerungen im Ciliarkörper bewirkt (WISLOCKI u. LADMAN 1955). Licht- und elektronenmikroskopisch ist danach eine bevorzugte Ablagerung der Silberkörnchen in den Basalmembranen des Ciliarepithels erkennbar. Ähnliche Ergebnisse wurden mit gleicher Technik auch am Plexus chorioideus des Gehirns erzielt (WISLOCKI u. LEDUC 1952, DEMPSEY u. WISLOCKI 1955, VAN BREMEN u. CLEMENTE 1955). Bei intravenösen Gaben von Vitalfarbstoffen kommt es zu ausgedehnten Speichervorgängen in den vermehrt auftretenden Makrophagen des Ciliarkörpers, jedoch nicht zu einer Anfärbung des Epithels (SCHNAUDIGEL 1913, WISLOCKI u. LEDUC 1952), was allerdings von BLOTEVOGEL (1924) bestritten wurde. Bei intravenösen Injektionen von gezuckertem Eisenoxyd sahen CIBIS u. Mitarb. (1957) erst nach wiederholten Versuchen eine Speicherung im Ciliarepithel.

Es scheint also eine *Blut-Kammerwasserschranke* zu existieren, ähnlich wie die Blut-Liquorschranke im Gehirn. Die Frage ist jedoch, wo sie zu lokalisieren ist. FRADKIN, SERESEVSKAJA, PANOVKA (1930) verlegten die Schrankenfunktion ins Capillarendothel. Entsprechende Versuche mit Vitalfarbstoffen (Lithiumcarmin) brachten jedoch nicht den gewünschten Erfolg.

Eine Analyse der Schrankenpermeabilität mit dem Fluoresceintest zeigte, daß nach Sensibilisierung mit Serumeiweiß eine erhöhte Durchlässigkeit auftritt, die durch Calcium und Kollidon (Molekulargewicht 50000—60000) wieder rückgängig gemacht werden kann (AMSLER, VERREY u. HUBER 1947, NOVER u. BERNEAUD-KÖTZ 1958, 1961). Hierbei scheinen die Membranverhältnisse eine wichtige Rolle zu spielen. Pilocarpin, Eserin und Histamin steigern die Permeabilität der Blut-Kammerwasserschranke, Adrenalin setzt sie herab (AMSLER et al. 1947). Ob diese Effekte mit der Tätigkeit des Grundhäutchens oder der Ciliarepithelien etwas zu tun haben, ob die elektronenmikroskopisch nachgewiesenen Poren an den Endothelien eine funktionelle Bedeutung haben oder nicht, sind offene Fragen.

Nach DUKE-ELDER (1961) soll die Diffusion nicht fettlöslicher Stoffe durch die Kittsubstanz der Intercellularspalten, diejenige der fettlöslichen durch das Ciliarepithel gehen. Im wesentlichen würde die Schranke aber vom Capillarendothel repräsentiert.

Auf Grund von Versuchen mit radioaktivem Natrium und Phosphor lokalisierte PALM (1949, 1951) die funktionell entscheidende Schranke für diese Stoffe in die Capillarwand. Der Übergang von Äthylalkohol in die Augenvorderkammer ist rascher als bei jeder anderen bisher untersuchten Substanz, ausgenommen Wasser (fünf- bis achtmal schneller als Harnstoff, PALM 1947). Die Infusionsrate von Äthylalkohol in die Hinterkammer beträgt etwa $1/2$—$1/3$ von derjenigen des schweren Wassers (KINSEY, GRANT u. COGAN 1942). Dieses zeigt deutlich, daß die für die Diffusionsvorgänge entscheidende Membran zwischen Blut und Kammerwasser eine „poröse, lipoidhaltige Membran" sein muß (PALM 1947).

Sicher wird man aber die Blut-Kammerwasserschranke für verschiedene Substanzen an verschiedenen Stellen zu suchen haben. Bei den Sekretionsvorgängen werden vermutlich die zwei Epithelschichten, bei den Diffusionsprozessen die Basalmembranen, bei der Abwehr körperfremder Stoffe und bei Speicherungsvorgängen mehr die Endothelien der Ciliarkörpercapillaren im Vordergrund stehen.

Eine *pharmakologische Beeinflussung der Permeabilität der Blut-Kammerwasserschranke* ist möglich (AMSLER et al. 1947 u. a.) und wurde oben besprochen. Die nervöse Beeinflussung ist umstritten. WEINSTEIN (1952, 1955) konnte durch Blockade des Ganglion ciliare keine Permeabilitätsänderungen für Fluorescein erzielen. Nach AKAGI (1957) wird jedoch die Einflußrate für Fluorescein durch Sympathicusreizung gehemmt, durch Stimulation des Parasympathicus (vom Zwischenhirn aus) gefördert. Solange jedoch die Innervationsverhältnisse des Ciliarkörpers so wenig erforscht sind, können hierüber noch keine endgültigen Angaben gemacht werden.

e) Reaktives Verhalten des Ciliarkörpers und Ciliarepithels

Wie erwähnt, kann das Ciliarepithel sowohl Stoffe aus der Hinterkammer oder aus dem Glaskörper resorbieren als auch umgekehrt in diese Räume sezernieren. Die Resorptionsfähigkeit des Ciliarkörpers hat BECKER (1960) neuerdings mit Hilfe radioaktiver Substanzen eindeutig beweisen können. Injiziert man radioaktives Jod in den Glaskörper, so wird dieses in relativ kurzer Zeit aus dem Auge eliminiert. Man darf annehmen, daß das Jod auf dem Wege über den Ciliarkörper das Auge verläßt. Phenolrot wird nach Inkubation in vitro im Ciliarkörper angereichert. Kälte, Anoxie, Cyanide und Jodacetat hemmen die Akkumulation von Phenolrot im Ciliarkörper. Auch der Abtransport von radioaktiv markiertem Jod aus dem Auge kann durch Zellgifte oder Kälte gehemmt werden (BECKER 1961). Es ist wahrscheinlich, daß das Ciliarepithel bei diesen Vorgängen eine aktive Rolle spielt. Absorptionsvorgänge am Ciliarepithel konnten auch von SMELSER u. PAPPAS, die bei *Kaninchen* Thoriumdioxyd in die Hinterkammer injizierten, elektronenmikroskopisch demonstriert werden (s. PAPPAS 1961). Das Epithel enthält nach solchen Eingriffen zahlreiche Bläschen mit Thoriumpartikelchen, die wahrscheinlich von den β-Cytomembranen abgegliedert oder durch Pinocytose von der oberflächlichen Zellmembran abgeschnürt worden sind.

Daß der Ciliarkörper ein besonders stoffwechselaktives Gewebe ist, zeigten auch biochemische Untersuchungen (DE ROETTH 1953, 1954, R. BRÜCKNER 1945). Von allen Augengeweben hat das Ciliarepithel die höchste glykolytische Aktivität,

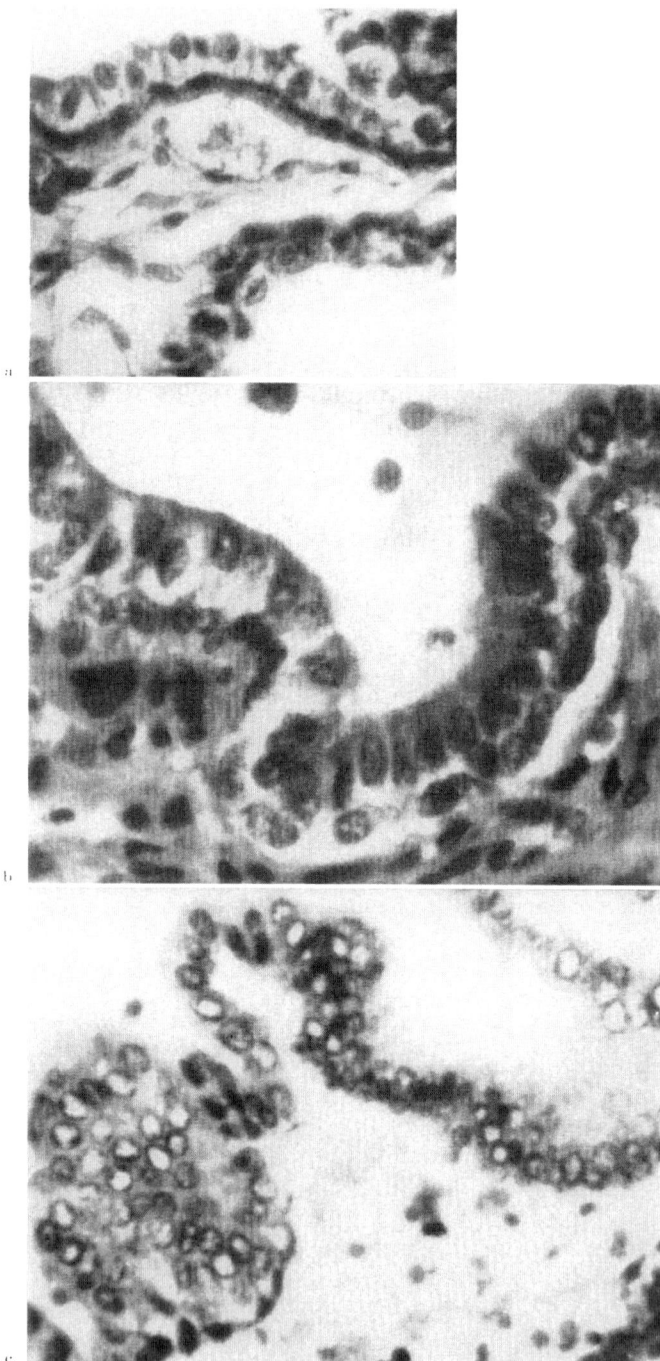

Abb. 89 a—c. Kernveränderungen im Ciliarepithel nach Kälteeinwirkung beim Kaninchen. a In der Hypothermie verkleinern sich die Kerne beider Ciliarepithelien, besonders des Pigmentepithels (—20° rectal für 90 min, Goldner-Färbung, 540fach). b u. c Werden die Tiere wieder in normale Temperaturen gebracht, so schwellen die Kerne enorm an und erscheinen teilweise blasig vacuolär. b Goldner-Färbung, 720fach, c Tangentialschnitt, Goldner-Färbung, 540fach

dann folgt das retinale Pigmentepithel (R. BRÜCKNER 1945). Die Stoffwechselaktivität ist jedoch nicht so groß wie bei sekretorisch tätigen Geweben (Drüsen, DE ROETTH 1954). Bei der Zelltätigkeit treten Elektropotentiale auf, deren Existenz zwar SEIDEL (1920, 1921) schon postuliert hatte, die aber erst in neuerer Zeit gemessen worden sind (BERGGREN 1960, MILLER u. CONSTANT 1960). Beim *Kaninchen* besteht zwischen Pigmentepithel und nichtpigmentiertem Epithel ein Potentialgradient von 28 Millivolt. Das innere Epithel zeigt durchschnittliche Potentiale von —27,8 mV, das Pigmentepithel —55,6 mV, das Stroma —5,1 mV. Glucosegaben in vivo setzen die Potentiale herab, Insulin herauf. Diamox hat keinen signifikanten Effekt, obwohl gewisse Veränderungen deutlich sind (MILLER u. CONSTANT 1960).

Die Potentialgradienten zwischen Ciliarepithel und Stroma können als Stütze für die Friedenwaldsche Theorie von der Existenz eines selektiven Ionentransportes (Redoxsystem) innerhalb des Ciliarepithels gewertet werden (FRIEDENWALD u. STIEHLER 1938). Auffallend sind die Potentialunterschiede zwischen den beiden Epithelschichten.

Nach *Vorderkammerpunktionen* tritt meist eine Schwellung der Ciliarfortsätze mit interstitiellem Ödem und starker Hyperämie auf. Dehiszenzen, Zellabhebungen, Diapedesen und Eiweißaustritt können nach Vorderkammerentleerungen beobachtet werden (POOS 1931, ROHEN 1954c, 1953c, 1954c). Eine vermehrte Vacuolisierung des Epithels, die SEIDEL auch nach Pilocarpininjektionen gesehen haben will, läßt sich an verschiedenen Stellen des Ciliarkörpers feststellen (ROHEN 1953c, OKAMOTO et al. 1961, KITAJIMA 1962). Veränderungen der „Mitochondrien" nach Vorderkammerpunktionen beschrieb OKUSAWA (1936), der Golgi-Systeme IWASAWA (1930). Nach Pilocarpin oder Punktion sollen die fuchsinophilen Körnchen zahlreicher werden und das Golgi-Netz größer und mehr verzweigt sein (IWASAWA 1930). Lichtmikroskopische Befunde dieser Art sind jedoch wenig zuverlässig. Elektronenmikroskopische Beobachtungen

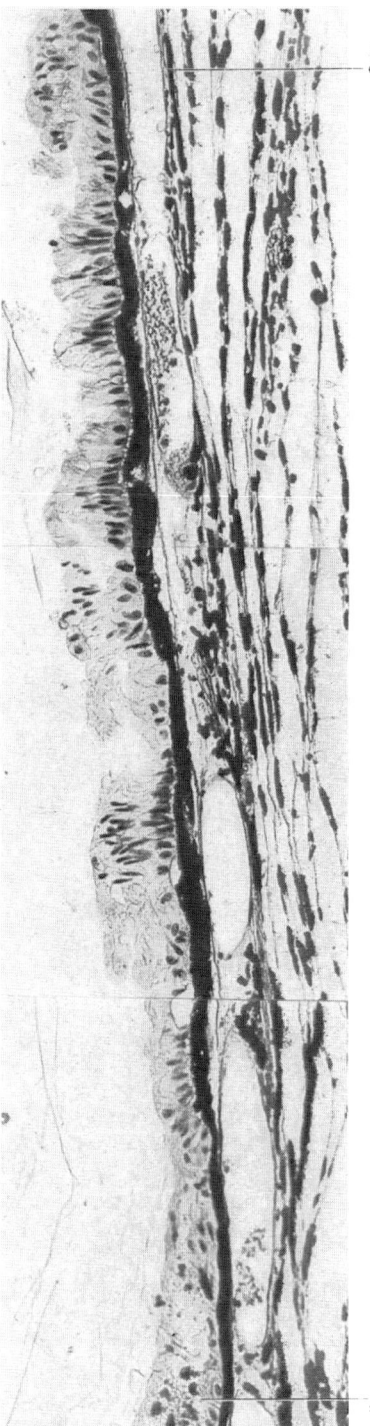

Pars plana
des Corpus
ciliare

Ora
serrata

Abb. 90. Zellverwerfungen und Unregelmäßigkeiten im Bereich der Pars plana des Ciliarkörpers. Am unteren Bildende liegt das Ende der Retina (Orabereich). Photomontage, *Cercopithecus aethiops*, 250fach, H.E.

liegen noch nicht vor. Nach Pilocarpin oder Vorderkammerpunktion sahen DYMITROWSKA et al. (1962) keine Veränderungen am Ciliarepithel.

Allgemein kann die Kammerpunktion ein starker Reiz für eine erhöhte sekretorische Zelleistung sein. Man sieht alle Übergänge von der einfachen Größenzunahme der Zelle und des Kerns bis zum Auftreten kleinerer und größerer Vacuolen, die schließlich die Form von Cysten annehmen können. Größere Cysten führen zu Zellzerreißungen, sekundären Abplattungen der Kerne und des Cytoplasmas oder der Entstehung interepithelialer Blasen (Greeffsche Bläschen).

Umgekehrte Vorgänge können durch *Kältebehandlung* erzielt werden. Nach 1—1$^1/_2$ Std Hypothermie (20⁰ Rectaltemperatur) verschmälert sich das Ciliarepithel, das Cytoplasma wird kompakter, stärker acidophil, der Kern erscheint verkleinert und verdichtet (Abb. 89). Die Schicht des pigmentierten Epithels verschmälert sich stellenweise zu einer äußerst dünnen Lamelle. Läßt man die Tiere überleben und untersucht das zweite Auge 22 Std später nach der Wiedererwärmung, so zeigt sich eine enorme Kernvergrößerung und eine Zunahme der Zellhöhen. Besonders das Pigmentepithel ist verbreitert, stellenweise aufgelockert und zeigt riesige chromatinarme Zellkerne. An manchen Stellen sind echte Kernödeme mit extremen Volumenvergrößerungen erkennbar (Abb. 89c). Das Cytoplasma beider Zellagen ist aufgehellt und wenig anfärbbar. Im ganzen sind die lichtmikroskopischen Veränderungen am äußeren, pigmentierten Epithelblatt größer und eindrucksvoller als am inneren, unpigmentierten Epithel. Eine Herabsetzung der Sekretionsleistung während der Hypothermie hat BECKER (1961) mit physiologischen Methoden bewiesen.

Die *Altersveränderungen* des Ciliarkörpers bestehen vor allem in einer Verdickung der subepithelialen Bindegewebslamelle, Hyalinisation des Stromas, Verdickung und Entpigmentation des Epithels. Hier und da sieht man Proliferationen am unpigmentierten Innenblatt, die besonders an den Kuppen der Ciliarfortsätze auftreten. Kleinere Cysten in diesen Proliferationen sind nicht selten. Pigmentanomalien (De- oder Hyperpigmentationen) finden sich im Alter zunehmend in beiden Epithelschichten. Zellverwerfungen, Proliferationen oder kleine Cysten sind im Bereich des Orbiculus die Regel und auch in jungen Jahren schon zu beobachten (Abb. 90). Vielleicht hängen diese Strukturanomalien mit der mechanischen Beanspruchung dieser Region durch den Zonulaapparat zusammen.

3. Ciliarmuskulatur

Die älteren Histologen unterschieden an der Ciliarmuskulatur — hauptsächlich auf die Betrachtung des sagittalen Schnittbildes gestützt — drei mehr oder weniger getrennte Muskelportionen. Die Analyse des konstruktiven Aufbaus zeigte jedoch, daß diese Unterscheidung nur eine begrenzte Berechtigung hat (MOLLIER 1938, KOKOTT 1948, ROHEN 1951c, 1952a, CALASANS 1953, MEESMANN 1952, 1956). An Tangentialschnittserien oder Flächenpräparationen und an tangential orientierten „dicken Schnitten" ließ sich nachweisen, daß der Ciliarmuskel ein einheitliches Muskelgeflecht mit einer klaren, architektonischen Ordnung ist (ROHEN 1952a). Die bisher unterschiedenen Portionen (Müllerscher, Brückescher Muskel usw.) haben innerhalb dieses Geflechtes keine Selbständigkeit, sondern sind Teile eines Systems. MOLLIER (1938) hat als erster versucht, den räumlichen Aufbau dieses Systems zu analysieren. In seiner aphoristischen Publikation wird der Ciliarmuskel als ein Raumgittergefüge dargestellt, dessen Gitterwinkel nach außen spitzer werden. Die zirkulären Fasern sollen gegen den Skleralsporn zu meridional umbiegen und dort fixiert sein. Auf diese Weise würde die Zirkulärportion des Muskels als ein Netzring aufzufassen sein, „dessen Tangentialfasern außen fixiert sind", so daß sich bei der Kontraktion „sein Lumen erweitern" müßte.

Diese Schlüsse beruhen freilich auf einer unvollständigen Strukturanalyse und sind unrichtig. Die Müllersche Muskelportion hängt zwar systemartig mit den übrigen Muskelabschnitten zusammen, ist aber keineswegs ausschließlich am

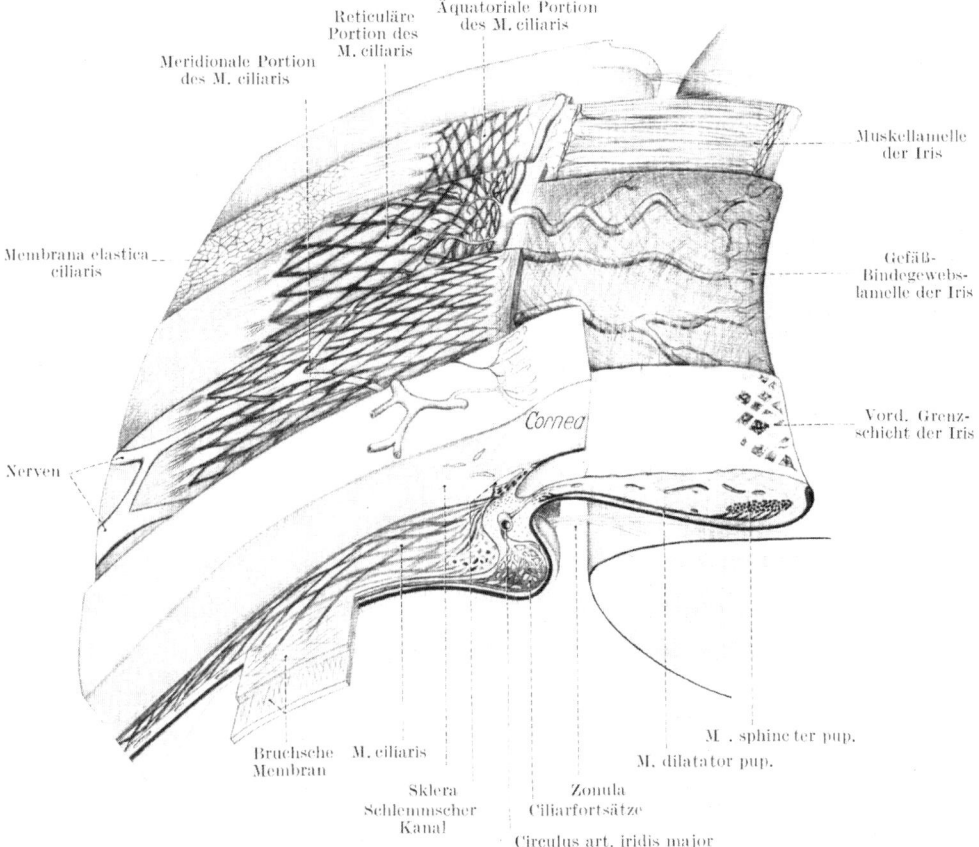

Abb. 91. Konstruktionsschema des Ciliarkörpers

Skleralsporn fixiert. Gegen die Iriswurzel strahlen elastische Sehnen ab, die in einen kräftigen, zirkulären Sehnenring einstrahlen. Nach hinten bilden sich elastische Sehnenpinsel, die in die elastische Membran der Grundplatte und Aderhaut übergehen. Der zirkuläre Muskelteil ist also — wie alle übrigen Abschnitte auch — nach zwei Seiten hin fixiert, gehört also in das Gesamtsystem hinein, das mithin als ein echtes „elastisch-muskulöses System" betrachtet werden muß. Eine lumenerweiternde Wirkung der Müllerschen Muskelportion bei der Kontraktion kann daher bei einer solchen Anordnung nicht auftreten.

a) Der konstruktive Aufbau des Ciliarmuskelsystems

Bei einer räumlichen Strukturanalyse stellt sich der Ciliarmuskel als ein einheitliches, geordnetes und zusammenhängendes Gefüge dar. Die Muskelbündel

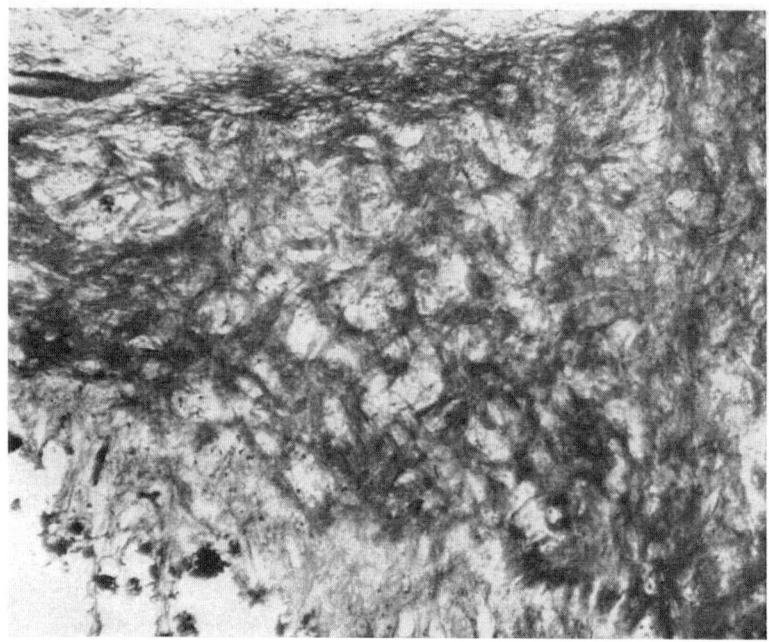

a

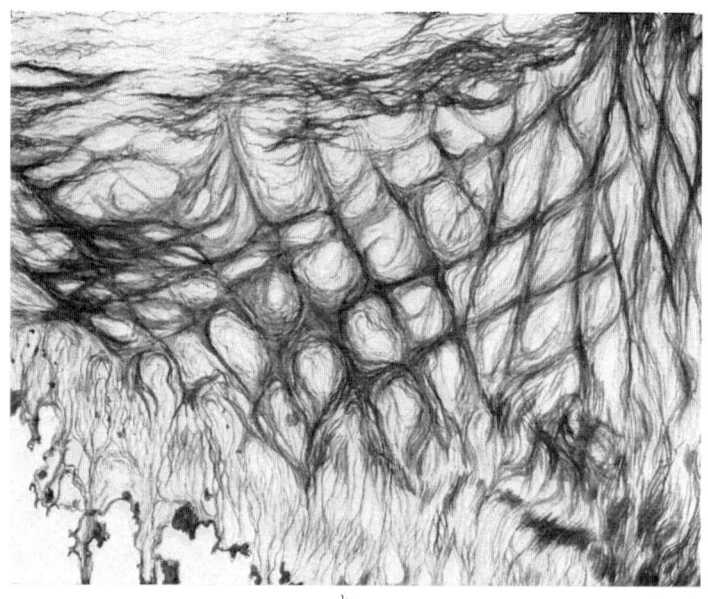

b

Abb. 92a u. b. Schräger Flachschnitt durch den Ciliarmuskel vom Menschen. Links ist der zirkuläre, in der Mitte der sog. retikuale und rechts der meridionale Muskelabschnitt getroffen. Es ist deutlich zu erkennen, daß der Muskel eine strukturelle Einheit darstellt (Orcein, 58fach). In b halbschematische Darstellung der wichtigsten Faserstränge innerhalb des Ciliarmuskelsystems nach a. Vgl. mit dem Konstruktionsschema (Abb. 91)

bilden ein dreidimensionales Gitter mit außen gestreckten, spitzen Verflechtungswinkeln (Brückesche Portion), in der Mitte mit rechtwinklig verflochtenen Faserzügen (radiäre Muskelportion) und innen breitwinkligen, nahezu äquatorial geord-

neten Bündeln (zirkuläre oder Müllersche Muskelportion). Dazwischen bestehen alle Übergänge (Abb. 91, 92). Dabei bleiben die Faserbündel nicht immer innerhalb der jweiligen Schichten, die gleiche Kreuzungswinkel zeigen, sondern es kommt auch in radiärer Richtung zu systemartigen Verflechtungen. Man kann Faserzüge erkennen, die beispielsweise in der Meridionalportion mit spitzen Verflechtungswinkeln beginnen, dann arkadenförmig in weiter innen gelegene Systeme mit größeren Winkeln umbiegen und umgekehrt. So lassen sich z.B. ,,ein- und absteigende'' Faserzüge unterscheiden, die die einzelnen Schichten untereinander verbinden und meist arkadenförmigen Verlauf haben. Die Zirkulärportion ist dadurch innig mit den radiären und teilweise auch meridionalen Muskelportionen verbunden (ROHEN 1952a). Die Faserzüge bilden flächenhafte Lamellen, die zu winklig verbundenen Platten übereinandergeschichtet sind. Infolgedessen entsteht auf Sagittalschnitten häufig der Eindruck einer Fächerung, da die interlamellären Verbindungszüge auf dünnen Schnitten nicht zu erkennen sind.

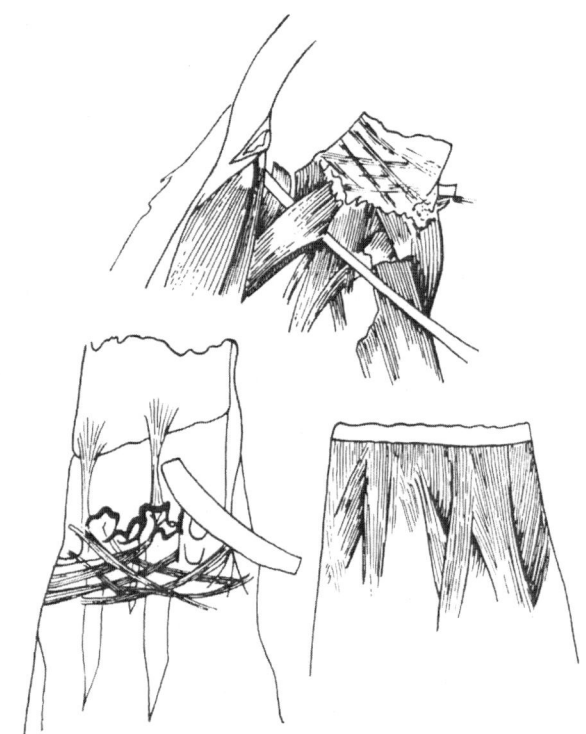

Unsere Beschreibung von der Architektur des Ciliarmuskelsystems wurde später von CALASANS (1953), der allerdings vier Fasersysteme unterschied, MIYAKE (1958a) und KURUS (1958) bestätigt. CALASANS, der die Ciliarmuskelkonstruktion durch manuelle Präparation aufzuklären

Abb. 93. Konstruktiver Aufbau des Ciliarmuskels nach den Ergebnissen makroskopischer Präparationen. (Nach M. CALASANS 1953)

versucht hat, beschrieb V-förmige Muskelbänder, die schichtweise übereinanderliegen und deren Winkel in den einzelnen Schichten wechseln (Abb. 93). Neu an seiner Darstellung ist die Behauptung, daß die Spitzen dieser ,,V'' in stufenförmiger Staffelung an den Ciliarfortsätzen ansetzen, mit ihren Sehnen in das Bindegewebe der Ciliarfortsätze übergehen und sich darin verankern sollen. Diese beinahe makroskopische Analyse verkennt die Bedeutung der elastischen Membran in der Grundplatte, die die hintere Fixation für alle elastischen Sehnenpinsel an der inneren Muskel-Bindegewebsgrenze abgibt.

KURUS (1958) andererseits kam auf Grund von Häutchenpräparaten zu der Vorstellung von einer Zweiteilung des Ciliarmuskelsystems. Mit einer Pinzette können von innen her die Ciliarfortsätze und Teile des Muskels ohne größere Schwierigkeiten so abgezogen werden, daß das Trabekelwerk der Kammerbucht, der größte Teil der meridionalen Muskelportion und die Suprachorioidea an der äußeren Augenhaut haften bleiben (Abb. 94). Dieses Restgewebe faßte KURUS als eine strukturelle und funktionelle Einheit auf und nannte es ,,Uvea-Trabekel-

system" oder auch „periphere Aderhaut". Da hier ein auffallender Nerven-
reichtum mit Ganglienzellen und Receptoren nachgewiesen werden konnte, würde
diesem System eine druckregulierende Funktion zugesprochen.

Die hintere und vor allem die vordere Fixation des Muskelsystems ist wesentlich komplizierter als man früher annahm. Nach hinten zu biegen die Muskelbündel in der Nähe der Grundplatte meist bogenförmig in äquatoriale Züge um.
Mehrere dieser Bündel werden dann in spitz zulaufende Zwickel zusammengefaßt,
die in elastische Sehnenbüschel oder Sehnenpinsel auslaufen. Diese strahlen
nach rückwärts in die elastische Membran der Grundplatte ein, welche sich

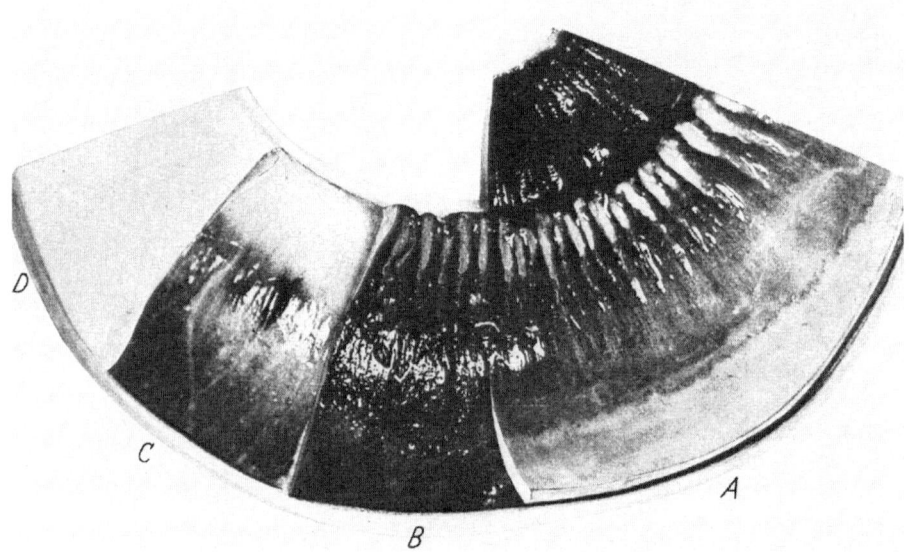

Abb. 94. Schichtweise Präparation des Ciliarkörpers. [Nach Kurus, Klin. Mbl. Augenheilk. **132** (1958).] *A* Ansicht der vorderen Bulbushälfte des menschlichen Auges von hinten; *B* nach Abziehen von Retina und Iris;
C Bild nach Entfernung von Ciliarfortsätzen, sowie den inneren Teilen des Ciliarmuskelsystems. Der übrig-
bleibende, dargestellte Rest der Uvea wird von Kurus als „Uvea-Trabekel-System" (oder periphere Aderhaut)
bezeichnet; *D* Sklera

posterior in die Lamina elastica chorioidea (Bruchsche Membran) fortsetzt.
Muskelbündel, die bis nahe an den hinteren Augenpol heranreichen, will Miyake
(1958) gesehen haben.

Eine zweite Fixation des Muskelsystems liegt in dem von uns beschriebenen
elastischen Sehnenring, der sich vor dem zirkulären Abschnitt nahe der Iriswurzel befindet (Abb. 95). In diesen Ring gehen äquatorial abzweigende elastische
Sehnen der angrenzenden Müllerschen Muskelportion und teilweise auch der sog.
radiären Portion über (Abb. 95). Die vordere und äußere Fixation ist am kom-
pliziertesten. Einerseits gehen Sehnen des meridionalen Muskelgitters direkt in
die Sklera über (Nr. 1 in Abb. 96), worauf R. Stieve (1949) besonders hingewiesen hat. Zum andern besteht eine feste Verankerung der vorderen Muskel-
anteile mit dem Skleralsporn (Nr. 2 in Abb. 96). Der Skleralsporn ist ein fester

Abb. 95a—e. Flachschnitte durch den Ansatzbereich des Ciliarmuskels in Höhe des Kammerwinkels beim
Menschen zur Darstellung der Strukturverhältnisse der vorderen Ciliarmuskelsehnen. (Aus Rohen u. Unger
1959.) a u. b Elastische Sehnen des Ciliarmuskels, die nach Durchtritt durch den Skleralsporn in die äquatoriale
Richtung umbiegen und in das Fasergerüst des Trabekelwerkes übergehen. c Zirkulärer, elastischer Sehnenring
vor dem Ciliarmuskel, der teilweise elastische Sehnen der Müllerschen Muskelportion aufnimmt

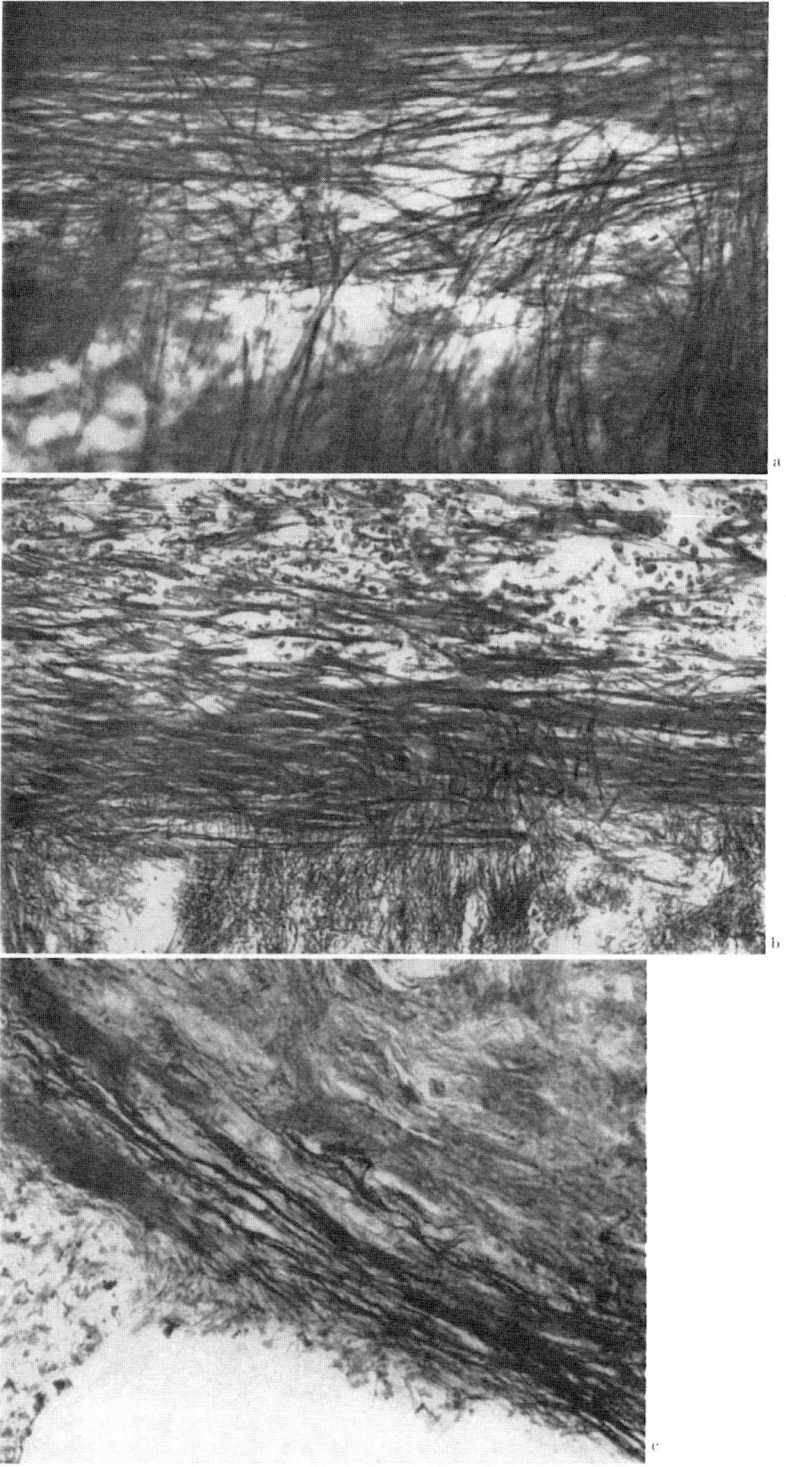

Abb. 95 a—c. (Legende s. S. 218)

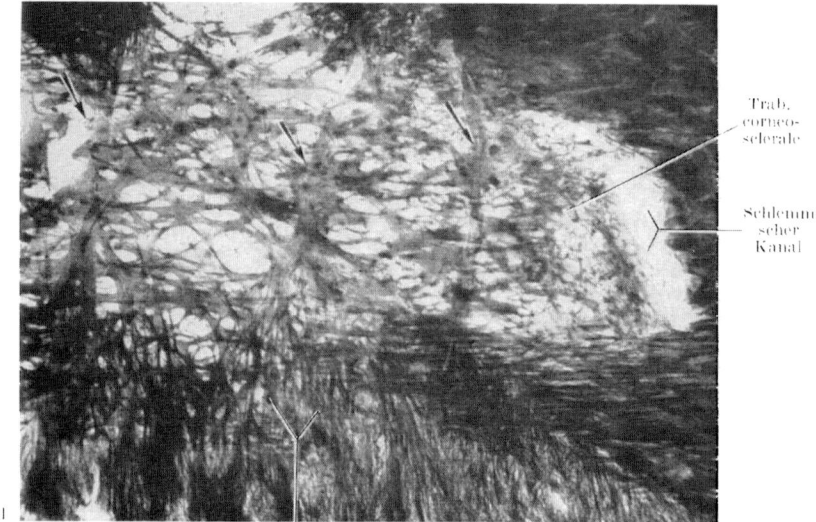

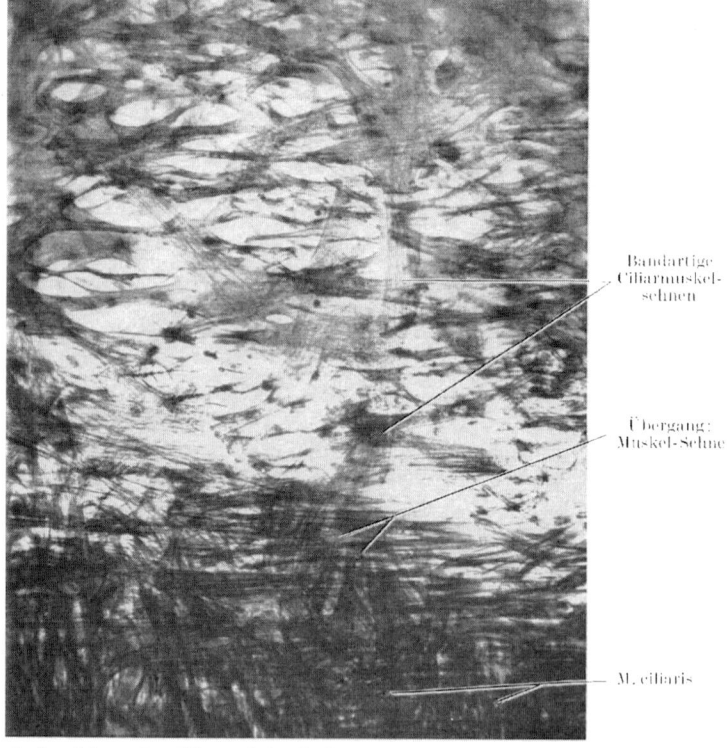

Abb. 95 d u. e. Bandartige Sehnen des Ciliarmuskels, die hauptsächlich vom meridionalen Teil ausgehen und das Trabekelwerk in radiärer Richtung durchsetzen, ohne mit ihm konstruktiv verbunden zu sein (Pfeile). Sie enden im Stroma der Cornea

Bindegewebsring aus straffen, kollagen-elastischen Faserzügen, dessen Ausbildung individuell sehr variiert (FR. FISCHER 1933). Die vorderen elastischen

Muskelsehnen durchsetzen stufenweise diesen Ring und gehen mit ausholenden, arkadenförmigen Bögen in ihn über. Eine dritte Gruppe von elastischen Sehnen durchsetzt den Skleralsporn ganz und biegt arkadenförmig in das Fasergerüst des Trabekelwerkes, das ebenfalls äquatorial orientiert ist, ein, um hier anzu- setzen (ROHEN 1956a). Dabei entstehen nicht selten fächerartige Aufsplitte- rungen oder zwickelartige Verbreiterungen der Sehnenfasern (Nr. 3 in Abb. 96).

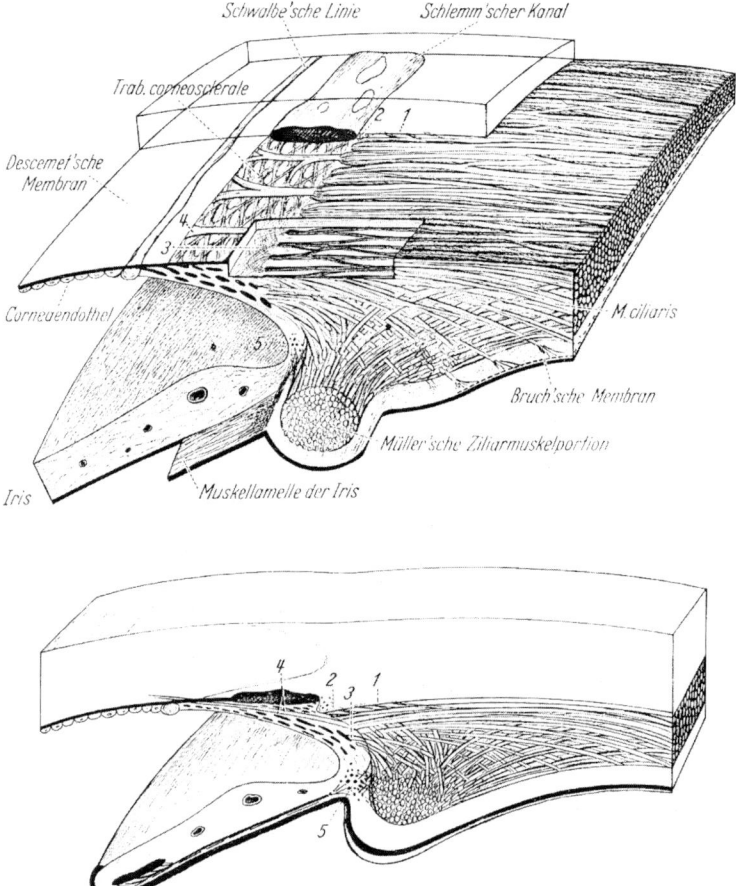

Abb. 96. Konstruktionsschema über die Ansatzverhältnisse der vorderen Sehnen des Ciliarmuskelsystems beim Menschen. Dargestellt sind fünf verschiedene Sehnentypen. *1* Übergang von Muskelfasern direkt in die Sklera; *2* elastische Sehnen, die am Skleralsporn fixiert sind; *3* elastische Sehnen, die arkadenförmig in das Trabekel- werk einmünden; *4* radiäre kollagenartige Sehnenbänder, die zur Cornea ziehen; *5* elastische, äquatorial ver- laufende Sehnen der Müllerschen Muskelportion, die in den elastischen Sehnenring der Iriswurzel einstrahlen

Der Übergang von Ciliarmuskelsehnen in das Trabekelwerk wurde später von RONES (1958) und WOLTER (1963b) bestätigt. Diese Anheftungsform beweist, daß die Ciliarmuskulatur wirklich am Trabekelwerk der Kammerbucht befestigt ist, eine funktionelle Beeinflussung also anatomisch möglich erscheint (s. unten).

Eine vierte Ansatzform fand UNGER an Tangentialschnitten. Neben den bisher beschriebenen Sehnen existieren noch breitere Sehnenbänder, die das Trabekelwerk radiär durchziehen und in das Hornhautstroma übergehen. Meist werden dabei die vorderen elastischen Muskelsehnen in Höhe des Skleralsporns V-förmig zusammengefaßt und in ein 30—40 μ breites Band überführt (Abb. 95e).

Hierbei ändert sich die Färbbarkeit der elastischen Fasern. Die Bänder nehmen mehr Kollagenfarbstoffe an und verhalten sich färberisch bereits wie die Cornea-lamellen. Sie liegen in regelmäßigen Abständen als radiäre Strukturen im Trabekelwerk, das im übrigen vornehmlich äquatorial gefasert ist (Nr. 4 in Abb. 96). Dadurch ist das Ciliarmuskelsystem also zusätzlich noch am Hornhautstroma fixiert (ROHEN u. UNGER 1959, UNGER 1957, 1959).

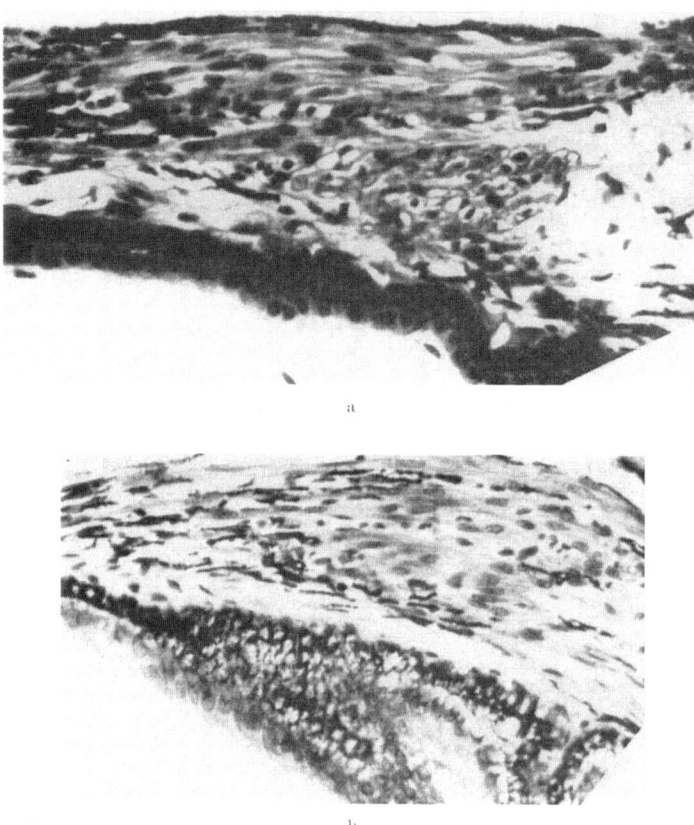

a

b

Abb. 97a u. b. Ciliarmuskel von *Tupaia glis* im Querschnitt: a kontrahiert, b dilatiert. Beachte das Auftreten einer kräftigen Zirkulärportion nach Kontraktion in a

Die beschriebene allgemeine Architektur des Muskelsystems myoper und hyperoper Augen ist nicht grundsätzlich verschieden, wenn auch die Ausbildung der Muskelportionen im einzelnen durchaus unterschiedlich ist. Es besteht anscheinend eine echte Korrelation zwischen Bulbusgröße und Muskelform. Je länger der sagittale Durchmesser des Auges, um so gestreckter erscheint der Muskel; je kürzer das Auge, um so dicker und gedrungener ist der Muskel, so daß dann die sog. Kante mehr hervortritt (CALASANS 1953). Individuelle Unterschiede beziehen sich weniger auf die Architektur des Ciliarmuskels als vielmehr auf die Ausbildung des Müllerschen Anteils und die Stärke des intermuskulären Bindegewebes (MUROMOTO 1938). Über *Altersunterschiede* s. S. 233. Quantitative Angaben über Akkommodation und Refraktion s. A. BRÜCKNER 1963, ODQUIST 1938, MÜTZE 1956, VOGELSANG 1955).

b) Vergleichend-Anatomisches

Bei *Nagern (Ratte, Maus, Meerschweinchen, Kaninchen)* ist die Ciliarmuskulatur nur schwach entwickelt und besteht ausschließlich aus einem dünnen, meridionalen Netz, das sich nach vorn fächerartig aufsplittert (KOLOSS 1958). Die Sehnen gehen in das uveale

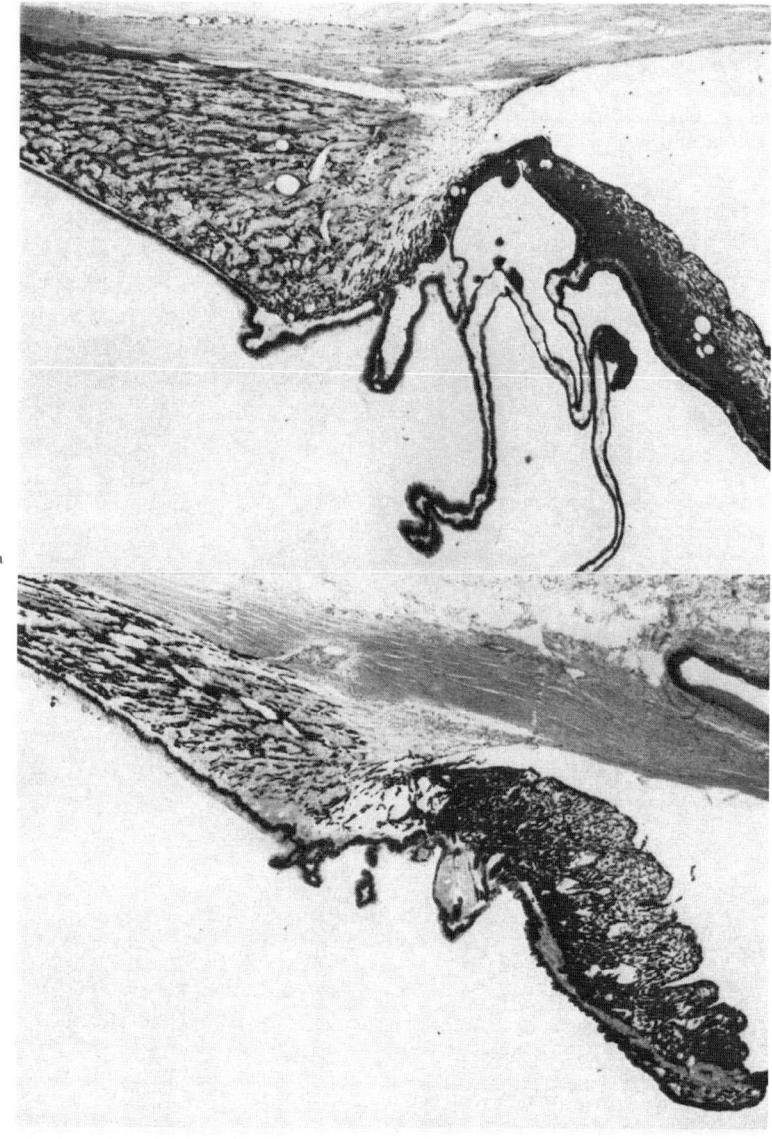

Abb. 98a u. b. Sagittalschnitt durch den Ciliarkörper zweier Halbaffen. a *Galago demidovii* (Goldner, 40fach), b *Perodicticus Potto* (Azan, 36fach). Man beachte die lockere Ciliarmuskelstruktur. Die Iris ist in b kontrahiert

Gerüst, die Grundplatte oder die angrenzende Sklera über. Ein Skleralsporn ist meist kaum abgrenzbar (ROHEN und UNGER 1959). Verbindungen von Ciliarmuskelfasern mit dem „Lig. pectinatum" beschrieb MIYAKE (1958b) bei *Kaninchen*. Bei *Chinchilla* soll ein Ciliarmuskel ganz fehlen (DETWILER 1949).

Bei *Carnivoren* ist der Muskel kräftiger als bei *Nagern*, jedoch in der Regel auch rein meridional orientiert. Bei der *Katze* lassen sich im mittleren Drittel des Ciliarkörpers innerhalb der Grundplatte noch zirkuläre Muskelbündel nachweisen, die keine Verbindung zur Sklera haben. Die Faserzüge können die Iriswurzel erreichen und mit abstrahlenden Bündeln des Dilatator der Iris zusammenhängen. In diese relativ weit nach vorn verlagerte Zirkulärportion gehen Fasern der meridionalen Anteile mit großen bogenförmigen Arkaden über. Ähnliche Muskelarkaden findet man auch nahe der Grundplatte in den hinteren Abschnitten des Ciliarkörpers. Die vorderen Ciliarmuskelsehnen sind bei *Carnivoren* teils kollagen, teils elastisch und strahlen zum Teil fächerartig in das uveale und sklerale Gerüst ein. Das Gerüstwerk der Kammerbucht enthält straffe, radiär ausgerichtete Bindegewebsbündel, die netzig untereinander verbunden sind und an der Hornhaut ansetzen. Dieses radiäre Netz bildet in der Hauptsache den vorderen Ansatz der Ciliarmuskulatur.

Bei den *Haussäugern* (*Rind, Schaf, Ziege, Schwein, Pferd* usw.) liegen zum Teil ganz andere Verhältnisse vor (Troncoso und Castroviejo 1936, Helfrich 1956, Rohen und

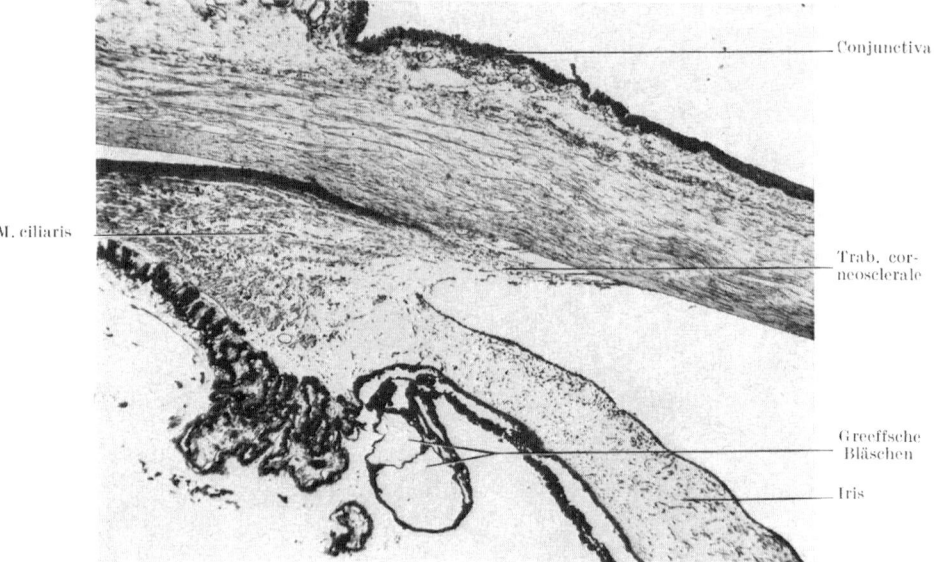

Abb. 98c. Horizontalschnitt durch die vordere Bulbushälfte von *Gorilla gorilla beringei* im Bereich der Kammerbucht. Trichromfärbung nach Goldner, Vergr. etwa 40fach. Man beachte die großen Greeffschen Bläschen des Ciliarkörpers, die beginnende Hyalinisierung des Stromas im Bereich der Ciliarfortsätze, sowie den lockeren Aufbau des Ciliarmuskels und die geringe Pigmentation der vorderen Uvea. (Aus Rohen 1962a)

Unger 1959). Generell besteht der Ciliarmuskel, der auch relativ schwach entwickelt ist, aus einem Netz meridionaler Muskelfasern, das in der hinteren Hälfte des Ciliarkörpers liegt. Diese Fasern gehen vorn außen bogenförmig in zirkuläre Fasern über, die zum Teil intraskleral liegen. Beim *Schwein* sind diese äußeren Zirkulärbündel besonders zahlreich. Durch tangentiale Schnittserien und Häutchenpräparate ließ sich ihr systemartiger Zusammenhang mit den Meridionalfasern beweisen (Helfrich 1956). Wir haben sie früher als „Haltefasern" bezeichnet, da sie im skleranahen oder intraskleralen Teil des Ciliarkörpers offensichtlich keine Bewegungsfunktion haben können.

Von diesem Grundschema gibt es regionale Abweichungen, die besonders groß im nasalen und temporalen Quadranten sind. Nasal werden die meridionalen Muskelfasern meist äußerst kurz. Die zirkulären Fasern sind vermehrt. Beim *Schwein* findet man nasal überhaupt nur noch Zirkulärfasern, die aber mit dem Meridionalsystem der übrigen Quadranten zusammenhängen und kein isoliertes Bündel darstellen (Abb. 79).

Die Ciliarmuskulatur der *Haussäuger* führt bei der Akkommodation vermutlich eine asymmetrische Ciliarkörperbewegung aus, die möglicherweise die Asymmetrien der vorderen Bulbushälfte wiederum ausgleichen kann. Physiologische Untersuchungen dazu liegen bisher noch nicht vor.

Der Skleralsporn ist bei den meisten *Haussäugern* kräftig entwickelt, so daß häufig der ganze Muskel dahinter Platz hat. Er springt beim *Schwein* stärker vor als beim *Rind*. Artliche Unterschiede, auch hinsichtlich der Kammerwinkelstruktur, der Asymmetrien und der Ausbildung des Ciliarmuskels sind vorhanden (SCHILDWÄCHTER 1911, TRONCOSO u. CASTROVIEJO 1936, HELFRICH 1956).

Auch unter den *Primaten* existieren große Unterschiede in der Ausbildung des Ciliarmuskels. Bei allen Arten fanden wir drei Muskelportionen. Die Zirkulärportion liegt immer vorn innen. Bei *Tupaia* ist diese noch schwach und häufig kaum erkennbar, aber doch vorhanden (Abb. 97). Bei *Nachtaffen* ist der Muskel äußerst lockermaschig. Die Zirkulärportion ist noch kaum differenziert (Abb. 98 a). Bei höheren *Primaten* erscheint der Muskel sehr kompakt und kräftig (Abb. 98 c). Der Müllersche Muskelanteil ist prominent und häufig

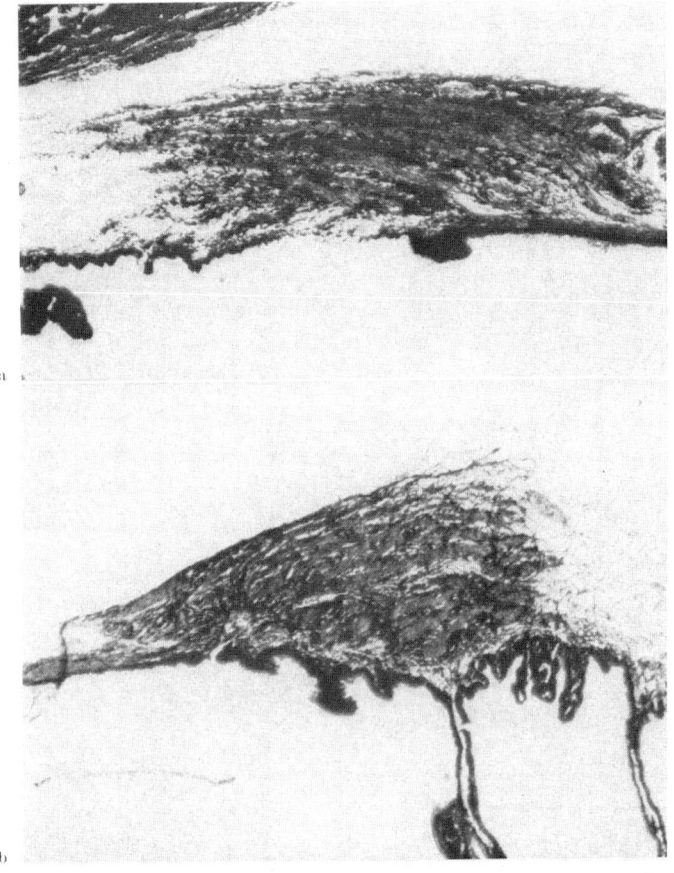

Abb. 99 a u. b. Verhalten des Ciliarmuskels nach experimenteller Kontraktion durch elektrische Reizung beim Hund. a Nicht kontrahierter Muskel. Die Fasern sind vornehmlich längs orientiert. b Kontrahierter Muskel. Deutliche Ausbildung einer Kante. Zirkuläre Muskelfasern sind aufgetreten (dasselbe Tier) — (Azan, 37fach). [Nach ROHEN, Morph. Jb. 92 (1952)]

mächtiger als beim *Menschen*. Es ist anzunehmen, daß die Unterschiede im Bau der Ciliarmuskulatur bei höheren und niederen *Affen* mit der Lebensweise und Akkommodationsfähigkeit zusammenhängen.

Die Akkommodation ist bei höheren *Affen* im allgemeinen gut; diejenige der *Halbaffen* wurde bisher nur wenig untersucht. BÜCKLERS (1935) gibt für *Makaken* eine Akkommodationsbreite von +2,5—7 Dioptrien an. In der Gefangenschaft werden *Affen* leicht myop (STARGARDT 1912, JABLONSKI 1926, ESSED und SOEWARNO 1928, WALLS 1942), in freier Wildbahn dagegen sollen sie mehr hyperop sein. Im allgemeinen soll jedoch die Akkommodationsbreite bei *Affen* zehn Dioptrien nicht überschreiten (WALLS 1942).

Der arterielle Gefäßkranz liegt fast immer im vorderen Teil des Ciliarmuskels. Die Grundplatte ist meist auffallend dünn. Die Pigmentation der Ciliarmuskulatur wechselt. Bei *Pongiden* und *Halbaffen* ist sie vielfach sehr intensiv. Die Ansatzverhältnisse der vorderen und hinteren elastischen Sehnen sind im Prinzip die gleichen wie beim *Menschen*. Bei *Cerco-*

pithecinen reichen Muskelfasern bis in das Trabekelwerk, so daß sie bis in die unmittelbare Nachbarschaft des Schlemmschen Kanals vorragen. Bei *Makaken* springen sie nicht so weit vor. Hier endet die Muskelspitze meist am Skleralsporn.

Die Akkommodationsmuskulatur der *Vögel* wurde von FRANZ (1934), HENSCHEL und LEPLAT (1952), die der *Teleostier* von MEADER (1936) neu beschrieben.

c) Architektur und Funktion

α) Der funktionelle Umbau des Ciliarmuskelsystems. Es ist naheliegend anzunehmen, daß die charakterisierte Gitterarchitektur des Ciliarmuskelsystems

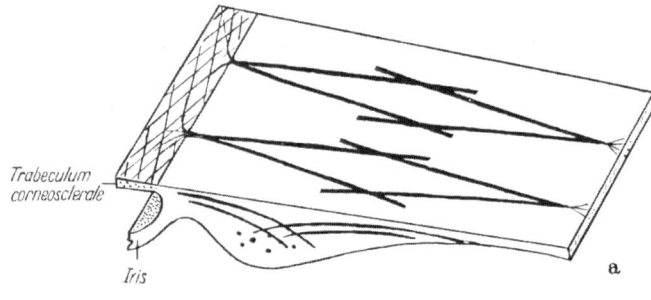

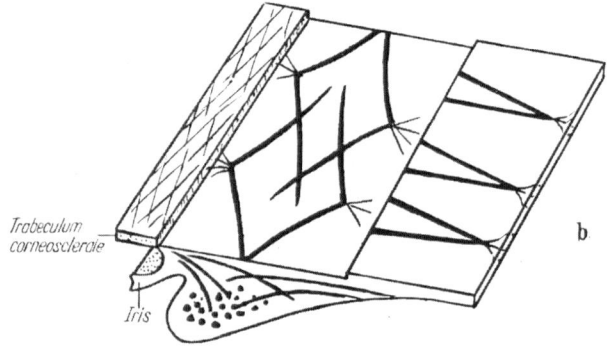

Abb. 100a u. b. Funktionsschema über den Strukturumbau des Ciliarmuskels bei der Kontraktion. a In Ruhe vornehmlich meridional orientierte Muskelfasern und geringe Ausbildung einer Kante. b Nach maximaler Kontraktion starkes Hervortreten der Kante und vermehrtes Auftreten zirkulärer Muskelfasern

mit den Funktionsbewegungen im Zusammenhang steht. Auf Grund von Funktionsversuchen an *Hunden*, die normalerweise nur meridionale Ciliarmuskelfasern haben, konnten wir zeigen, daß sich die innen gelegenen, radiär und meridional orientierten Fasern bei extremer Kontraktion äquatorial umlagern können (ROHEN 1952a) (Abb. 99). Das Gitternetz des Muskels kann sich also nach vorne-innen so entfalten, daß aus dem Längsnetz mehr und mehr Ringfaserzüge „herausgespreizt" werden. Eine steigende Anspannung des Systems ist daher nicht nur mit einer Verdickung des Muskels, sondern auch mit einer Umlagerung der Faserbündel verbunden (Abb. 100). Die geschilderte Konstruktion kann also als funktionell bezeichnet werden.

Eine effektive Zunahme der Müllerschen Portion bei starker Muskelkontraktion ließ sich planimetrisch nachweisen. Wir haben gesunde menschliche Augen, die im Verlaufe einer Radikaloperation wegen Kieferhöhlencarcinoms entfernt werden mußten, unmittelbar post operationem sagittal halbiert, in Atropin- bzw. Pilocarpinlösung eingelegt und anschließend fixiert. Die untersuchten Hälften zeigten im histologischen Bild deutliche Kontraktionsunterschiede der Ciliarmuskulatur (UNGER 1957, UNGER u. ROHEN 1958). Bei der planimetrischen Auswertung der einzelnen Muskelabschnitte fand sich in allen Fällen eine signifikante Zunahme von Zirkulärfasern (Tabelle 14). Dabei wurden als Zirkulärfasern (Müllerscher Muskelabschnitt) nur solche gewertet, die am Sagittalschnitt exakt quergetroffen waren. Schrägschnitte wurden nicht in die Flächenmessung einbezogen. Die Vergrößerung der Müllerschen Muskelportion beim kontrahierten Muskel lag im Vergleich zur nicht kontrahierten anderen Bulbushälfte zwischen 34—49%.

Die gelegentlich immer noch vertretene Ansicht, daß die longitudinalen und zirkulären Muskelabschnitte eine unterschiedliche Funktion, ja sogar eine antagonistische Innervation besäßen (ROMERO 1943, HUDELO 1930, COGAN 1937. MOREU 1948), ließ sich weder durch morphologische noch physiologisch-pharmakologische Befunde stützen (vgl. ROHEN u. UNGER 1959, DUKE-ELDER 1961),

Tabelle 14. *Relative Flächeneinheiten des Ciliarmuskelsystems*

Fall	Müllersche Zirkulärportion			Reticuläre Portion		Meridionale Muskelportion		Gesamtmuskel			Durchmesser der Aderhaut	
	Atropin	Pilo-carpin	%	Atropin	Pilo-carpin	Atropin	Pilo-carpin	Atropin	Pilo-carpin	%	Atropin	Pilo-carpin
1/59	4,0 ±0,14	5,7 ±0,42	42,5	—	—	9,1	12,0	13,1 ±0,4	17,7 ±1,60	35,4	0,75	0,65
1/60	2,4 ±0,32	3,3 ±0,16	37,5	4,1	3,2	3,0	3,8	9,5 ±1,36	10,3 ±1,18	8,4	1,09	1,16
2/313	2,57 ±0,21	3,45 ±0,35	34,2	5,1	5,8	3,6	3,14	11,3 ±2,37	12,4 ±1,97	10,0	1,23	1,30
2/314	2,7 ±0,31	3,7 ±0,18	37,0	3,4	3,8	4,7	4,7	10,8 ±0,91	12,2 ±1,20	13,0	1,39	1,0
2/344	2,58 ±0,18	3,58 ±0,14	49,2	6,2	7,3	6,7	6,4	15,4 ±1,1	17,5 ±1,45	13,6	1,17	1,22

Eindeutige Querschnittänderungen an der Aderhaut wurden in unserem planimetrisch ausgewerteten Material nicht beobachtet (Tabelle 14). Dies war auch nicht zu erwarten, da die Zirkulation durch die Enucleation und Halbierung der Bulbi unterbrochen worden war und eine organische Größenveränderung nicht mehr auftreten konnte. Somit können aus diesen Versuchen hinsichtlich der alten Fortinschen Behauptung, daß die Ciliarmuskelkontraktion eine Erweiterung der chorioidealen Venen mit sich bringe, keine Schlüsse gezogen werden. Eine Querschnittveränderung der intramuskulär gelegenen Arterien, die nach FORTIN (1929, 1931) bei der Kontraktion abgeklemmt werden sollen, sahen wir an diesem Material nicht.

An lebenden menschlichen Augen hat OBAL (1951) die Tension vor und während der Akkommodation gemessen. Er glaubt eine Drucksenkung im Sklera- und Corneabereich, eine Druckzunahme im Limbusbereich bei der Naheinstellung gemessen zu haben. Da jedoch aus der Arbeit nicht ersichtlich ist, ob die gemessenen Werte signifikant sind, braucht die aus den Befunden abgeleitete *„Kippbewegung"* des Muskels hier vorerst nicht diskutiert zu werden.

Auch die von KESTENBAUM (1963) besprochene Hypothese, der Ciliarmuskel drücke bei der Akkommodation auf den Glaskörper, wodurch die Hinterfläche der Linse eingedellt und damit ihre Vorderfläche ausgebeult würde, ist gänzlich unbewiesen.

Bei der histologischen Auswertung unserer an menschlichen Augen durchgeführten Funktionsversuche zeigte sich vor allem, daß der Ciliarmuskel bei der

Kontraktion nach vorn-innen, also unter die Iriswurzel rückt (Pilocarpinversuch) (Abb. 101 b). Dabei verstärkt sich die sog. „Kante", die der zirkuläre Abschnitt gegen die Hinterkammer zu bildet. Während die Kante am gelähmten Muskel (Atropinversuch) etwa in Höhe des Hinterrandes vom Schlemmschen Kanal oder

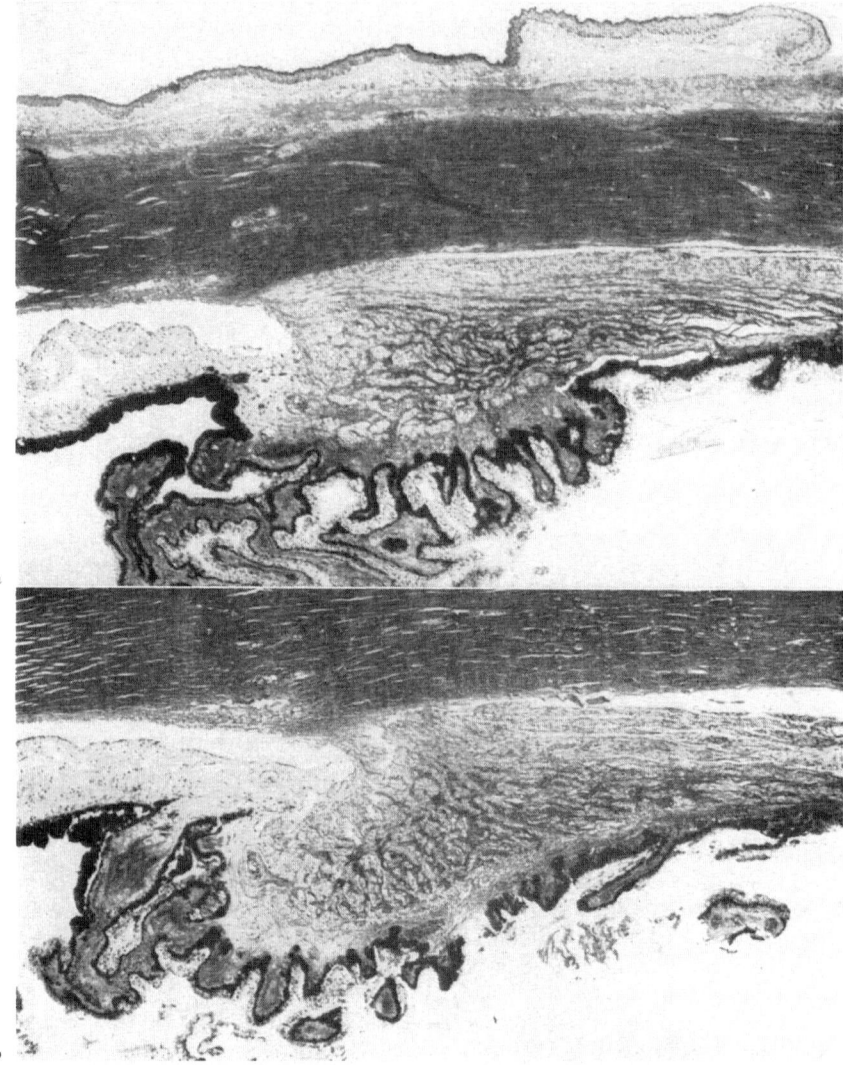

Abb. 101a u. b. Funktionsversuch über das Verhalten von Ciliarkörper und Kammerbucht des Menschen. [Nach ROHEN u. UNGER, Abh. Mainz. Akad. Wiss., math.-nat. Kl. 3 (1959).] Zwei Hälften eines gesunden menschlichen Auges, das wegen Kieferhöhlencarcinoms enucleiert werden mußte, wurden unmittelbar nach der Enucleation in Pilocarpin oder Atropinlösung gebracht. Eine starke Kontraktion der Ciliarmuskulatur nach Pilocarpin war festzustellen (s. Bild b). a Atropinbehandelte Hälfte. Ciliarmuskel gestreckt. b Pilocarpinbehandelte Hälfte, Ciliarmuskel kontrahiert. (van Gieson, 150fach)

noch weiter hinten liegt, schiebt sie sich bei der Kontraktion bis etwa in die Ebene des Kanals vor (UNGER u. ROHEN 1958, ROHEN u. UNGER 1959).

Diese Beobachtungen stimmen mit denjenigen überein, die bereits an *Affen*augen erhoben wurden (ROHEN 1956a, 1957b, FLOCKS u. ZWENG 1957). Auch hier entwickelt sich bei der Muskelkontraktion eine auffallend stark nach innen

vorspringende Muskelkante. Gleichzeitig verkürzt sich das System in der Längsrichtung.

Bei *Tupaia* ist nur eine relativ schwach entwickelte Ciliarmuskulatur, an der
häufig kaum Zirkulärfasern erkennbar sind, zu beobachten. Hat man Gelegenheit,
mehrere Tiere zu untersuchen, so findet man immer einzelne, bei denen der
Ciliarmuskel in einem Akkommodationskrampf fixiert wurde. Bei solchen stark
kontrahierten Muskeln treten nun interessanterweise vermehrt zirkuläre Fasern
und eine verstärkte, innen gelegene Kante auf, während der Muskel sonst mehr
gestreckt und abgeflacht erscheint (Abb. 97). Dies bestätigt unsere Vorstellung
von der Umlagerung radiärer Muskelbündel in äquatoriale bei der Kontraktion.

Zusammenfassend kann man also feststellen, daß die Ciliarmuskulatur mit
zunehmender Kontraktionsleistung mehr und mehr Zirkulärfasern bildet. Da
sich der Muskel, der an beiden Enden mit elastischen Sehnen fixiert ist, nur
nach vorne-innen — wo keine sehnige Verankerung in dem erwähnten Sinne
existiert — entfalten kann, aber eine radiäre Faserrichtung eine zum Längssystem antagonistische Wirkung entfalten müßte, scheint die Entwicklung von
Ringfasern funktionell sinnvoll. Wie auch MOLLIER (1938) richtig gefolgert hat,
müßte sich der Müllersche Ring, wenn er außen fixiert wäre, bei der Kontraktion
erweitern. Da er aber mit dem Längssystem zusammenhängt und vorne wie
hinten in gleicher Weise wie die anderen Muskelabschnitte fixiert ist, bleibt
bei der Kontraktion nur eine Entfaltung nach vorn-innen übrig. Für den Kon-
traktionseffekt scheint dieser Mechanismus außerordentlich sinnvoll. Denn an
einer innerhalb des Ciliarkörpers so weit vorn gelegenen Stelle können nur noch
Ringfasern eine Kontraktionsverstärkung und damit eine Akkommodationssteige-
rung bewirken. Anders orientierte Fasern müßten entweder den Ring erweitern,
also auf den Zonulaapparat spannend wirken, oder die Kammerbucht so ein-
engen, daß die Gefahr einer Abflußblockade entstünde. Beides wird durch die
geschilderte Konstruktion verhindert.

Die erläuterten Gedanken machen auch verständlich, warum bei *Säugern*
mit geringer Akkommodationsbreite das Meridionalsystem (sog. M. tensor chorioideae) für die Akkommodationsbewegungen des Ciliarkörpers genügt, während
sich erst bei den *Primaten* ein Zirkulärsystem aus dem ursprünglichen Längssystem herausbildet. Das Ciliarmuskelsystem hält auch die Aderhaut in einer
gewissen Grundspannung (ODQUIST 1938, KOKOTT 1948). Bei der Cyclodialyse
zieht sich der Muskel nach rückwärts zurück, woraus hervorgeht, daß er normalerweise unter Spannung steht (DOESSCHATE und FISCHER 1960, VOGELSANG
1960). Wie weit allerdings eine Beeinflussung der Aderhautzirkulation möglich
ist, ist ungeklärt.

β) **Veränderungen der Kammerbucht bei der Akkommodation.** Über mögliche
Formveränderungen der Gewebsformationen im Bereich der Kammerbucht, insbesondere des Schlemmschen Kanals und des Trabekelwerkes bei der Akkommodation, ist viel spekuliert worden (HEINE 1899, 1900, ASAYAMA 1902, LEBER 1903,
KNÜSEL 1906, THOMSON 1910, 1911, FORTIN 1931, MOLLIER 1938, ROMERO 1943
u. a.). Experimentelle Befunde hatte jedoch nur HEINE vorgelegt. An *Affen*-
augen konnte er nach Verabfolgung von Eserin eine Entfaltung der Bindegewebsstrukturen in der Kammerbucht durch eine Verschiebung des Ciliarmuskels nach
vorn-innen beobachten, was neuerdings bestätigt wurde (ROHEN 1956a, 1957b,
FLOCKS u. ZWENG 1957). THOMSON (1911) war dann der erste, der die Bedeutung
des Skleralsporns für die Formveränderungen des Trabekelwerkes erkannte. Am
halbierten Leichenauge zeigte THOMSON, daß sich durch Ziehen am Ciliarmuskel
mit einer Pinzette der Skleralsporn bewegen und dadurch das Filterwerk entfalten läßt. Wir haben diesen Modellversuch wiederholt und fanden, daß sich

bei beweglichen Skleralspornen das Filterwerk auffallend stark verformen läßt, wovon auch der Schlemmsche Kanal beeinflußt wird (ROHEN u. UNGER 1959).

Formveränderungen der Kammerbucht bei der Akkommodation wurden aber auch am lebenden menschlichen Auge beobachtet (FINCHAM 1929, 1955, BUSACCA 1955, BURIAN u. ALLEN 1955) und quantitativ ausgewertet (sog. *Goniometrie*) (UNGER 1957, ROHEN u. UNGER 1959). BUSACCA (1955) studierte die gonioskopischen Veränderungen des Ciliarkörpers nach Eserin- und Atropinbehandlung bei einem jungen Mann durch das Loch einer Iridektomiewunde und beobachtete eine Verdickung des Ciliarkörpers nach Zufuhr von Physostigmin. Die Iriswurzel bewegte sich etwas nach vorn und außen, der Sinus wurde enger und flachte sich leicht ab. Die Kuppen der Ciliarfortsätze näherten sich der Irishinterfläche, wie man durch die Irid-ektomieöffnung hindurch gut erkennen konnte. Die Linsenkante rundete sich ab und verschob sich nach vorn. Unter Atro-pineinwirkung verschmä-lerte sich der Ciliarkörper wieder und zog sich nach proximal zurück. Der Si-nus wurde verbreitert und vertieft. Die vorderen Enden der Ciliarfortsätze verschmälerten sich und bewegten sich von der Irishinterfläche nach rück-wärts. Ähnliche Beob-achtungen wurden auch von FINCHAM (1929) in einem Fall von Iridodia-lyse gemacht.

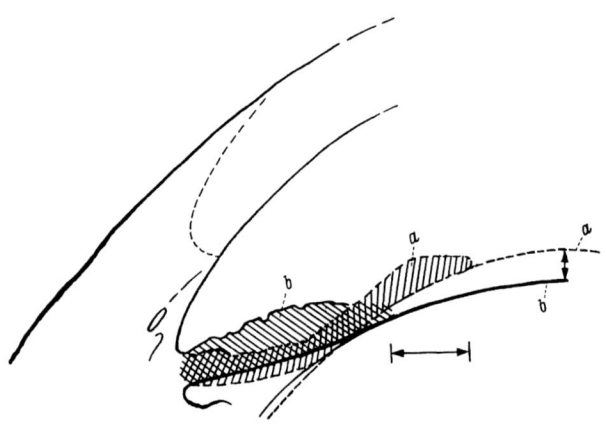

Abb. 102. Schematische Querschnitte durch die Kammerwinkelregion. Iris und Linse bei verschieden starker Akkommodation nach gonioskopischen Beobachtungen am lebenden menschlichen Auge. [Nach BURIAN u. ALLEN, Arch. Ophthal. **54** (1955).] *a* Zustand bei Akkommodation; *b* Zustand bei Desakkommodation

Durch sorgfältige goniometrische Messungen der Breite des Ciliarkörperbandes von 1000 Patienen fand UNGER (1957), daß sich die Kammerbucht durch Ciliarmuskelkontraktion verschmälert, nach Muskellähmung jedoch etwas verbreitert. Die durchschnittliche Breite des Ciliarkörperbandes betrug 0,11—0,14 mm. Bei Myopie und Ciliarkörperlähmung war sie etwas breiter, bei Hyperopie, Presbyopie und Akkommodation schmäler als gewöhnlich.

Eine Bewegung der Ciliarfortsätze bei der Akkommodation hatte LEYD-HECKER (1954), der auch durch eine Iridektomielücke die akkommodativen Ciliarkörperbewegungen verfolgte, nicht erkennen können. Bei der Akkommodation schob sich der Ciliarkörper axipetal zum Linsenäquator hin. Die Ciliarfortsätze blieben unverändert und wurden nur passiv dem Linsenäquator genähert. Sie streckten sich nicht. Gonioskopisch konnte dabei keine Einengung der Kammerbucht beobachtet werden. Umgekehrt sahen BURIAN et al. (1955) während der Akkommodation eine Erweiterung der Kammerbucht bei gonioskopischer Untersuchung (Abb. 102). Der Irisrand bewegte sich nach vorn, das Irisgewebe im mittleren Drittel sank nach hinten und soll die Iriswurzel nach rückwärts verlagert haben. Bewegungen des Skleralsporns sowie Veränderungen des Ciliarkörperbandes hatten BURIAN u. Mitarb. nicht erkennen können.

Wenn man aber die oben erwähnten Funktionsversuche am menschlichen Auge auf die morphologischen Veränderungen im Bereich der Kammerbucht

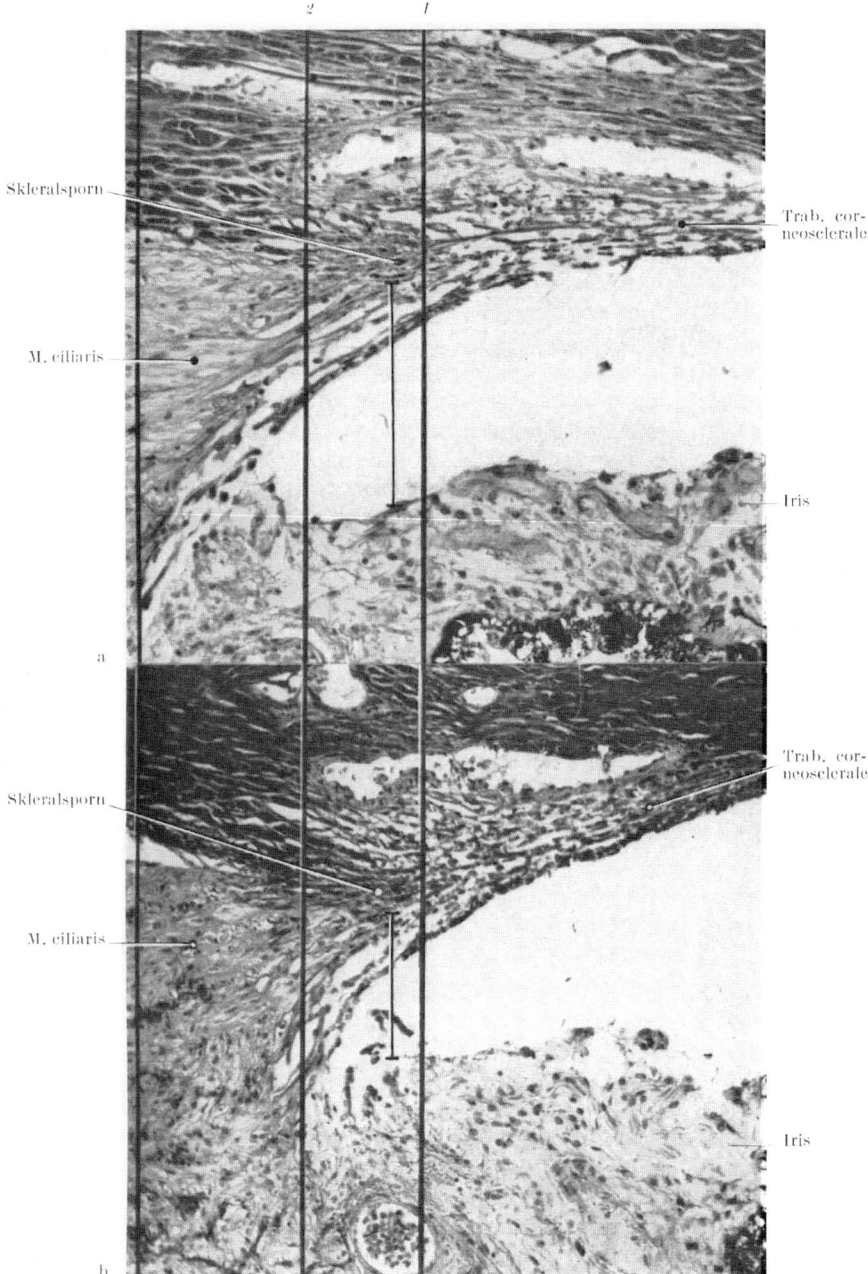

Abb. 103a u. b. Veränderungen der Kammerbuchtgewebe durch Kontraktion des Ciliarmuskelsystems. (Funktionsversuch am menschlichen Auge — aus ROHEN u. UNGER 1959.) (van Gieson, 180fach.) a Atropin-behandelt. b Pilocarpin-behandelt. *1* Skleralspornspitze; *2* hinteres Ende des Schlemmschen Kanals. Man beachte die Lageveränderung des Skleralsporns (Achse im Bild eingetragen), die Spreizung des Trabekelwerkes und die Verlagerung der Iriswurzel

hin untersucht, so ergibt sich jedoch, daß die Iriswurzel bei der Ciliarmuskelkontraktion etwas nach vorn-außen verschoben wird, daß sich der Ciliarkörper im ganzen nach vorn-innen verlagert und daß das Ciliarkörperband tatsächlich verkleinert wird (Abb. 103). Dabei verbreitert sich der Querschnitt des Trabekelwerkes und der Winkel zwischen Skleralsporn und Längsachse des Schlemmschen Kanals nimmt zu, d. h. der Sporn spreizt sich ab (UNGER u. ROHEN 1958).

Tabelle 15

Fall	Relative Flächeneinheiten vom Trabeculum corneosclerale			Ciliarkörperband		Spreizungswinkel des Skleralsporns		
	Atropin	Pilocarpin	%	Atropin	Pilocarpin	Atropin	Pilocarpin	%
1/59	3,3 ± 0,24	4,7 ± 0,19	42,5	1,9	2,8	34°	41°	20,6
1/60	3,9 ± 0,13	5,2 ± 0,31	33,4	3,7	2,2	32°	34°	6,2
2/313	3,2 ± 0,26	3,6 ± 0,28	12,5	2,7	2,5	37°	39°	5,4
2/314	2,3 ± 0,13	3,6 ± 0,15	56,5	3,5	2,0	31°	40°	29
2/344	2,7 ± 0,14	3,6 ± 0,03	33,4	2,2	1,9	40°	42,8°	7

Umgekehrte Gewebsverschiebungen ließen sich nach Atropinbehandlung feststellen. Eine Verbreiterung des ,,Lig. pectinatum'' durch Muskelkontraktion wurde auch von MUROMOTO (1938) und MAUMENEE (1959) beschrieben.

Wir haben nun an den gleichen Schnitten der zitierten Funktionsversuche auch die Querschnittsflächen des Trabekelwerkes planimetriert und fanden eine

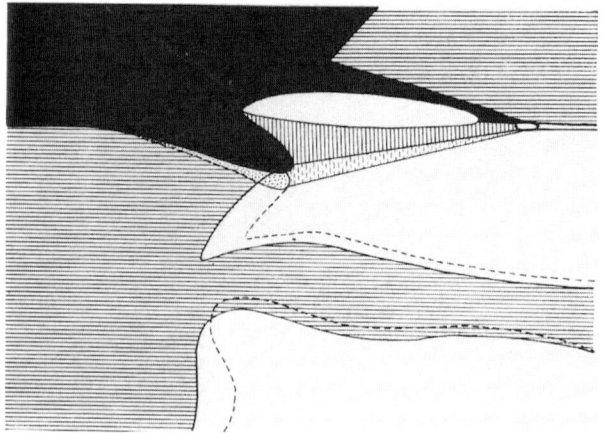

Flächenvergrößerung von 12 bis 56% (durchschnittlich 36%). Wurde der Spreizungswinkel des Skleralsporns mit den jeweiligen Veränderungen am Trabekelwerk verglichen, so stellte sich heraus, daß die Flächenvergrößerung des Trabekelwerkes mit der Winkelveränderung des Sporns korreliert ist. Sie ist nämlich um so größer, je stärker der Sporn beweglich ist. Das Ciliarkörperband war in einigen Fällen verkleinert, in andern vergrö-

Abb. 104. Schema zur Verdeutlichung der geweblichen Verschiebungen im Bereich der Kammerbucht und des Schlemmschen Kanals durch Kontraktion des Ciliarmuskels (vgl. mit Abb. 103)

ßert oder ganz unverändert. Die Gesamtfläche der Kammerbucht zeigte planimetrisch keine eindeutigen Veränderungen (ROHEN 1963).

Zusammenfassend können wir also festhalten, daß durch eine Kontraktion des Ciliarmuskelapparates das Filterwerk entfaltet wird, der Skleralsporn abgespreizt, die Kammerbucht abgeflacht und die Iriswurzel nach vorn-außen verlagert wird, während die mittleren Partien der Iris sich nach hinten bewegen (Abb. 104).

Mit dieser Feststellung fände die viele Jahre hindurch diskutierte Frage nach der Beeinflussung des Kammerwasserabflusses durch das Ciliarmuskelsystem eine neue morphologische Grundlage. Eine Herabsetzung des Abflußwiderstandes durch Pilocarpin oder verwandte Substanzen wurde tatsächlich mehrfach beobachtet (BÁRÁNY 1962, PRIJOT u. WEEKERS 1952a und e, WEEKERS et al. 1956, SCHIMEK u. LIEBERMANN 1961, LANGLEY u. MacDONALD 1952). Durch eine besondere Apparatur, die eine gleichzeitige Bestimmung von Akkommodation und Abflußwiderstand ermöglicht, fanden ARMALY u. BURIAN (1958) eine signifikante Herabsetzung des Widerstandes während der Akkommodation beim *Menschen* in vivo. Bei höheren *Affen* ließ sich histologisch eine Vergrößerung der Maschen im Filterwerk nach Pilocarpinbehandlung zeigen (FLOCKS u. ZWENG 1957, MAUMENEE 1959). Tonographische Messungen ergaben auch hier eine signifikante Widerstandsherabsetzung. Nach neueren Untersuchungen von BÁRÁNY (1962) an *Meerkatzen (Cercopithecus aethiops)* mit einer verbesserten Perfusionstechnik muß man aber wahrscheinlich einen akkommodationsabhängigen und unabhängigen Anteil am Abflußwiderstand unterscheiden. Der Ciliarmuskel würde also nur modifizierend in das Abflußsystem eingreifen. Die feineren Mechanismen der Regulation des Abflußwiderstandes würden jedoch im Filterwerk selbst zu suchen sein.

Änderungen des intraocularen Druckes oder der Blutzirkulation im Auge durch Ciliarmuskelkontraktionen konnten bisher nicht sicher nachgewiesen werden (AKAGI 1957). Ob bei der Akkommodation auch eine Verformung des Bulbus eintritt (etwa durch Kontraktion der äußeren Augenmuskeln) ist äußerst fraglich und ganz unbewiesen (R. STIEVE 1949).

d) Altersveränderungen des Ciliarmuskels

Am Ciliarmuskel spielen sich ausgeprägte Altersveränderungen ab. Da die Akkommodationsbreite mit zunehmendem Alter abnimmt, werden die morphologischen Umgestaltungen des Ciliarmuskelapparates verständlich. An 65 menschlichen Augen konstatierte MUROMOTO (1938) eine Zunahme des interstitiellen Bindegewebes im Bereich des Ciliarmuskels im Alter. Damit können Hyalinosen und regressive Veränderungen der Muskelfasern verbunden sein. Die Bindegewebsveränderungen sollen von der Gefäßumgebung ausgehen und zu ausgedehnten Verquellungen, Hyalinisierungen und Degenerationen führen können (KURUS 1958). Durch die histologische Bearbeitung von 120 menschlichen Augen aller Altersklassen kam R. STIEVE (1949) zur Unterscheidung von vier Entwicklungsstufen (Abb. 105):

1. Bis zum 15. oder 21. Lebensjahr zeigt der Ciliarmuskel eine vorwiegend progressive Differenzierung. Er hat im Querschnitt noch die Form eines stumpfwinkligen Dreiecks und besteht hauptsächlich aus meridional-radiären Fasern. Die Zirkulärportion ist noch schwach.

2. Zwischen dem 21.—35. Lebensjahr befindet sich der Muskel „vor der ersten Umgestaltung". Jetzt setzt eine Vermehrung des intermuskulären Bindegewebes ein. Die Grundplatte verbreitert sich. Die Zirkulärportion des Muskels wird kräftiger. Die „Kante" tritt stärker hervor.

3. Zwischen 35—50 Jahren ist der Ciliarkörper in der ersten Umgestaltungsphase. Im meridionalen Teil des Muskels gehen Fasern zugrunde und werden durch Bindegewebe ersetzt. Der Muskel verkürzt sich in der Längenausdehnung, wird aber vorne breiter, so daß er auf dem Querschnitt die Form eines rechtwinkligen Dreiecks annimmt. Die Grundplatte vergrößert sich vor allem vorne und innen.

4. Nach dem 55. Lebensjahr entwickelt sich der „senil-atrophische Ciliarmuskel" (Phase der zweiten Umgestaltung). Jetzt findet STIEVE regressive Veränderungen in allen Teilen des Ciliarmuskels. Die Grundplatte wird so breit, „daß der Ciliarkörper in der vorderen Hälfte immer noch die gleiche Dicke hat wie der Ciliarkörper eines Zwanzigjährigen". Die periphere Iris wird nach vorne verlagert. Das intermuskuläre Bindegewebe hyalinisiert und nimmt an Ausdehnung zu. Erst nach dem 60. Lebensjahr bildet sich auch das Bindegewebe

der Grundplatte wieder zurück. Bis ins höchste Alter bleiben jedoch Muskelfasern funktionstüchtig.

Bei *Männern* vollzieht sich die senil-atrophische Involution des Ciliarmuskels langsamer als bei *Frauen* und erstreckt sich über einen längeren Zeitraum. Bei *Frauen* bildet sich der Muskel in der Regel im ersten Jahrzehnt der Menopause sehr rasch zurück, verändert sich aber anschließend wenig.

Mithin vollzieht sich der Altersumbau des Ciliarmuskelsystems morphologisch ganz ähnlich wie der funktionelle, den wir oben geschildert haben. Aus dem ursprünglich mehr längsorientierten System wird im Laufe der ersten Lebensjahrzehnte zunehmend ein zirkuläres Fasersystem ausgegliedert. Es bildet sich die Dreiecksform des Muskels heraus. Obwohl diese Umgestaltung wahrscheinlich in erster Linie durch Wachstum, also Faservermehrung zustande kommt, wird man wohl auch an eine Umlagerung der muskulären Fasergitter in zirkuläre Netze durch eine zunehmende Kontraktionsleistung denken müssen. Da die Altersveränderungen der Linse schon in den ersten Lebensjahrzehnten einsetzen und die Akkommodationsbreite kontinuierlich abnimmt, könnte die Entfaltung des Ciliarmuskelapparates bis zum 35. Lebensjahr als „funktionelle Anpassung" an die zunehmende Involution des dioptischen Apparates aufgefaßt werden. Der Ciliarmuskel versucht gleichsam durch eine erhöhte Akkommodationsleistung die beginnende Linseninvolution auszugleichen. Unter einer solchen vermehrten Beanspruchung entfaltet sich der Muskel in der oben geschilderten Weise: die Zirkulärportion wird mächtiger und die meridionale verkürzt sich, bis schließlich auch diese Anpassungsreaktion nicht mehr ausreicht und der senil-atrophische Abbau mit Faserdegenerationen, Bindegewebsvermehrung und Hyalinose einsetzt.

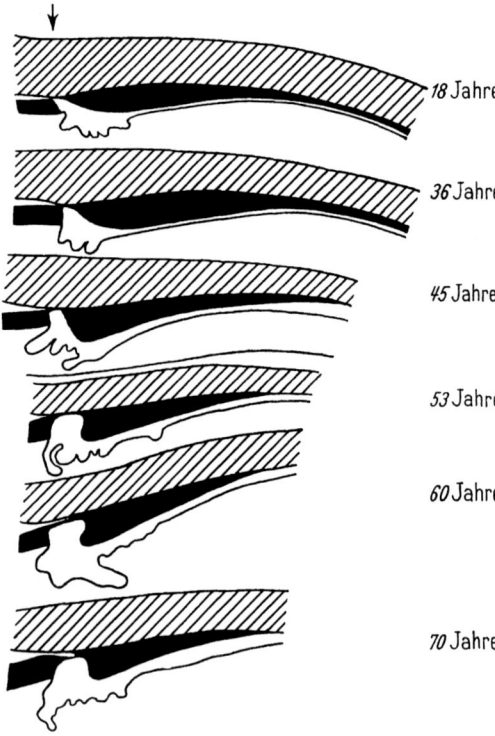

Abb. 105. Altersveränderungen des Ciliarkörpers.
[Nach R. STIEVE, Z. mikr.-anat. Forsch. **55** (1949)]

18 Jahre
36 Jahre
45 Jahre
53 Jahre
60 Jahre
70 Jahre

Die interessante Beobachtung STIEVEs, daß der außen gelegene meridionale Muskelabschnitt selbst in höchstem Alter erhalten und weitgehend von degenerativen Veränderungen verschont bleibt, konnten wir bestätigen (ROHEN u. UNGER 1959). Diese Tatsache läßt sich vielleicht dadurch erklären, daß dieser Muskelabschnitt durch seine besonderen Ansatzverhältnisse an den Geweben der Kammerbucht in enger, funktioneller Beziehung zum Trabekelwerk steht und damit über die Akkommodation hinaus noch eine andere Funktion, nämlich die einer Spannungsregulation bzw. Spannungserhaltung im Trabeculum corneosclerale ausübt. Sehr treffend hat DVORAK-THEOBALD (1960) das Trabekelwerk als "ligament for the ciliary muscle" bezeichnet. Daß die Ansatzverhältnisse vorn äußerst kompliziert sind, haben wir oben auseinandergesetzt (s. S. 218). Die intensivste Verbindung der Ciliarmuskelsehnen mit dem Trabekelwerk hat tatsächlich der äußere, meridionale Muskelabschnitt. So lassen sich die Befunde über die Altersveränderungen gut mit unseren Funktions- und Architektur-studien in Einklang bringen.

e) Innervation des Ciliarmuskels

Der Ciliarmuskel ist auffallend reich an *Nervenfasern*, die etwa zur Hälfte markhaltig und marklos sind (ROSSI 1936, KRÜMMEL 1938, HIRANO 1941, MAT-TEUCCI 1947, CORRADO 1948, GÉNIS-GÁLVEZ 1956, 1957, WOLTER 1953, 1963a, TICHOWA 1953, CONRADS 1959). TICHOWA (1961) unterschied innerhalb des Ciliar-körpers drei Plexus: einen Plexus externus in der Suprachorioidea, einen Plexus medius im Ciliarmuskel und einen Plexus internus innerhalb der bindegewebigen Grundplatte. Die Dichte der Geflechte nimmt von außen nach innen ab (WOLTER 1953). Im Bereich der suprachorioidealen Lamellen, der äußeren Partien der meri-dionalen Muskelportion und am Übergang zum Trabekelwerk der Kammerbucht ist ein besonders reiches Nervengeflecht mit eingelagerten Ganglienzellen nach-weisbar. Hier sollen auch spezielle, nervöse ,,Endkörperchen'' vorkommen (KURUS 1958). Im Bereich des Muskels sind *Ganglienzellen* selten, jedoch regelmäßig beschrieben worden (KRÜMMEL 1938, STÖHR 1954, JABONERO 1955, LLOMBART u. FORNES 1957). Sie sollen jedoch relativ wenig differenziert sein (KRÜMMEL 1938).

Die morphologische Gestalt dieser Nervenplexus wird auf Grund von Im-prägnationspräparaten immer wieder als ,,Terminalreticulum'' gekennzeichnet (BOEKE 1936, PH. STÖHR jr. 1954, 1957, LLOMBART u. FORNES 1957), obwohl dieser Begriff aus der modernen Neuroanatomie zu verschwinden beginnt. Die im Ciliarmuskel sich ausbreitenden Nerven ,,bilden kein echtes Reticulum, son-dern nur einen Plexus, welcher aus wirklichen Neuronen besteht, die nach zahl-reichen Verzweigungen ringförmige, retikuläre oder ösenartige Endigungen zeigen. Das bedeutet, daß die vegetativen, postganglionären Nervenfasern ohne Zwischen-schaltung eines protoplasmatischen, nervösen Syncytiums direkt in der glatten Muskulatur endigen'' (JABONERO 1955, vgl. auch GÉNIS-GÁLVEZ 1957, MAWAS 1959 u.a.). Da die modernen elektronenmikroskopischen Untersuchungen über den Feinbau des peripheren, vegetativen Nervensystems diese alte Streitfrage ge-löst haben, besteht kein Grund, hier weiter darauf einzugehen.

Ebenso unhaltbar sind die immer wiederholten Versuche, innerhalb des inter-muskulären Nervengeflechtes parasympathische und sympathische Fasern unter-scheiden zu wollen (WOLTER 1953, GÉNIS-GÁLVEZ 1957), Versuche, die besonders von MAWAS (1959) betont abgelehnt werden. Nach einseitiger Zerstörung des Ganglion trigeminale degenerieren vor allem die dickeren, markhaltigen Fasern, während nach Entfernung des Halsgrenzstranges vornehmlich die marklosen Fasern ab-gebaut werden (TICHOWA 1953, 1961). Die dickeren Markfasern werden daher für sensibel gehalten.

Nach experimentellen Degenerationen tritt eine vermehrte Ösen- und Ring-bildung auf (TICHOWA 1961). Ob die Fasern *im* Cytoplasma der Muskelfasern oder nur an ihrer Oberfläche enden, ist umstritten. GÉNIS-GÁLVEZ (1957) vertritt die Ansicht, daß ringförmige Endösen nur von markhaltigen Fasern gebildet werden, die nicht in die Zelle eintreten. Andere Untersucher, ebenfalls auf Imprägnations-präparate gestützt, beschrieben eine intraplasmatische Endigungsweise, meist in Form kleinster Ösen oder Kolben in Kernnähe (KRÜMMEL 1938, TICHOWA 1953, 1957). In pathologischen Situationen treten lokale Schwellungen, Fragmentationen, Abknickungen und endorganartige Verklumpungen an den markhaltigen Nervenfasern auf, die nicht für normale Endformationen gehalten werden dürfen (WOLTER 1963a).

Elektronenmikroskopische Untersuchungen scheinen jedoch zu zeigen, daß verschiedene Endformationen existieren (KRAPP 1962, HAGIWARA u. ISHIKAWA 1962). Danach gibt es Nervenfasern, die sich der Muskelfaser nur anlagern, andere, die Nischen bilden und wieder andere, die bis ins Innere der Zelle vordringen, jedoch das Sarkolemm nicht durchbohren. Die Ausfaltung der Axone aus der Schwannschen Scheide erfolgt erst kurz vor der Synapse. Axolemm und Zellmembran sind durch einen 150—200 Å breiten Spalt getrennt. Verdichtungen der synaptischen Membranen wurden nur gelegentlich beobachtet. Im präsynaptischen Axoplasma können synaptische Bläschen und einzelne Mitochondrien nachgewiesen werden (KRAPP 1962). Intercellularbrücken sollen an den Ciliarmuskelfasern elektronenmikroskopisch erkennbar und für die Impulsübertragung wichtig sein (HAGIWARA et al. 1962).

Nach einseitiger Exstirpation des Ganglion cervicale superius treten auch Nervendegenerationen am kontralateralen Auge auf, wenn auch wesentlich schwächer (TICHOWA 1953, 1957, 1961). Es tritt ein körniger Zerfall der feineren Nervenfasern mit lokalisierten Verdickungen, vermehrter Ösenbildung und schraubigen Aufknäuelungen in Erscheinung (GÉNIS-GÁLVEZ u. CLEMENTE 1957). Ob die damit wahrscheinlich gemachte doppelseitige, sympathische Innervation etwas mit der Entstehung der sympathischen Ophthalmie zu tun hat, wie die Autoren annehmen, ist ungeklärt.

Intraplasmatische, ösenartige Nervenendigungen sollen auch an den Pigmentzellen und Bindegewebselementen des Ciliarkörpers existieren (JABONERO 1955, LLOMBART u. FORNES 1957, TICHOWA 1961). Elektronenmikroskopische Befunde liegen jedoch zu diesem Problem noch nicht vor.

Die alte Ansicht, daß der Ciliarmuskel nur parasympathisch innerviert sei, ist heute allgemein verlassen. Experimentelle und pharmakologische Untersuchungen von MEESMANN (1952—1956), CORRADO (1948), NIEDERMEIER (1953), MELTON et al. (1955), MATTEUCCI (1947), KONSTAS (1959) und HAGIWARA et al. (1962) machten es wahrscheinlich, daß der Ciliarmuskel auch sympathisch innerviert ist. MELTON et al. arbeiteten wie MEESMANN an enucleierten *Katzenaugen* in vitro. Sowohl nach elektrischer Reizung des Sympathicus als auch des Parasympathicus traten Muskelkontraktionen auf. Auch Ableitungen von Aktionspotentialen wiesen in die gleiche Richtung (HAGIWARA et al. (1962). Physiologisch und klinisch bestehen jedoch Unklarheiten über Form und Ausmaß der Beteiligung des Sympathicus an der Muskelinnervation. Bei physiologischen Untersuchungen mit ergographischer Registrierung erwies sich die Ciliarmuskulatur als ein System, das praktisch nicht ermüdet (DUBOIS-POULSEN u. ROZAN 1947).

Klinische Beobachtungen an Fällen mit Hornerschem Symptomkomplex oder von Contusio bulbi weisen darauf hin, daß der Sympathicus möglicherweise für die Akkommodation dennoch eine untergeordnete Rolle spielt und bei der Innervation „nicht als gleicher Partner auftritt" (KONSTAS 1959). Das meist verwendete Versuchstier *(Katze)* ist auch aus morphologischen Gründen (s. oben) für diese Fragestellung kein optimales Untersuchungsobjekt.

Zusammenfassend können wir betonen, daß sich die Innervation der Ciliarmuskulatur von derjenigen glatter Muskelsysteme in manchen Punkten unterscheidet. Morphologisch ist die besonders reiche Innervation hervorzuheben. Während die glatte Muskulatur sonst mehr netzförmig, diffus innerviert ist, soll die Ciliarmuskulatur eine nahezu „individuelle" Innervation haben (GÉNIS-GÁLVEZ 1957), indem jede Faser bis in Kernnähe einen innervierenden Zweig erhält. Auch elektrophysiologisch verhält sich der Ciliarmuskel wie ein Muskel mit vielen motorischen Einheiten (Definition nach BOLZER 1948) und unterscheidet sich dadurch von der Eingeweidemuskulatur (HAGIWARA u. ISHIKAWA 1962). Er soll eine schnellere Reaktionsweise haben als die übrige glatte Muskulatur (MAWAS 1959). Schließlich ist auch die eigenartige Differenzierung der vegetativen Innervation (sympathische und parasympathische Anteile) und die reiche Durchsetzung mit viscero- und somatosensiblen Fasern eine Besonderheit der Ciliarmuskelinnervation.

4. Entwicklung des Ciliarkörpers

Der Ciliarmuskel ist beim *Menschen* etwa vom dritten Embryonalmonat an als dreieckige, mesodermale Gewebsverdichtung im Ciliarkörper erkennbar. Ende des fünften Monats ist die meridionale Muskelportion bereits gut differenziert; vom sechsten Embryonalmonat ab sind vereinzelte, zirkuläre Fasern ausgebildet (MANN 1949).

Es ist bemerkenswert, daß in späteren Embryonalstadien topographisch zunächst dieselbe Zweiteilung des Ciliarkörpers in einen vorderen, bindegewebigen

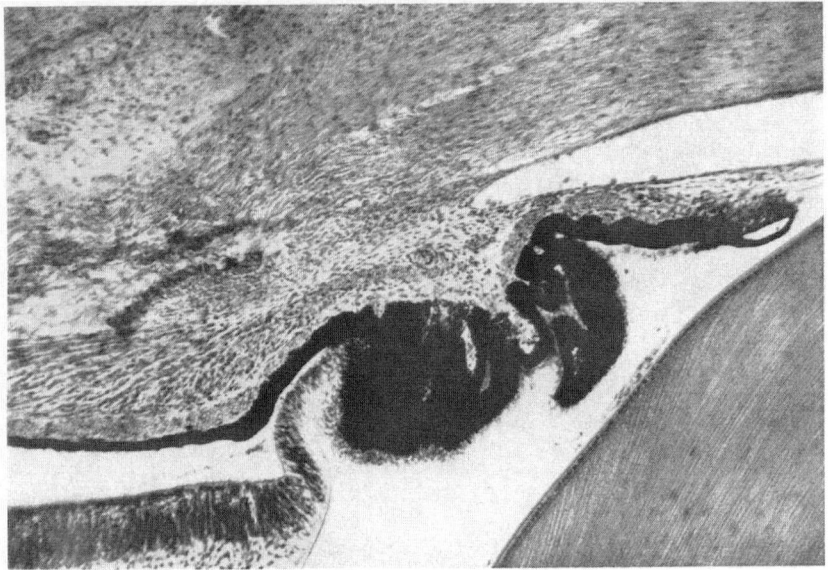

Abb. 106. Sagittalschnitt durch die Ciliarkörperregion eines 5 Monate alten menschlichen Embryos (H.E., 110fach). Der Ciliarmuskel hat noch keine topographische Beziehung zum Kammerwinkel. Der vordere Teil des Ciliarkörpers wird von einem lockermaschigen Mesenchym ausgefüllt. Eine deutliche Zweiteilung des Ciliarkörpers, ähnlich wie sie bei Säugern zeitlebens besteht, ist zu erkennen

und einen hinteren, muskulären Abschnitt auftritt, wie sie bei adulten *Säuger*-augen erkannt wurde (ROHEN 1962e). Der embryonale Muskel liegt zunächst relativ weit hinten ohne nachbarschaftliche Beziehungen zu den Ciliarfortsätzen oder zur Iriswurzel, unmittelbar im Bereich der peripheren Retina und Ora serrata (Abb. 106). Im Verlauf der zweiten Hälfte der Schwangerschaft finden dann Proportionsverschiebungen im Ciliarkörper statt, wodurch sich der Ciliarkörper vereinheitlicht (ALLEN et al. 1955, BURIAN et al. 1956). Dabei vergrößert sich die Kammerbucht in Richtung Skleralsporn. Die Ciliarfortsätze verschieben sich nach posterior bis in Höhe der vorderen Muskelabschnitte, und die bindegewebigen Strukturen im vorderen Teil des Ciliarkörpers bilden sich so weit um, daß nur noch ein schmaler Gewebsstreifen zwischen Ciliarmuskulatur und Kammerbucht übrigbleibt (ROHEN 1962e). Ob diese Proportionsveränderungen durch regressive Prozesse im Bindegewebe des vorderen Ciliarkörperabschnittes, durch Spaltungsvorgänge oder durch eine zunehmende Massenentfaltung des Muskelsystems zustande kommen, muß offengelassen werden. Eine besondere Wachstumsaktivität scheint der embryonale Ciliarmuskel um diese Zeit tatsächlich zu haben, was unter anderem aus dem Glykogenreichtum der Muskelzellen hervorgeht (VRABEC 1960). Damit stimmt auch überein, daß SMELSER u. OZANICS (1957) während der Embryonalentwicklung des *Kaninchen*auges eine bevorzugte Inkorporation metachromatischer Substanzen im hinteren Teil des Ciliar-

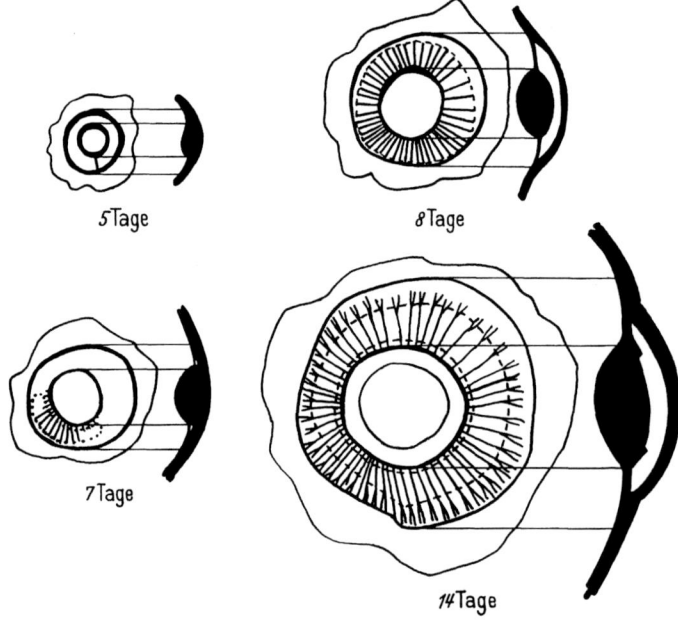

Abb. 107. Metrische Veränderungen am Ciliarkörper des Auges von Hühnerembryonen verschiedener Altersstadien. (Nach COULOMBRE et al. 1957)

körpers, gegen die Ora zu, beobachteten. Diese Substanzen sind hyaluronidaseempfindlich.

Postnatal vergrößern sich die inneren, mesodermalen Abschnitte des Auges stärker als die ektodermalen (Linse, Retina) oder der Bulbus als Ganzes. Durchschnittlich nimmt das Ciliarkörpervolumen, wenn es als einfacher, geometrischer Körper aufgefaßt wird, etwa um das Dreifache zu (WILLMER u. SCAMMON 1950).

Beim *Hühnchen* wurde die Ciliarkörperentwicklung neuerdings eingehend von COULOMBRE (1957b) analysiert. Makroskopisch wird die Ciliarkörperzone durch Pigmentation vom 5. Tag an sichtbar und vergrößert sich bis zum 7. Tag gleichsinnig in allen Dimensionen. Am 8. Tag beginnen außen die Skleralknorpel und innen die ersten Ciliarfalten etwa gleichzeitig zu erscheinen. Die ersten Falten treten anterior-inferior in der Nähe der fetalen Augenspalte auf (Abb. 107). Mit der Entwicklung der spezifischen Hornhautkrümmung und dem Erscheinen der ersten Ciliarfortsätze an einer Seite des Bulbusringes beginnt sich der Ciliarkörper dann asymmetrisch weiterzuentwickeln. Setzt man durch Intubation des embryonalen Auges den intraocularen Druck herab, so differenzieren sich keine normalen Ciliarfortsätze mehr. Statt dessen verdickt sich die ganze Ciliarkörperzone und bildet ungestaltete, plumpe Wülste. Die Asymmetrien treten nicht auf und der Augenbecher bleibt an der Linse adhärent ohne weitere Differenzierung des vorderen Augenabschnittes (Coulombre 1957b, Coulombre et al. 1958).

VI. Iris

1. Allgemeines

Bei allen *Säugern* zeigt die Regenbogenhaut eine gewebliche Struktur, die mit ihrer Funktion als Blende zu tun hat und als „Blendengitterstruktur" bezeichnet werden kann (Rohen 1950a, 1951a, 1961c, Rohen u. Voth 1960, Theiler 1950, Rickenbach 1953, Purtscher 1959—1963). Diese besteht darin, daß die kollagenen Bindegewebsfasern in der Iris eine äußerst regelmäßige Gitteranordnung zeigen, wie sie in Abb. 108 schematisch dargestellt

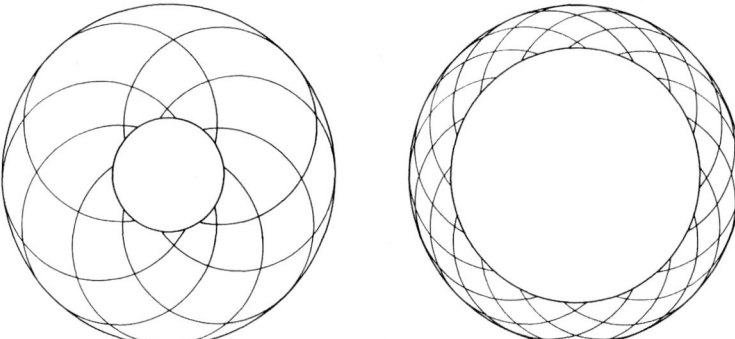

Abb. 108. Schema über die Stellung der Bindegewebsfasern in der Iris mit runder Pupille bei Mydriasis (rechts) und Miosis (links). (Aus Rohen 1962)

ist. Die Kreuzungswinkel der bogenförmig verlaufenden Faserbündel sind im Ciliarteil der Iris größer, so daß peripher fast äquatoriale Faserzüge entstehen; pupillarwärts werden die Winkel spitzer, so daß eine mehr radiäre Orientierung des Gewebes resultiert. Diese Grundstruktur ist an den üblichen sagittalen Durchschnitten der Iris nicht zu erkennen. Erst auf Flachschnitten oder an dickeren Häutchenpräparaten sieht man, wie regelmäßig die kollagene Faserarchitektur der Iris ist (Abb. 109). Bei den meisten *Säugern* bilden kollagene Fasern das Baumaterial für diese Konstruktion, bei den höheren *Primaten* dominieren die Gitterfasern. Blutgefäße und Pigmentzellen sind „systemgerecht" in die Bindegewebsarchitektur eingelagert, d. h. ihre Krümmungs- bzw. Verflechtungswinkel entsprechen den Kreuzungswinkeln der Bindegewebsfasern (Abb. 109c).

Dieses Grundschema gilt nur für rundpupillige Irides, existiert aber auch in entsprechenden Modifikationen bei Regenbogenhäuten mit schlitzförmiger oder querovaler Pupille. Der andersartige Bewegungsmechanismus dieser Regenbogenhäute läßt sich aus einer abgewandelten Funktionsarchitektur erklären (s. S. 266).

Die meist auf den Sagittalschnitt bezogene Schichtengliederung der Iris ist zwangsläufig immer willkürlich. Die Bezeichnungen für die jeweils unterschiedenen Schichten und Blätter wechseln nach Standpunkt und Methodik der Autoren. Zur nomenklatorischen Verwirrung hat Purtscher (1959—1963) Stellung genommen. Dabei wird vor allem betont, daß der Begriff des Irisvorderblattes streng von demjenigen der vorderen Grenzschicht (= vordere Grenzmembran)

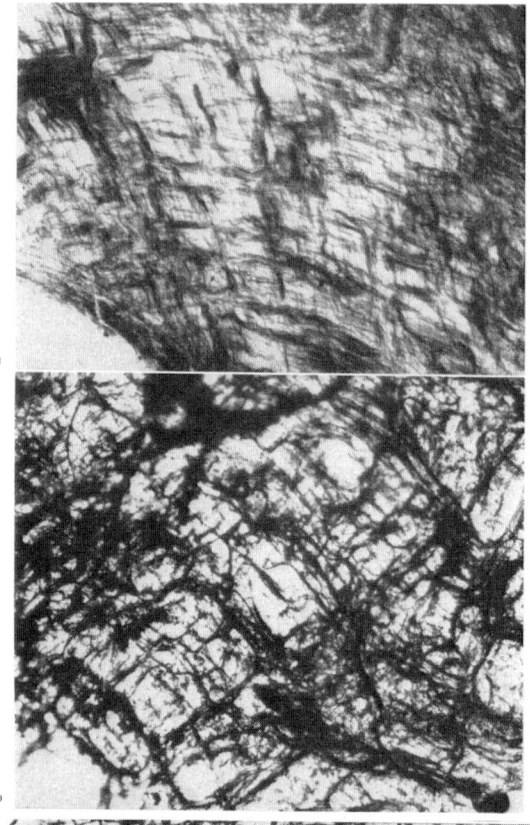

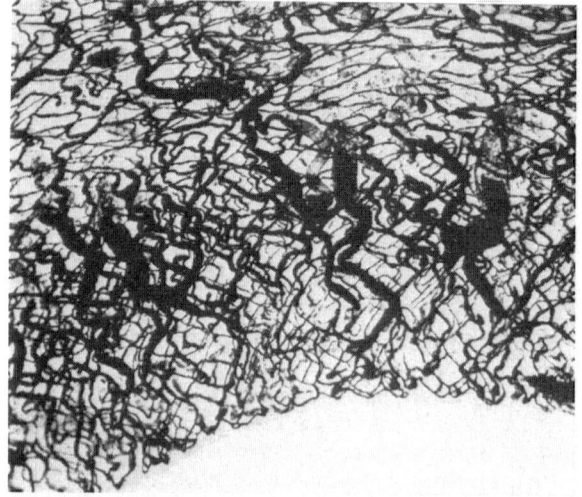

Abb. 109a—c. Flachschnitte durch die Iris zur Darstellung der Bogen-
gitterarchitektur. a Hund, pupillennaher Teil der Iris (Azan, 50fach).
b Mensch, Irisvorderblatt (Silberimprägnation, 196fach). c Schwein,
Vorderblatt der Iris nach Tuscheinjektion (ungefärbt, 32fach)

zu trennen sei. Ein synonymer Gebrauch (z. B. bei WAARDEN-BURG 1954) sei abzulehnen.

Wir wollen im folgenden aus praktischen Gründen eine Drei-teilung vornehmen und drei Hauptschichten an der Iris unterscheiden: Das Vorderblatt, das hintere Stromablatt und die Pigment-Muskellamelle (Ab-bildung 110). Nur die dünne, vorderste Begrenzung des meso-dermalen Vorderblattes soll als vordere Grenzschicht bezeich-net werden. Am *Säuger*auge lassen sich vorderes und hin-teres Stromablatt nicht deut-lich trennen. Eine Gewebs-verdichtung an der kammer-seitigen Irisoberfläche mit einer intensiveren Pigmentation be-steht jedoch fast immer. Die Trennung zwischen Vorder- und Hinterblatt in der menschli-chen Iris kommt durch die Ent-wicklung der sog. Fuchsschen Spalte zustande, die auch schon bei höheren *Affen* auftritt (RO-HEN u. VOTH 1960). Die lamelläre Schichtengliede-rung der Iris bahnt sich bei den *Simiae* bereits an, ist aber nirgends so ausgeprägt wie beim *Menschen* (ROHEN 1961c). Für die Nomen-klatur legen wir die mensch-lichen Verhältnisse zu-grunde.

Isolierte Iris-Ciliar-körperpräparate oder Iris-stückchen können in vitro längere Zeit erhalten blei-ben, ohne ihre Reagibilität auf Miotica oder Mydriaca zu verlieren (BAKKER 1937). In der Gewebekultur bilden *Kaninchen*irides nach 2 bis 3 Tagen reichlich Fibrobla-sten. Explantiertes Pig-mentepithel vom *Kanin-chen* erweist sich als sehr wachstumsaktiv. Gewebe von albinotischen Tieren bil-det in der Gewebekultur Pigment. Eine Neigung zur Epithelisation besteht nicht, vielmehr bilden sich rasch netzförmig-reticuläre Zellverbände (WINNIKOW 1936). Epithelkulturen von *Hühner*embryonen bilden anfangs reichlich Pigmentgranula. Nach 6 Tagen hört die Pigmentbildung auf und es setzt eine vermehrte Zellproliferation ein. Nach 120—150 Tagen haben die Zellen ihre Pigmentbildungsfähigkeit vollständig verloren. Allmählich nimmt ihre Teilungsbereitschaft ab (J. FISCHER 1938). FISCHER vermutet einen Arbeitsrhythmus zwischen Pigmentbildung und Zellproliferation.

Explantierte Irismuskulatur von *Hühner*embryonen differenziert sich zunächst noch weiter. In einzelnen Fällen beobachtete MEYER (1936) sogar das Auftreten

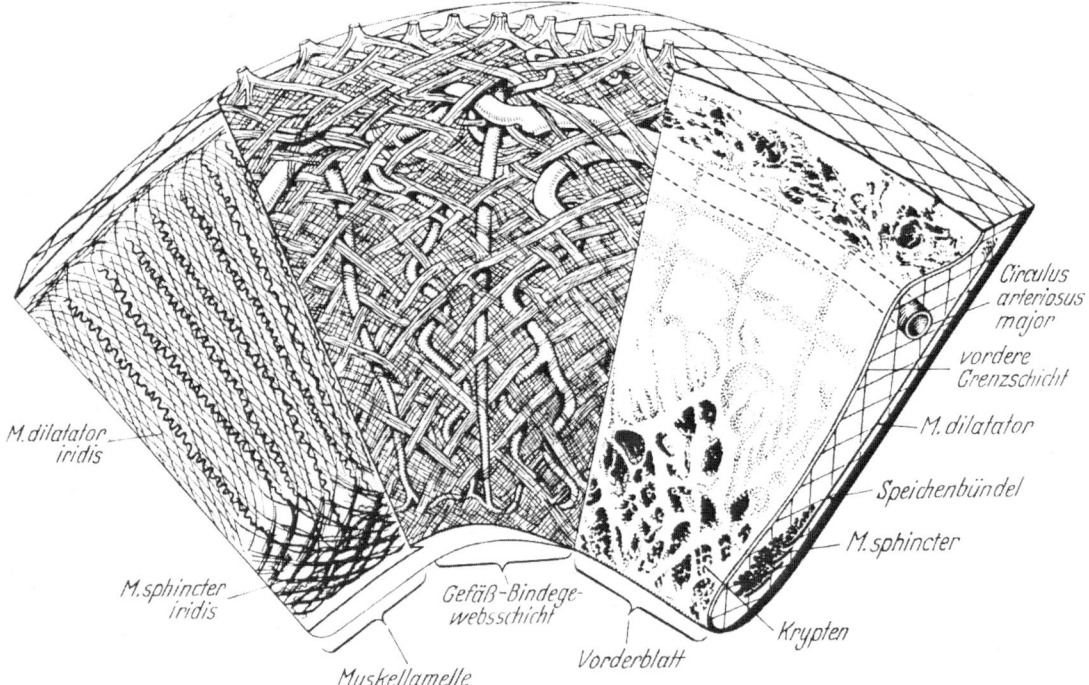

Abb. 110. Konstruktionsschema der Säugeriris. Von links nach rechts: Pigmentmuskelblatt; Gefäß-Bindegewebs-Schicht (vorderes und hinteres Blatt; vordere Grenzschicht der Iris mit Krypten und Lacunen. Der Circulus arteriosus maior liegt beim Menschen nicht in der Iriswurzel. (Aus ROHEN 1951)

einer typischen Querstreifung. Nach mehreren Passagen entdifferenziert jedoch die Muskulatur zusehends und nimmt Fibroblastencharakter an (MEYER 1936). Muskelelemente vom Sphincter entdifferenzieren in der Gewebekultur häufig unter Bildung von großen, sternförmigen oder kugeligen Zellen, die intensiv pigmentiert sind (WINNIKOW 1936). Sie können das Aussehen von Koganeischen Klumpenzellen annehmen. Nach ČERNOVA (1950) gewinnen die Irismuskeln der *Vögel* in der Gewebekultur das Aussehen von gliösen Elementen. Der M. sphincter vom *Kaninchen* verliert in der Gewebekultur rasch seine Struktur, die Myofibrillen verschwinden und das Gewebe bildet eine epithelähnliche Membran, die allerdings später auch netzförmig wird (WINNIKOW 1938). Die Beobachtungen über das Verhalten von Pigmentepithel und Irismuskulatur in vitro weisen deutlich auf die innere Verwandtschaft der beiden Gewebe hin (REESE 1960).

Nach Implantation in die Augenvorderkammer verhalten sich die Gewebe bekanntlich wie in einer Gewebekultur. Im Zusammenhang mit anderen Fragestellungen haben wir autoplastisch auch Irisstückchen in die Vorderkammer von *Meerkatzen (Cercopithecus aethiops)* implantiert (ROHEN 1962 b). Schon wenige Tage nach der Transplantation löste sich das Epithel ab. Teilweise zerfielen die Zellen und die Pigmentgranula lagen diffus verstreut im Irisstroma oder in der Vorderkammer. Teilweise kugelten sich die Zellen ab und erschienen als große, runde Gebilde in den angrenzenden Geweben oder im Kammerwinkel des Wirtsauges. Das Stroma der implantierten Iris löste sich nach und nach auf. Etwa nach 7—10 Tagen setzte eine Hyalinisation ein, wobei Gefäße und Chromatophoren meist unverändert blieben. In der zweiten oder dritten Woche löste sich das Stroma auf oder wurde vom proliferierenden Fibroblastenmantel, der das Implantat allmählich vollständig einhüllte, so durchsetzt, daß Einzelheiten der ursprünglichen Struktur nicht mehr zu erkennen waren.

Auflösungs- und Degenerationserscheinungen an Gewebsstückchen (Cornea, Sklera), die in die Vorderkammer implantiert worden waren und ohne fibroblastische Umhüllung blieben, sahen auch TENG et al. (1957, 1960).

Bei unseren Versuchen an *Affen*augen beobachteten wir an der Wirtsiris nur träge Reaktionen. Die Fibroblastenproliferation ging primär vom Corneaendothel des Implantates aus. Erst später beteiligte sich das Gewebe der Wirtsiris. In der zweiten oder dritten Woche wurde das Implantat meist in die Wirtsiris eingelagert und hier im Laufe von Monaten allmählich resorbiert. Daß die Iris des Wirtsauges kaum proliferative Tendenzen zeigt, ist lange bekannt (COGAN 1955, SNELL 1955). Dies steht in Zusammenhang mit der dem Kliniker bekannten Tatsache, daß es nach operativen Eingriffen an der Iris selten zu echten Narbenbildungen kommt (vgl. auch PURTSCHER 1963). Meist werden Vorderkammerimplantate von der Wirtsiris aus vascularisiert. An unserem Material kamen jedoch diese Reaktionen erst relativ spät in Gang.

Bei heteroplastischen Implantationen treten starke Fremdkörperreaktionen in der Iris des Wirtsauges, Rund- und Plasmazellansammlungen sowie Fremdkörperriesenzellen auf. Fibroblastische Reaktionen sind intensiver. Auch heteroplastische Implantate werden in die Wirtsiris eingelagert, aufgelöst oder phagocytiert und verschwinden schließlich ganz.

Die *Altersveränderungen* der Iris betreffen hauptsächlich das Stroma. Unmittelbar nach der Geburt ist das Stroma noch zart und durchscheinend. Argyrophile Fibrillen überwiegen. Die Krause liegt relativ näher zur Pupille als beim Erwachsenen. Die Iris ist wegen der geringen Entwicklung des Stromas flacher. Blaue und graublaue Farbtöne dominieren. Im Laufe des ersten Lebensjahrzehnts nimmt das Stroma zu. Der Innenring verschiebt sich weiter nach peripher. Die adventitiellen Gefäßscheiden verdichten sich (FREERKSEN 1939, RITTER 1958). Die endgültige Ausdifferenzierung der Strukturmerkmale ist mit dem zweiten Lebensjahrzehnt beendet (RITTER 1958). Die Endothelbedeckung der vorderen Grenzschicht soll erst im ersten Lebensjahr entstehen (VRABEC 1951).

Im Alter beginnt die Iris geringgradig zu atrophieren. Dabei tritt häufig ein Pigmentverlust (Aufhellung dunkler Augen im Alter) und eine Verdichtung, vielleicht auch Hyalinose der Gefäßscheiden auf. Im Stroma treten vermehrt kollagene Fasern auf (CONTI 1935). Die Silberfibrillen verschwinden (MAJČUK 1957). Die Dehnbarkeit des Stromas läßt im Senium stark nach (VOGELSANG 1960). Die zunehmende Rigidität des Stromas schränkt die Pupillenbewegungen ein. Miotische Stellungen überwiegen (WAARDENBURG 1954, HESCH 1931, KIBLER u. STERZING 1956). Bei *Männern* soll die blaue Irisfärbung zu-, bei *Frauen* abnehmen. Die Zunahme der Pigmentflecke im Alter soll bei Knaben zwischen 10 und 15 Jahren, bei Mädchen erst nach Abschluß der Wachstumsphase in Erscheinung treten. Im Erwachsenenalter soll die iridiale Pigmentvermehrung stetig und gleich schnell vor sich gehen (ZIEGELMAYER 1954). LEFIC (1949) fand jedoch keine Beziehung zwischen Alter und Irisfarbe. Nach MIJSBERG (1948) soll sich die Färbung der Regenbogenhaut im Alter „klären". Eine Beziehung der Pigment- und Bindegewebsveränderungen zu äußeren Ereignissen (Krankheits- und Unglücksfälle) ließ sich nicht feststellen (KIBLER u. STERZING 1956). Die gewebsmechanischen Eigenschaften der Iris sind nur ungenügend untersucht (DOESSCHATE u. FISCHER 1960, VOGELSANG 1960).

2. Das vordere Stromablatt

Das Vorderblatt umfaßt alle Gewebsanteile der Iris bis zur Fuchsschen Spalte. Es verdichtet sich nach vorne zur „vorderen Grenzschicht", die am Lebenden nicht erkennbar ist. Das Vorderblatt enthält Gefäße und Nerven, besteht vornehmlich aus kollagenen Elementen und ist intensiver pigmentiert als das übrige Irisstroma. Die Grenzschicht ist stärker perjodatreaktiv und färbt sich auch mit Alcianblau intensiver als die Iris sonst (GRAUMANN u. ROHEN 1958). Nach vorn zu wird das Stromablatt durch ein einschichtiges Epithel (Endothel) abgegrenzt, das beim *Menschen* und höheren *Primaten* unvollständig ist, bei *Säugern* und niederen *Primaten* jedoch die Irisoberfläche kontinuierlich überzieht (ROHEN u. VOTH 1960, ROHEN 1961c). Das Stromablatt zeigt bei den höheren *Primaten* lokalisierte Dehiszenzen (Spalten, Krypten usw.) und kann beim *Menschen* vollständig reduziert sein. Durch partielle Reduktion entstehen die sog. Strukturtypen der Iris.

a) Irisoberfläche und vordere Grenzschicht

Für die Frage, ob die Iris an der Kammerwasserzirkulation teilnimmt, ist die Struktur der Oberfläche von entscheidender Bedeutung. Über die Art des Abschlusses gegen die Vorderkammer gehen die Meinungen auseinander. Mit einem besonderen Abdruckverfahren (Replica-Technik) untersuchte VRABEC (1951, 1952) die Oberfläche der Iris verschiedener *Wirbeltiere* und des *Menschen*. Er fand bei *Vögeln* und *Säugern* eine geschlossene Endothelbedeckung, beim *Menschen* jedoch anstelle polygonaler, flacher Endothelzellen nur fortsatzreiche, fibroblastenähnliche Deckzellen mit breiten Lücken (vgl. auch KLIKA u. KLOUČEK 1961, 1962). Dem stehen die Befunde von Frau MAGARI (1957), die mit einer Silberimprägnationstechnik an Tangentialschnitten ein geschlossenes, polygonales Kittliniennetz über die ganze Irisoberfläche hinweg nachgewiesen hat, gegenüber. Die Kittlinien sind stellenweise verdickt, unregelmäßig und aufgetrieben. Kernlose Areale sollen vorkommen. Sonst soll eine geschlossene Deckschicht existieren, die auch in die Krypten übergeht. Die Krypten entstehen nach MAGARI durch eine Verdünnung oder vollständige Reduktion des Vorderblattes. Das Endothel soll die Krypten ganz auskleiden. Tatsächlich läßt sich an Sagittalschnitten von menschlichen und *Affen*irides ein Übergang des Oberflächenendothels auf die Kryptenwand häufig konstatieren. Wieweit aber auch am Boden der Spalten oder Krypten noch eine geschlossene Endothelbedeckung ausgebildet ist, wie MAGARI behauptet, ist schwer festzustellen.

GREGERSEN (1958a, b, 1960) lehnte die Existenz einer geschlossenen Endothelschicht beim *Menschen* ab. Er unterschied offene und geschlossene Krypten. Die ersten stehen in freier Kommunikation mit der Vorderkammer, die geschlossenen sind von einem netzartigen, feinen „Fibringerüst" überzogen. Außerdem kommen sog. „Brückentrabeculae" vor, die die vordere Irisfläche frei überspannen. Sie sind entweder Gewebsreste aus der Entwicklungszeit oder entstehen durch eine Art unterminierender Gewebsreduktion.

Bei der Durchsicht eines umfangreicheren Materials gut fixierter Augen des *Menschen* findet man immer wieder Irisabschnitte, an denen die vordere Grenz-

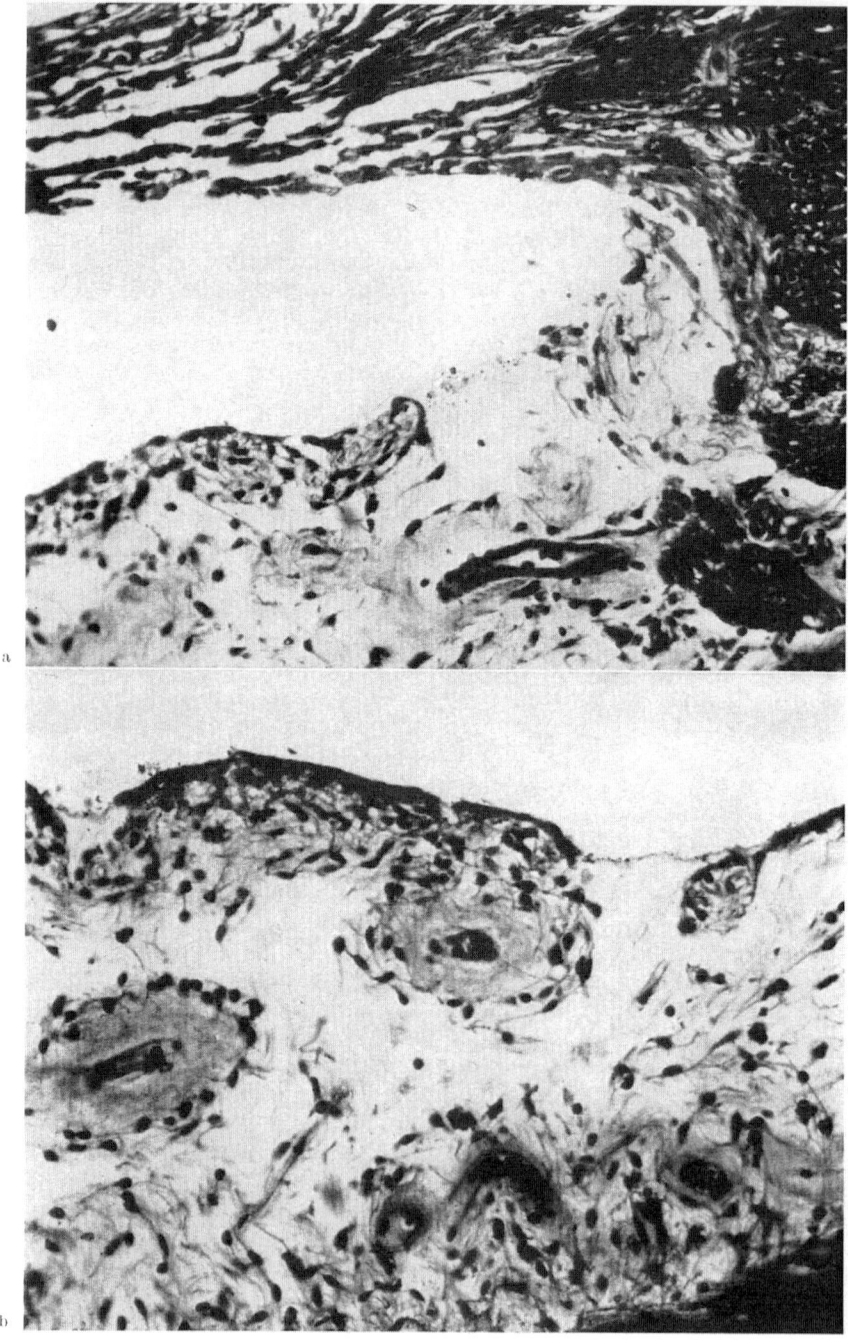

Abb. 111a u. b. Querschnitte durch die menschliche Iris mit Krypten und teilweiser Reduktion des Vorder-blattes. Im Bereich der Krypten fehlt das bedeckende Endothel, jedoch ist eine homogene, faserhaltige Zwischen-substanz zu erkennen. a Bereich der Iriswurzel, b Irismitte (54jähriger Patient, Azan, 230fach)

schicht und das angrenzende Stromablatt reduziert sind (Abb. 111). An solchen Präparaten ist häufig das Oberflächenendothel noch zu erkennen, das zwar die isolierten Gewebsabschnitte der vorderen Grenzschicht umkleidet, die Dehis-

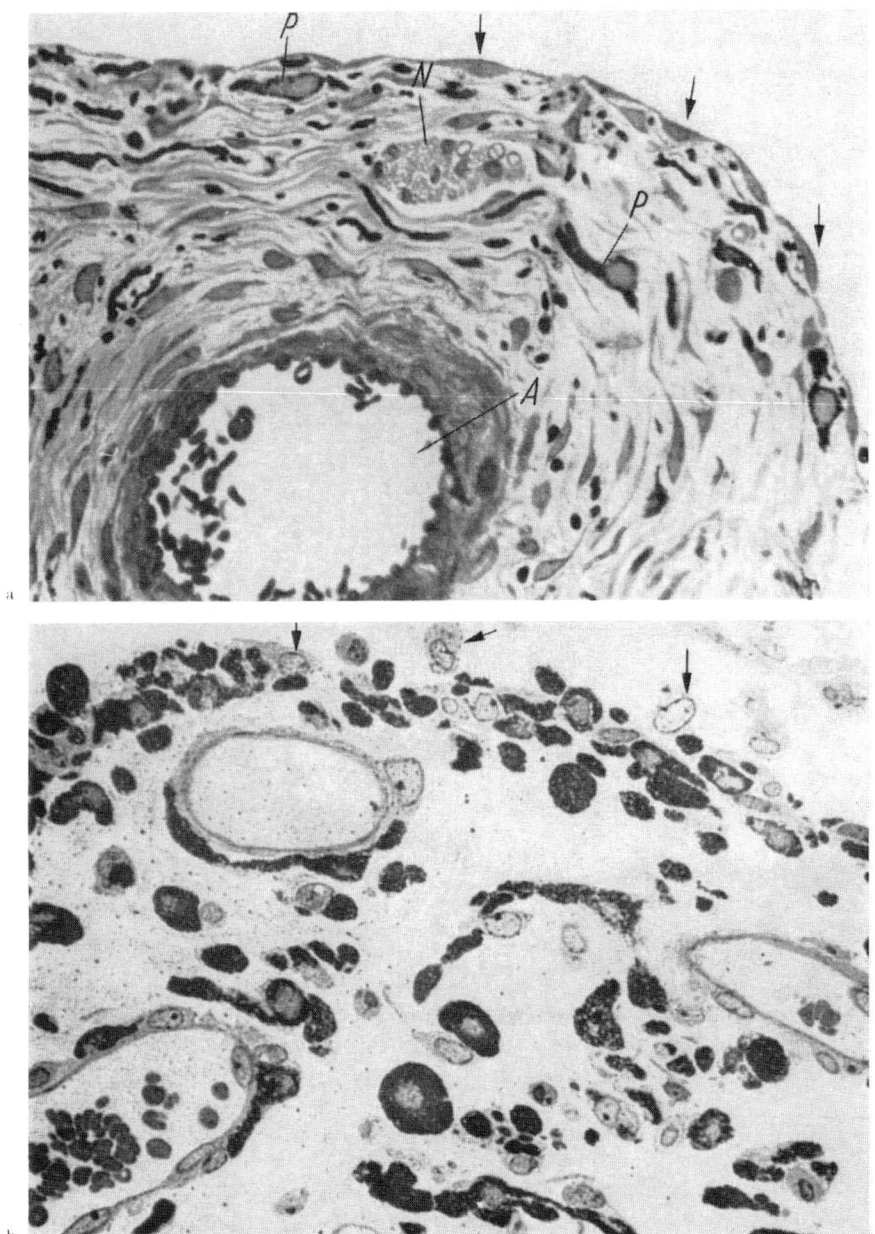

Abb. 112a u. b. Struktur der Irisvorderfläche beim Kaninchen (a) und bei einem höheren Affen (b) im Ultra-dünnschnitt nach Methacrylateinbettung (Giemsa, Vergr. 162fach). a 53 Tage altes Kaninchen. Man beachte die geschlossene Endothelabgrenzung gegen die Vorderkammer. Die Deckzellen sind unpigmentiert (Pfeile). *A* Arterie; *N* Nerv; *P* Pigmentzelle. b Meerkatze *(Cercopithecus aethiops)*. Irisvorderblatt, 2 Tage nach In-jektion von 150 IE Hyaluronidase in die Vorderkammer. Man beachte die unvollständige epitheliale Abgrenzung der Irisvorderfläche. Hier und da springen kugelförmige Pigmentzellen ins Lumen der Vorderkammer vor Die Kerne der Deckzellen sind teilweise geschwollen oder abgelöst (Pfeile)

zenzen jedoch frei läßt. Die Oberflächendefekte sind aber von einer hyalinen, homogenen Zwischensubstanz ausgefüllt, an der nicht selten Partikel oder freie Zellen der Vorderkammer hängenbleiben (Abb. 112a, b).

Wird die Vorderkammer eines frisch enucleierten menschlichen Auges in vitro mit Dextranlösungen verschiedener Molekülgrößen, abgetöteten Kokken von $^1/_2$—1 μ Durchmesser oder Erythrocyten durchspült (GREGERSEN 1958—1960, ROHEN 1961c), so dringen die Erythrocyten durch die „offenen" Krypten in das Irisstroma bis in die Fuchssche Spalte vor, bleiben aber an der Fibrinschicht der „geschlossenen" Krypten hängen. Die Kokken dringen jedoch auch durch

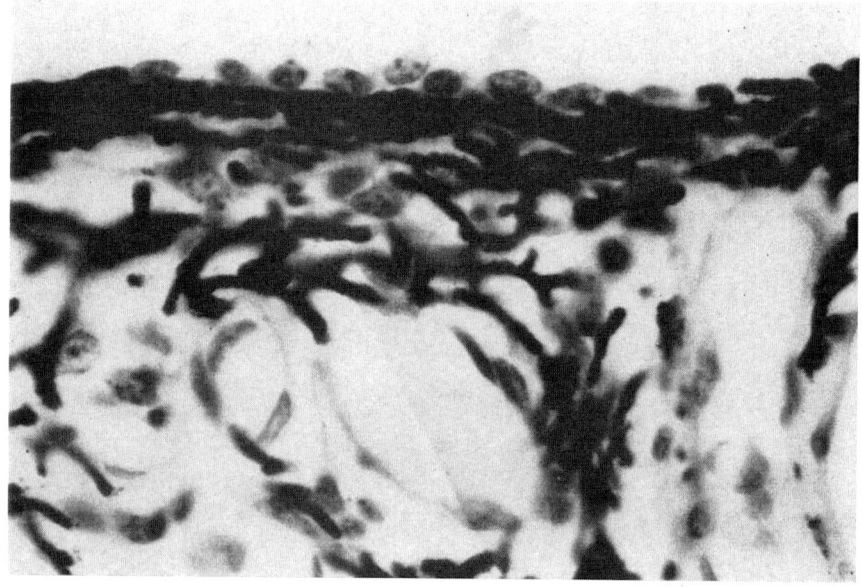

Abb. 112c. Querschnitt durch das Irisvorderblatt von *Tupaia glis* (Goldner, 720fach). Die vordere Grenzschicht ist stark pigmentiert und von einem geschlossenen, unpigmentierten Endothel bedeckt. (Aus ROHEN 1961)

die geschlossenen Krypten ins Irisstroma ein. Dextranpartikel (Molekulargewicht 150000—200000) imbibieren die Iris mehr diffus, bevorzugen aber auch die Krypten als Eintrittspforte (ROHEN 1961c). Perfusionsversuche führten GREGERSEN zu der Annahme, daß an der Irisoberfläche Poren von 5 μ vorhanden sind. Neuerdings hat PURTSCHER (1962, 1963) Poren und Lacunen im Vorderblatt der *Primaten*iris unterschieden. Die Poren sind Dehiszenzen in der vorderen Grenzschicht, die bei allen *Primaten* vorkommen, die Lacunen dagegen tiefer greifende Krypten, denen eine Reduktion des gesamten Vorderblattes zugrunde liegen soll und die nur beim *Menschen* auftreten sollen. Wir sahen jedoch auch Vorderblattreduktionen bei höheren *Affen* (ROHEN u. VOTH 1960) (Abb. 113). Ob die Irisoberfläche eine geschlossene Endothelbedeckung hat oder nicht, ist mit lichtmikroskopischen Methoden schwer zu klären. Nach Infusion hypotoner Lösungen in die Vorderkammer schwellen die oberflächebedeckenden Zellen an und werden dadurch leichter sichtbar (ROHEN 1961c). Bei *Primaten* sieht man an solchen Präparaten regelmäßig eine lückenlose Reihe nicht pigmentierter Endothelzellen an der Irisoberfläche, die allerdings im Bereich der Krypten fehlt (Abb. 112c). Endothelähnliche Elemente an der Irisvorderfläche sind auch durch elektronenmikroskopische Untersuchungen nachgewiesen worden (TOUSIMIS u. FINE 1959,

UENO 1961, MIZUNO 1960, TOMITA et al. 161, SMELSER et al. 1962). Danach ist die Endothelbedeckung der Iris diskontinuierlich.

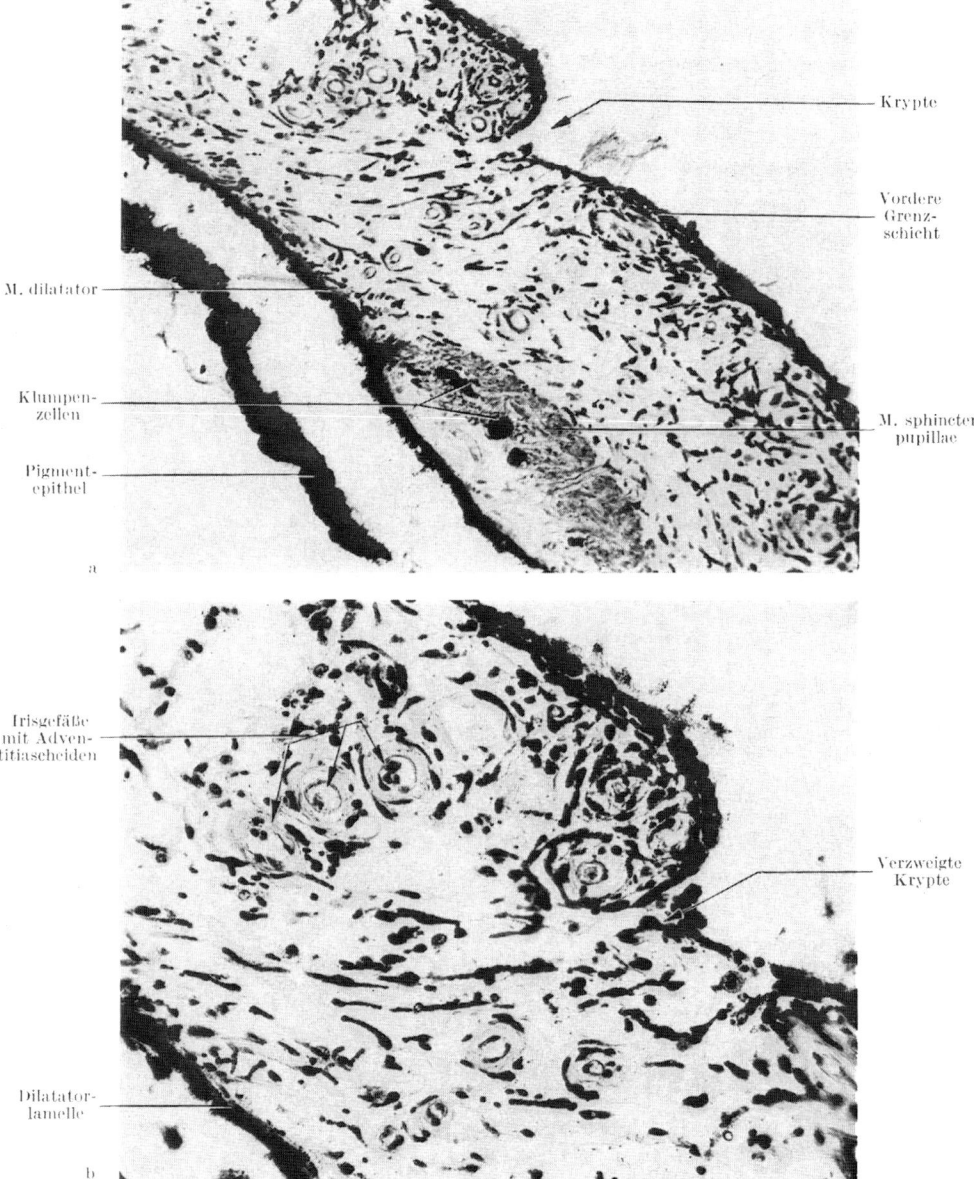

Abb. 113a u. b. Querschnitte durch die Iris von *Gorilla gorilla beringei*. a Perjodatleukofuchsin-Reaktion. Vergr. etwa 130fach. b Azanfärbung. Vergr. 250fach. Das Pigmentepithel hat sich postmortal von der Dilatator-lamelle gelöst. Die Irisoberfläche zeigt stellenweise breite Lücken, die Eingänge zu verzweigten Kanälchen darstellen. M. sphincter und M. dilatator sind durch mehrere Speichenbündel verbunden. Zahlreiche Klumpen-zellen liegen im M. sphincter pupillae. Die lockere, gleichmäßige Irisstromastruktur ist erkennbar.
(Aus ROHEN 1962a)

Nach den Befunden von SMELSER und ISHIKAWA (1962) existiert an der Irisoberfläche eine Schicht äußerst dünner, langgestreckter Zellen, die im Gegensatz zu den unterlagernden Zellen der Grenzschicht ganz unpigmentiert sind. Ihre Zellgrenzen sind gegeneinander verzahnt und überlappen sich stellenweise.

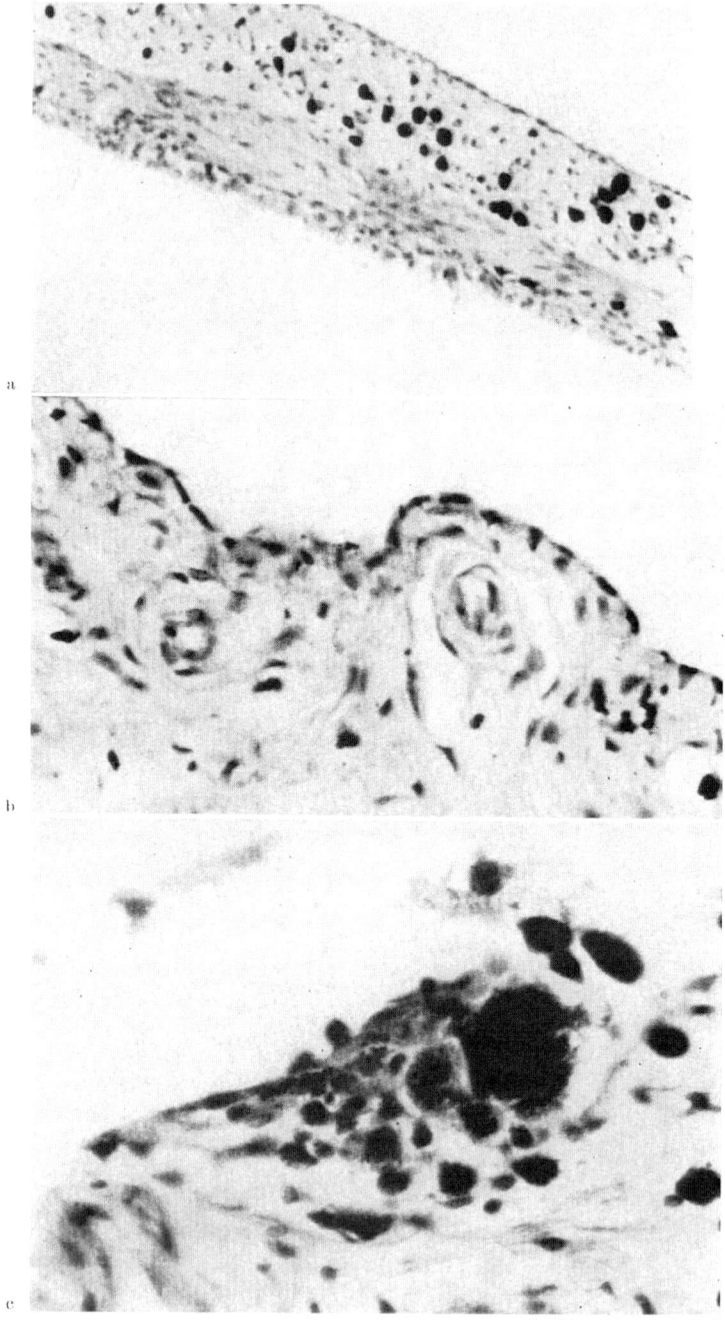

Abb. 114a—c. Verhalten der Iris albinotischer Kaninchen nach Injektion von steriler Pigmentgranula-Aufschwemmung in die Vorderkammer. a Große, rundliche Pigmentmakrophagen im Irisstroma (Perjodatleukofuchsin-Reaktion, 100fach). b Pigmentspeicherung im Bereich des Irisvorderblattes (Perjodatleukofuchsin-Reaktion, 1 Tag nach der Injektion, 400fach). c Pigmentspeicherung in den die Irisoberfläche bedeckenden Endothelzellen (Goldner, 320fach)

Porenartige Öffnungen oder Mikrokanälchen konnten elektronenmikroskopisch zwischen den Zellen nachgewiesen werden. Nach SMELSER wechselt aber die Porosität mit dem Kontraktionszustand, da sich das unpigmentierte Oberflächenepithel bei Mydriasis zusammenschiebt, verdickt und teilweise auch überschichtet, bei Miosis aber dehnt und auseinanderweicht.

Es ist denkbar, daß diese Zellen eine regulative Funktion in bezug auf die Porengröße der Irisvorderfläche haben. Morphologisch scheinen sie eine Zwischenstellung zwischen endothelialen und fibroblastischen Elementen einzunehmen (VRABEC 1951, 1952, MAGARI 1957). In Phagocytoseversuchen mit chinesischer Tusche und Eisendepots (Methode nach SCHRECK) fand MAGARI (1957), daß diese Zellen „nicht sehr phagocytoseaktiv, jedoch aktiver als echte Endothelien" sind. KLIKA u. KLOUČEK (1961) sprachen allerdings von einer ausgesprochenen Phagocytoseneigung. Nach Injektion von Pigmentkörnchenaufschwemmungen in die Vorderkammer bei *albinotischen Kaninchen* beobachteten wir eine außerordentlich rasche Aufnahme der Pigmentgranula durch das Irisvorderflächenendothel. 12—24 Std nach Einbringen der Aufschwemmung in die Vorderkammer sieht man massenhaft Pigmentgranula in den Endothelien der Grenzschicht, stellenweise auch in Zellen der angrenzenden Stromaschicht (Abb. 114). Man gewinnt den Eindruck, daß die Zellen sehr phagocytoseaktiv sind und nach der Stoffaufnahme sofort in die tieferen Gewebsschichten abwandern, wo sie dann allerdings tage- und monatelang liegenbleiben können. An Stellen, wo größere Pigmentklumpen an der Irisoberfläche hängen geblieben sind, bilden sich Phagocytoseherde mit proliferativen Gewebsreaktionen und Ansammlungen von pigmentierten Zellen in der unmittelbaren Umgebung (Abb. 114c). Auch hier ist die Beteiligung des Oberflächenendothels an den Reaktionen sehr eindeutig. Nach intrakameraler Injektion von isoonkotischen Dextranlösungen, deren Partikel sich anschließend mit dem Schiffschen Reagens leicht histologisch nachweisen lassen, sah auch GREGERSEN (1959a, 1960) ein auffallend rasches Verschwinden der Dextranpartikelchen aus der Vorderkammer. Schon nach 1—2 Std war die Vorderkammer frei, dagegen fand sich Dextran in den Lumina der Irisgefäße und im Irisstroma.

Nach Perfusion von Dextranlösungen bei *Affen* und *Mensch* in vivo und in vitro sahen wir ebenfalls ein Eindringen PAS-positiver Partikel in das Irisstroma, meist in Form von Straßen, die von den Krypten oder Spalten ausgehend sich längs der Fuchsschen Spalte oberflächenparallel im Stroma ausbreiten (ROHEN 1961c). Nach Perfusion von α-Chymotrypsin sieht man eine Auflösung des Gewebes im Bereich der Krypten, weniger an den übrigen Stellen, was beweist, daß das Ferment hier leichter eindringt als an Stellen, wo die vordere Grenzschicht geschlossen ist. Perfundiert man Hyaluronidase (50—100 IE/ml), so penetriert eine nachfolgend infundierte Dextran- oder Vitalfarbstofflösung sehr viel schneller und tiefer in das Irisgewebe hinein als bei unbehandelten Kontrollen (ROHEN 1961c). Es scheint also, daß das Interstitium der Iris hyaluronidaseempfindliche Mucopolysaccharide enthält (ZIMMERMANN 1957).

Vielleicht ergibt sich daraus auch eine Erklärung für die Unterscheidung von offenen und geschlossenen Krypten, die GREGERSEN (1958—1960) gegeben hat. GREGERSEN betrachtete die Poren und Krypten als den Beginn eines doppelten Kanälchensystems in der Iris. Dieses System soll einmal durch die Fuchssche Spalte, zum andern durch zirkulär-tubulöse Zwischenräume, die zwischen der Media und Adventitia der Gefäße liegen, repräsentiert werden. MAGARI (1957) knüpft an die Vorstellungen ihres Lehrers KIHARA an und sieht in den endothelialen und reticulären Zellelementen der vorderen Grenzschicht der Iris den Beginn eines „extravasalen Saftbahnsystems". Da in der Iris keine echten

Lymphgefäße vorhanden sind, würde die Flüssigkeit in den von feinsten argyrophilen Fasern umgebenen Spalträumen der Iris transportiert, ähnlich wie in den
Sinus der Lymphknoten, mit denen das „extravasale Saftbahnsystem" morphologisch große Ähnlichkeit haben soll. Wie das von FRANÇOIS u. Mitarb. (1959)
durch Thorotrastinjektionen radiographisch dargestellte Kanälchensystem in diesem Zusammenhang zu deuten ist, muß vorerst unklar bleiben. Kanälchen-
ähnliche Zwischenräume, die mit den Öffnungen der Irisvorderfläche kontinuierlich verbunden sind, sollen auch nach elektronenmikroskopischen Beobachtungen
reichlich in der Iris vorhanden sein (TOUSIMIS u. FINE 1959). Diese „channel-
like-spaces" sind frei von kollagenen Fibrillen. Nach elektronenmikroskopischen
Untersuchungen dringen Thorotrastpartikelchen rasch in die Iris ein und sammeln
sich besonders in den Spalten um die Gefäße an (SMELSER u. ISHIKAWA 1962).
Ob jedoch ein zusammenhängendes Kanälchensystem für einen normalen Flüssigkeitswechsel innerhalb des Irisgewebes existiert, ist noch nicht sicher erwiesen.

Neuerdings unterschied PURTSCHER (1961—1963) streng zwischen sog.
„Poren", worunter schmale Öffnungen im Endothel der Irisvorderfläche von
20—50 μ Durchmesser verstanden werden, und „Lacunen", die größere Substanzdefekte im Endothel und in der vorderen Grenzschicht darstellen. Die „Poren",
die als ein konstituierendes Merkmal aller Säugerirides angesehen werden, sollen
eine physiologische Aufgabe erfüllen und dazu dienen, „das Irisstroma mit
Flüssigkeit zu versorgen", während die Krypten oder Lacunen lediglich Gewebsreduktionen darstellen und funktionell ohne Bedeutung sein sollen (PURTSCHER
1962, 1963). Diese Vorstellungen entbehren zur Zeit noch einer experimentell
gesicherten Grundlage.

Die Struktur der vorderen Grenzschicht weicht in manchen Punkten vom übrigen
Stroma ab. Der besondere Reichtum dieser Schicht an perjodatreaktiven und
alcianblau-positiven Mucopolysacchariden wurde schon erwähnt (ZIMMERMANN
1957, GRAUMANN u. ROHEN 1958). Sie ist allgemein dichter pigmentiert. Zahlreiche kleinkernige Pigmentzellen mit langen schlanken Fortsätzen durchsetzen
das Bindegewebe netzartig. Das Bindegewebsgerüst wird von feinsten Gitterfasern gebildet, die ein regelmäßiges Gitter mit meist rechtwinkligen Verflechtungen bilden (MAGARI 1957). Die argyrophilen Fibrillen verdichten sich im
vorderen Stromablatt allmählich zu kollagenen Fasern, ebenso im Bereich der
Gefäßwände. Freie Zellen, insbesondere kleinere Rundzellen, Mastzellen und
plasmacelluläre Elemente sind im vorderen Stromablatt gelegentlich zu finden
(HOLMGREN u. STENBECK 1940, LARSEN 1959).

Die vordere Grenzschicht ist meist gefäßfrei, enthält aber Nerven (WAARDEN-
BURG 1954, PURTSCHER 1959, 1963, WERNER 1962). Die interstitiellen, homogenen
Substanzen erscheinen verdichtet und geben der ganzen Schicht den Charakter
einer abgrenzbaren, nur im Bereich von Krypten und Spalten unterbrochenen,
selbständigen Lamelle. Sie soll pupillar beim Menschen an der Iriskrause enden,
so daß der sog. „Innenkreis" (vom Pupillarrand bis zur Krause) dann ohne
eine besondere gewebliche Abgrenzung wäre (ESKELUND 1938, MEESMANN 1938).
Ein völliges Fehlen der vorderen Grenzschicht wurde von JANCKE (1940) niemals
beobachtet.

Bindegewebig-vasculäre Proliferationen an der Irisvorderfläche kommen bekanntlich bei länger bestehendem Diabetes vor und sind durch einen auffallenden
Capillarreichtum (Rubeosis iridis) und eine Anreicherung von Mucopolysacchariden
gekennzeichnet (ZOLLINGER 1950, 1951, HEYDENREICH u. SCHNABEL 1959, ROHEN
u. UNGER 1959). Ähnliche Veränderungen können auch bei verschiedenen Glaukom-
formen im Ciliarteil der Iris und Kammerwinkel beobachtet werden und gehen
ebenfalls mit einer Vermehrung perjodatreaktiver Substanzen einher (ROHEN u.

UNGER 1959). Nach Injektionen von verdünnten Kresollösungen in die Vorderkammer vom *Kaninchen* kommt es unter Umständen zu einer starken Endothel-
proliferation an der Irisvorderfläche und am kammerwinkelnahen Teil der Cornea.
Diese proliferierenden Zellen nehmen das Aussehen von Fibroblasten an, bilden
eine dichte, mehrschichtige Auflage an der Iris und produzieren reichlich Mucopolysaccharide (Abb. 115). Bekanntlich kann auch an der Iriswurzel eine der
Descemet-Membran ähnliche, subendotheliale, hyalinisierende Membran gebildet
werden, wenn sich das Corneaepithel im Verlauf pathologischer Reaktionen auf
die Iris vorschiebt (LAVAL 1948, REESE 1960, WOLTER u. FECHNER 1962).

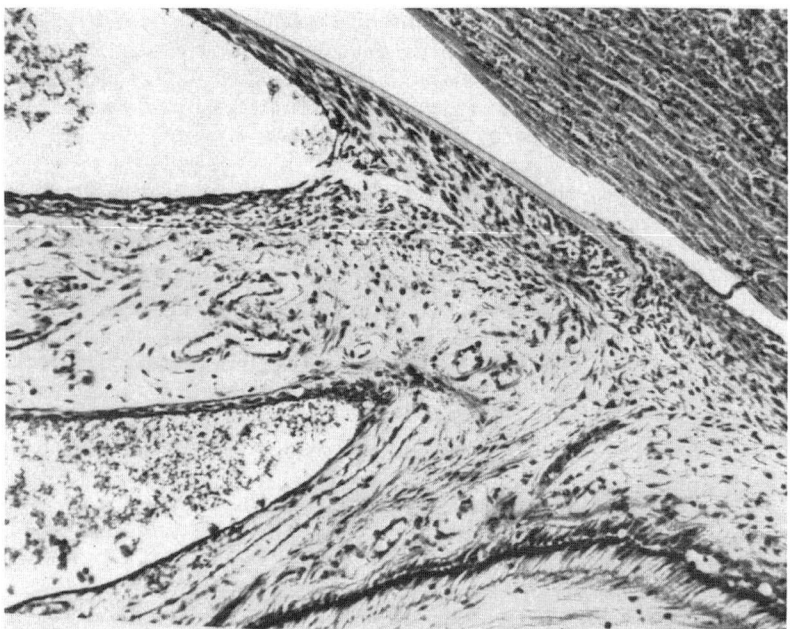

Abb. 115. Reaktive Proliferation im Bereich der Kammerwinkelgewebe nach einmaliger Injektion einer 0,5%igen
Kresollösung. Die Proliferationszone greift vom Kammerwinkel auf das Irisvorderblatt und das Corneaepithel
über (albinotisches Kaninchen, Goldner, 132fach)

Eine Besonderheit des vorderen Stromablattes ist seine Neigung zur Rückbildung. Sein völliges Fehlen ist beim *Menschen* nicht sicher beobachtet worden. Ausmaß und Form der Reduktionen bestimmen die Oberflächenstruktur der Iris. Die
Tendenz zur Rückbildung des Vorderblattes läßt sich schon bei höheren *Primaten*
feststellen. Auch bei *Halbaffen* fanden wir einzelne, typische Substanzdefekte,
die keine Artefakte darstellten (ROHEN u. VOTH 1960). Endothelausgekleidete
Krypten, die bis in die Irismitte reichen können, Lacunen und Spalten, kommen
auch bei *Primaten* vor. Sie sind jedoch selten so zahlreich wie beim *Menschen*.
Ganz allgemein scheint eine evolutive Rückbildungstendenz bei den höheren
Primaten vorhanden zu sein, die beim *Menschen* kulminiert (PURTSCHER 1963).

Ob die Krypten und Substanzdefekte durch eine gewebsauflösende Wirkung
des Kammerwassers entstehen oder durch sie vergrößert werden, wie TENG et al.
(1960) annehmen, ist nicht bewiesen. Auch ist bei allem Streit um die Irisdiagnose nicht klar geworden, ob sich das Strukturbild der Iris im Laufe des
Lebens verändert. Das Allgemeininteresse an diesen Fragen und die bequemen
Untersuchungsmöglichkeiten haben zu einer Fülle von Arbeiten mit den

verschiedensten Einteilungsprinzipien der Irisstruktur geführt, die aber mehr
der anthropologischen Literatur entnommen werden müssen (vgl. MAGNUSSEN
1943).

Mit der Spaltlampe können gelegentlich auch Krypten beobachtet werden,
bei denen das hintere Stromablatt mit in die Reduktion einbezogen erscheint
(JANCKE 1940). Die Krypten kommen nach MAGARI (1957) hauptsächlich durch
eine Atrophie des vorderen Stromablattes zustande und nicht durch eine solche
der vorderen Grenzschicht. Es gibt aber verschiedene Grade der Reduktion,
so daß diese Feststellung nicht zur Regel erhoben werden darf.

Ganz allgemein hat WAARDENBURG (1952, 1954, 1955) zwei *Strukturtypen* unterschieden, je nachdem, ob die Iriskrause mehr pupillennah oder fern gelegen ist.
Je näher die Krause an der Pupille liegt, um so kleiner ist der sog. „innere Kreis",
um so weniger Krypten sind ausgebildet. Das sind die „kontinuierlichen",
gedeckten Typen (C-Typ). Je weiter sich die Krause peripher verschiebt, um so
größer wird der „innere Kreis", und um so mehr Krypten und Oberflächen-
reduktionen treten in Erscheinung. Das sind die trabeculär-lacunären Typen
(L-Typ). Die C-Typen sollen bei Frauen, die L-Typen bei Männern etwas häufiger
sein. Je weiter peripher die Iriskrause verschoben ist, um so zackiger ist in
der Regel ihr Verlauf.

Zwischen *Pigmentierung* und Oberflächenstruktur soll keine Korrelation bestehen (HESCH 1931, FREERKSEN 1939, FORMANEK 1943, ZIEGELMAYER 1954,
WAARDENBURG 1955, RITTER 1958). Es gibt jedoch Prädilektionsstellen für das
Pigment, z. B. in der Nähe der Iriskrause an vorspringenden Trabekeln usw.
Eine Zunahme der Pigmentflecken im Alter konstatierte ZIEGELMAYER (1954)
an einem relativ großen Untersuchungsgut (1500 Patienten, vgl. auch KIBLER
u. STERZING 1956). Pigmentierungsunterschiede bilden sich hauptsächlich in
der Pubertät aus. Braune Augen sind in den mittleren Lebensjahren (7. bis
56. Lebensjahr) am zahlreichsten (HESCH 1931). Die lichtblaue Iris der *Säuglinge*
und die Altersaufhellung sind bekannte Erscheinungen. Pigmentflecke an der
Irisoberfläche überwiegen zunächst bei Knaben, nehmen dann im Alter von
10—15 Jahren beim weiblichen Geschlecht stark zu. Eine weitere Vermehrung
erfolgt im Erwachsenenalter. Bei Frauen nehmen im Alter die blauen Irides
ab, die braunpigmentierten sind weitgehend konstant (ZIEGELMAYER 1954). Bei
Männern tritt die Tendenz zur Pigmentabnahme im Alter stärker in Erscheinung
als bei *Frauen*, so daß blaue Augen bei *Frauen* im Alter seltener vorkommen
(RIDDELL 1950, MIJSBERG 1948, FLEISCHHACKER 1936—1956). Eine Beziehung
zwischen Irisfarbe und Blutgruppenverteilung wird von LESCHI (1947) aufgestellt.
Eine auffallende Rechts-Links-Symmetrie besteht für das Pigmentfleckenmuster.
Die Größe, Zahl und Verteilung der Pigmentflecke an der Irisvorderfläche variiert
(FORMANEK 1943). Pigmentflecke treten meist bilateral symmetrisch auf (FOR-
MANEK 1943). Auch die Oberflächenstruktur beider Augen ist nahezu gleich
(FREERKSEN 1939, FLEISCHHACKER 1956). Bei einer statistischen Analyse der
Seitenverschiedenheiten war die Lage der Iriskrause nahezu exakt seitengleich.
Die anderen Merkmale zeigten eine geringgradige Rechts-Links-Verschiedenheit,
so die Hypoplasie mit 0,4%, die marginale Atrophie mit 2,8%, die Krausenhöhe
mit 7%, die diffuse Atrophie mit 11% und die Kerbung mit 12% (RITTER 1958).
Konstitutionelle Unterschiede im Strukturtyp wurden bisher nicht gefunden
(KIBLER u. STERZING 1956). Signifikante Geschlechtsunterschiede in der Iris-
färbung konnten RIDDELL (1950) und SCHAEFER (1953) nicht feststellen. Die
Augenfarbe wird nach FLEISCHHACKER (1936, 1940) einfach dominant vererbt.
Blaue Irides zeigen meist relativ wenig, pigmentierte dagegen mehrere Kontrak-
tionsfurchen an der Irisoberfläche (SCHAEFER 1953).

Die umstrittene Frage, ob sich die Oberflächenstruktur der Iris während des Lebens verändert, wurde von wissenschaftlicher Seite durchweg negativ beantwortet. Nach FREERKSEN (1939) ist das individuelle Relief in den ersten 3—5 Jahren differenziert und weitere Veränderungen finden, abgesehen von der Pigmentation, nicht mehr statt. Bei Gesunden und Kranken, Schulkindern und Erwachsenen ist die Häufigkeit der Lacunen und Krypten fast gleich. Auch nach schwerwiegenden operativen Eingriffen, Amputationen usw. ändert sich das Strukturbild nicht (GROENOUW 1939, KIBLER u. STERZING 1956). Anatomische Grundlagen für die sog. Irisdiagnose (LANG 1954) existieren nicht (ROHEN 1955a, vgl. auch JAENSCH et al. 1955, PILLAT 1955).

Geschlechtsgebundene Strukturunterschiede betreffen vor allem die Sichtbarkeit des Pupillarsaumes, die Innenstruktur, die Form und Lage der Iriskrause, der Krypten, Kontraktionsringe und Falten. Die Iriskrause liegt bei *Männern* häufiger peripher und ist zackig und ausgezogen. *Frauen* haben häufiger einen engen Iriskrausenring. Generell sind Krypten bei *Männern* häufiger, Irisfalten und Kontraktionsringe bei *Frauen*. Die Geschlechtsunterschiede sind im Alter deutlicher als in der Kindheit (ZIEGELMAYER 1954).

b) Struktur und Vererbung

Daß die Oberflächenstrukturen der Iris erblich sind, wird von den meisten Autoren angenommen (WHITE u. FULTON 1937, WENINGER 1934, ESKELUND 1938, SCHWÄGERLE 1938, FREERKSEN 1939, JANCKE 1940, WESTPHAL 1953 WAARDENBURG 1954, ZIEGELMAYER 1954, SCHADE 1955, RITTER 1958). Auf Grund einer vererbungsstatistischen Analyse eines relativ großen Untersuchungsgutes kam WAARDENBURG (1955) zu der Überzeugung, daß die trabeculär-lacunären Strukturtypen der Iris dominant vererbt werden. Erblichkeit besteht nach SCHADE (1955) für folgende Merkmale: Verlauf und Form der Iriskrause, Breite der Innenzone, Reduktionsgrad der Außenzone, Dicke und Durchsichtigkeitsgrad der vorderen Grenzschicht, Zahl und Ausbildung der Kontraktionsringe, Bindegewebsanomalien (Wölfflinsche Knötchen usw.). Die üblichen Typenschemata sind für Vaterschaftsgutachten kaum brauchbar. Man hält sich besser an die Beschreibung der genannten Strukturmerkmale (SCHADE 1955).

Eine geschlechtsgebundene Vererbung der Irisstrukturen vermutet ZIEGELMAYER (1954). Der „hohe Erblichkeitsgrad" des Irismusters geht auch aus dessen Bedeutung für die Eiigkeitsdiagnose bei Zwillingen hervor (SCHWÄGERLE 1938, JANCKE 1940). Bei 144 gleichgeschlechtlichen Zwillingspaaren, die etwa zur Hälfte ein- bzw. zweieiig waren, fand JANCKE eine Übereinstimmung der Struktur in 96% bei EZ (verschieden 1,3%) und 10% bei ZZ (verschieden 81%). Eine unterschiedliche Oberflächenstruktur der Iris schließt also die Diagnose EZ praktisch aus. Diese Befunde bestätigen die grundlegenden Feststellungen von SCHWÄGERLE (1938).

Auf Grund von ausgedehnten Familienuntersuchungen und Zwillingsanalysen vermutet RITTER neuerdings eine „additive Polygenie mit abgestufter Dominanz". Strukturtypen mit weiter peripher gelegener Iriskrause sind wahrscheinlich dominant über die mehr pupillarwärts gelegene mit schwächerer Prominenz und geringerer Kerbung. Das stimmt mit den Feststellungen von WAARDENBURG (1954, 1955) überein, wonach die L-Typen dominant vererbt werden. Die marginale Irisatrophie steht in Zusammenhang mit der Rückbildung des Lig. pectinatum und zeigt einen dominanten, autosomalen Erbgang. Eine stärkere Atrophie ist dominant über die schwächere. Auch die diffuse Atrophie ist erblich, wie die Hypoplasie, bei der häufig auffallende Pigmentationen beobachtet werden. Bei der Form und Kerbung der Iriskrause ließen sich keine Unterschiede bei EZ und ZZ nachweisen. Für die übrigen Strukturmerkmale bestehen jedoch deutliche Differenzen (RITTER 1958).

Vermutlich sind auch die sog. *Kontraktionsfurchen* der Irisoberfläche anlagebedingt und nicht funktionell, wie die meisten älteren Ophthalmologen noch angenommen hatten. So besteht für das Kontraktionsfurchenmuster z. B. eine auffallende Rechts-Links-Symmetrie (FORMANEK 1943, SCHÄFER 1953). Auch stimmt die Form der Furchen bei EZ weitgehend überein. Geschlechtsunterschiede bestehen offenbar nicht. Blaue oder helle Irides zeigen häufig nur wenige Kontraktionsfurchen. Gelegentlich fehlen sie ganz (FREERKSEN 1939, FLEISCHHACKER 1935, 1940, SCHÄFER 1953).

3. Stroma iridis

Das Stroma enthält den Hauptteil der Blutgefäße, Nerven und freien Zellen der Iris. Es ist mit der Muskellamelle verbunden, besteht vornehmlich aus feingebündelten kollagenen Fasern, eingelagerter Grundsubstanz und freien Zellen.

Mit *histochemischen* Methoden stellten FRANÇOIS u. RABAEY (1951) alkalische Phosphatasen im Irisstroma fest. Spezifische und unspezifische Cholinesterasen fanden DARDENNE, LEYDHECKER u. HELFERICH (1957), die nach Entfernung des Ganglion ciliare um etwa 40% abnehmen (SCHOFIELD 1952). ZIMMERMANN (1957) beschrieb saure, hyaluronidase empfindliche Mucopolysaccharide in der Zwischensubstanz. Nach unseren Befunden ist aber die Perjodatreaktivität des Stromas — mit Ausnahme des Bereichs der vorderen Grenzschicht — nur gering. Die adventitiellen Gefäßscheiden färben sich gut mit Alcianblau, das Stroma jedoch deutlich schwächer. Insgesamt ist der Gehalt an Mucopolysacchariden im Irisbindegewebe wesentlich geringer als etwa im Ciliarkörper oder im Trabeculum corneosclerale (GRAUMANN u. ROHEN 1958). Im Irisgewebe sollen auch Atmungsfermente (Carboanhydrasen) vorkommen (WISTRAND 1951, GLOSTER u. PERKINS 1955).

Unter den *freien Zellen* des Stromas dominieren Mastzellen, Histiocyten und Rundzellen. In Iridektomiestückchen und Autopsieaugen fand ZOLLINGER (1949) regelmäßig Mastzellen, die bei chronischen Entzündungen vermehrt auftraten. Ähnliche Beobachtungen machten HOLMGREN u. STENBECK (1940) sowie LARSEN (1959). Auch im Kammerwasserpunktat (AMSLER 1947, 1948) kommen Mastzellen vor, die vermutlich aus der Iris stammen. Wir sahen die Mastzellen besonders häufig subepithelial, perivasal, aber auch nahe der Irisvorderfläche und in der Vorderkammer, an der Iris haftend, lokalisiert (GRAUMANN u. ROHEN 1958). Normalerweise sind speichernde, reticuloendotheliale Elemente in der Iris selten (FRY 1936); sie können aber bei Reizsituationen oder nach Farbstoffinjektionen rasch mobilisiert werden (ROHEN u. UNGER 1959).

In einem Fall von Sekundärglaukom bei einem höheren *Affen (Cercopithecus aethiops)* sahen wir auch massenhaft Plasmazellen im Irisstroma. Die Zellen lagen in der Hauptsache herdförmig um die Gefäße herum (BÁRÁNY u. ROHEN 1963). In der Regel treten reaktive Zellvermehrungen nicht innerhalb der Gefäßhüllen auf, sondern liegen den hyalin erscheinenden adventitiellen Scheiden ringförmig an oder sind diffus im Stroma verteilt. Große, rundliche Makrophagen, mit Pigmentgranula vollgestopft, sind bei Speicherversuchen mit Pigmentlösungen im Irisstroma von albinotischen Tieren zu finden (Abb. 114c).

Die *Faserelemente* des Stromas sind nahezu ausschließlich kollagener und präkollagener Natur. In der älteren Literatur finden sich über das Vorkommen elastischer Fasern widersprechende Angaben (FEDOLFI 1933, CONTI 1935). Die meisten Autoren lehnen die Existenz elastischer Fasern im Irisstroma ab. Neuerdings will GRIGNOLO (1938, 1940) mit Resorcinfuchsin bei längerer Färbedauer kurze, radiäre und unregelmäßig verteilte, elastische Fasern dargestellt haben. In 4 von 50 Fällen soll sogar ein relativ reiches Netz elastischer Fasern vorhanden gewesen sein. Nach IKUI et al. (1960) fehlen elastische Fasern ganz. Beim *Schwein*

wurden elastische Fasern „nur vereinzelt" (THEILER 1950), beim *Rind* gar nicht gefunden (RICKENBACH 1953). In elektronenmikroskopischen Untersuchungen sind elastische Fasern bisher nicht beschrieben worden (TOUSIMIS u. FINE 1959, UENO 1961, KRAPP 1962). Die kollagenen Fibrillen zeigen eine normale Querperiode von 550 bis 600 Å. Sie sollen keine regelmäßige Anordnung haben. Zwischen den kollagenen Fibrillen zeigt sich auf der elektronenmikroskopischen Aufnahme eine feingranuläre, teilweise auch filamentöse Zwischensubstanz, die möglicherweise den histochemisch nachweisbaren Mucopolysacchariden des Stromas entspricht (TOUSIMIS u. FINE 1959).

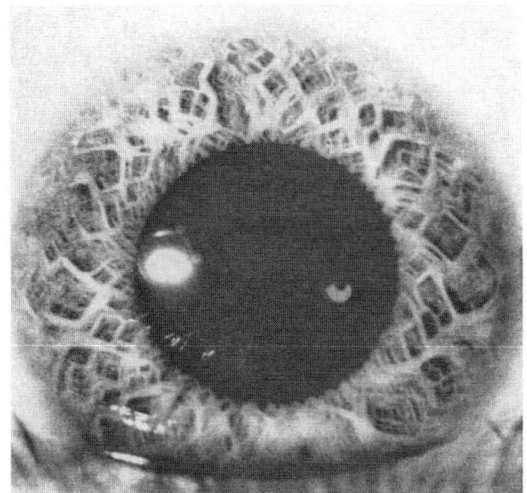

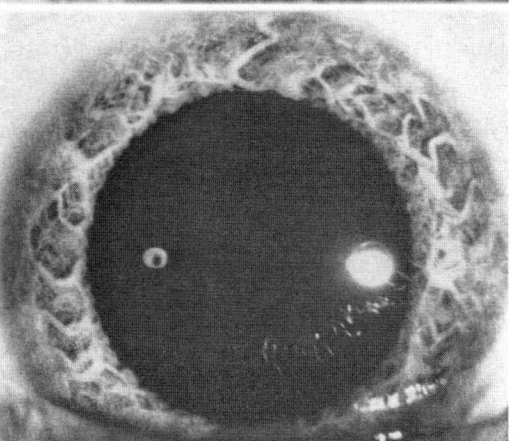

Lichtmikroskopisch ließ sich an Flachschnitten und Häutchenpräparaten — wie dargestellt — eine sehr regelmäßige und geordnete Bindegewebsarchitektur nachweisen (ROHEN 1950a, 1951a, 1955a). Die kollagenen Fasern sind zu Bündeln geordnet, durchziehen das Stroma in großen, nach innen steiler werdenden Bogenzügen in einem dreidimensionalen „Bogengitter". Die *Gefäße* werden dabei so eingebaut, daß die Adventitia teilweise vom Fasergitter des Stromas gebildet wird (ROHEN 1951a, PURTSCHER 1963).

Abb. 116a u. b. Spaltlampenmikroskopische Aufnahme einer menschlichen Iris. a In mittlerer Miosis, b in Mydriasis (30jähriger Patient). Man beachte die Verstellung der Blendenarchitektur und die Veränderung der Knickungswinkel der Gefäße und Gewebsstränge. (Aus ROHEN 1951)

So kommt es, daß die Knickungswinkel der Gefäße, vor allem der Arterien und Arteriolen, denjenigen des Bindegewebsgitters entsprechen („systemgerechter Einbau"). Meist begleiten die kollagenen Bündel in gestreckt-spiraligen Zügen jeweils nur eine gewisse Wegstrecke das Gefäß, so daß die Knickungsstellen zu Orten werden, an denen neue Fasern in das äußere adventitielle Gefüge ein- bzw. austreten können. Außer dieser Bindegewebshülle haben die Gefäße noch eine eigene, weiter innen gelegene Adventitia, die nur sehr dünn ist und der Media eng anliegt, ohne an der beschriebenen Bogengitterstruktur teilzunehmen. Zwischen beiden Schichten bleibt ein Zwischenraum, dessen homogene Substanzen sich intensiver als das übrige Stroma mit Alcianblau anfärben lassen. Die stromale, gefäßunabhängige Bindegewebsschicht der Irisgefäße hat PURTSCHER (1963) in Bestätigung unserer Befunde als „Gefäßscheide" bezeichnet. Sie ist von der adventitiellen, gefäßzugehörigen Schicht zu unterscheiden. Elastische Elemente existieren in ihr nicht. PURTSCHER (1963) schreibt der „Gefäßscheide" eine Schutzfunktion für die dünnwandigen Irisgefäße gegenüber Kompression und Knickung bei den Irisbewegungen zu.

Beim *Menschen* lockern sich die kollagenen Fibrillen im Vorderblatt auf, gehen im Zuge der geschilderten Gewebsreduktionen häufig auch ganz verloren, lassen aber selbst in ihren Rudimenten noch die Gitterstruktur erkennen. Andererseits verdichtet sich im Hinterblatt das stromale Fasergerüst und geht besonders im Sphincterbereich arkadenförmig in das intermuskuläre Bindegewebe über.

Durch die beschriebene Bindegewebsarchitektur erhalten die Krypten meist eine rhombische Form. Werden sie durch Gewebsrückbildungen zu Lacunen und Löchern erweitert, so liegt die Stromaarchitektur manchmal in schematischer Klarheit offen zutage (Abb. 121).

Die *Chromatophoren* der Iris bilden mit ihren langen, grazilen Fortsätzen in der Regel ein überaus dichtes Netzwerk im Irisstroma. Auch dieses Netz hat die Form des Bogengittergerüstes, so daß schon an ungefärbten, aufgehellten Flächenpräparaten bei den meisten *Primaten* und *Säugern* die Blendenarchitektur am Negativ des Pigmentzellennetzes erkannt werden kann. Die Verteilung der Chromatophoren wechselt bei *Primaten* und *Mensch* individuell und artlich. Die Zellen enthalten „doppelkegelförmige bis ovale Pigmentgranula" von einer durchschnittlichen Größe von 0,9—1,4 μ (HEYDENREICH 1957). Die Chromatophoren stammen aus der Ganglienleiste (BRINI 1950). Sie sind meist zahlreicher an der Irisvorderfläche.

Die sog. Koganeischen Klumpenzellen liegen bevorzugt in der Nähe des Sphincters und kommen auch bei niederen und höheren *Affen* regelmäßig in der Iris vor.

Die *Irisgefäße* zeigen gegenüber den anderen intraocularen Gefäßen manche Besonderheiten. Am auffälligsten ist der dicke, äußere adventitielle Bindegewebsmantel (MOUTIS u. MECCA 1950), dessen struktureller Aufbau oben geschildert wurde. Er kann im Alter hyalinisieren und bildet sich erst in der früheren Kindheit aus (PURTSCHER 1963). Diese zylinderförmige Hülle umschließt einen röhrenförmigen Zwischenraum, in den abgetötete Kokken (Durchmesser 0,5—1 μ) von der Vorderkammer aus nicht, wohl aber Dextranpartikel (Durchmesser etwa 5 mμ) eindringen können (GREGERSEN 1959c). Im Inneren dieser tubulusartigen Röhre liegt der Gefäßschlauch, bestehend aus Endothelrohr, Basalmembran und einer dünnen Media mit etwas adventitiellem Bindegewebe. Elektronenmikroskopisch findet man an den Capillaren nur eine einzige Endothelzellschicht, deren Cytoplasma sich überlappt. Sie werden von feinen Kollagenfibrillen umhüllt und von Pericyten umgeben, die wie die Stroma- und Pigmentzellen aussehen (TOUSIMIS u. FINE 1959, IKUI et al. 1960). An den Arteriolen läßt sich noch eine besondere Schicht aus unpigmentierten Zellen erkennen, die denjenigen der Irisoberfläche verwandt sind (SMELSER u. ISHIKAWA 1962). Der röhrenförmige Zwischenraum in der Adventitia erscheint elektronenmikroskopisch leer.

Die dicke adventitielle Bindegewebshülle läßt sich elektronenmikroskopisch nicht abgrenzen (TOUSIMIS et al. 1959). Die Basalmembran der Gefäße ist auffallend dick. Das Endothel hat keine Poren. Elastische Fasern sollen in der Gefäßwand fehlen (IKUI et al. 1960). Das Stroma ist wenig capillarisiert. An den Wundrändern soll es dadurch zu einer spontanen Blutstillung kommen, daß die Gefäße sich in der kollagenen Mantelschicht zurückziehen und diese kollabiert (PURTSCHER 1961). Dadurch ließe sich möglicherweise die klinische Beobachtung erklären, daß die Iris bei Verletzungen oder nach Operationen nicht blutet.

Die Irisgefäße entstammen dem Circulus arteriosus major, der beim *Menschen* in der Regel nicht in der Iriswurzel, sondern im Ciliarkörper liegt. Die zahlreichen Arterien ziehen in einer charakteristischen zickzackartigen, schraubigen Schlängelung radiär in das Irisstroma. Innerhalb des Irisgewebes zweigen relativ wenig Gefäße von den Arterien ab. Die größte Zahl der Capillaren entsteht im Sphincterbereich der Iris (PURTSCHER 1961). In Pupillennähe bilden sich arteriovenöse, capillare Schlingen (Ansae) (FEDOLFI 1933). Nach radiographischen Präparationen liegt der sog. Circulus arteriosus iridis minor nicht in Höhe der Krause, sondern weiter innen, etwa im Bereich des Pupillarsaumes (CALMETTES et al. 1959). Sperrgefäße oder epitheloidzellige Gefäßstrecken gibt es nicht. Die größeren Venen sind weiter dorsal lokalisiert und verlaufen etwas gestreckter als die Arterien zur Iriswurzel und zum Ciliarkörper zurück. Ob sie sich nach Art von Pfortadergefäßen innerhalb des Ciliarkörpers dann nochmals in Capillaren auflösen oder gerade nach hinten weiterziehen, um in die Vortexvenen einzumünden, ist nicht geklärt (KISS 1949, SCULLICA 1957). Auch bei albinotischen Tieren *(Ratten)* ist das Irisgefäßnetz relativ dicht und stärker entwickelt als für den Stoffwechsel des zarten Gewebes notwendig erscheint (JANES u. CALKINS 1957). Die Blutzirkulation läßt sich bei ihnen in vivo mit Hilfe einer Transilluminationstechnik beobachten (BENSLEY 1960).

4. Das Pigmentmuskelblatt der Iris
a) Die Muskellamelle

Lichtmikroskopisch erscheint die Muskellamelle an Flachpräparaten oder Tangentialschnitten als ein zusammenhängendes Netz. Der Sphincter bildet dabei äquatorial orientierte Maschen, der Dilatator radiär gestellte (Abb. 117). Beide Muskeln hängen durch arkadenförmige Verbindungszüge systemartig zusammen (Speichenbündel). Diese sind außerordentlich zahlreich. Sie bilden sich bevorzugt in den peripheren zwei Dritteln des Sphincter. Morphologisch muß also die Muskellamelle als Einheit betrachtet werden (ROHEN 1951a). Von Zeit zu Zeit wird die muskuläre Natur des Dilatator immer wieder in Frage gestellt (APTER 1959). Einige Autoren bezweifeln den myoepithelialen Charakter der Dilatatorfasern (VIALLETON 1898, AKIYA 1931, GABRIELIDES 1952, REDSLOB 1953) und sprechen von typischen, glatten Muskelzellen, was jedoch von anderen abgelehnt wird (WINNIKOW 1936, KLIEN 1936). Neuere elektronenmikroskopische Beobachtungen bestätigten die myoepitheliale Natur der Dilatatorzellen (UENO 1961, TOUSIMIS et al. 1959). Ein „syncytialer" Zusammenhang der Muskelelemente besteht nach REDSLOB (1953) nicht. Die netzförmige Anordnung der Muskelfasern kommt mehr durch eine Verflechtung isolierter Elemente zustande, ähnlich wie bei der Eingeweidemuskulatur.

Peripher biegen die Dilatatorfasern in einer eng umgrenzten Zone der Iriswurzel wiederum zirkulär um und bilden einen dünnen zirkulären Muskelring, von dem auch einzelne Sehnen in den elastischen Faserring der Iriswurzel übergehen (KLIEN 1936, MOLLIER 1938, ROHEN 1951a). Im Übergangsbereich entstehen arkadenförmige Muskelbögen. Häufig verdickt sich die Muskelplatte peripher etwas und wendet sich bogenförmig ins Irisstroma (GABRIELIDES 1952) oder aufwärts zur Grundplatte des Ciliarkörpers (Abb. 118). Nach KLIEN sollen einige Bündel sogar das Trabekelwerk erreichen können. Zahlreiche Variationen machen das Bild des peripheren Dilatatorendes sehr vielgestaltig. Nicht selten

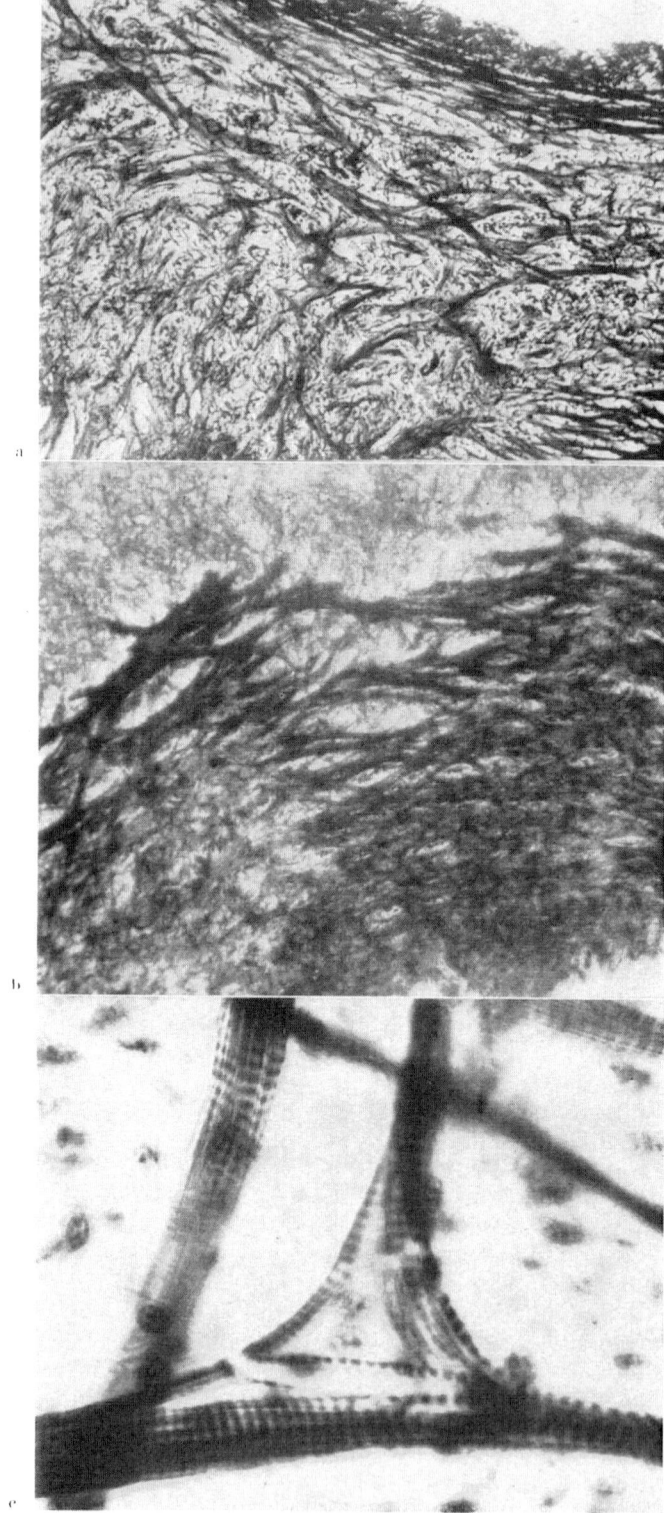

Abb. 117a—c (Legende s. S. 259)

sind die verdickten, peripheren Fasern stärker pigmentiert. KLIEN unterschied
zwei Fasertypen: a) Das periphere Dilatatorende wird lediglich durch verlängerte
und vergrößerte Muskelzellen mit wechselnder Pigmentation dargestellt (13,7%),
oder b) die peripheren Muskelzellen nehmen mehr epithelialen Charakter an,
kugeln sich ab und ordnen sich teilweise drusenartig an. Übergänge zu benignen
Melanomen sind vorhanden.

Elektronenmikroskopisch läßt sich erkennen, daß die Dilatatorlamelle aus
mehreren übereinanderliegenden Zellfortsätzen besteht. Das Cytoplasma enthält
langgestreckte Mitochondrien und Myofilamente. Die Pigmentgranula sind um
den länglichen Kern gruppiert. Die intermuskulären Zwischenräume sind von

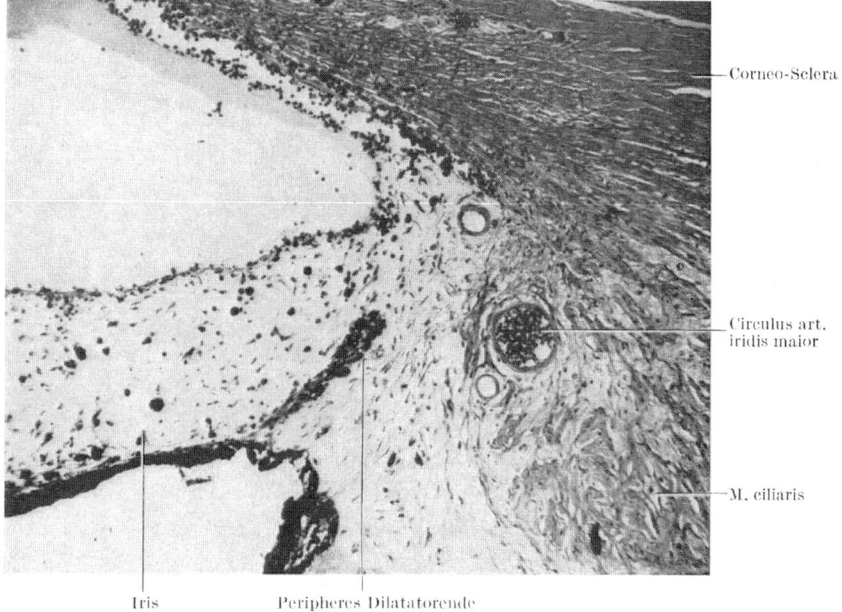

Abb. 118. Sagittalschnitt durch die menschliche Iriswurzel mit angrenzendem Ciliarkörper (Azan, 92fach).
Der M. dilatator geht peripher in ein kolbenartig verdicktes, äquatorial angeordnetes Muskelbündel über, das
pigmentiert ist

einem halb opaken, homogenen Material ausgefüllt, das einer Basalmembran
gleicht (TAKAHASHI 1958, TOMITA, MATSUO u. KATO 1961, MIZUNO 1960, TOU-
SIMIS u. FINE 1961, UENO 1961, KRAPP 1962). Eine stark mäanderartige Faltung der etwa $0,1\,\mu$ breiten, kontrastarmen Intercellulärspalten ist wahrscheinlich auf postmortale Kontraktionen der Dilatatorlamelle zurückzuführen (KRAPP
1962).

Der Sphincter hat eine geflechtartige, dreidimensionale Struktur (Abb. 117).
Das Netz wird peripher gröber und splittert sich pupillenwärts immer feiner auf.
Auf diese Weise werden die intermuskulären Zwischenräume peripher größer.
Die Fasern gehen von den Verflechtungsstellen in regelmäßigen Abständen bogen-
förmig in das Dilatatornetz über. Durch die intermuskulären Spalten ziehen
die Bogengitterfasern des Bindegewebsgerüstes schlingenartig hindurch, so daß

Abb. 117a—c. Flachschnitte durch den M. sphincter iridis. a M. sphincter im Bereich der sog. Schmalseite
beim Rind (Azan, 50fach). Die regelmäßige, arkadenförmige Verflechtung der von links unten kommenden
Dilatatorfasern mit dem Sphincter ist deutlich zu erkennen. b Flachschnitt durch das ganze Sphinctersystem
beim Hund (Azan, 30 μ). Die Netzstruktur des Muskelringes ist erkennbar. c Verbindungen der Dilatator-
und Sphincterfasern in der Vogeliris sind zu sehen (Bussard, Azan, 15fach)

sich die Muskelwirkung auf das Bindegewebsgefüge übertragen kann. Der Sphincter ist bei *Mäusen* teilweise pigmentiert (KOLOSS 1958). Elektronenmikroskopisch ist kein Unterschied zwischen Dilatator und Sphincter feststellbar. Die Feinstruktur der Irismuskulatur gleicht derjenigen mesodermaler Muskeln (TAKAHASHI 1958). Die Muskellamelle ist bei Tagtieren allgemein kräftiger entwickelt als bei nachtaktiven Wirbeltieren (KOLOSS 1958).

b) Pigmentepithel der Iris

Das Pigmentepithel bildet den hinteren Abschluß der Iris. Es besteht aus einer einschichtigen Lage hoher, intensiv gefärbter, pigmentierter Zellen. An der Hinterfläche treten feine, konzentrische und auch radiäre Streifen in Erscheinung, die bei degenerativen Veränderungen verstärkt sein können (LUGLI 1937). Am

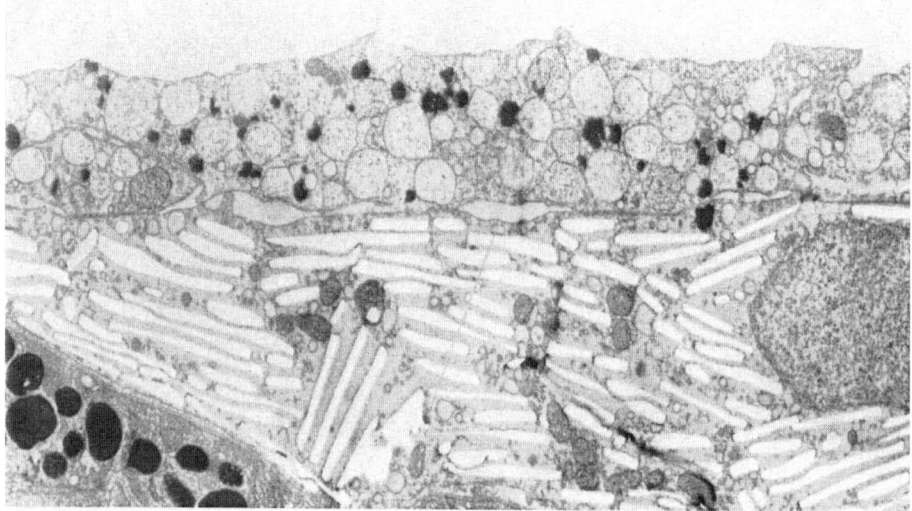

Abb. 119. Elektronenmikroskopische Aufnahme von der Iris einer Kröte *(Bufo bufo)* (OsO₄, Methacrylat, Orig.-Vergr. 9000fach, Endvergr. 17 100fach). Neben rundlichen, melaninhaltigen Pigmentgranula sind stäbchenförmige, langgestreckte Pigmenteinschlüsse zu erkennen. (Aufnahme Prof. STAUBESAND, Freiburg i. Br.)

Pupillenrand können Überschußbildungen des Pigmentepithels (Flocculi, Granula iridis) auftreten, die bei *Säugern* auch Gefäße und Bindegewebe enthalten.

Die Pigmentzellen sind vollgestopft mit $1,1—1,6\,\mu$ großen Pigmentgranula (HEIDENREICH 1957). Diese sind im Vergleich zum Aderhautpigment auffallend dunkel. Die Zellen haben eine größere Läsionsbereitschaft und die Granula ein geringes Haftungsvermögen am Cytoplasma, so daß die Pigmentkörnchen bei Aufschwemmungen oder pathologischen Prozessen leicht aus der Zelle austreten. Elektronenmikroskopisch sind die Pigmentgranula auffallend dicht, meist rund oder oval und von verschiedener Größe. Die umhüllende Membran ist schwer darstellbar. Bei *Amphibien* hat STAUBESAND elektronenmikroskopisch stäbchenförmige, langgestreckte Pigmentnadeln gefunden, deren Natur noch nicht geklärt ist (Abb. 119). An der Dorsalseite des Pigmentepithels konnten vereinzelte, unregelmäßige Einfaltungen der Zellmembran, die aber nicht mit denjenigen des Ciliarepithels vergleichbar sind, nachgewiesen werden. Die Pigmentgranula sind gleichmäßig rund und regelmäßig im Plasma verteilt. Das Epithel enthält zahlreiche, kleine Bläschen; fadenartige, granuläre Elemente, einen großen Kern und selten einen deutlichen Golgi-Apparat. In die bis zu $1\,\mu$ großen Zwischenräume ragen dünne Cytoplasmafortsätze hinein, die etwa 1 μ lang sind, aber nicht als Mikrovilli bezeichnet werden sollten (TOUSIMIS u. FINE 1961, UENO 1961, TOMITA et al. 1961, KOŽOUŠEK u. ANTON 1962). Es wird vermutet, daß der lockere Zusammenhalt des Epithels etwas mit dem Bewegungsmechanismus

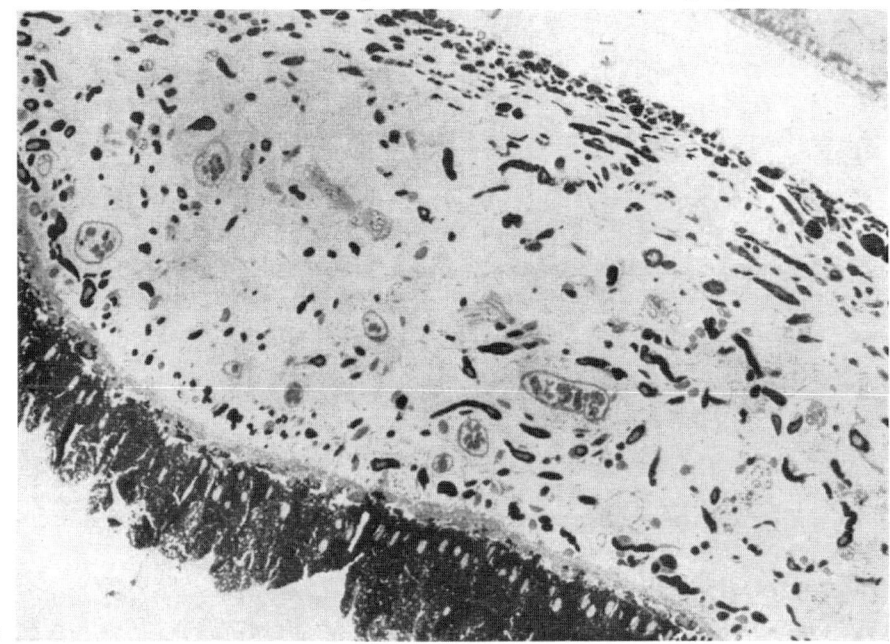

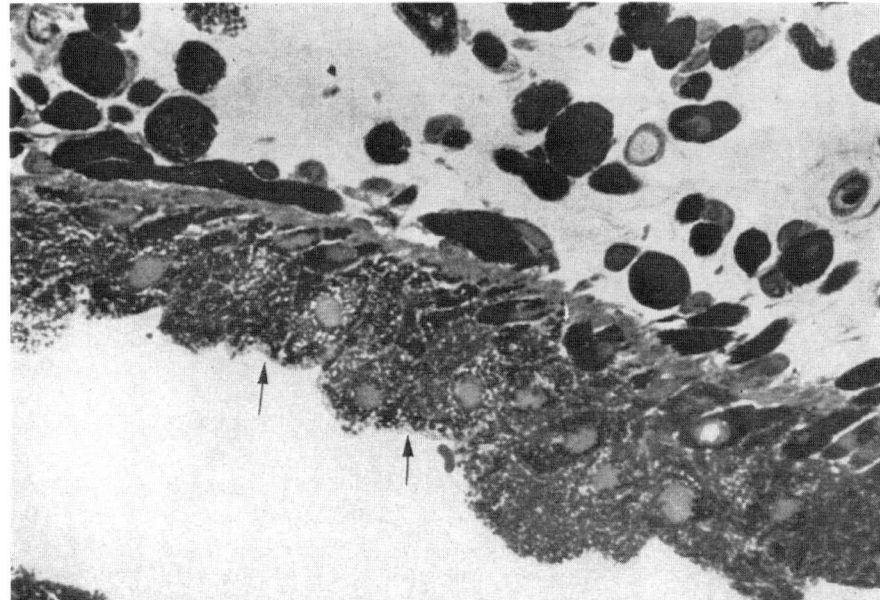

Abb. 120a u. b. Querschnitte durch die Iris einer Meerkatze *(Cercopithecus aethiops)*. Ultradünnschnitt nach Methacrylateinbettung, Giemsa-Färbung, Vergr. 65- bzw. 162fach. a Übersichtsaufnahme. Man beachte die Struktur der Irisoberfläche, die dünnen Gefäßwände und die Pigmentepithel-Muskellamelle. b Ausschnittvergrößerung (162fach) der hinteren Irisbegrenzung mit Pigmentepithel, M. dilatator und angrenzendem Irisstroma. Die basalmembranartige Abgrenzung des Pigmentepithels (Pfeile) ist deutlich erkennbar

der Iris zu tun hat. Lichtmikroskopisch nimmt das Pigmentblatt bei Mydriasis an Höhe zu; die Zellen wölben sich nach hinten vor und erwecken stellenweise den Eindruck einer Mehrschichtigkeit. Bei miotischen Irides erscheint das Epithel mehr abgeflacht und gedehnt (Abb. 120).

Dorsal liegt dem Pigmentepithel eine *Grenzmembran* an, die perjodatreaktiv ist und sich auch mit der Kolloideisenreaktion darstellen läßt (Abb. 120). Sie kann als Fortsetzung der Membrana limitans interna von Ciliarkörper und Retina aufgefaßt werden. Sie bildet wahrscheinlich eine basalmembranartige Unterlage für das Epithel bei den Irisbewegungen (vgl. Tomita et al. 1961, Mizuno 1960).

5. Funktionsmechanismus der Iris

Beim Pupillenspiel finden in der Iris hauptsächlich Flächenbewegungen statt. Diese sind ciliar geringer als pupillar. Die geschilderte Bogenarchitektur des

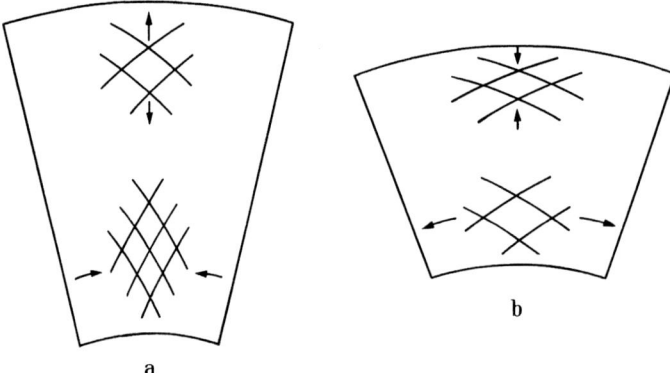

Abb. 121a u. b. Schema der Verstellung des Blendengitters im ciliaren und pupillaren Teil der Iris bei Pupillenbewegungen. a Bei Pupillenverengung, b bei Pupillenerweiterung

Bindegewebes stellt eine funktionelle Anpassung an die Irisbewegungen dar. Da die Kreuzungswinkel des Gitters peripher größer sind als zentral, müssen die geweblichen Verschiebungen unter der Funktion pupillar größer sein (Abb. 121). Die Bindegewebsbündel können durch die geschilderte Anordnung die Gefäße mitführen und so werden diese bei der Miosis mehr gestreckt, bei der Mydriasis spiralig abgewinkelt. Bei der *Ratte* haben Janes u. Calkins (1957) die Irisgefäße nach experimentellen Pupillenveränderungen mit Mydriatica bzw. Miotica studiert. Die Bewegungen der Gefäße sind in den inneren zwei Dritteln der Iris am ausgeprägtesten. Die Lage des in der Iris gelegenen Circulus arteriosus ändert sich nicht. Bei der durch Homatropin bewirkten Pupillenerweiterung ist eine Vasodilatation erkennbar, die sich durch eine stärkere Füllung mit Injektionsmaterial (chinesischer Tusche) kundtut.

Der „systemgerechte" Einbau der Gefäße in die Bindegewebsarchitektur der Iris zeigt deutlich, daß diese nicht nur nutritive Aufgaben haben. Im Rahmen der Pupillenbewegung übernehmen sie auch mechanische Funktionen für die Stabilisierung des Bindegewebsgerüstes unter der Funktion. Ob die röhrenförmigen Zwischenräume innerhalb des adventitiellen Mantelgewebes eine ungehinderte Zirkulation während der Irisbewegungen ermöglichen oder nur durch Schrumpfungsprozesse bei der histologischen Präparation entstehen, ist unklar (Gregersen 1959c). Daß jedoch die Gefäße, die ja für den geringen Stoffwechsel der Iris viel zu zahlreich sind, eine bewegungsmechanische Bedeutung haben, steht außer Frage (ROHEN 1951a, PURTSCHER 1963).

Wieweit die Irisgefäße die Dilatation durch Kaliberschwankungen unterstützen können, wurde mehrfach diskutiert. BERTEAU u. JONES (1950) haben bei *Hunden* die Blutversorgung des Bulbus vollständig unterbrochen und anschließend durch Reizung des Halssympathicus eine Pupillenerweiterung hervorgerufen. Auch 1 Std nach Unterbrechung der Durchblutung war die Dilatation noch unverändert. Daraus geht also hervor, daß die Durchblutung der Gefäße für die Irisbewegungen keine größere Rolle spielt. Andererseits fand APTER (1956) nach Sympathicusreizung gleichzeitig eine Pupillenerweiterung und Vasoconstriction. THEILER (1950) sowie RICKENBACH (1953) kamen zu der Auffassung, daß die Pupillenerweiterung bis zu einem gewissen Grade auch passiv durch die „Gewebsspannung" der Iris erfolgen kann, d. h. also beispielsweise aus extremer Miosis ein passives Zurückschnellen in die mittlere Ruhelage allein durch das Bindegewebsgerüst möglich ist. Diese Mittelstellung ist unserer Erfahrung nach bei jedem Tier anders. Beim *Kaninchen* ist die Pupille postmortal in der Regel klein, beim *Hund* weit, beim *Schwein* mittelgroß mit leicht ovaler asymmetrischer Form. Der bei mechanischen Experimenten zu beobachtende Übergang in die eine oder

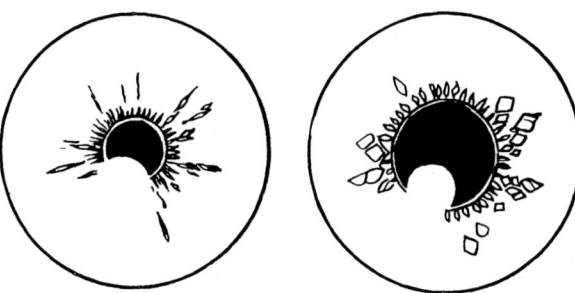

Abb. 122. Verhalten der Iriskrypten bei der Pupillenbewegung. [Nach E. BÖSHAAR, Anthropol. Anz. **20** (1956)]

andere Funktionsstellung braucht aber nicht unbedingt auf eine Gefäßbeteiligung hinzuweisen, es kann sich auch um ein Zurückgehen auf das normale muskuläre Gleichgewicht handeln, das bei den einzelnen Species differiert.

Die Verschiebungen des Bindegewebsgitters unter der Funktion lassen sich biomikroskopisch an den Formveränderungen der Krypten und der Iriskrause ablesen. So werden die rhombischen Krypten bei der Miosis zu einfachen Furchen oder Rissen (Abb. 122). Die Iriskrause wird zackiger, höher und schmäler, der Innenring erscheint mehr geradstrahlig, der Außenring schwach wellig (BÖSHAAR 1956). Die Innenzone wird vergrößert (RITTER 1958). Bei großer Pupille zeigen Innen- und Außenzone stark wellige Struktur. Bei der Pupillenerweiterung rücken die Kontraktionsfurchen weiter zusammen (BÖSHAAR 1956). BEHR (1933) beschrieb die Formveränderungen eines lochartigen Defektes im Irisstroma eines jungen Mannes. Aus den Abbildungen (nicht aus der Beschreibung) ist deutlich zu ersehen, daß sich das Irisloch bei den Pupillenbewegungen entsprechend der Stellung des Blendengitters verformt.

Die Gitterverschiebungen des Stromas verhindern die Querschnittsvergrößerung der Iris bei starker Mydriasis nicht, schränken sie aber ein. Bei extremer Weitstellung der Pupille wulstet sich die Oberfläche vor. Tief einschneidende Furchen (Kontraktionsfalten) werden sichtbar (Abb. 123). Die Blendenstruktur verhindert die ungeordnete Gewebszusammenballung, die zu einer Verlegung des Kammerwinkels und damit einer Abflußblockade führen könnte. Sie bewirkt einen geordneten, gewebsmechanischen Umbau und sucht die geweblichen Verschiebungen bevorzugt in der Fläche abzuwickeln.

Bei gleichzeitiger Akkommodation und Miosis streckt sich die Iris so, daß die peripheren zwei Drittel nach hinten sinken, was vielleicht durch eine „Erschlaffung" der Zonulafasern ermöglicht wird (Abb. 102). Die mittleren Partien der Iris verdünnen sich dabei stärker als die Pupillar- und Ciliarzone (BURIAN u. ALLEN 1955).

Für den Bewegungsmechanismus der Iris ist das Muskelblatt von entscheidender Bedeutung. Muskel- und Stromablatt sind beim *Menschen* durch die Fuchssche Spalte unabhängiger voneinander als bei Tieren. Der oben beschriebene systemartige Zusammenhang des Dilatators und Sphincters ermöglicht ein gemeinsames, wechselseitiges Kontraktionsspiel ohne die Gefahr geweblicher Verwerfungen. Peripher ist das Muskelblatt durch ein zirkuläres Muskelband, in das der Dilatator mit arkadenförmig sich überkreuzenden Bögen einstrahlt, in

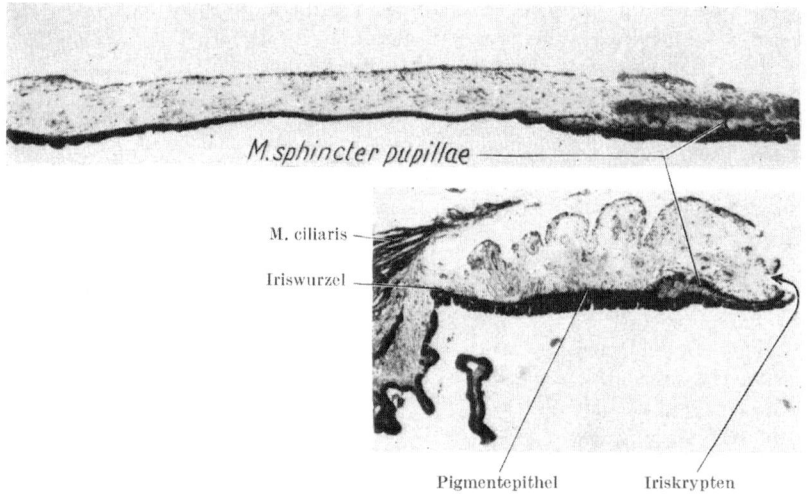

Abb. 123. Gegenüberstellung einer kontrahierten und einer dilatierten menschlichen Iris. Beachte die Formveränderung des Pigmentepithels, des M. sphincter iridis und der sog. Kontraktionsfalten des Stromas. (Nach ROHEN aus VELHAGEN, Der Augenarzt, Bd. I. Leipzig: Georg Thieme 1958)

der Iriswurzel am gemeinsamen elastisch-muskulösen Sehnenring vor dem Ciliarmuskel verankert (s. S. 218). Pupillar geht der Dilatator ebenfalls mit Bögen in den Sphincter über. Da der Sphincter ein Netzgitter darstellt, muß der Dilatator diesen Netzring bei seiner Kontraktion dehnen und erweitern. Umgekehrt splittern sich bei der Sphincterkontraktion zunehmend feinere Faserbündel pupillarwärts ab, die bei der Pupillenerweiterung wieder in die größeren Bündel einbezogen werden. Die Netzstruktur des Sphincter ermöglicht also eine stärkere Dehnung des Muskelringes, als es ein parallelfaseriges System erlauben würde. Zudem kann dadurch, daß die Bindegewebsbündel schlingenartig durch die Lücken des muskulösen Maschengitters hindurchgeführt sind, die Muskelbewegung auf das Bindegewebsgerüst übertragen und das Gitter verstellt werden. Am Sagittalschnitt erscheint der Sphincter nach Pupillenerweiterung schmal, bei Miosis breit. Die Speichenbündel sind bei Miosis flach, bei Mydriasis steil gestellt (Abb. 123). Die Iriswurzel ist bei den *Primaten* allgemein relativ dünn und beteiligt sich kaum an den gewebsmechanischen Veränderungen beim Pupillenspiel.

6. Vergleichend-Anatomisches

Bei *Carassius* fand KOLOSS (1957) keinerlei Irisbewegungen auf Lichteinfall. Unter dem Endothel der Irisvorderfläche liegt eine Schicht von Zellen mit nadelartigen Kristallen

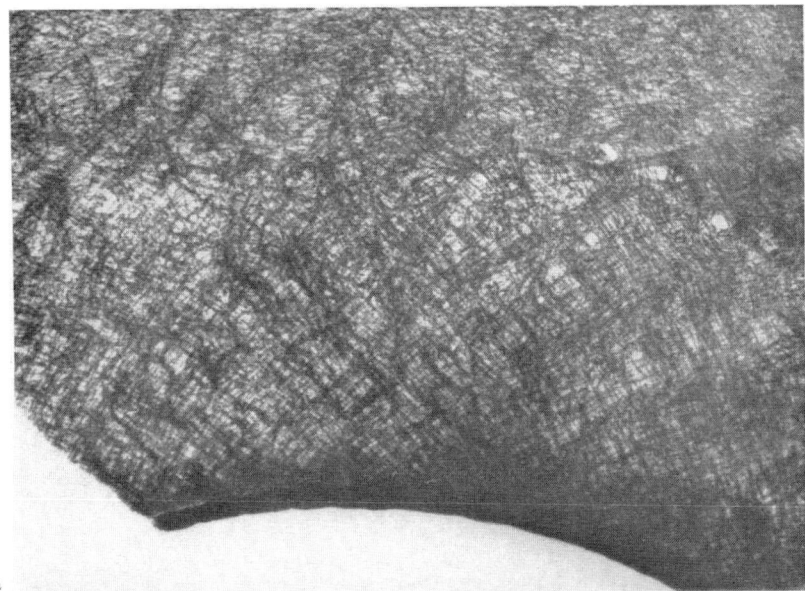

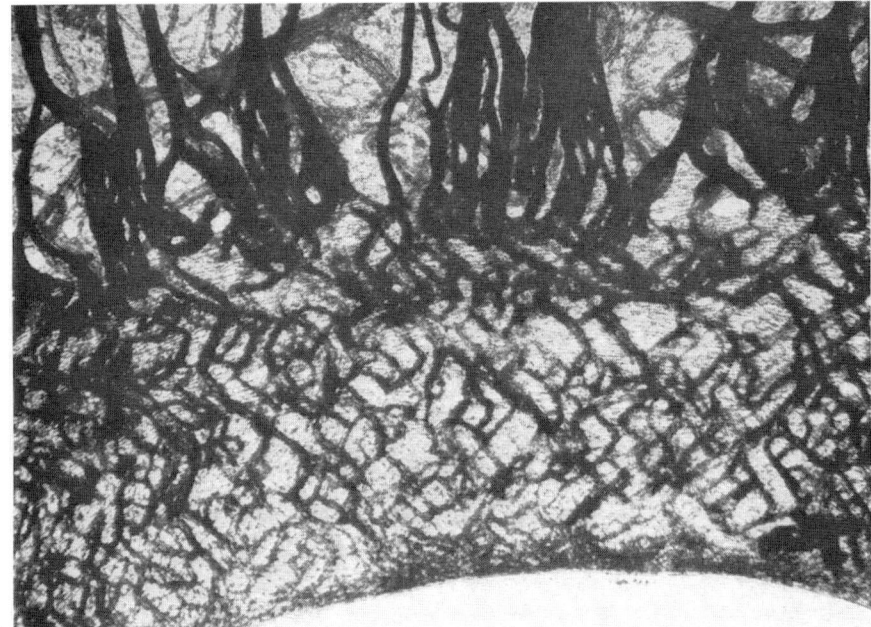

Abb. 124a u. b. a Aufgehelltes Totalpräparat der Iris eines Makaken nach Entfernung der Pigmentmuskellamelle (ungefärbt, 24fach). Die Pigmentzellen ahmen das Bindegewebsgitter nach. b Aufgehelltes Totalpräparat einer Vogeliris (ungefärbt, 120fach) (Schleiereule). Die regelmäßige Anordnung der Blutgefäße, deren Knickungswinkel die Bindegewebsarchitektur nachahmen, ist im pupillennahen Teil der Iris deutlich zu erkennen. Ciliar bilden sich die Stränge der Irisfortsätze, die eine andere Struktur besitzen

(„Silbermembran"). Die spindelförmigen Muskelzellen sind verzweigt; ihre Dicke beträgt 5—200 μ (Kerngrößen $2 \times 14\,\mu$). Der Sphincter ist epithelialer Herkunft. Beim *Schwertfisch* durchsetzt der Dilatator das Stroma, so daß sein Verlauf nicht immer radiär ist (BARRAQUER 1952).

Die Irismuskulatur verschiedener *Reptilien, Vögel* und *Säuger* untersuchten YAMASAKI (1939) und KOLOSS (1958). Bei *Vögeln* sind Dilatator und Sphincter quergestreift. Auch hier gehen Dilatorfasern in diejenigen des Sphincter unter Bildung bogenförmiger Arkaden ineinander über, ohne daß lichtmikroskopisch Zellgrenzen erkennbar sind (ROHEN 1953b). Wir können also bei der quergestreiften Muskulatur der *Vogel*iris von einem zusammenhängenden netzartigen System sprechen. Die Irismuskulatur zeigt eine reiche Innervation und wird während der Embryonalentwicklung frühzeitig differenziert (CERNOVA 1950). Der Aufbau der *Vogel*iris weicht in einigen Punkten vom Bau der *Säuger*iris ab (ROHEN 1953b). Im allgemeinen ist das bindegewebige Vorderblatt auffallend stark reduziert (Abb. 124). Das Muskelblatt ist kräftig und durch die Entwicklung von quergestreifter Muskulatur weiter differenziert. Die peripheren Irisfortsätze entspringen schon in der Mitte der Regenbogenhaut und setzen sich als rundliche, stark pigmentierte Stränge bis zum Kammerwinkel fort. Sie liegen gestaffelt hintereinander und sind auffallend zahlreich. Das kollagene Bindegewebe des vorderen Stromablattes ist in der Regel nur wenig entwickelt. Die Fasern sind

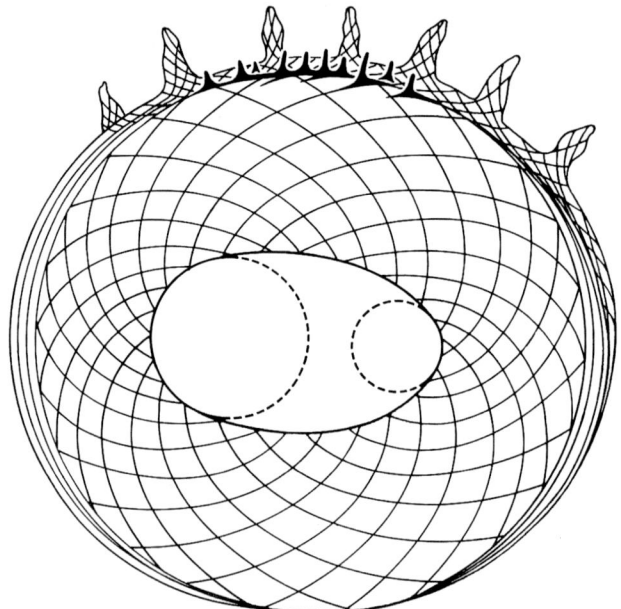

Abb. 125. Schema der Bindegewebsarchitektur der Iris bei Säugern mit querovaler Pupille. (Aus ROHEN 1951)

ebenfalls gitterartig angeordnet. Die Gefäße sind systemgerecht eingebaut. Die charakteristischen Färbungen kommen durch bestimmte Chromatophorentypen zustande.

Beim *Austernfischer (Haematopus ostralegus)* hat die sonst rote Iris nasal unten eine schwärzlich-braune Fleckung, die durch Anhäufung bestimmter Chromatophoren zustande kommt (MÖRIKE 1955). Ob bei *Vögeln* neben der quergestreiften Irismuskulatur noch eine besondere glatte Dilatorlamelle existiert, ist umstritten.

Bei *Säugern* ist die Irismuskulatur allgemein glatt und bildet ein zusammenhängendes System. Das Stroma ist in der Regel dicht und äußerst regelmäßig gebaut. Bei *Carnivoren* sind die Fasern zu Bündeln gruppiert, bei *Rodentiern* mehr einzeln und besonders feingliedrig verwebt. Beim *Hund* liegen in der hinteren Stromalamelle vorwiegend radiäre, korkzieherartige Bindegewebsbündel (ROHEN 1951a).

Bei allen bisher untersuchten *Säugern* einschließlich der *Primaten* fand sich das beschriebene, kollagene „Blendengitter" (*Hund, Kaninchen, große Haussäuger:* ROHEN 1950, 1951a, 1952a, PURTSCHER 1959, PURTSCHER und HAGER 1963; *Rind:* RICKENBACH 1953; *Primaten:* ROHEN und VOTH 1960, PURTSCHER 1961, 1963, ROHEN 1961, 1962d). Bei Kleinnagern ist die Pupillomotorik träge und das Irisstroma gering entwickelt (R. BRÜCKNER 1951). Beim *Schwein* ist das Stroma dicht und bildet ein „kunstvolles Scherengitter" (THEILER 1950). Die Kreuzungswinkel sind in der peripheren Iris fast 180⁰, so daß eine nahezu zirkuläre Faserstruktur resultiert. Eine Gliederung in ein Vorder- und Hinterblatt ist möglich. Der Dilatator mißt ungefähr 6—12 μ und wird peripher etwas dicker. Beim *Rind* läßt sich eine Dreiteilung des Stromas in eine vordere, mittlere und hintere Schicht durchführen, in der die Fasertexturen jeweils verschieden sind (RICKENBACH 1953).

Der allgemeine Aufbau der Iris bei den *Haussäugern* und *Carnivoren* läßt sich als Modifikation der rundpupilligen *Primaten*iris verstehen (ROHEN 1951a). Bei den Irides mit querovalen Pupillen haben die Schmalseiten (temporal und nasal) gleichsam eine Normaleinstellung ihrer Gitter- und Muskelarchitektur wie bei rundpupilligen Irides in Myosis, an den Längsseiten dagegen wie bei Mydriasis. An den Längsseiten sind daher größere

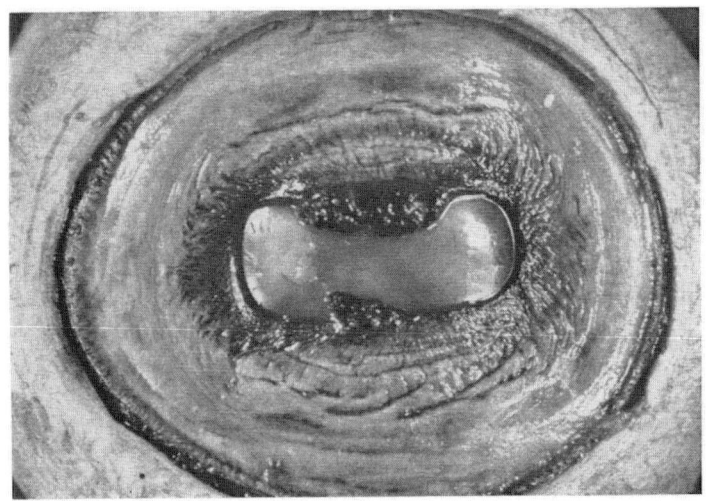

a

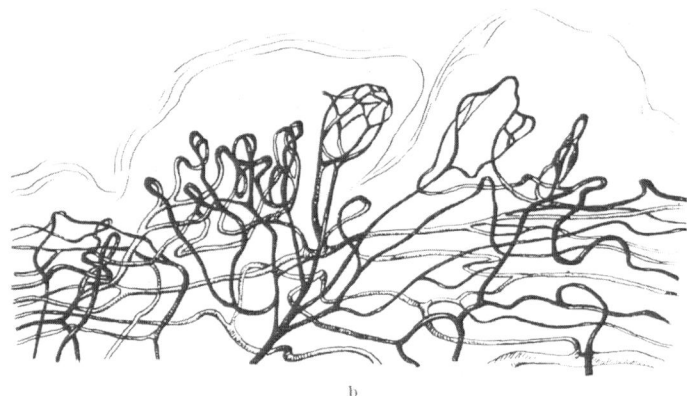

b

Abb. 126a u. b. Die Traubenkörner der Iris und ihre Gefäßversorgung. a Ziegenauge. Aufblick auf die Iris nach Entfernung der Cornea. b Gefäßschlingen und glomeruloide Knäuel am Irisrand beim Schaf. Totalpräparat nach Tuscheinjektion

Kreuzungswinkel der Bindegewebsfasern als an den Schmalseiten. Kontraktionsfalten sind dorsoventral zahlreicher. An den Schmalseiten werden die Bewegungen eingeschränkt. Die Kreuzungswinkel des Bindegewebsgitters sind spitzer. Das Sphinctergitter ist verschmälert und stärker auseinandergespreizt als bei *Primaten*. Die arkadenförmigen Übergänge in den Dilatator sind an Flachschnitten besonders deutlich. Während der Sphincter beim *Rind* dorsoventral 3 mm breit ist, mißt er in den seitlichen Quadranten nur 1,5 mm. Die ovale Pupillenform kommt also nicht dadurch zustande, daß in den seitlichen Quadranten „Hemmungsbänder" vorhanden sind, wie die älteren Histologen annahmen, sondern dadurch, daß die „Funktionsstellung" der bindegewebig-muskulären Strukturen hier von vornherein mehr miotisch ist (Abb. 125). Eine weitere Verengerungsbewegung muß hier frühzeitiger zum Stillstand kommen, da die Bindegewebsgitter schließlich ganz spitzwinklig-radiär und damit unnachgiebig werden. Diese Steilstellung des Blendengitters in den seitlichen Iris-

quadranten läßt sich bereits am Totalpräparat von außen ausmachen, wenn man die Grundstruktur kennt. Nasal und temporal zeigt die Irisoberfläche bei allen *Haussäugern* ein Relief,
das ein getreues Negativ der beschriebenen Architektur darstellt (Abb. 126a).

Bei der *Katze* fanden wir im Prinzip den gleichen Bauplan. Nur liegen die „miotischen"
Quadranten jetzt dorsal und ventral und auf einen engeren Raum zusammengedrängt.
Auch die Irides mit schlitzförmigen Pupillen haben also keine „Hemmungsbänder".

Ventral und dorsal bilden sich am Pupillarrand bei *Ungulaten* auffallende Pigment-
wucherungen *(Granula iridis* oder *Traubenkörner)*. Besonders dorsal können mächtige
Konglomerate dieser Art entwickelt sein. Es handelt sich nicht nur um Wucherungen des
Pigmentepithels, sondern um organartige Bildungen mit Stroma und Gefäßen (Rohen 1952b).
Man kann kleincystische, zellreiche *(Pferd)* und großblasige, gefäßreiche Traubenkörner
(Schaf, Ziege, Kamel) unterscheiden. Die kleincystischen enthalten nur wenig cystische
Hohlräume, bestehen fast ausschließlich aus epitheloiden, stark pigmentierten, polygonalen
Zellen und werden von schlingenartigen Gefäßen, die spiralig verknäuelt sein können und vom
Pupillarrandgefäßsystem entspringen, versorgt (Abb. 126b). Die großblasigen Granula sind
durch und durch von zum Teil riesigen Cysten durchsetzt. Die flüssigkeitsgefüllten Cysten
sind von einem pigmentierten Epithel umkleidet. In den Granula fanden wir ein dichtes Capillarnetz, das Schlingen und Gefäßknäuel bildet, die wir als „Glomeruloide" bezeichnet
haben. Diese glomerulusartigen Knäuel können 0,3—0,5 mm groß werden. Sie haben zu-
und abführende Gefäße und entwickeln sich erst bei den Jungtieren aus einfacheren Capillarschlingen.

Die komplizierte Organisation dieser Gebilde spricht nicht dafür, daß die Traubenkörner
„Einrichtungen zum Sehen bei grellem Licht" (Plate 1924) sind oder wegen der hier und da
zu beobachtenden Zelldegenerationen drüsigen Charakter haben (Zietzschmann 1905). Wir
möchten eher annehmen, daß sie Kammerwasser sezernieren können und damit eine ähnliche Funktion haben wie die Ciliarfortsätze (Rohen 1952b).

Bei den *Primaten* ist die Pupille in der Regel rund. Nur bei verschiedenen *Prosimiae*
mit nächtlicher Lebensweise, besonders bei *Galagidae* und *Lorisidae*, ist sie vertikal geschlitzt
(Rochon-Duvigneaud 1943, Hill 1953). Bei *Tarsius* soll sie in Miosis queroval werden
(Sorsby 1949, Hill 1955). Die Pigmentierung wechselt stark. Die Iris der *Halbaffen* ist
jedoch meist stärker pigmentiert. Die Mehrzahl der Chromatophoren liegt im hinteren
Stromablatt. Bei den höheren *Primaten* verteilen sich die Chromatophoren meist gleichmäßig im Stroma oder sind auf das Vorderblatt konzentriert. Das Stroma zeigt bei allen
von uns untersuchten Arten eine sehr regelmäßige Gitterstruktur (Rohen und Voth 1960).
Die kollagenen Bündel sind bei *Halbaffen* derber. Die Iris wirkt kompakter und dichter
(z. B. *Lemur*). Bei den höheren *Affen* beginnt eine Auflockerung des Stromas, die auch
den Wandbau der Gefäße verändert. Je feiner und lockerer das Bindegewebsgerüst der
Iris wird, um so deutlicher treten die adventitiellen Gefäßscheiden in Erscheinung.

Ein auffallender Befund ist die Rarefizierung der Iriswurzel bei den höheren *Primaten*.
Nicht selten besteht nur eine epithelio-muskuläre Verbindung zwischen Iris und Ciliarkörper
und das Stroma ist nahezu vollständig verschwunden. Diese Beobachtungen stehen in
Zusammenhang mit der Rückbildung des Lig. pectinatum und dem Umbau der Kammerbucht und sollen unten näher erläutert werden (s. S. 296).

7. Innervation der Iris

a) Morphologie

Alle Autoren sind sich darüber einig, daß die Iris eine besonders reiche Innervation hat. Für Stroma und Muskellamelle beschrieben Boeke (1933, 1936)
und Ph. Stöhr jr. (1957) ein „syncytiales Terminalreticulum allerfeinster Nervenfasern", die bis in das Sarkoplasma der Muskelfasern oder den Zelleib der Chromatophoren und Bindegewebszellen vordringen sollen. Jabonero (1954, 1955)
betonte jedoch, „keine einzige Anastomose von zwei verschiedenen Nervenfasern"
gesehen zu haben. Ein nervöses Reticulum existiert nicht, es sei lediglich ein
Plexus aus getrennten Axonen entwickelt. Diese bildeten zwar zahlreiche Verzweigungen mit ringförmigen und reticulären Endigungen, aber kein terminales
Netz. Nach neueren Untersuchungen (Werner 1962) ist aber die Darstellung
Jaboneros nicht zutreffend. Die Nervenfasern bilden zwar kein nervöses Terminalreticulum, zeigen aber in der Iris keineswegs einen individuellen Faserverlauf. Besonders die Nerven der Pigmentmuskellamelle entwickeln nach Werner einen „anastomosenreichen Endplexus", der aus dickeren und dünneren

Fasern zusammengesetzt ist. Ösenartige Endformationen sind viel seltener zu beobachten als dies von den früheren Autoren angegeben wurde (BOEKE 1936). Freie Nervenendigungen an der Irisoberfläche will MATVEEVA (1961) gesehen haben. Neben freien Endigungen sollen auch sensorische Endorgane im vorderen Stromablatt vorkommen (MATVEEVA 1961).

Ganglienzellen scheinen in der Iris zu fehlen (BOEKE 1933, ROSSI 1938, LLOMBART u. FORNES 1953, JABONERO 1955, STÖHR 1957, WERNER 1962).

Mit elektronenmikroskopischer Technik ließ sich eine Innervation der Bindegewebszellen und Chromatophoren, wie sie in der älteren Literatur vielfach behauptet wird, bisher nicht nachweisen (KRAPP 1962).

Im allgemeinen können drei Nervennetze in der Iris unterschieden werden: ein oberflächliches, ein tiefes und ein neuromuskuläres Netz. Alle drei Systeme enthalten markhaltige und marklose Fasern. ROSSI (1938) gliederte die Irisnerven in vier Netze: 1. ein Stromanetz mit überwiegend markhaltigen Nervenfasern, von dem aus die Bindegewebselemente und Gefäße innerviert werden; 2. ein ausgedehntes Netz *vor* der Muskellamelle, das keine Verbindungen zum stromalen System hat und vornehmlich aus marklosen Fasern besteht; 3. ein nervöses Fasernetz *im* M. sphincter und 4. ein feines, markloses Fasergeflecht um die Blutgefäße herum.

Im einzelnen unterschieden LLOMBART et al. (1953) drei verschiedene Faserformationen: Einzelfasern, die entweder radiär oder korkzieherartig gedreht im Stroma verlaufen; Nervengeflechte, in die auch nicht nervöse „interstitielle Elemente" im Sinne CAJALs eingestreut sein sollen, und „Endformationen". BAKKER (1942) lehnte jedoch die Existenz interstitieller Zellen in der Iris ab. Beim *Pferd* soll das innervierende Netz des Sphincter von den anderen Systemen getrennt sein und morphologische Besonderheiten zeigen. Bei den großen *Haussäugern* bekommt der Sphincter seine Innervation aus einem dichten nervösen Plexus, der vor dem Muskel liegt. Der Dilatator erhält Fasern aus zwei Quellen, perforierende rückläufige Äste vom Sphincternetz und andere aus den Systemen des Ciliarkörpers (WERNER 1962). Diese Fasern sollen ohne Zwischenschaltung eines cytoplasmatischen Syncytiums direkt an die glatten Muskelzellen herantreten (JABONERO 1955). Elektronenmikroskopisch wurde festgestellt, daß die Nervenfasern für den Dilatator ihre Scheiden frühzeitig verlieren und als „nackte" Fibrillen durch die Intercellulärräume des Muskels bis zur Synapse weiterziehen (KRAPP 1962). Die Innervationsform des ektodermalen Dilatators weicht also von derjenigen des mesodermalen Ciliarmuskels ab. Die Dilatatorinnervation ist nach KRAPP mehr mit der Innervation epithelialer Gewebe vergleichbar.

b) Funktionelles

Die Beweglichkeit der Iris hängt selbstverständlich in erster Linie von der Tätigkeit der Muskellamelle ab; die Beteiligung des Bindegewebes ist gering (THEILER 1950). Auf diese Weise läßt die Beobachtung des Pupillenspiels Schlüsse auf die Innervations- und Erregungsverhältnisse zu. Die Pupillengröße wird zum „Anzeiger der neurovegetativen Stimmung" (SCHNEIDER 1930, BRÜCKNER 1951). Bei *Ratte* und *Maus* bleibt die Sphincterkontraktion auch nach Löschen des Lichtes eng. Bei emotionellen Erregungen des Tieres tritt eine mittelstarke Mydriasis ein (BRÜCKNER 1951).

Systematische Bestimmungen der Pupillengröße ergaben eine allgemeine Variabilität, die von der jeweiligen Reaktionslage bestimmt wird. Bei *Neugeborenen* besteht durchschnittlich Miosis, bis zum 20. Lebensjahr soll dann die durchschnittliche Pupillengröße auf einen Durchmesser von 4 mm anwachsen (ADROGUE 1939).

LOEWENSTEIN unterschied vier verschiedene Reaktionsformen beim Pupillarreflex, die sich durch kinematographische Beobachtungen registrieren ließen (LOEWENSTEIN u. LOEWENFELD 1950). Danach soll der Parasympathicus in der Hauptsache für das Pupillenspiel verantwortlich sein und der Sympathicus nur die Rolle eines Züglers spielen. Auch nach Sympathektomie ist eine Dilatation möglich. Pharmakologische Untersuchungen an isolierten *Katzen*irides (BOROS u. TAKÁTS 1952) und elektrophysiologische Studien (APTER 1956) sprechen für eine Doppelinnervation des Sphincters. Die früheren Theorien der isolierten, reziproken Doppelinnervation der Iris sind nach APTER (1956) nicht mehr haltbar. Beide Muskeln sollen vom Sympathicus innerviert werden. An isolierten Sphincterpräparaten ließ sich bei *Ungulaten* und *Kaninchen* sowohl durch Acetylcholin als auch Adrenalin ein entsprechender Effekt erzielen (KOELLA u. RÜEGG 1952, D'ERMO 1951). Nach Exstirpation des Ganglion cervicale superius tritt eine starke Empfindlichkeitssteigerung des Sphincters gegenüber Adrenalin auf (BOROS u. TAKÁTS 1952). Funktionell ist die sympathische und parasympathische Innervation der Iris unabhängig voneinander. Die parasympathische Innervation steht nach APTER mehr in Zusammenhang mit den wichtigen Reflexen wie Konvergenz und Belichtung, schwankt in weiteren Grenzen und verändert sich rasch. Die sympathische Innervation variiert in engeren Grenzen und verändert sich langsamer. Da bei der Dilatation gleichzeitig vasoconstrictorische Vorgänge ablaufen, gewinnen die vegetativen Tonusveränderungen auch eine mechanische Bedeutung für die Pupillomotorik. Nach physiologischen Feststellungen sind die Veränderungen der Pupillenweite, die bei Änderungen der Leuchtdichte auf der Netzhaut auftreten, nicht durch Reflexe bedingt, sondern werden durch einen Proportional-Regler eingestellt (WAGNER 1954, STEGEMANN 1957). Aufgabe des Reglers ist, die Netzhautbeleuchtungsstärke möglichst konstant zu halten und die Receptoren vor Überbelichtung zu schützen. STEGEMANN (1957a, b) hat das biologische Verhalten dieses Reglersystems experimentell untersucht, seine Arbeitsweise analysiert und seine Grenzen definiert. Bei Frequenzen der Belichtung über 2 Hz verschlechtert sich der Blendenschutz so stark, daß die Pupille praktisch als starr betrachtet werden kann.

Eine Pupillomotorik wurde bei Evertebraten mit Ausnahme der Cephalopoden bisher noch nicht beobachtet (v. BUDDENBROCK 1952). Neuerdings stellte A. FISCHER (1963) am Blasenauge eines Polychäten *(Platynereis dumerilii)* fest, daß sich der retinale Rand der Augenblase auf Belichtung verengert, obwohl an dieser Stelle der Augenblase muskuläre Elemente nicht differenziert sind.

Für eine sektorenartige Differenzierung der Irisinnervation, wie sie LANG (1954) konstruiert hat, besteht kein Anhalt (ROHEN 1955a).

8. Entwicklung der Iris

In der embryonalen menschlichen Iris ist schon im 3.—4. Monat eine Zweischichtigkeit des Gewebes differenziert (PURTSCHER 1959). Die Pupillarmembran bildet sich zu Beginn des 3. Monats und bedeckt im 4. Monat die ganze Vorderfläche der Linse. Im 4. Monat spielt sich in der Hauptsache die Entwicklung der mesodermalen Irisanlage ab (RYTKÖLA 1952). Das Irisstroma ist zunächst sehr zellreich und kaum pigmentiert. Die Bildung der Kollagenfibrillen setzt erst gegen Ende der Schwangerschaft ein, beginnt im Vorderblatt und schreitet von dort nach hinten fort (PURTSCHER 1959). Die Rückbildung der Pupillarmembran beginnt in der Mitte und schreitet allmählich nach peripher fort. Die

Pupillarmembran ist beim *Neugeborenen* in der Regel völlig resorbiert. Aus den capillären, arteriovenösen Verbindungen in Höhe des Sphincters wird die Anlage der späteren Iriskrause. Zentral von dieser Zone obliterieren die Gefäße rasch, besonders zwischen dem 8. und 9. Monat (PURTSCHER 1959). Der Dilatator entwickelt sich im 7. Monat. Gegen Ende des 6. Monats ist bereits eine etwas kompaktere, hintere Lamelle und eine lockere, vordere Stromalamelle unterscheidbar (RYTKÖLA 1952). Die myoepitheliale Herkunft des Dilatators wird neuerdings wieder bezweifelt (GABRIÈLIDES 1952). Eine mesodermale Entstehung der Irismuskulatur nehmen auch SONDERMANN (1934) und REDSLOB (1953) an. Eine überzeugende Widerlegung der klassischen Untersuchungen über die Entstehungsgeschichte der Irismuskulatur ist jedoch bislang noch nicht gelungen (vgl. WINNIKOW 1938).

Nach der Geburt bilden sich die oberflächlichen Irisgefäße weiter zurück (FUJIMURA 1937). Das Vorderblatt ist zunächst noch sehr dünn und enthält wenig Pigment. Im Verlauf der ersten Lebensmonate wird das Vorderblatt dichter und breiter. Die Iriskrause und Gefäßstränge beginnen deutlicher hervorzutreten. Die postnatale Bindegewebsvermehrung des Vorderblattes schreitet von zentral nach peripher vor, erreicht aber die Fuchssche Randzone nicht (PURTSCHER 1959).

Beim *Neugeborenen* und Kleinstkind ist die Iriskrause noch kleiner als beim *Erwachsenen*. Eine Fuchssche Spalte ist noch nicht vorhanden. Die röhrenförmigen Zwischenräume in der Adventitia der Gefäße fehlen beim *Kind* noch (GREGERSEN 1960). Mit der Replica-Technik beobachtete VRABEC (1952) beim Neonatus noch ein geschlossenes Oberflächenendothel, das sich jedoch in den ersten zwei Lebensjahren umdifferenziert. Die flachen Zellen werden später mehr und mehr zu fortsatzreichen „Fibroblasten“, die zeitlebens „nicht voll ausreifen“. Diese allerdings noch nicht bestätigten Befunde weisen auf den starken Strukturwandel des Vorderblattes in den ersten Lebensmonaten hin.

Im vorderen Stromablatt werden bald nach der Geburt, besonders am ciliaren Rande, Stromaknötchen sichtbar, die sich später nach peripher verschieben (PURTSCHER 1958). Bei *Mongoloiden* sind scharf abgrenzbare Bindegewebsknötchen, die den Wölfflinschen Knötchen sehr ähneln, im Gegensatz zum Normalen an der Irisvorderfläche schon bei der Geburt sichtbar, was auf eine mesenchymale Entwicklungsstörung hinweist (PURTSCHER 1958). Spontane, epitheliale Iriscysten können als Entwicklungsanomalien angesehen werden, die vermutlich auf versprengte Epithelkeime zurückgehen (FISCHER 1929, LAVAL 1947, POLITZER 1953).

Bei *Säugern*, die *Nesthocker* sind, ist die postnatale Ausreifung der Iris verzögert. Noch bei der Geburt ist die Pupillarmembran durchblutet und bildet sich erst um den Zeitpunkt der Lidöffnung zurück. Auch die Stromadifferenzierung und Entwicklung der Muskellamelle erfolgt verspätet. In der vorderen Grenzschicht treten erst nach der Geburt Mucopolysaccharide auf. Die Motilität setzt nach der Lidöffnung ein. Postnatal vermehren sich die kollagenen Fasern und Chromatophoren bei diesen Tieren stark.

VII. Die Organisation der Kammerbucht

1. Allgemeines (Nomenklatur und Allgemeine Gliederung)

Als Kammerbucht oder Kammerwinkel wird das in Höhe des Limbus corneae gelegene, periphere Ende der vorderen Augenkammer bezeichnet. Form und Größe der Kammerbucht hängt weitgehend von der Tiefe der vorderen Augenkammer ab. Die Vorderkammertiefe beträgt im Durchschnitt 3,65—3,7 mm (CALMETTES et al. 1958, STENSTRÖM 1946, BLEEKERS 1960, TÖRNQUIST 1953) und nimmt im Alter nach CALMETTES et al. zwischen dem 30. und 50. Lebensjahr auf 3,61 bei *Männern* und 3,41 mm bei *Frauen* ab. Geschlechtsunterschiede sollen vorhanden sein (STENSTRÖM 1946). Geringe individuelle Unterschiede sind möglicherweise auf Volumenschwankungen des Glaskörpers zurückzuführen (BLEEKERS 1960). Daß die Vorderkammertiefe erblich bestimmt wird, hat TÖRN-QUIST (1953) an 45 Zwillingspaaren nachweisen können.

Im Bereich der Kammerbucht grenzen auf engem Raum Ciliarkörper, Iris und Corneosklera aneinander. Peripher außen liegt der Schlemmsche Kanal. Der Ciliarmuskel ist nur durch eine dünne Bindegewebsplatte von der Kammerbucht getrennt. Die Descemetsche Membran und das Corneaendothel hören im Kammerwinkel auf bzw. setzen sich mit veränderten Strukturen auf die Bindegewebsformationen der Kammerbucht fort. Die Kompliziertheit des Aufbaus dieser Gewebe hängt mit der Tatsache zusammen, daß der vordere Ansatz des Ciliarmuskelsystems, die periphere Irisfixation und der Übergang der Cornea in die Sklera in diesem Bereich liegen und jedes System seine eigenen Strukturen für den Aufbau der Kammerwinkelregion „mitbringt". Das besondere Interesse, das man dieser Region in den letzten Jahren von theoretischer wie klinischer Seite entgegengebracht hat und das sich in dem starken Anwachsen der Literatur ausdrückt, leitet sich von der Erkenntnis ab, daß die Gewebe der Kammerbucht für den Abfluß des Kammerwassers, für den sog. Abflußwiderstand und damit für das Glaukomproblem von entscheidender Bedeutung sind (vgl. ROHEN 1960a).

Die komplizierte Morphologie der Gewebe der Kammerbucht findet in der üblichen anatomischen Namengebung keinen adäquaten Ausdruck. Die innerhalb vom Schlemmschen Kanal zwischen Iriswurzel und Ciliarkörper gelegene Bindegewebsformation wurde in der Baseler anatomischen Nomenklatur (BNA 1895) als „Ligamentum pectinatum iridis" bezeichnet. Dieser Begriff wurde in der Jenaer Nomenklatur (JNA 1935) in „Spongium anguli iridocornealis" und neuerdings in „Ligamentum pectinatum anguli iridocornealis" (PNA 1955) umgewandelt. Wir haben verschiedentlich darauf hingewiesen, daß diese Bezeichnungen den tatsächlichen Verhältnissen nicht gerecht werden (UNGER 1957, ROHEN und UNGER 1959, ROHEN 1961a, 1962c). Der Begriff „Ligamentum pectinatum" wurde von HUECK (1839) geprägt. HUECK hatte *Pferde*augen untersucht und hier präparatorisch die mächtigen und zahlreichen dunkelpigmentierten Irisfortsätze im Kammerwinkel gefunden, die im ganzen wirklich „kammartig" aussehen. So prägte er den Begriff „Ligamentum pectinatum". Da aber beim *Menschen* ein Gewebe dieser Art fehlt, hat sich diese Bezeichnung nie recht durchgesetzt. HENDERSON (1908) bezeichnete das Bindegewebe der Kammerbucht als „cribriform ligament", ROCHON-DUVIGNEAUD (1892) „Trabeculum corneosclerale", H. VIRCHOW (1910) „uveales und sclerales Gerüstwerk". Alle Ausdrücke sind heute noch gebräuchlich. Daneben wird auch der Begriff des Ligamentum pectinatum, besonders in der älteren Literatur, noch viel verwendet. Neuerdings unterschieden ALLEN, BURIAN und BRALEY (1955) vier Gewebsgruppen, je nach ihrer topographischen Beziehung zur Iris oder zu den einzelnen Portionen des Ciliarkörpers. Danach müßten die mit der Iriswurzel verbundenen Stränge (Irisfortsätze) als Ligamentum pectinatum, die mit dem zirkulären und meridionalen Ciliarmuskelabschnitt verbundenen Gewebspartien als uveales Trabekelwerk und die Innenwand des Schlemmschen Kanals als corneosklerales Trabekelwerk bezeichnet werden. FLOCKS (1956) und ASHTON et al. (1956) hielten sich mehr an die Virchowsche Gliederung, die ein uveales und ein sklerales Trabekelwerk unterschieden hat. FLOCKS grenzte vom skleralen Trabekelwerk noch eine besondere Gewebsformation an der Innenwand des Schlemmschen Kanals ab, die er als „pore tissue" oder „pore area" bezeichnete.

Diese verwirrende Zahl der Bezeichnungen läßt deutlich erkennen, daß das Bindegewebe der Kammerbucht nicht einheitlicher Natur ist und daß der alte Begriff des Lig. pectinatum den morphologischen Unterschieden nicht gerecht wird. Daß tatsächlich bedeutende Strukturunterschiede zwischen den einzelnen Gewebsgruppen der Kammerbucht vorhanden sind, zeigen besonders Tangentialschnitte und Häutchenpräparate, die erst in neuerer Zeit zu einer systematischen Strukturanalyse dieser komplizierten Region herangezogen wurden (ROHEN

1956a, UNGER 1957—1960, FLOCKS 1956, ROHEN u. UNGER 1959, SPEAKMAN 1959, 1960).

Auf Grund dieser Ergebnisse sowie vergleichend-anatomischer und experimenteller Untersuchungen möchten wir unter möglichst weitgehender Berücksichtigung der bisherigen Begriffe die folgende *Einteilung der Kammerwinkelgewebe* vorschlagen (Abb. 127). An die Vorderkammer grenzt zunächst eine lockermaschige Gewebsgruppe an, die mit der Iriswurzel Verbindung hat und einzelne Irisfortsätze enthält. Das wäre das „Trabeculum iridis"[1]. Da diese Gewebsformation vergleichend-anatomisch dem Lig. pectinatum der *Säuger* entspricht, könnte hierfür auch der Begriff des Lig. pectinatum (eventuell durch Zusatz des Beiwortes „iridis") verwendet werden. Eine Ausweitung des Begriffes auf

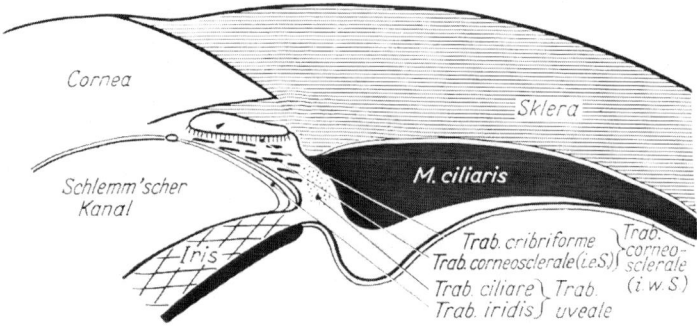

Abb. 127. Schematische Darstellung der strukturellen Gliederung des Filtergewebes in der menschlichen Kammerbucht und ihre Nomenklatur

die Gesamtformation, wie sie die anatomischen Nomenklaturen vornehmen, erscheint jedoch wenig zweckmäßig. Die sog. Iristrabekel oder Irisfortsätze sind ein Teil dieser Gewebsgruppe.

Außen angrenzend folgt ein straffer, lamellär gegliederter Gewebsabschnitt, für den sich im klinischen Sprachgebrauch und in der ausländischen Literatur die Bezeichnung „Trabeculum corneosclerale" durchgesetzt hat. Vielfach wird jedoch unter dem Trab. corneosclerale auch das ganze, zwischen Schlemmschem Kanal und Vorderkammer gelegene Gewebe verstanden. Dies ist insofern berechtigt, als die angrenzenden Abschnitte (Trab. iridis und Trab. cribriforme) nur wenig Raum einnehmen, also gleichsam Grenzgewebe darstellen. Man könnte dieser Tatsache durch die Beifügung „im engeren bzw. im weiteren Sinne" gerecht werden (Synonyme: Trabekelwerk, Filterwerk).

An der Innenwand des Schlemmschen Kanals bildet sich schließlich ein dritter, strukturell unterscheidbarer Abschnitt im bindegewebigen Gerüstwerk der Kammerbucht heraus. Er gehört teilweise zum Gerüstwerk, teilweise zur Gefäßwand selbst. Wir haben diesen Abschnitt als Trab. cribriforme bezeichnet, weil hier die Poren zum Schlemmschen Kanal liegen [Synonyme: pore area (FLOCKS), Innenwand des Sinus venosus sclerae].

Das vor dem Ciliarmuskel gelegene Bindegewebe gehört eigentlich nicht zum „Gerüstwerk" der Kammerbucht, hängt aber mit verschiedenen Gewebsabschnitten

---

[1] Der Terminus Trabeculum ist nach DUKE-ELDER (1961) etymologisch falsch. Es müßte heißen: trabeculae. Die Bezeichnung hat sich aber international so eingebürgert, daß sie auch hier verwendet werden soll. Es gibt zahlreiche Beispiele in der wissenschaftlichen Terminologie dafür, daß philologisch falsche Bezeichnungen international gebräuchlich und anerkannt sind.

zusammen. Wir können es in Analogie zu den anderen Gruppen als Trab. ciliare bezeichnen. Es ergibt sich damit folgende Gliederung (vgl. Abb. 127):

Trab. cribriforme
Trab. corneosclerale i.e.S.   } Trab. corneosclerale i.w.S.

Trab. ciliare
Trab. iridis   } Trab. uveale

Diese Einteilung läßt sich noch vereinfachen, so daß sich die folgende Gruppierung aufstellen läßt:

Trab. iridis   (= Lig. pectinatum = System der Irisfortsätze; Membrana iridoscleralis; uveales Gerüstwerk)
Trab. corneosclerale (= sklerales Gerüstwerk)
Trab. cribriforme   (= Innenwand des Schlemmschen Kanals)

Die Bezeichnung Filterwerk oder Trabekelwerk würde mehr oder weniger das ganze Gewebe umfassen. Als Lig. pectinatum wäre dagegen stets nur der innerste Abschnitt, der mit der Iris zusammenhängt, zu bezeichnen.

2. Morphologie des Trabekelwerkes beim Menschen

a) Trabeculum iridis (uveales Gerüstwerk oder Lig. pectinatum)

Gonioskopisch lassen sich an der Kammerbucht meist zahlreiche, feine Gewebsstränge erkennen, die radiär von der Iriswurzel aufsteigen und bis zur Hornhaut ziehen können. Sie bilden ein feines dichtpigmentiertes Netz. Einzelne gröbere Stränge, die frei durch den Kammerwinkel verlaufen, werden als Iristrabekel bezeichnet. Die feineren Struktureigentümlichkeiten dieses trabeculären Netzes lassen sich gonioskopisch nicht mehr beobachten.

Mit einer Abdrucktechnik läßt sich an der Oberfläche ein unregelmäßig polygonales Maschenwerk darstellen, das nach Hyaluronidasebehandlung prägnanter hervortritt (VRABEC 1957 b, 1961). Bei sorgfältiger Lupenpräparation kann die ganze Gewebsformation wie eine Membran abgezogen werden, weshalb wir auch von einer „Membrana iridoscleralis" gesprochen haben (ROHEN 1956 c). An solchen Häutchen, die die gesamte Innenwand der Kammerbucht enthalten und in der Regel 20—100 μ dick sind, zeigt sich ein äußerst feines Gitterwerk weitmaschig verzweigter Faserstränge. Die Stränge teilen sich mehrfach dichotom, gehen unter plattenförmiger Verbreiterung Verbindungen miteinander ein und biegen häufig rechtwinklig in das tiefer gelegene Netz des Trabeculum corneosclerale ein (Abb. 128). Die bevorzugte Verlaufsrichtung der Faserbündel ist radiär. Im Gegensatz zur Ansicht der meisten früheren Autoren (EISLER 1930, LAUBER 1931, WOLFF 1940, 1958, FLOCKS 1956, ASHTON et al. 1956) fanden wir, daß die Stränge meist nicht an der Descemetschen Membran oder Cornea ansetzen. Obwohl einige Faserzüge die ganze Kammerbucht umziehen und bis zur Hornhaut verlaufen, endet doch die Mehrzahl der Stränge stufenweise am Trabeculum corneosclerale, häufig unter Bildung von dreiseitig verbreiterten Platten (Abb. 128c).

Die polygonalen, intratrabeculären Maschen werden von innen nach außen kleiner. Das bindegewebige Netzwerk verfeinert sich. Innen sind sie zum Teil 25—75 μ weit (FLOCKS 1956). Die Maschen werden um so vollständiger von Endothelzellen überspannt, je kleiner sie sind. Die innen gelegenen Bindegewebsstränge sind röhrenartig von einer Lage Endothelzellen bedeckt. Weiter außen spannen sich die Zellen flächenhaft aus und lassen so ein in die Tiefe hinein gestaffeltes Häutchensystem entstehen. Diese flächenhaft ausgebreiteten Endothelzellen sind besonders für das Trabeculum iridis charakteristisch und werden erst in Tangentialschnitten oder Häutchenpräparaten sichtbar (ROHEN 1956c, FLOCKS 1956, UNGER 1957, VRABEC 1957b, ROHEN u. UNGER 1959). Nicht selten zeigen die flach ausgespannten Zellen ovale bis runde Öffnungen (Abb. 128c).

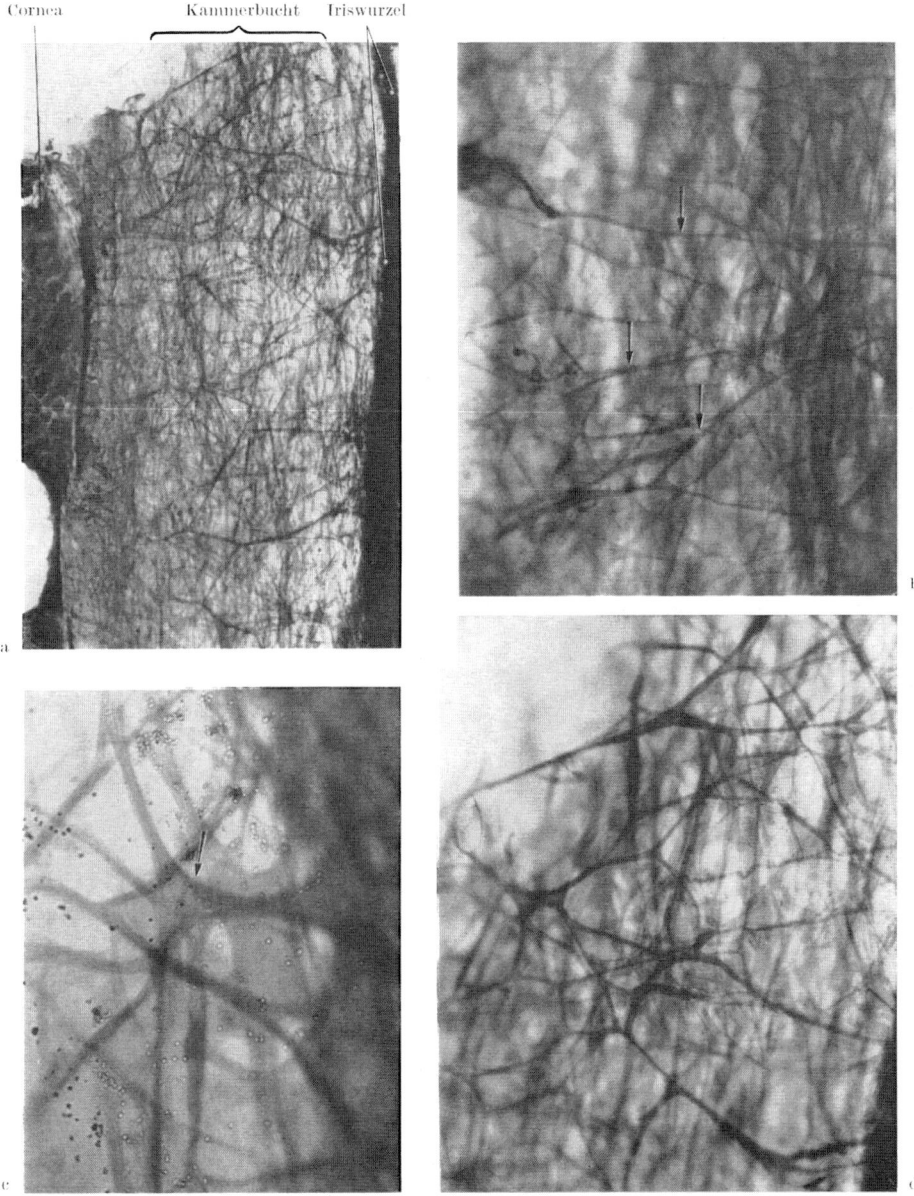

Abb. 128a—g. Häutchenpräparate und Tangentialschnitt von der gesamten Innenwand der Kammerbucht (,,Membrana iridoscleralis''). (Aus ROHEN u. UNGER 1959.) a Aufsicht auf die kammerseitige Fläche des Trabekelwerkes und Ciliarkörpers. Am rechten Bildrand liegt die Iris, links die Cornea (Azan, 120fach). Beachte das feine Gerüstwerk der Irisfortsätze. b Irisnaher Teil der Membrana iridoscleralis mit dünnen, netzartig verbundenen Irisfortsätzen (Pfeile) (Anilinblau, 230fach). c Anheftung eines Irisfortsatzes am Trabekelwerk unter zwickelartiger Verbreiterung (Pfeil) (Anilinblau, 630fach). d Ausschnittvergrößerung aus der Mitte der Membran, etwa in Höhe des Ciliarkörperbandes (Azan, 230fach). e Querschnitt durch den Kammerwinkel vom Menschen (van Gieson, 180fach). Die Pfeile deuten die Region an, aus der die in f und g abgebildeten Präparate stammen. f u. g Tangentialschnitte durch den Bereich des Trabeculum iridis et ciliaris nach Gomori-Imprägnation des Bindegewebes (200- und 250fach)

Gespeicherte Pigmentgranula sind häufig zu finden. Der Kern ist bläschen-
förmig, rund und meist nahe an den Bindegewebssträngen lokalisiert.

Die Trabekelstränge lassen sich mit Kollagenfarbstoffen und mit Alcianblau
intensiv anfärben. Mit der PAS- und Kolloideisen-Reaktion läßt sich eine Innen-
und Außenzone abgrenzen. Die subendotheliale Hüllschicht wird bei der Kolloid-

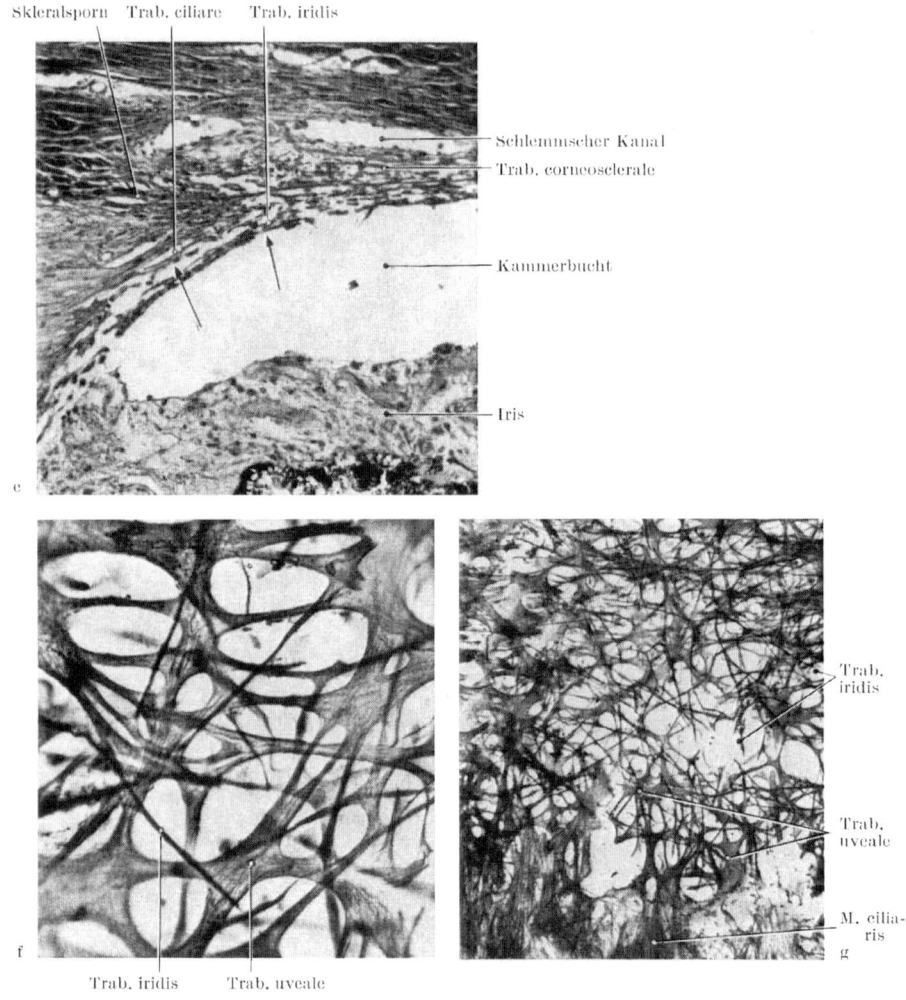

Abb. 128 e—g

eisenreaktion blau, die Innenzone rötlich gefärbt (SPEAKMAN 1961, 1962). An
Häutchenpräparaten erscheint die endotheliale Hüllschicht an zahlreichen Stellen
knötchenartig verdickt, aufgetrieben oder verbreitert (ROHEN 1956c, ROHEN u.
UNGER 1959, SPEAKMAN 1961, 1962, WOLTER 1963) (Abb. 129, 130). Die Auf-
treibungen sind durch spiralig verlaufende Fibrillen begrenzt (SPEAKMAN 1962).
WOLTER (1963, 1963) glaubte, daß die knötchenartigen Verdickungen durch
Schrumpfung entstehen. SPEAKMAN sah in ihnen den Ausdruck einer senilen
Dystrophie der Trabekel („nodular dystrophy"), die für die Glaukomgenese von
Bedeutung sei (SPEAKMAN u. LEESON 1962). Wir fanden diese knötchenförmigen

Auftreibungen aber schon bei einem vierjährigen Kind sowie bei gesunden Jugendlichen in gleicher Form (Abb. 129, 130).

Die subendotheliale Hüllschicht der uvealen Trabekel ist reich an sauren Mucopolysacchariden. Sie stellt wahrscheinlich eine Fortsetzung der Descemet-

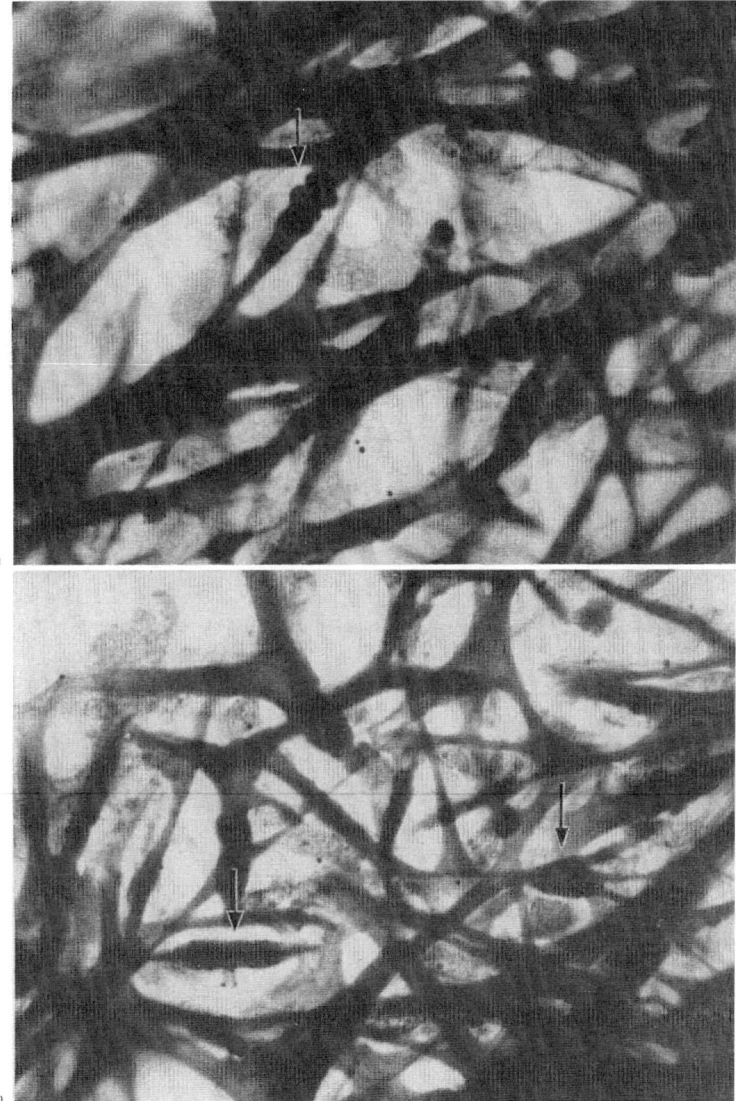

Abb. 129a u. b.. Flachschnitte durch das uveale Trabekelwerk im Bereich der Membrana iridoscleralis (vierjähriges Kind, Azan, 800fach). Die Trabekel bestehen aus einem zentralen Faserstrang mit einer homogenen, perjodatreaktiven Hüllschicht, die stellenweise knorrige oder scheidenartige Verdickungen aufweist (Pfeile). (Aus ROHEN u. UNGER 1959)

schen Membran dar. Die Innenzone (auch Kernzone oder Zentralstrang) enthält vornehmlich die in eine homogene Grundsubstanz eingebetteten Faserstrukturen. Lichtmikroskopisch zeigen diese bei Anwendung verschiedener Imprägnationsverfahren (Gomori, Bielschowsky) mehr den Charakter von Gitterfasern (UNGER

1957, VALU u. KALAPOS 1961, VALU 1962), elektronenmikroskopisch lassen sich drei Faserqualitäten nachweisen (GARRON et al. 1958, HOLMBERG 1960, GARRON 1960, LEESON u. SPEAKMAN 1961, SPELSBERG u. CHAPMAN 1962, SPEAKMAN u. LEESON 1962): 1. feinste kollagene Fibrillen mit typischer Querstreifungsperiode (450—640 Å) und einem Durchmesser von etwa 70 Å; 2. gröbere Fasereinheiten, die nur bruchstückartig innerhalb der homogenen Schichten auftreten und eine Querperiode von 940—1050 Å zeigen (Abb. 131 a, b). GARRON (1959, 1960) hat dieses Material „curly collagen", JAKUS (1961) „long spacing fibrils" genannt. Wir selbst haben vorgeschlagen, diese Strukturelemente als „Kollagenoid" oder „Gitterkollagen" zu bezeichnen (ROHEN 1962 c) .Nach neueren elektronenmikroskopischen Befunden am Subcommissuralorgan und Innenohr, wo ähnlich strukturierte, langperiodische Elemente beobachtet wurden (WETZSTEIN et al. 1963,

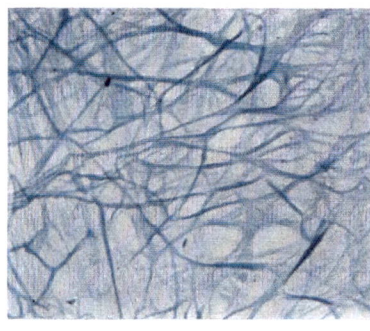 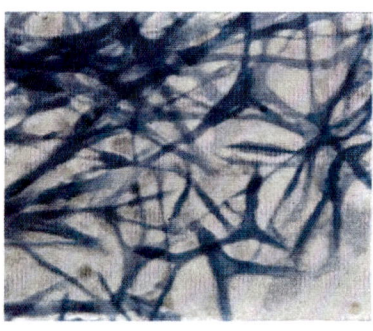

a   b

Abb. 130a u. b. a Häutchenpräparat von der Innenauskleidung der Kammerbucht mit den radiär ausgerichteten Irisfortsätzen und ihrer Verankerung am Trabekelwerk (Trab. corneosclerale am linken Bildrand, Anilinblau-orange-Essigsäure). b Tangentialschnitt durch das Trab. uveale (vierjähriges Kind, Azan). Zentrale Faserstränge dunkelblau, homogene Substanzauflagen hellblau (vgl. mit Abb. 129 b)

FRIEDMANN et al. 1963), handelt es sich dabei vermutlich um Proteinfilamente, die in eine Matrix von Mucopolysacchariden eingelagert sind, also um eine nicht faserige Kollagenformation, „bei der die Tropokollagenmoleküle möglicherweise um eine halbe Länge gegeneinander versetzt sind" (WETZSTEIN et al. 1963); 3. als letztes liegen im Inneren der Trabekelstränge klumpenförmige, homogene, stark osmiophile Substanzen, die wahrscheinlich elastisches Material darstellen (Abb. 131 a). Alle Faserstrukturen sind in eine homogene Grundsubstanz eingebettet.

Auf der elektronenmikroskopischen Aufnahme heben sich die subendothelialen, homogenen Substanzhüllen markant von der fibrillären Innenzone ab (Abb. 131). Das Endothel umhüllt die Trabekelstränge vollständig. Neuere Untersuchungen zeigten, daß das Endothel häufig an den Grenzen mit „Interdigitationen" stark verzahnt ist und auch mit cytoplasmatischen Fortsätzen (Protrusionen) gegen die unterlagernden Strukturen vorspringt (SPELSBERG u. CHAPMAN 1962, VEGGE 1963). Ob eine echte Basalmembran zwischen Endothel und der homogenen Hüllschicht existiert, oder ob diese selbst als „hypertrophierte" Basalmembran aufgefaßt werden muß, ist umstritten. Elektronenmikroskopisch ähnelt die Hüllschicht sehr der Descemetschen Membran.

An der Innenseite des uvealen Trabekelgerüstes soll eine homogene, hyaluronidaseempfindliche Deckschicht existieren (VRABEC 1957), eine Angabe, die sich aber bisher weder licht- noch elektronenmikroskopisch bestätigen ließ (SPEAKMAN 1961, ROHEN u. UNGER 1959).

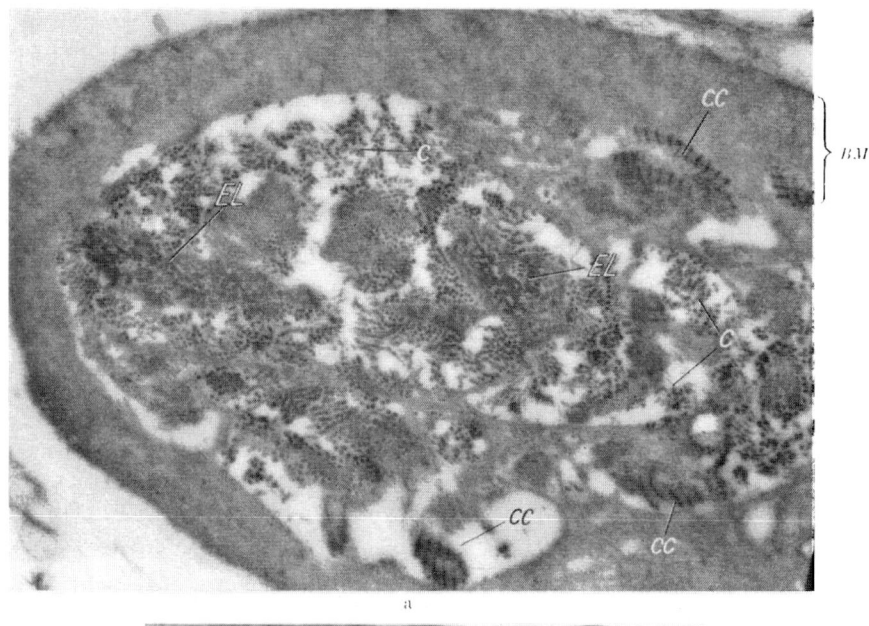

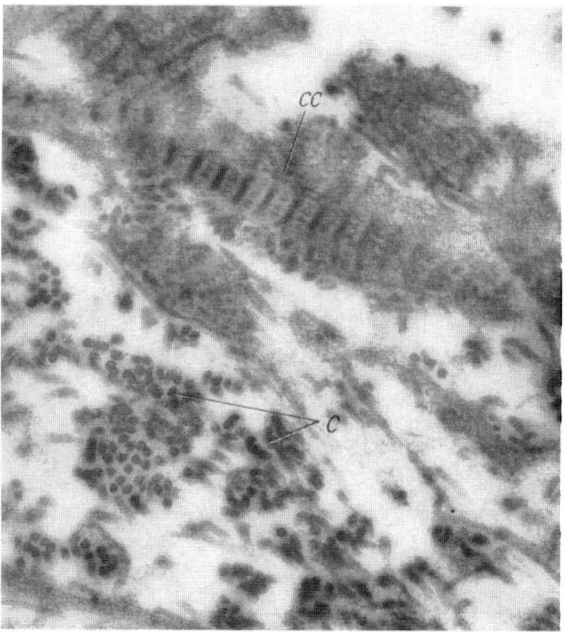

Abb. 131a u. b. Elektronenmikroskopische Aufnahmen von uvealen Trabekeln *(Cercopithecus aethiops)*. a Orig.-Vergr. 8000fach, Gesamtvergr. 20000fach. b Ausschnitt. Orig.-Vergr. 20000fach, Gesamtvergr. 43000fach. Die Abbildung demonstriert die drei Faserkategorien, die im Trabekelwerk vorkommen: *C* kollagene Fibrillen; *EL* elastische Fasern; *CC* kollagenoide Strukturen mit einer Querperiode von 1050 Å (,,curly collagen", ,,longspacing fibrils"); *BM* umhüllende, basalmembranartige Substanzschicht

b) Trabeculum ciliare

Dieses zwischen Iriswurzel und Skleralsporn vor dem Ciliarmuskel gelegene Bindegewebe ist hauptsächlich äquatorial orientiert, enthält zahlreiche elastische

Fasern, meist zu einem ringförmigen Netz gruppiert, und verankert sich mit meridionalen Zügen am corneoskleralen Gerüst. Das Trabeculum ciliare bildet die bindegewebige Unterlage für das gonioskopisch sichtbare „Ciliarkörperband", ist stellenweise aufgelockert, meist aber durch eine reichlicher entwickelte Grundsubstanz gegen die Kammerbucht abgedichtet. Das Gewebe geht ohne scharfe Grenze in das Bindegewebe von Grundplatte und Ciliarmuskel über.

c) Trabeculum corneosclerale (i. e. S.)

Auf dem Querschnitt dreieckig, spannt sich das Trab. corneosclerale vom Skleralsporn bis zum Ende der Descemetschen Membran als ein lamellenartig geordnetes Membransystem aus. Der Durchmesser der prismenförmigen, vorn spitz zulaufenden Gewebsformation beträgt maximal 120 μ, der Durchmesser der einzelnen Lamellen (im englischen Schrifttum „trabeculae", DUKE-ELDER 1961) etwa 5 μ (ASHTON et al. 1956). Auch an Tangentialschnitten oder Flächenpräparaten erkennt man, daß das Trabekelwerk ein lamelliertes Membransystem darstellt, dem ein straff gespanntes, engmaschiges, hauptsächlich zirkulär orientiertes Fasergitter zugrunde liegt (Abb. 132). Die Fasern färben sich intensiv mit Elasticafarbstoffen, sind aber den elektronenmikroskopischen Befunden zufolge keine elastischen Elemente, sondern vorwiegend kollagene Fibirllen. Sie lassen sich mit Silbersalzen imprägnieren (UNGER 1957, WOLTER 1957 b, 1959 c, 1960, VALU u. KALAPOS 1961, VALU 1962). Die vorderen elastischen Sehnen des Ciliarmuskels biegen in dieses Fasernetz ein (Abb. 95) und verankern sich hier teilweise unter pinselförmiger Aufsplitterung. Am vorderen Ende des Trabekelwerkes ändert sich die Verlaufsrichtung der Bindegewebsfasern. Die äquatorialen Faserzüge biegen plötzlich arkadenförmig um und bilden meridionale Stränge, die in das Stroma corneae auslaufen. Dabei verlieren sie ihre spezifische Färbbarkeit und bekommen das Aussehen des Hornhautgewebes.

Elektronenmikroskopisch wurden im Trab. corneosclerale dieselben Faserqualitäten wie im Trab. iridis gefunden. Die Mehrzahl der Fibrillen ist kollagener Natur mit typischen Querperioden von 640 Å. Fasermaterial mit 1000 Å-Perioden („curly collagen") ist wesentlich häufiger als in den uvealen Trabekeln (Trab. iridis). Die Existenz elastischer Fasern im menschlichen Trabekelwerk ist umstritten (GARRON et al. 1958, LIEB 1960, GARRON 1960, HOLMBERG 1960, LEESON u. SPEAKMAN 1961, SPELSBERG et al. 1962). Bei Primaten sind elastische Fasern im Trabekelsystem elektronenmikroskopisch nachweisbar (ROHEN 1962 c).

Zwischen den Lamellen bleiben intertrabeculäre Spalten frei, die vom Kammerwasser durchströmt werden. An Querschnitten messen sie durchschnittlich 0,5 μ (ASHTON et al. 1956); an Tangentialschnitten kann man in den inneren Abschnitten des Gewebes Öffnungen von 10—30 μ, in den äußeren von 5—25 μ beobachten (FLOCKS 1956). Die Zwischenräume werden gegen den Schlemmschen Kanal hin allmählich kleiner. Gleichzeitig werden auch die trabeculären Lamellen graziler und die Vernetzung der Bindegewebsfibrillen feiner. Von den Endothelzellen werden Öffnungen freigelassen. Die interlamellären Zwischenräume werden nicht vollständig von den Endothelzellen überspannt.

Die alten Histologen unterschieden an den Trabekellamellen drei bis vier Schichten (ASAYAMA 1902, VIRCHOW 1910, SALZMANN 1912, EISLER 1930 u. a.). Im sagittalen oder frontalen Durchschnitt zeigt jeder Trabekel einen zentralen Faserkern, eine elastische Randzone, eine sog. „Glashaut" oder Glasmembran und eine Endothelbedeckung. Die Elektronenmikroskopie hat die klassische Einteilung voll bestätigt (GARRON et al. 1958, 1960, HOLMBERG 1960, LIEB 1960, LEESON et al. 1961, SPELSBERG et al. 1962). Danach wird die Innenzone eines

Trabekels („central core") von einer homogenen Grundsubstanz und eingelagerten Kollagenfibrillen mit normaler Querstreifungsperiode gebildet (Schicht a in Abb. 133). Diese Kernzone wird von einer dünnen Schicht homogenen Materials

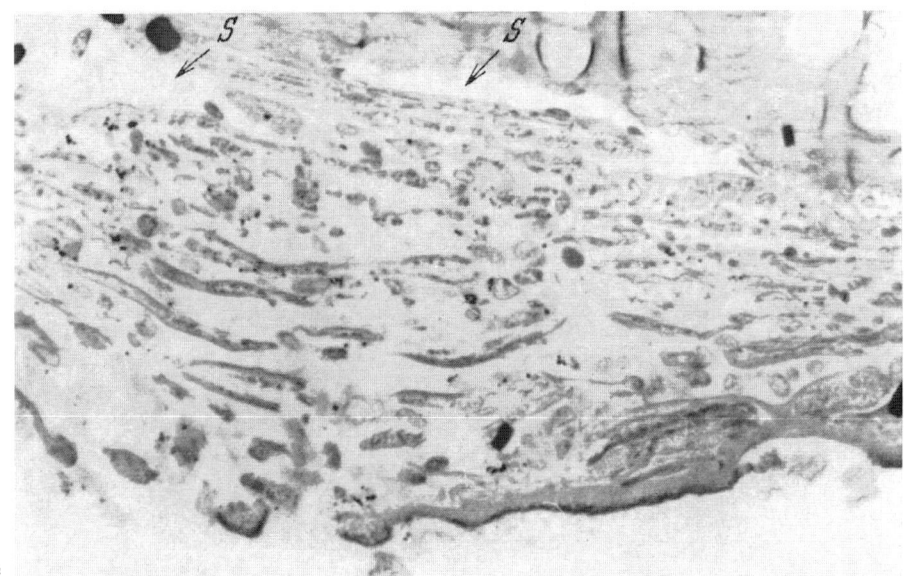

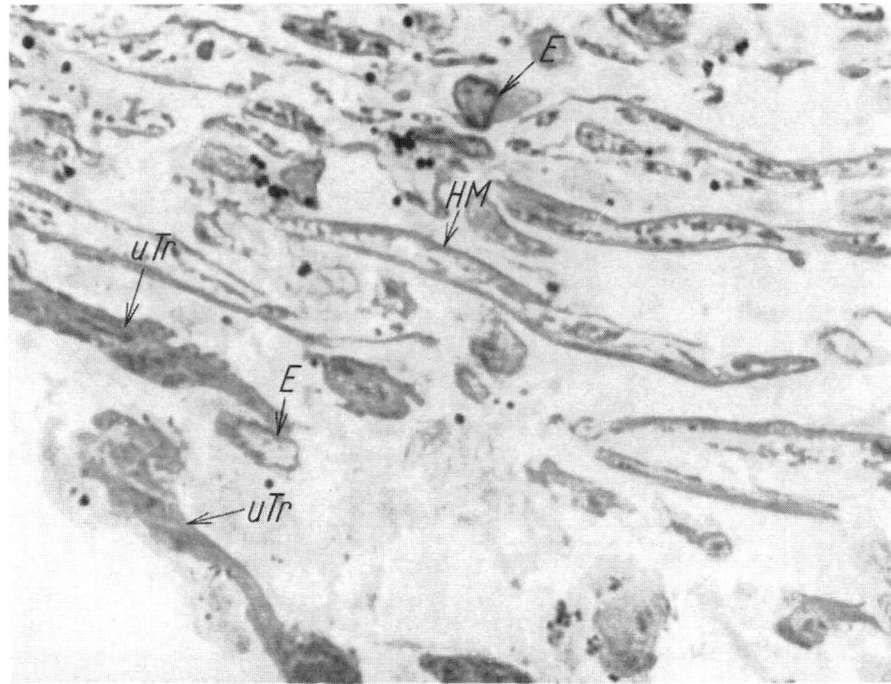

Abb. 132a u. b. Lamellär gegliedertes Trabekelwerk der Primaten (Ultradünnschnitt, Methacrylateinbettung, Übersicht 162fach (a) und Ölimmersion 402fach (b), Giemsa-Färbung, *Cercopithecus aethiops*). Der Kammerwinkel wurde mit 100 IE Hyaluronidase in vivo perfundiert. Man beachte die teilweise Auflösung der Lamellenkerne, das Erhaltenbleiben der farbintensiven, homogenen Membranschichten (*HM*) und die flächenhafte Ablösung der Trabekelendothelien (*E*). Die uvealen Trabekel erscheinen kompakter (*uTr*). *S* Schlemmscher Kanal

mit Querperioden von 450—1000 Å (Schicht b in Abb. 133) und von einer dickeren
Schicht (Schicht c in Abb. 133), die wahrscheinlich der „Glashaut" der alten
Mikroskopiker entspricht, bedeckt. Der Durchmesser der Schicht b beträgt rund
800—1300 Å, derjenige der Schicht c etwa 1000—5000 Å. Schicht c — von

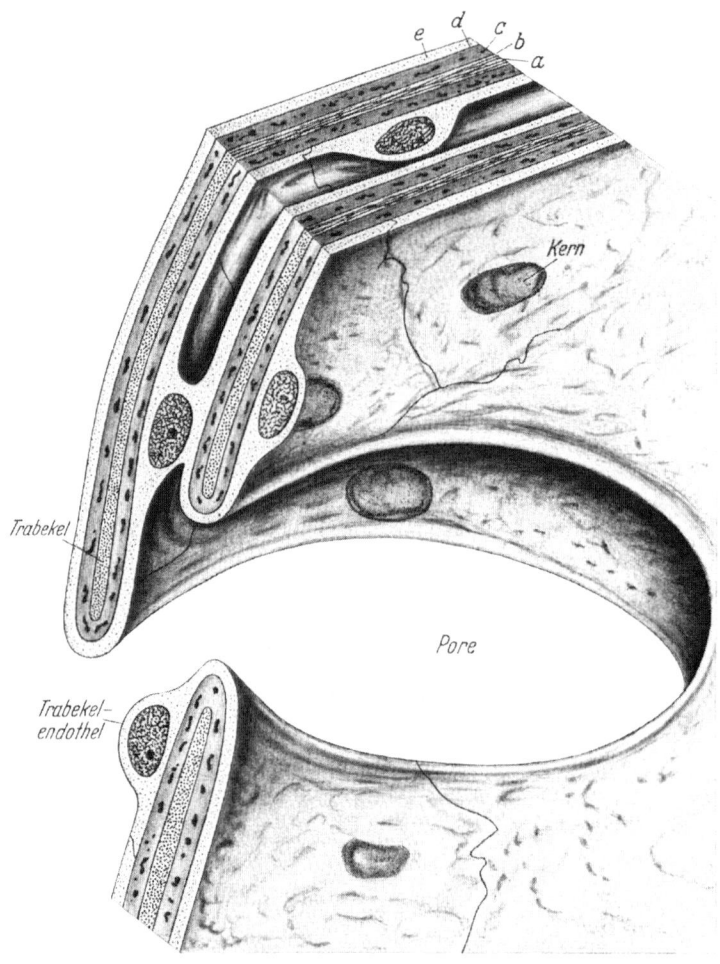

Abb. 133. Schema vom Aufbau der Trabekellamellen im Bereich des Trab. corneosclerale des Menschen nach
elektronenmikroskopischen Befunden. [Nach GARRON u. FEENEY, Arch. Ophthal. **62** (1959).] Das Trabekelwerk ist sagittal (Ansicht am linken Bildrand) und transversal geschnitten (oberer Bildrand). Der Schichten-
aufbau der Trabekel ist dargestellt. Schicht a: Zentraler Lamellenkern, hauptsächlich aus kollagenen, äquatorial geordneten Fibrillen und einer homogenen Grundsubstanz bestehend; Schicht b: schmale, glasklare
Zone (im Schema nicht hervorgehoben); Schicht c: breite, homogene, basalmembranartige Auflage mit ein-
gelagertem Kollagenoid („curly collagen" schw. Flecke); Schicht d: fragliche, dünne Basalmembran; Schicht e:
Endothel. Die Trabekel sind durch Hohlräume (Poren) unterbrochen und stehen miteinander in Verbindung

manchen Autoren auch als „clear zone" bezeichnet — kann so dick werden,
daß sie auch lichtmikroskopisch zu erkennen ist. Sie besteht aus einer „homogenen Matrix", in die reichlich „curly collagen" oder „long spacing fibres"
(800—1050 Å) eingelagert sind. Beim *Kind* sind diese Schichten dünner (SPELS-
BERG et al. 1962). Die Frage, ob eine echte, subendotheliale Basalmembran
von den anderen homogenen Schichten elektronenmikroskopisch wirklich abgrenzbar ist, muß auch für das Trab. corneosclerale noch offen bleiben. Bei

der Drucklegung des IV. Glaukomsymposions der Macy-Foundation fügte GAR-
RON (1960) die Fußnote an: "I am now convinced that the glassmembrane is

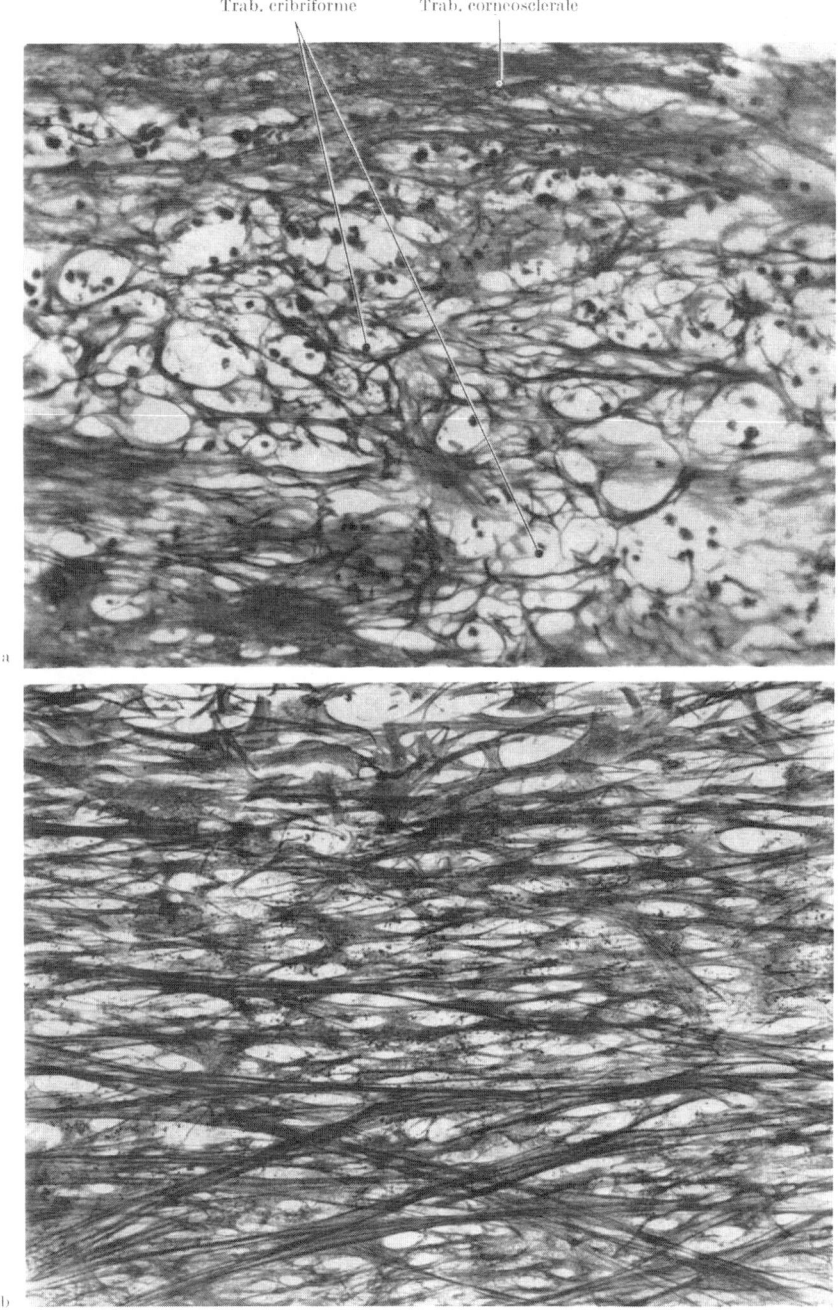

Abb. 134a—c. a u. b Tangentialschnitte durch das Trab. corneosclerale (b) und Trab. cribriforme (a) vom Menschen (beide Abbildungen 450fach, Gomori-Imprägnation des Bindegewebes). c Sagittalschnitt durch die Kammerwinkelregion vom Menschen zur Verdeutlichung der Lage der in a und b abgebildeten Tangentialschnitte.
(Aus ROHEN u. UNGER 1959)

really a combination of the homogeneous matrix and the basement membrane." Wir selbst neigen der Ansicht zu, daß zwischen Endothel und „Glasmembran" (Schicht c) keine eigene Basalmembran mehr existiert, daß vielmehr die Schicht c selbst als eine Fortsetzung der Descemetschen Membran und damit als eine verdickte, gleichsam „hypertrophierte" Basalmembran aufgefaßt werden muß (vgl. auch S. 293, 317).

Welche elektronenmikroskopischen Strukturen mit der lichtmikroskopisch nachweisbaren Schicht der „elastischen Fasern", die am Sagittalschnitt nach Elasticafärbungen als distinkte Punkte erscheinen, in Zusammenhang gebracht werden müssen, ist ebenfalls unklar. GARRON (1958, 1960) glaubte, daß diese „Punkte" Anhäufungen von „curly collagen" innerhalb der Matrixschicht (c)

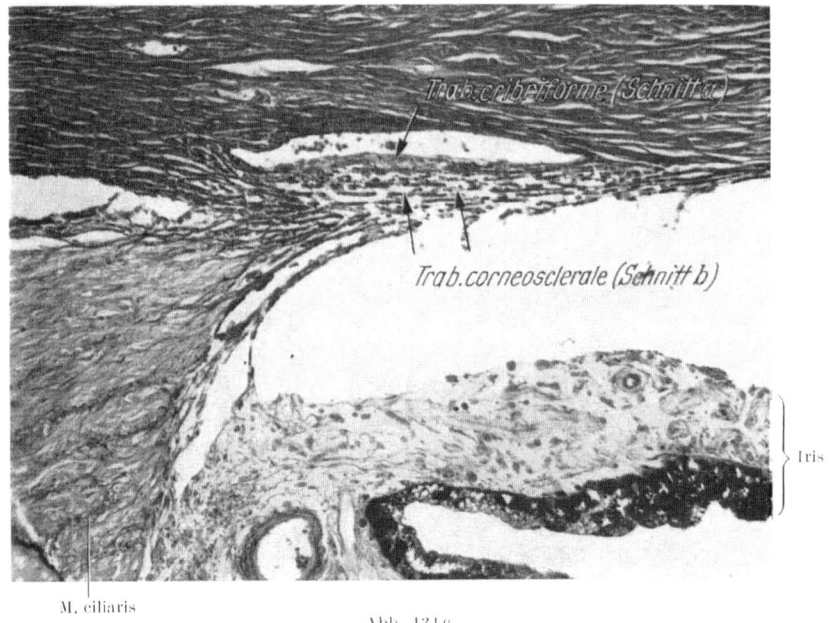

Abb. 134 c

darstellen. Diese Fasern seien vielleicht spiralig um den Lamellenkern herumgewickelt. Das „curly collagen" ist aber durchaus nicht regelmäßig innerhalb der homogenen Membranen verteilt. Es liegt auch in einer ganz anderen Größenordnung, als dies den lichtmikroskopischen Strukturen entspricht. LEESON u. SPEAKMAN (1961) halten das amorphe Material dieser Schichten für Elastin. Eine Klärung dieser Probleme bleibt abzuwarten.

Das Endothel der Trabekel zeigt elektronenmikroskopisch zahlreiche Mitochondrien, einen gut entwickelten Golgi-Komplex, ein deutliches endoplasmatisches Reticulum und hier und da intracytoplasmatische Pigmentgranula. SPELSBERG et al. (1962) fanden in den Zellen feinfibrilläres, zum Teil homogenes Material, das sie für „Protokollagen" hielten. VEGGE (1963) beobachtete elektronenmikroskopisch an menschlichem Material intracelluläre Filamente, die parallel zur Basalmembran orientiert waren und einen Durchmesser von 60 Å hatten. Besonders auffällig war in seinem Material der Reichtum an Mikrovesikeln, die zum Teil das Aussehen pinocytotischer Bläschen hatten. In einem Fall konnten sogar echte Cilien beobachtet werden (VEGGE 1963). Dehiszenzen des Endothels oder endothelfreie Stellen an den Trabekeln (SPELSBERG) sind wohl als Artefakte aufzufassen. Echte Cilien fanden wir auch am Trabekelendothel von Primatenaugen *(Cercopithecus aethiops)*.

Histochemisch läßt sich die subendotheliale, homogene Membran der Trabekellamellen gut vom Lamellenkern differenzieren. Sie ist deutlich perjodatreaktiv und färbt sich intensiv mit Alcianblau. Bei der Kolloideisenreaktion in Verbindung mit der PAS-Methode bleibt der Lamellenkern blau gefärbt, während die „Glasmembranen" rot werden (Abb. 143). Mit der van Gieson-Methode läßt sich der Trabekelkern rosa, die „Glasmembran" gelblich anfärben. Mit GOLDNERs Trichromfärbung wird die „Glashaut" leuchtend grün (GRAUMANN u. ROHEN 1958).

Der Trabekelkern zeigt topochemisch Reaktionen wie bindegewebige Grundsubstanzen, die subepithelialen Membranen verhalten sich mehr wie Basalmembranen. Bei Mucopolysaccharidnachweisen sind die Membranen zwar deutlich schwächer anfärbbar als die Descemetsche Membran, aber stärker als die Sklera. Eine schwache hyaluronidaseempfindliche Metachromasie am Lamellenkern wird von einigen Autoren beschrieben (ASHTON et al. 1956, BRINI 1957). Die von ZIMMERMANN (1957) gezeigte intratrabeculäre Zwischensubstanz, die reich an sauren Mucopolysacchariden sein soll und nach Hyaluronidasebehandlung verschwindet, wurde von ASHTON (1960) nicht bestätigt. Die Frage nach Existenz und Bedeutung einer intertrabeculären, hyaluronidaseempfindlichen Zwischensubstanz wird zur Zeit diskutiert (vgl. LIEB 1963).

Die bevorzugte Anfärbbarkeit der Trabekellamellen mit Elasticafarbstoffen hat das Filterwerk mit der Descemetschen Membran gemein. Worauf sie beruht, ist unklar.

Die Trabekelendothelien enthalten nach BERGGREN (1957) beträchtliche Mengen von Succinodehydrogenasen und Esterasen. Auch Phosphatasen sollen in geringer Menge vorkommen. Ein ähnlicher Reichtum an Atmungsfermenten wurde im Corneaendothel gefunden. Das Endothel ist für die Erhaltung der Lamellenstruktur und der Faserelemente von großer Bedeutung (TENG et al. 1960). Eine Transformation in plasmacelluläre Elemente wird zur Zeit im Zusammenhang mit pathologischen Reaktionen (Glaukom) diskutiert (BECKER et al. 1963, UNGER u. GRUNDMANN 1961).

Die morphologischen und histochemischen Befunde unterstreichen die enge Verwandtschaft zwischen den hinteren Corneaschichten und dem Trabeculum corneosclerale.

d) Trabeculum cribriforme (Innenwand des Schlemmschen Kanals)

An der Innenwand des Schlemmschen Kanals [„endothelial meshwork" nach SPEAKMAN (1960); „pore area" nach FLOCKS (1956)] lockert sich das Fasergerüst des Trab. corneosclerale stark auf. Die straffe, äquatorial ausgerichtete Gitterstruktur des Trabekelwerkes geht verloren. Die Fasern werden feiner und bilden ein dreidimensionales, ungeordnetes Maschenwerk, in dem zahlreiche größere und kleinere, rundliche Löcher auftreten („Porengerüstwerk") (Abb. 134). Die „Poren" dieses Gitterfasergerüstes sind meist von Endothelzellen vollständig überspannt. Bei größeren Öffnungen im Fasergerüst liegen sie randständig. An Häutchenpräparaten fällt der besondere Kernreichtum dieser Zone auf. An Sagittalschnitten erscheint sie aufgelockert, manchmal wie „schaumig" (BECKER 1959, TENG et al. 1960, ROHEN 1960, 1961a). Die lamellär geordnete Struktur des übrigen Trabekelwerkes geht verloren. Andeutungen einer homogenen Zwischensubstanz sind fast immer am Schnitt erkennbar. Diese Substanzen sind mit Alcianblau anfärbbar und verschwinden nach Hyaluronidase. Nach Perfusion der Vorderkammer mit isotonischer Tyrodelösung quillt die Innenwand

manchmal auf und gewinnt dadurch ein schaumig-netziges Aussehen. Die Grenzfläche zum Schlemmschen Kanal ist unregelmäßig buchtig und mit zahlreichen
Vorsprüngen und Unebenheiten versehen. Zottenförmige Gewebsbildungen in
das Lumen des Schlemmschen Kanals, die mit den Pacchionischen Granulationen
der Duravenen verglichen werden, hat WOLFF (1952) beschrieben. Es handelt

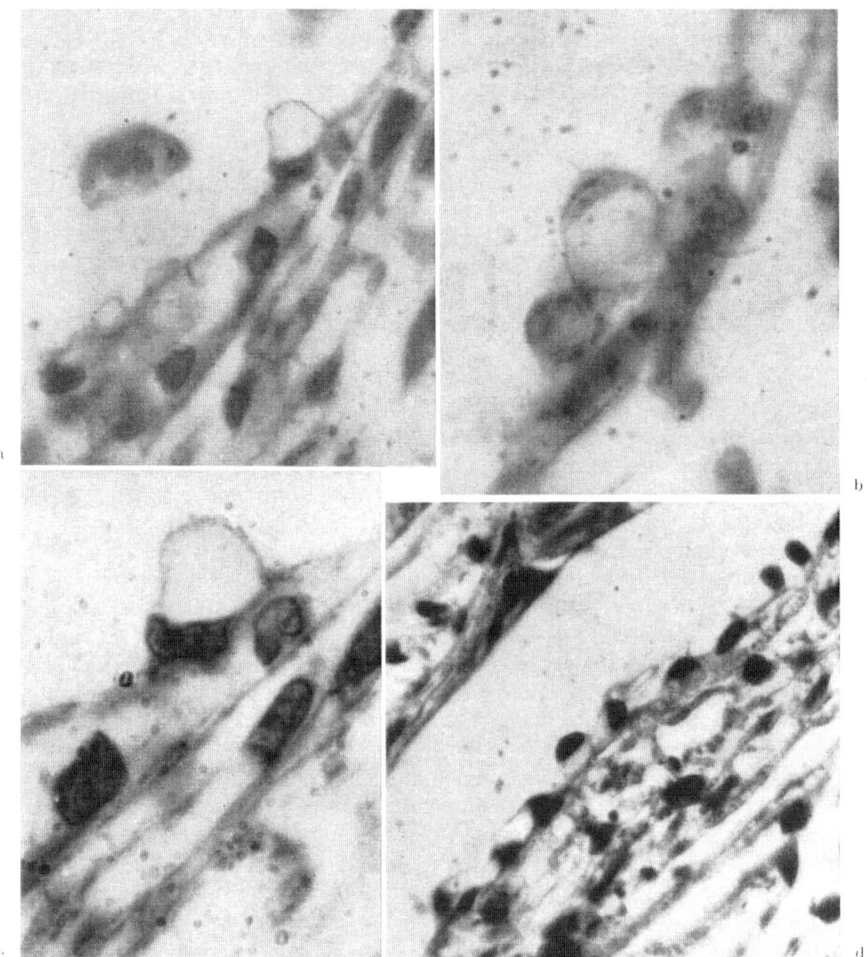

Abb. 135a—d. Innenwandbereich des Schlemmschen Kanals mit großen, vacuolisierten Endothelzellen.
a—c Innenwandendothelien von Primaten [*Aotes triv.* (a) und *Macaca mulatta* (c)]. d Innenwandendothelien
vom Menschen nach Infusion von Tyrodelösung in die Vorderkammer (Ölimmersion, 1000fach, Azan- bzw.
Goldner-Färbung)

sich dabei aber vermutlich um Proliferationsinseln der Endothelzellen, die wir
bei der Durchsicht eines größeren Materials nicht selten an der Innenwand
nachweisen konnten (ROHEN 1961a). Manchmal liegen Zellansammlungen am
Fuße der Septen, die den Kanal aufzuteilen pflegen, manchmal auch frei an der
Innenwand, wo sie dann ins Lumen vorspringende Wülste bilden. An verschiedenen Stellen buchtet sich die Innenwand trabekelwärts aus und bildet
kleine endothelausgekleidete Innenkanälchen (sog. Sondermannsche Kanälchen).
    Die Gesamtdicke der Innenwand beträgt nach FLOCKS (1956) bei Erwach-
senen 5—7 μ und ist bei Jugendlichen geringer. Nach unseren Beobachtungen

mißt sie — wenn man alle charakterisierten Strukturen einbezieht — etwa 20—25 μ. Die Elektronenmikroskopiker bezeichnen als Innenwand nur den in der Nachbarschaft des Kanalendothels gelegenen Bereich und geben daher nur eine Dicke von 2 — maximal 5 μ an.

Licht- und elektronenmikroskopisch zeigt die Innenwand auffallende Strukturbesonderheiten, die an der gegenüberliegenden Kanalwand fehlen. Lichtmikroskopisch lassen sich hier häufig große, vacuolisierte Endothelzellen erkennen, die nicht durch postmortale Veränderungen entstanden sein können, da die übrigen Zellen des gleichen Schnittes normales Aussehen haben (BUSACCA 1949, ASHTON 1960, SPEAKMAN 1960, ROHEN 1962d). Die Zellen springen auffallend stark ins Kanallumen vor und sind meist prall mit einer Riesenvacuole gefüllt (Abb. 135). Der Kern liegt exzentrisch, der Trabekelwand zugekehrt und ist chromatinreich. Überhaupt erscheinen die Kerne des Innenwandendothels dunkler und kleiner als diejenigen des Trabekelwerkes (UNGER u. GRUNDMANN 1961, UNGER 1962). Nach Perfusion der Vorderkammer sieht man nicht selten zahlreiche vacuolisierte Endothelien dieser Art nebeneinander (Abb. 135d). Normalerweise sind sie jedoch meist kollabiert und abgeflacht, so daß sie nur eine dünne Deckschicht auf dem Trabekelwerk bilden.

An Paraffinschnitten glaubten ASHTON u. Mitarb. (1956) porenartige Öffnungen an der Innenwand von 2—12 μ Durchmesser beobachtet zu haben (vgl. ASHTON 1960). SPEAKMAN (1959, 1960) hat dann die Form dieser Poren rekonstruiert. Er beschrieb sie als spiralige Kanälchen mit einem durchschnittlichen Durchmesser von 6 μ und einer Länge von 10—15 μ. Die Mehrzahl der Poren soll beim *Menschen* 3 μ messen. An Flächenpräparaten der Innenwand sind auch die vacuolisierten Endothelien sowie größere, grübchenartige Vertiefungen in der Kanalwandung und kleine Öffnungen zwischen den Endothelzellen darstellbar (SPEAKMAN 1961). Nach elektronenmikroskopischen Befunden handelt es sich dabei aber um Artefakte.

Schon McEWEN (1958) hatte errechnet, daß unter Anwendung des Poiseuilleschen Gesetzes auf die Kammerwasserströmung eine einzige Pore von 12 μ Durchmesser in der Innenwand des Schlemmschen Kanals genügen würde, den gesamten Widerstand abzubauen. Die Existenz zahlreicher Poren größer als 10 μ ist daher äußerst unwahrscheinlich. Tatsächlich wurde auch elektronenmikroskopisch eine geschlossene Endothelbedeckung an der Innenwand nachgewiesen. Elektronenmikroskopisch bestätigte sich das Vorkommen der vacuolisierten Zellen (GARRON et al. 1958). Die Zellen zeigen aber nach HOLMBERG (1959, 1960) Mikrokanälchen von 0,5—1,5 μ Durchmesser (Abb. 136). Die Vacuolen füllen meist die ganze Zelle aus, so daß kanallumenwärts nur eine dünne Cytoplasmamembran übrigbleibt. Sie haben einen Durchmesser von $1 \times 3 \mu$. An Serienschnitten ließen sich porenartige Öffnungen sowohl lumen- als auch trabekelwärts nachweisen (HOLMBERG 1959). Die Existenz der Mikrokanälchen wurde von allen Nachuntersuchern bestätigt (GARRON 1960, LEESON u. SPEAKMAN 1961, SPELSBERG u. CHAPMAN 1962). Das Cytoplasma der vacuoligen Endothelzellen wirkt kompakt und enthält nur kleine Mitochondrien. Der subendotheliale Raum steht mit den intertrabeculären Zwischenräumen in kontinuierlicher Verbindung. Eine Basalmembran existiert nicht (HOLMBERG 1959, 1960). Statt dessen ist elektronenmikroskopisch eine zweite Endothelschicht zu erkennen, die von der Innenwand durch einen 1—5 μ breiten Zwischenraum getrennt ist. Dieser Zwischenraum ist fast immer mit einer homogenen Substanz ausgefüllt (PERSSON 1954, BRINI 1956, VRABEC 1957, ZIMMERMANN 1957, HOLMBERG 1959). Typisches Kollagen oder auch „curly collagen" findet man in diesem Bereich nicht mehr. Die Gesamtdicke dieser Zone, die lumenwärts durch die doppelte Endothellage abgegrenzt und ohne Basalmembranen durch eine homogene Substanz zusammengehalten wird, variiert; sie beträgt durchschnittlich etwa 5—20 μ (GARRON 1960). Dieser Wert stimmt etwa mit den lichtmikroskopischen Befunden überein.

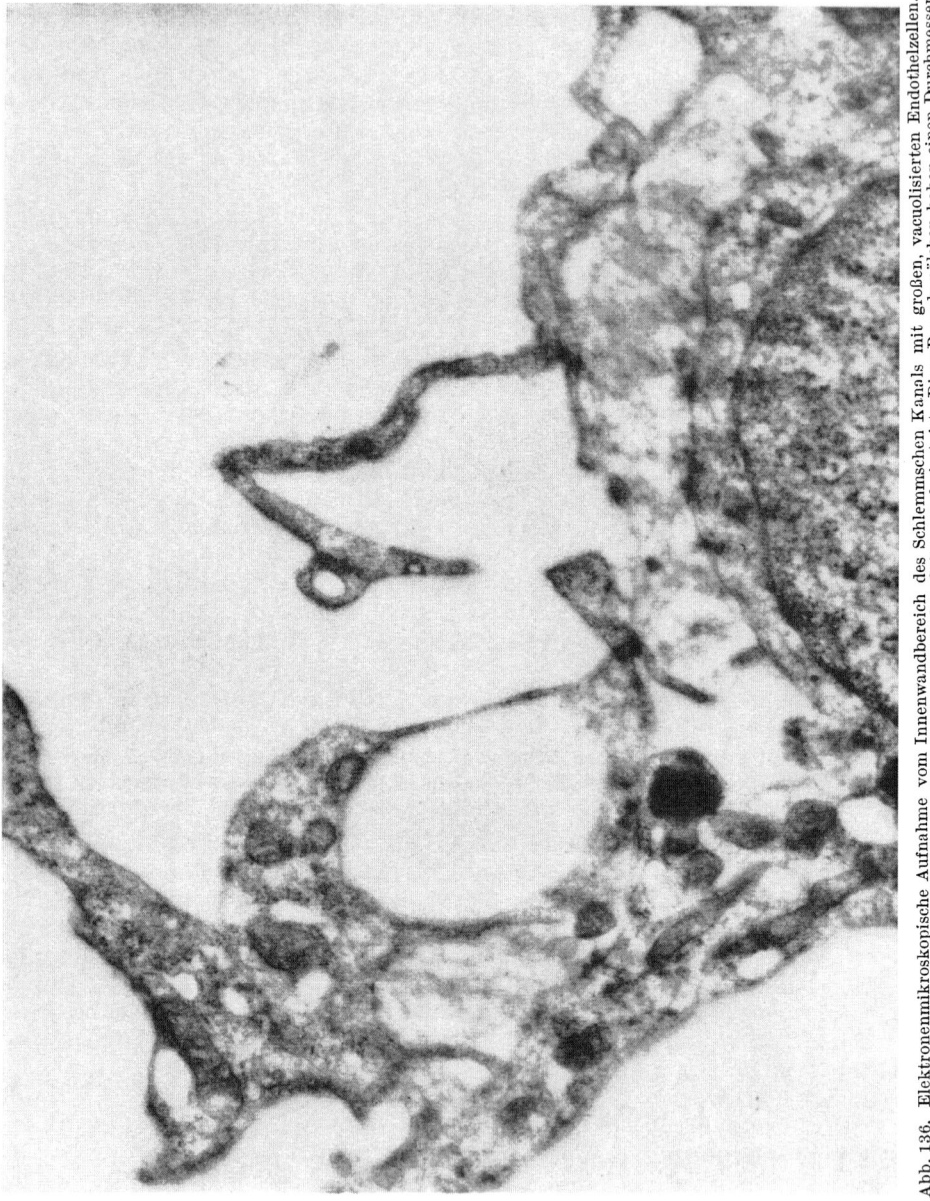

Abb. 136. Elektronenmikroskopische Aufnahme vom Innenwandbereich des Schlemmschen Kanals mit großen, vacuolisierten Endothelzellen. Man erkennt, daß die in der Mitte abgebildete Endothelzelle an beiden Seiten perforiert ist. Diese Porenkanälchen haben einen Durchmesser von maximal 0,5—1 μ. (Nach A. HOLMBERG 1959)

Das „schaumige" Aussehen der Innenwand an Paraffinschnitten (BECKER 1959, TENG et al. 1960), das besonders nach Perfusion der Vorderkammer mit isotonen Lösungen in Erscheinung tritt (ROHEN 1960, 1963), ist möglicherweise durch postmortale oder experimentelle Auflösung dieser mucopolysaccharidreichen Substanzen bedingt (ZIMMERMANN 1957).

e) Die Sondermannschen Innenkanälchen

Auf Grund von Rekonstruktionen der Spalträume im Trabekelwerk glaubte sich DVORAK-THEOBALD (1955) zu der Annahme berechtigt, daß das Kammerwasser zwischen Vorderkammer und Schlemmschen Kanal normalerweise auf besonderen, vorgebildeten Strömungswegen (pathways) durch das intertrabeculäre Maschenwerk fließe. Wieweit jedoch in vivo tatsächlich solche Prädilektionswege für die Kammerwasserströmung bestehen, ist durch Rekonstruktion sagittaler Schnittserien nicht zu klären. Allerdings fand SONDERMANN (1930, 1933) an der Innenwand des Schlemmschen Kanals längere, von Endothel ausgekleidete Gefäße, die teilweise weit in das Trabekelwerk eindringen. Ihre Existenz wurde von späteren Untersuchern bestätigt (TEULIÈRES et al. 1930, DVORAK-THEOBALD 1934, SWINDLE 1937, LOEWENSTEIN 1951, ASHTON et al. 1956, FLOCKS 1956, UNGER 1957, DUKE-ELDER 1958, CARPENTER 1958, ROHEN u. UNGER 1959) und die Kanälchen wurden von DVORAK-THEOBALD (1955) als „Sondermannsche Innenkanälchen" bezeichnet. Ob diese Kanälchen das Ende der intertrabeculären Durchströmungswege des Filterwerkes darstellen, wie DVORAK-THEOBALD (1955) annimmt, oder ob sie blind

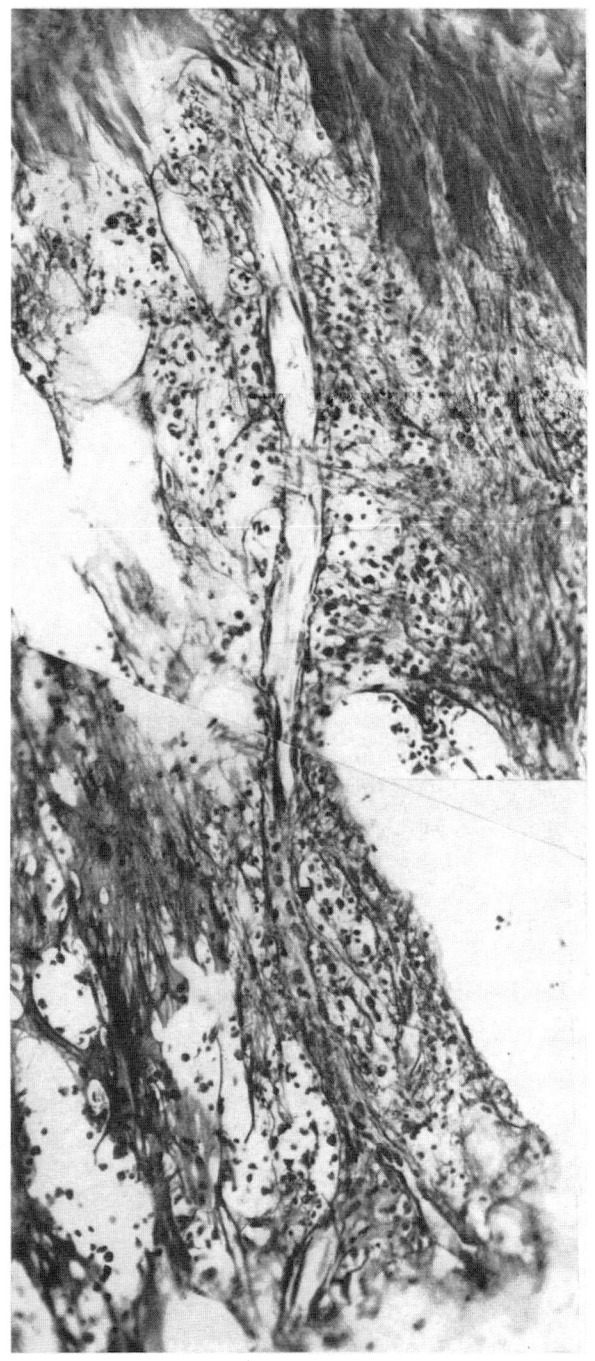

Abb. 137a—c. Sog. Sondermannsche Innenkanälchen im Bereich der Innenwand des Schlemmschen Kanals. a u. c Tangentialschnitte durch das Trab. cribriforme mit längsgetroffenen Sondermannschen Kanälchen (Gomori-Imprägnation des Bindegewebes, 200- und 400fach). (Aus UNGER u. ROHEN 1959.) b Sagittalschnitt durch den Schlemmschen Kanal mit Innenkanälchen nach R. SONDERMANN [Albrecht v. Graefes Arch. Ophthal. **124** (1930)]

Intraskleraler Gefäßplexus

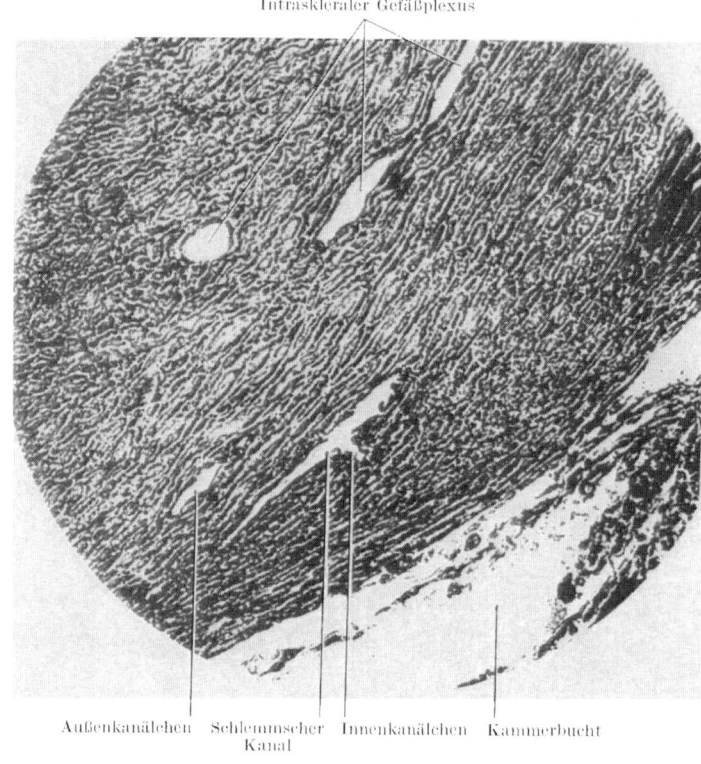

Außenkanälchen   Schlemmscher   Innenkanälchen   Kammerbucht
                   Kanal

b

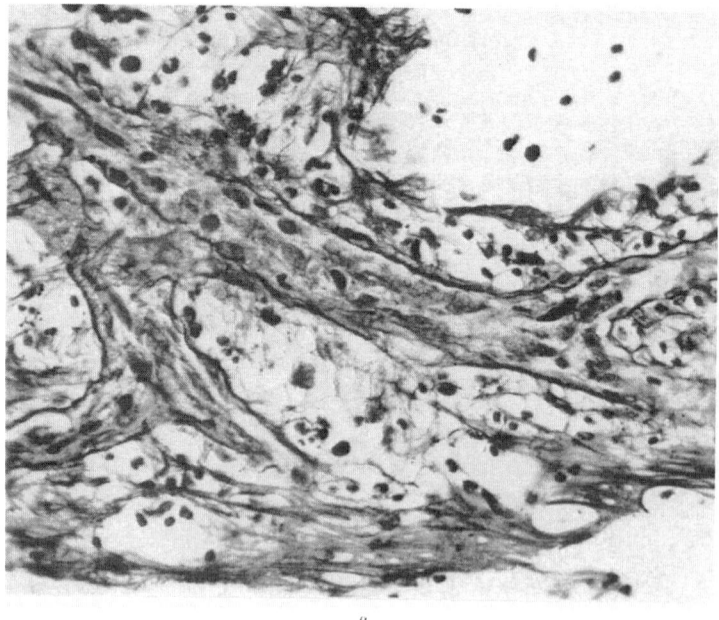

c

Abb. 137 b u. c

endigende Ausstülpungen der Innenwand des Schlemmschen Kanals sind, wie FRIEDENWALD (1936) glaubte, läßt sich lichtmikroskopisch nicht mit Sicherheit sagen. Artefakte, für die FLOCKS (1956) und SPEAKMAN (1959) die Kanälchen halten, sind sie sicher nicht. Da es neuerdings gelang, diese Gefäße auch an tangentialen Schnittserien darzustellen, möchten wir ihre Existenz als gesichert betrachten (UNGER 1957, ROHEN u. UNGER 1959). An solchen Tangentialschnitten (Abb. 137) erkennt man im äußeren Drittel des Trabekelwerkes gar nicht so selten capillarartige Gefäße, die sich innerhalb des Trabekelwerkes dichotom verzweigen und eine geschlossene, endotheliale Auskleidung haben. Sie verjüngen sich nach innen zu und münden frei in das Trabekelgerüst. An plastoidinjizierten Korrosions- oder tuscheinjizierten Aufhellungs-Präparaten konnten wir an der Innenseite des Schlemmschen Kanals zahlreiche, kleine, hakenförmige Ausstülpungen feststellen. Wir möchten diese für die Innenkanälchen halten. An histologischen Sagittalschnitten sieht man sie bevorzugt im hinteren Teil des Trabekelwerkes in der Nähe des Skleralspornes. Sie gehen meist senkrecht vom Kanallumen ab, mit dem sie in offener Verbindung stehen und biegen dann rechtwinklig nach vorne um.

Diejenigen Autoren, die die Existenz selbständiger Innenkanälchen bestreiten, glauben meist, daß es sich um Ausbuchtungen des Schlemmschen Kanals handelt, die an anderer Stelle wieder in den Kanal einmünden. Sicher würden sich manche sog. Innenkanälchen bei der Durchmusterung von Serienschnitten lediglich als Ausbuchtungen der Kanalwandung entpuppen. Wir glauben jedoch, daß es darüber hinaus echte, organisierte Kanälchen gibt, die als Sondermannsche Kanälchen bezeichnet werden müssen und im Trabekelwerk enden.

Bei einem *Primaten*auge mit Sekundärglaukom sahen wir einige Innenkanälchen in exzessiver Ausbildung (BÁRÁNY u. ROHEN 1963). Da in diesem Falle eine Widerstanderhöhung nachgewiesen werden konnte und das Trabekelwerk pathologisch verändert war, lag es nahe, die Vergrößerung der Innenkanälchen als den Versuch des Organismus zu einer Rekanalisation des Filterwerkes anzusehen.

In normalen Augen bewirken sie zweifellos eine Vergrößerung der „filtrierenden" Oberfläche des Schlemmschen Kanals.

3. Morphologische Besonderheiten im Übergangsbereich von Cornea und Trabekelwerk

Nach vorn zu verjüngt sich das Trabekelwerk und heftet sich an die Cornea an. Die Spitze wird innen von der Descemetschen Membran überzogen. Das Corneaendothel geht kontinuierlich auf das Lamellensystem der Trabekel über.

Im Übergangsbereich ist das Endothel häufig verdickt. Ansammlungen von Zellen, die in entsprechenden Vertiefungen der Descemetschen Membran eingelagert sind, sind häufig zu beobachten. Wir fanden auch *Mitosen* in solchen Zellkonglomeraten, so daß diese wohl als Proliferationsorte betrachtet werden müssen (Abb. 138). Die Zellen sind relativ klein, besitzen dunkle, chromatinreiche, rundliche Kerne und färben sich intensiver mit sauren Farbstoffen als die übrigen Corneaendothelien. Elektronenmikroskopische Untersuchungen ergaben einen besonderen Reichtum an Mitochondrien (GARRON 1960, FEENEY et al. 1961).

Mit der Replicatechnik und verschiedenen Imprägnationsverfahren konnte VRABEC (1961) feststellen, daß das regelmäßige, polygonale Mosaik der intercellulären Kittlinien im Übergangsbereich zum Trabekelwerk sehr unregelmäßig wird. Die Verzahnungen der Endothelien werden stärker, die Spalträume breiter

und gröber. Stellenweise bilden sich Ausbuchtungen. Die abgeflachten Zellen
haben teilweise mehrere Kerne und ein gut entwickeltes Golgi-System. Die
Zellvermehrung soll nach VRABEC hauptsächlich amitotisch vor sich gehen. Die
Zellen seien stoffwechselaktiv und besonders für die Produktion der homogenen
Substanzen der Kammerwinkelgewebe verantwortlich zu machen.

Die Lamina limitans posterior (Descemeti) verdickt sich im Übergangsbereich
zum Trabekelwerk stellenweise warzenartig. Dazwischen liegen Abschnitte, wo sie
äußerst dünn werden kann. Peripher splittert sich die Membran allmählich auf
und geht auf das Trabekelwerk über (JAKUS 1961). Lichtmikroskopisch läßt sich
in den inneren Teilen der Membran ein äußerst feines Kanälchensystem erkennen,

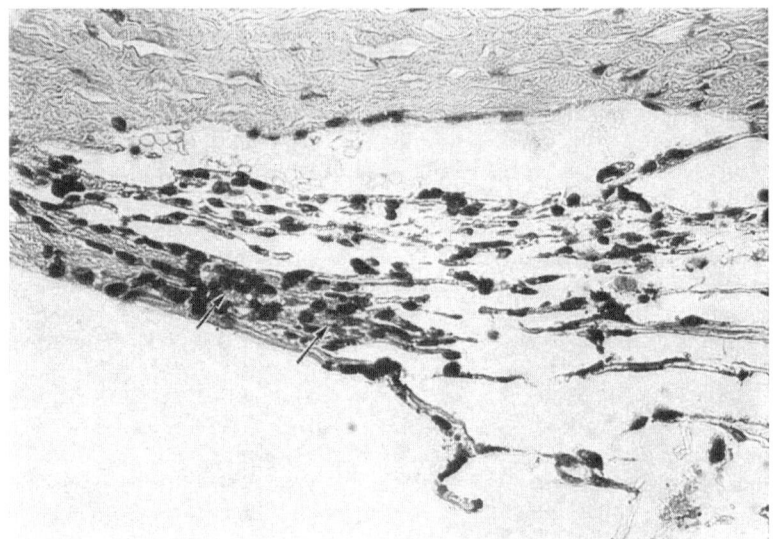

Abb. 138. Sagittalschnitt durch das Trabekelwerk und den Schlemmschen Kanal (*Cercopithecus aethiops*, Azan,
400fach). Beachte die Zellanhäufungen im vorderen Bereich des Trabekelwerkes (Pfeile), die sich meist dort
finden, wo sich das Corneaendothel auf das Trabekelendothel fortsetzt

das aus verzweigten, untereinander zusammenhängenden Spalten besteht (Ab-
bildung 139). Elektronenmikroskopisch ließ sich zeigen, daß die tunnelartigen
Spalten Cytoplasmafortsätze der Corneaendothelien enthalten, zum Teil aber
auch nur mit einem amorphen Material und rundlichen, osmiophilen Körpern
von 0,1 μ Durchmesser ausgefüllt sind (FEENEY u. GARRON 1961, JAKUS 1961).

Die Warzen (sog. Hassall-Henlesche Körper) werden vom stark verdünnten
Cytoplasma des Endothels überzogen und bestehen aus Kollagenfasern aller
bisher bekannt gewordenen Qualitäten. Sie sind besonders reich an „Kolla-
genoiden" (1000 Å-Material oder „curly collagen") (GARRON 1960, JAKUS 1961,
FEENEY et al. 1961). Die 1000 Å-Fasern zeigen keine besondere Orientierung;
sie liegen ungeordnet zwischen den aufgeknäuelten Kollagenfaserbündeln. Zahl
und Ausbildung dieser Warzen variiert individuell sehr. Sie sind jedoch bei
Kindern selten und scheinen sich im Alter zu vermehren (FEENEY u. GARRON
1961). Ob sie durch mechanische Reize (Akkommodation) oder als degenerativ-
pathologische Veränderungen im Alter entstehen, ist ungeklärt.

Als eine ähnliche Bildung dieser Art ist wohl auch der sog. Schwalbesche
Ring aufzufassen (Abb. 140). An einem großen Untersuchungsgut (600 Augen)
fanden BURIAN et al. (1955) in 15% der Fälle einen prominenten Ring. Da der
Schwalbesche Grenzring fast immer mit einer Hypoplasie des Irisvorderblattes

oder anderen kongenitalen Anomalien (Corectopia, Polycoria usw.) zusammen vorkommt und familiär gehäuft auftritt, fassen BURIAN u. Mitarb. ihn als eine kongenitale Anomalie auf, die ihrer Ansicht nach durch exzessive, proliferative Prozesse und nicht durch eine mangelnde Resorption von mesodermalen Geweben bei der embryonalen Differenzierung der Kammerbucht zustande kommt.

Der Schwalbesche Grenzring besteht aus zirkulären, kollagenen Faserbündeln, die nicht selten verknäuelt sind. Er ist zellarm und wenig perjodatreaktiv (Abb. 140). Die Descemetsche Membran splittert sich am vorderen Ende des Ringes auf und umgibt ihn an beiden Seiten mit dünnen, PAS-positiven Membranen (Abb. 171c). Der Grenzring wird vom Endothel vollständig überzogen. Eine strukturelle Beziehung zum Fasergerüst des Trabekelwerkes besteht nicht. Der Grenzring ist der peripheren Descemetschen Membran bzw. dem vorderen Trabekelwerkabschnitt nur äußerlich aufgelagert. Strukturell ähnelt sein Aufbau dem der Cornea. Elektronenmikroskopisch sind Fasern mit 1000 Å-Perioden (,,longspacing-fibrils, curly collagen'') seltener als in den Hassall-Henleschen Warzen festzustellen. In der Hauptsache besteht der Schwalbesche Ring aus kollagenen Fasern.

Ein lang diskutiertes Problem ist die Frage nach dem Übergang der Descemetschen Membran auf das Trabekelwerk. Die alten Histologen hielten die ,,Glasmembran'' der Trabekel für eine direkte

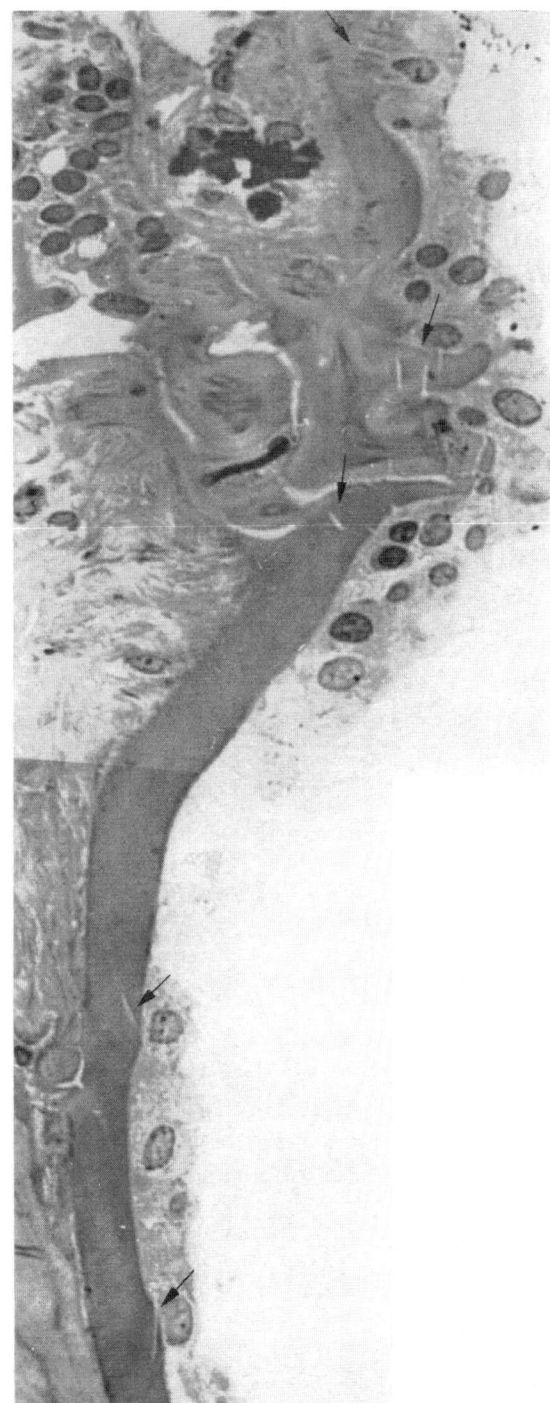

Abb. 139. Peripheres Ende der Descemetschen Membran, teilweise etwas tangential getroffen zur Darstellung der Spalträume und Kanälchen (Pfeile) sowie der Zellansammlungen des Corneaendothels in diesem Bereich (Ultradünnschnitte nach Methacrylateinbettung, Giemsa-Färbung, Vergr. 162fach, *Cercopithecus aethiops*)

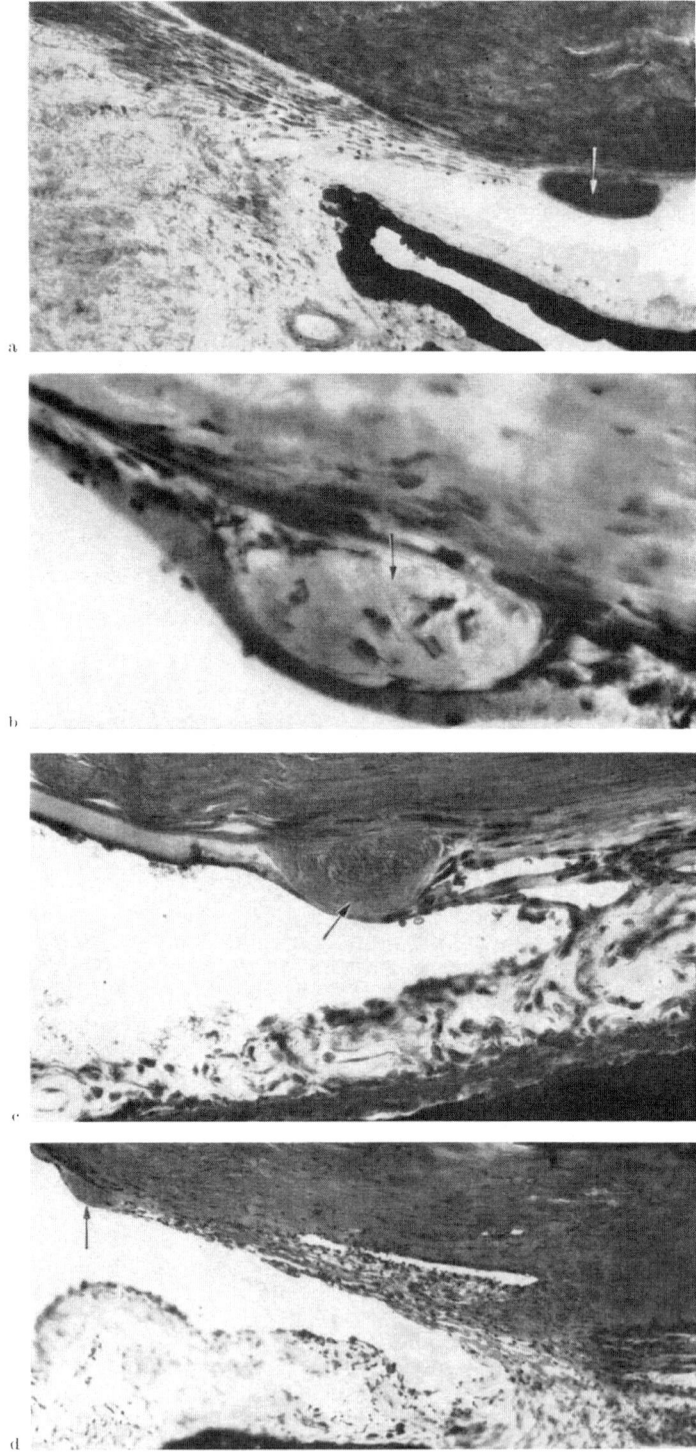

Abb. 140 a—d. Querschnitte durch den Kammerwinkelbereich des Menschen mit prominentem Schwalbeschem Ring (Pfeile). a Orcein, 110fach, b van Gieson, 450fach, c H.E., 250fach, d H.E., 100fach (Originalphotos, Prof. H. H. UNGER, Freiburg i. Br.)

Fortsetzung der Lamina limitans posterior (VIRCHOW 1910, SALZMANN 1912 u. a.). Später haben viele Mikroskopiker diesen Zusammenhang abgelehnt. Neuerdings meint BRINI (1957) auf Grund histochemischer Farbreaktionen, die Glasmembranen seien mit der Descemetschen Membran vergleichbar, aber es bestünden stoffliche Unterschiede im Aufbau. ASHTON (1956) lehnte diesen Zusammenhang ab. Neuere elektronenmikroskopische Beobachtungen sprechen aber dafür, daß sich die Descemetsche Membran peripher verjüngt, aufsplittert und kontinuierlich in das Membransystem des Trabekelwerkes fortsetzt (JAKUS 1956, 1961, FEENEY u. GARRON 1961). Das Membransystem des Trabeculum corneosclerale wäre dann gewissermaßen als eine Oberflächenvergrößerung der Descemet-Membran, als ein flächenhaft ausgebreitetes, vervielfachtes Lamellensystem aufzufassen (vgl. Abb. 132, 133). Von den verschiedenen, homogenen Schichten der Trabekel muß wahrscheinlich die subendotheliale, dickere Membran (Schicht c in Abb. 133) als die Fortsetzung der Descemetschen Membran aufgefaßt werden. Sie gleicht ihr auch im Aufbau.

4. Innervation des Trabekelwerkes

Alle Autoren, die sich in neuerer Zeit mit der Innervation des Trab. corneosclerale beschäftigt haben, bestätigen den außerordentlichen Reichtum an Nervenfasern in diesem Gewebe (ROCHON-DUVIGNEAUD 1943, VRABEC 1954, 1961, KURUS 1955, 1958, BRINI 1956, HOLLAND et al. 1956, 1957, UNGER 1957, ROHEN u. UNGER 1959, WOLTER 1959, 1960, VALU 1962). Generell müssen wohl zwei verschiedene Nervengruppen unterschieden werden: durchlaufende Nervenfasern zur Hornhaut und im Trabekelwerk endende Fasern. Die durchlaufenden Fasern sind häufig markhaltig, die Fasern für das Trabekelwerk in der Regel marklos. Die Trabekelnerven kommen aus dem Plexus ciliaris, teilen sich dichotom und nehmen im Trabekelwerk vornehmlich eine äquatoriale Verlaufsrichtung ein. Die dünnen Markscheiden gehen beim Verlassen des Ciliarkörpers verloren (VALU 1962). Das feine Nervennetz, das sich innerhalb des Trab. corneosclerale bildet, reicht mit einzelnen Fasern bis in unmittelbare Nachbarschaft des Schlemmschen Kanals (VRABEC 1954, HOLLAND et al. 1956, VALU 1962). Elektronenmikroskopisch kann man vereinzelte marklose Nervenfasern bis in den Innenwandbereich verfolgen. Organisierte, nervöse Endformationen innerhalb des Trabekelwerkes fanden die meisten Untersucher nicht. Nur VRABEC (1954, 1961) beobachtete beim *Reh* einzelne sensible Endschlingen und Endknäuel, bei der *Gans* auch eingekapselte Lamellenkörperchen nach Art der Herbstschen Tastkörperchen im Kammerwinkel. Solche Gebilde wurden bisher nur von ROCHON-DUVIGNEAUD (1893, 1943) im Ciliarkörper der *Cetaceen* beschrieben. KURUS (1955, 1958) hat beim *Menschen* an der Grenze von Ciliarkörper und Trabekelwerk endkörperartige, nervöse Gebilde abgebildet, die er für receptorische Endapparate hielt. Eine Bestätigung dieser Befunde steht noch aus. BRINI (1956) fand beim *Rind* keine nervösen Endformationen im Bereich der Kammerbucht. HOLLAND, v. SALLMANN u. COLLINS (1956, 1957) imprägnierten bei *Mensch, Kaninchen, Hühnchen* und *Makaken* ein reiches, plexiformes Nervennetz im Trabekelwerk, konnten aber keine nervösen Endorgane darstellen. Freie Nervenendigungen scheinen indes vorhanden zu sein (VRABEC 1954, HOLLAND et al. 1956, WOLTER 1959, 1960, VALU 1962). Aus gezielten Degenerationsversuchen (HOLLAND et al. 1957) und pharmakologischen Experimenten (PRIJOT u. STONE 1956, SEARS u. BÁRÁNY 1960 u. a.) läßt sich schließen, daß das Nervengeflecht des Trabekelwerkes sowohl sympathische als auch parasympathische und sensible Elemente enthalten muß. Eine morphologische Unterscheidung ist jedoch nicht möglich.

Die auffallend reiche Innervation des Kammerwinkels ist bei allen Wirbeltieren gleich. Auch bei *Fischen* enthält das Lig. anulare der Kammerbucht
zahlreiche Nervenfasern (VRABEC 1954). In der menschlichen Entwicklung zeigte
die Untersuchung eines zweijährigen *Kindes* bereits ein reiches Nervennetz im
Trabekelwerk, das demjenigen Erwachsener gleicht (WOLTER 1959).

Die geschilderten Innervationsverhältnisse lassen vermuten, daß die Gewebe
der Kammerbucht für druckregulatorische oder durchblutungssteuernde Regelmechanismen eine bedeutende Rolle spielen. Doch sind die vorliegenden physiologischen und pharmakologischen Befunde noch zu gering, um sichere Aussagen
machen zu können.

5. Vergleichende Anatomie der Kammerbucht

Der Bau der Kammerwinkelregion differiert bei Wirbeltieren erheblich, was
bei experimentellen Arbeiten nur selten berücksichtigt wird.

Bei *Cyclostomen* liegt ein lockeres, epitheloidzelliges Gewebe im Kammerwinkel, das als Vorläufer des sog. Lig. anulare angesehen werden kann. Einzelne
feine Faserstränge kreuzen das Zellgewebe an der Vorderseite (VRABEC 1958, 1961).

Bei *Teleostiern* existiert ein großblasiges Lig. anulare, das chorioidalen Charakter hat und reich an Glykogen und alkalischen Phosphatasen ist (SMELSER u.
CHEN 1954, NOVER 1958). Die großen epitheloiden Zellen, die den Kammerwinkel
zu $^2/_3$ ausfüllen, haben kleine exzentrische Kerne und werden von einzelnen kollagenen und elastischen Fasern umhüllt. Hier und da finden sich Pigmentzellen.
Das Gewebe ist gefäßlos. IWAMOTO (1951) beschrieb das Lig. anulare von 53 verschiedenen *Fisch*arten. Er fand ein Lig. anulare nur bei *Teleostiern*, nicht bei
Elasmobranchiern. Vermutlich steht es funktionell mit einem andersartigen
Corneastoffwechsel in Zusammenhang. Die Cornea hat keine Descemetsche
Membran und kein geschlossenes Endothel an der Rückfläche, so daß das Kammerwasser wahrscheinlich in die Hornhaut eindringt (SMELSER u. CHEN 1954).

Bei *Amphibien* besteht das Filterwerk aus zwei Abschnitten: einer äußeren,
lamellären Portion an der Corneasklera und einer mehr reticulären an der Innenseite. Die reticuläre ist mit Pigmentzellen durchsetzt und enthält zahlreiche,
unregelmäßig angeordnete Kollagenfaserbündel. Beide Gewebsabschnitte werden
durch einen Spalt getrennt (VRABEC 1961).

Der Kammerwinkel der *Reptilien* hat eine Struktur, die weitgehend derjenigen der *Vögel* ähnlich ist. Die intraskleralen Gefäßkanäle, die mit dem
Schlemmschen Plexus zu homologisieren sind, fließen nach rückwärts zur
Chorioidea ab (VRABEC 1958).

Bei *Vögeln* fällt die Größe der Fontanaschen Räume des Kammerwassers auf.
Der Ciliarkörper ist zweigeteilt (Abb. 141). Grundplatte und Ciliarfortsätze liegen
auf der einen Seite, die quergestreifte Ciliarmuskulatur (meist aus mehreren,
mindestens aber zwei getrennten Muskeln bestehend) auf der anderen Seite
eines großen, flüssigkeitsgefüllten Spaltraumes. Von der Grundplatte und Iriswurzel steigen zahlreiche, meridionale Faserstränge auf, die sich am gegenüberliegenden, äußeren Teil des Ciliarkörpers befestigen. Der vordere, quergestreifte
Ciliarmuskel (Cramptonscher Muskel) heftet sich an den inneren Teilen des
Corneagewebes, das peripher verdickt ist, an. Die Cornea erscheint peripher zweigeteilt. Im Ansatzbereich des Muskels liegt ein zirkulärer, mit Kammerwasser
gefüllter Kanal, der auch mehrteilig auftreten kann, aber immer den ganzen
Bulbus ringförmig durchzieht. In der Nähe findet sich eine muskelstarke Arterie.
Vom Kanal gehen radiäre Abzweigungen zum episkleralen Venennetz, welche
die Sklera senkrecht durchbohren (Abb. 141 b). Sie sind äußerst dünnwandig;

eine muskuläre oder adventitielle Gefäßwand fehlt weitgehend. Kammerseitig wird der Kanal, der mit dem Schlemmschen Kanal vergleichbar ist, durch ein

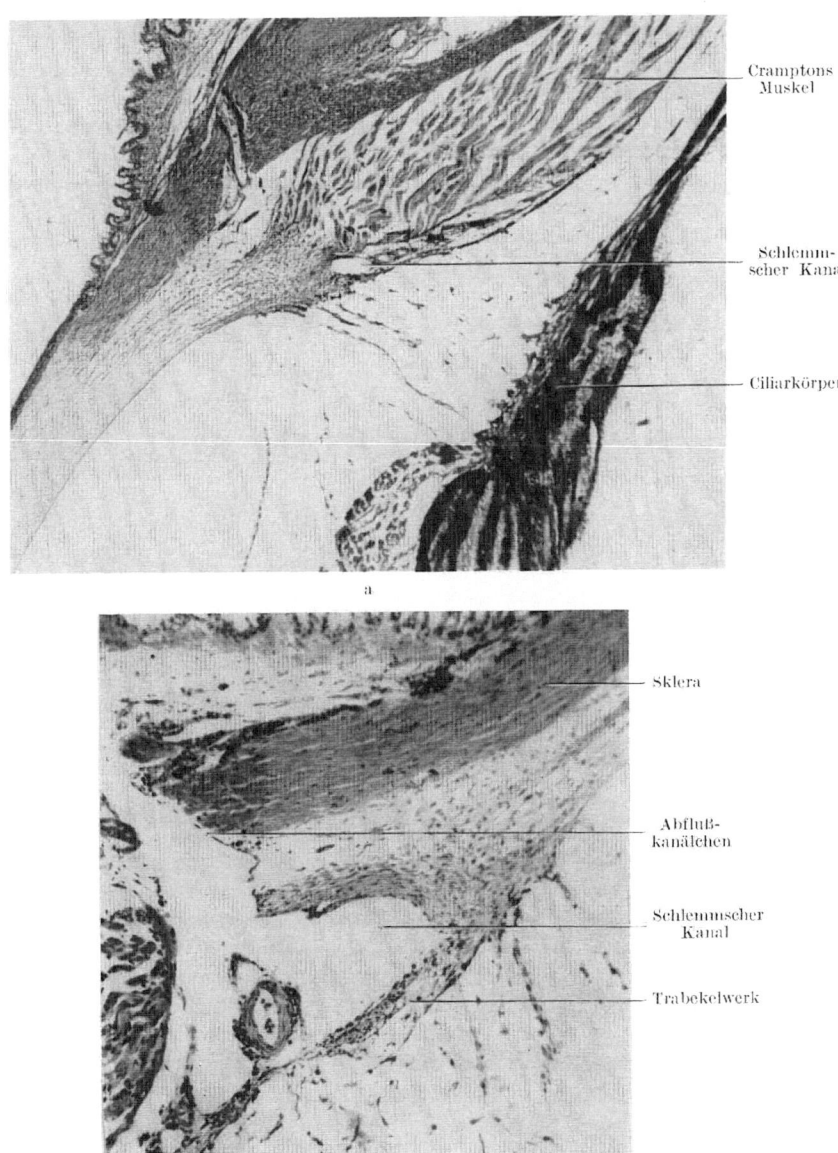

Abb. 141a u. b. Sagittalschnitte durch die Kammerwinkelregion der Taube. a Goldner, 65fach, b 100fach. Der Schlemmsche Kanal liegt hier an der Innenseite des Cramptonschen Muskels. Die abführenden Venen perforieren Muskel und Sklera nahezu senkrecht

lockermaschiges Gewebe begrenzt, das wir als Filtergewebe oder Trabekelwerk bezeichnen wollen (Abb. 141). Es ist zellreich, enthält reichlich Glykoproteide in der Zwischensubstanz und wird von einem feinen, argyrophilen Fasernetz durchsetzt. Die Fasern haben eine bevorzugt äquatoriale Verlaufsrichtung.

Lumenwärts liegen größere Endothelzellen, die gelegentlich auch vacuolisiert sind. Homogene Membranen („Glashäute") wie bei *Primaten* sind nicht differenziert.

Bei den *Säugern* zeigt der Kammerwinkel im allgemeinen den gleichen Aufbau. Nur die *Primaten* weichen in der Kammerwinkelstruktur erheblich davon ab (ROHEN 1957b, 1961b, 1962c, d, CALKINS 1960). Die Verschiedenheiten im Aufbau der Kammerwinkelregion hängen vermutlich mit dem evolutiven Umbau des Ciliarkörpers zusammen (s. S. 192). Durch die Vergrößerung des Ciliarmuskels bei den *Primaten* wird der Ciliarkörper vereinheitlicht und der Kammerwinkel eingeengt. Die Fontanaschen Räume verschwinden weitgehend (Abb. 142). Die Distanz vom Ende der Descemetschen Membran bis zur Suprachorioidea („Tiefe

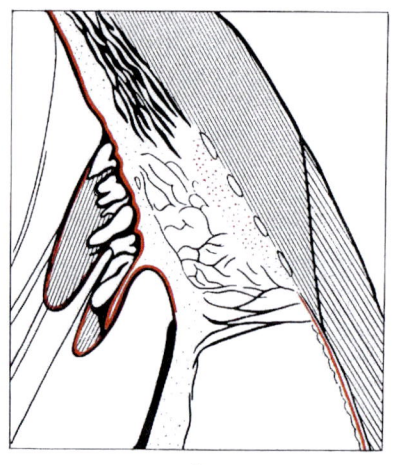 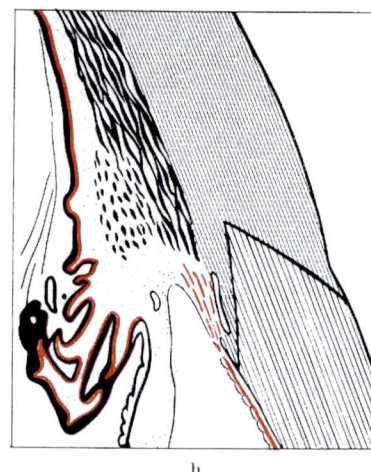

a   b

Abb. 142a u. b. Gegenüberstellung der Membransysteme im Bereich der Kammerbucht und der Ciliarfortsätze bei Haussäugern (b) und höheren Primaten (a). Die Descemetsche Membran (rot) hört bei den meisten Säugern in Höhe der Irisfortsätze auf, setzt sich aber bei Primaten in das Membransystem des Trab. corneosclerale fort (rote Striche). Bei Haussäugern enthält das Filterwerk der Kammerbucht (rote Punkte) keine basalmembran-artigen Lamellen. (Basalmembran der Ciliarfortsätze rot)

der Kammerbucht") mißt bei *Ungulaten* 0,20—0,24 mm, bei *Carnivoren* 0,39 bis 0,50 mm, bei höheren *Primaten* 0,06—0,09 mm (TRONCOSO u. CASTROVIEGO 1936c). An Sagittalschnitten fanden wir bei *Ungulaten* ähnliche Werte (HELFRICH 1956). Bei *Ungulaten* müssen jedoch zusätzlich die Asymmetrien in den einzelnen Quadranten berücksichtigt werden. Die Tiefe der Kammerbucht, die etwa dem sagittalen Durchmesser der Fontanaschen Räume entspricht, ist hier nasal und temporal zum Teil nur halb so groß wie an den vertikalen Quadranten (HELFRICH 1956).

Die Vereinheitlichung der Kammerbucht bei den niederen *Primaten* wird am Verschwinden der Fontanaschen Räume kenntlich. Die Iriswurzel liegt daher bei den höheren *Primaten* näher am Ciliarkörper als bei den übrigen *Säugern*. Unabhängig davon, ob man die Strukturunterschiede der Kammerwinkelregion bei *Nichtprimaten* und *Primaten* mit einem evolutiven Prozeß in Zusammenhang bringen will oder nicht, läßt sich doch eine morphologische Reihe aufstellen, die bei den niederen *Säugern* beginnt und bei den höheren *Primaten* endet. Diese Reihe ist morphologisch gesehen eine Differenzierungsreihe (ROHEN 1961b). Die oben geschilderte komplizierte Struktur des Trab. corneosclerale ist nur bei den höheren *Primaten* ausgebildet. Bei *Säugern* und niederen *Primaten* ist nur ein primitives Filterwerkgewebe entwickelt. Die *Säuger* — mit Ausnahme der höheren *Primaten* — besitzen im Kammerwinkelbereich vier unterschiedliche Bindegewebsformationen. Von innen nach außen wird der vordere Abschnitt des Ciliarkörpers zunächst von einer Fortsetzung der bindegewebigen Grundplatte gebildet, an der die Ciliarfortsätze befestigt sind, dann folgt das lockermaschige Gewebe, das die Fontanaschen Räume umgibt, und schließlich folgt — der Sklera unmittelbar angrenzend — ein zellreiches, engmaschiges Bindegewebe, das wir als „Filterwerk" bezeichnen müssen. Gegen die Kammerbucht

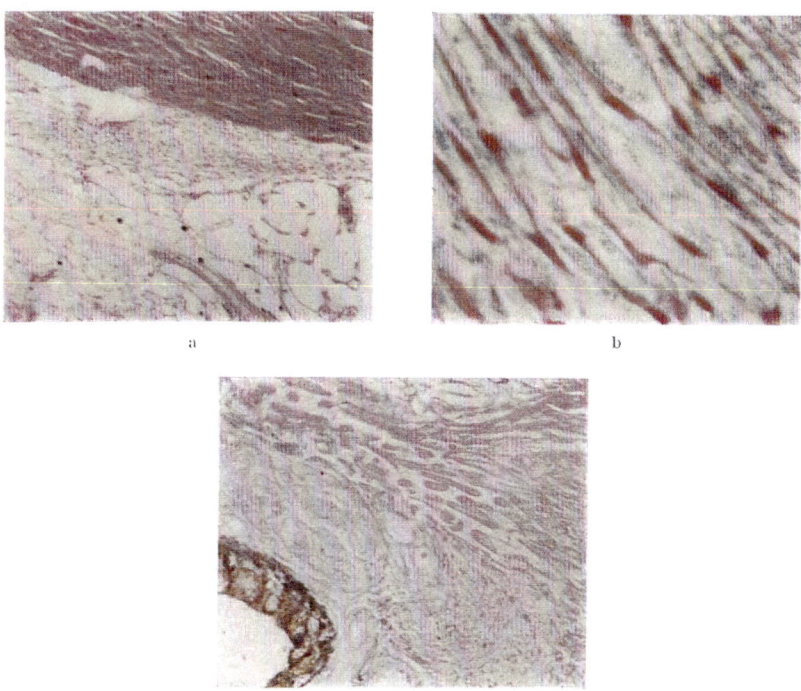

a   b

c

Abb. 143a—c. Querschnitte durch den Kammerwinkel von Mensch und Haussäugern, um die strukturellen Unterschiede zwischen einem „retikulären" und „trabekulären" Filterwerk zu demonstrieren. a u. b Querschnitte durch den Kammerwinkel der Ziege (Azan, 60- und 1000fach). Man erkennt die retikuläre Struktur des Filtergewebes in der starken Vergrößerung (b). c Kammerwinkel beim Menschen (absolutes Primärglaukom, Perjodatleukofuchsin-Reaktion kombiniert mit der Kolloideisenreaktion nach HALE). Durch die beim Glaukom häufige Verdickung der Membransysteme des Trabekelwerkes (rot), die sich von den blau gefärbten Lamellenkernen scharf abheben, wird der „trabekuläre Charakter" dieses Filtergewebes beim Menschen deutlich sichtbar

zu werden diese drei Bindegewebsformationen durch ein mehrschichtiges „Ligamentum pectinatum" abgegrenzt (Abb. 143).

Die Grundplatte besteht aus einem straffen, kollagenelastischen Bindegewebe, dessen Faserbündel eine bevorzugt äquatoriale Richtung haben. Dieses Gewebe ist die wichtigste Verbindungsbrücke der hinteren Uvea zur Iris und zu den Ciliarfortsätzen.

Das Bindegewebe des mittleren Abschnittes, das die Fontanaschen Räume enthält, besteht aus kollagenfaserigen Zellsträngen, die sich netzartig untereinander verflechten. Stellenweise verbreitert sich das Gewebe zu einem lockeren, kollagenen Bindegewebe, in dem reichlich freie Zellen vorkommen. Fibroblastenähnliche Elemente liegen an den Verzweigungsstellen der Faserstränge und stellen ein Reservematerial für Proliferationsprozesse dar. Chromatophoren sind reichlich vorhanden.

Funktionell am wichtigsten ist das skleraseitig gelegene „Filterwerk". Es wird vielfach als Trabeculum corneosclerale bezeichnet und mit dem Trabekel-

Intraskleraler Venenplexus

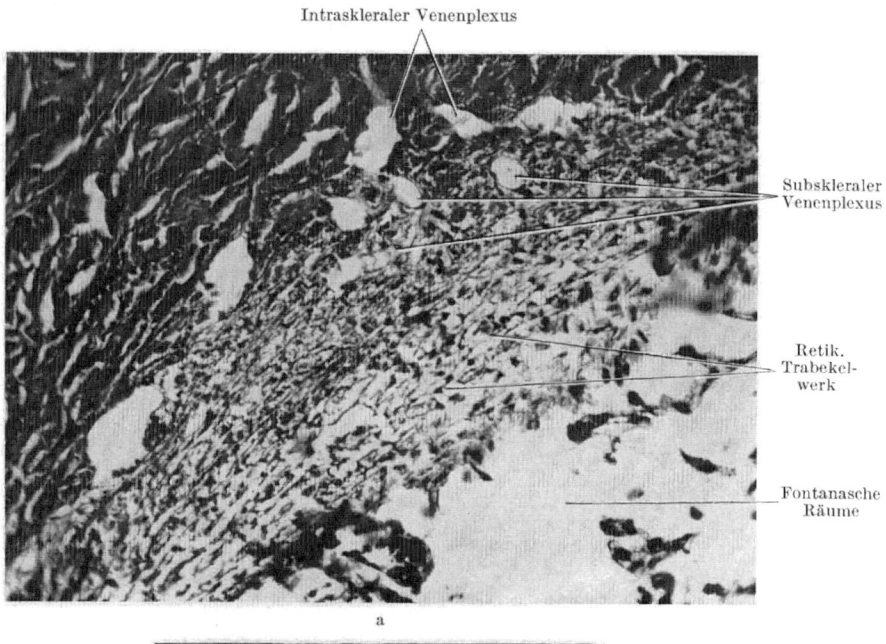

Subskleraler Venenplexus

Retik. Trabekelwerk

Fontanasche Räume

a

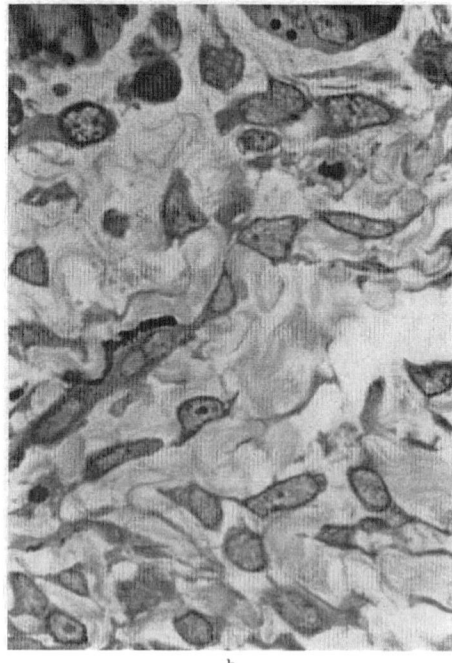

b

Abb. 144a u. b. a Retikuläres Filterwerk der Kammerbucht beim Schwein und subskleraler Gefäßplexus, der mit schlingenartigen Capillaren tief in das Filterwerk hineinreicht (nach Vorderkammerdurchspülung, 230fach). b Retikuläres Filterwerk von einem 12 Tage alten Kaninchen (Ultradünnschnitt, Methacrylat, 0,5 μ, Giemsa, Ölimmersion, 616fach). Man beachte die retikuläre Struktur der Bindegewebszellen und die intercelluläre Grundsubstanz mit eingelagerten Fibrillen, welche die Zwischenräume fast vollständig ausfüllt

werk des *Menschen* verglichen (TRONCOSO et al. 1936, BRINI 1956, CALKINS 1961, SHEPPARD 1961, RUSKELL 1961). Eine genauere Strukturanalyse zeigt aber, daß diese Gewebsformation einen völlig anderen, weit primitiveren Aufbau hat (ROHEN 1957b, 1959, 1961b). Lichtmikroskopisch fällt bereits der Zellreichtum auf. Zwischen den Zellen liegen argyrophile Fasern meist in äquatorialer Richtung orientiert. Die Zellen bilden ein dreidimensionales Netz, ähnlich dem Zellgitter im reticulären Bindegewebe. Die Interstitien sind mit einer mucopolysaccharidreichen, teilweise wasserlöslichen Grundsubstanz gefüllt, in der die Gitterfasern eingebettet sind. Intracelluläre Fasern konnten wir nicht beobachten. Das Gewebe trägt die Charakteristica eines primitiven, reticulären Bindegewebes. Wir haben daher vorgeschlagen, im Unterschied zu den vergleichbaren Strukturen bei höheren *Primaten*, die ein „trabeculäres" oder „lamelläres" Filterwerk haben, hier von einem „reticulären" Filterwerk zu sprechen (ROHEN 1961b). Ein solches reticuläres Filterwerk besitzen alle bislang untersuchten *Säuger* (*Rodentier, Carnivoren, Ungulaten* usw.). Es existiert auch bei den niederen *Primaten*. Erst die höheren *Primaten (Simiae)* bilden ein lamelläres, auf engem Raum konzentriertes Trabekelwerk mit basalmembranartigen Schichten aus.

Das „reticuläre" Filterwerk der übrigen *Säuger* enthält eine mucopolysaccharidreiche Zwischensubstanz, die durch Perfusion der Vorderkammer mit hyaluronidasehaltigen Lösungen abgebaut wird. Auch am Schnitt erweist sich die intercelluläre Grundsubstanz als hyaluronidaseempfindlich. Die Existenz einer hyaluronsäurehaltigen Grenzschicht zur Kammerbucht hin vermutete VRABEC (1957) auf Grund von Abdruckpräparaten (Replicatechnik). Nach unseren Befunden liegen jedoch die hyaluronidaseempfindlichen Substanzen im intertrabeculären Zwischengewebe und nicht häutchenartig an der Grenzfläche zur Kammerbucht.

Ein Schlemmscher Kanal im echten Sinne des Wortes existiert bei *Säugern* nicht (ROHEN 1959, KANDORI u. OKAMOTO 1960, RUSKELL 1961). Jedoch ist an der Innenseite der Sklera im Bereich des reticulären Filterwerkes ein Gefäßplexus vorhanden, der Kammerwasser führt und mit dem intra- und episkleralen Venengeflecht zusammenhängt (Abb. 144a). Beim *Kaninchen* ist er häufig auf ein bis drei Kanälchen zusammengedrängt, die etwa 7—12 μ breit sind und ringförmig das ganze Auge umgeben („trabecular canal" nach SHEPPARD 1961, RUSKELL 1961, KANDORI u. OKAMOTO 1960). Ein innerhalb der Irisfortsätze verlaufender, nicht geschlossener Kanal, der sog. Fontanasche Kanal, muß davon unterschieden werden (HENDERSON 1921, TRONCOSO et al. 1936). Der Kammerwasser abführende, sklerale Plexus liegt meist exakt an der Sklera-Uvea-Grenze, also nicht eigentlich intraskleral. Von ihm gehen verzweigte *intratrabeculäre* Capillarschlingen bis in das äußere Drittel des reticulären Filterwerkes (Abb. 144a, 145). Diese Capillaren sind geschlossen und haben keine Verbindung mit den interstitiellen Zwischenräumen des Filtergewebes. An den Grenzflächen der intratrabeculären Gefäßschlingen liegen vielfach hohe, teilweise auch vacuolisierte Endothelzellen.

Die Stränge des *Lig. pectinatum* (Irisfortsätze) der *Säuger* sind äußerst zahlreich, dicht pigmentiert und so umfangreich, daß sie auch makroskopisch beobachtet werden können. Sie werden stellenweise von Ausläufern der Descemetschen Membran überzogen. Die Stränge stellen die periphere Irisfixation dar und enthalten kollagene Faserbündel des Bindegewebsgitters der Iris. Die Fortsätze werden von Endothelzellen vollständig umkleidet. Eine dickere, subendotheliale, homogene Substanzschicht ist reich an Mucopolysacchariden. Durchspült man den Kammerwinkel mit einer Alcianblaulösung, so färben sich die Lig. pectinatum-Stränge sofort intensiv an. Seitliche Auftreibungen und Ver-

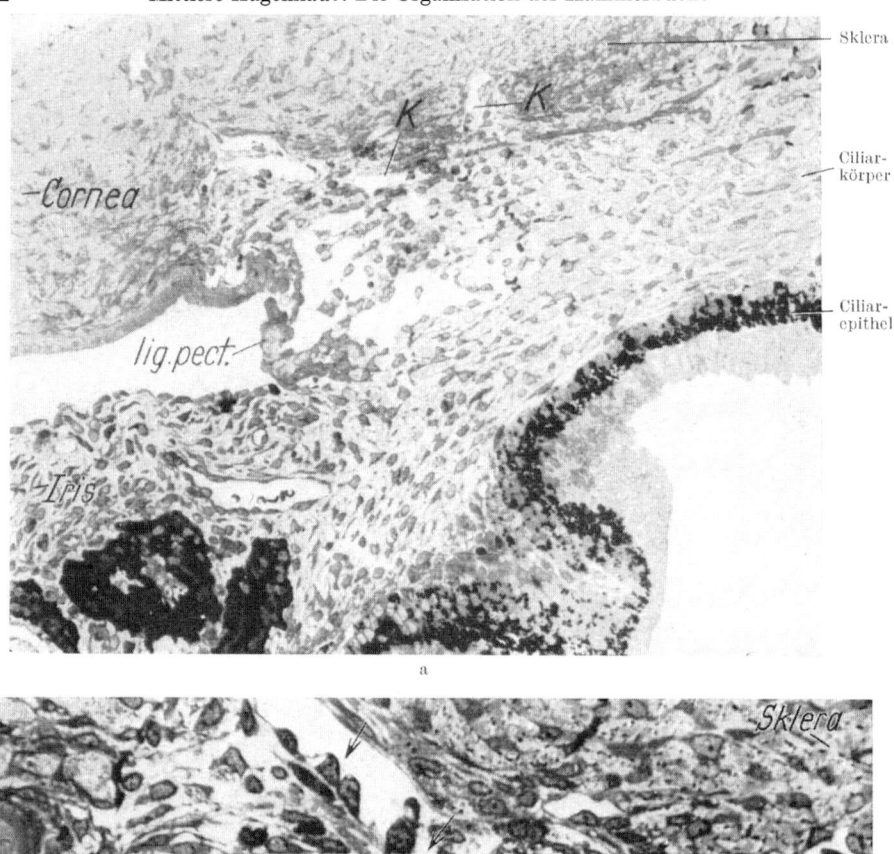

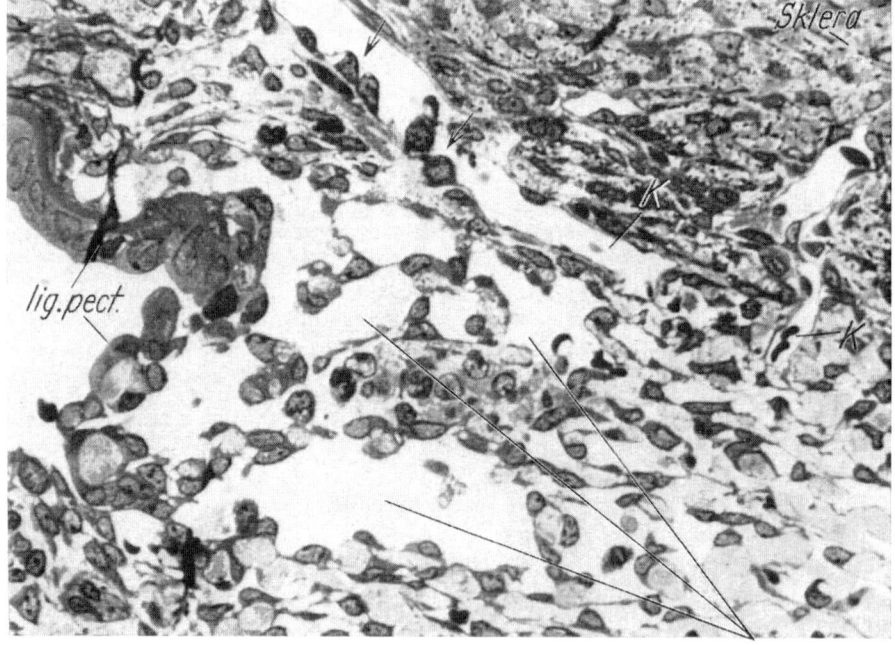

Abb. 145a u. b.. Aufbau der Kammerwinkelregion beim Kaninchen (Ultradünnschnitte nach Methacrylateinbettung, Giemsa-Färbung, Vergr. 65fach, 9 Tage altes Tier). Man beachte den Gegensatz zwischen vorderem und hinterem Abschnitt des Ciliarkörpers. Vorne sind weite intertrabeculäre Zwischenräume (Fontanasche Räume), hinten dagegen ist ein vollständig geschlossenes, retikuläres Bindegewebe mit sternförmig verzweigten Zellen und einer homogenen, hyaluronidaseempfindlichen Zwischensubstanz differenziert. Von den intraskleralen Capillaren biegen lupenartig Zweige ins Trabekelwerk ein (*K*). An der kammerseitigen, capillaren Grenzfläche finden sich reihenweise angeordnete, hohe Endothelzellen, die teilweise auch vacuolisiert sind (Pfeile in Bild b). Der Zellreichtum der Lig. pectinatum-Stränge ist auffallend (*Lig.pect.*)

breiterungen der Stränge sind wohl als Artefakte zu betrachten. Artliche Unterschiede im Aufbau der Kammerbucht sind bei *Säugern* vorhanden, prinzipielle

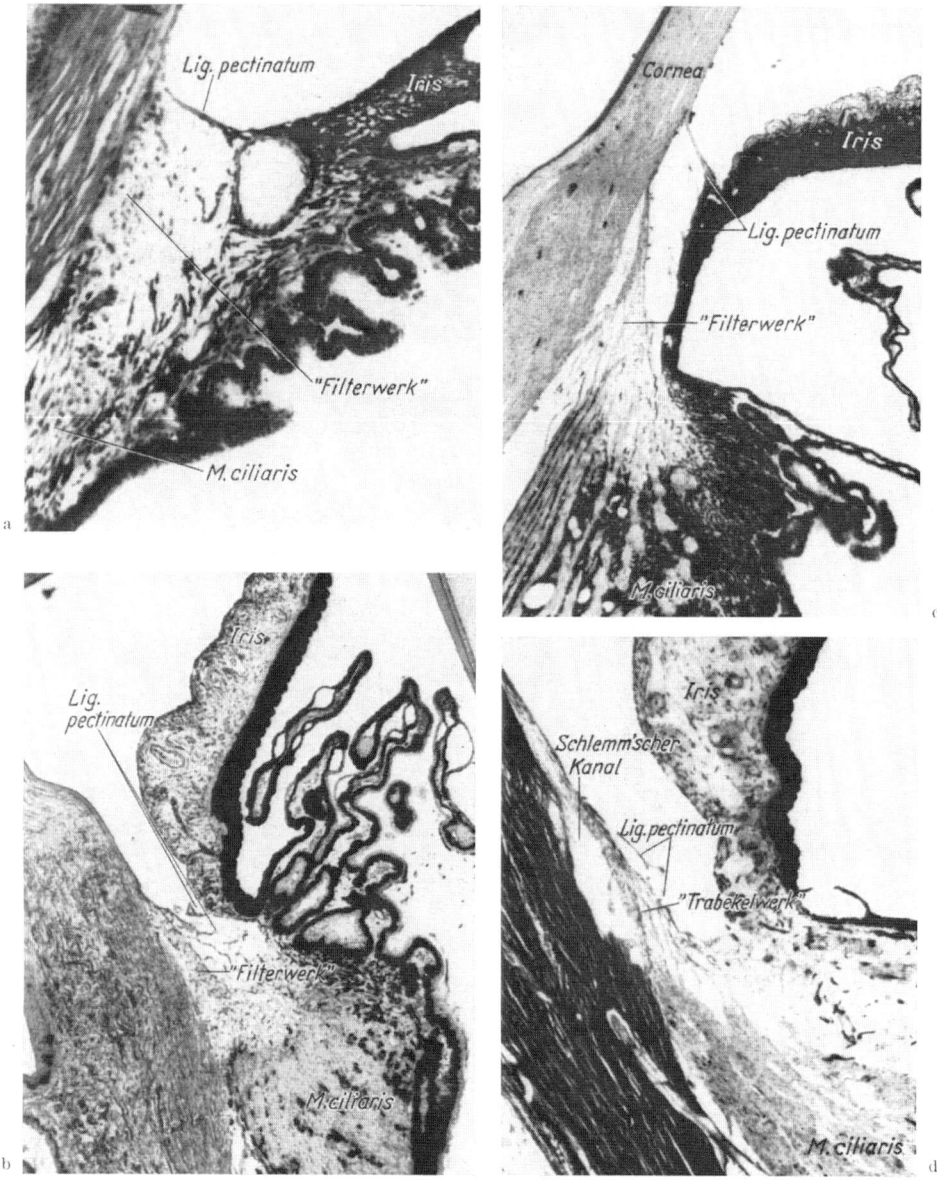

Abb. 146a—d. Gegenüberstellung der Organisation der Kammerbucht bei verschiedenen Primaten. a *Tupaia glis* (Goldner, 60fach), b *Lemur catta* (H. E., 24fach), c *Galago senegal* (H. E., 24fach), d *Pan* (Azan, 60fach). Erläuterungen s. Text

Unterschiede existieren nicht (TRONCOSO u. CASTROVIEGO 1936, DUKE-ELDER 1961, ROHEN u. UNGER 1959).

Interessanterweise fanden wir bei niederen *Primaten (Tupaia, Halbaffen)* noch eine deutliche Zweiteilung des Ciliarkörpers mit großen Fontanaschen Räumen, einem „reticulären" Filterwerk und kräftigen Irisfortsätzen. Die lamelläre Membranstruktur des Trabekelwerkes tritt bei den *Simiae* auf (Abb. 132, 133). Die intensiv perjodatreaktiven Schichten sind erst im Trabekelwerk der höheren

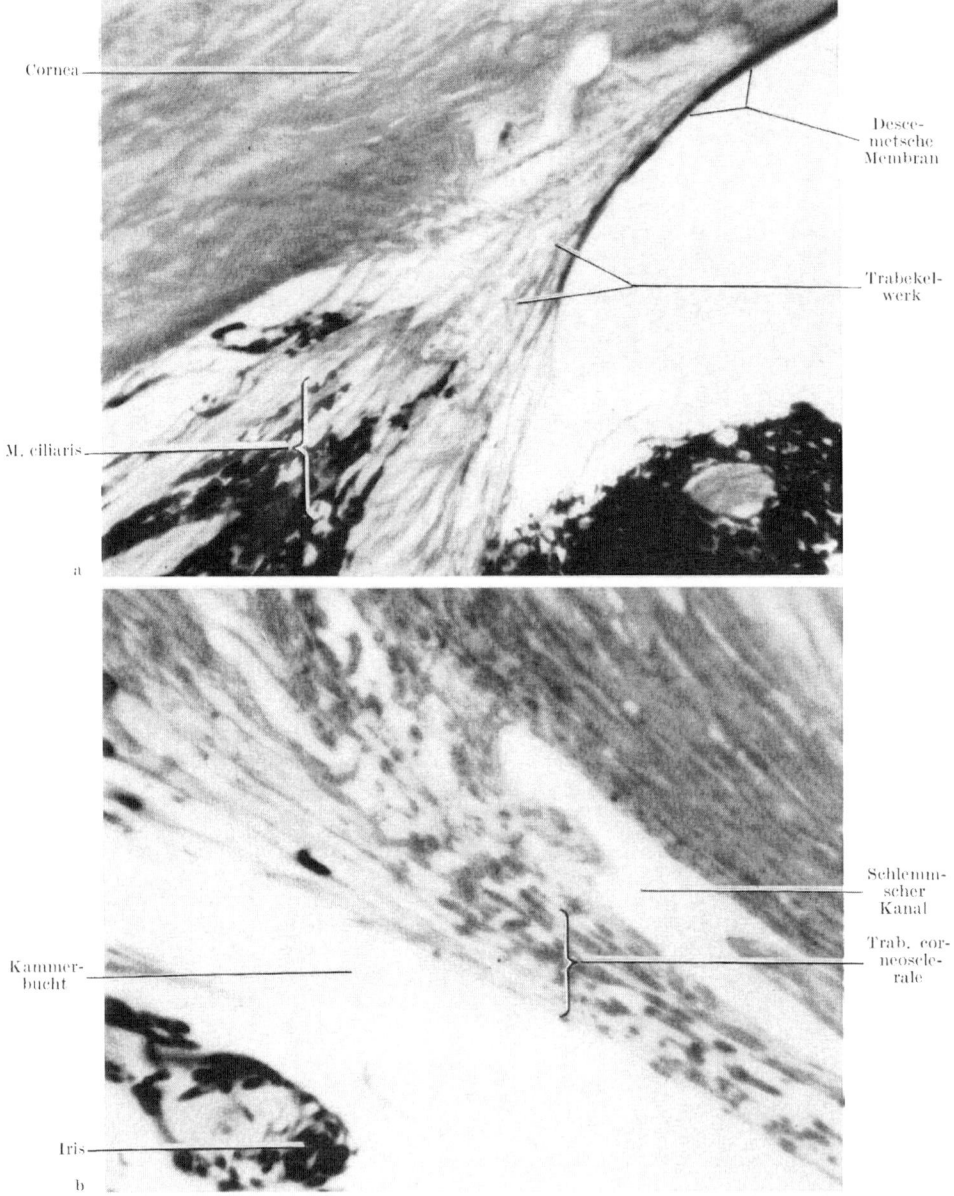

Abb. 147a u. b. Sagittalschnitte durch das Filterwerk bei einem Halbaffen und Affen. a *Perodicticus Potto* (160fach), b Gorilla (320fach). (In beiden Fällen Perjodatleukofuchsin-Reaktion.) Man beachte das Auftreten perjodatreaktiver Membransysteme im Trabekelwerk der höheren Affen, die bei Halbaffen noch fehlen. (Aus ROHEN 1961)

Primaten nachweisbar. Bei den *Prosimiae* und auch bei *Tupaiiformes* fehlen sie noch (Abb. 146). An frisch fixiertem Material läßt sich bei den *Halbaffen* zwar eine intercelluläre, perjodatreaktive Grundsubstanz innerhalb der Filtergewebe anfärben, aber kein perjodatreaktives Basalmembransystem. Ein Schlemmscher Kanal existiert nur bei den höheren *Affen*. Die *Halbaffen* haben einen verzweigten, skleraseitigen Gefäßplexus, der das Kammerwasser abführt. Bei *Galago* scheint ein solcher Plexus zu fehlen. Das Filtergewebe der *Halbaffen* ist „reticulär" und enthält eine hyaluronidaseempfindliche Zwischensubstanz. Feinste kollagene und präkollagene Fibrillen liegen in Bündeln zwischen den Zellen. Die Zellen sind netzförmig untereinander verbunden. Freie Zellen (Makrophagen, Plasmazellen, Mastzellen) kommen gelegentlich vor. Auch Chromatophoren liegen verstreut im Gewebe.

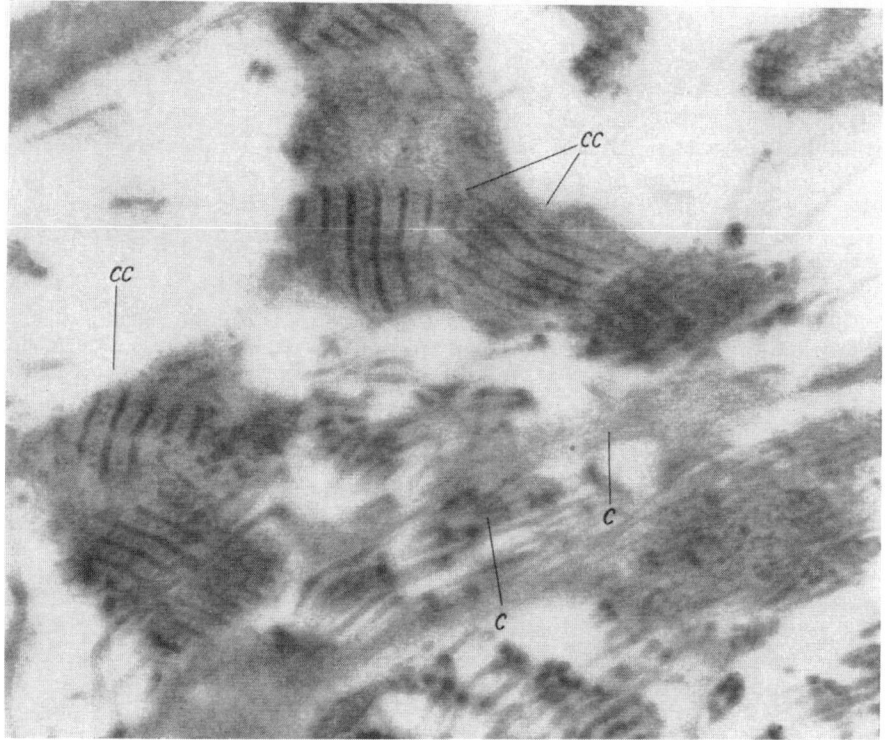

Abb. 148. Elektronenmikroskopische Aufnahme aus dem Innenbereich eines Trabekels im Kammerwinkel von *Cercopithecus aethiops* (Orig.-Vergr. 20000fach, Gesamtvergr. 86000fach). Zwei verschiedene Kollagenstrukturen sind erkennbar: Normale Kollagenfibrillen (*C*) und langperiodige Faserelemente (*CC*), die als Kollagenoid, Gitterkollagen, „curly collagen" oder „long-spacing-fibrils" bezeichnet worden sind

Bei neugeborenen Tieren konnten wir elektronenmikroskopisch homogene Einschlüsse in den Zellen des reticulären Filterwerkes und ein ausgeprägtes endoplasmatisches Reticulum feststellen. Lichtmikroskopisch fanden wir in den ersten Lebenstagen große, intracellulär gelegene PAS-positive Granula. Bei erwachsenen *Kaninchen* sieht man zahlreiche solcher Zellen dann, wenn man die Vorderkammer in vivo einige Tage vorher mit Hyaluronidase perfundiert hat. Wir möchten daher annehmen, daß die intercellulären Mucoproteide von den Zellen des Filterwerkes selbst gebildet werden. Die Descemetsche Membran setzt sich bei den *Halbaffen* nicht auf das Filterwerk fort. Sie geht zwar stellenweise auf die Stränge des Lig. pectinatum über, endet aber stets am Vorderrand des reticulären Filterwerkes.

Das trabeculäre Filterwerk der höheren *Affen* hat grundsätzlich denselben Bau wie das des *Menschen*. Die perjodatreaktiven Membranen („Glashäute" usw.) sind allgemein etwas dünner. Die Gesamtstruktur ist graziler. Kollagenoides Material („curly collagen") mit einer Querperiode von 800—1050 Å wurde anfangs bei *Makaken* nicht gefunden (HOLMBERG 1960), ist aber nach neueren Befunden auch bei *Primaten* vorhanden (LEESON u. SPEAKMAN 1961, ROHEN 1962c) (Abb. 148). Es tritt jedoch im allgemeinen seltener in den homogenen Membranschichten auf. Der Lamellenkern besteht vornehmlich aus kollagenen Fibrillen, die einen Durchmesser von rund 400 Å haben (HOLMBERG 1960). Eine subendotheliale Basalmembran ist nicht abgrenzbar. Artliche Unterschiede im Aufbau der Kammerbucht bei *Primaten* sind vorhanden (ROHEN 1962d).

6. Die Entwicklung der Kammerbucht

Die *Embryonalentwicklung* der Kammerwinkelgewebe wurde von IDA MANN (1949) vorwiegend auf Grund älterer Untersuchungen wie folgt geschildert: Im Laufe der menschlichen Embryonalentwicklung schiebt sich der Kammerwinkel kontinuierlich nach rückwärts, der Augenbecherrand nach vorn. Der Circulus arteriosus iridis major, der Schlemmsche Kanal und Skleralsporn können als Fixpunkte dienen, um die gegenseitigen Gewebsverschiebungen zu rekonstruieren, da sie ihre Lage zueinander nicht verändern. Auf diese Weise ließen sich bei der Frühentwicklung der Limbusregion des Auges erhebliche *Proportionsverschiebungen* feststellen (ALLEN, BURIAN u. BRALEY 1955).

Nach Ansicht der älteren Autoren kommt es bei diesen Proportionsverschiebungen zu Auflockerungs- und Rückbildungsvorgängen an den mesodermalen Geweben der Kammerbucht. Die atrophischen Prozesse sollen den Kammerwinkel öffnen, so daß der Sinus venosus allmählich in die spätere topographische Nachbarschaft zu Trabekelwerk und Vorderkammer gelangt.

Neuere Untersucher lehnen jedoch die Hypothese von den Rudimentierungsprozessen ab und nehmen statt dessen Spaltungsvorgänge an. Die Kammerbucht soll während der embryonalen Wachstumsverschiebungen lediglich der Länge nach aufgespalten werden, so daß die Iriswurzel nach hinten, der Schlemmsche Kanal und Schwalbesche Ring nach vorn verschoben werden (ALLEN et al. 1955, BURIAN et al. 1956). Diese Aufspaltung des Kammerwinkels soll beim *Menschen* im fünften Fetalmonat stattfinden. Rückbildungsvorgänge sind von dieser Arbeitsgruppe überhaupt nicht gesehen worden. Wird die Anzahl der mesodermalen Zellschichten bei embryonalen Augen verschiedener Altersstufen und bei Erwachsenen bestimmt, so zeigt sich eine kontinuierliche Zunahme der Zelllagen, ohne daß Zell-, Kern- oder Gewebsdegeneration im Kammerwinkelbereich dabei zu beobachten sind (ALLEN, BURIAN u. BRALEY 1955). Persistenz des Lig. pectinatum oder Auftreten eines prominenten Schwalbeschen Ringes betrachten BURIAN u. Mitarb. daher nicht als Ergebnis des Ausbleibens embryonaler Rudimentierungsprozesse, also als „mesodermale Überreste" von nicht rückgebildeten Strukturen, sondern umgekehrt als exzessive, produktive Bildungen, die bei einer mangelhaften Spaltung entstehen sollen.

Unter 19 embryonalen Augen fanden ALLEN et al. (1955) dreimal einen prominenten Schwalbeschen Ring. Seine prozentuale Häufigkeit gleicht damit derjenigen, die man am Auge des *Erwachsenen* findet. Der Schwalbesche Ring muß als Überschußbildung aufgefaßt werden. Ähnliches gilt nach BURIAN auch für das Lig. pectinatum. Dieser Gewebsabschnitt der Kammerbucht entsteht beim *Menschen* nur auf Grund atavistischer Fehlentwicklungen, aber nicht durch mangelnde Rückbildung frühembryonaler, mesodermaler Strukturen, wie sie von den älteren Autoren noch angenommen worden ist. Findet man im erwachsenen menschlichen Auge noch Lig. pectinatum-Stränge in größerem Ausmaß, so muß man sie nach den neueren Erkenntnissen wohl als eine mesodermale Mißbildung betrachten, an deren Entstehung produktive Prozesse (überschießende Mesodermbildung im Bereich der Irisfortsätze und der uvealen Trabekel) und Hemmungsvorgänge (mangelnde Differenzierung der Filtergewebe, Ausbleiben der Vergrößerung der Kammerbucht) in gleicher Weise beteiligt sind.

Zu einer Stützung dieser Annahme haben neuere klinische Beobachtungen wesentlich beigetragen. *Bindegewebsanomalien* der Kammerbucht in Form von kräftigen Lig. pectinatum-Strängen mit Verdünnung der peripheren Iris, Gefäßanomalien im uvealen Gerüstwerk usw. fanden sich gehäuft bei mesodermalen Systemerkrankungen, wie dem *Marfan-Syndrom*, bei idiopathischen Skoliosen u. ä. (REEH u. LEHMANN 1954, v. NOORDEN et al. 1960a, b, BURIAN et al. 1960, 1961). Bereits den Erstbeschreibern dieser Veränderungen (WEVE 1931, DVORAK-THEOBALD 1932, 1941) drängte sich der Vergleich dieser Kammerwinkelveränderungen mit den normalen Strukturen bei den *Säugetieren* auf. Da bei den genannten mesodermalen Systemerkrankungen höchstwahrscheinlich eine Störung des Mucopolysaccharidstoffwechsels vorliegt, die vermutlich in der Blockierung bestimmter Stufen des Mucopolysaccharidstoffwechsels besteht und durch Fütterung von Latyrus odoratus-Samen experimentell nachgeahmt werden kann, liegt es nahe, die beschriebenen Bindegewebsanomalien in der Kammerbucht als eine Hemmungsmißbildung aufzufassen. Man könnte daran denken, daß die für die Differenzierung der Trabekellamellen notwendigen Mucopolysaccharide infolge der allgemeinen Stoffwechselstörung nicht in das Trab. corneosclerale eingelagert werden können und daß auf diese Weise die evolutiven „Vorläuferstrukturen", z. B. die uvealen Abschnitte des Filterwerkes (Lig. pectinatum) exzessiv wachsen oder sich nicht rechtzeitig zurückbilden (ROHEN 1962c). Der in der Ontogenie wiederholte Sprung in der Differenzierung der Filtergewebe vom Strukturtyp der *Säuger* (Abb. 142b) zum Strukturtyp der höheren *Primaten* (Abb. 142a) könnte durch den Mangel geeigneter Mucoproteide im allgemeinen Stoffwechsel gehemmt sein und so zu den erwähnten Anomalien führen. Diese Annahme würde eine Synthese der klinischen, embryologischen und vergleichend-anatomischen Befunde ermöglichen.

Während der Embryonalentwicklung wird die zuerst mehr rundliche Kammerbucht des *Menschen* etwa vom 7. Monat an zunehmend spitzer. Der Schlemmsche Kanal wird zwischen 4. und 5. Monat abgrenzbar. Das „lamelläre" Trabekelwerk bildet sich im 7. Monat aus. Meridionale Ciliarmuskelfasern können vom 5. Monat an dargestellt werden, vereinzelte zirkuläre schon vom 9. Monat an (RYTKÖLA 1952). Die Trabekelendothelien sind zuerst sehr wasserreich und schrumpfen bei der histologischen Aufarbeitung leicht. Während sich in der Mitte der Schwangerschaftszeit in Sklera- und Ciliarmuskulatur reichlich Glykogen nachweisen läßt, zeigte sich im Trabekelwerk nur wenig Glykogen (VRABEC 1961).

Die Differenzierung des Trabekelwerkes hat RYTKÖLA (1952), der 120 menschliche Embryonen untersuchte, in den 7.—9. Monat verlegt. Sie erfolge durch eine „resorptive" Auflockerung. — MAUMENEE (1959), der die Entwicklung der Kammerbucht im Hinblick auf die Entstehung des kongenitalen Glaukoms des *Menschen* untersucht hat, spricht jedoch mehr im Sinne von BURIAN et al. (1955) von einer Spaltung. Von vergleichend-anatomischen Untersuchungen ausgehend, unterstützte CALKINS (1961) ebenfalls die Buriansche Hypothese. CALKINS hat eine umfassende quantitative Analyse des postnatalen Wachstums von *Ratten*augen bis 1000 Tage post partum durchgeführt und die Eröffnung des Kammerwinkels während der Entwicklung mit einem ungleichen Wachstum der Augenhäute erklärt. Die allometrische Umformung der Kammerwinkelregion während der frühen Embryonalentwicklung mit ihren korrelativen Wachstumsverschiebungen wurde von RYTKÖLA nicht berücksichtigt.

Der Vollständigkeit halber sei erwähnt, daß SONDERMANN (1951) obliterierende Gefäße und Capillaren als die entwicklungsgeschichtliche Grundlage der Trabekelformation angesehen hat, eine Aussage, deren Richtigkeit jedoch unbewiesen ist (vgl. BADTKE 1942).

7. Reaktives Verhalten des Trabekelwerkes

a) Altersveränderungen des Trabekelwerkes

Für eine definitive Beschreibung der Altersveränderungen im Trabekelwerk fehlen gesicherte, quantitative Befunde. Die älteren Autoren (ASAYAMA 1901, HENDERSON 1910, VIRCHOW 1910, VERHOEFF 1912) sprachen von einer Alters-

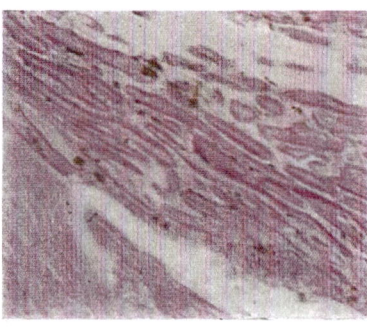 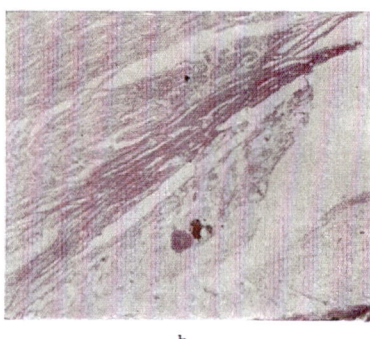

a   b

Abb. 149a u. b. Hyalinisierung des Trabekelwerkes beim Menschen mit Verdickung der Trabekelmembranen und Kammerwinkelverlötung beim Glaukom. a Sekundärglaukom nach Zentralvenenthrombose (Perjodatleukofuchsin-Reaktion, 600fach). b Absolutes Glaukom mit Kammerwinkelsynechien und Obliteration des Schlemmschen Kanals (Perjodatleukofuchsin-Reaktion, 260fach). Man beachte die stark perjodatreaktiven Substanzen (rot) im Bereich der Hyalinisationen

sklerose oder Fibrose des Trabekelwerkes, ohne jedoch diese Begriffe genauer zu definieren. Die neueren Untersucher haben meist allgemein-degenerative Veränderungen beschrieben, ohne auf die morphologische Schichtengliederung Rücksicht zu nehmen. Nach BRINI (1957) soll die intratrabeculäre Grundsubstanz im Trabekelwerk von *Kindern* bis zum ersten Lebensjahr reichlicher entwickelt sein, später aber unverändert bleiben. Bei *Kindern* und Jugendlichen fand FLOCKS (1956) im Trabekelwerk weniger Kollagen als bei *Erwachsenen*. Im Alter soll eine Vermehrung der Kollagenfasern und ein Verlust an Endothelzellen auftreten, so daß die intertrabeculären Spalträume sich vergrößern. Nach TENG et al. (1955), der nahezu 3000 Autopsieaugen untersucht hat, bilden sich jedoch im Alter Trabekeladhäsionen und Endothelproliferationen aus. Gleichzeitig soll ein „schaumiger Zerfall" der Kollagenfasern, besonders im Bereich der Innenwand des Schlemmschen Kanals und der perivasculären Scheiden der Sammelgefäße zu beobachten sein. Degenerative Veränderungen dieser Art fanden TENG et al. besonders zwischen dem 40.—70. Lebensjahr. Eine „Vergröberung" der Trabekel im Alter beschrieb WOLTER (1960), eine Verdickung des Trabeculum cribriforme (pore area) FLOCKS (1956). Eine „nodular dystrophy", d. h. eine Vermehrung der warzenförmigen Vorbuchtungen der homogenen Hüllschicht an den uvealen Trabekeln sahen SPEAKMAN u. LEESON (1962) als die eigentlichen Altersveränderungen des Trabekelwerkes an. Von Trabekel-„Sklerosen" haben wiederum RONES (1938) und FRIEDENWALD (1932) gesprochen. Eine Abnahme der Endothelzellen mit teilweise geschwollenen, irregulären Kernen, Verdickung der Trabekel und Fragmentation der Kollagenfasern in den skleralen, jedoch nicht den uvealen Abschnitten des Trab. corneosclerale fand WOLTER (1959) bei zwei Patienten im Alter von 76 und 87 Jahren.

Die widerspruchsvollen Beschreibungen zeigen nur zu deutlich, wie wenig Definitives über die Altersveränderungen des Trabekelwerkes bekannt ist.

Nach unseren Beobachtungen scheint der wesentlichste Vorgang bei der Altersdegeneration des Trab. corneosclerale eine Verdickung und Hyalinisation der homogenen Schichten (der sog. Glasmembranen oder Schicht c in Abb. 133) zu sein. Die verbreiterten, hyalinisierten Membranen sind stark perjodatreaktiv und vergrößern sich meist auf Kosten des Lamellenkernes. Adhäsionen zwischen den Trabekeln können auftreten, wenn die Verbreiterung der Membranen den intertrabeculären Spalt so einengt, daß es zu Verlötungen und Trabekelverklebungen kommt. Unter pathologischen Umständen (absolutes Glaukom u. a.) kann es zu einer Hyalinisation der gesamten Gewebsformation kommen (Abb. 149). An den corneoskleralen Trabekeln vollziehen sich diese Hyalinisierungen flächenhaft, an den uvealen Trabekeln (Lig. pectinatum) mehr röhrenförmig. Die Membranverdickungen sind nicht nur reine Querschnittsvergrößerungen. Da die Lamellen bei der histologischen Aufarbeitung häufig brüchig und spröde sind, sich vom Lamellenkern lösen und schichtweise segmentiert erscheinen, müssen auch qualitative Veränderungen an den Substanzen dieser Schichten angenommen werden. Veränderungen an den Faserelementen des Trabekelwerkes konnten wir lichtmikroskopisch zunächst nicht mit Sicherheit feststellen (ROHEN u. UNGER 1957, 1959). TENG, CHI und KATZIN (1960) nehmen an, daß in verschiedenen pathologischen und postoperativen Situationen der Kammerbucht sowie im Alter die Faserstrukturen derjenigen Trabekellamellen, die nicht mehr von Endothel bedeckt sind, schaumig-wabig degenerieren und sich auflösen. Solche schaumigen Auflösungsherde sollen bevorzugt an der Innenwand des Schlemmschen Kanals, in der Umgebung der Sammelgefäße und an der Irisvorderfläche vorkommen. Die Strukturveränderungen des Endothels im Alter sind lichtmikroskopisch schwer zu fassen. Die Zunahme des intracellulär abgelagerten Pigments ist eine bekannte Tatsache, obwohl keine gesetzmäßige Korrelation zwischen Pigmentierung des Trabekelwerkes und Alter besteht. Gonioskopisch findet man Pigmentablagerungen im Kammerwinkel von Jugendlichen selten; bis zum 50. Jahre sind die Winkel in 18% der Fälle stark pigmentiert, jenseits des 50. Lebensjahres in mehr als 45% stark pigmentiert (FRANçois 1955). Ross (1952) gibt allerdings wesentlich geringere Prozentzahlen an (vgl. auch HIROKAWA 1956).

Unsere Beobachtungen von der Altersverdickung der „Glasmembranen" der Trabekel sind durch elektronenmikroskopische Befunde bestätigt worden (HOLMBERG 1960, LEESON u. SPEAKMAN 1961, SPELSBERG u. CHAPMAN 1962). Diese Autoren fanden bei *Kindern* nur dünne Membranen, dagegen eine reichlich entwickelte intratrabeculäre Grundsubstanz. Im Alter nimmt die Dicke der homogenen Membranauflagen zu. Interessant ist die Beobachtung von LEESON et al. (1961), daß beim *Säugling* bedeutend weniger langperiodisches Kollagen (1000 Å-Fasern, „curly collagen") im Trabekelwerk vorkommt, auch weniger normales Kollagen, dagegen mehr amorphe Grundsubstanz im Trabekelkern zu finden ist. Auch sind die Durchmesser der kollagenen Fibrillen dünner als beim *Erwachsenen*. Es wurden außerdem einzelne „Makrofibrillen" mit stärkerer Osmiophilie, größerem Durchmesser, aber normaler Periode beobachtet, die beim *Erwachsenen* nicht mehr vorkommen.

Auch die Gesamtform des Kammerwinkels ändert sich im Alter. Im Durchschnitt erscheint der Kammerwinkel bei normalen Patienten mittleren Alters in 60% mittelweit, in 16% eng und nur in 2% der Fälle sehr eng (BANGERTER u. GOLDMANN 1942). An einem großen Untersuchungsgut stellte HIROKAWA (1956) fest, daß eine signifikante Korrelation nur zwischen der Kammerwinkelweite und Pupillengröße oder Vorderkammertiefe besteht.

b) Reaktives Verhalten des Trabekelwerkes unter experimentellen Bedingungen

Wird die Vorderkammer mit hypotonen Lösungen durchspült, so schwillt das trabeculäre Endothelsystem an. Die Innenwandendothelien werden groß, blasig, zum Teil kubisch. Der Abflußwiderstand steigt. Perfundiert man hypertone Lösungen, so tritt der gegenteilige Effekt auf, die Zellen schrumpfen, der Widerstand fällt. Veränderungen an den Membranen sind dabei nicht erkennbar (Abb. 150). Infundiert man jedoch schwache Essigsäurelösungen, so ist eine elektive Verbreiterung der „Glasmembranen" (Schicht c) die Folge (ROHEN 1961 a, 1963). Durch Perfusion hochmolekularer Stoffe (Dextran), die perjodatreaktiv und daher färberisch leicht nachweisbar sind, läßt sich der Abflußweg im Trabekelwerk und durch die Innenwand markieren. Dextranpartikel liegen nach kurzfristiger Vorderkammerperfusion bevorzugt in der Innenwand (Trab. cribriforme). Die homogene, interfibrilläre Zwischensubstanz am Innenwandendothel ist gleichsam mit Dextranpartikeln (Abb. 151) imprägniert. Auch HOLMBERG (1959, 1960) sah nach Injektion von gezuckertem Eisen in die Vorderkammer hier eine Anreicherung von Eisenpartikeln unmittelbar unter dem Innenwandendothel.

Andererseits können auch Partikel der Perfusionslösung in den Innenwandendothelien auftreten; die Zellen können mit Dextranpartikeln vollgestopft sein. Verwendet man filtrierte, aufgeschwemmte Pigmentkörnchen zur Perfusion, so liegen die Granula an den gleichen Stellen. Diese Beobachtungen sprechen dafür, daß der Durchfluß zumindest im Experiment auch durch die Zellen des Innenwandendothels gehen kann und daß der Hauptwiderstand im Bereich der homogenen Matrix an der Kanalwand liegt (ROHEN 1960, 1961 a, 1963).

Die Porengröße scheint nach physiologischen Befunden um 1 μ herum zu liegen. Perfusionen menschlicher Augen mit Latexpartikelchen zeigten, daß Teilchen bis zu 1,2 μ Durchmesser den Kammerwinkel ohne Konzentrationsverlust passieren, größere bleiben teilweise liegen, Partikel ab 5,6 μ gehen nicht mehr durch das Filterwerk hindurch (KARG, GARRON et al. 1959). Ähnliche Ergebnisse erzielten PETER, LYDA u. KRISCHNA (1957) an Kaninchenaugen. In gleicher Weise passierten Angiopacteilchen von 1,5—2,25 μ Größe beim Menschen die Filtergewebe, solche mit größerem Durchmesser jedoch nicht (FRANÇOIS et al. 1956). Auch HUGGERT (1954, 1955), der die Vorderkammer mit Chromphosphatpartikeln oder abgetöteten Bakterienaufschwemmungen durchspülte, und BÁRÁNY (1959) kamen zu ähnlichen Werten. Die physiologischen Befunde stehen also in guter Übereinstimmung mit den elektronenmikroskopischen Beobachtungen über die 1—1,5 μ weiten Porenkanälchen im äußeren Innenwandendothel (HOLMBERG 1959).

1953 beobachtete BÁRÁNY erstmalig, daß durch Perfusion der Vorderkammer mit Hyaluronidase eine Herabsetzung des Abflußwiderstandes auf etwa die Hälfte erreicht werden kann (BÁRÁNY u. WOODIN 1955). Dieser sog. Hyaluronidaseeffekt wurde von zahlreichen Untersuchern bestätigt (BECKER u. CONSTANT 1956b, FRANÇOIS et al. 1956a, 1958, WEEKERS, WATILLON u. DE RUDDER 1956, GRANT 1959, FLOCKS 1959, MELTON u. DE VILLE 1960 u. a.). Der Effekt ist sehr deutlich bei Ungulaten, Kaninchen und Meerschweinchen, bei Carnivoren (Hund, Katze) jedoch kaum nachweisbar (MELTON et al. 1960). Bei *Mensch* und *Primaten* ist er bisher nicht sicher beobachtet worden. GRANT (1955—1959) fand den Effekt an

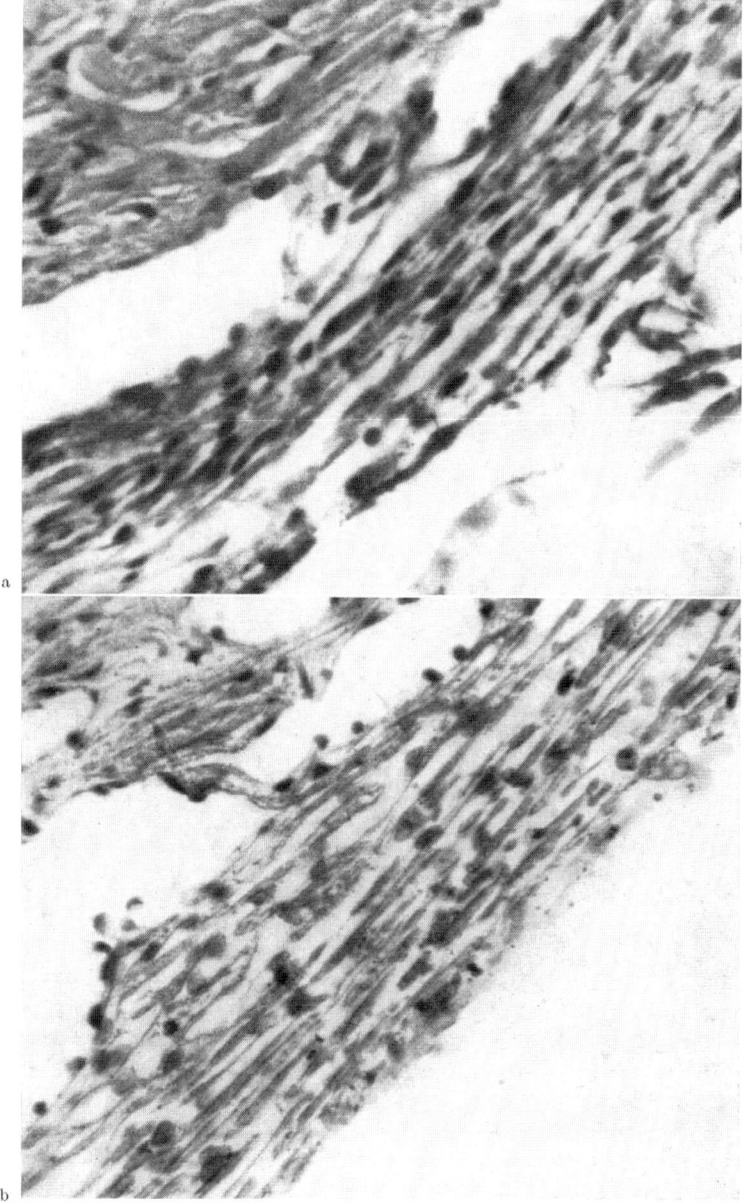

Abb. 150a u. b. Verhalten des Trab. corneosclerale nach Perfusion mit hypertoner (a) und hypotoner Lösung (b). Nach Behandlung mit hypotonen Lösungen schwellen die Trabekelendothelien und der Abflußwiderstand steigt. (Aus ROHEN 1963)

einigen frisch enucleierten menschlichen Augen sehr deutlich, an anderen jedoch nicht. Nach FRANÇOIS (1956) variiert der Hyaluronidaseeffekt beim *Menschen* von Fall zu Fall außerordentlich. In eigenen Perfusionsversuchen mit Hyaluronidase an *Primaten* kamen wir nicht zu sicheren signifikanten Ergebnissen.

Das morphologische Substrat für den Hyaluronidaseeffekt ist bisher nicht klar erkannt worden. Beim *Rind* und *Kaninchen* glaubten BERGGREN und VRABEC (1957) eine hyaluronidaseempfindliche Grenzschicht der Trabekelregion zur Kammerbucht hin mit der Replicatechnik gefunden zu haben (vgl. auch VRABEC 1958). Licht- und elektronenmikroskopisch ließ sich aber kein entsprechendes Substrat dafür finden. Unseren elektronenmikroskopischen Beobachtungen am *Kaninchen-*

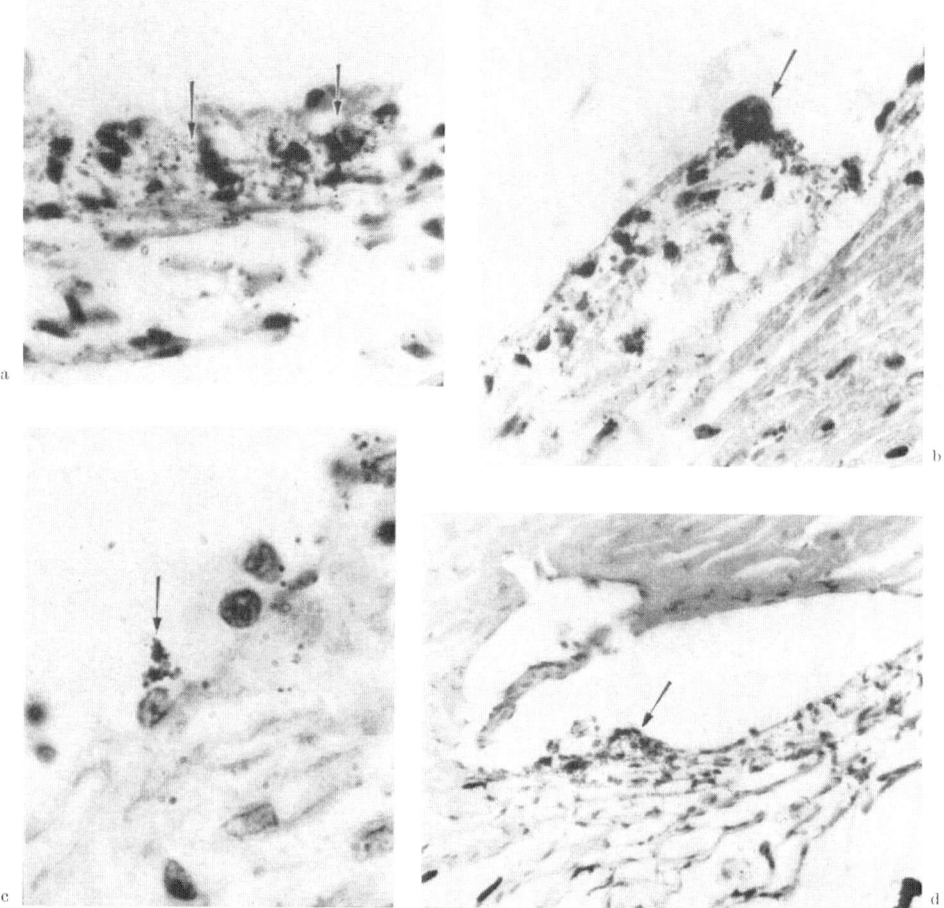

Abb. 151 a—d. Zustand des Trabekelwerkes nach Perfusion der Vorderkammer mit Dextran- oder Pigmentpartikeln. Im Bereich der Innenwand des Schlemmschen Kanals oder innerhalb der Porenendothelien (c) können Partikel (Pfeile) nachgewiesen werden

auge zufolge scheint es vielmehr die reichlich vorhandene Intercellularsubstanz im „reticulären" Trabekelwerk dieser Tiere zu sein, die durch Hyaluronidase abgebaut wird. Lichtmikroskopisch läßt sich die Zwischensubstanz nur schlecht nachweisen, da sie meist vorzeitig in Lösung geht. BERGGREN (1959) fand daher auch an Paraffinpräparaten des Kammerwinkels vom *Kaninchen* keine sauren Mucopolysaccharide. Einen Abbau der intertrabeculären Zwischensubstanz beim *Rind* durch Hyaluronidase beschrieb auch BRINI (1956, 1957) auf Grund von Schnittpräparaten. Viscosimetrisch ist keine Hyaluronidase im Kammerwasser des *Rindes* nachzuweisen. Ein Vorkommen von Hyaluronsäure im Kammerwinkel ist daher durchaus denkbar (LANGLEY u. McCULLOCH 1958). Wenn die interstitielle Grundsubstanz als die hyaluronidaseempfindliche Substanz des Kammerwinkels der *Ungulaten* und *Rodentier* angesprochen werden muß, dann wird auch verständlich, warum dieser Effekt bei *Primaten* und *Carnivoren* nur unsicher und geringgradig auslösbar ist. Bei diesen Tieren ist ja nur eine verschwindend kleine Menge von homogener Grundsubstanz im Trabekelwerk vorhanden. Bei *Primaten* liegt diese — wie erwähnt — im Bereich der Innen-

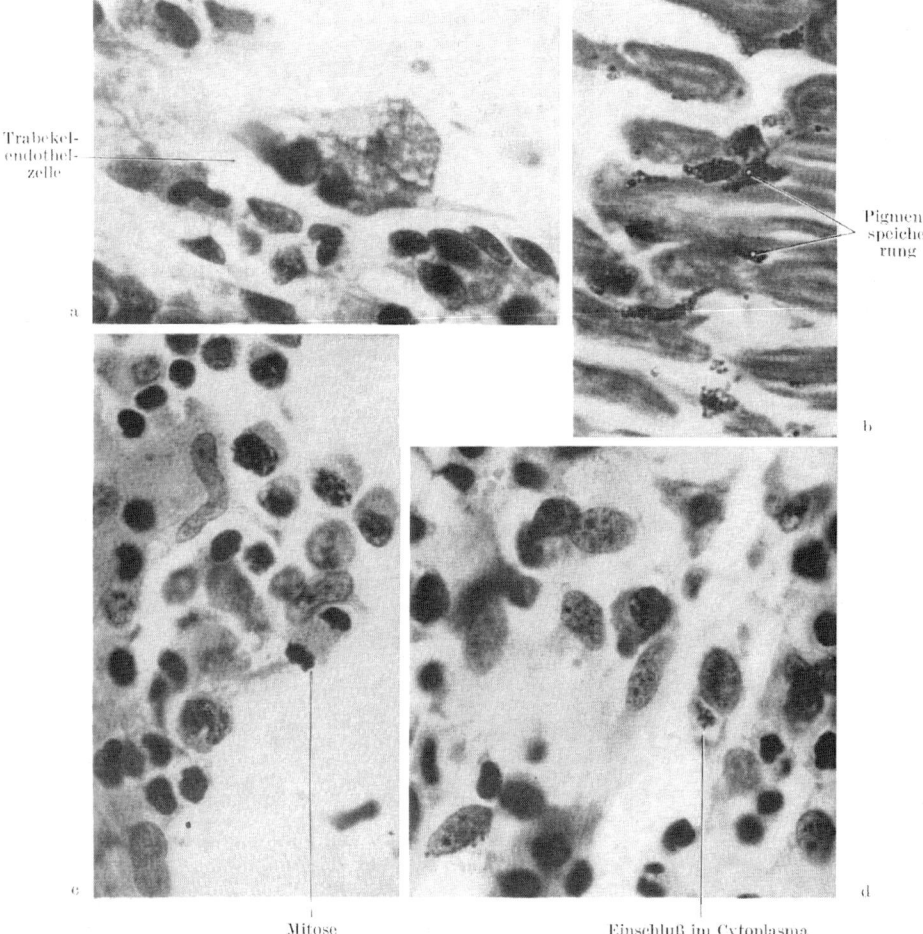

Abb. 152a—d. Reaktionsformen der Trabekelendothelien beim Menschen. a Schaumig-vacuolär vergrößerte Zellen, die offensichtlich in Ablösung begriffen sind. b Pigmentspeicherung in den Trabekelendothelzellen. c Mitosen. d Phagocytierte Einschlüsse im Cytoplasma des Trabekelendothels

wand. Vielleicht werden die morphologischen Unterschiede der Thorotrast-radiogramme des Schlemmschen Kanals nach Injektion von Hyaluronidase durch eine Auflösung dieser Matrixsubstanz hervorgerufen (FRANÇOIS et al. 1956a). Tuschepartikelchen dringen nach Hyaluronidasezufuhr tiefer in den Kammerwinkel und die Iriswurzel ein. Einzelheiten am Trabekelwerk sind dabei nicht zu erkennen (FRANÇOIS et al. 1956, HOLMBERG 1959).

Bei der *Eule (Strix aluco)* füllt eine dichte, fadenziehende, hyaluronidase-empfindliche Substanz die Kammerbucht und die Vorderkammer so vollständig aus, daß sogar eine zonale Schichtung entsteht (BÁRÁNY, BERGGREN u. VRABEC

1957, BERGGREN 1959). Die Mucopolysaccharide sind in Hornhautnähe am stärksten viscös und werden gegen die Iris hin dünnflüssiger. Es handelt sich vermutlich in der Hauptsache um Hyaluronsäure. Die funktionelle Bedeutung dieser Substanzen im Auge dieser Tiere ist ungeklärt.

Ein anderes Problem betrifft die Reagibilität der *Endothelzellen* des Trabekelwerkes. Bei pathologischen Reizzuständen entzündlicher oder degenerativer

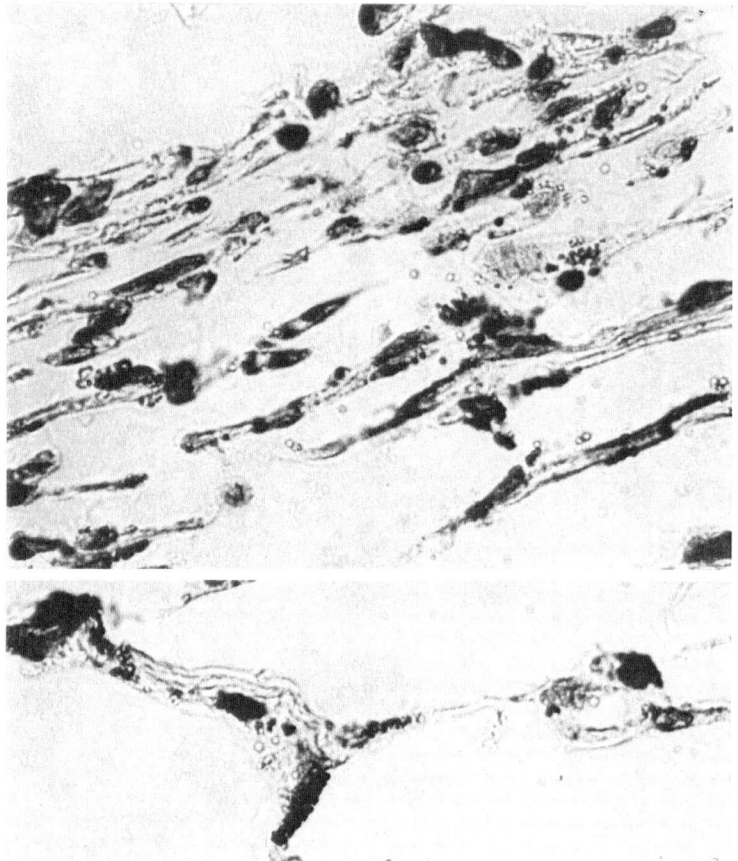

Abb. 153. Pigmentspeicherung in den Trabekelendothelien am Spenderauge von Meerkatzen bei homoioplastischen Transplantationsversuchen (21 Tage p. op.). (Nach ROHEN 1962b.) (Alcianblau-Kernechtrot, 1000fach, Ölimmersion)

Natur sieht man lebhafte Zellreaktionen am Trabekelendothel. Mitosen können auftreten. Die Zellen vergrößern sich, proliferieren, lösen sich ab oder speichern Fremdkörper (Abb. 152). Ihr Cytoplasma wird schaumig, vacuolär. Die Fortsätze sind häufig noch erkennbar. Ähnliche Zellreaktionen werden hier und da auch normalerweise beobachtet. Phagocytotische Reaktionen an den Trabekelendothelien können durch Vitalfarbstoffe ausgelöst werden (ROHEN u. UNGER 1957, ROHEN 1962b, 1963a). Allerdings kommen die Speicherprozesse langsamer in Gang als an anderen Stellen des RES. Eisenpartikelchen oder Pigmentgranula werden in gleicher Weise wie Vitalfarbstoffe aus dem Kammerwasser aufgenommen und phagocytiert (Abb. 153). Die vergrößerten Zellen kugeln sich ab und lösen sich vom Filterwerk, um über den Schlemmschen Kanal in das Venensystem abgeschwemmt zu werden. Besonders deutlich sieht man diese Vorgänge bei langdauernden Experimenten. Im akuten Versuch treten leuko- und monocytäre Reaktionen mehr in den Vordergrund. Intracelluläre Speicherung von Eisen im Trabekelwerk ist auch bei der *Siderosis bulbi* beobachtet worden (Abb. 154).

Nach intravitrealer oder intrakameraler Injektion von gezuckerten Eisenlösungen beim *Hund* und *Kaninchen* sahen CIBIS et al. (1957, 1959) unter anderem Eisengranula innerhalb des Kammerwinkels. Meist hatten jedoch große, schollige Makrophagen das Substrat gespeichert, was den Ergebnissen unserer Versuche mit filtrierten Pigmentgranula entspricht. Die Trabekelzellen des „reticulären Filterwerkes" vom *Kaninchen* sind wohl nicht ohne weiteres mit demjenigen des „trabeculären" Filterwerkes bei *Primaten* gleichzusetzen. Phagocytäre Reak-

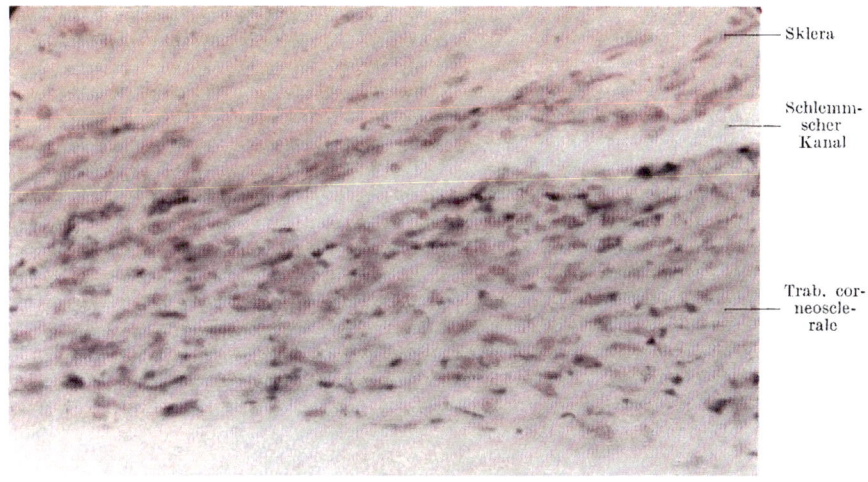

Abb. 154. Eisenspeicherung in den Trabekelendothelien in einem Fall von Siderosis bulbi beim Menschen (Präparat Prof. UNGER, Freiburg i. Br.)

tionen in den Kammerwinkelgeweben bei den üblichen Versuchstieren sind viel schwerer zu demonstrieren als bei *Primaten*.

Die elektronenmikroskopischen Beobachtungen, daß die Trabekelendothelien ein endoplasmatisches Reticulum, zahlreiche Mitochondrien, ein Golgi-System, Bläschen und Vesikeln besitzen, lassen auch nach der Meinung von SPELSBERG u. CHAPMAN (1962) sowie VEGGE (1963) eine gewisse „celluläre Aktivität" vermuten. Pigmentspeicherungen im Trabekelendothel sind lange bekannt. Besonders häufig läßt sich eine aktive Pigmentphagocytose beim Glaukom oder in höherem Alter beobachten; man kann sie aber auch experimentell am *Primaten*auge hervorrufen. Nach autoplastischer Implantation von Iris- oder Ciliarkörperstückchen in die Vorderkammer tritt z. B. schon nach Tagen eine zunehmende Speicherung der aus den implantierten Epithelien freiwerdenden Pigmentgranula im Trabekelendothel des Wirtsauges auf. Auch am Spenderauge löst die operative Gewebsentnahme verstärkt Speicherreaktionen aus (Abb. 153). Ob die von AMSLER et al. (1947, 1950) im zentrifugierten Kammerwasserpunktat gefundenen histiocytären und reticuloendothelialen Zellelemente aus dem Trabekelwerk stammen, ist nicht klar.

Eine weitere Frage ist, in welcher Weise die homogenen Membranen des Trabekelwerkes reagieren können. Diese Schichten können — wie erwähnt — in ganz exzessiver Weise hyalinisieren (Abb. 149, 155). Diese Reaktion wurde von

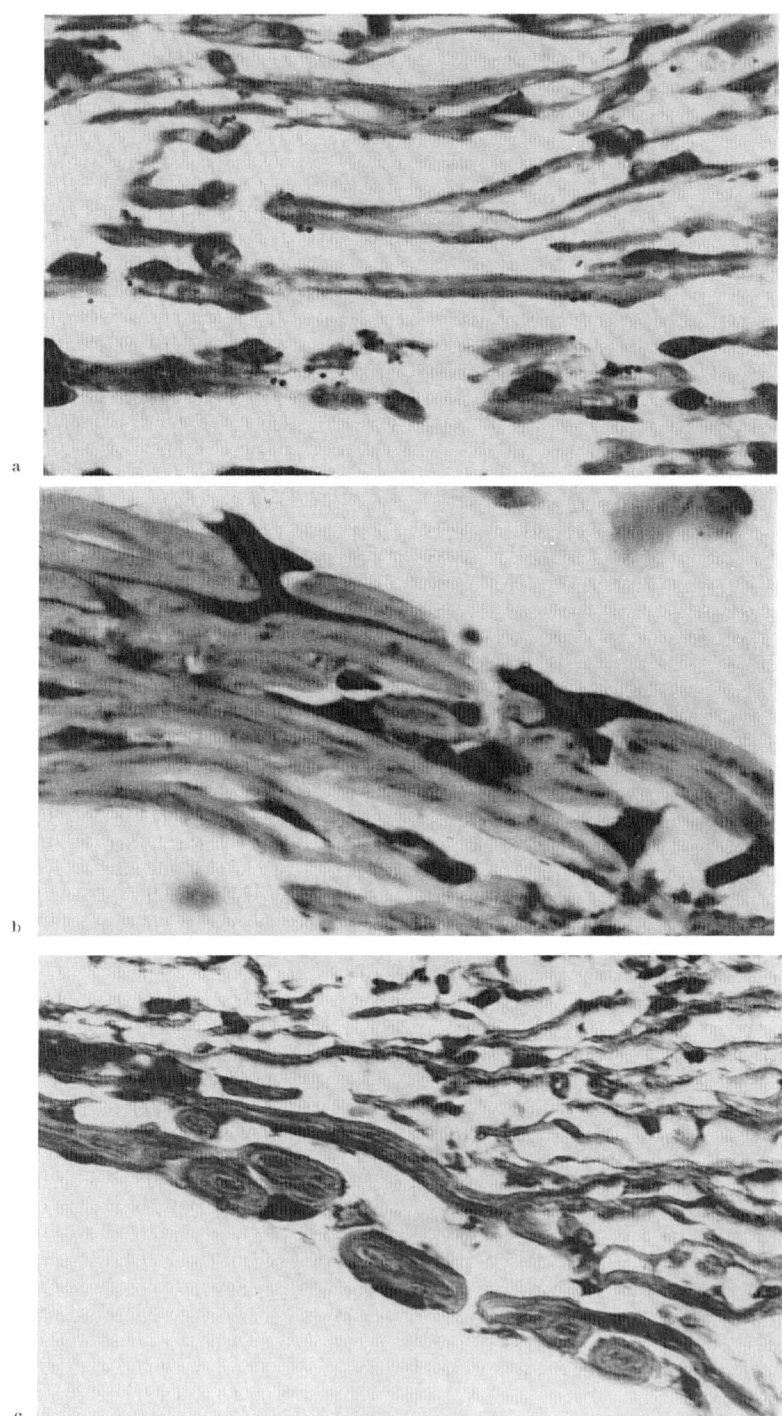

Abb. 155a—c. Verdickung und Hyalinisation der Trabekelmembranen bei Mensch und Primaten. a Normale Verhältnisse (54jähriger Patient, Perjodatleukofuchsin-Reaktion, 1000fach). b Absolutes Glaukom (65jähriger Patient, Goldner-Färbung, 1000fach). c *Cercopithecus aethiops* mit Sekundärglaukom (Goldner-Färbung, 270fach). (a u. b aus ROHEN u. UNGER 1959; c aus BÁRÁNY u. ROHEN 1963)

uns erstmalig 1957 beschrieben; ihr Vorkommen ist inzwischen von anderen Untersuchern bestätigt worden (ROHEN u. UNGER 1957, 1959, LEESON et al. 1961, SPELSBERG et al. 1962). Wir fanden sie besonders ausgeprägt bei alten, absoluten Glaukomaugen, beim hämorrhagischen Glaukom nach Zentralvenenthrombose und in höherem Alter (Abb. 155). Nach Kammerwinkelverlötung kann es zu vollständigen Hyalinisationen des gesamten Trabekelwerkes kommen, das dann stark perjodatreaktiv und äußerst zellarm wird (Abb. 149). Membranverdickungen und Hyalinisationen dieser Art fanden wir kürzlich auch bei einigen *Affen* mit erhöhtem Augendruck (Abb. 155c). Hier waren vor allem die uvealen Trabekel hyalinisiert und konzentrisch verdickt (BÁRÁNY u. ROHEN 1963). Verdickungen der perjodatreaktiven Trabekelmembranen bis zu vollständiger Hyalinisierung konnte auch an isolierten, homoioplastisch in die Vorderkammer implantierten Gewebsstückchen oder an den Trabekeln des Wirtsauges bei längerdauernden Vorderkammerimplantationen (Abb. 156) beobachtet worden (ROHEN 1962b). Die Ursache dieser Hyalinisation ist nicht geklärt. Wenn die genannten Schichten als „hypertrophierte Basalmembranen" aufgefaßt werden, so liegt ein Vergleich mit den Querschnittsveränderungen der Basalmembranen anderer Organe nahe. So wechselt im Ovarium die Dicke der Basalmembranen der Follikel je nach der Intensität der Stoffwechsel- und Reifungsvorgänge (WATZKA 1957). Geht die Eizelle zugrunde, so verdickt sich die Basalmembran und hyalinisiert (H. STIEVE 1949); auch bei der Hodenatrophie verdicken sich die Basalmembranen, ebenso bei der Atrophie der Haarfollikel oder der Milchdrüsengänge nach der Involution. Auch die Descemetsche Membran nimmt im Laufe des Lebens an Dicke zu. Es liegt nahe, die beobachteten degenerativen und gerontologischen Veränderungen an den Trabekellamellen mit solchen Vorgängen in Zusammenhang zu bringen.

Das Trabekelwerk müßte dann als ein spezialisiertes „*Endothel-Basalmembran-System*" aufgefaßt werden, dessen normale und pathologische Reaktionsmöglichkeiten denen vergleichbarer Systeme im übrigen Organismus entsprechen. Leider sind die bisher vorliegenden physiologischen und klinischen Befunde noch zu gering, um dieser Hypothese Gültigkeit zu verleihen. Das Trabekelwerk scheint auch zu allergischen Reaktionen befähigt. Bei Glaukomaugen konnte neuerdings eine exzessive Ablagerung von γ-Globulinen in den Lamellen des Trabeculum corneosclerale sowie das Vorkommen von Plasmazellen beobachtet werden (BECKER et al. 1962). Wieweit es sich dabei um eine glaukomspezifische oder nur um eine allgemeine, unspezifische Reaktion handelt, ist noch nicht entschieden.

Ein wichtiges Problem stellt die Frage nach der *Regulationsfähigkeit* des Trabekelwerkes bei veränderten, intraocularen Zirkulations- oder Innervationsverhältnissen dar. Nimmt z. B. die Kammerwassersekretion ab, so scheint automatisch der Abflußwiderstand zu steigen, umgekehrt sinkt er, wenn die Sekretion zunimmt. Nach Pilocarpingabe sinkt der Widerstand und bleibt auch niedriger als das Ausgangsniveau, wenn der Ciliarmuskel durch Atropin gelähmt wurde (BÁRÁNY 1962). Es scheint also einen muskelunabhängigen, eigenen Regulationsmechanismus für den Widerstand im Filterwerk zu geben. Wird z. B. der intraoculare Druck durch eine Carotisligatur gesenkt, so wird der Abflußwiderstand kompensatorisch erhöht (BÁRÁNY 1953, 1955). Eine Exstirpation des Ganglion cervicale superius bewirkt eine 24 Std anhaltende Senkung des intraocularen Druckes, die nicht auf einem Sekretionsstop, sondern auf einer Erniedrigung des Abflußwiderstandes beruht (LINNÉR u. PRIJOT 1955, SEARS u. BÁRÁNY 1960, LANGHAM u. TAYLOR 1959, LIEB et al. 1958). Corticosteroide bewirken eine Erhöhung des Abflußwiderstandes (LIEB 1963).

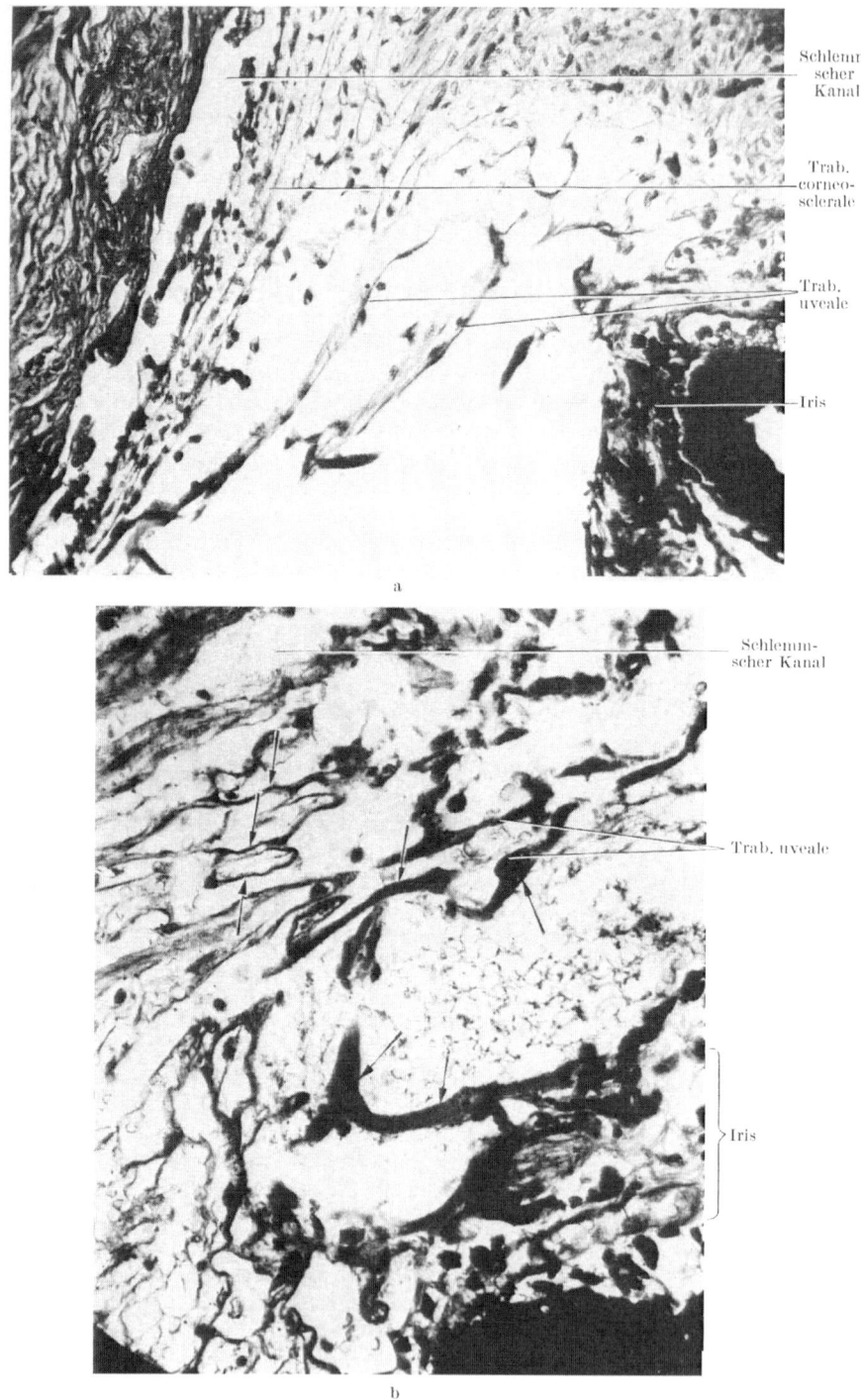

Abb. 156a u. b. Kammerwinkel des Wirtsauges 3 Tage (b) nach Autotransplantation von Kammerwinkelgewebe in die Vorderkammer. a Unbehandelte Kontrolle. Beides Perjodatleukofuchsin-Reaktion. Vergr. a 250fach, b 400fach. Man beachte die intensive Reaktion an den uvealen Trabekeln des operierten Auges (b), die Ablagerung von perjodatreaktiven Membranen im Kammerwinkel (Pfeile), sowie die Verbreiterung und Hyalinisierung der inneren Abschnitte des Filterwerkes. (Aus ROHEN 1962b)

Die zahlreichen experimentellen Daten der letzten Jahre zu diesem Problem lassen vermuten, daß im Trabekelwerk autonome Regulationsmöglichkeiten vorhanden sind, die nervös beeinflußt werden können. Die Widerstandsveränderungen nach Ganglionektomie dürften auf dem Freiwerden eines α-aktiven Überträgerstoffes von den degenerierenden Nervenendigungen aus, also auf einem adrenergischen Mechanismus beruhen (SEARS u. BÁRÁNY 1960, BÁRÁNY 1962). Daraus ergibt sich für den Morphologen die Frage, welche Strukturen für diese Mechanismen verantwortlich zu machen sind. Wir haben auf Grund elektronenmikroskopischer Beobachtungen einige Hinweise dafür, daß das Innenwandendothel durch Formveränderungen in der Lage ist, den Widerstand regulativ zu verändern, doch können vorerst noch keine definitiven Aussagen gemacht werden.

Unter den Bedingungen der Gewebekultur, z. B. nach Implantation in die Augenvorderkammer, zeigt das Trabekelwerk der *Primaten* eine stufenweise Entdifferenzierung (ROHEN 1962b). Zuerst lösen sich die vacuolisierten Zellen der Innenwand ab. Die Trabekelendothelien formen ein netzartiges, nicht mehr lamellär geordnetes Zellsystem. Die homogenen Membranen sind nur noch als Fragmente erkennbar. 9—10 Tage nach der Implantation zeigt das Trabekelwerk das Aussehen eines „reticulären" Filterwerkes, ähnlich dem der *Säuger*. Die intertrabeculären Strömungskanälchen gehen verloren; statt dessen wird eine homogene, alle Zwischenräume ausfüllende Grundsubstanz, in der die reticulären Zellelemente netzartig eingelagert sind, sichtbar. Schließlich verschmilzt das entdifferenzierte Trabekelwerk nach 1—2 Wochen mit dem Fibroblastenmantel, der sich vom implantierten Corneaendothel aus entwickelt und das Implantat mehr und mehr umwächst. Die Zwischensubstanzen zeigen histochemisch zwar eine gewisse Menge von hyaluronidaseempfindlichen Mucopolysacchariden, doch sind diese Substanzen deutlich geringer als innerhalb des Fibroblastenmantels entwickelt. Da auch die Trabekelendothelien lichtmikroskopisch eher regressiv als produktiv verändert erscheinen, besteht kein Grund zur Annahme, daß das Trabekelwerk nach „Ausschaltung der Funktion", d. h. nach Ruhigstellung in der Gewebekultur (Vorderkammerimplantation) vermehrt Mucopolysaccharide bildet (BERGGREN 1959). Das Trabekelwerk der *Primaten* verhält sich also in diesem Zusammenhang anders als dasjenige der *Säuger*. So beobachtete BERGGREN (1959) an autoplastisch implantierten Kammerwinkelgewebsstückchen vom *Kaninchen*, daß im Bereich des Filterwerkes vermehrt saure Mucopolysaccharide auftreten, die sich als hyaluronidaseempfindlich erwiesen. Die implantierten Gewebsstückchen werden von der Iris vascularisiert. Besonders eindrucksvoll dabei war, daß der Bereich des Filterwerkes von den Gefäßen gemieden wurde. Bei den im transplantierten Kammerwinkel des *Kaninchens* auftretenden Mucopolysacchariden handelt es sich vermutlich zum größten Teil um Hyaluronsäure. Diese Befunde können zu der Vorstellung veranlassen, daß auch normalerweise im Filtergewebe eine ständige Produktion von Mucopolysacchariden (Hyaluronsäure) erfolgt, die jedoch durch die Kammerwasserströmung ständig wieder ausgewaschen werden (BÁRÁNY 1959).

Bei Perfusionsversuchen am *Kaninchen*auge, dessen Vorderkammer in vivo wiederholt unter sterilen Bedingungen mit Tyrodelösungen durchströmt worden war, sahen wir in den reaktiv geschwollenen und vergrößerten Zellen des Filterwerkes perjodatreaktive, homogene Substanzen intracellulär vermehrt auftreten. Auch *während* der frühen, postnatalen Entwicklung des *Kaninchen*auges, dessen Kammerwasserzirkulation erst am 1.—12. Lebenstag in Gang kommt (KINSEY, JACKSON u. TERRY 1945), konnten wir in den Zellen stark perjodatreaktive Substanzen, die in späteren Stadien der Entwicklung verschwanden, nachweisen.

Es ist daher anzunehmen, daß die Zwischensubstanzen des Filterwerkes des *Kaninchens* in den Zellen dieses Gewebes selbst gebildet werden und sich unter der Funktion ständig regenerieren. Am hochdifferenzierten Trabekelwerk des *Primaten*auges spielen jedoch solche Prozesse offenbar keine wesentliche Rolle.

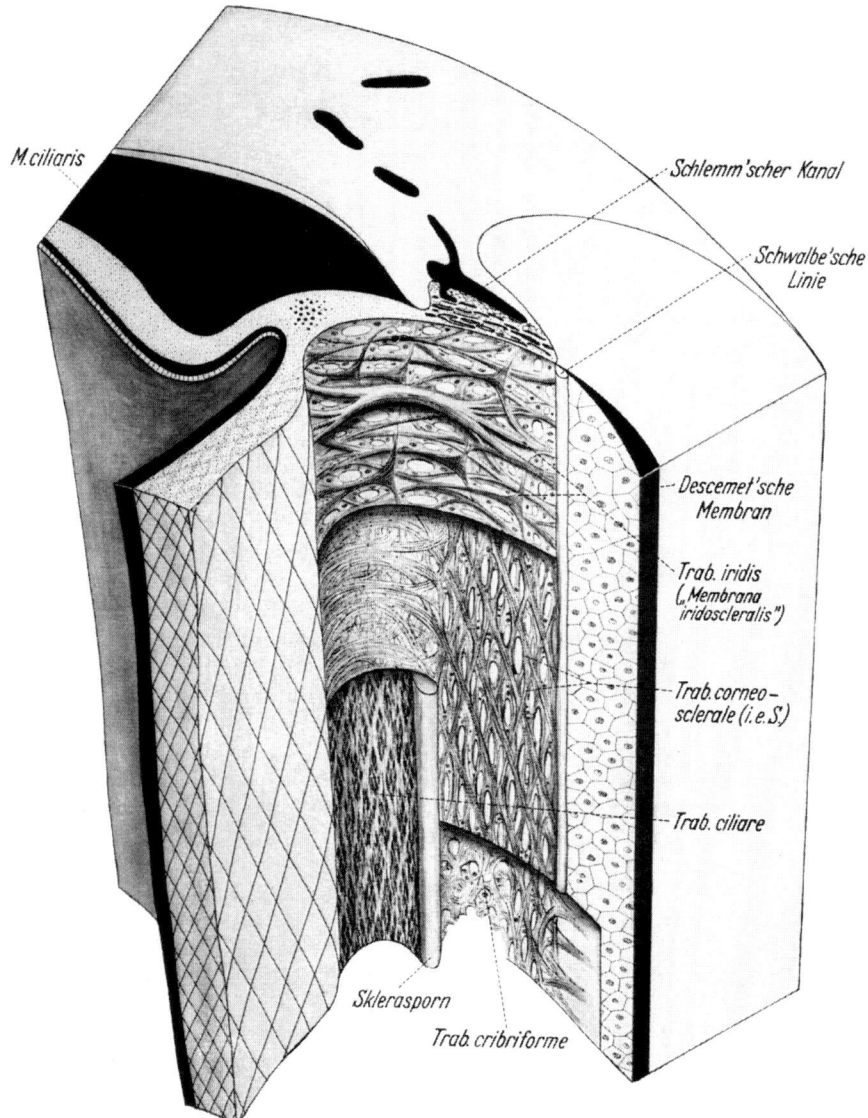

Abb. 157. Konstruktionsschema über den Bau des Trab. corneosclerale. [Etwas modifiziert nach ROHEN u. UNGER, Abh. Mainz Akad. Wiss., math.-nat. Kl. **3** (1959)]

VIII. Schlemmscher Kanal und episklerale Abflußwege (Kammerwasservenen)

Der Schlemmsche Kanal ist kein Gefäß mit einheitlichem, kanalartigem Lumen, sondern ein *Plexus* (vgl. ROHEN 1959). Er hat den Charakter einer größeren, postcapillären Vene und ist den Blutleitern des Kopfes vergleichbar.

Ṟ̶. oeginnt mit capillarartigen Ausstülpungen im Trabekelwerk, den sog. Sondermannschen Innenkanälchen (s. S. 289). An der gegenüberliegenden Gefäßwand gehen die *Außenkanälchen* („collector channels") ab. Diese von den älteren Histologen beschriebenen Abflußcapillaren des Schlemmschen Kanals, die SONDERMANN (1930) als Außenkanälchen bezeichnet hat, wurden neuerdings mehrfach untersucht. DVORAK-THEOBALD (1934) rekonstruierte an Hand einer kompletten Schnittserie eines Auges den Kanal mit sämtlichen Abgängen und zählte 29 Außenkanälchen. Bei drei mit Tusche injizierten menschlichen Augen fand ZLABECK (1951) 25 Außenkanälchen, deren Durchmesser mit 50—150 μ angegeben wird. ASHTON (1951, 1952) injizierte Neopren in den Schlemmschen Kanal von zehn menschlichen Augen.

Die Korrosionspräparate zeigten durchschnittlich 22 Außenkanälchen (17 bis 35). Nasal war ihre Zahl in der Regel größer (7—8) als temporal und kranial (4—5). Die meisten dieser Kanälchen anastomosierten mit dem tiefen, intraskleralen Gefäßplexus (Abb. 158). Bei Jugendlichen sind diese Verbindungen zahlreicher. Im Alter obliterieren sie streckenweise. Einzelne Außenkanälchen münden auch nach kurzem, bogenförmigen Verlauf wieder in den Schlemmschen Kanal

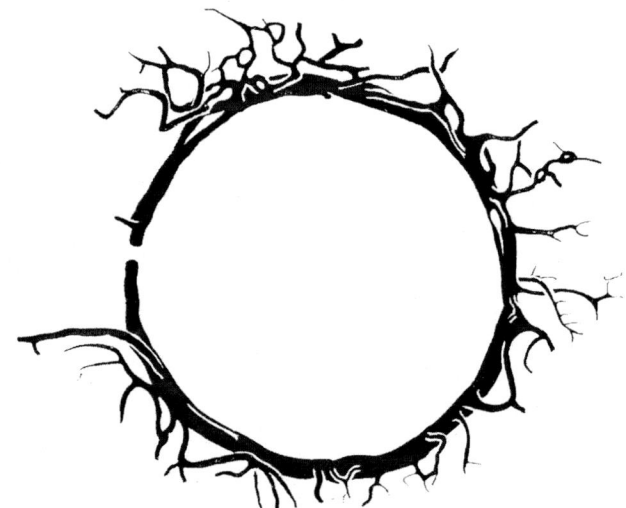

Abb. 158. Schlemmscher Kanal mit Abflußkanälchen nach Neoprenausgüssen. (Nach ASHTON)

ein. Der tiefe, sklerale Plexus zeichnet sich durch eine reichliche Anastomosierung aus und enthält häufig varicöse Gefäßstrecken.

Durch zweifarbige Neopreninjektionen in den Schlemmschen Kanal und die vorderen Ciliararterien kann ein nahezu kompletter Arterienring in unmittelbarer Nachbarschaft des Schlemmschen Kanals dargestellt werden (ASHTON u. SMITH 1953). Obgleich die Arterien dem Sinus venosus sclerae oft eng benachbart sind, münden sie doch an keiner Stelle in den Kanal ein. Daher entbehrt die Friedenwaldsche Hypothese über die Bedeutung arterieller Zuflüsse für den Kammerwasserabfluß der anatomischen Grundlagen. Die Sondermannsche Theorie über die Entstehung des Schlemmschen Kanals wurde von BADTKE (1942) widerlegt.

Die Verbindungen der Abflußkanälchen zum episkleralen Venennetz sind normalerweise gering (ASHTON 1952). Umstritten sind Verbindungen des Schlemmschen Kanals zum venösen Ciliarkörperplexus. Solche Verbindungen wurden schon von den alten Ophthalmologen (LEBER 1903, HENDERSON 1908 usw.) angenommen. Neuerdings wurden sie wiederum von KISS (1943, 1949) und WEINSTEIN (1950) beschrieben und für funktionell wichtig gehalten. ASHTON (1951—1953) fand, daß Tusche, die in den Schlemmschen Kanal injiziert wird, in Ciliarkörper und Iris übertreten kann. An Totalpräparaten der Sklerainnenfläche liegen 5 mm distal vom Schlemmschen Kanal etwa 15—18 Gefäßöffnungen. Einige von ihnen sollen venösen Gefäßen zugehören, die direkt mit dem

Schlemmschen Kanal in Verbindung stehen. Auch Ascher (1944) hat diese Gefäße in seine Abbildungen aufgenommen (Abb. 161).

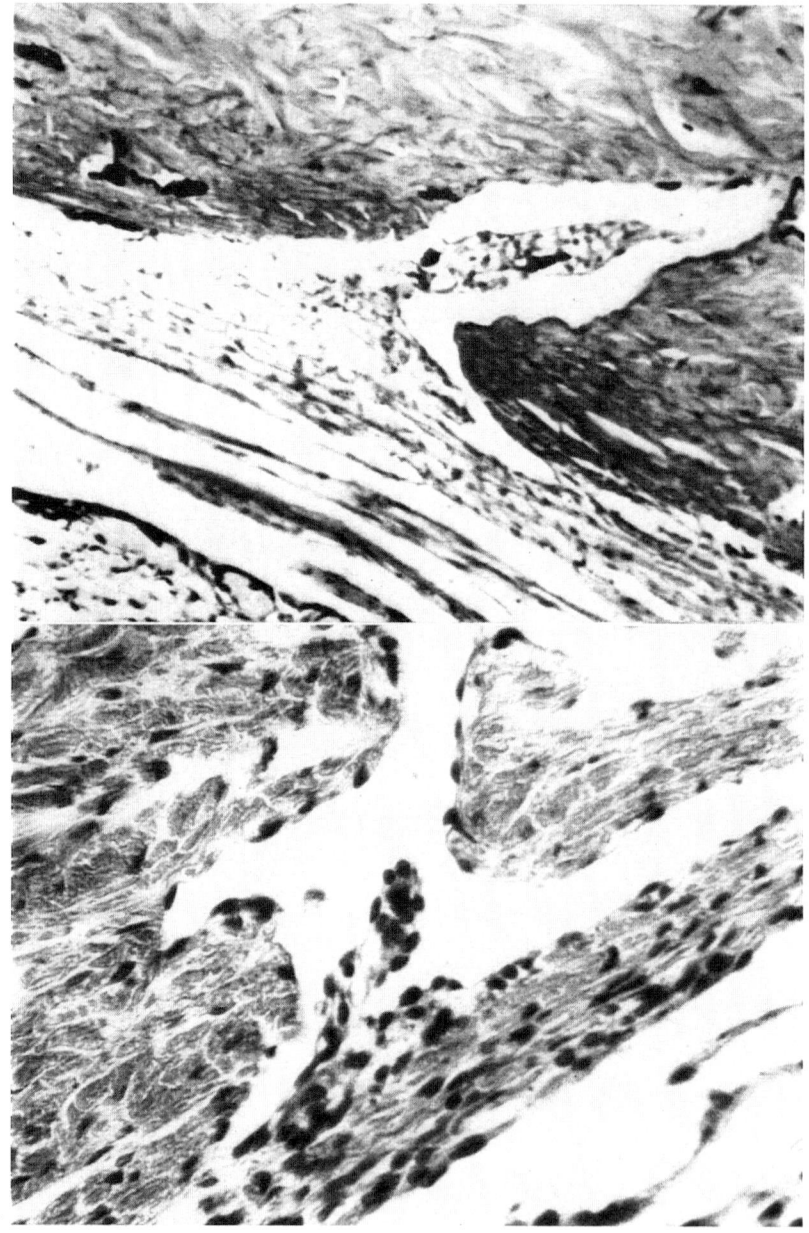

Abb. 159a u. b. Sagittalschnitte durch den Kammerwinkel mit angrenzender Sklera beim Hund. a Perjodat-leukofuchsin-Reaktion, 80fach, b Goldner-Färbung, 400fach. Das Filtergewebe stülpt sich mit zellreichen Granulationen in die skleralen Abflußkanälchen vor

Außerdem beschrieben Kiss (1949, 1951) und Kiss u. Orbán (1951) direkte, venöse Abflüsse des Plexus ciliaris durch die Sklera hindurch nach außen, die mit dem skleralen Gefäßnetz in Verbindung stehen sollen. Diese sog. „Emissarvenen" — meist in der Zweizahl ausgebildet — sollen das Kammerwasser direkt in die V. ophthalmica oder den Sinus cavernosus ableiten. WEINSTEIN (1950) fand solche Emissarvenen beim Buphthalmus. Eine Bestätigung dieser Befunde steht jedoch noch aus.

Unabhängig von der Frage, ob das Kammerwasser über den Gefäßplexus des Ciliarkörpers und derartige Emissarvenen abfließt, bleiben nach ASHTON (1955) zwei Hauptabflußwege: 1. ein extraocularer Weg über die Außenkanälchen (collector channels) des Schlemmschen Kanals in den tiefen, skleralen Plexus und von da zu den episkleralen und conjunctivalen Gefäßen, 2. ein intraocularer Weg über das venöse Ciliarkörpergeflecht, den Schlemmschen Kanal und schließlich indirekt zu den Kammerwasservenen. Danach gäbe es keine direkten Kammerwasserabflüsse über den Ciliarkörper, sondern die gesamte Strömung müßte durch den Schlemmschen Kanal erfolgen.

Die *vergleichend-anatomischen* Verhältnisse des Schlemmschen Kanals wurden bereits im vorigen Kapitel gestreift (s. S. 296). Bei den meisten *Säugern* existiert ein auf engem Raum zusammengedrängter Kanal nicht. Statt dessen ist ein breitflächigerer, intra- oder auch subskleraler Plexus entwickelt, der mit den episkleralen Venen, bei der *Ratte* auch mit den chorioidalen Venen in Verbindung steht (KANDORI u. OKAMOTO 1960, RUSKELL 1961, JANES u. BOUNDS 1955) (Abb. 74). Beim *Hund* fanden wir bindegewebige, langgestreckte Ausstülpungen des Trabekelwerkes in den intraskleralen Plexus hinein, die das Aussehen Pacchionischer Granulationen besitzen (Abb. 159). Sie sind vollständig von Endothel überzogen und werden von einem lockermaschigen, argyrophilen Fasergerüst ausgefüllt. Der Zellgehalt ist etwas größer als im angrenzenden Filterwerk. Dadurch können sie ein knäuelartiges Aussehen gewinnen (Abb. 159 b). Gelegentlich ragen sie relativ tief in die Sklerakanäle hinein. Ähnliche Gebilde konnten wir bei anderen Arten bis jetzt nicht beobachten. Im Limbusbereich des *Hundes* existieren auch sonst Besonderheiten im Bau der Gefäße. Arteriovenöse Anastomosen, epitheloidzellige Gefäßstrecken und Sperrwülste in der Intima der Arterien wurden nachgewiesen (ROHEN 1956 b) (Abb. 160). Es liegt nahe, diese Einrichtungen mit den beschriebenen Granulationen in einen funktionellen Zusammenhang zu bringen, doch läßt sich Sicheres darüber im Augenblick noch nicht aussagen. Der Kammerwasserabfluß und die Limbusgefäße wurden neuerdings von ÜBERREITER (1959) am lebenden *Hunde* studiert. Über die Gefäßverhältnisse der Limbusregion und den Kammerwasserabfluß der *Katze*, s. BILL (1962 b).

Eine ungewöhnliche Förderung hat die Forschung auf diesem Gebiet durch die Entdeckung der Kammerwasservenen durch ASCHER (1942, 1944) erfahren. Als *Kammerwasservenen* (Vasa efferentia humorem aqueum oder Vasa aqueosa) bezeichnete ASCHER episklerale Gefäße, in denen biomikroskopisch eine wasserklare Kammerwasserströmung erkennbar ist. Besteht neben einem Kammerwasserstreifen im selben Gefäß noch eine Blutsäule, so haben wir eine lamellierte Vene vor uns (V. laminaris), die schließlich in ein Sammelgefäß (V. recipiens) übergeht. Die reinen Kammerwasservenen sind normalerweise schwer auszumachen, da sie praktisch farblos sind. Meist erkennt man sie erst beim Eintritt in eine episklerale Vene am Auftreten der lamellierten Strömung. Der Gehalt an Kammerwasser variiert (STEPANIK u. KEMPER 1954). ASCHER unterschied drei Typen von Kammerwasservenen: a) solche, die mit einer U-förmigen Schlinge in Limbusnähe entspringen, b) solche, die in etwas größerer Entfernung vom Limbus aus einem skleralen Emissarium austreten und häufig in kleinen skleralen Rinnen (Sulci vasorum efferentia humorem aqueum) nach rückwärts ziehen, und c) schließlich solche Kammerwasservenen, die von kleinen Kollateralen der Limbusgefäßschlingen am Sklerarand ausgehen (Abb. 161).

Kammerwasservenen können einige Millimeter bis Zentimeter lang sein (ASCHER 1942). Es gibt Gefäße, die bis zum Fornix conjunctivae verfolgt werden können. Am selben Patienten verändert sich Zahl und Aussehen der Kammerwasservenen auch nach Tagen und Monaten unter normalen Verhältnissen nicht. Im allgemeinen entspringen Kammerwasservenen aus den Skleralemissarien nicht weiter als 0,5—3 mm vom Limbus corneae entfernt.

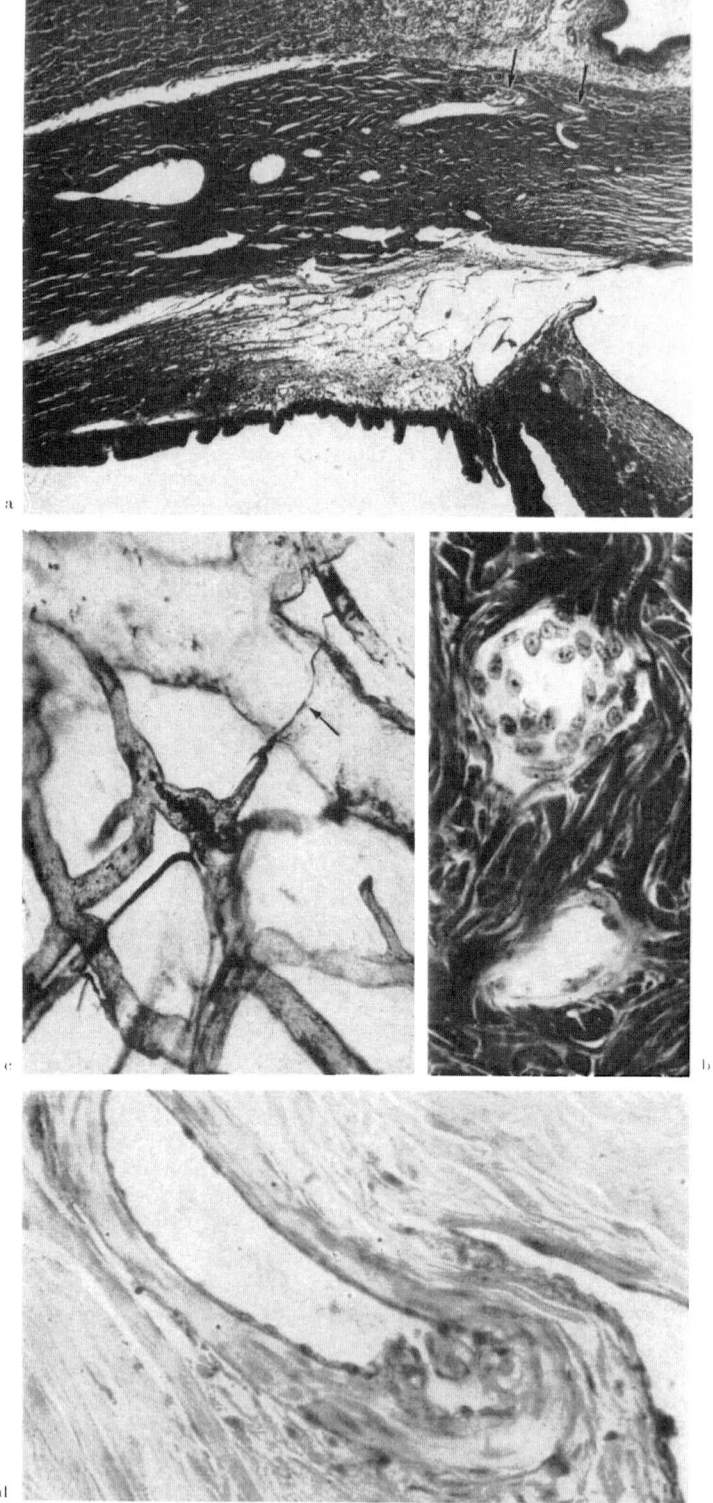

Abb. 160a—d. Arteriovenöse Anastomosen und epitheloidzellige Gefäßstrecken im Limbusgebiet des Hundes. a Übersicht über die Lage der Anastomosen am Querschnittsbild. b Nach Darstellung am Injektionspräparat. c u. d Am Schnitt

Diese Befunde wurden später von GOLDMANN (1946), ASHTON (1947, 1951, 1952), THOMASSEN et al. (1950, 1951), DE VRIES (1947), KLEINERT (1951, 1952), WEEKERS et al. (1950), SCHMERL (1947), GREAVES et al. (1951) u. a. bestätigt. ASHTON (1947—1952) klärte die morphologischen Verhältnisse durch Neoprenausgüsse des Schlemmschen Kanals und der Limbusgefäße auf. Daß Fluorescein (GOLDMANN 1946, KLEINERT 1951, 1952), Methylenblau (THOMASSEN et al. 1950)

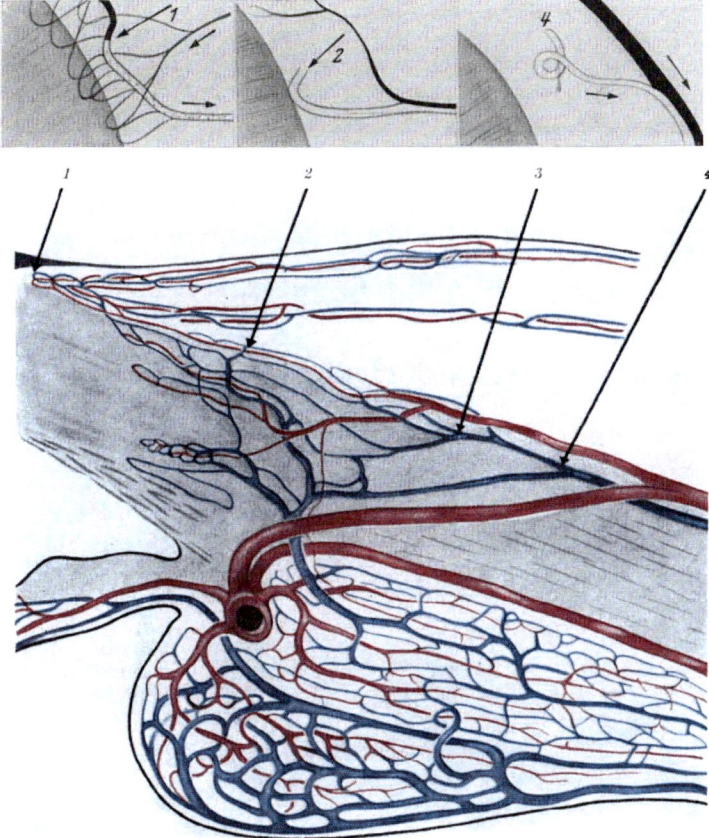

Abb. 161. Gefäßverhältnisse und Kammerwasservenen im Bereich der vorderen Bulbushälfte. [Nach ASCHER, Amer. J. Ophthal. **27** (1944).] *1* Kammerwasservenen im Limbusnetzwerk; *2* Kammerwasservenen aus dem skleralen Gefäßnetz; *3* und *4* Emissaria scleralia

oder Tusche (THOMASSEN u. BAKKEN 1951) aus der Vorderkammer tatsächlich in die Kammerwasservenen übertritt, wodurch zugleich ihre Strömung biomikroskopisch sichtbar gemacht wird, bewies ihre physiologische Bedeutung als Kammerwasserabflußweg.

Damit waren die klassischen Ansichten über den Kammerwasserabfluß durch den Schlemmschen Kanal (LEBER u. a.) glänzend bestätigt und die jahrhundertealte Diskussion über die Frage, ob überhaupt eine Kammerwasserzirkulation oder nur ein Stoffaustausch bestehe, endgültig zum Abschluß gebracht. Später wurden Kammerwasservenen auch bei zahlreichen Versuchstieren (WEEKERS u. PRIJOT 1950, SCHMERL 1947, GREAVES u. PERKINS 1951, RODZEVICH 1959,

Überreiter 1959) und bei *Primaten* (Rohen 1962d) gefunden. Man darf annehmen, daß sie generell im Tierreich verbreitet sind.

Bei *Kaninchen* und *Meerschweinchen* werden intrakameral injizierte Tuschepartikelchen in den Kammerwasservenen schon kurze Zeit nach der Injektion sichtbar. Die Zeit hängt vom intraocularen Druck ab. Fällt der intraoculare Druck unter 15 mm Hg, so verschwinden die Kammerwasservenen, steigt er auf 40—50 mm Hg, so erscheinen mehr Kammerwasservenen und die laminare Strömung verbreitet sich. Eine experimentelle Koagulation dieser Gefäße erzeugt beim *Kaninchen* keinen intraocularen Hochdruck (Weekers u. Prijot 1950). Die Kammerwasservenen liegen beim *Kaninchen* bevorzugt im oberen und unteren Quadranten. Durch Reizung des Halssympathicus läßt sich ein Verschwinden der Kammerwasservenen erzielen und eine Verengerung der episkleralen Gefäße; der Effekt ist von der Reizstärke abhängig (Greaves u. Perkins 1951). Durch Injektion radioaktiver Substanzen (mit J^{132} markiertes Serumalbumin) in die Augenvorderkammer von Kaninchen und Katze konnte Bill (1962a, b) nachweisen, daß ca. 99% des Kammerwassers durch die episkleralen Venen und Kammerwasservenen und nur 1—1,2% durch die Vortexvenen abfließt. Daraus geht nicht nur hervor, daß der Hauptabfluß für das Kammerwasser episkleral erfolgt, sondern auch, daß die Iris für den Kammerwasserabtransport bei diesen Tieren keine wesentliche Rolle spielt.

Sorgfältige biomikroskopische Beobachtungen führten zur Unterscheidung verschiedener Formen von Kammerwasservenen, insbesondere der sog. lamellierten Venen (Kleinert 1951, 1952). Die normale Form der Lamellierung ist die „Seit-an-Seit-Lamellierung" mit einem Kammerwasserfaden und einem Blutfaden. Daneben gibt es auch eine „intermediäre Lamellierung", bei der ein zentraler Kammerwasserfaden von zwei Blutfäden flankiert wird. Schließlich kommt in seltenen Fällen auch eine mehrfache Lamellierung vor, meist dort, wo mehrere Gefäße zusammenstoßen. Kleinert beobachtete in einem Fall drei Kammerwasserstraßen und vier Blutsäulen nebeneinander in einem einzigen Gefäß.

Als „granulierte" Kammerwasservenen bezeichnete Kleinert solche, in denen keine Lamellierung, sondern eine gleichmäßige Durchmischung von Kammerwasser und Blut zu erkennen ist. Manchmal gehen granulierte Venen in lamellierte über, wenn man leicht auf den Bulbus drückt. Die granulierten Venen sollen vor allem die interstitielle Flüssigkeit aus dem Hornhautstroma ableiten (Kleinert 1951, 1953).

Ein Teil der Kammerwasservenen normaler Augen (28%) zeigt auch Pulsationsformen, wobei zwei Phänomene unterschieden werden können, ein lamellärer Puls und ein „Pfropfenpuls" (Kleinert 1952). Beim lamellierten Puls verbreitet sich der Kammerwasserfaden synchron mit der Herzsystole. Bei der Pfropfenpulsation dringt während der Herzdiastole fast ruckartig Blut in die sonst klare Kammerwasservene, bei der Systole wiederum Kammerwasser und so fort, so daß in der Kammerwasservene ein abgrenzbarer Blutpfropf pulsatorisch bewegt wird. Pulsierende und pulslose Kammerwasservenen können am selben Auge nebeneinander vorkommen. Die physikalischen Bedingungen der Kammerwasserströmung in solchen Gefäßen hat Jaeger (1953) aufgeklärt.

Sichtbare Kammerwasservenen konnte Ascher (1942) bei der Untersuchung von rund 300 Patienten in 26,8% der Fälle beobachten. In den horizontalen Quadranten kommen sie häufiger vor als in den vertikalen. Meist liegen sie nasal oder temporal nahe der Horizontallinie. Goldmann (1946) gibt ein bevorzugtes Auftreten im unteren Quadranten, de Vries (1947) im nasal-unteren Quadranten an.

Im normalen Auge sind in der Regel ein bis drei Kammerwasservenen sichtbar. Bei leichtem Druck auf den Bulbus wird ihre Zahl vermehrt, bei hyperämischen oder hypertonischen Augen ist sie meist vermindert (WEINSTEIN u. FORGÁCS 1953). Sie sind fast immer beidseitig zu beobachten. Unter 115 Patienten fand DE VRIES (1947) nur einen Fall, in dem Kammerwasservenen nur einseitig sichtbar waren. Nach Pilocarpingabe soll sich der Kammerwasserstrom verbreitern, nach Atropinzufuhr verschmälern. Belichtung des Bulbus vermehrt den Abfluß (DE VRIES 1947).

KLEINERT (1953) hat die Kammerwasservenen auch nach Fluoresceinfüllung der Vorderkammer am lebenden *Menschen* beobachtet und ihr reaktives Verhalten geprüft (Abb. 162). Adrenalin und Privin sollen kurze Zeit nach dem

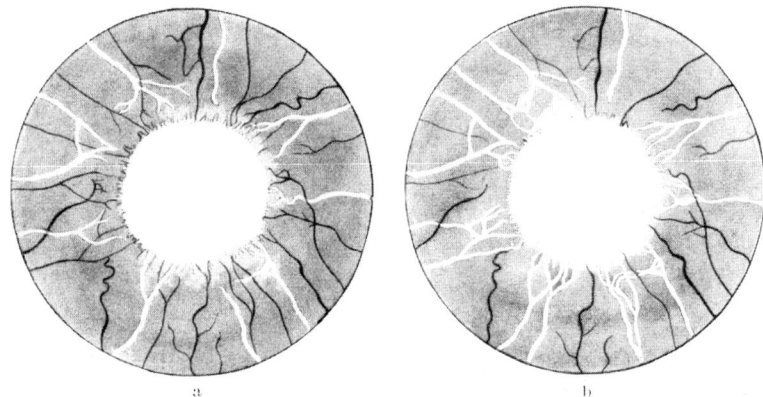

Abb. 162a u. b. Kammerwasservenen nach Füllung der Vorderkammer mit Fluorescein. a Nach Adrenalin, b nach Pilocarpin. (Nach KLEINERT 1953)

Eintropfen (30—120 sec) eine deutliche Verbreiterung der Kammerwasservenen, eine Vermehrung der Kollateralen und eine Zunahme der Anzahl, Pilocarpin dagegen eine Verringerung der Zahl, ein Verschwinden der kleineren Kammerwassergefäße und eine vermehrte Blutfüllung in den episkleralen und conjunctivalen Gefäßen bewirken (KLEINERT 1953, LIEB 1954).

An glaukomatösen Augen rufen Miotica im allgemeinen einen verstärkten Kammerwasserabstrom und eine intraoculare Drucksenkung hervor (ASCHER 1942, GARTNER 1944, THOMASSEN 1947, LIEB 1954).

Die Morphologie der Kammerwasservenen wurde durch ASHTON aufgeklärt. An menschlichen Augen wurden die vor der Operation beobachteten Kammerwasservenen mit einem Faden markiert und der Schlemmsche Kanal mit dem angrenzenden Gefäßgebiet nach der Enucleation mit Neopren gefüllt (ASHTON 1951, 1952). Dabei stellte sich heraus, daß die in vivo zu beobachtenden Kammerwasservenen meist nicht direkt vom Schlemmschen Kanal kommen, sondern von kleinen, anastomosierenden Capillaren zwischen dem oberflächlichen und tiefen skleralen Plexus, also nur indirekt mit den Außenkanälchen des Sinus venosus in Verbindung stehen (Abb. 163). Daneben ließen sich aber auch Kammerwasservenen mit Korrosionsmaterial füllen, die direkten Anschluß an den Schlemmschen Kanal zeigten und mit haken- oder bogenförmigem Verlauf schräg aufsteigend durch die Sklera zum Limbus zu verfolgen waren.

Wir haben an tuscheinjizierten Präparaten ähnliche Beobachtungen gemacht und möchten daher vorschlagen, diese beiden Typen von Kammerwasservenen je nach der Art ihrer Verbindung mit dem Schlemmschen Kanal als „*direkte*"

und „*indirekte*" *Kammerwasservenen* auch nomenklatorisch voneinander abzugrenzen. Mit dem Spaltlampenmikroskop lassen sich beide Formen nicht unterscheiden. Die Zahl der indirekten Venen ist etwa doppelt so groß wie die der
direkten. Nach Enucleation des Auges füllen sich etwa fünfmal soviel Kammerwasservenen, was vermutlich auf den Wegfall des episkleralen Venendruckes
zurückzuführen ist (THOMASSEN 1950).

Eine „besondere Art" von Kammerwasservenen beschrieb GOLDMANN (1950).
Diese Form soll nur im unteren Quadranten des Bulbus zu beobachten sein.

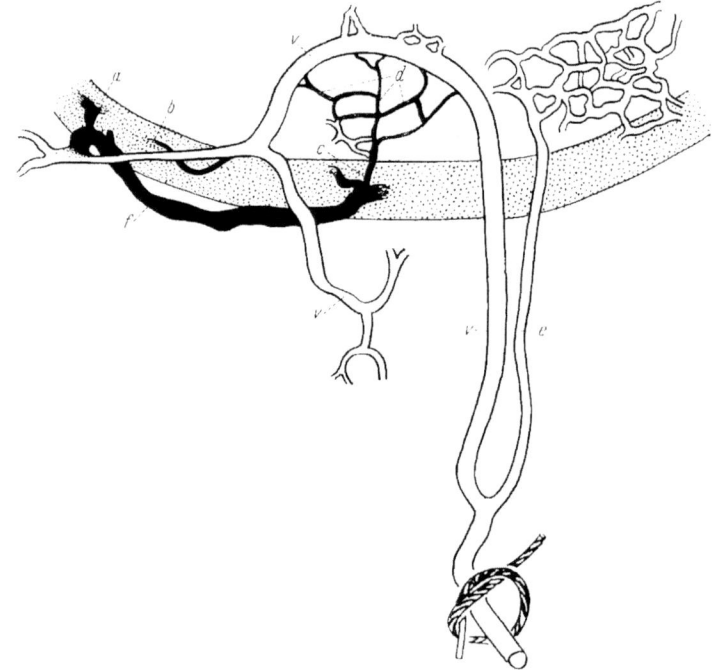

Abb. 163. Darstellung der Anatomie einer Kammerwasservene am Menschen nach Markierung (Schlinge) vor
der Enucleation und Neoprenfüllung vom Schlemmschen Kanal aus nach der Enucleation des Auges. [Nach
ASHTON. Brit. J. Ophthal. **36** (1952).] Man sieht, daß sich die Kammerwasservene indirekt über den intraskleralen Plexus gebildet hatte. *v* Kammerwasservenen; *e* episklerale Vene; *d* intraskleraler Gefäßplexus; *a, b, c* Außenkanälchen vom Schlemmschen Kanal; *f* intraskleraler Gefäßverbindung vom Schlemmschen Kanal
zur Kammerwasservene

„Es handelt sich um Gefäße, in denen Kammerwasser allmählich Blut verdrängt,
ohne daß es zu einer richtigen, laminären Anordnung kommt und die sich bei
Abziehen des Augenlides entleeren."

Ob neben den kammerwasserführenden Gefäßen noch *Lymphbahnen* aus der
Vorderkammer ableiten, wird gelegentlich diskutiert. Eine postmortale Darstellung von farbstoffgefüllten Lymphgefäßen der Schläfen- und Gesichtshaut
nach Injektion in die Vorderkammer (PAPAMILTIADES 1952, 1956) beweist nicht,
daß konstante anatomische Lymphabflußwege aus der Vorderkammer nach der
Peripherie des Gesichtes hin bestehen. Nach RODZEWICH (1959) hat der Schlemmsche Kanal keine Verbindungen mit peripheren Lymphgefäßen. Durch postmortale Farbstoffinjektionen lassen sich vor allem die Verbindungen mit dem
intraskleralen Gefäßplexus darstellen. Gesonderte Lymphbahnen waren bei
Mensch und *Kaninchen* nicht auffindbar (RODZEWICH 1959).

Äußere Augenhaut

I. Sklera

1. Allgemeines

Die Sklera besteht vor allem aus kollagenen und elastischen Fasern, die zu Lamellen geordnet und durch Kittsubstanz verbunden sind (KOKOTT 1934—1938). Im Gegensatz zur Hornhaut ist der Gehalt der Sklera an Kittsubstanz und Zellen gering. Die Sklera hat daher nur einen geringen Stoffwechsel und eine schlechte Regenerationskraft. Nach streifenförmiger Excision der Sklera bildet sich nur langsam ein Regenerationsgewebe vom episkleralen Bindegewebe aus. Chorioidales Gewebe beteiligt sich nicht an der Regeneration. Die vollständige Resorption von eingeheilten Fäden kann $2^1/_2$ Jahre dauern (FANTA 1953).

Die *Dehnbarkeit* der skleralen Faserbündel nimmt im Alter ab (WICHHUSEN 1940, VOGELSANG 1927—1960). Der Querschnitt der Sklera soll im Alter, vor allem zwischen dem 35.—50. Lebensjahr zunehmen (R. STIEVE 1949). Bei der Untersuchung der Dehnbarkeit und Festigkeit von Sklerastreifen vom Auge des *Schweines* fand HEYMANN (1935) die höchste Festigkeit bei den limbusnahe excidierten Streifen, geringste bei solchen aus der hinteren Bulbushälfte. Auch äquatoriale Streifen zeigten eine relativ geringe Festigkeit. Die Elastizität verhielt sich meist umgekehrt proportional zur Festigkeit. Sklerastreifen jugendlicher Augen hatten eine größere Festigkeit. Die Werte variierten jedoch stark. Die mechanischen Eigenschaften der Sklera erklären sich aus dem konstruktiven Gefüge der Sklera-lamellen und Bindegewebsfasern, das KOKOTT (1934, 1938) mit der Benninghoff-schen Spaltlinienmethode neu untersucht hat. Das Spaltlinienbild stimmt weitgehend mit dem Konstruktionsschema von BECHER (1932) und FISCHER (1933) überein.

Im *Alter* (Patienten über 70 Jahre) können kleine, hellgelbe Tröpfchen in der Episklera, meist in unmittelbarer Nachbarschaft der tiefen, episkleralen Gefäße in Form traubenförmiger Konglomerate beobachtet werden. Die Ablagerungen ähneln denjenigen eines Arcus senilis und stellen wahrscheinlich Lipoide dar (LOEWENSTEIN 1940). Im Alter nimmt auch das Quellungsvermögen der Sklera ab. Die Konzentration der Ca-, Na- und K-Ionen nimmt zu, während der Eiweißgehalt unverändert bleibt (MELANOWSKI u. STACHOW 1959).

Die Sklerakanäle sind häufig stark pigmentiert. Die Pigmentation ist bei *Halbaffen* stärker als bei *Affen* (ROHEN 1962d). Bei *Nacht-* und *Dämmerungstieren* konzentrieren sich in den Sklerakanälen tiefschwarze bis braune Chromatophoren, die klumpenförmig zusammenliegen. Im lockeren Bindegewebe, das die Nerven und Gefäße begleitet, können Mastzellen und andere freie Zellen des Bindegewebes nachgewiesen werden (GRAUMANN u. ROHEN 1958). Eigenartige Chromatophoren fand IKEDA (1957) bei „*Munia*" in der Sklera, in denen elektronenmikroskopisch neben zahlreichen Bläschen auch osmiophile Körper mit parallel angeordneten Filamenten von 80 Å nachgewiesen wurden.

Bei der *elektronenmikroskopischen* Analyse der Sklerafibrillen fällt besonders ihre unterschiedliche Dicke auf. Sie kann zwischen 280—2800 Å (SCHWARZ 1952, 1953, KIUNGASA u. FUJIWARE 1954), 350—1250 Å (VAN DEN HOOFF 1952, 1953), 400—3300 Å (FRANÇOIS et al. 1953, 1954), 200—1500 Å (JAKUS 1958, GRIGNOLO 1954) schwanken. Die Querperioden (600—800 Å) entsprechen denen normaler Kollagenfibrillen (Abb. 164). Reticulinfasern sind in der Sklera selten. Auch umgibt meist nur wenig Kittsubstanz die Fibrillenbündel; nach VAN DEN HOOFF soll überhaupt keine Kittsubstanz existieren. Allgemein wird jedoch angegeben, daß die Kittsubstanz reichlicher ist als beispielsweise in den Sehnen (SCHWARZ 1952, 1953, GRIGNOLO 1954, FRANÇOIS et al. 1953, 1954). Während die Cornea durchweg ein einheitliches Kollagen besitzt, lassen sich in der Sklera elektronenmikroskopisch grundsätzlich zwei Arten darstellen (JAKUS 1958). Tiere mit knorpeliger Sklera besitzen die dünnen, vereinzelt liegenden Fibrillen des Knorpels, Tiere mit faseriger Sklera zeigen kompakte, breite Kollagenfibrillen mit typischen Querperioden und intraperiodaler Streifung. Daneben sollen in der menschlichen Sklera aber auch Fibrillen mit kleineren Querperioden vorkommen (etwa 210 Å) (FRANÇOIS et al. 1953, 1954). Manche Fibrillen verdünnen sich an ihren peripheren Enden, wobei sie die

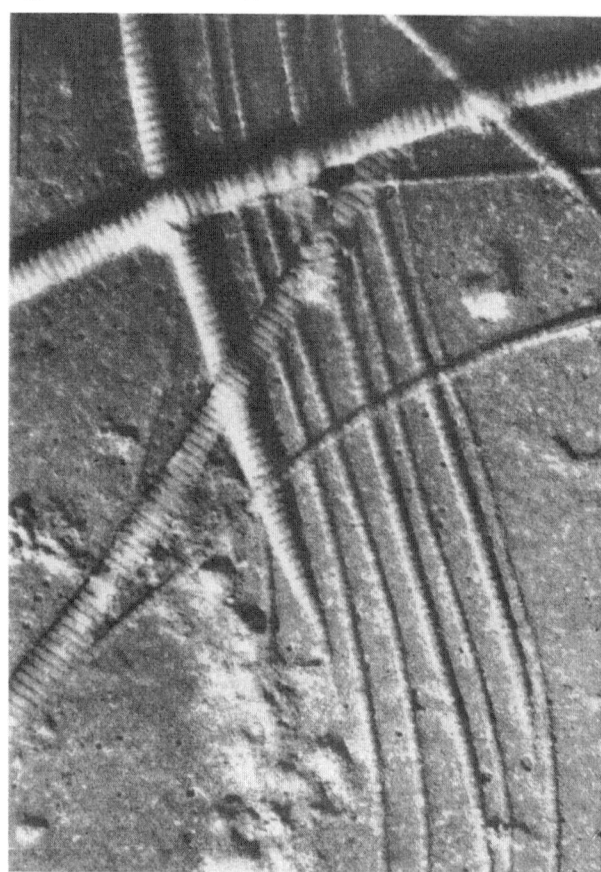

Abb. 164. Elektronenmikroskopische Aufnahme von Sklerafibrillen. [Orig.-Vergr. 30000fach, nach FRANÇOIS et al., Ophthalmologica (Basel) **127** (1954).] Man beachte die unterschiedliche Faserdicke der Sklerafibrillen. Neben Fibrillen mit normaler Periode kommen auch sehr dünne Fibrillen mit einer Periode von 210 Å vor (Bildmitte)

Periodik der Nachbarfibrillen annehmen. Im allgemeinen sind die Fibrillen zu lamellenartigen Bündeln gruppiert. In elektronenmikroskopischen Präparaten erscheint die Anordnung meist unregelmäßiger als in der Hornhaut und nicht so deutlich wie in lichtmikroskopischen Schnitten.

Die *Innervation* der Sklera wurde von REISER (1936) untersucht. Innerhalb der Sklera soll ein nervöser Plexus erster und zweiter Ordnung sowie ein terminales und präterminales Netzwerk ausgebildet sein, das bis an die Bindegewebszellen der Sklera heranreicht. Der Begriff des Terminalreticulums muß auch an dieser Stelle aufgegeben werden.

2. Lamina cribrosa sclerae

Die Sklera bildet im Bereich der Opticuspapille den wesentlichsten Bestandteil der *Lamina cribrosa.* Beim *Menschen* besteht strenggenommen keine „Siebplatte", sondern eine scheibenartige, leicht gebogene Bindegewebsstruktur aus „plattenförmigen Faserzügen" (WOLFF 1958), die dorsal in Septen übergeht (WILCZEK 1949, WOLTER 1956d). Bei vielen nächtlich lebenden *Säugern* fehlt eine Lamina (*Maus, Ratte:* TANSLEY 1956; *Galagidae:* ROHEN 1962d). Der Opticus durchsetzt die Sklera als Ganzes. Gut entwickelte Laminae haben

Carnivoren, Sciurellae und *Simiae* (TANSLEY 1956). Bei der *Maus* wird die Lamina nur durch eine bogenförmige Linie ovaler Zellkerne angedeutet, die wahrscheinlich durch Fibroblasten zustande kommt. Kollagene Faserzüge kommen nicht zur Ausreifung. Die Struktur behält ihren embryonalen Charakter bei (TANSLEY 1956). Auch in der Siebplatte des *Kaninchens* sollen keine kollagenen Elemente entwikkelt sein, eine Angabe, die wir jedoch nicht bestätigen können.

Am Rand der Lamina ordnen sich die kollagenen Faserbündel der Sklera zu zirkulären Strängen, von denen die feineren Bündel zur Lamina selbst abzweigen. Diese bilden ein polygonales Maschenwerk,

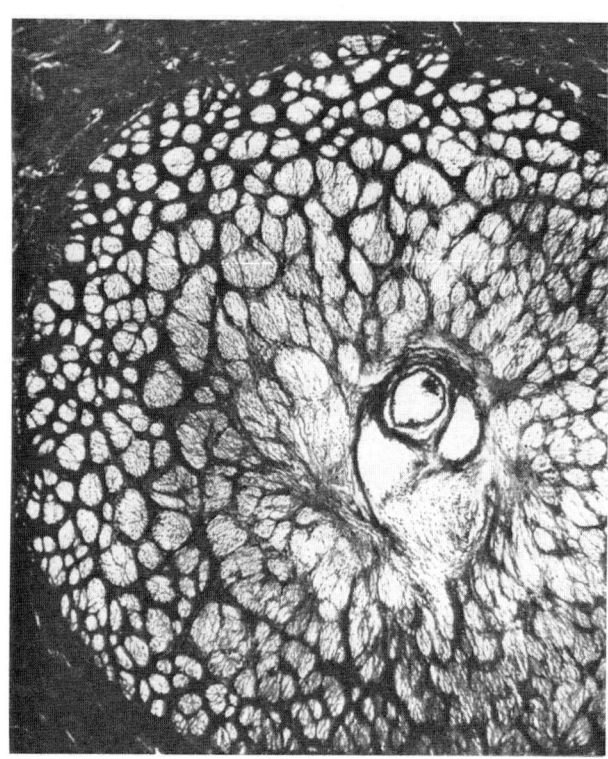

Abb. 165. Querschnitt durch die Lamina cribrosa eines menschlichen Auges

das von den Opticusfasern durchsetzt wird (Abb. 165). Die Maschen werden vollständig von Glia und Nervenfasern ausgefüllt. Die Glia ist sehr dicht und besteht vornehmlich aus Faserastrocyten. Mikroglia und Oligodendroglia scheint normalerweise nicht vorzukommen (CONE u. MACMILLAN 1932). Die Astroglia zeichnet sich durch breite, grobe Fortsätze aus, die mit fußplattenartigen Verbreiterungen gegen das Bindegewebsgerüst und die Gefäße gerichtet sind, um auf diese Weise neurales und mesodermales Gewebe voneinander zu trennen. Papillenwärts schließt sich an die kollagen-elastische Faserplatte der Lamina eine korbartige Gliaplatte an (WOLTER 1956d, 1957). Diese kann als eigentlicher Stützapparat für die Papille angesehen werden. Im vorderen Bereich der Lamina cribrosa sollen die Gitterfasern, hinten mehr die Kollagenfasern überwiegen (VALU u. KALAPOS 1963). Der Sehnerv wird im Sklerakanal von einem sog. „Grenzgewebe" eingehüllt, das innen hauptsächlich aus argyrophilen, außen mehr aus kollagenen Fasern bestehen soll (VALU u. KALAPOS 1963).

3. Entwicklung der Sklera

Die Sklera differenziert sich beim *Menschen* schon vor dem 3. Embryonal-monat im Randgebiet des Augenbechers. Die Differenzierung schreitet allmählich nach hinten fort. Bei 5 Monate alten Embryonen ist die Sklera so weit ent-wickelt, daß keine größeren, regionalen Differenzierungsunterschiede mehr be-stehen (RYTKÖLA 1952). An einem großen Material menschlicher und tierischer Embryonen stellte PILLERI (1960) fest, daß die umstrittene ,,Protuberantia scle-ralis" von AMMON (1858) im Grunde gar nicht existiere, sondern lediglich ein Fixationsartefakt sei. Die Sklera menschlicher Augen zeige zwar in frühen Embryo-nalstadien eine temporal etwas stärkere, nasal schwächere Krümmung, doch komme es nie zu einer Protuberanzbildung. Dieselben Feststellungen hatten be-reits ROBERTO (1936) und BADTKE (1952) getroffen. Nach ROBERTO bewirkt die stärkere Wachstumstendenz der temporalen Sklerahälfte die exzentrische Lage des Sehnerven. Die Krümmungsasymmetrie ist für *Primaten* charakteristisch und fand sich bisher bei keinem andern Wirbeltier (PILLERI 1960). Beim *Menschen* bilden sich die Krümmungsasymmetrien der Sklera postnatal allmählich zurück, bei *Primaten (Macacus, Saimiri, Hapale)* bleiben sie jedoch bestehen. Man nimmt an, daß sie mit der evolutiven Verlagerung der Bulbi in die Frontal-ebene oder einem unterschiedlichen Wachstum der Retina zusammenhängen (BADTKE 1952, 1958, PILLERI 1960).

Die *Siebplatte* entsteht relativ spät. Bei Embryonen von $2^{1}/_{2}$ Monaten ist noch keine Spur einer Lamina cribrosa erkennbar (REDSLOB 1956). Nach WOLFF (1958) entstehen die laminären Faserplatten ab 4. Monat durch Einsprossen der Gefäße, deren begleitendes Bindegewebe die Lamina aufbaut. Nach REDSLOB (1956) geht der Entwicklung der bindegewebigen Lamina eine gliöse Leitstruktur voraus. Danach bilden sich um den 3. Embryonalmonat herum sagittale Glia-streifen im Sehnervenkopf und formen parallele Bänder. Durch lokalisierte Gliavermehrung verbreitern sich die Bänder und verschmelzen schließlich äqua-torial untereinander. Dadurch bilden sich die ersten Querstrukturen heraus, die als ,,primitive Lamina" bezeichnet werden können und rein gliöser Natur sind. Erst gegen Ende des 5. Monats wandern dann mesodermale Elemente in das vorgebildete gliöse Netzwerk ein. Vom 7. Monat an sollen elastische Fasern nachweisbar werden.

Bei *Hühner*embryonen beginnt die sklerale Mesodermverdichtung im Sta-dium 24. Knorpel tritt im Stadium 28, perjodatreaktives, intercelluläres Material im Stadium 30 und die skleralen Knochenplatten vom Stadium 37 an auf (O'RA-HILLY 1962, KARMAZSIN 1961, ITO 1960, COULOMBRE et al. 1962).

Die Verknöcherung der Skleralplatten beginnt nach MURRAY (1959) am 10. Tag, nach JOLLIE (1957) zwischen 12.—13. Tag, nach SCHINZ u. ZANGERT (1957) am 16. Tag, nach COULOMBRE et al. (1962) zwischen dem 8.—12. Tag der Entwicklung. Nur YAMASAKI (1956) hat etwas frühere Daten angegeben (4.—5. Tag). Beim *Hühnchen* treten zunächst 12—14 Conjunctivalpapillen auf, die um den 7. Tag herum sichtbar werden und gegen den 12. Tag verschwinden. Sie induzieren die Differenzierung der Skleralplatten im unterlagernden Mesen-chym (MURRAY 1959, COULOMBRE et al. 1961—1962). Werden die Conjunctival-papillen mikrochirurgisch entfernt, so bleibt die Differenzierung der Knochen-platten in diesem Bereich aus. Die angrenzenden Platten sind dann mißgebildet und verformt. Die Entwicklung der Deckknochen wird durch eine Verdichtung der subconjunctivalen Basalmembran eingeleitet. Wird der intraoculare Druck durch Intubation herabgesetzt, so verringert sich die Zahl der Platten. Anzahl und Form der Skleralplatten sind also eine Funktion der Augengröße und des Bulbuswachstums (COULOMBRE et al. 1962).

Die Induktion der Skleralplatten wird an einer Verdichtung des subconjunctivalen Mesenchyms erkennbar, bei der reichlich Mitosen auftreten (HALE 1956a).
Mit Beginn der Verknöcherung soll die Mitosedichte rasch abfallen, wobei massenhaft Zellen zugrunde gehen. Das Absterben dieser Zellen stellt nach HALE (1956b)
den eigentlichen Induktionsreiz dar.

Auch in vitro bildet das Mesenchym der Augenhüllen vom *Hühnchen* Skleralknorpel (WEISS u. AMPRINO 1940).

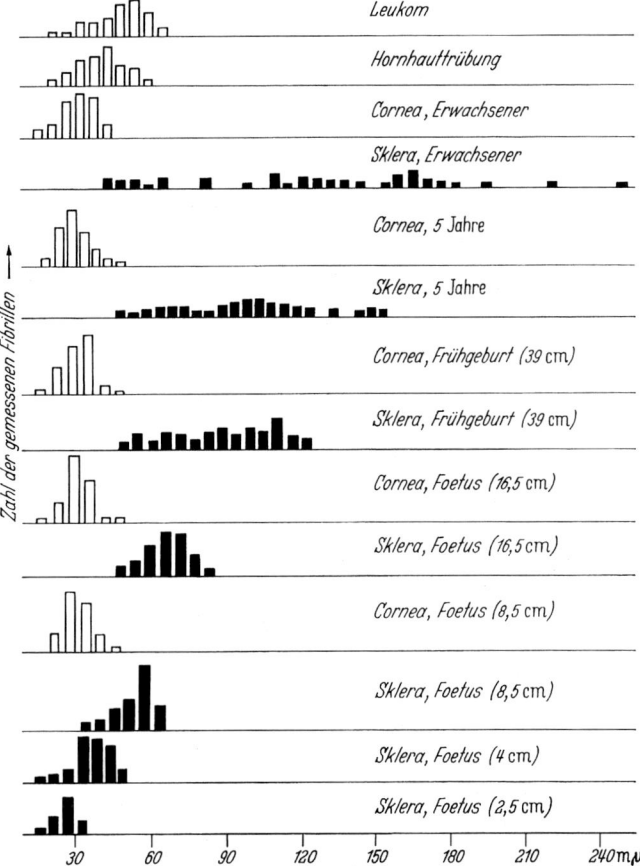

Abb. 166. Verteilungskurve der Fibrillendicken in der menschlichen Cornea und Sklera bei verschiedenen
Altersstufen und pathologischen Hornhautveränderungen. (Aus W. SCHWARZ 1953)

Die embryonale Sklera ist zunächst durchsichtig. Elektronenmikroskopische
Aufnahmen zeigen Fibrillen von der Dicke der Hornhautfibrillen, die reichlich
in Kittsubstanz eingelagert sind (SCHWARZ 1953). Wie die Corneafibrillen zeigen
die embryonalen Sklerafibrillen noch den Typus der Außenversilberung. Bei
älteren Embryonen wird die Sklera undurchsichtig (85 mm SSL). Die Fibrillen
nehmen an Dicke zu, die interfibrilläre Kittsubstanz verringert sich. Die Fibrillen
nehmen allmählich den Charakter der sog. Innenversilberung an (SCHWARZ 1953).
Nach SCHWARZ u. MERKER (1960) ist schon bei 2 Monate alten menschlichen
Embryonen eine Skleraanlage erkennbar, doch sind die Fibrillen noch nicht
zu Bündeln geordnet. Die embryonale Sklera enthält zahlreiche Fibroblasten,
in denen ein ausgeprägtes endoplasmatisches Reticulum und mehrere Golgi-
Systeme darstellbar sind. Vorstufen oder Fragmente kollagener Fibrillen treten

innerhalb des Cytoplasmas dieser Zellen nicht auf. Die Fibrillendicke nimmt während des Fetallebens in der Sklera rasch zu, während sie in der Cornea gleich bleibt. Der durchschnittliche Durchmesser der Sklerafibrillen beträgt bei 60 mm SSL 400 Å, bei 160 mm SSL 500 Å, bei 280 mm SSL etwa 450—550 Å (SCHWARZ u. MERKER 1960). Bei älteren Embryonen werden die Fibrillen dicker und gruppieren sich zu dichten Bündeln, so daß die spätere Architektur bereits deutlich hervortritt. Im postnatalen Leben nimmt der Fibrillendurchmesser weiter zu. Bei einem fünfjährigen *Kind* lag der Durchschnitt der Fibrillendurchmesser bei 1000 Å (50—160 mμ) (SCHWARZ 1956). Beim *Erwachsenen* verteilen sich die Fibrillendicken auf ein größeres Spektrum (50—250 mμ) (Abb. 166). Die Fibrillenentwicklung beginnt beim *Hühnchen* um den 8. Tag. Knorpel wird vom 9. Tag an nachweisbar. Gleichzeitig verliert sich die Argyrophilie der Fasern (ITO 1960, KARMAZSIN 1961).

Die Skleraentwicklung geht im ganzen gesehen vom Limbus nach rückwärts (SMELSER et al. 1957, 1960), wobei der Mucoproteidgehalt stetig abnimmt. Nur im optischen Teil der äußeren Augenhaut bleiben Mucopolysaccharide längere Zeit während des Fetallebens histochemisch nachweisbar (GEMOLOTTO u. PATRONE 1955). Der Hexosamingehalt der Sklera sinkt während der Entwicklung in der Sklera kontinuierlich, während er in der Cornea ansteigt (SMITS 1957).

Die Doppelbrechung der Sklerafasern wird zuerst im 3. Fetalmonat nachweisbar (PAU 1955). Auch die Fluorescenzphänomene ändern sich während der Entwicklung der äußeren Augenhaut (PCHELIAKOV 1960). Der Salzgehalt und die Struktur der kollagenen Fasereinheiten verändern sich stark in den ersten Lebensjahren (MELANOWSKI u. STACHOW 1959).

4. Vergleichend-Anatomisches

Bei *Fischen* variieren Form und Aufbau der Sklera zum Teil erheblich. Knorpelbildungen, die mit Fortsätzen bis in die Aderhaut hineinragen können, sind nicht selten (YATABE 1932, ROCHON-DUVIGNEAUD 1943, WOELFFLIN 1955). Bei den Teleskopaugen mancher Fischarten wird die Tubulusform durch eine entsprechend verformte Sklera gebildet. Da sich an den seitlichen Partien eine zweite Retina bildet, werden die dorsalen Abschnitte der Sklera transparent und der Opticus tritt von der Seite an das Auge heran (DUKE-ELDER 1958).

Bei *Amphibien* bildet die Sklera meist einen ideal-sphärischen Körper, der aus hyalinem Knorpel besteht, dorsal am dicksten ist und sich vorne verdünnt. Bei vielen *Anuren*arten ist der Skleraknorpel lediglich eine flache Schale, die posterior vom Opticus durchbohrt wird und an welcher seitliche Rinnen für die Ciliarnerven auftreten (CASO 1931). Bei *Bufonidae* wird der Knorpel größer und dicker, so daß die ciliaren Gefäße und Nerven durch eigene senkrechte Löcher ins Bulbusinnere gelangen. Meist existieren 11—13 solcher Kanäle, bei *Ranidae* nur 1—3 (CASO 1931, YAMASAKI 1952). Die skleralen Öffnungen liegen bevorzugt ventral und dorsal. Der Skleraknorpel kann fehlen, unvollständig oder wie bei *Hypopachus* durch Knochen ersetzt sein (DUKE-ELDER 1958).

Bei den meisten *Sauropsiden* ist die Sklera knorpelig. Vorn bildet sich ein tiefer Sulcus corneoscleralis, der durch Deckknochenplatten in seiner Form gehalten wird. Die Anordnung dieser Skleralplatten ist für jede Art charakteristisch. Variationen im Aufbau sind vorhanden. Die Zahl schwankt bei *plagiotremen Reptilien* zwischen 8 und 16, am häufigsten findet man 14, bei *Sphenodon* 16 Platten (GUGG 1938).

Am hinteren Bulbuspol kommt bei *Vögeln* auch ein U-förmiger oder geschlossener Knochenring innerhalb der sonst knorpeligen Sklera vor, den TIE-

MEIER „Os opticum"[1] genannt hat. Es ist am besten entwickelt bei *Corvidae*, *Picidae, Fringillidae* und fehlt bei *Raubvögeln, Wasser-* und *Strandvögeln, Hühnern, Tauben, Papageien*, bei *Kuckucks-* und *Schwalben*arten (TIEMEIER 1950). Im Gegensatz zum vorderen Skleralring handelt es sich um eine enchondrale Bildung, die später entsteht und einen größeren Markgehalt aufweist. Bisher wurde ein Os opticum nur bei *Vögeln* gefunden. Einen taxonomischen Wert hat der Knochen nicht. Der Knochen ist im Sommer markreich und enthält im Winter mehr Fettmark. Die jahreszeitlichen Veränderungen entsprechen denen der übrigen Knochen (TIEMEIER 1950).

Unter den *Säugern* findet man nur noch unter den *Monotremen* sklerale Knorpel mit Opticus- und Ciliarkanälchen. Die übrigen *Mammalier* haben eine faserige Sklera ohne Knorpel- oder Knocheneinlagerungen. Bei den meisten *Primaten* ist die Sklera am hinteren Bulbuspol äußerst dünn, verdickt sich jedoch in Opticusnähe und am Limbus (ROHEN 1962d). Die Sklera wird allgemein um so dicker, je größer das Auge ist. Es besteht jedoch keine gesetzmäßige Korrelation zwischen Körpergröße, Bulbusgröße und Durchmesser der Sklera. Die Lederhaut der *Primaten* ist allgemein wenig pigmentiert. Die inneren, an die Chorioidea angrenzenden Schichten enthalten flächenhafte Pigmentzellen (Lamina fusca sclerae). Bei *Pongiden* ist die Sklera besonders reichlich mit Chromatophoren durchsetzt, bei *Catarrhinae* ist sie allgemein pigmentfrei. Bei *Tarsius* wurde eine besonders dünne Sklera mit relativ breiter Siebplatte, die ganz unpigmentiert ist, beschrieben (WOOLLARD 1925, FRANZ 1934). Über die relativen Größenverhältnisse von Cornea, Sklera, Vorderkammer und Linse s. S. 10.

II. Cornea

1. Allgemeines

An der Spaltlampe wurde der Durchmesser der Cornea im Zentrum mit durchschnittlich 565 μ (v. BAHR 1948) bzw. 507 μ (MAURICE u. GIARDINI 1951) bestimmt. BARKAN (1949) fand mit anderen Methoden nur $^1/_4$ mm. Andere Autoren geben höhere Werte an (0,5—1 mm im Hornhautzentrum; 0,8—1,7 mm im Limbusgebiet) (BIER 1956, VOS 1949, 1950). Der horizontale Durchmesser der Hornhaut liegt im Durchschnitt bei *Männern* bei 11,78 mm, bei *Frauen* um 11,60 mm (JOHANSEN 1947, WILLMER u. SCAMMON 1950). Der Krümmungsradius der Vorderfläche beträgt im Zentrum 7,7—8,3 mm (gelegentliche Extremwerte 7—9,5 mm), derjenige der Hinterfläche 6,6 mm (COGAN 1951). Optische Bestimmungen ergaben etwas geringere Werte. Der höchste Punkt der Hornhautwölbung wird von BIER im Gegensatz zu früheren Autoren als etwas nach nasal-oben verlagert angegeben. Es besteht eine enge Beziehung zwischen den Durchmessern und Krümmungsradien der Hornhaut. Große Corneae sind im allgemeinen flacher, kleinere mehr konvex (BIERNACKA-BIESIERSKA 1939, TERRY 1939). Die Krümmungsverhältnisse der vorderen Augenhälfte variieren in gewissen Grenzen in den einzelnen Sektoren. Auch in den vertikalen Quadranten sind Krümmungsunterschiede vorhanden (MIHALYHEGYI 1954).

Die Gesamtcornea zeigt eine Doppelbrechung von 0,0037, die mit steigendem intraocularem Druck abnimmt. Die Doppelbrechung der intakten Hornhaut ist etwa halb so groß wie diejenige der in ihr vorhandenen kollagenen Fibrillen, die etwa 0,0028 beträgt (STANWORTH 1953, STANWORTH u. NAYLOR 1950, 1953, LOPEZ ENRICHEZ 1951, HICKEY 1951). Werden die mechanischen Eigenschaften im Modellversuch analysiert, so ergibt sich, daß die Härte nicht sehr groß ist.

---

[1] Nicht „Os opticus".

Dagegen ist die Festigkeit auffallend hoch. Isolierte Hornhautstreifen zeigen eine gute Dehnbarkeit bei relativ hoher Festigkeit (HEYMANN 1935). Bei steigendem Druck nehmen Dehnbarkeit und Elastizität ab, wobei sich die Elastizität gleichmäßig vermindert, während die Dehnbarkeit zuerst wenig, dann aber in größerem Ausmaß abnimmt (NAUSCH 1939). Die Dehnbarkeit nimmt bei Dauerbeanspruchungen zu, die Elastizität bei kurzzeitigen Beanspruchungen ab. Bei intermittierenden rhythmischen Beanspruchungen vermindert sich die Dehnbarkeit stärker als die Elastizität. Die limbusnahen Abschnitte der Cornea sind nur sehr geringgradig dehnbar (NAUSCH 1939, HEYMANN 1935). Hinsichtlich der Elastizität der Hornhaut scheinen Unterschiede bei *Frauen* vor und während der Schwangerschaft zu bestehen (VIDAL u. DOMINGUEZ 1950).

Bei *Säugern* ist die Cornea im allgemeinen vollständig gefäßfrei. Beim *Steinbock (Ovis canadensis)* dringen zur Zeit der Geburt Capillaren zwischen die äußeren Cornealamellen (SWINDLE 1938). Dieses „corneale Gefäßsystem" bildet sich einige Zeit nach der Geburt wieder zurück. Bei *Reptilien (Gecko)* wird die äußere Cornea, die ein durchsichtig gewordener Hautteil ist, von einem weitmaschigen Gefäßnetz versorgt, das von je einer medial und lateral zutretenden Arterie versorgt wird. Die Gefäße sind von teils marklosen, teils markhaltigen Nerven begleitet, die ein feines intracorneales Netz bilden (MARTINO 1941).

Den Bau der Cornea von *Torpedo marmorata* hat LOEWENTHAL (1938) eingehend beschrieben. Mit der Feinstruktur der *Frosch*hornhaut hat sich NAGASAWA (1958) beschäftigt.

Gegen die Sklera zu ist die Cornea keilförmig eingefalzt. In der Übergangszone, die nach PRATT-JOHNSON (1959) 1—2 mm breit sein soll, überwiegen Ringfaserzüge. Die Intermediärzone soll eine stoffwechselmäßige Sonderstellung einnehmen und mehr zu pathologischen Reaktionen disponiert sein als die Nachbargebiete (PRATT-JOHNSON 1959). Der Arcus lipoides corneae tritt in dieser Zone bevorzugt auf. Er läßt sich experimentell beim *Kaninchen* durch Fütterung eines Cholesterin-Ölgemisches in diesem Gewebsbezirk erzeugen (LIEB 1962). Beim Arcus senilis oder juvenilis werden Fetttröpfchen, die aus Cholesterinestern, Neutralfetten und Fettsäuren bestehen, bis zu den mittleren Schichten des Epithels und in den Stromazellen abgelagert. Die subepithelialen Membranen bleiben fettfrei (LIEB 1962).

2. Mikroskopische Anatomie der Hornhautschichten

a) Epithel

Das Epithel der Hornhaut ist ein fünf- bis sechsschichtiges Plattenepithel (VIDAL 1951). Das menschliche Epithel ist im Vergleich zu dem anderer *Säuger* relativ dünn (Tabelle 16). Vergleichende Messungen zeigen, daß ein Verhältnis zwischen Epithel- und Bulbusdurchmesser besteht, nicht dagegen zwischen Epithel- und Corneadicke (CALMETTES et al. 1956); d. h. je kleiner das Auge, um so größer ist die relative Dicke des Epithels. Bei dünnen Epithelien ist die basale Zellage kubisch, bei dickeren hochprismatisch (SUIGURA et al. 1962).

Auf *elektronenmikroskopischen* Aufnahmen zeigen die Epithelzellen ein deutliches endoplasmatisches Reticulum und intracelluläre Filamente von 50—200 Å Durchmesser (IGUCHI 1962, JAKUS 1954, 1961, ISHIDA 1957, TENG 1961, 1962, FUJIYAMA et al. 1961, KAYE u. PAPPAS 1962, PEDLER 1962). Die gebündelten Filamente sind in den basalen Zellschichten mehr vertikal, in den oberflächlichen mehr tangential angeordnet. Sie stehen mit Haftplatten (Desmosomen) in Verbindung, die eine Ausdehnung von 500—1500 Å haben (SATO 1959, SHELDON 1956, JAKUS 1961, ISHIDA 1957, KAYE u. PAPPAS 1962, PEDLER 1962, AONO 1961).

Tabelle 16. *Maßverhältnisse der Hornhaut* (nach CALMETTES et al. 1956)

Zahl der Zellschichten des Epithels	Species	Epithel μ	Cornea μ	Anteroposteriorer Durchmesser des Bulbus mm	Verhältnis Epithel zu Cornea	Verhältnis Epithel zum anteroposterioren Durchmesser	Verhältnis Cornea zum anteroposterioren Durchmesser
7—8	Mensch	32	550	23	0,058	0,0013	0,023
5—6	Ratte	25	255	5	0,096	0,0050	0,050
5—6	Meerschweinchen	45	280	8	0,15	0,0056	0,035
6—8	Kaninchen	45	530	15	0,081	0,0030	0,035
8—10	Hund	50	540	20	0,093	0,0025	0,027
10—12	Schwein	70	755	25	0,092	0,0028	0,030
9—11	Rind	100	1080	35	0,092	0,0028	0,030
10—12	Pferd	130	860	44	0,15	0,0029	0,027

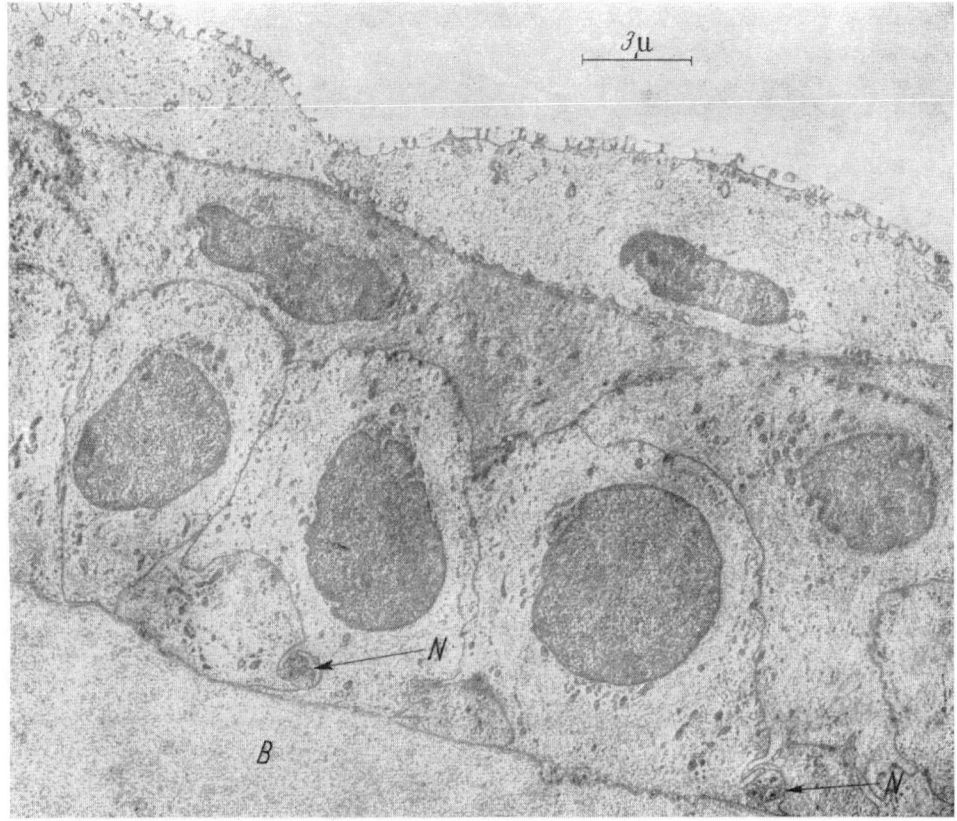

Abb. 167. Vorderes Corneaepithel (menschlicher Fetus, 6. Monat). Beachte die zu diesem Zeitpunkt sehr deutlichen Mikrovilli der obersten Epithelzellen. *B* Bowmansche Membran; *N* Anschnitte intraepithelialer Nervenfasern (OsO₄, Methacrylat, Elmiskop I bei 80 kV, Primärvergr. 2300fach, Gesamtvergr. 7400fach. Aufnahme: Prof. J. STAUBESAND, Freiburg i. Br.)

Eine Zickzack-Verzahnung der Epithelzellen ist in den oberflächlichen Lagen deutlicher als in den basalen Schichten (Abb. 167). Der Zellkern kann Spalten oder Kanälchen zeigen, die beim Corneaepithel des *Goldfisches* ganz besonders auffallend sein sollen (IGUCHI 1962). Die Zellmembran ist basal durchschnittlich 80 Å dick (KAYES u. HOLMBERG 1960). Die intercellulären Saftspalten werden oberflächenwärts schmäler. Sie sind bei den dickeren Epithelien der großen *Säugetiere* größer. Relativ schmal sind sie bei *Nagern* und beim *Menschen. Bizzozerosche Körperchen* sollen beim *Menschen*, nicht jedoch bei *Säugern* vorkommen (CALMETTES). Nach ISHIDA (1958) sind die intercellulären Zwischenräume im Corneaepithel des *Menschen* in allen Schichten gleich groß. Beim *Kaninchen* werden sie peripher größer. Durch größere Intercellularräume soll das Epithel zu „Zellblöcken" von etwa 0,4 mm Durchmesser zusammengefaßt werden (SUGIURA u. WAKUI 1960). Nach FUJIYAMA et al. (1961) sind die Intercellularspalten basal sehr schmal. Im Limbusbereich sollen sie sehr weit werden.

Im ganzen gesehen gleicht also die Feinstruktur des Epithels weitgehend derjenigen anderer mehrschichtiger Epithelien des Körpers.

Gegen die Basalmembran bildet das Epithel in regelmäßigen Abständen Haftplatten (KAYE u. PAPPAS 1962, PEDLER 1962). Die sog. Wurzelfüßchen der alten Histologen existieren daher in Wirklichkeit nicht (vgl. LÖBEL 1954, 1955). Im elektronenmikroskopischen Bilde zeigen die Epithelzellen einen ausgesprochenen Mangel an Zellorganellen. Mitochondrien sind spärlich vorhanden. Hier und da erscheinen vereinzelte Granula. Regelmäßig sind ein Golgi-Komplex und die oben erwähnten Filamente ausgebildet (TENG 1962). Das Epithel zeigt bei *Kindern* reichlich langgestreckte Mitochondrien, einen gut entwickelten Golgi-Apparat und α-Cytomembranen (KANDORI u. OKAMOTO 1960). Die oberflächlichen Schichten sollen von einer homogenen Substanz bedeckt sein (KAYE u. PAPPAS 1962).

Mit Silberimprägnationsmethoden oder Methylviolett wurden im Epithel fortsatzreiche, dunklere und verzweigte Zellen dargestellt, sog. Langerhanssche Zellen (KRWAWICZ 1946, 1947, PAU u. CONRADS 1957). Auf Grund elektronenmikroskopischer Befunde unterschied auch TENG (1961, 1962) verschiedene Zelltypen im Epithel. Die dunklen, sternförmigen und fortsatzreichen Zellen sollen „sekretorischer Natur" sein. Diese sind auffallend reich an Mikrosomen und osmiophilen PAS-positiven Partikeln. Sie enthalten ein besonders gut differenziertes, endoplasmatisches Retikulum. Bei experimentellen Epithelschädigungen treten vermehrt stark fluorescierende Zellen auf (bei Verwendung von Acridinorange oder Neutralrot), die vermutlich nekrotische Elemente darstellen (ORLOVA 1963). CALMETTES et al. (1956) haben jedoch die Existenz von zwei Zelltypen im Epithel, obwohl auch sie vereinzelte Langerhanssche Zellen beobachten konnten, bestritten. BINDER (1951) unterschied Matrix- und Substanzzellen. Die Zellzahlen der basalen zweiten bis fünften Schicht verhielten sich wie 100:58:49:27:17. Die Regenerationszone des Epithels ist die Schicht der basalen Zellen (Matrixzellen).

Die mittleren Zellschichten werden stärker anfärbbar, die oberflächlichen sind deutlich acidophil. Die Kerne werden pyknotischer, zeigen jedoch keine degenerativen Veränderungen (CALMETTES et al. 1956). Die oberflächlichen Zellschichten sind intensiv perjodatreaktiv (PARVIS u. FORNI 1954, 1955, CALMETTES et al. 1956, GRAUMANN u. ROHEN 1958). Die Reaktion ist wahrscheinlich durch Glykoproteide bedingt, die sich histochemisch vom Keratin unterscheiden. Das Epithel ist weder metachromatisch noch basophil (PARVIS u. FORNI 1954).

Die oberflächliche Zellschicht reagiert auch mit Alcianblau und Aldehydfuchsin und zeigt eine positive Eisenbindungsreaktion, ist jedoch nicht metachromatisch (WISLOCKI 1952, GRAUMANN u. ROHEN 1958). Elektronenmikroskopisch zeigen die oberflächlichen Zellen außen in der Regel cytoplasmatische Vorstülpungen, die für das Haften des cornealen Flüssigkeitsfilmes von Bedeutung sein sollen (AONO 1961, PEDLER 1962).

Hinsichtlich der Phosphataseaktivität besteht ein Gradient von außen nach innen. Eine starke Phosphataseaktivität besteht am Limbus. Hier sind auch die basalen Zellen stark positiv (EICHNER 1960).

Ribonucleotide sollen in Form kleiner Granula variabel in den basalen Zellschichten auftreten können. Die oberflächlichen Zellagen sind sudanophil und reagieren positiv bei Sulfhydrylgruppennachweisen (CALMETTES et al. 1956). Nach TURCHINI und KHAU VAN KIEN (1953) sind Ribonucleinsäuren im Corneaepithel reichlich vorhanden, besonders in den peripheren Abschnitten. Verschiedene Dehydrogenasen wurden im Corneaepithel nachgewiesen (JAEGER 1953, BERARDINIS 1958). Auf das Epithel fallen ungefähr 96% der gesamten Dehydrogenaseaktivität der Cornea. Alkalische Phosphatasen enthält das Epithel von *Meerschweinchen* und *Karpfen* (SMELSER u. CHEN 1954).

Die polygonalen Zellen der mittleren und basalen Schichten sind weit weniger perjodatreaktiv als die oberflächlichen Zellen (LÖBEL 1954, 1955). Die meisten Autoren fanden reichlich Glykogen im Corneaepithel (*Mensch:* DAY 1950, CALMETTES et al. 1956; *Kaninchen:* SHIMIZU et al. 1952; *Meerschweinchen:* SMELSER u. OZANICS 1953; *Hund:* LÖBEL 1954; *Rind:* HERMANN u. HICKMANN 1948; *Fisch:* SMELSER u. CHEN 1954, PARVIS u. FORNI 1956; *Amphibien:* OHASHI 1922, PARVIS et al. 1956; *Hühnchen:* O'RAHILLY u. MEYER 1960; verschiedene *Säuger:* CALMETTES et al. 1956, SAIZEVSKAYA 1959, CZAPLICKI 1959). Die histochemische Nachweisbarkeit von Glykogen im Hornhautepithel wird von MAZANEK u. HAVELKA (1955) sowie WISLOCKI (1952) bezweifelt.

Glykogen ist vor allem in den Basalschichten des Epithels lokalisiert (PIRIE u. VAN HEYNINGEN 1956, O'RAHILLY et al. 1960, SAIZEVSKAYA 1959), kommt jedoch auch in den mittleren und oberflächlichen Zellagen vor (PARVIS u. FORNI 1956, YONOYEMA 1932). In den basalen Schichten ist es etwas schwieriger nachzuweisen, da es besonders leicht in Lösung geht (SMELSER u. OZANICS 1953). Rhythmische Tagesschwankungen im Glykogengehalt des Epithels will CZAPLICKI (1959) beobachtet haben.

Die histochemischen Befunde zeigen deutlich, daß das Epithel *regionale Differenzierungen* aufweist und für den Atmungsstoffwechsel der Cornea von Bedeutung ist. Der Glykoproteidreichtum der oberflächlichen Zellagen kann mit der Abdichtungs- und Schutzfunktion des Epithels in Zusammenhang gebracht werden. Zu einer Keratinisierung kommt es nicht.

Rechnerische Überlegungen über die *Lebensdauer* der Epithelzellen hat BINDER (1952) angestellt. Danach sollen die basalen, sog. Matrixzellen beim *Kaninchen* eine Lebensdauer von 3, beim *Menschen* von 4 Wochen haben. Die übrigen sog. Substanzzellen des Corneaepithels sind nicht mehr vermehrungsfähig und sollen in 7—8 Wochen zugrunde gehen. Mit durch Tritium markiertem Thymidin konnte jedoch gezeigt werden, daß die Zellen der basalen Schicht nach der Mitose nur 3,5—7 Tage brauchen, bis sie an die Oberfläche gelangt sind und abschilfern (HANNA u. O'BRIEN 1960). BERTALANFFY (1962) hat errechnet (Colchicinmethode), daß bei der Ratte täglich etwa 14,5% der Corneaepithelzellen neugebildet werden. Eine vollständige Erneuerung soll in rund 7 Tagen eintreten.

Bei *Frosch*larven beträgt die normale Mitosefrequenz rund 1%; sie ist bei konstantem Dunkelaufenthalt herabgesetzt (0,68%) (MEYER 1954). Die Zellvermehrungen erfolgen in rhythmischen Schüben. Das Maximum der Mitosen liegt nachts 2 Uhr, das Minimum mittags gegen 12 Uhr. Telophase und Postmitose dauern am längsten (MEYER 1954). Bei der *Katze* liegen die Mitosen in der Basalschicht etwa in einem Abstand von 0,1—3 mm (BINDER 1951).

Der Mitoseindex im Stratum spinosum des *Meerschweinchens* wurde mit 0,62%, im Stratum basale mit 1,3—1,4% errechnet (GEZURIAN u. PERSOGLIA 1951). Die basalen Zellschichten eignen sich besonders für Mitose- und Chromosomenstudien (GAY u. KAUFMANN 1950). Die Mitoserhythmen lassen sich durch künstliche Belichtung verändern (KOSICHENKO 1961). Bei Mangeldiät oder Hunger sinkt die mitotische Aktivität des Epithels ab (MOVCHAN 1960). Reine Kohlenhydratdiät bringt sie zum Ansteigen (TSAREVA 1957). Sie kann auch durch Adrenalin und Atropin gesenkt, durch Ergotin und Proserin erhöht werden (TSAREVA 1960). Colchicin stoppt den Mitoseablauf durch Lähmung der Spindelbewegung, so daß die Mitoseverteilung im Corneaepithel gut analysiert werden kann (PETERS 1946). Nach Sympathektomie soll die Mitoserate ansteigen, nach Sympathicusreizung wiederum abfallen (MISHIMA 1957). Kälte setzt die Mitoserate bei Nagern herab (UTKIN u. MOVCHAN 1963), Dauerbelichtung erhöht sie (GOLOŁOBOVA 1962).

Einmalige Bestrahlung mit Grenzstrahlen (410 r) hemmt die Mitoseaktivität des Corneaepithels für 4—5 Tage, beeinflußt jedoch nicht den Mitosevorgang selbst (SMELSER u. PFEIFFER 1948).

In der *Gewebekultur* liefert das Corneaepithel rasch Fibroblasten, während sich die Stromazellen mehr in Form „syncytialer Platten" entwickeln (VAN DEN HOOFF 1947, BACHENOWA 1938). Selbst nach Erhitzen oder nach Trocknung sollen noch Proliferationsvorgänge in vitro möglich sein (BUSSE-GRAWITZ 1939, FILATOV u. BAJENOVA 1937).

Werden Corneastückchen mit Epithel in die Vorderkammer implantiert, entfaltet das Epithel eine intensive Wachstumsaktivität (KOCH et al. 1938, ROHEN 1962 b). Nach etwa 10 Tagen wird das Implantat von einer aus dem Epithel hervorgegangenen Hülle umgeben. Die Epithelien können auf die Iris und Cornea überwachsen. Cystenbildungen sind häufig. Eine starke Neigung zur Entdifferenzierung sollen die fixen Cornealzellen in der Gewebekultur haben (ATTARDI 1954).

Werden Corneastücke nach Aufbewahrung im Eisschrank anschließend in einer Gewebekultur weitergezüchtet, so beweist das Epithel eine größere Vitalität als das Endothel, das rasch degeneriert (FUKS 1956). Das Corneaepithel junger Mäuse zeigt elektronenmikroskopisch in den basalen und mittleren Schichten mehr Zellorganellen (Mitochondrien, Golgi-Apparat u. a.) als dasjenige älterer Tiere (SHELDON 1956).

Wie an der Epidermis läßt sich auch am Corneaepithel weiblicher Individuen das sog. Sexchromatin nachweisen (PEDLER u. ASHTON 1955).

b) Die subepitheliale Basalmembran und Lamina limitans anterior (Bowman)

Unter dem Epithel findet sich eine echte Basalmembran, die erst in neuerer Zeit entdeckt wurde und sich färberisch und elektronenmikroskopisch deutlich von der Bowmanschen Membran abgrenzen läßt (REDSLOB 1935, LOEWENSTEIN 1940, BUSACCA 1949, VIDAL 1951, TENG u. KATZIN 1953, LA TESSA et al. 1954, CALMETTES et al. 1956, GRAUMANN u. ROHEN 1958, MORO 1958, OFFRET u. HAYE 1959, FORGÁCS 1960). BUSACCA (1949) hatte sie mit Hilfe der Mallory-Färbung dargestellt. DAY (1950) und LEBLOND (1950) lehnten zunächst ihre Existenz ab, bis VIDAL (1951) und vor allem TENG u. KATZIN (1953) ihr Vorhandensein endgültig beweisen konnten. Der elektronenmikroskopische (JAKUS 1954, SHELDON 1956) und histochemische Nachweis (CALMETTES et al. 1956, GRAUMANN u. ROHEN 1958) brachte dann die endgültige Klärung des Problems. Damit kann die Diskussion der älteren Histologen, ob die Bowmansche Membran als Fortsetzung der conjunctivalen Basalmembran (LANDAU 1946) oder als modifizierte Basalmembran des Hornhautepithels angesehen werden müsse, als abgeschlossen betrachtet werden. Die Bowmansche Membran ist eine modifizierte Stromaschicht. Das Epithel hat seine eigene, ihm zugehörige Basalmembran.

Diese Basalmembran ist bei allen *Wirbeltieren* vorhanden, während die Bowmansche Membran nur bei den höheren *Primaten* vorkommt. Sie ist im Gegensatz zur Bowmanschen Membran intensiv perjodatreaktiv, nicht metachromatisch. Sie enthält Lipide, Plasmalogen, Glykoproteide und Reticulinfasern (O'RAHILLY et al. 1960, TENG et al. 1953, DARK 1958). Ribonucleinsäurenachweise fallen negativ aus. Die Membran färbt sich nicht mit Elasticafarbstoffen, ist jedoch sudanophil (CALMETTES et al. 1956). Sie läßt sich mit Silber wie Gitterfaserstrukturen imprägnieren (HARA 1940). Lichtmikroskopisch erkennt man warzenförmige Unregelmäßigkeiten, die sich elektronenmikroskopisch als lokale Verdickungen und Verzahnungen mit dem Epithel erweisen (KAYES u. HOLMBERG 1960, TENG 1961). Manchmal bilden sich Projektionen bis in die Bowmansche Schicht hinein. Die knorrigen Tuberositäten nehmen peripher zu (ISHIDA 1958). Die Basalmembran setzt sich peripher auf das Conjunctivalepithel fort, während die Bowmansche Membran aufhört.

Elektronenmikroskopisch ließen sich mehrere Schichten darstellen (JAKUS 1954, 1961, SHELDON 1956, KAYES et al. 1960, KANDORI u. OKAMOTO 1960, TENG 1962). Im Prinzip besteht die subepitheliale Basalmembran wie alle derartigen Strukturen des Organismus aus einer homogenen, osmiophilen Außenschicht und einer innen anschließenden Reticulinfaserschicht. Nach TENG (1961) soll sich die Gitterfaserlamelle wiederum aus drei Fibrillenlagen mit jeweils unterschiedlicher Verlaufsrichtung aufbauen. Der Durchmesser der Fibrillen wird mit 100—300 Å (JAKUS 1961, KAYES u. HOLMBERG 1960) angegeben.

Die *Bowmansche Membran* hebt sich färberisch vom Stroma und der subepithelialen Basalmembran gut ab. Sie existiert nur bei höheren *Primaten (Hominoidea)*. Bei den meisten *Primaten (Prosimiae, Platyrrhinae, Catarrhinae)* sowie den bisher untersuchten *Säugern* fehlt sie. Interessanterweise wurde bei *Tupaia* eine zellfreie, subepitheliale Zone gefunden, die im färberischen Verhalten und Aussehen sehr einer Bowmanschen Membran gleicht (ROHEN 1962d). Beim *Kaninchen* können Andeutungen ähnlicher Art vorhanden sein (YAMAMOTO 1953, CALMETTES et al. 1956, TENG 1961).

Die Bowmansche Membran ist nur schwach perjodatreaktiv und färbt sich wenig mit Sudanschwarz und Orcein (MAZANEK u. HAVELKA 1955, CALMETTES et al. 1956). Ribonucleotide wurden nicht gefunden (TURCHINI u. KHAU VAN KIEN 1953). Saure Mucopolysaccharide sind vorhanden. Histochemisch ist die Membran nur wenig vom übrigen Stroma unterschieden. Eine gewisse Metachromasie ist festzustellen, sie ist aber schwächer als die des Stromas (WISLOCKI 1952, MORONE 1953, GÜNTHER 1953, FRANÇOIS u. RABAEY 1953, AURELL u. HOLMGREN 1953, GRAUMANN u. ROHEN 1958).

Die Bowmansche Membran besteht aus feinsten Fibrillen, die dünner sind als die des Stromas (160—140 Å) (JAKUS 1961, TENG 1962) und ein unregelmäßiges Geflecht ohne geordnete Textur bilden (JAKUS 1954, 1958, ISHIDA 1958, KAYES u. HOLMBERG 1960, FRANÇOIS u. RABAEY 1960, ROUILLER et al. 1954). Sie mißt beim *Menschen* durchschnittlich 8—14 μ und ist von der subepithelialen Basalmembran durch einen dünnen Spalt von 10—1000 mμ getrennt (KAYES u. HOLMBERG 1960, TENG 1961). Die Bowmansche Schicht ist zellfrei. Die Fibrillen, die die Schicht aufbauen, sind hinsichtlich ihrer Dicke und Länge auffallend gleichmäßig (JAKUS 1958). Zwischen den Fibrillen liegt reichlich wolkiges bzw. amorphes Material. Eine ähnliche elektronenmikroskopische Struktur der subepithelialen Stromazone fand JAKUS (1958) auch bei verschiedenen anderen *Wirbeltieren (Affen, Eulen, „dogfish")*. Vermutlich ist aber hier die Kittsubstanz weniger entwickelt, so daß eine Bowmansche Schicht lichtmikroskopisch nicht hervortritt.

In der Peripherie wird die Bowmansche Membran lockerer. Die Fibrillen, deren Durchmesser vergrößert ist, liegen weit auseinander. Vielfach treten Klumpen homogener Substanzen auf. Allgemein wird die interfibrilläre Matrix peripher vermehrt (JAKUS 1961). An der Conjunctivagrenze verdünnt sich die Membran allmählich und hört schließlich auf.

c) Stroma corneae

Das Hornhautstroma besteht in der Hauptsache aus kollagenen Fasern, die in Lamellen gebündelt zusammen liegen und schichtweise unter verschiedenen Winkeln kreuzen, so daß eine sehr regelmäßige Faserarchitektur resultiert. Auch mathematische Überlegungen und polarisationsoptische Untersuchungen sprechen für die Existenz einer äußerst regelmäßigen Textur im Hornhautparenchym (CARAPANCEA 1947, STANWORTH u. NAYLOR 1950, MAURICE 1957, KIKKAWA 1955, 1959, HICKEY 1951, NAYLOR 1953). Es ist bisher jedoch nicht gelungen, die Faserarchitektur der menschlichen Cornea völlig aufzuklären.

Die Corneafibrillen sind zu Bändern oder Lamellen gebündelt, die sich untereinander verflechten und unter verschiedenen Winkeln verflechten. Nach KOKOTT (1934—1938), der mit der Benninghoffschen Spaltlinienmethode arbeitete, haben die oberflächlichen Lamellen eine Tendenz, sich in vertikaler Richtung zu verflechten, während sich diejenigen der mittleren Hornhautschichten hauptsächlich radiär zu den Ansatzfeldern der Mm. recti ausrichten. Nach polarisationsoptischen Analysen sind die Lamellen in der peripheren Cornea mehr radiär orientiert, zentral dagegen mehr verflochten (MISHIMA 1958). Mit Silbercarbonatimprägnationen zeigte POLYAK (1961), daß die Lamellen der oberflächlichen Hornhautschichten stärker vernetzt sind als die tieferen.

Elektronenmikroskopisch ließ sich zeigen, daß die Kollagenfibrillen innerhalb einer Lamelle immer parallel angeordnet sind, obwohl gelegentlich Verflechtungen und abscherende Faserzüge zu beobachten sind (SEBRUYNS 1950, 1951). Die Lamellen scheinen in benachbarten Lagen meist rechtwinklig zu kreuzen (JAKUS 1961, KAYE u. PAPPAS 1962, LOPEZ ENRICHEZ 1951). Auch die elektronenmikroskopische Analyse hat eine Aufklärung der Fibrillenarchitektur in der Hornhaut aus methodischen Gründen nicht gebracht. Lediglich beim *Hühnchen* und bei einigen *Knochenfischen* ist die Faserstruktur der Hornhaut geklärt worden (COULOMBRE et al. 1961, POLYAK 1961). An Tangentialschnitten zeigen die Lamellen beim *Hühnchen* innerhalb oberflächenparalleler Schichten eine Anordnung in Form rechtwinklig kreuzender Netze, deren Achsen von innen nach außen in beiden Augen nach rechts drehen. Ähnliche Strukturen sind für *Säuger* und *Primaten* bisher nicht beschrieben worden. Nur bei *Knochenfischen* wurde ein Aufbau der Cornea aus rechtwinklig kreuzenden Lamellensystemen festgestellt, der demjenigen beim *Huhn* weitgehend gleicht (POLYAK 1961).

Die Zahl der Lamellen in der menschlichen Cornea ist umstritten. Die alten Histologen nahmen an, daß insgesamt 50—60 Lamellen existieren (BOWMAN 1894, SALZMANN 1912 u. a.). Nach neueren polarisationsoptischen Untersuchungen an der *Katzen*hornhaut darf man annehmen, daß etwa 100 Lamellen von $5\,\mu$ Dicke in der gesamten Hornhaut vorhanden sind (NAYLOR 1953). Zwischen den Lamellen liegen fortsatzreiche Stromazellen, die sog. fixen Hornhautzellen oder

Hornhautkörperchen. Die Fibrillen sind in eine homogene Kittsubstanz eingebettet.

Die kollagenen Fibrillen des Stromas sind durch die Konstanz ihres Durchmessers und die gleichmäßige Orientierung in den doppelbrechenden, bandförmigen Lamellen charakterisiert. Das Corneakollagen ist in angesäuerter Pepsinlösung, aus der eine Rekonstitution möglich ist, löslich (ITOI 1960). Die kollagenen Fibrillen sind in eine zähe Kittsubstanz oder Matrix eingebettet (SCHMITT, HALL u. JAKUS 1942). Die Fibrillen zeigen die Periodizität des normalen Kollagens, doch fehlen die Unterbänder mit den gröberen Perioden (JAKUS 1954). Die Feinstruktur der Hornhautfibrillen ist häufig analysiert worden (SEBRUYNS 1950, 1951, SCHWARZ 1952, 1953, FRANÇOIS et al. 1953, 1954, GRIGNOLO 1954, KIKKAWA 1953—1955, WOLPERS 1954, ROUILLER et al. 1954, JAKUS 1954—1962, GARZINO 1955, KOZOUSEK 1956, TENG 1961, 1962). Die meisten Autoren geben eine durchschnittliche Fibrillendicke von 210—330 Å an (SCHWARZ, JAKUS, FRANÇOIS u. a.), einige auch Werte von 350—500 Å (SCHMITT, HALL u. JAKUS 1942, VAN DEN HOOFF 1952) bzw. 220—650 Å (KOZOUSEK 1956). Im Gegensatz zu den Sklerafibrillen, die in der Regel dicker sind, zeigen die Corneafibrillen alle mehr oder weniger dieselben Durchmesser und bewahren in Struktur und Periodizität einen gewissen embryonalen Charakter. Die Querperioden liegen um 600 Å (SCHWARZ 1952, 1953, JAKUS 1954—1962). Daneben sollen auch Fibrillen mit kleineren Perioden (30—210 Å) vorkommen (FRANÇOIS et al. 1953, 1954, GARZINO 1955).

Die Corneafibrillen zeigen elektronenmikroskopisch einen besonderen Versilberungsmodus. Die Silberkörnchen lagern sich dabei ohne periodische Ordnung mehr an die Kittsubstanz, welche die Fibrillen umgibt, an (sog. Außenversilberung, SCHWARZ 1952, 1953). Der Modus der Außenversilberung findet sich sonst nur bei embryonalen Kollagenelementen. Auch lichtmikroskopisch ist die Argyrophilie der Corneafibrillen im Gegensatz zu denjenigen der Sklera gering. Nur im narbig veränderten Corneagewebe besteht eine stärkere Affinität der Fibrillen zu Silbersalzen (BAUER 1959). Nach Behandlung mit Hyaluronidase werden elektronenmikroskopisch „nackte" Fibrillen von 250—300 Å Dicke sichtbar, die den durch Ultraschallbehandlung isolierten Fibrillen gleichen (SCHWARZ 1952, FRANÇOIS et al. 1953). Die Fasern aus einer Hornhautnarbe sind durchwegs dicker. Elektronenmikroskopisch zeigten FRANÇOIS et al. (1953, 1954), daß bei der Narbenbildung zuerst feinste Fibrillen von 100—150 Å Dicke und mit 210 Å-Periode auftreten. Die Fibrillen verbreitern sich jedoch allmählich, wobei die Kittsubstanz vermindert wird. In der ausgereiften Narbe wurden dann meist Fibrillen mit einem Durchmesser von 600—800 Å und Querperioden von 700 Å beobachtet (SCHWARZ 1952, 1956). Im Narbengebiet bilden sich also Fibrillen, die eine gewisse Mittelstellung zwischen normalen Cornea- und Sklerafibrillen einnehmen (Abb. 168).

In den tiefen Hornhautlagen, besonders in der Nähe der Descemetschen Membran soll der Fibrillendurchmesser etwas zunehmen (durchschnittlich 340 Å) (JAKUS 1961). Im allgemeinen lassen sich die Corneafibrillen elektronenmikroskopisch schwer als scharf begrenzte Elemente darstellen, da ihnen reichlich Kittsubstanz anhaftet (FRANÇOIS et al. 1953, 1954). Bei der Hornhautschwellung ändert sich die elektronenmikroskopische Struktur der Fibrillen nicht; auch ihre Dicke bleibt unverändert. Es scheint also lediglich die Kitt- oder Grundsubstanz zu quellen, die Faserbündel dagegen nicht (SCHWARZ 1952, 1953). Im Gegensatz zu SCHWARZ sahen FRANÇOIS et al. (1953, 1954) nach Hyaluronidasebehandlung keinen Abbau der interfibrillären Kittsubstanzen, sondern lediglich ein Verschwinden und Undeutlichwerden der Fibrillenstrukturen. Ein

Spreading-Effekt nach Hyaluronidase wurde von WOODIN (1950) nicht beobachtet.

Die *Stromazellen* (Keratocyten, Hornhautkörperchen, Parenchymzellen) sind langgestreckte, verzweigte Elemente mit wenig Cytoplasma. Sie liegen mehr zwischen den Lamellen als in ihnen und besitzen nur wenig hervorstechende Zellorganellen (DIAZ 1947, SVESDLICK 1954, SCHARENBERG 1955). Einige langgestreckte Mitochondrien, ein endoplasmatisches Reticulum und Bläschen verschiedener Größe wurden elektronenmikroskopisch gefunden (JAKUS 1954 bis 1962, KAYES u. PAPPAS 1962). Die Kerne sind meist abgeflacht und besitzen ein bis drei Nucleolen. Lichtmikroskopisch findet man häufig Vacuolen im Cytoplasma (DIAZ 1947, SCHARENBERG 1955). LASSMANN (1959) will die Umwandlung von Stromazellen in Leukocyten an histologischen Schnitten beobachtet haben. Bei Läsionen reagierten die Hornhautzellen zuerst mit einer Kernschwellung und nachfolgender Chromatinverdichtung. Reihenweise angeordnete Kernbruchstücke können später als „Chromatinkörperchen" erscheinen. Ein vacuoliger Zerfall des Kernes kommt vor. Die Hornhautparenchymzellen können auf diese Weise, besonders bei starken Läsionen, „leukocytoide" Erscheinungsformen annehmen (PAU 1957). Bei Läsionen sollen sich in die Hornhaut einwandernde Leukocyten in Sternzellen („cellules en epieu", RANVIER) umwandeln können (NAGEOTTE 1938). Wahrscheinlich werden sie aber von den fixen Hornhautzellen, denen sie oft als lange, stielartige Fortsätze anhängen, phagocytiert und gehen zugrunde (NAGEOTTE 1938). Nach WEIMAR (1960) sollen sich aus den Gefäßen auswandernde *Monocyten* bei Wundheilungsprozessen der Cornea in fibroblastische Elemente und Stromazellen umwandeln können. Auch normalerweise sind außer den Stromazellen Wanderzellen und reticuloendotheliale Elemente, besonders in Limbusnähe im Corneastroma, vorhanden (NEMETH 1936, KRWAWICZ 1947, PAU u. CONRADS 1957). Das Vorkommen von Histiocyten wird meist bestritten (FORNES PERIS 1948, 1949, LEPLAT 1947). Die Stromazellen phagocytieren normalerweise keine Vitalfarbstoffe (KRWAWICZ 1946, 1947, WEIMAR 1960). Wird jedoch experimentell eine Wunde gesetzt, so wird diese Fähigkeit zur Phagocytose nach wenigen Stunden „aktiviert" (WEIMAR 1960). Wird das Cornea-

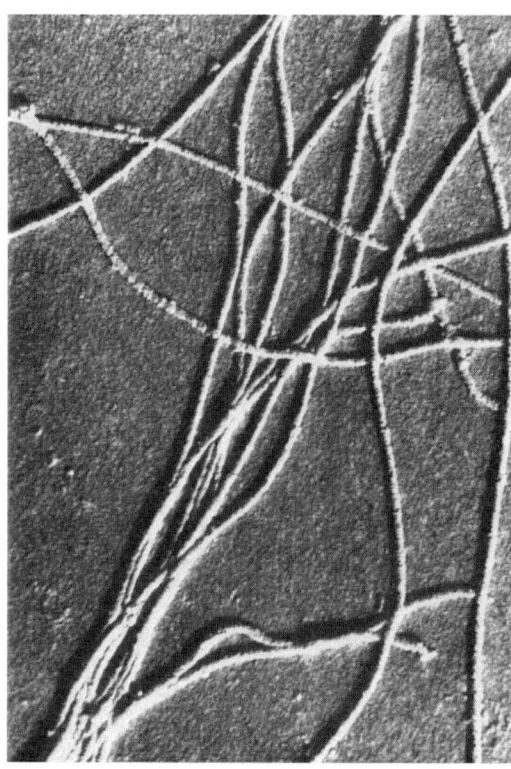

a

Abb. 168a—c. Elektronenmikroskopische Aufnahmen von Hornhautfibrillen. [Nach FRANÇOIS et al., Ophthalmologica (Basel) 127 (1954).] a Isolierte, normale Corneafibrillen nach mechanischer Trennung (38000fach). b Corneafibrillen nach vorhergehender Quellung der Hornhaut in dest. Wasser (38000fach). c Hyaluronidasebehandelter Hornhautschnitt (18000fach). Die Cornea war nicht geschwollen. Die Periodizität der Fibrillen ist verlorengegangen

epithel gleichzeitig abgeschabt, so ist die Aktivierung der Stromazellen (Phago-
cytoseaktivität für Neutralrot) beschleunigt. Die Speicherfreudigkeit kann andererseits durch Natriumsalicylate, Dinitrophenol, Trypsin oder Kälte gehemmt
werden (WEIMAR 1960). Die Zellfortsätze der Keratocyten bilden innerhalb des

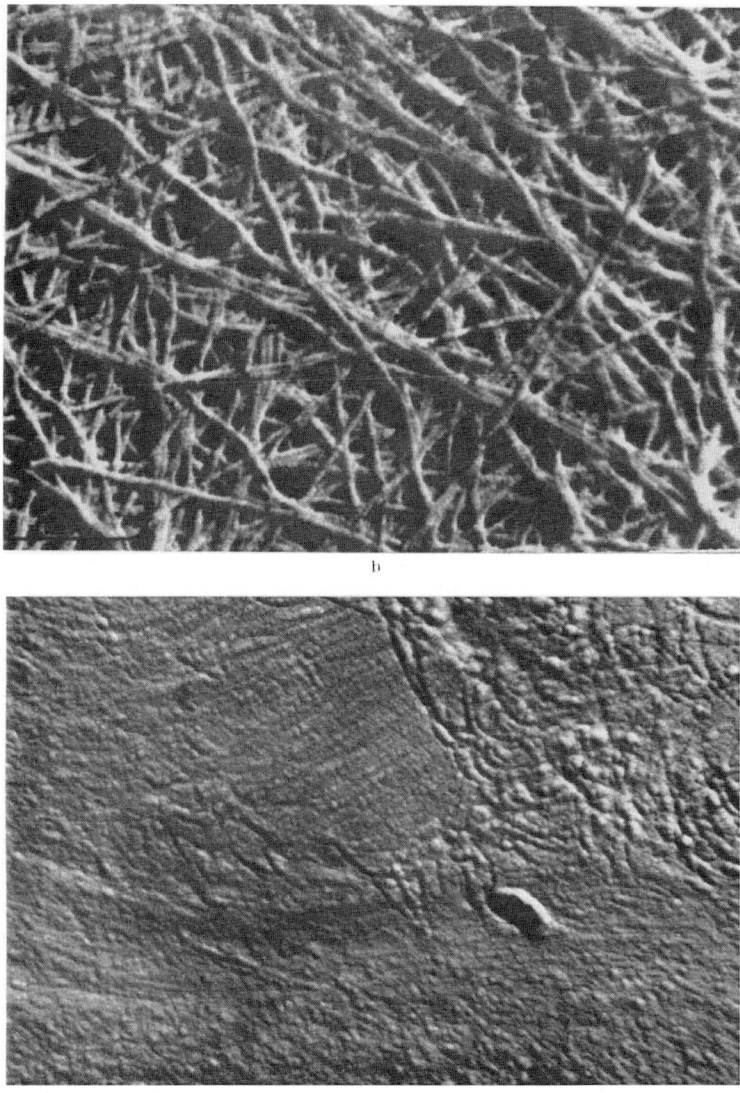

Abb. 168 b und c

Stromas ein zusammenhängendes Netz und sind stellenweise durch Haftplatten
miteinander verbunden (NAKAIZUMI 1960). In der Gewebekultur lassen sich
Corneafibroblasten leicht zur Vermehrung bringen. Ihr Wachstum ist durch
Antibiotica stark zu hemmen (UCHIDA 1960).

Auch an den fixen Hornhautzellen ist Sexchromatin beobachtet worden
(DYMITROWSKA u. BYRDY 1961).

Die Grundsubstanz des Stromas ist stark metachromatisch und basophil. Post mortem verschwindet die Metachromasie proportional mit der Zeit der Aufbewahrung. Bei $+4^0$ C erhält sich die Metachromasie bis zu 12 Tagen post mortem (GÜNTHER 1953). Am Limbus verschwindet die Metachromasie abrupt. Basophilie und Metachromasie sind pH-abhängig. Die Anfärbbarkeit mit Methylenblau erlischt unterhalb von pH 3,8. Die besten Arbeitsbedingungen liegen bei pH 3,8—4,7 (FRANÇOIS u. RABAEY 1953). Nach CLEMENS (1955) fallen verschiedene Polysaccharidreaktionen (Toluidinblau, Bismarckbraun u. a.) nach Hyaluronidasebehandlung negativ aus. Nach BRINI (1956) bleibt jedoch die Metachromasie nach Einwirkung von Hyaluronidase unverändert. Biochemischen Befunden zufolge (WERNER u. ODIN 1949, GARDELL 1953, WORTMAN u. STROMINGER 1957, MOORE u. WORTMAN 1959) ist das Polysaccharid der Hornhautmucoproteide nicht als Schwefelsäureester der Hyaluronsäure zu betrachten, wie man ursprünglich angenommen hatte (MEYER u. CHAFFEE 1940, MEYER 1948, CLEMENS 1955). Die Mucopolysaccharide der Hornhaut sind offenbar nicht einheitlicher Natur. Sie enthalten einen sauren und einen neutralen Polysaccharidkomplex (WERNER et al. 1949). Glucosamin, Glucuronsäure, Schwefelsäure, Galaktose, Mannose und Galaktosamin sind aus dem Komplex chromatographisch isoliert worden (GARDELL 1953). Hodenhyaluronidase scheint das saure Mucopolysaccharid der Cornea nicht anzugreifen (SÜLLMANN 1956). MEYER u. Mitarb. (1953) haben aus der *Rinder*cornea drei verschiedene Mucopolysaccharidfraktionen isoliert: 1. Chondroitinschwefelsäure, 2. eine Fraktion, die in gewisser Weise durch Hyaluronsäure spaltbar ist, sich aber chemisch von Hyaluronsäureester unterscheidet und 3. ein uronsäurefreies Mucopolysaccharid, das als „Keratosulfat" bezeichnet wurde und etwa die Hälfte des gesamten Mucopolysaccharidanteils der Hornhaut ausmacht. Von den drei Chondroitinsulfaten wurde nur Chondroitinsulfat A in der Cornea gefunden (MOORE u. WORTMAN 1959). Keratosulfat, Chondroitin und Chondroitinsulfat sind etwa im Verhältnis 2:1:1 in der *Rinder*hornhaut vorhanden (MEYER et al. 1953). Radioaktiv markiertes Sulfat (S^{35}) wird in vitro hauptsächlich vom Keratosulfat, das als das wichtigste Mucopolysaccharid der Hornhaut betrachtet werden muß, und vom Chondroitin inkorporiert (WORTMAN 1957, SMELSER 1959).

Alkalische Phosphatasen sollen zusätzlich in den vorderen Hornhautschichten vorhanden sein (FRANÇOIS u. RABAEY 1951). Reaktionen auf Sulfhydrylgruppen fallen negativ aus (WISLOCKI 1952). Im Alter werden die Mucoproteide teilweise durch Lipoide ersetzt (MAZANEK u. HAVELKA 1955).

Elastische Fasern fehlen in der Hornhaut. Im Randgebiet sollen einzelne Fasern vorhanden sein (AKASHI 1939). Die kollagenen Elemente lassen sich durch Pepsin-Salzsäure auflösen. Andere Faserstrukturen, die elastischen Elementen entsprechen können, bleiben danach nicht übrig (AURELL u. HOLMGREN 1941). Wahrscheinlich haben die älteren Histologen, die elastische Fasern in der Hornhaut beschrieben haben, die Endverzweigungen der Fortsätze der Hornhautzellen, die äußerst dünn werden können, dargestellt.

Die Einlagerung metachromatischer Substanzen in die Grundsubstanz der Hornhaut ist bei *Säugern* stärker als bei niederen *Wirbeltieren*. Bei *Fischen* z. B. fehlt ein Corneaendothel. Mucoproteide sind histochemisch nur in Spuren im Stroma nachweisbar. Die hinteren Hornhautschichten enthalten dagegen reichlich Glykogen (SMELSER u. CHEN 1954).

Zur Frage der sog. Bowmanschen Röhrchen s. S. 366.

d) Lamina limitans posterior (Descemeti)

Licht- und elektronenmikroskopisch erscheint die Descemetsche Membran an Sagittalschnitten zunächst homogen. Polarisationsoptisch und im Dunkelfeld läßt sich eine gewisse Lamellierung erkennen (BAIRATI u. GRIGNOLO 1954, BAUD u. BALAVOINE 1953). Die Autofluorescenz der Membran ist besonders auffallend und stärker als die der Bowmanschen Membran, des Parenchyms oder der Sklera (EVANS u. SINGER 1941). Das Elektronenmikroskop enthüllt eine fibrillär-lamelläre Struktur von großer Regelmäßigkeit (JAKUS 1954, 1956, 1961, KAYE u. PAPPAS 1962). Zweidimensional angeordnete, osmiophile Knötchen werden durch internodale Filamente so verknüpft, daß ein regelmäßig polygonales oder hexagonales Muster entsteht (Abb. 169, 170). Die Filamente messen etwa 100 Å, die Knoten 270 Å und die Abstände zwischen zwei Knötchen betragen durchschnittlich 1070 Å. Die Tatsache, daß der Abstand der Filamente gerade doppelt so groß ist wie die normale kollagene Querperiode, könnte darauf hinweisen, daß die Feinstruktur der Descemetschen Membran durch Aggregation von jeweils zwei kollagenen Elementen entsteht. JAKUS betrachtet die Descemet-Membran

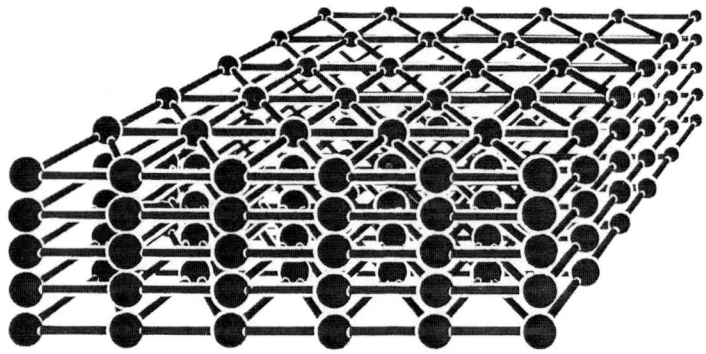

Abb. 169. Schematische Darstellung der Feinstruktur der Descemetschen Membran. [Nach JAKUS, J. biophys. biochem. Cytol. 2 (1956)]

als eine hypertrophierte Basalmembran. Nach Fragmentation der Membran treten zwei Arten von Bruchstücken auf, fadenartige und kugelförmige, die jeweils gewisse periodische Strukturen zeigen können und meist 300—500 Å dick sind (BAIRATI u. GRIGNOLO 1954). Eine lamelläre Struktur ist auf diese Weise besonders deutlich darstellbar (GRIGNOLO 1954). Die geschilderte elektronenmikroskopische Struktur der Limitans posterior scheint bei allen bisher untersuchten *Wirbeltieren* dieselbe zu sein (JAKUS 1956, GRIGNOLO 1954).

In der Peripherie der Hornhaut treten an der Descemetschen Membran verzweigte, tunnelartige Kanälchen auf, die untereinander anastomosieren und in die Fortsätze der Endothelzellen hineinragen (JAKUS 1961, FEENEY u. GARRON 1961). Die Fissuren enthalten teilweise auch amorphes Material und rundliche Körperchen von 0,1 μ Durchmesser. Diese Kanälchen kommen gehäuft im Bereich der warzenartigen Verdickungen der peripheren Membran vor, die gewöhnlich als Henle-Hassallsche Körperchen bezeichnet werden. Diese Warzen oder Knötchen werden von einem dünnen Endothelüberzug bedeckt und enthalten verschiedene Fasertypen kollagener Natur. Fasern mit 1050 Å-Periodenlänge, die etwa 150 Å breit sind, wechseln mit solchen ab, die normale Perioden (640 Å) haben, aber nur 75 Å oder 150 Å breit sind (JAKUS 1961). Besonders eigenartig ist die Anhäufung des langperiodischen Materials, das JAKUS (1961) als „long-spacing-collagen", GARRON et al. (1958) als „curly collagen" und wir als „Kollagenoid oder Gitterkollagen" bezeichnet haben (ROHEN 1962c). Es findet sich gehäuft um die tunnelartigen Kanälchen der peripheren Limitans, ferner bei pathologischen Zuständen (Keratoconus, Cornea guttata) (JAKUS 1962).

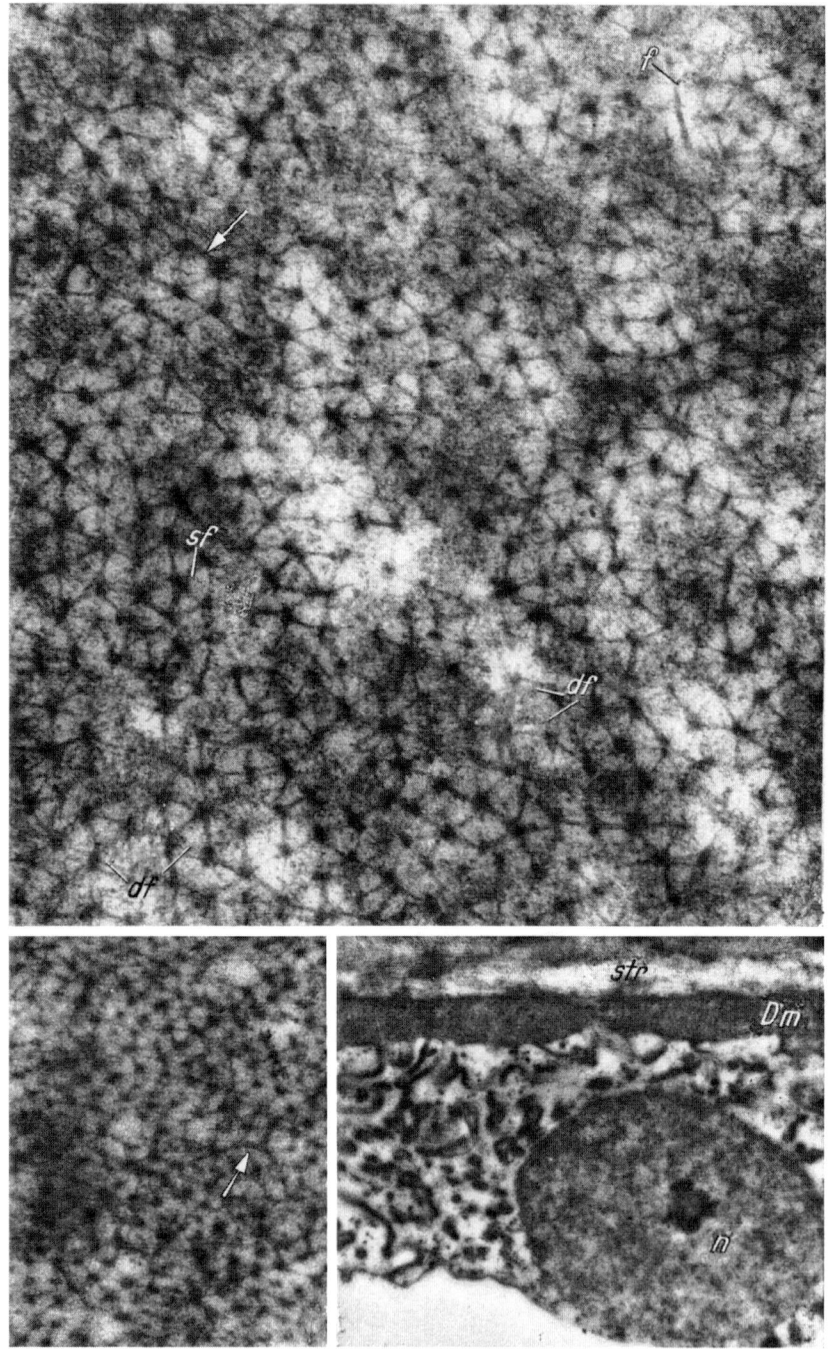

Abb. 170. Elektronenmikroskopische Aufnahmen von der Descemetschen Membran nach Tangentialschnitten. [Nach JAKUS, J. biophys. biochem. Cytol. 2 (1956).] Das hexagonale Muster der Molekülgruppen in der Membran wird eindrucksvoll sichtbar. Einschub rechts unten: Corneaendothelzelle. *Dm* Descemetsche Membran; *Str* Stroma corneae; *n* Kern einer Corneaendothelzelle; *df* „dense fibrils"; *sf* „small fibrils"; *f* normale Kollagenfibrille. Die Pfeile weisen auf die fibrillären Verknüpfungen der osmiophilen Knotenpunkte

Es kommt normalerweise auch in der Descemetschen Membran selbst vor, meist in den stromanahen Lamellen, und wird im peripher angrenzenden Trabeculum corneosclerale gefunden (JAKUS 1956, GARRON et al. 1958, HOLMBERG 1960, FEENEY u. GARRON 1961, SPELSBERG et al. 1962, LEESON u. SPEAKMAN 1961, ROHEN 1962c). In den Hassallschen Warzen häuft sich das kollagenoide Material („curly collagen") regellos an, doch scheint eine Tendenz zu konzen-

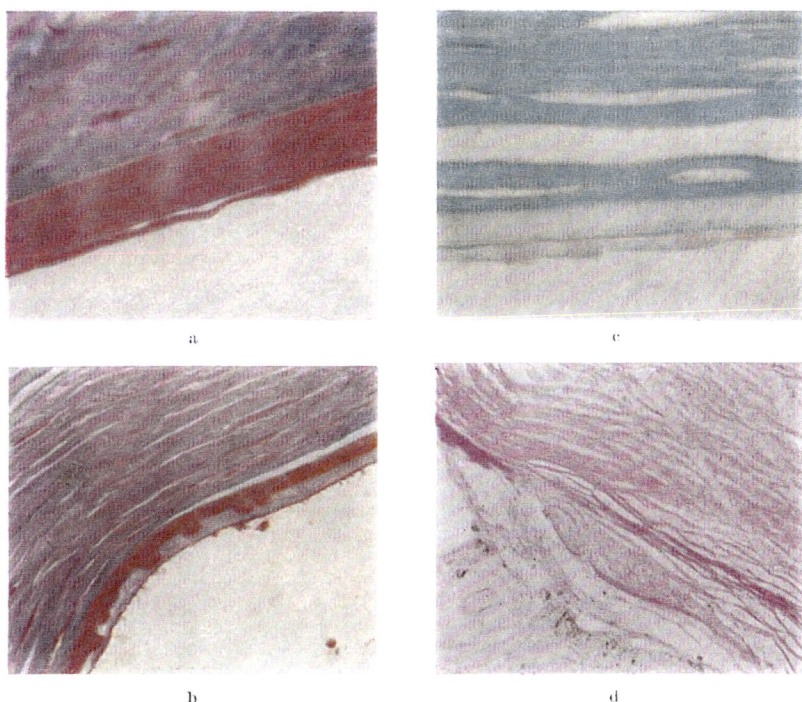

Abb. 171a—d. Querschnitte durch die hintere Corneahälfte mit Descemetscher Membran und Endothel. a Hammelauge (Azanfärbung, 1000fach). Zwischen Endothel und Descemetscher Membran wird eine dünne Linie sichtbar, die sich mit Anilinblau anfärben läßt, während die Descemetsche Membran rot erscheint. b Menschliches Auge (Glaucoma chron. simpl., Azanfärbung). Unter dem Endothel liegt eine hellblaue homogene Substanzschicht, die zur Descemetschen Membran gehört, aber sich färberisch deutlich davon unterscheidet. c Menschliches Auge (Alcianblau-Färbung nach LISON, 1000fach). Zwischen Endothel und Descemetscher Membran wird eine dünne, schwach alcianblaupositive Substanzschicht erkennbar. d Menschliches Auge (Glaucoma chron. simpl. mit Vorderkammersynechie (Perjodatleukofuchsin-Reaktion). Die intensiv perjodatreaktive Descemetsche Membran setzt sich als dünne Linie über den Schwalbeschen Ring auf das Trabekelwerk fort

trischen Ablagerungen vorhanden zu sein. Die Zahl der warzenartigen Verdickungen an der peripheren Descemet-Membran variiert individuell sehr stark; sie scheint im Alter zuzunehmen (FEENEY u. GARRON 1961). Die Entstehungsursache der Warzen ist nicht geklärt.

Nach unregelmäßigen Verdickungen in der Peripherie verdünnt sich die Descemetsche Membran in Höhe des Kammerwinkels rasch und splittert sich in zahlreiche Lamellen auf. Nach FEENEY u. GARRON (1961) setzt sie sich kontinuierlich in die Basalmembranen der Trabekellamellen fort. Diese sind vermutlich diejenigen Schichten, welche die alten Ophthalmologen als „Glashäute" bezeichnet haben.

Der sog. Schwalbesche Ring geht nicht von der Descemetschen Membran aus. Vielmehr handelt es sich um kollagene Faserbündel, die — zirkulär angeordnet — der Descemetschen Membran auflagern. Auch hier finden sich atypische Kollagenfibrillen aller Arten (s. S. 293).

Die Lamina limitans posterior schwillt post mortem leicht an, so daß Querschnittsangaben häufig aus technischen Gründen nicht verwertbar sind. Bei der Untersuchung von 106 menschlichen Augen bestimmte BRINI (1957) den Durchmesser der Descemetschen Membran im Alter von 0—10 Jahren mit 3,7 μ, von 11—20 Jahren mit 4,7 μ und zwischen 21—80 Lebensjahren mit 5,3—5,9 μ. Nach dem 21. Jahr ändert sich der Querschnitt der Membran nicht mehr signifikant.

Die Descemetsche Membran ist äußerst perjodatreaktiv. Mit Alcianblau ist sie nur schwach anfärbbar (Abb. 171). Sie ist nicht metachromatisch, reagiert intensiv mit Elasticafarbstoffen, wenig mit Chromhämatoxylin-Phloxin (WISLOCKI 1952). Ribonucleinsäurereaktionen fallen negativ aus (TURCHINI u. KHAU VAN KIEN 1953). Die Membran ist stark lichtbrechend, elastisch und äußerst widerstandsfähig, so daß sie auch nach lokalisierten Zerstörungen noch jahrelang erhalten bleiben kann (GÜNTHER 1956). Mit verschiedenen Färbungen (Alcianblau, Azan u. a.) läßt sich an der Innenseite der Descemetschen Membran eine dünne Schicht lichtmikroskopisch abgrenzen, die sich färberisch etwas anders verhält (Abb. 171 c). Wir hatten ursprünglich gedacht, daß es sich hierbei um eine hintere subendotheliale Basalmembran handele (GRAUMANN u. ROHEN 1958). Elektronenmikroskopisch ließ sich aber ein entsprechendes Korrelat dafür bis jetzt nicht finden. Dennoch weisen die färberischen Unterschiede auf stoffliche Besonderheiten der subendothelialen Grenzschicht der Descemetschen Membran hin. Innen sollen mehr Lipoide, außen mehr Proteine angereichert sein (MAZANEK u. HAVELKA 1955).

Bei *Fischen* fehlt eine PAS-positive abgrenzbare Descemet-Membran meist (SMELSER u. CHEN 1954, DUKE-ELDER 1958). Die hinteren Stromaschichten, die nicht von einem kontinuierlichen Endothel bedeckt sind, zeigen eine hohe Phosphataseaktivität und enthalten reichlich Glykogen. Bei *Vögeln* soll die Membran ebenfalls lamelliert sein (IGUCHI 1960).

e) Hornhautendothel

Das hintere Endothel besteht aus einer einschichtigen Lage dünner, polygonaler Zellen, die sich leicht von der Unterlage ablösen und postmortal rasch vacuolisieren (WOLTER 1959, SPEAKMAN 1959c, KLIKA u. KLOUČEK 1961). Die Vacuolisierung beginnt an lebensfrisch fixierten Häutchenpräparaten phasenkontrastmikroskopisch nach 11 min sichtbar zu werden. Nach 72 min zeigen sich Zellzerreißungen und Kernauflösungen (SPEAKMAN 1959c). Histochemisch konnten geringe Mengen von Ribonucleotiden in Kernnähe nachgewiesen werden (TURCHINI u. KHAU VAN KIEN 1953). Die Phosphataseaktivität ist gering (EICHNER (1960). Nur ein kleiner Teil der Dehydrogenaseaktivität der Hornhaut kommt auf das Endothel (3%) (JAEGER 1953).

Mit Hilfe des Elektronenmikroskops fanden sich mehr Mitochondrien, als man sie sonst in Epithelzellen beobachtet. Die peripheren Zellen besitzen sogar häufig ausgesprochen reiche Mitochondrienpopulationen. Intercelluläre Filamente fehlen. Desmosomen sind selten und klein (JAKUS 1962). Die Zellen sind seitlich stark ineinander verzahnt (JAKUS 1954, 1961, STAUBESAND 1961, FUJIYAMA 1961). Ein ausgeprägtes, endoplasmatisches Reticulum soll beim *Kaninchen* ausgebildet sein (KAYE u. PAPPAS 1962) (Abb. 172, 173). Gelegentlich kommen mehrkernige Endothelzellen vor (VONWILLER 1946). Die zahlreichen pinocytotischen Bläschen, die sich bei verschiedenen Wirbeltieren nachweisen ließen, sprechen für einen aktiven Flüssigkeitstransport durch Membranvesiculation (STAUBESAND 1962). Beim *Frosch*, dessen Corneaendothel keine Desmosomen zeigt, konnte andererseits nachgewiesen werden, daß Thoriumdioxyd- oder Eisenpartikelchen leicht durch die intercellulären Spalten hindurchwandern (KAYE 1962). KAYE nimmt daher an, daß die Pinocytose als Transportmechanismus am Corneaendothel erst bei den höheren Wirbeltieren auftritt, da erst bei ihnen Desmosomen im Bereich der kammerseitigen Intercellularspalten zu beobachten seien. Lichtmikroskopisch

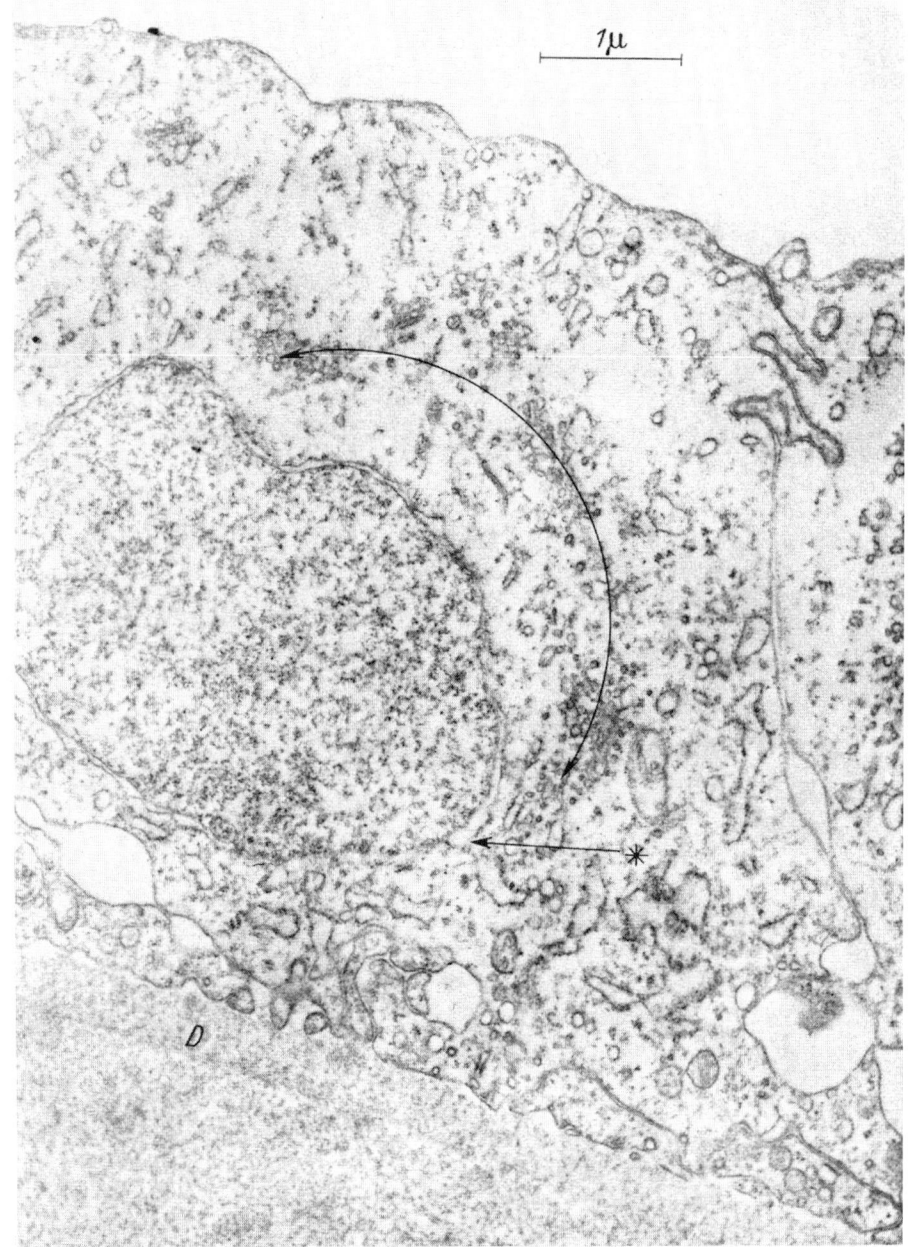

Abb. 172. Corneaendothel *(Turdus merula)*. Verzahnter Intercellularspalt stellenweise zisternenartig erweitert, basales Labyrinth, zahlreiche pinocytotische Vesikel. Bei * Verbindung des perinucleären Raumes zum endoplasmatischen Reticulum. Pfeil: Golgi-Feld; *D* Descemetsche Membran. (OsO₄, Methacrylat, Elmiskop I bei 80 kV, Primärvergr. 8000fach, Gesamtvergr. 25000fach) [Orig.-Aufn. Prof. J. STAUBESAND, 57. Verslg Anat. Ges. 1961. Anat. Anz. **111** (1962)]

konnten beim *Menschen* an Häutchenpräparaten „Stomata", wie sie von YAP-
KIE-TIONG (1950) angenommen wurden, nicht nachgewiesen werden (HONEGGER
u. SCHIERHÖLTER 1963). Das Corneaendothel neigt postmortal zur Blasenbildung

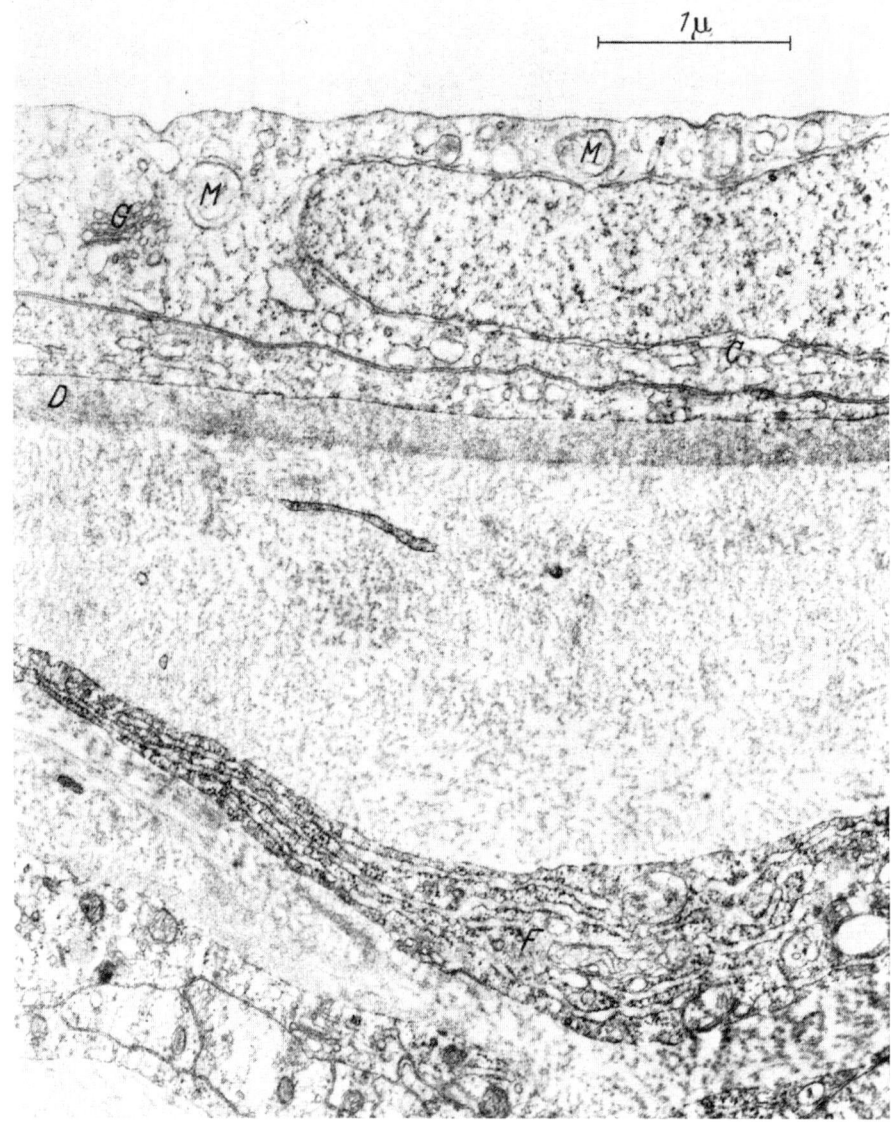

Abb. 173. Corneaendothel *(Rana temporaria)*. Im Cytoplasma der dachziegelartig überlappten Zellen Anschnitte des endoplasmatischen Reticulum, pinocytotische Vesikel, Mitochondrien (*M*) und Profile des Golgi-
Komplexes (*G*). *C* Perinucleäre Zisterne; *D* Descemetsche Membran. In der Substantia propria kollagene Fibrillen
und ergastoplasmareiche Fibrocyten (*F*). (OsO₄, Methacrylat, Elmiskop I bei 80 kV, Primärvergr. 10000fach,
Gesamtvergr. 32000fach) [Orig.-Aufn. Prof. J. STAUBESAND, 57. Verslg Anat. Ges. 1961. Anat. Anz. 111
(1962)]

und schrumpft bei der Fixation besonders stark (HONEGGER et al. 1962, 1963).
Elektronenmikroskopisch ließ sich zeigen, daß die Blasenbildung durch Erweiterung des endoplasmatischen Reticulums und durch Mitochondrienschwellung

entsteht (AONO 1962). Durch Tiefkühlung kann die Bläschenbildung in Endothel und Epithel unterdrückt werden (AONO 1961, 1962).

Das Corneaendothel kann an Häutchenpräparaten oder Tangentialschnitten großflächig dargestellt werden (VRABEC 1958a, b, SPEAKMAN 1959, HONEGGER 1962). Durch Silberimprägnationen an Flächenpräparaten läßt sich ein regelmäßig polygonales Kittliniennetz darstellen (Abb. 174). Auch durch Alizarinblau können die Kittlinien vital sichtbar gemacht werden (VONWILLER 1946). An der Spaltlampe erscheint das Kittliniennetz als braungelbliches Mosaik (VOGT 1920, BUSACCA 1957). Peripher werden die Endothelien kleiner, die Kittlinien

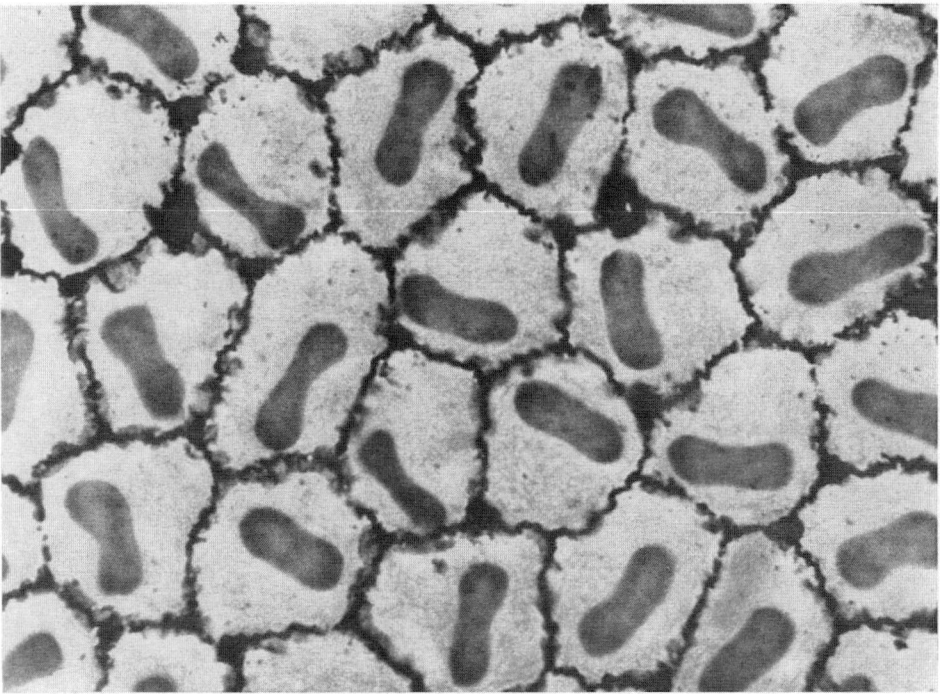

Abb. 174. Häutchenpräparat vom Hornhautendothel des Kaninchens. (Orig.-Präparat PD. Dr. HONEGGER, Heidelberg.) (Vorversilberung und Kernfärbung, 1350fach.) Das hexagonale Kittliniennetz zwischen den Endothelien und die eigenartige Keulenform der Kerne werden deutlich

breiter und unregelmäßiger. Das intercelluläre Mosaik der Kittsubstanz vergröbert sich (VRABEC 1958).

In der Übergangszone zum Trabekelwerk werden die Endothelien größer, kernreicher und bilden häufig größere Zellansammlungen zwischen den Henleschen Warzen und der Descemetschen Membran. Hier fanden wir gelegentlich auch Mitosen. Die Zelldichte ist individuell sehr verschieden (IRVINE u. IRVINE 1953).

Im Zentrum der Hornhaut hat das Endothel eine sehr regelmäßige, polygonale Begrenzung (Abb. 174). Im Phasenkontrast zeigen die Zellen eine auffallende Granulierung, die wahrscheinlich durch Mitochondrien hervorgerufen wird (FRANÇOIS u. RABAEY 1953). Tropfenförmige Ausbuchtungen am Imprägnationspräparat wurden von VRABEC (1957) mit Sekretionsvorgängen in Zusammenhang gebracht. Die inter- und supracelluläre Kittsubstanz soll von den Zellen kontinuierlich sezerniert werden. Ob eine homogene Deckschicht von Kittsubstanz („coating substance") am peripheren Endothel, wie VRABEC auf

Grund von Abdruckpräparaten (Replikatechnik) annimmt, wirklich vorhanden ist, erscheint äußerst fraglich. Beim *Kaninchen* wollen KAYE u. PAPPAS (1962) eine kammerseitige, homogene Substanzschicht auf dem Corneaendothel gesehen haben.

Daß das Corneaendothel die Fähigkeit hat, die Descemetsche Membran nach Art einer basalen Cuticula abzuscheiden, ist eine alte Erfahrung. Wächst das Endothel z. B. auf Iris und Trabekelwerk vor, so kann auch dort eine Descemetsche Membran entstehen (REESE 1944, REDSLOB u. BRINI 1953, WOLTER u. FECHNER 1962). Vielleicht sind die Henle-Hassallschen Warzen in der Peripherie lediglich Überschußproduktionen von seiten des Endothels.

Für die Beurteilung von Diffusionsvorgängen an der Hornhaut (MAURICE 1953, 1960) spielt die Größe der intercellulären Spalten eine Rolle. Nach elektronenmikroskopischen Beobachtungen von DONN et al. (1961) variiert die Größe der kammerseitigen, zwischenzelligen Spalten zwischen 100 und 2000 Å. Desmosomenartige Verdichtungen des Cytoplasmas („terminal bars") fanden sich regelmäßig innenseitig an den interendothelialen Spalten (DONN et al. 1961, JAKUS 1962, STAUBESAND 1961).

Mit Hilfe der feuchten Kammer nach DONN, MAURICE u. MILLS (1959) machten KAYE et al. (1961, 1963) Diffusionsstudien an der *Kaninchen*hornhaut. Wird die Cornea von außen mit Thorotrastlösungen bespült, sieht man elektronenmikroskopisch keine Partikel im Epithel oder Stroma; wird sie aber von innen bespült, so sind 30—45 min später im Endothel Thorotrastpartikelchen in intercellulären Vacuolen aufzufinden, die durch pinocytotische Prozesse ins Endothel aufgenommen worden sind. Ein Teil der Partikelchen liegt auch in den intercellulären Spalten und erscheint an der Descemetschen Membran angereichert. Die Beobachtung der Autoren, daß dieser Prozeß durch Kälte in etwa 70% gehemmt werden kann, spricht dafür, daß es sich um einen aktiven Zelltransport handelt. Pinocytotische Vorgänge am Corneaendothel wurden auch in situ nach Injektionen von Thorotrast und Ferritin oder nach intrastromaler Injektion dieser Substanzen beobachtet (KAYE, PAPPAS u. DONN 1961, STAUBESAND 1961, 1962). Nach den Erfahrungen von STAUBESAND (1962) setzen pinocytotische Prozesse am Endothel bereits wenige Sekunden bis Minuten nach der Kontaktaufnahme der Zellen mit den kolloidalen Partikeln ein, so daß die zeitlichen Angaben der in vitro-Studien an der Hornhaut wahrscheinlich nicht auf die Verhältnisse am Lebenden zu übertragen sind (Abb. 172, 173). Intrastromal injizierte Partikel wandern in Richtung Vorderkammer durch die Descemetsche Membran und das Endothel hindurch (KAYE et al. 1961).

Beim *Frosch* fehlen die kammerseitigen Haftplatten am Endothel. Möglicherweise findet hier vorzugsweise ein intercellulärer Transport statt. Pinocytotische Vorgänge nach Eisen- oder Thorotrastinjektionen wurden allerdings auch hier beobachtet. Nach intrastromaler Injektion in die Cornea des *Frosches* phagocytieren die Parenchymzellen die Partikel zum überwiegenden Teil und wandern zur Peripherie ab. Vereinzelte Teilchen dringen auch bis in die Vorderkammer vor (KAYE 1961).

Die Versuche zeigen, daß die Descemetsche Membran in beiden Richtungen von kolloidalen Partikeln durchwandert werden kann. Für die Transportvorgänge am Endothel kommen zwei Möglichkeiten in Betracht: der transcelluläre Transport durch Pinocytose oder Cytopempsis, oder der intercelluläre durch die Saftspalten des Endothels. MAURICE (1953) hat durch Bestimmung der Teilchengröße in vitro durchwandernder Stoffe die Porengröße des Endothels mit etwa 58 Å bestimmt. Er nimmt an, daß der Ionentransport durch Diffusionsvorgänge in den intercellulären Spalten stattfindet.

Das Endothel scheint nach neueren Befunden an der Entwässerung des Corneaparenchyms einen aktiven Anteil zu haben, womit möglicherweise der hohe Sauerstoffverbrauch in Zusammenhang steht (DESVIGNES u. LE VAN 1953). Die meisten neueren Autoren nehmen einen transcellulären Flüssigkeitstransport an (s. S. 373). Nach Einbringen von Vitalfarbstoffen in die Vorderkammer färbt sich das Hornhautparenchym nicht, solange das Endothel intakt ist (SCUDERI u. BONACCORSI 1948). Kammerwasser scheint normalerweise nicht durch das Endothel in das Hornhautstroma einzudringen (SCUDERI et al. 1948, RICCA 1947, GRASSO 1947, MAURICE 1951). Das Endothel soll eine ausgesprochene Neigung zur Phagocytose haben. Es ist sehr regenerationsfreudig (KLIKA u. KLOUČEK 1961). Die Mitosefrequenz beträgt beim *Kaninchen* normalerweise 1 : 8270 (BINDER u. BINDER 1957). Die Lebensdauer der Zellen soll rund 377 Tage sein. Amitosen kommen angeblich sehr häufig vor (BINDER et al. 1957). Nach Einbringen von tritiummarkiertem Thymidin in die Vorderkammer sind noch nach 5 Monaten markierte Endothelzellen zu sehen (BITO u. HARDING 1961). Nach v. SALLMANN u. CARAVAGGIO (1961) ist die Mitoserate altersabhängig. Bei einer Gesamtzellzahl von 460000—600000 *(Kaninchen)* betrug der Mitoseindex 5—10/100000 bei Jungtieren (einige Wochen alte *Kaninchen*), 0,1/100000 bei zwei- bis dreijährigen Tieren. Neuerdings gaben v. SALLMANN et al. (1963) einen Mitoseindex von 0,03% und eine Lebensdauer der Zellen von 120 Tagen an. Tagesrhythmische Schwankungen der Mitoserate wurden beschrieben (v. SALLMANN et al. 1961, 1963).

3. Corneaentwicklung

Die Bildung der Cornea beginnt bei menschlichen Embryonen von 17,5 bis 24 mm SSL mit der Einwanderung von Mesenchym zwischen Epithel und Endothel (Go 1959). Bei 7,5—9 mm langen Embryonen ist das Epithel noch einschichtig. Das Endothel soll sich nach Go aus dem prävitrealen Mesenchym in der 6. und 7. Woche differenzieren. Nach RYTKÖLA (1952) ist die Cornea im 4. Monat weitgehend differenziert. Die relative Zahl der Stromazellen nimmt mit steigendem Embryonalalter ab. Gleichzeitig läßt die enzymatische Aktivität des Parenchyms nach, während die des Epithels wächst (KUHLMAN u. RESNIK 1958). Vom 8. Monat an ist eine Lamellenstruktur des Stromas erkennbar. Elektronenmikroskopisch wird die lamelläre Ordnung der Fibrillen bei Embryonen von 80—200 mm SSL deutlich (SCHWARZ 1953, SCHWARZ u. MERKER 1960). Zwischen 5. und 6. Embryonalmonat entwickelt sich das einreihig-kubische Plattenepithel zu einem mehrschichtigen Plattenepithel. Das Endothel ist noch bis zum 10. Monat kubisch und flacht sich erst dann allmählich ab (RYTKÖLA 1952). Vermutlich sezerniert das Endothel die Descemetsche Membran, die schon frühzeitig abgrenzbar wird. Beim *Hühnchen* ist die Membrana limitans posterior nicht vor dem Ausschlüpfen differenziert (REDSLOB 1935, O'RAHILLY u. MEYER 1959). Eine perjodatreaktive Membran ist daher bei Embryonen noch nicht entwickelt (MAZANEK et al. 1955, LEO 1955, O'RAHILLY et al. 1960). Wenn man annimmt, daß dieser Prozeß rhythmisch erfolgt, würde die submikroskopische Lamellenstruktur der Membran verständlich (REDSLOB 1935, STOCKER 1953). Die Dicke der Membrana limitans posterior nimmt postnatal stetig zu. Zur Zeit der Geburt beträgt sie etwa 2—3 μ, beim Erwachsenen etwa 20—30 μ (DUKE-ELDER 1961). Das Endothel ist in jugendlichen Augen höher und flacht sich im Laufe des Lebens ab (STOCKER 1953, STREETER 1951).

Der Corneadurchmesser erreicht bei der Geburt bereits 75—78% der Erwachsenengröße. Bei *Reptilien* vergrößert sich der Durchmesser stetig im gleichen Maßstab mit der Körperlänge (LOMBARD 1961).

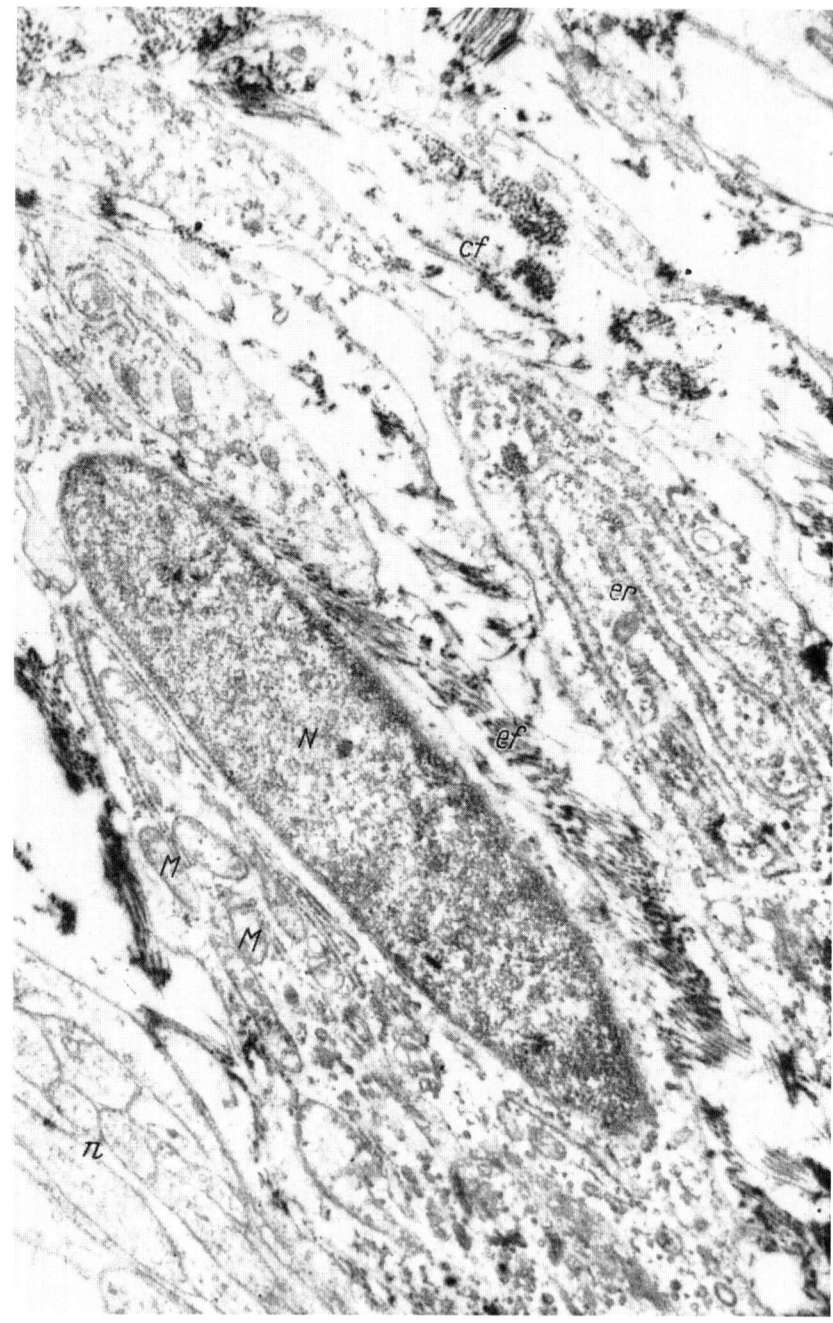

Abb. 175. Elektronenmikroskopische Aufnahme aus dem Bereich der peripheren, embryonalen Cornea (menschlicher Fetus, 6 cm Scheitel-Steiß-Länge). (Nach W. SCHWARZ, in: The structure of the eye. New York: Acad. Press 1961.) *N* Kern; *M* Mitochondrien; *n* Nerv; *er* Ergastoplasma; *cf, ef* kollagene Fibrillen

Bei der Entwicklung der cornealen Feinstruktur muß man eine Fibrillo- und Zementogenese unterscheiden (SCHWARZ 1961). Bei 60 mm langen menschlichen

Embryonen findet man elektronenmikroskopisch bereits ein Stroma, das Fibrillen und Kittsubstanzen enthält. Die Fibrillen sind bei 60 mm SSL noch sehr dünn (120—200 Å). Bei Feten von 85 mm SSL haben die Fibrillen bereits dieselben Durchmesser wie bei Erwachsenen (SCHWARZ 1953). Die Fibrillen liegen immer außerhalb der Zellen. Auch Bruchstücke sind nicht im Cytoplasma erkennbar. Die embryonalen Stromazellen der Cornea zeigen ein ausgeprägtes, endoplasmatisches Reticulum mit zahlreichen Ribosomen, so daß man annehmen darf, daß die Corneazellen an der Fibrillo- und Zementogenese aktiven Anteil haben (SCHWARZ u. MERKER 1960). Der Mechanismus der Fibrillenentstehung ist jedoch noch hypothetisch. SCHWARZ (1953, 1961) beobachtete, daß das endoplasmatische Reticulum der Hornhautzellen stellenweise zu Zisternen erweitert ist, die ein homogenes Material enthalten. Lichtmikroskopisch zeigen zahlreiche Fibroblasten zu dieser Zeit schollige oder granulaartige Einschlüsse, die perjodatreaktiv und metachromatisch sind. Wahrscheinlich ist der Inhalt des erweiterten endoplasmatischen Reticulums ein mucopolysaccharidreiches Material, das als Vorstufe zu den kollagenen Fibrillen intracellulär produziert wird (Tropokollagen), aber erst extracellulär zur eigentlichen Fibrille kristallisiert (SCHWARZ 1961). Die embryonalen Fibroblasten der Cornea enthalten relativ wenig Mitochondrien, kein Golgi-Netz, aber zahlreiche kleinere und größere Bläschen neben dem endoplasmatischen Reticulum. Es ist anzunehmen, daß diese Zellen auch die Kittsubstanzen der Hornhaut produzieren (Abb. 175).

Bei *Hühner*embryonen bilden sich argyrophile Fasern in der Hornhaut erst dann, wenn Mesenchymzellen eingewachsen sind (NEJHACH 1952). Es sollen jedoch schon vorher feinste, sog. „Primärfasern" im interepithelialen Spaltraum zu erkennen sein, welche ohne Beteiligung der Stromazellen entstehen. Argyrophile Fibrillen treten zuerst in Zellnähe auf. Mit der Entwicklung einer Metachromasie ändert sich der Versilberungsmodus (KARMAZSIN 1961). Bei 5 Tage alten *Hühner*embryonen liegen die elektronenmikroskopisch nachweisbaren Elementarfibrillen der Cornea noch unregelmäßig in der Zwischensubstanz verteilt. Die typische Periodizität der Fibrillen soll zwischen dem 7.—8. Tag auftreten (KARMAZSIN 1962). Je mehr sich die Fibrillen vermehren und ausreifen, um so mehr nimmt die Kittsubstanz ab. Aus Transplantationsversuchen schließt NEJHACH, daß sich die Corneafibrillen nur bei Anwesenheit von Mesenchymzellen entwickeln, die Grund- und Kittsubstanzen jedoch auch bei alleiniger Gegenwart der Epithelien entstehen können. Saure Mucopolysaccharide treten in der Cornea beim *Hühnchen* vom 3. Tag an auf (GUENTHER et al. 1959).

Die Einlagerung von Mucoproteiden beginnt beim *Kaninchen* unmittelbar mit der Einwanderung von Mesenchym zwischen die epithelialen Lamellen (14. bis 16. Tag), wie aus autoradiographischen Studien mit S^{35} hervorgeht (SMELSER et al. 1957, 1960b). Um diese Zeit ist das Stroma noch nicht metachromatisch oder perjodatreaktiv. Das Epithel enthält Glykogen. Wenig später (16.—19. Tag) beginnt die Fibrillenbildung im Stroma, das jedoch histochemisch immer noch nicht perjodatreaktiv ist. Die Mucoproteide werden zuerst in den hinteren (inneren) Stromaschichten abgelagert. Im Corneaparenchym von *Hühner*embryonen werden perjodatreaktive Substanzen im 28. Stadium (O'RAHILLY et al. 1960) oder 40. Stadium (GHIANI u. BERGAMINI 1957) erstmalig nachweisbar; ihr Erscheinen fällt etwa mit dem Zeitpunkt des Auftretens der Metachromasie zusammen (COULOMBRE et al. 1958a, AURELL u. HOLMGREN 1953). Die Metachromasie ist subendothelial zunächst am stärksten (WALBECK et al. 1951, VAN DEN HOOFF 1951, COULOMBRE 1956b, 1961). Beim *Kaninchen* sind Mucoproteide im Stroma corneae vom 17. Tag an histochemisch darstellbar (SMELSER u. OZANICS 1957, SMELSER 1960b).

Die allmähliche Zunahme und Ausbreitung der Metachromasie in der embryonalen Cornea wurde bei verschiedenen *Wirbeltieren* beobachtet (AURELL u. HOLMGREN 1953, ALAGNA 1954, GEMOLOTTO u. PATRONE 1955, SEO 1955, SMELSER u. OZANICS 1956, 1957, 1959, COULOMBRE 1961, O'RAHILLY u. MEYER 1959). Sie scheint der gesetzmäßige Ausdruck für die stromale Reifung der Cornea zu sein. Metachromasie und Perjodatreaktivität nehmen in der Cornea auch postnatal noch zu, während sie in der Sklera verschwinden. Bis zum 18. Lebenstag bleiben vordere und hintere Stromalamellen hinsichtlich ihrer Metachromasie unterscheidbar. Radioaktives Natriumsulfat wird während der Embryonalzeit und in den ersten 2 Wochen nach der Geburt bevorzugt in den hinteren Corneaschichten abgelagert. Die Fibrillenbildung ist hier noch intensiver. Die Fasern werden früher als vorn zu Lamellen gebündelt. In den vorderen Stromaschichten erhält sich relativ lange eine unregelmäßige Fibrillenanordnung.

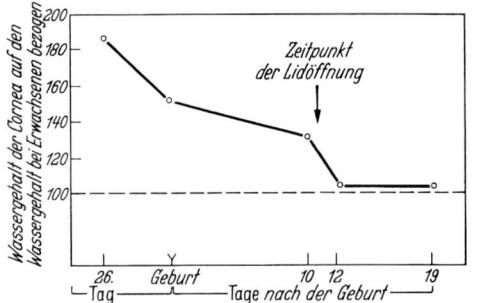

Abb. 176. Wassergehalt der Kaninchencornea während der embryonalen und postnatalen Entwicklung. (Nach SMELSER, Symposion on the Transparency of the Cornea. Paris: Masson & Cie. 1960)

Perjodatreaktives Material tritt bei *Hühner*embryonen im Epithel relativ spät auf (nach O'RAHILLY u. MEYER 1960 im Stadium 40). Es zeigt bereits beim Embryo die bevorzugt anteriore Lokalisation. Die elektronenmikroskopischen Veränderungen des embryonalen Corneaepithels während der Reifung hat SHELDON (1956) untersucht.

Die Basalmembranen entwickeln sich unter dem Corneaepithel früher als im Bereich der Conjunctiva. Die *Kaninchen*hornhaut ist etwa vom 18. Tag nach der Geburt ausgereift (SMELSER 1960 b). Beim *Hühnchen* tritt eine zarte, perjodatreaktive Basalmembran unter dem Epithel schon im Stadium 26 auf (MEYER et al. 1959, O'RAHILLY 1960).

Vergleicht man die zeitlichen Verhältnisse bei der Ablagerung metachromatischer Substanzen im Hornhautstroma von *Nesthockern* und *Nestflüchtern* (AURELL u. HOLMGREN 1953), so ergibt sich, daß die gleichmäßige Verteilung dieser Substanzen meist mit dem Zeitpunkt der Lidöffnung zusammenfällt. Es scheint eine allgemeine Regel zu bestehen, daß die metachromatischen Substanzen zuerst in den hinteren Stromalagen abgelagert werden. Die embryonale Hornhaut ist also zunächst undurchsichtig opak und wird mit zunehmender Einlagerung von Mucoproteiden bei gleichzeitiger Entwässerung transparent (VAN DEN HOOFF 1951, AURELL u. HOLMGREN 1953, COULOMBRE 1956b, COULOMBRE et al. 1958b, SMELSER 1958, SMELSER u. OZANICS 1956).

Auch im Erwachsenenalter sollen sich noch quantitative Veränderungen im Mucoproteidgehalt des Hornhautstromas abspielen (GEMOLOTTO u. PATRONE 1955). Vom 4. Lebensjahrzehnt an soll der Mucoproteidgehalt kontinuierlich abnehmen und zwischen dem 20.—30. Jahr maximal sein.

Während der embryonalen Differenzierung der Cornea sinkt der Wassergehalt des Stromas stetig ab (SMELSER 1960b). Beim *Kaninchen* werden etwa vom 20. Tag nach der Geburt an die adulten Verhältnisse erreicht (Abb. 176). Diese Kurve zeigt wiederum zum Zeitpunkt der Lidöffnung einen deutlichen Knick. Die Entwässerung der Cornea geht reziprok mit einer zunehmenden Hydrophilie und Quellungsfähigkeit einher (KINSEY u. COGAN 1942). SMELSER (1952, 1960) zeigte auch, daß die Dehydrierung der Cornea während der Embryonal-

entwicklung von aeroben Stoffwechselprozessen im Epithel abhängt (vgl. auch
SMELSER u. OZANICS 1952, DAVSON 1955). Diese Prozesse werden von den beiden
epithelialen Deckschichten der Cornea gesteuert (HARRIS 1957).

Vielleicht hängen die eigenartigen Parenchymtrübungen, die FRANKOWSKA
(1957) an einem riesigen Untersuchungsgut von *Frühgeburten* (10000 Kinder)
gar nicht so selten beobachten konnte, und die meist im Verlauf der 2.—3. Lebenswoche verschwanden, mit der Einlagerung von Mucoproteiden in die Zwischensubstanz zusammen. Die Tatsache, daß die Ausreifung dieser Substanzen und
damit die Transparenz erst zum Zeitpunkt der Lidöffnung, also relativ spät,
beendet ist, könnte erklären, warum bei Frühgeborenen, die vor diesem Zeitpunkt das Licht der Welt erblicken, gelegentlich lokale Trübungen zu finden sind.

Die Hornhaut wird bei *Hühner*embryonen am 13.—14. Tag transparent (COU-
LOMBRE 1956b). Am 18./19. Tag sind die adulten Verhältnisse erreicht. Gleichzeitig sinkt der Wassergehalt
und steigt die Hydrophilie.
Die Transparenz der embryonalen Hornhaut ist eine umgekehrte Funktion der Hy-
dratation (COULOMBRE 1961).
An isolierten Hornhäuten von
*Hühner*embryonen ließ sich
zeigen, daß die Vorgänge
stoffwechselabhängig sind und
von der O_2-Konzentration,
vom p_H und von osmotischen
Kräften beeinflußt werden
(COULOMBRE 1956, 1961).

Tabelle 17

	Neugeborene mm	Erwachsene mm
Äußerer Durchmesser der horizontalen Basis . . .	10,0	11,8
Äußerer Durchmesser des Hornhautbogens	14,0	18,2
Innerer Durchmesser des Hornhautbogens	11,0	16,4
Durchschnittliche Dicke . .	0,8	0,9
Schräge Dicke	1,1	1,6
Äußere Höhe.	3,0	3,4
Innere Höhe	1,1	2,7

Beim *Hühnchen* ist die Cornea bis zum 8. Tag sphärisch. Erst dann beginnt
sich die für *Vögel* charakteristische, asymmetrische Krümmung abzuzeichnen
(COULOMBRE et al. 1958, 1961). Die entwicklungsmechanischen Ursachen hierfür
sind in der beginnenden Verknorpelung der Limbusregion im Zusammenhang
mit einem expansiv wirkenden intraocularen Druck zu suchen.

Das postnatale Größenwachstum der menschlichen Cornea wird in der
Hauptsache in den ersten 6 Lebensmonaten abgeschlossen (HYMES 1929). Eine
geringgradige Vergrößerung findet auch noch bis zum 2. Lebensjahr hin
statt, obwohl der Bulbus selbst noch weiter wächst (DRUAULT u. DRUAULT 1946).
Die durchschnittlichen Maßverhältnisse der Cornea des Erwachsenen und Neugeborenen gehen aus Tabelle 17 hervor (nach WILLMER u. SCAMMON 1950).

Im allgemeinen ist die Cornea des Neugeborenen im Zentrum etwas flacher,
in der Peripherie dagegen etwas stärker gekrümmt. Beim Erwachsenen kehren
sich die Verhältnisse um (DUKE-ELDER 1961). Die Fluorescenzeigenschaften
ändern sich während der Entwicklung (PCHELIAKOV 1960).

Die *Hornhautnerven* entwickeln sich bei menschlichen Embryonen aus einem
parallel verlaufenden Geflecht gemischter Fasern am Limbusrand. Nach VISI-
LIEVA (1959) wachsen sie zwischen dem 5. und 6. Embryonalmonat, nach KITANO
(1955) bereits im 3. Monat in das Hornhautstroma ein. Die Nervenfasern dringen
zunächst zwischen die mittleren und oberflächlichen Schichten vor und bilden
ein Leitgerüst, von dem aus sich später durch Vermehrung der Fasern das charakteristische Geflecht der erwachsenen Hornhäute entwickelt. Nach KITANO erreichen die embryonalen Nervenfasern im 4. Monat die Bowmansche Membran
und im fünften das Epithel. VISILIEVA gibt spätere Zeitpunkte an. In der

zweiten Hälfte der Schwangerschaft wird das Nervengeflecht nur noch quantitativ ausgebaut. Wesentliche strukturelle Veränderungen ergeben sich nicht mehr.

4. Innervation der Hornhaut

Die zahlreichen Untersuchungen der letzten Jahrzehnte über die Hornhautinnervation stimmen darin überein, daß die Cornea von allen Geweben des Auges am besten innerviert ist und daß keine spezifischen Endorgane existieren. Im Hornhautzentrum ist ein reichverzweigtes, feingliedriges, subepitheliales Netz ausgebildet, von dem Fasern in das Epithel eindringen. In der Peripherie der Cornea, limbusnahe, kommen auch organisierte Nervenkörperchen vor (PALUMBI 1953, ENGELBRECHT 1953, ÁBRAHÁM 1955). Im zentralen Bereich der Cornea wurden spezifische nervöse Endformationen bisher nicht beobachtet (RODGER 1952, TOUSSAINT 1959, ZANDER u. WEDDELL 1951 u. a.). Umstritten ist die Frage des peripheren Aufzweigungsmodus (Terminalreticulum), die Frage der Beziehungen zwischen Nervenfasern und Hornhautkörperchen, sowie die Endigungsweise der Nerven im Stroma.

Die Corneanerven stammen von einem ringartigen, marginalen, sehr dichten Nervengeflecht an der Cornea-Sklera-Grenze oder aus dem Plexus ciliaris der Uvea, von denen radiäre, größtenteils marklose Fasern abgehen und in das Hornhautstroma eintreten (RODGER 1950, MAWAS 1951, PALUMBI 1953, SCHARENBERG 1955, LASSMANN 1961). Zusätzlich kommen einige Fasern aus dem episkleralen und subconjunctivalen Bereich. Durch Aktionspotentialableitungen von isolierten Ciliarnerven konnten LELE u. WEDDELL (1959) zeigen, daß nur etwa 10% der cornealen Fasern von den langen Ciliarnerven stammen. Die meisten dieser Fasern sind marklos oder markarm. *Ganglienzellen* kommen in der Regel in der Hornhaut nicht vor (MAWAS 1951). PALUMBI fand in der Peripherie der Cornea hauptsächlich feine marklose Fasern, jedoch auch gröbere, markhaltige Bündel, häufig in Begleitung der Blutgefäße. Die markhaltigen Fasern zeigten nicht selten variecöse Auftreibungen von $20 \times 90 \mu$ Größe, die corneawärts feinfaserige Knäuel bildeten oder in perivasculäre Geflechte übergingen. Daneben beschrieb PALUMBI peripher zahlreiche, feinfaserige Nervenknäuel mit Ansammlungen ovaler Kerne und granulären Zwischensubstanzen (vgl. auch VAN DEN HOOFF 1953). Nach ENGELBRECHT (1953) ist die corneale Randzone, die reichlich mit Endkörperchen ausgestattet ist, etwa $2^{1}/_{2}$ mm breit. Diese nervösen Formationen stellen keine aufgesplitterten Endknäuel oder Netze dar, sondern lediglich *„schlingenförmige Endkörperchen"*, die aus ein bis zwei unverzweigten, schlingenartig verwickelten Nervenfasern bestehen. Eine bindegewebige Kapsel um diese Faserknäuelungen herum wurde nicht beobachtet. Die Gebilde liegen teilweise direkt unter dem Epithel, das an dieser Stelle verdünnt ist. Weiter peripher finden sich auch noch Nervenknäuel dieser Art etwa 50μ tief unter dem Epithel.

Innerhalb der Hornhaut sind die äußeren Schichten im allgemeinen reicher innerviert als die inneren (MAWAS 1951, VALU 1962, LASSMANN 1959, 1961). Über die Art der Verteilung der Fasern im Stroma und ihre Beziehungen zu den Parenchymzellen herrschen große Meinungsverschiedenheiten. JABONERO (1955) glaubt an die Existenz eines vegetativen, nervös-protoplasmatischen Syncytiums. Die vegetativen Hornhautnerven, die eine Fortsetzung der limbalen, perivasculären Geflechte darstellen, seien in ein protoplasmatisches Grundnetz eingebettet. Von einem Terminalreticulum sprach SAKAMOTO (1951). BOEKE (1936) lehnte jedoch den Begriff des Terminalreticulum von STOEHR für die Hornhaut ab, ebenso SCHARENBERG (1955). Die Fasern liegen nicht „nackt"

im Stroma, sondern überall intraplasmatisch (REISER 1935, BOEKE 1936, JABO-
NERO u. LORENTE 1952). Nach GENIS-GÁLVEZ (1954) sollen Nervenfasern teilweise in das Cytoplasma der Parenchymzellen eindringen, teilweise aber diese
auch nur berühren. Die Behauptung, es gebe einen intraplasmatischen Verlauf
der Hornhautnerven, lehnten FORNÈS-PÉRIS (1951) sowie WEDDELL u. ZANDER
(1950) ab. Es existiere nur ein paralleler Kontakt zwischen Stromazellen und
Nervenfasern. Nach PAU u. CONRADS (1956) wiederum soll „jede" Stromazelle
von einer intraplasmatisch liegenden Nervenfaser durchzogen werden, die auf
diese Weise eine trophische Funktion ausübe.

Neuerdings kommt LASSMANN (1959, 1961) auf Grund morphologischer und
experimenteller Befunde zu der Überzeugung, daß die cornealen Nervenfasern
keine Beziehung zu den Hornhautkörperchen haben bzw. daß eine solche Beziehung nur fakultativer Natur sei. Die nervösen Elemente besäßen ihr eigenes
Hüllgewebe, das lichtmikroskopisch erst in Reizsituationen, wie bei Re- oder
Degenerationsvorgängen oder nach blander Scarifizierung hervortrete. Auch
die knopf- oder plattenförmigen Nervenfasern (JABONERO 1955, LORENTE 1953,
VRABEC 1954, 1955, SCHARENBERG 1955) sind nach LASSMANN (1961) keine
regulären Bildungen, sondern „passagere Wachstumsphänomene". Nach blander
Scarifizierung beobachtete LASSMANN knopfförmige Nervenauftreibungen termi-
naler Nervenfasern in der Umgebung von Hornhautkörperchen und deutete
diese im Sinne von WEBER als Metaterminalapparat. Bei experimentellen oder
pathologischen Läsionen beginnt an den Neuriten schon nach 1 Std eine granuläre
Entmischung mit Vacuolenbildung und fleckförmiger Anhäufung cholinesterase-
positiven Materials. Beim *Kaninchen* sind nach LASSMANN (1961) die stromalen
Nervenelemente schon 1—2 Tage nach dem Eingriff völlig resorbiert. Ob die
Stromazellen, wie PAU u. CONRADS (1956) angegeben haben, einige Zeit nach
der Läsion ein neues Leitgerüst für die regenerierenden Nervennetze ausbilden,
ist nach diesen Befunden fraglich. Die Existenz echter Schwannscher Elemente
in der Hornhaut kann heute noch nicht als bewiesen angesehen werden (MAWAS
1951a, ZANDER u. WEDDELL 1951).

Morphologisch müssen in der Hornhaut vier untereinander zusammenhängende
Nervengeflechte unterschieden werden: ein äußerst feines, subepitheliales Netz,
von dem die intraepithelialen Formationen ausgehen, ein oberflächliches und ein
tiefes, stromales Geflecht sowie ein dem Endothel zugeordnetes System (FORNES-
PERIS 1948—1951, ZANDER u. WEDDELL 1951, OFFRET 1948, WOLTER 1957,
LASSMANN 1961). In Endothel und Membrana limitans posterior fand MAWAS
(1951a) keine Nervenstrukturen. WOLTER (1957b) beschrieb allerdings bei
Kaninchen auch innerhalb des Endothels dichotom verzweigte Nervenfasern.
Diese Angabe ist von anderen Autoren bisher nicht bestätigt worden.

Die Existenz freier Nervenendigungen im Stroma wird von der Mehrzahl
der Autoren bezweifelt (SAKAMOTO 1951, REXED et al. 1951, MAWAS 1951, 1952,
RODGER 1952). „Sensorische Endformationen" im Hornhautstroma, die von
dickeren Nervenfasern gebildet werden, welche häufig Varicositäten zeigen und
von großen, epitheloiden Zellelementen umgeben sind, beschrieben SCHAREN-
BERG (1955) und WOLTER (1956). Diese Fasern, die mit solchen Formationen
frei im Stroma enden, sollen während ihres Verlaufs innerhalb der Cornea kein
Netz bilden, sondern mehr isoliert liegen. Freie Nervenendigungen im Hornhautstroma haben auch ZANDER u. WEDDELL (1951) beschrieben. Die Existenz
solcher Endigungen ist jedoch nicht gesichert.

Bei *Vögeln* und *Säugern* verlaufen die Nerven des Stromas im allgemeinen
intraplasmatisch. Bei *Fischen, Amphibien* und *Reptilien* besteht ein Zusammenhang zwischen cellulären Elementen des Stromas und Nervenfasern noch nicht

(ÁBRAHÁM 1955). Die Nervenfasern des stromalen Grundnetzes sind in der Regel nicht gleichartig (RODGER 1950, MAWAS 1951a, b, 1952, ENGELBRECHT 1953, PALUMBI 1953, GENIS-GÁLVEZ 1954, 1956, WOLTER 1955—1957). Grundsätzlich können zwei Fasertypen unterschieden werden: gröbere, die meist seltener sind und Durchmesser von $5\,\mu$ und mehr erreichen können, sowie feinere Fasern zwischen 0,5 und $2\,\mu$ (WOLTER 1955—1957). Die gröberen Fasern zeigen häufig Varicositäten, die in rosenkranzartigen Ketten hintereinander liegen können (RODGER 1950, GENIS-GÁLVEZ 1954, 1956). Ösenartige Endigungen dieser Fasern stellen keine sensiblen Endformationen im Sinne von ATTIAS dar (MAWAS 1952). RODGER (1950) fand bei phasenkontrastmikroskopischer Untersuchung lebensfrischer Präparate, daß diese knötchenartigen Verdickungen erst 2 Std post mortem auftreten und vital nicht vorhanden sind. Dagegen wurde von ZANDER u. WEDDELL (1951), die mit Vitalfärbungsmethoden gearbeitet hatten (Methylenblau), behauptet, daß das körnig-granuläre Aussehen der feinen cornealen Nervenfasern kein Artefakt sei. Vielleicht meinen auch beide Autoren differente Strukturen.

Die feineren, Netze bildenden Fasern sollen dem vegetativen, die gröberen dem cerebrospinalen System angehören (REISER 1937, 1952, RODGER 1950, MAWAS 1951, LONGWINOWITCH-MILLER 1951, WOLTER 1955—1957, JABONERO 1955, SCHARENBERG 1955). SAKAMOTO (1951) glaubte mit Silberimprägnationen feinste vegetative Fasern in der Hornhaut nachgewiesen zu haben, die in das Cytoplasma der fixen Hornhautzellen, nicht aber ins Epithel eintreten sollen. Einzelne Autoren bestreiten jedoch die Existenz vegetativer Fasern in der Hornhaut (BOEKE 1936, RODGER 1952, LASSMANN 1959, 1961, WEDDELL u. ZANDER 1950, PERIS 1951). Nach JABONERO (1955) sind die sensiblen Fasern innerhalb der Cornea „nackt", die vegetativen dagegen in das protoplasmatische Grundnetz eingebettet. Nach Röntgenbestrahlung sollen die sensiblen Fasern zugrunde gehen, die vegetativen jedoch unverändert bleiben (JABONERO 1955). Die meisten Autoren, die sich mit der Hornhautinnervation befaßt haben, sind jedoch von der Existenz vegetativer Fasern überzeugt (GENIS-GÁLVEZ 1954, MAWAS 1951, 1952, LLOMBART u. FORNES 1949, REISER 1937, 1935, BORRI 1939, SAKAMOTO 1951, IWASAKY u. AZJMA 1951, LASSMANN 1959, 1961). Der Begriff des vegetativen Terminalreticulums (PH. STÖHR jr. 1957) muß wohl auch an dieser Stelle aufgegeben werden.

Auf Grund von Degenerationsstudien nach Durchtrennung einzelner Ciliaroder Hirnnerven und nach Exstirpation des Ganglion cervicale superius kamen RODGER (1950—1953), LASSMANN (1961), ZANDER u. WEDDELL (1951) und BELL et al. (1952) allerdings zu der Überzeugung, daß alle Nervenfasern der Cornea sensibel sind und autonome Fasern nicht existieren. Einwachsen dünner, vegetativer Fasern nach Hornhautläsionen beobachtete LASSMANN (1961) nur „im Rahmen ausgeprägter, zu einer Vascularisierung des Hornhautstroma führender, entzündlicher Prozesse". Nach beidseitiger Grenzstrangresektion blieb das nervöse Netz der Hornhaut morphologisch unverändert. Auf Grund von vergleichenden Untersuchungen nach Trigeminus- und Halsgrenzstrangdurchschneidungen beschrieb ABRAMOV (1959) wiederum Degenerationserscheinungen an den dünnen („vegetativen") Fasern der Hornhaut. Die dickeren, markhaltigen Fasern sollen ausschließlich aus dem N. ophthalmicus stammen und sensibler Natur sein (RODGER 1953, ZANDER u. WEDDELL 1951, FALCONER 1949). Die Trigeminusfasern sollen gekreuzt sein und beide Augen innervieren (LONGWINOWITCH-MILLER 1951, ABRAMOV 1959).

Neben zentrifugalen Fasern sollen auch zentripetale „antidrome" Fasern vorkommen (SPADAVECCHIA 1951).

Zusammenfassend kann man sagen, daß sicher die Mehrzahl der intracornealen Nervenfasern sensibel ist (PH. STÖHR jr. 1957, IWASAKI et al. 1951 u. a.). Wieweit vegetative Fasern existieren, bleibt zu klären.

Auch die Beziehung der intracornealen Nervenfasern zu den Hornhautkörperchen ist leider ungeklärt. Hier könnten elektronenmikroskopische Untersuchungen eine Entscheidung liefern. Es ist jedoch anzunehmen, daß auch die Corneanerven ihr eigenes Schwannsches Begleitgewebe haben und die Beziehungen zu den Keratocyten nur durch die technischen Unvollkommenheiten der Imprägnationsmethoden vorgetäuscht werden.

Histologisch äußert sich die Degeneration der Nervenelemente in der Cornea nach experimenteller Durchtrennung des Sympathicus oder Trigeminus in einer Fragmentation der Axone, körnigem Zerfall des Myelins und Argyrophilie. Die Veränderungen beginnen 3—4 Tage nach dem Eingriff. 14 Tage später sind kaum noch Nervenfasern zu erkennen. Wird die Degeneration durch eine Nervendurchschneidung im Limbusbereich hervorgerufen (*Meerschweinchen:* EGEROW 1940; *Kaninchen:* REXED u. REXED 1951, LASSMANN 1961), so ist die aufsteigende Degeneration der Fasern gering. In der Peripherie sind nach 1 Woche nahezu alle Fasern degeneriert. Bereits 3 Tage nach der Operation setzt eine Regeneration ein. Die neu auswachsenden Neuriten verdicken sich, schieben sich am limbalen Schnittrand vor und durchbrechen die Narbenzone etwa am 2.—21. Tag. Nach $7^1/_2$ Monaten ist das nervöse Geflecht der Hornhaut, auch bei ausgedehnteren limbalen Incisionen, vollständig regeneriert. Die Empfindlichkeit kehrt bei jungen Tieren in 2—4, bei adulten nach 6—7 Wochen zurück. Beim *Meerschweinchen* beginnt die corneale Nervenregeneration nach 30 Tagen. Eine starke Vermehrung peripherer Nervenästchen ist besonders vom 61. Tag an zu sehen (ESCAPINI 1948, EGEROW 1940). Auffallend ist, daß sich die Nervenfasern bei der Regeneration zunächst ohne Hüllzellen, quasi „nackt" in das Corneagewebe vorschieben (VRABEC 1953, REXED et al. 1951). REXED et al. brachten diese eigenartige Tatsache mit der Natur des Substrats in Zusammenhang (mucopolysaccharidreiche, gefäßfreie Grundsubstanz der Cornea). Bei der Regeneration bilden sich nicht selten atypische Nervenfasern in Form bandartiger Fasern mit Varicositäten, Endkolben und bandartigen Verbreiterungen (VRABEC 1953, 1955). Die bei degenerativen Prozessen auftretenden nervösen Fragmente können von den Keratoblasten resorbiert werden. Nach VRABEC bestehen funktionelle Beziehungen zwischen dem Keratoblasten- und Nervennetz der Cornea. Eine Regeneration von Schwannschen Elementen aus Stromazellen haben PAU u. CONRADS (1956) sowie CONRADS (1959a) postuliert.

Das Nervengeflecht der Hornhaut bildet unter dem Epithel ein äußerst feingliedriges, subepitheliales Netz, aus dem feinste Fäserchen ins Epithel übertreten. Obwohl einige Autoren die Existenz intraepithelialer Endformationen bestreiten (FORNES-PERIS 1949, MAWAS 1951, ABRAHAM 1955), kann heute wohl an ihr nicht mehr gezweifelt werden, zumal elektronenmikroskopische Untersuchungen die ultramikroskopischen Strukturverhältnisse aufgeklärt haben (WHITEAR 1960). Lichtmikroskopisch erscheint das intraepitheliale System sehr dicht (ENGELBRECHT 1953, VRABEC 1954, TOUSSAINT 1959). Mit der Bodianschen Versilberung lassen sich feinste Fäserchen darstellen, die zum größten Teil in die basalen Epithelzellen eintreten, knopfförmige Anschwellungen bilden und schließlich in allerfeinsten pinselartigen Fäserchen um den Kern herum enden (ENGELBRECHT 1953). Capsulär abgegrenzte, isolierbare Endformationen gibt es nicht. Elektronenmikroskopische Studien ergaben, daß die Nervenfasern des subepithelialen Plexus noch reichlich Hüllzellen aufweisen. Die Zahl der Mitochondrien in lokalen Anschwellungen ist vermehrt. Beim Übergang in das Epithel verlieren die Axone ihre Begleitzellen und dringen „nackt" in die basalen Epithelzellen ein, indem sie die Zellmembran einstülpen, also strenggenommen extracellulär bleiben (Abb. 177). Die auf diese Weise entstandenen Doppelmembranen können Zellgrenzen und Interdigitationen vortäuschen (Abb. 177). Die Nervenfasern sind durch eine dünne Zellmembran und verschieden große Mitochondrien charakterisiert. In den Endanschwellungen liegen vermehrt kleine Bläschen. Die Neurofilamente, von denen zwei Arten existieren (100 Å und 200 Å breite Filamente), reichen meist nicht bis an die Endanschwellung heran (WHITEAR 1957, 1960). Bei *Mammaliern* enden die Nervenfasern häufig in verschiedener Höhe im Epithel. Die oberflächlichen Zellen werden jedoch nie von Nervenfasern erreicht (MARTINEZ 1940, 1950). Bei *Vögeln* dringen nervöse Elemente, die oft kandelaberartige Endaufzweigungen bilden und relativ dick sind, bis in die mittleren Zellschichten des Corneaepithels vor. Bei *Fischen* und *Reptilien* ist das vordere Epithel meist nicht innerviert (MARTINEZ 1950).

Beim *Menschen* hat TENG (1962) elektronenmikroskopisch drei Fasertypen an den intraepithelialen Nerven unterschieden. Neben kolbenartig verdickten

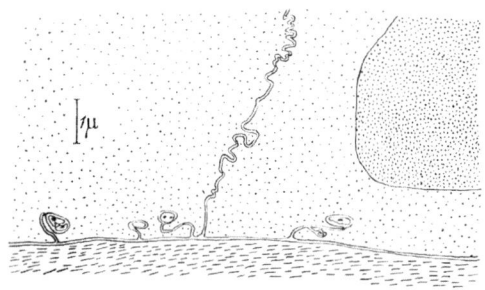 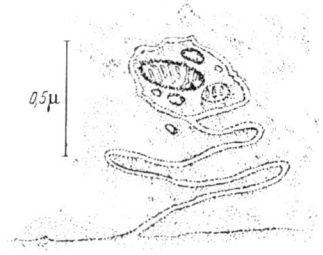

Abb. 177. Verhalten der peripheren Corneanerven zum Hornhautepithel nach elektronenmikroskopischen Befunden. [WHITEAR, Experientia (Basel) **13** (1957).] Die Nerven dringen entweder ins Epithel ein oder liegen zwischen den Basalzellen. Eine Perforation der Zellmembranen ist jedoch nirgends gegeben

mitochondrienreichen Endanschwellungen sollen noch dickere Endformationen mit seitenständigen, kolbigen Verdickungen und besondere intrastromale Endigungen zu beobachten sein.

Quantitative Untersuchungen über Zahl und Verteilung der nervösen Endigungen im Hornhautzentrum liegen nicht vor. Bei *albinotischen Mäusen* fand R. BRÜCKNER (1951) mit dem Freyschen Reizhaar nur wenig Reizpunkte an der oberflächlichen Cornea und schloß auf eine relativ spärliche Innervation bei diesen Tieren. Nach Nervendurchschneidung am Limbus in einem Umfang von 300⁰ stellte sich nur ein sichelförmiges Denervationsgebiet heraus. Die Corneamitte blieb berührungsempfindlich (REXED et al. 1951). Daraus geht hervor, daß die Überschneidungen der einzelnen Innervationsgebiete relativ groß sein müssen und die „Innervationsdichte" nicht so gering ist, wie manchmal angenommen wird.

5. Regeneration und Wundheilung im Bereich der Cornea

Durch die Entwicklung der Keratoplastik haben auch die theoretischen Voraussetzungen, insbesondere die Probleme der Wundheilung, Regeneration und Transplantation der Cornea ein erneutes Interesse gefunden. Das umfangreiche Schrifttum kann hier nur insoweit berücksichtigt werden, als es allgemeinbiologische und morphologische Probleme berührt. Die klinisch-praktischen Gesichtspunkte müssen außer Betracht bleiben.

Wird etwa mit dem Graefeschen Messer an der Hornhaut eine Wunde gesetzt (AURELL 1954, WOLTER et al. 1955, 1958, SMELSER 1958), so bildet sich sofort ein Fibrinpfropf, der die Incisionsstelle verschließt. Je nach Größe der Wunde dauert es 1—2 Tage, bis das Epithel den Oberflächendefekt beseitigt hat. Das Epithel verdünnt sich und schiebt sich rasch über die Wundstelle; Mitosen sind zunächst nicht zu sehen (HEEREMA 1956). Später treten am Wundrand Mitosen auf; im Wundgebiet sind die Zellen vielfach vacuolig verändert oder blasig aufgetrieben. Nach 36—48 Std entwickelt sich ein fibroblastenreiches Gewebe mit feinen reticulären Fibrillen und einer intensiv metachromatischen Zwischensubstanz im Wundbereich. Die Bindegewebselemente sind zunächst ungeordnet und füllen lediglich den Incisionsspalt aus. Die Fasern beginnen sich nach 1 bis 2 Wochen zu ordnen. Das Fibroblastengewebe entwickelt sich vornehmlich an den Wundrändern und stammt offensichtlich aus dem angrenzenden Corneagewebe. Die Fibroblasten bilden saure Mucopolysaccharide. Elektronenmikroskopisch sind im Wundbereich große Zellen mit ausgebildetem endoplasmatischem Reticulum und zahlreichen Mitochondrien zu finden. Die kollagenen Fibrillen sind besonders durch ihre unterschiedliche Dicke charakterisiert. Fibrillen von äußerster Zartheit liegen neben Fasern von 500 Å Dicke (JAKUS 1962). An der Wundstelle bleibt für längere Zeit ein erhöhter Mucopolysaccharidstoffwechsel bestehen, ehe die Lamellenbildung einsetzt (SMELSER 1958). Im Gegensatz zu anderen Stellen des Körpers, an denen die anfängliche Metachromasie nach 2—3 Wochen wieder verschwindet und eine Narbe ausgebildet wird, bleibt an der Cornea die Metachromasie bestehen (AURELL 1954) und gleicht sich nach längerer Zeit dem normalen Corneagewebe an.

Die Descemetsche Membran rollt sich an den Wundrändern häufig auf. Meist regeneriert das Endothel eine neue Membran nach 6—9 Monaten, während die Reste der alten als verknäuelte Membranen im Wundgebiet liegen bleiben. Bruchstücke der Descemetschen Membran können jahrelang erhalten bleiben. Elektronenmikroskopisch erweist sich das Regenerat der Membran als eine dünne, nach 2 Monaten etwa 2μ dicke Schicht, die aus mehreren feinen und unregelmäßigen Lagen besteht. Langperiodische Faserfragmente sind auch im Regenerat nachweisbar (JAKUS 1962). In pathologischen Situationen kann das Endothel eine zweite und dritte Descemetsche Membran bilden, wobei es nicht zur Auflösung der alten Membranen kommt (GÜNTHER 1956, 1954).

Das Epithel zeigt allgemein bei den Wundheilungsvorgängen der Cornea eine gute Regenerationsfähigkeit. Bei Regenerationsversuchen mit isolierten Epithelinseln im Corneazentrum erwies sich die basale Matrixzone als eigentlich proliferierende Zellschicht, während den anderen Schichten nur eine Deckfunktion zukommt (VASILEVA 1955). Bevor die Regeneration selbst einsetzt, können sich die oberflächlichen Zellschichten über den Defekt vorschieben und ausbreiten (HEEREMA 1956). Die Mucoproteide des Epithels verschwinden (SAIZEVSKAYA 1959). In den basalen und intermediären Zellen treten Bläschen, Golgi- und α-Cyto-Membranen sowie Mitochondrien stärker in Erscheinung. Die seitlichen Interdigitationen lösen sich (KOSICHENKO 1961). Bei Versuchen mit tritiummarkiertem Thymidin findet sich die intensivste Markierung des Epithels der Wundränder nach 24 Std; während nach 72 Std bereits ein starker Abfall der Aktivität zu konstatieren ist (HARDING, DONN u. SRINIVASAN 1959). Möglicherweise werden im Wundgebiet mitosehemmende Substanzen gebildet. Die Epithelialisierung von Koagulationswunden wird durch Bestrahlungen nicht beeinflußt (SMELSER u. PFEIFFER 1948). Auf Grund experimenteller Studien an der *Kaninchen*hornhaut kam WEIMAR (1957—1960) zu dem Schluß, daß bei der normalen Wundheilung der Cornea zunächst proteolytische Fermente vom

Epithel freigesetzt werden, die die Stromazellen aktivieren. Schon wenige Stunden nach einer Verletzung ließen sich starke morphologische Veränderungen an den Stromazellen im Wundbereich (200—250 μ von der Schnittstelle entfernt) in Form von Kernschwellungen, Vermehrung des Nucleolarmaterials, Ausbildung von Zellfortsätzen usw. nachweisen. Die Keratoblasten nahmen das Aussehen von Fibroblasten an. Die Aktivierungszone der Stromazellen fiel mit der durch radioaktive Elemente darstellbaren Transformationszone am Epithel zusammen (DUNNINGTON u. SMELSER 1957, 1958, HERRMANN et al. 1958, 1959). Bei der experimentellen Wundheilung werden etwa 75—80% der Stromazellen des Wundgebietes in Fibroblasten umgewandelt (*Kaninchen*, WEIMAR 1957—1960). Da die Zahl der im Läsionsbereich vorhandenen Fibroblasten jedoch wesentlich höher ist, nimmt WEIMAR (1960) an, daß aus den Gefäßen auswandernde Blutzellen (Monocyten) in Fibroblasten umgewandelt werden. Diese Reaktionen sind an ein intaktes Epithel gebunden. Wird das Epithel abgeschabt, so werden die stromalen Reaktionen stark gehemmt.

Die starke Wachstumstendenz des Corneaepithels wird durch die klinische Erfahrung bestätigt, daß von Kataraktwunden aus eine Epithelialisierung der gesamten Vorderkammer aus möglich ist. Auch experimentell ließ sich durch Methylcholanthren ein Vorwachsen des Epithels durch einen transcornealen Stichkanal in die Vorderkammer erreichen. Nach etwa 7 Tagen war bei *Mäusen* die Vorderkammer vollständig von Epithel ausgekleidet (PATZ, WULFF u. ROGERS 1959). Beim *Frosch* erfolgt die Regeneration des Corneaepithels nach Abschabung der vorderen Hornhautschichten durch Mitosen und Amitosen von den mittleren und basalen Epithellagen (SČELKUNOW 1938). Bei *Triturus* sind es jedoch die basalen Zellen, die bei der Wundheilung die Epithelregeneration bewirken (KOJIMA 1939). SMELSER u. OZANICS (1953) beobachteten eine erhöhte Heilungstendenz des durch Koagulation zerstörten Epithels, wenn Tränen- und Hardersche Drüse entfernt waren. Bei den operierten Tieren war die Zahl der Mitosen im Wundgebiet stark erhöht. Dieser Effekt war nicht zu erzielen, wenn nur eine Drüse exstirpiert wurde. Umgekehrt wurde durch Drüsenextrakte die Epithelialisation nicht beeinflußt.

Eine metaplastische Anpassungsfähigkeit hat das Corneaepithel nicht mehr. Bei Austauschtransplantationen mit äußerer Haut behält verpflanztes Corneaepithel zunächst seine ursprüngliche Struktur bei und verhornt nicht. Später wird es abgebaut und durch von der Umgebung regenerierende Epidermis ersetzt (BILLINGHAM u. MEDAWAR 1950). Nach Strahlenschäden (Grenzstrahlen 10 KV, 4 mA) zeigt das Corneaepithel bei *Ratten* ein unverändertes Migrationsvermögen, doch ist die Mitoserate in der ersten Woche stark reduziert (SMELSER u. PFEIFFER 1948). Der zeitliche Ablauf der Mitosen wird durch die Bestrahlung nicht beeinflußt. Es wird vielfach auch angegeben, daß sich Conjunctivaepithel in Corneaepithel umwandeln könne (FRIEDENWALD 1951, KROMPECHER 1958). Nach Abschaben des cornealen Epithels beim *Kaninchen* sah FRIEDENWALD (1951) eine metaplastische Umwandlung des Conjunctivaepithels, das sich auf die Hornhaut vorschob und anfangs noch durch die eingeschlossenen Becherzellen zu identifizieren war. Vier bis fünf Wochen nach der Abrasio hatte sich das Epithel in typisches Pflasterepithel umgewandelt. KROMPECHER (1958) hat beim *Hund* die vorderen Cornealamellen abgetragen und durch Conjunctiva gedeckt; anschließend wurde eine Umwandlung des Conjunctivallappens in „corneaähnliches Gewebe" gesehen.

Zur Frage der Präexistenz der sog. Bowmanschen Röhrchen hat WOLTER (1955) erneut Stellung genommen. Er beobachtete an traumatisierten Hornhäuten, daß die Leukocyten in langen Ketten reihenweise ins Stroma eindringen. Diese

Tatsache demonstriert nach DUKE-ELDER (1961) jedoch weniger die Existenz der Bowmanschen Röhren als die Tendenz von Gas oder Flüssigkeit, bei pathologischen Prozessen wegen des geringsten Widerstandes so in die interlamellären Zwischenräume einzudringen, daß das Bindegewebsmuster wie im Negativ nachgebildet wird. Häufig werden dabei auch die Nervenstraßen zu Kanälchen erweitert (FRIEDMAN 1953). Von Endothel ausgekleidete Lymphwege gibt es innerhalb der Cornea nicht. Auch die Diffusionsexperimente von MAURICE (1960) zeigten, daß kolloide Partikelchen normalerweise nicht durch das Stroma diffundieren können.

Im Hinblick auf die moderne Keratoplastik ist die Frage, wieweit sich die *Stromazellen* an den Regenerationsvorgängen beteiligen, von besonderer Wichtigkeit. Bei den Wundheilungsvorgängen nach einfacher Incision schwellen die fixen Hornhautzellen in der Nachbarschaft des Defektes schon nach 24 Std. Nach 48 Std sieht man vergrößerte, fortsatzreiche Zellen, die nach weiteren 24 Std den netzartigen Verband wieder hergestellt haben. Nach einer Woche ist die Wunde konsolidiert (WOLTER 1955, WOLTER u. SHAPIRO 1955). Wird die Wunde zusätzlich experimentell infiziert, so wandern vom Limbus Fibroblasten ein. Lympho- und Leukocyten können in langen Ketten in das Corneastroma vordringen (WOLTER 1958). Eine Umwandlung in fixe Hornhautzellen oder umgekehrt eine Bildung von leukocytoiden Formen aus Stromaelementen wurde von WOLTER niemals gesehen (vgl. hierzu auch ŠČELKUNOW 1938, PAU 1954, 1955). Nach NÉMETH (1936) überwiegen bei solchen infiltrativen Vorgängen reticuloendotheliale Elemente vor allem histiocytärer Natur, die nach experimentell hervorgerufenen Cornealäsionen vom 3. Tag an das Bild beherrschen. Erst vom 15.—20. Tag an vermehren sich auch die Leukocyten. Vitalfarbstoffspeichernde Zellen wurden auch in experimentell gesetzten Wunden der *Kaninchen*hornhaut in den ersten zwei Wochen gefunden (BORSOTTI 1936, BOROS u. TÁKÁTS 1951). Auch normalerweise wurden Wanderzellen, die sich mit Silbersalzen imprägnieren lassen und vom RES stammen sollen, im Stroma corneae hier und da beobachtet (KRWAWICZ 1947).

Die Stromazellen der Wundränder scheinen in den ersten Tagen nach der Läsion ein fibroblastenreiches Granulationsgewebe zu bilden und sich in erster Linie an der Produktion der Mucoproteide der Grundsubstanz zu beteiligen. Die Theorie von SALZER (1941), wonach sich die Stromazellen durch Metaplasie aus den Epithelzellen entwickeln sollen, wurde von KOJIMA (1939), der zahlreiche Mitosen im Bereich des Stromas bei *Triturus* beobachtete, abgelehnt und widerspricht auch unseren Erfahrungen.

Wird das Epithel abradiert, wird der Einbau von radioaktiven Sulfaten oder markierten Aminosäuren in das Stroma stark herabgesetzt (SMELSER 1959, 1960a, HERRMANN 1958, HERRMANN u. LOVE 1959), die Speicherfähigkeit der Stromazellen für Neutralrot gesteigert (WEIMAR 1960). Diese Beobachtung bedeutet zumindest, daß eine vollständige Epithelbedeckung für den Aufbau der Mucoproteide in der Grundsubstanz eine notwendige Voraussetzung ist. Dasselbe gilt auch für die endotheliale Bedeckung. Vermutlich sind aber die Stromazellen die eigentlichen Bildner der Kittsubstanzen. Je mehr die Konzentration der Mucopolysaccharide zunimmt, je intensiver die Metachromasie im Verlauf der Regeneration wird, um so mehr klärt sich die Narbe und die normale Transparenz kehrt zurück. Bei Oberflächendefekten der *Kaninchen*hornhaut, die durch Unterkühlung experimentell hervorgerufen wurden (MAUMENEE u. KORNBLUETH 1949), zeigten die Stromazellen ein gutes Regenerationsvermögen und häufig Mitosen. Erst wenn die Schädigung mehr limbusnahe gesetzt wurde, überwogen Zellinfiltrationen von außen. Sonst ist jedoch der

Heilungsverlauf bei Defekten, die durch partielle Gewebsunterkühlung zustande kommen, stark verzögert (DUNNINGTON u. SMELSER 1958). Auch nach Läsionen durch Ultraschall regenerieren Stroma und Epithel rasch und vollständig (SCHWAB, NEMETZ u. WYT 1951). Nach Rotlichtbestrahlungen können Pseudomembranen auf der Epitheloberfläche entstehen; größere Gewebsschäden treten aber nicht auf. Die Färbbarkeit für Ribonucleotide soll abnehmen (TURCHINI u. KHAU VAN KHIEN 1953). An experimentell gesetzten Transplantationen entwickeln sich proliferative Prozesse auch von den randständigen Hornhautzellen (*Kaninchen*; KOPP 1950). Bei *Fröschen* regeneriert das Stroma corneae von den fixen Hornhautzellen aus (ŠČELKUNOW 1938).

Nach allen bisherigen Erfahrungen scheint das Regenerationsvermögen des Hornhautstromas gut zu sein, sofern die schützende epitheliale Bedeckung erhalten ist oder wieder hergestellt wird.

Eine auffallende Regenerationsfreudigkeit zeigt das *Corneaendothel* (KLIKA u. KLOUČEK 1961, CHI et al. 1960, HONEGGER 1962). Durch Einbringen eines Metallsplitters in die Vorderkammer kann das Endothel mit Hilfe eines Magneten abgeschabt werden, so daß sich die Regenerationsprozesse am Endothel ausgezeichnet studieren lassen (HONEGGER 1962). Abschaben des Endothels der *Kaninchen*hornhaut führt zunächst zu einer Vergrößerung der benachbarten Zellen, die pseudopodienartige Fortsätze in das zellfreie Gebiet vorstrecken und den Defekt durch Migration und Netzbildung provisorisch abzudecken suchen (CHI, TENG u. KATZIN 1960). In den endothelfreien Bezirken trübt sich die Hornhaut und schwillt an. Der Rückgang der Schwellung fällt mit dem Zeitpunkt der Endothelregeneration zusammen und kann als Maß für die Zellprozesse dienen (HONEGGER 1962). Eine Abrasio von $1/4$ des gesamten Endothels kann nach 72 Std ersetzt sein. Es dauert jedoch etwa 8 Wochen, bis das normale, morphologische Bild des Endothels wieder hergestellt ist (CHI et al. 1960). Das Corneaödem verschwindet nach 1—3 Tagen. Kleine Defekte können durch Zellbewegungen und „Amitosen" gedeckt werden. Größere rufen eine stark mitotische Aktivität in den Randzonen hervor. Im ganzen bilden sich um die Läsion ringförmige Zonen mit verschiedenen morphologischen Charakteristica heraus. Verfolgt man nach mechanischer Entfernung des Endothels die DNS-Synthese mit Hilfe des Tritium-Thymidins autoradiographisch, so kann man eine maximale Inkorporation von Thymidin 24—48 Std nach dem Eingriff feststellen (MILLS u. DONN 1961). In den ersten 12 Std waren keine Mitosen nachzuweisen. Noch nach 3 Monaten waren radioaktive Zellkerne zu beobachten.

Normalerweise scheinen kaum Mitosen am Corneaendothel abzulaufen (vgl. S. 355). Die mitotische Aktivität ist aber rasch und intensiv aktivierbar. Kommt es bei überschießenden Proliferationen zu einem Vorwachsen des Endothels auf die Kammerbucht oder die Iris, so können basale, hyaline Massen oder Membranen, die der Descemetschen Membran gleichen, gebildet werden (REESE 1944, WOLTER u. FECHNER 1962). Welche Bedeutung anomal ablaufende Regenerationsprozesse am Endothel für das Hornhautgewebe haben können, zeigten neuerdings CHI, TENG u. KATZIN (1962) an 176 nicht eingeheilten Implantationen. Experimentell lassen sich proliferative Gewebsneubildungen vom Endothel auslösen, wenn im Zentrum der Cornea so viel Gewebe abradiert wird, daß eine Perforation droht (HEYDENREICH 1956). Unter solchen Bedingungen bildet sich vom 4. Tag an ein lockermaschiges, reticuläres Regenerationsgewebe zwischen Descemetscher Membran und Endothel, das sich erst allmählich in Cornaparenchym umwandelt. Erst nach $1^1/_2$ Jahren beobachtete HEYDENREICH eine normale Metachromasie im Regenerat. Die alte Descemetsche Membran lag als gewellte, hyalinisierte Membran noch unverändert in der Mitte des Stromas.

Auch nach tiefen Incisionen oder Elliotschen Trepanationen konstatierten wir an *Primaten*augen eine rasche Reaktion des Endothels, das sich an der Fibrillen- und Grundsubstanzbildung beteiligen kann. Eine zweite Descemetsche Membran wird häufig weiter innen gebildet und schließt das Proliferationsgewebe kammerwärts ab (GÜNTHER 1954).

In der Gewebekultur wandelt sich das Corneaendothel teilweise in Fibroblasten um, während die Descemetsche Membran unverändert bleibt (SPECKMAN 1941). Die Stromazellen haben in vitro wenig Wachstumsaktivitäten; dagegen zeigt das Epithel eine Tendenz zur Einkapselung des Corneastückchens (BACHENOWA 1938, KOCH et al. 1938, SPECKMAN 1941, VAN DEN HOOFF 1947). Transplantiert man Corneastückchen ohne Epithel in die Vorderkammer autoplastisch, so entfaltet das Corneaendothel eine stark proliferative Aktivität. Es kapselt das Gewebe, das meist rasch aufquillt, vollständig ein, bildet Fibroblasten und reichlich Mucoproteide, bis das Gewebe allmählich in die Iris eingelagert und resorbiert wird (ROHEN 1962b). Die Stromazellen zeigen unter diesen Bedingungen nur eine geringe regenerative Aktivität.

Konservierungsversuche ergaben, daß die Überlebenszeit des Epithels im allgemeinen größer ist als diejenige des Endothels (STOCKER 1953, EIRING u. GEORGIADE 1959, BÜRKI 1956). Das regenerative Verhalten der Hornhautnerven wurde oben geschildert (VRABEC 1955, EGOROF 1940, REXED u. REXED 1951) (s. S. 363).

Nicht selten werden bei den Regenerations- oder Reparationsvorgängen in der Cornea auch die *Gefäße* des limbalen Randschlingennetzes in Mitleidenschaft gezogen. Normalerweise existieren am Limbus zwei Gefäßnetze, ein oberflächliches und ein tiefes. Das oberflächliche Randschlingennetz geht vom episkleralen System aus, das tiefe vom skleralen. Das tiefe, limbale Randnetz ist spärlicher entwickelt, dringt aber 1,5—2 mm weiter in die Cornea vor (KISS u. ORBÁN 1951).

Durch Eingriffe oder Veränderungen, die zu einer Schwellung der Cornea führen, kann eine *Hornhautvascularisation* ausgelöst werden (HEYDENREICH 1955). Durch tägliche Applikation von Äthylalkohol (EHLERS 1927), durch intracorneale Eiweißinjektionen (JULIANELLE 1933), Senfgas (MANN 1943), intrakamerale Injektion von Alloxan (LANGHAM 1953), Kauterisierung des Epithels (CAMPBELL u. MICHAELSON 1949) und durch bestimmte Mangeldiäten und Avitaminosen (s. SÜLLMANN 1956) läßt sich das Einwachsen von Capillaren in das Corneastroma erreichen. Die Capillarsprossung geht immer vom Endothel der Limbuscapillaren aus, die zuerst lumenlose Stränge bilden (WOLTER 1958). Um eine vollständige Vascularisation auszulösen, ist eine bestimmte, kritische Größe des gesetzten Herdes und eine entsprechende Entfernung vom Limbusrand erforderlich. Beim *Kaninchen* liegt die „kritische Distanz" in einer Entfernung von 3—4 mm vom Limbus (CAMPBELL u. MICHAELSON 1949). Wird das corneale Ödem durch Dextrose oder Glycerin gehemmt, so bleibt die Gefäßeinsprossung aus. Setzt man beim *Kaninchen* Koagulationsdefekte in einer Größe von 5×7 mm, so braucht das Ödem etwa 24—36 Std, die Vascularisation 3—4 Tage, um sich zu entwickeln (HEYDENREICH 1955). Wahrscheinlich verändert sich der Gehalt der Cornea an Mucoproteiden durch eine experimentelle Vascularisation nicht; lediglich die relative Konzentration hat durch das Ödem abgenommen (FRANÇOIS u. RABAEY 1953). Die Gefäße wachsen bevorzugt in die vorderen Schichten der Cornea ein, wo die Schwellung am größten ist. Wahrscheinlich löst nicht die Quellung allein die Vascularisation aus. LANGHAM (1953) fand in Alloxanversuchen, daß die Gefäße trotz starken Ödems immer einen zentralen Bezirk frei lassen und sich häufig bereits zurückbilden, wenn die Quellung noch besteht. Auch die Mucoproteide verhindern wohl normalerweise die Vascularisation der

Cornea nicht, was auch aus Versuchen von Smelser u. Ozanics (1949) hervorgeht. Die Autoren hatten im Bereich der eingewachsenen Gefäße anfangs keine Herabsetzung der Mucoproteide nachweisen können, doch bildete sie sich im Verlauf längerer Experimente heraus. Vascularisierte Corneaabschnitte lagerten radioaktiven Schwefel schneller ein als normale. Sulfatisierte Komponenten hatten eine kürzere Lebenszeit, woraus hervorgeht, daß die Stoffaustauschvorgänge erhöht sind. Vascularisierte Corneae schwellen in vitro bedeutend langsamer als normales Hornhautgewebe. Es scheint also eine bestimmte Dichte der Mucopolysaccharide pro Flächeneinheit und ein bestimmter Grad der Entquellung des Stromas das Einwachsen der Gefäße zu verhindern. Zunahme der Hydratation und — dadurch bedingt — Abnahme der relativen Konzentration der Mucoproteide scheint der auslösende Reiz für die Gefäßsprossung zu sein (François et al. 1953, Pau 1957, Smelser et al. 1959). Neuerdings beobachtete Smith (1961), daß der Gefäßeinsprossung bei experimenteller Vascularisation eine Zerstörung und Entgranulation der Mastzellen vorausgeht. Nach Rückbildung der Gefäße wandern die Mastzellen erneut in das Limbusgebiet ein. Die Bedeutung dieses Vorganges ist unklar.

Interessante biologische Probleme stellt die moderne *Keratoplastik* dem Theoretiker (Literaturübersicht unter anderem bei Bürki 1956). Soweit experimentelle Corneatransplantationen am Tier einen Schluß erlauben, scheint das Transplantat um so rascher und komplikationsloser einzuheilen, je frischer es verpflanzt wurde (Fine 1940). Welche Gewebsanteile erhalten bleiben und welche vom Wirtsauge ersetzt werden, ist noch nicht vollständig geklärt.

In umfangreichen Tierversuchen beobachtete Castroviejo (1937), daß Epithel und Endothel ersetzt werden, die Grenzmembranen jedoch erhalten bleiben und das Stroma allmählich ausgetauscht wird. An den Wundrändern entwickeln sich Epithelverdickungen und fibroblastische Wucherungen mit zahlreichen Plasma- und Speicherzellen (Kopp 1950, Boros u. Takáts 1951). Im Zentrum des Transplantates bildet sich häufig eine Nekrose aus (Aurell 1954). Aus dem Abfall der Metachromasie schloß Aurell auf eine Degeneration der Kollagenfasern im Stroma, die gradweise vom Rand her, wo sich eine verstärkte Metachromasie abzeichnet, ersetzt werden soll. Je weniger das Transplantat degeneriert, um so stärker ist die Metachromasie. Anfänglich getrübte Transplantate klärten sich, je mehr die normale Metachromasie zurückkehrte (Aurell 1954). Bei frischen Transplantationen beim Tier können auch aktive Reparationsvorgänge im Transplantat (Vermehrung der Hornhautzellen u. a.) beobachtet werden (Filatov 1947, Kopp 1950). Bei der Keratoplastik wird das Transplantat wohl vornehmlich als Leitgerüst für die Regenerationsvorgänge des Wirtsauges dienen (McKinney 1940). Im Experiment beobachteten Franceschetti u. Forgács (1960) eine gradweise Umwandlung von Skleragewebe in Cornea beim *Kaninchen*, wenn die Sklerastückchen autoplastisch in die Cornea transplantiert wurden. An den Wundrändern bildete sich ein stark wucherndes Granulationsgewebe mit zahlreichen Fibroblasten und juvenilem Bindegewebe. Die Sklera hellte sich bei längerer Versuchsdauer auf, wobei die Metachromasie zunahm und die polarisationsoptischen Erscheinungen normalen Corneagewebes auftraten.

Transplantate am *Menschen*, die klar blieben und später histologisch aufgearbeitet werden konnten, sind äußerst selten beschrieben worden. Franceschetti u. Babel (1947) untersuchten ein 6 Jahre lang klar gebliebenes Transplantat, Goslar u. Seitz (1962) zwei 10 Jahre alte Transplantate histologisch. Das Gewebe erschien lichtmikroskopisch normal. Die ehemaligen Wundränder zeigten ein verdicktes Epithel, das Endothel war verdünnt. Die Bowman- und Descemetsche Membran zeigte Besonderheiten. Die Descemetsche Membran war eingerollt und ging nicht in die der Wirtshornhaut über. An Tangentialschnitten war eine kernreiche, stellenweise capillarisierte Zone und eine dem Transplantat zugehörige kernarme Zone abgrenzbar. Subepithelial hatte sich ein reiches Nervennetz gebildet. In fünf getrübten, menschlichen Corneatransplantaten konnten BABEL u. CAMPOS (1947) 5 Wochen nach der Operation noch keine regenerierten Nerven nachweisen. Bei einem dreijährigen Transplantat war die Anordnung der Nerven unregelmäßig. Ähnliche Ergebnisse fand VALCARCE-AVELLO (1951) in einem Fall eines klar gebliebenen Transplantates. Die Vermutung liegt nahe, daß Zeitpunkt und Art der Nervenregeneration für das Erhaltenbleiben und die Transparenz des Transplantates von besonderer Wichtigkeit sind (BABEL 1950, KLIMA 1949). Auch bei einem 10 Jahre klar gebliebenen und gut eingeheilten Transplantat, das aus optischen Gründen entfernt werden mußte und histochemisch untersucht werden konnte, war die Gewebsgrenze von Wirt und Implantat an gewissen Unregelmäßigkeiten der Bindegewebsstruktur, an einer Verdickung des Epithels, Lückenbildungen in der Bowmanschen Membran, und am Ausfall zahlreicher histochemischer Reaktionen deutlich nachweisbar (GOSLAR u. SEITZ 1962). GOSLAR u. SEITZ vertraten daher die Meinung, daß am Transplantat das Stroma erhalten bleibe, ebenso wie Descemet- und Bowmansche Membran und daß lediglich das Epi- und Endothel vom Wirt ersetzt werde.

An trüb gewordenen Transplantaten sind meist Endotheldefekte, Rupturen der Descemet-Membran oder Läsionen am Epithel festzustellen (HIDA 1950). An klar eingeheilten Transplantaten kehrt die Sensibilität nie vollständig zurück (KORNBLUETH et al. 1949, ESCAPINI 1949). Im Transplantat gehen die Nerven rasch zugrunde. Nach 2 Wochen sind praktisch keine nervösen Strukturen mehr nachweisbar. Nach 3 Wochen beginnen einzelne neue Nervenfasern vom Limbus des Wirtsauges in das Transplantat einzudringen und erreichen die Corneamitte etwa nach 6 Wochen (KORNBLUETH, MAUMENEE u. CROWELL 1949). Ähnliche Ergebnisse erhielt REXED 1951, s. S. 363.

Über das schwierige Problem der Umwandlung des transplantierten Gewebes seitens des Wirtsorganismus gehen die Meinungen der Untersucher auseinander. Nach den Befunden von FERRATA u. MORPURGO (1950), GOSLAR u. SEITZ (1962) an klar eingeheilten Transplantaten sollen die Zellschichten vom Wirtsauge ersetzt werden, die intercellulären Gewebsbestandteile des Stromas jedoch unverändert bleiben und die fixen Hornhautzellen zugrunde gehen. Die Descemetsche Membran kann lange erhalten bleiben. Sie erscheint nicht selten verdickt und am Rande aufgeknäuelt.

Das Endothel stirbt in den ersten Tagen der Transplantation und wird vom Wirtsauge ersetzt. Die Unversehrtheit des Endothelbelages ist für die Transparenz entscheidend wichtig (YAP-KIE-TIONG 1954).

Im Tierexperiment ließ sich der Ersatz von Epithel und Endothel und das Einwachsen von Keratoblasten ins Transplantat beobachten (KATZIN u. KUO 1948, BÜRKI 1947, 1956). KATZIN et al. haben die Ansicht vertreten, daß das interstitielle Gewebe im wesentlichen erhalten bleibe. Nach BÜRKIs umfangreichen, über lange Zeit ausgedehnten Studien bleibt das Corneaepithel des *Kaninchens* in den ersten Wochen nach der Transplantation dünn. Erst vom 2. Monat an ist eine Basalmembran abgrenzbar; ein mehrschichtiges, völlig normalisiertes Epithel soll erst nach 2—3 Jahren differenziert sein. Im Narbengrenzbezirk bleibt eine Epithelverdickung jahrelang bestehen. Das parenchymale Zellnetz soll dagegen im Transplantat unverändert bleiben. Zellvermehrungen, die vor allem aus Fibrocyten und Fibroblasten bestehen, sind nur am narbennahen Teil der Wirtshornhaut, nicht im Stroma des Transplantates zu sehen. Das Endothel regeneriert vollständig, während die Descemet erhalten bleibt.

CASTROVIEJO (1937) schloß dagegen aus seinen umfangreichen Tierversuchen, daß das transplantierte Corneagewebe im wesentlichen erhalten bleibe, eine Meinung, die auch von DE SAINT-MARTIN (1948) geteilt wird. Fibroblasten sollen aus den fixen Hornhautzellen entstehen können. Dagegen fanden MAUMENEE u. KORNBLUETH (1949) bei experimentellen Keratoplastiken eine vollständige Zerstörung der Keratocyten. Die Regeneration dieser Zellen soll durch Monocyten des Blutes, Makrophagen der Limbusregion des Wirtsauges und einzelne, fixe Hornhautzellen im Transplantat selbst bestritten werden.

Von einem vollständigen Überleben des Transplantates sprach BABEL (1950), der umfangreiche histologische Untersuchungen zu diesem Problem durchgeführt hat. Nur bei Trübungen und Infektionen werde ein vollständiger Ersatz oder eine Sequestrierung eingeleitet. An tätowierten und dadurch markierten Hornhauttransplantaten will GRIGOREWA (1953) ähnliches gesehen haben. Andererseits soll nach LOEHLEIN (1942) und FILATOW (1954) auch ein trüb gewordenes, sonst aber eingeheiltes Transplantat als Ganzes erhalten bleiben. Nach BONNEFON u. LACOSTE (1913) wiederum werden die Hornhautzellen ersetzt, während das Epithel des Transplantates erhalten bleibt.

Eine gewisse Mittelstellung im Streit der Meinungen nimmt BÜRKI (1956) ein. Aus der Beobachtung, daß das Epithel auch noch Jahre nach der Transplantation eine andere Struktur aufweist, wird der Schluß gezogen, daß nur die oberflächlichen Epithelzellen desquamieren und zugrunde gehen, während die basalen Schichten überleben sollen und die übrigen Zellagen regenerieren. Gegen eine Epithelregeneration vom Wirtsauge spricht nach Ansicht von BÜRKI das Fehlen jeglicher Überlappungen im Randgebiet. Dagegen soll das Endothel schon nach wenigen Tagen vom Wirt ersetzt werden. Die häufige Neubildung einer zweiten Descemetschen Membran spräche für einen vollständigen Ersatz des Endothels. Ähnlich wie MAGITOT, CASTROVIEJO und BABEL nimmt auch BÜRKI an, daß die Keratoblasten und Hornhautlamellen im Transplantat überleben.

Der histologische Befund an einer menschlichen lamellierten Transplantation wurde von PAUFIQUE u. OFFRET (1947) 18 Monate nach der Operation vorgelegt. Das Teiltransplantat war klar geblieben und zeigte lichtmikroskopisch eine völlig normale Struktur. Die Grenzschichten zur Wirtshornhaut waren zellreicher, die rückwärtigen Berührungsflächen mit den Lamellen des Empfängers nicht verklebt. Auch diese Beobachtung wird von einigen Untersuchern als Beweis dafür angesehen, daß das Transplantat normalerweise überlebt.

Wie aus den vorliegenden Befunden zu ersehen ist, kann das Problem der Umwandlung oder Erhaltung des Corneatransplantates nicht mit normalen, lichtmikroskopischen Methoden ohne weiteres gelöst werden. Bei den meisten Untersuchern wird auch der Zeitfaktor nicht genügend berücksichtigt. BÜRKI (1956) dehnte seine *Kaninchen*versuchsreihe bis auf $3^{1}/_{4}$ Jahre aus und beobachtete, daß auch nach Jahren noch keine vollständige Restitutio ad integrum erfolgt ist.

Die Meinungsverschiedenheiten in der Frage der Hornhauttransplantation betreffen in der Hauptsache das stromale Zellnetz und Parenchym. Bei Zugrundelegung allgemein-biologischer Gesichtspunkte ist es am wahrscheinlichsten, daß die epithelialen Schichten rasch vom Wirt ersetzt werden, was durch die Existenz basalmembranartiger Leitstrukturen erleichtert wird. Es ist denkbar, daß auch das Parenchym im Laufe der Zeit vollständig durch den Wirt ersetzt wird. Ob dies überhaupt, und wenn ja, auf welche Weise dies geschieht, unter Erhaltung der Zellgarnituren oder langsamer substantieller Auswechselung, ist bisher nicht entschieden. Bei dem schon normalerweise sehr geringen Stoffumsatz dieses Gewebes ist aber anzunehmen, daß diese Vorgänge lange Zeit in Anspruch nehmen.

6. Problem der Transparenz

Die Cornea wird im Gegensatz zur Sklera von zwei Seiten von hypertonen Lösungen benetzt (Kammerwasser und Tränenflüssigkeit) und von beiden Seiten durch epitheliale Membranen bedeckt. Die epithelialen Schichten bilden semipermeable Membranen, die einen gerichteten Stoffaustausch aufrechterhalten und dadurch die Hornhautquellung verhindern (COGAN 1953). Normalerweise befindet sich die Cornea in einem Zustand der Dehydration. Für die physiologische „Entwässerung" sind die Zellschichten von ausschlaggebender Bedeutung. Werden sie zerstört, quillt die Hornhaut. Die Quellung beträgt nach Abrasio des Endothels 2%; nach Entfernung des Epithels nimmt der Durchmesser um 0,5% pro Minute zu (MAURICE u. GIARDINI 1951). Mit der Quellung ist meist eine Trübung verbunden. Quellung und Verlust der Transparenz sind jedoch nicht unbedingt miteinander gekoppelt, da z. B. in 0,01 n HCl trotz starker Quellung keine Trübung auftritt.

Isolierte Corneae können durch Quellung das Vier- bis Fünffache ihres Gewichtes und die achtfache Dicke erreichen. Die Quellung findet fast ausschließlich in radiärer Richtung statt. Da die Corneafibrillen nach Quellung elektronenmikroskopisch unverändert erscheinen, beruht die Hydratation im Widerspruch zu den lichtmikroskopischen Befunden früherer Autoren (AURELL u. HOLMGREN 1953) wohl nicht auf Veränderungen der Kollagenfasern, sondern auf den Eigenschaften der Kittsubstanzen (SCHWARZ 1952, 1953).

Der Quellungsdruck der überlebenden *Rinder*hornhaut ist mit rund 865 mm H_2O berechnet worden (PAU 1954—1955, DOHLMAN u. ANSETH 1957). Bedenkt man, daß der kolloidosmotische Druck des Serums nur 340 mm H_2O ist, so übersteigt der Quellungsdruck der Cornea diesen um rund 500 mm H_2O. Der Quellungsdruck der Sklera ist nur etwa 325 mm H_2O. Daraus geht hervor, daß normalerweise in vivo ein Dehydrationsmechanismus bestehen muß, der das Einströmen von Flüssigkeit aus dem Limbusbereich oder Kammerwasser verhindert. Dieser Mechanismus ist nur zum Teil aufgeklärt. Eindeutig ist, daß die Zellschichten dabei eine dominierende Rolle spielen. Werden die Epithelien im Experiment durch hypertone Lösungen ersetzt, so kann ein osmotischer Gradient erzeugt werden, der die Hornhaut klar erhält (KINSEY u. COGAN 1952). Durch hypertone Kochsalz- und Traubenzuckerlösungen läßt sich eine Entquellung der vorher durch Endothelabrasion erzeugten Hornhautquellung erzielen (HONEGGER 1962b). Da die Zellschichten wahrscheinlich als semipermeable Membranen funktionieren, dringt normalerweise keine Flüssigkeit in die Hornhaut ein (vgl. auch POTTS, COHEN u. GOODMAN 1959). Da die angrenzenden Flüssigkeitsschichten hyperton sind und die Epithelien semipermeabel, wird dem Stroma ständig Wasser entzogen, das vom Limbus aus nachströmt. Dieser Flüssigkeitswechsel sorgt — wenn er im Gleichgewicht ist — nicht nur für die normale Dehydrierung des Stromas, sondern auch für Ernährung und Stoffaustausch des bradytrophen Corneagewebes.

In den letzten Jahren ist man jedoch mehr und mehr davon abgekommen, allein physikalische Kräfte im Sinne von KINSEY u. COGAN für den Flüssigkeitswechsel der Hornhaut verantwortlich zu machen. LUNDBERG u. ANDERSON (1947) haben von mathematischen Überlegungen ausgehend gegen diese Hypothese Einwände erhoben. Nach neueren Befunden scheint sowohl das Epithel als auch das Endothel fähig zu sein, aktiv Wasser und Elektrolyte aus dem Hornhautparenchym auszuschleusen. Die normale Entwässerung würde damit auf einer aktiven, hauptsächlich aeroben Stoffwechselleistung der bedeckenden Zellschichten beruhen (HARRIS 1957, HART u. CHANDLER 1948, DAVSON 1949, SMELSER

1952, BOCK u. MAUMENEE 1953). Damit ist „an Stelle der Theorie der osmotischen Pumpe die der Stoffwechselpumpe" getreten (HONEGGER 1962).

Für den cornealen Flüssigkeitswechsel scheint das Endothel von besonderer Bedeutung zu sein (HARRIS 1957, 1960, MAURICE 1951). So fand MAURICE, daß das Endothel rund 40mal stärker für Natrium permeabel ist als das Epithel und daß das Endothel für Cl-Ionen praktisch impermeabel ist. Die Dehydration der Cornea beruht nach MAURICE auf einem aktiven Natriumtransport seitens des Endothels.

Die Entwässerung der Hornhaut ist aber nicht die alleinige Ursache für die Transparenz. Für die Durchsichtigkeit der Hornhaut spielt die micellare, submikroskopische Ordnung der konstituierenden Gewebsbestandteile eine ebenso bedeutende Rolle. Durch diese Ordnung kommt eine Übereinstimmung aller Brechungsindices zustande, die die Cornea durchsichtig werden läßt. AURELL u. HOLMGREN (1953) berechneten den Brechungsindex der *Rinder*hornhaut mit 1,382 (Descemetsche Membran 1,372 — Epithel 1,381). Wird die Cornea fixiert und der Brechungsindex durch Eintauchen in eine Flüssigkeit mit verschiedenen Indices bestimmt, so findet man, daß die Cornea im Gegensatz zu Sklera und Sehnen in relativ weiten Grenzen transparent bleibt (1,542—1,564) (AURELL u. HOLMGREN 1953). Neuerdings hat MAURICE (1957) den Brechungsindex der intakten Hornhaut mit 1,542—1,564, NAYLOR (1953) mit 1,500—1,520 berechnet. Es ist interessant, daß in derselben Größenordnung auch die Indices für trockenes Kollagen liegen. Die Transparenz muß also mit der Struktur des Kollagens eng zusammenhängen. Sorgfältige Messungen der Doppelbrechung und Brechungsindices vom Hornhautkollagen zeigten, daß das Kollagen normalerweise zu 55% hydriert ist. Die Fibrillen haben einen Brechungsindex von 1,47 (1,385 nach CASPERSSON u. ENGSTRÖM 1946), die Grundsubstanz von 1,35 (MAURICE 1957, 1960). Die Hydratation des Kollagens ändert sich nicht, wenn die Hornhaut teilweise quillt oder umgekehrt eintrocknet (vgl. auch SCHWARZ 1952, 1953). Berücksichtigt man die optischen Eigenschaften der kollagenen Stromafasern, so müßte die Hornhaut praktisch trübe sein. Daß sie in Wirklichkeit transparent ist, hängt mit der regelmäßigen Anordnung der Fibrillen und ihrer Bündelung in Lamellen zusammen. Nach polarisationsoptischen Analysen scheint die thereotisch geforderte Micellenstruktur in der lebenden Hornhaut tatsächlich zu existieren (NAYLOR 1953, STANWORTH 1953, STANWORTH u. NAYLOR 1953, KIKKAWA 1955). Die regelmäßige Struktur der Kollagenfibrillen ist auch durch Röntgendiagramme und elektronenmikroskopische Aufnahmen belegt worden (SCHWARZ 1952, 1953, 1961, JAKUS 1954, 1956, 1961, FEENEY u. GARRON 1961). Die Aufhebung der Transparenz beim Corneaödem beruht deshalb vermutlich in der Hauptsache auf einer *Störung der geometrischen Ordnung der Fibrillen- und Micellenstruktur durch vermehrte Hydratation der interfibrillären Mucoide* (MAURICE 1957, 1960). Auch mechanische Kräfte (Druck, Spannung usw.) können Hornhauttrübungen zur Folge haben, wenn sie zu Flüssigkeitsverschiebungen und damit zu einer Störung der Teilchenanordnung führen (SÜLLMANN 1956).

Histochemische Reaktionen fallen an der normalen und geschwollenen Cornea verschieden aus. An der geschwollenen Hornhaut ist die Metachromasie abgeschwächt oder fehlend; dagegen verstärkt sich die Eisenbindungsreaktion und die Anfärbbarkeit mit Alcianblau (ASHTON 1959). Im gleichen Zusammenhang steht auch die Beobachtung, daß die Metachromasie post mortem um so mehr verlorengeht, je mehr die Cornea schwillt und abstirbt (GÜNTHER 1953, NEMETZ 1958). Die Metachromasiereaktion kann also als Indicator für die Überlebenszeit des Gewebes dienen (GÜNTHER 1953, 1954).

Mikroskopische Anatomie des Bulbuskernes

I. Glaskörper (Corpus vitreum)

Die Erforschung des Glaskörpers bereitet besonders große methodische Schwierigkeiten; unsere gesicherten Kenntnisse über ihn sind daher relativ gering. AMSLER (1951) bezeichnete das Corpus vitreum einmal als das „Stiefkind der Ophthalmologie". Der Glaskörper ist nicht nur ein Füllmaterial für den Bulbus, sondern steht mit den Stoffwechselvorgängen der vorderen und hinteren Bulbushälfte in engem Zusammenhang. Über die Beteiligung des Glaskörpers am Retinastoffwechsel oder an der Kammerwasserzirkulation ist jedoch wenig Gesichertes bekannt. Da beide Prozesse fundamentale Unterschiede zeigen, muß der Glaskörper zugleich als eine Stoffwechselschranke zwischen vorderem und hinterem Auge angesehen werden. Die Schrankenfunktion wird durch die Trägheit aller Glaskörperprozesse begünstigt; z. B. dringt ins Blut gebrachtes Phosphat nur langsam in den Glaskörper ein (CHRISTIANSON u. PALM 1954), und Partikel oder Zellen, die in den Glaskörper gelangt sind, können Wochen an Ort und Stelle liegenbleiben. Nach Injektion von radioaktiv markierten Erythrocyten in den Glaskörper verschwindet die Strahlung nach Art eines Diffusionsprozesses (BAYER et al. 1958).

Der Glaskörper hängt mit zwei Stellen der inneren Augenhaut fester zusammen: mit der Opticuspapille und dem Ciliarkörper. Die Haftung am Ciliarkörper wird teilweise durch abzweigende Zonulabündel, teilweise durch Adhäsion erreicht (COWAN u. FRY 1932, GRIGNOLO 1952, HILDING 1954). Im vorderen Abschnitt des Glaskörpers finden sich häufig dickere Faserelemente (WOLF 1953), die sich hinter der Linse zur Membrana hyaloidea verdichten (SCHWARZ 1951, 1961, BALAZS 1961). Für die Linse bildet der vordere Glaskörper eine kleine Vertiefung, die *Fossa patellaris*, die meist von der Linsenrückfläche durch einen schmalen Spaltraum, den *Bergerschen Spalt*, getrennt ist. Von der Zonula und Linsenkapsel zweigen Fasern bogenförmig zur Membrana hyaloidea ab, die einen Ring von 8—9 mm Durchmesser bilden und seit altersher als *Ligamentum hyaloideo-capsulare* (WIEGER) bezeichnet werden. In der dadurch gebildeten Nische sammeln sich in pathologischen Situationen nicht selten rote und weiße Blutkörperchen oder Wanderzellen an (KOBY 1920). Die besondere Haftung des Glaskörpers an der Linse kann leicht dadurch demonstriert werden, daß vom vorne eröffneten Bulbus Linse und Glaskörper gemeinsam herausgenommen werden (sog. Linsen-Glaskörperpräparat). Der Glaskörper tropft dann nur allmählich von der Linse ab. Die Adhäsionsfläche wird schubweise kleiner, so daß sich der Glaskörper erst allmählich ablöst (VAIL 1957, GLEES 1953).

Auf die Stoffzusammensetzung des Glaskörpers hat der Ciliarkörper einen wichtigen Einfluß. So fand BECKER (1960), daß intravitreal injiziertes, markiertes Jodopyracet innerhalb kurzer Zeit über den Ciliarkörper oder die Vorderkammer aus dem Glaskörper abwandert. Radioaktiv markiertes Eiweiß verläßt den Glaskörper über das Kammerwasser (MAURICE 1959). Vermutlich wird auch die im Glaskörper reichlich vorhandene Hyaluronsäure vom umgebenden Gewebe produziert. Das hypertone Kammerwasser wirkt sich auf die stoffliche Zusammensetzung des vorderen Glaskörpers aus. Nach Hyaluronidase-Injektion in den Glaskörper beobachteten wir stellenweise eine Vergrößerung des retinalen Pigmentepithels, in dem stark perjodatreaktive Körnchen auftraten. Diese Reaktion deutet auf eine Beteiligung des Pigmentepithels an der stofflichen Restitution des Glaskörpers nach derartigen Eingriffen hin.

HABACHI (1958) bezeichnete den Glaskörper als ein „kollagenes Gewebe" besonderer Art. Da der Glaskörper — von der schmalen Rindenzone abgesehen — praktisch zellfrei ist, kann man ihn aber schlecht als Gewebe definieren. Die Mehrzahl der Autoren charakterisiert das lebensfrische Corpus vitreum als ein Gel im Solzustand, in dem keine Strukturen erkennbar sind (MEADLEY 1936, v. SALLMANN 1948, ROSSI 1953, 1955, BALAZS 1961, SCHWARZ 1961, FRIEDENWALD u. STIEHLER 1935, SCHWARZ u. SCHUCHARDT 1950, BEMBRIDGE et al. 1952, GRIGNOLO 1952—1954). Bei der Untersuchung des lebenden Glaskörpers mit der Spaltlampe wird eine gewisse Streifenstruktur deutlich, in dem helle und dunkle streifenförmige Lamellen regelmäßig miteinander abwechseln (FRIEDENWALD et al. 1935, VOGT et al. 1938, GOLDMANN 1957). Die Streifen sind konzentrisch geordnet, so daß der Eindruck einer schichtweisen zwiebelschalenartigen Gliederung entsteht (GOLDMANN 1957). In der Rindenzone, an der Vorderfläche und unmittelbar vor der Retina verdichtet sich die Glaskörperstruktur.

Die aus dem letzten Jahrhundert stammende Diskussion, ob die Grundlage der Glaskörperstruktur ein Fasergerüst sei oder nicht, wurde auch in neuerer Zeit nicht entschieden, obwohl es durch die Befunde moderner Methoden (Immersionsultramikroskopie, physikochemische Verfahren, Elektronenmikroskopie) äußerst wahrscheinlich geworden ist, daß auch im lebenden Glaskörper ein feinstes Fibrillengerüst vorhanden ist, worin die wasserbindenden Moleküle locker verteilt eingebettet sind (Abb. 179) (BALAZS 1961). Auf Grund von phasenkontrastmikroskopischen Untersuchungen lebensfrischer Glaskörper bestritten ROSSI (1953, 1955a), CATTANEO (1940) und BRUNI (1943) die Existenz von fibrillären Strukturen im Corpus vitreum in vivo. Faserbildungen würden erst 10—30 min post mortem auftreten, was unter dem Mikroskop zu beobachten sei (ROSSI). Im Immersionsmikroskop sah PISCHINGER (1938) dagegen „zweifellos vorgebildete, faserige Gebilde" am unfixierten Rinderglaskörper, besonders auch nach Beobachtungen im polarisierten Licht. Die zentralen Partien des Glaskörpers seien allerdings faserfrei. Die nach Fixierung erkennbaren Faserstrukturen müßten als Gerinnungsartefakte aufgefaßt werden. Da sich aus der klaren Glaskörperflüssigkeit anisotrope, positiv-doppelbrechende Fasern gewinnen ließen, müßten im nativen Corpus vorgebildete Strukturen vorhanden sein (PISCHINGER 1938, GRIGNOLO 1954). Auch nach ASAYAMA und YAMADA (1961) sollen normalerweise im Glaskörper Faserstrukturen nachweisbar sein. An Gefrierschnitten fanden OKSALA u. LEHTINEN (1958) einen „netzartigen Aufbau" des Glaskörpers, in dem sich der Canalis hyaloideus gut abgrenzen ließ. Nach vorhergehender Injektion von Fluorescein ließ sich am Gefrierschnitt ein feines Glaskörpergerüst fluorescenzmikroskopisch darstellen, das vorn und hinten nahezu gleiche Dichte hat (OKSALA u. LEHTINEN 1959). Nach Gefriertrocknung konnte SCHWARZ (1956) ebenfalls ein Faserwerk im Glaskörper beobachten. Bandartige Fäden verschiedener Größe (durchschnittlich 5 μ) beschrieb KOCH (1952, 1953) an frischen und getrockneten Glaskörperpräparaten vom Thunfisch. Auch am Corpus vitreum dieser Species bestehen Dichteunterschiede zwischen Peripherie und Zentrum.

Das ultramikroskopisch erkennbare, feine Fasergerüst (BAURMANN 1960) ist peripher, besonders in der Nähe des Ciliarkörpers verdichtet (MEADLEY 1936,

BALAZS 1961). Die peripheren Grenzmembranen imponieren auch am Frischpräparat oder an der Spaltlampe als Faserstrukturen (WOLF 1940, BERLINER 1949, GRIGNOLO 1954, BAURMANN 1960, BUSACCA 1954—1957, GOLDMANN 1956, 1957, GÄRTNER 1962, SCHEPENS 1954). CATTANEO (1939) faßt allerdings auch hier das Auftreten von Faserstrukturen an der Glaskörperoberfläche als Zeichen pathologischer Entwicklungsvorgänge auf.

Die *Elektronenmikroskopie* zeigte andererseits eindeutig verschiedene Faserstrukturen. SCHWARZ (1951, 1961) unterschied eine kolloide und eine grobdisperse Phase. Die kolloide Phase besteht aus feinsten Fibrillen, die ein polygonales

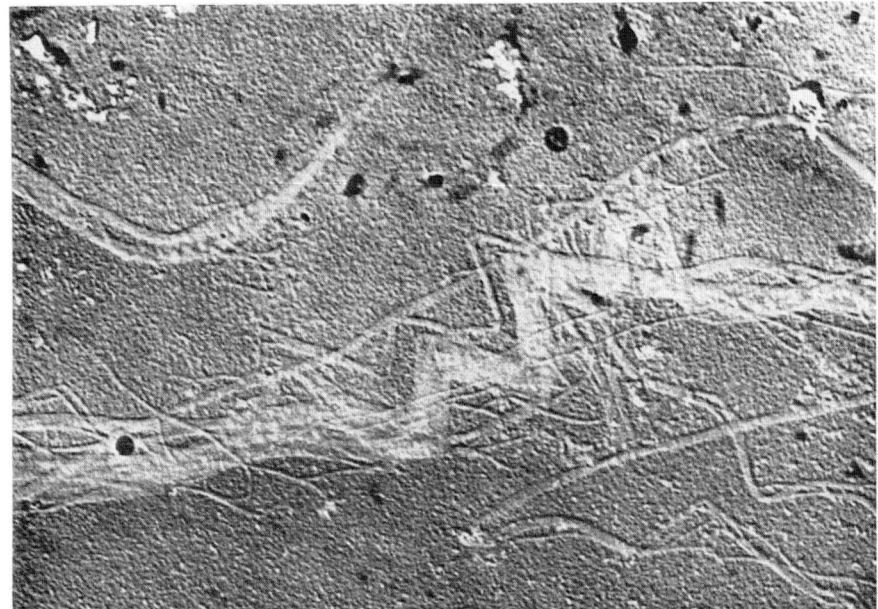

Abb. 178a. Menschlicher Glaskörper eines 57 Jahre alten Mannes. 7 μ dicker, transversaler Gefrierschnitt durch den vorderen Teil, gefriergetrocknet und bedampft. Die vordere Grenzmembran (0,8 μ) besteht aus einer dichtgepackten Schicht von Gelkörperfibrillen. In diesem Fall besteht eine Fältelung, Membrana hyaloidea plicata (Vogt). [Vergr. 30000fach (Orig.-Aufnahme Prof. W. SCHWARZ, Berlin)]

Netzwerk bilden. SCHWARZ nannte diese Fibrillen „*Gelkörperfibrillen*", da sie vermutlich die gelartige Beschaffenheit des Glaskörpers bewirken (Abb. 178b). Die gröberen Fasern der grobdispersen Phase, deren Periode um 500 Å herum liegt, bilden ein so weitmaschiges Netz, daß dieses für die gallertige Natur des Corpus vitreum ohne Bedeutung ist. Die Gelkörperfibrillen lassen nach Metallbedampfung Perioden von durchschnittlich 250 Å erkennen (SCHWARZ 1951). An formalinfixiertem Material betrug die durchschnittliche Fibrillendicke 40 bis 100 Å (durchschnittlich 66 Å). In nicht lebensfrisch fixiertem Gewebe ist der Durchmesser der Gelkörperfibrillen meist etwas größer (rund 100 Å), wahrscheinlich weil die Fibrillen postmortal rasch quellen; einige Autoren geben etwas höhere Werte an (MATOLTSY et al. 1951, FINE u. TOUSIMIS 1961, BLACKSTAD u. VEGGE 1961). Die Gelkörperfibrillen imprägnieren sich stark mit Osmium-, Phosphorwolframsäure und Uranylacetat und besitzen eine durchschnittliche Periode von 120 Å (SCHWARZ 1961). Größere Periodizitäten existieren nach SCHWARZ u. BLACKSTAD et al. nicht. MATOLTSY et al. (1951) beschrieben jedoch auch längere Perioden der dickeren Fibrillen, die denjenigen des Kollagens

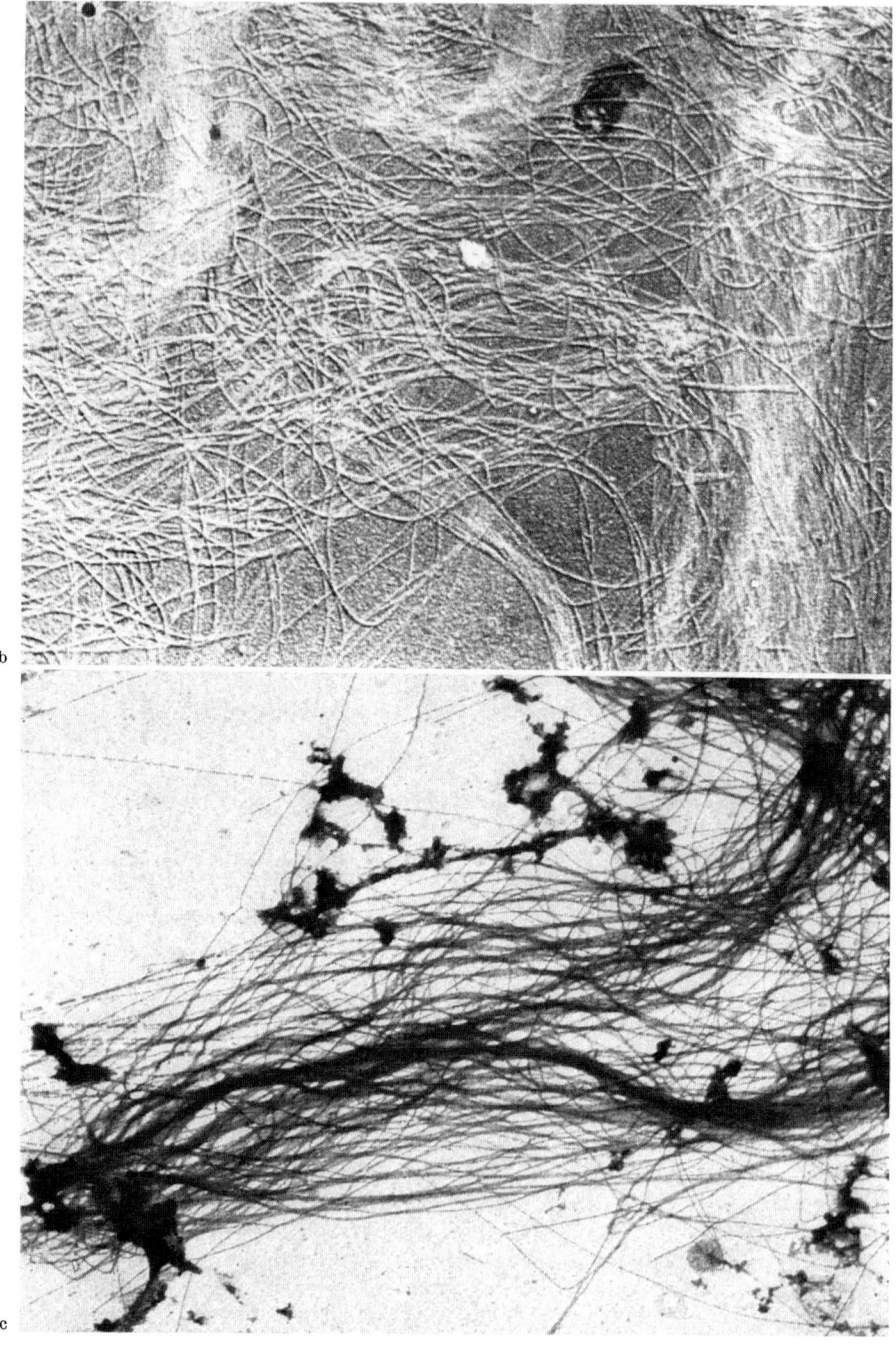

Abb. 178 b u. c. b Menschlicher Glaskörper eines 57 Jahre alten Mannes. 7 μ dicker, transversaler Gefrierschnitt, gefriergetrocknet und bedampft. Zentraler Teil des Glaskörpers. Gelkörperfibrillen verlaufen in Sträh-
nen. Maskierung der Fibrillen durch eine körnige Masse. [Vergr. 30000fach (Orig.-Aufnahme Prof. W.
SCHWARZ, Berlin)]. c Menschlicher Glaskörper eines 57 Jahre alten Mannes. 7 μ dicker transversaler Gefrierschnitt durch den vorderen Teil (vordere Grenzmembran). Gefriergetrocknet, anschließend mit Hyaluronidase
behandelt und mit Uranylacetat nachkontrastiert. Gelkörperfibrillen von ca. 90 Å Dicke mit einer angedeuteten Periode von 120 Å. [Vergr. 30000fach (Orig.-Aufnahme Prof. W. SCHWARZ, Berlin)]

gleichkommen sollen, eine Angabe, die aber von anderen Untersuchern nicht bestätigt wurde (FINE et al. 1961, SCHWARZ 1951, 1961, BLACKSTAD u. VEGGE 1961).

An den Grenzmembranen der Glaskörperperipherie verdichtet sich das Fibrillengerüst zu parallelfaserigen Membranen (Abb. 178c). Im Zentrum beträgt die Maschenweite des Gelkörperfibrillennetzes zwischen 160—800 mμ. Durch Gefriertrocknung gewonnene Glaskörperpräparate zeigten zwischen dem Gelkörpergerüst noch eine granuläre Substanz „anscheinend in mehreren Formen" (SCHWARZ 1956). Die feingranuläre Form hatte eine Ausdehnung von 10 mμ, die grobgranuläre von 20—40 mμ. Daneben fanden sich auch größere, ovale Gebilde von 300—500 mμ Dicke. SCHWARZ vermutet, daß es sich bei diesen Gebilden um „lösliche Eiweißkörper oder Hyaluronsäure" handelt. Eine „feingekörnte Grundsubstanz" zwischen langen, keine Netze bildenden Fasern von angeblich 0,02—0,03 μ Durchmesser beschrieb auch WOLF (1953) auf Grund elektronenmikroskopischer Präparate. ROSSI (1955 b) fand dagegen elektronenmikroskopisch im Glaskörper keine Fibrillen, sondern nur gleichmäßig verteilte Makromoleküle. Gelkörperfibrillen entstehen seiner Meinung nach nur bei unsteriler, inadäquater Behandlung. Alle übrigen Untersucher bestätigten jedoch die Existenz der Glaskörperfibrillen, deren chemische Natur im einzelnen freilich noch nicht geklärt ist (STRAMPELLI u. POSARELLI 1951, SCHUCHARDT u. KNOCH 1950, FINE u. TOUSIMIS 1961, MATOLTSY et al. 1951, APPELMANS u. BLOCKEEL 1952, WOLF 1953, GRIGNOLO 1953—1954, SUGIURA 1953, 1955, GROSS et al. 1955, SCHWARZ 1956, BLACKSTAD u. VEGGE 1961). Die Gelkörperfibrillen zeigen im allgemeinen wenig Tendenz zu Seit-an-Seit-Aggregationen, wie sie von Kollagenfasern bekannt ist, Die Fibrillen haben eine auffallende Länge und sind nur gelegentlich zu Bündeln verdichtet (BLACKSTAD u. VEGGE 1961). Nach KCl-Behandlung werden sie am Ende oder in der Mitte in Subfilamente aufgespalten, die eine Dicke von 15—25 Å besitzen. Die Subfilamente erscheinen häufig spiralig verzwirnt und werden durch eine Kittsubstanz zusammengehalten (BLACKSTAD et al. 1961).

Die Natur der Gelkörperfibrillen ist umstritten. MATOLTSY et al. (1951) und BALAZS (1961) hielten sie für kollagene Elemente. Die Querstreifungsperiode und das elektronenmikroskopische Verhalten der Fibrillen weichen jedoch von dem des normalen Kollagens ab (SCHWARZ 1951, 1961). Andererseits wird die kolloide Phase des Glaskörpers von Kollagenase, die grobdisperse von Trypsin (BEMBRIDGE et al. 1952) abgebaut. Vermutlich baut sich das Fibrillengerüst aus dem sog. *Restprotein* oder *Vitrein* des Glaskörpers auf (MATOLTSY et al. 1951, 1952, SÜLLMANN 1956). Etwa 11—16 mg-% Vitrein enthält der *Rinder-glaskörper* (PIRIE 1949). Das Fibrillengerüst schrumpft nach Wärmebehandlung bei Temperaturen von 50—55⁰ sehr stark, wobei das Glaskörpervolumen abnimmt. Ähnliche Schrumpfungen können auch durch die Behandlung mit Wasser oder verdünnten Salzlösungen erreicht werden. Dabei werden Hyaluronsäure- und Eiweißmoleküle gelöst und ausgewaschen (BALAZS 1961). Nach älteren Befunden vergrößert sich das Glaskörpervolumen nach Behandlung mit destilliertem Wasser oder hypotonen Salzlösungen zum Teil auf mehr als das Doppelte (GOEDBLOED 1934, 1935, 1937). Die experimentelle Schwellung des Glaskörpers ist jedoch p$_H$-abhängig (v. SALLMANN 1941). Da der verflüssigte Glaskörper keine Ausdehnungstendenz mehr zeigt (v. SALLMANN 1941), ist anzunehmen, daß die Volumenveränderungen letztlich auf einer Erweiterung bzw. Engerstellung des Fibrillengerüstes beruhen, vergleichbar den Quellungs- und Entquellungsvorgängen im kollagenen Bindegewebe (PIRIE 1948). Alles in allem scheint das Netzwerk der Gelkörperfibrillen doch kollagenähnlicher Natur und für den normalen Quellungszustand des Glaskörpers von größter Bedeutung zu sein. (SCHWARZ 1951—1961, BALAZS 1961, BLACKSTAD et al. 1961).

Die gelartige Beschaffenheit des Glaskörpers kommt durch den hohen Gehalt stark wasserbindender Substanzen zustande, die — wie Meyer u. Palmer (1934) gezeigt haben — in der Hauptsache Hyaluronsäure darstellen. Ungefähr $1/3$ der organischen Bestandteile des *Rinder*glaskörpers ist Hyaluronsäure (K. Meyer u. Palmer 1934, 1936). Der Gehalt an Hyaluronsäure im Glaskörper verschiedener Arten ist unterschiedlich. Beim *Menschen* ist er geringer als beim *Rind* (Meyer et al. 1938). Nach Schweer (1956) soll jedoch der menschliche Glaskörper etwa eine gleichgroße Hyaluronsäurekonzentration haben. Die Hyaluronsäure liegt im Glaskörper sehr wahrscheinlich in freier und nicht an Eiweiß gebundener Form vor (Duke-Elder et al. 1935, Meyer 1947, 1948, Pirie 1949, Woodin u. Boruchoff 1955). Die Moleküle sind vermutlich locker in das Fibrillengerüst eingelagert (Balazs 1961) (Abb. 179). Da die Hyaluronsäure sehr instabil ist, könnte das Fibrillengerüst eine gewisse Stabilisierung dieser Makromoleküle bewirken (Pirie 1949). Beide Substanzen würden sich quasi gegenseitig stützen. Die Viscosität der Glaskörperflüssigkeit beruht auf ihrem Gehalt an hochpolymerer Hyaluronsäure (Süllmann 1956). Nach Hyaluronidasebehandlung ist eine Präcipitation des Glaskörpergels nicht mehr möglich. Die aus isolierten Glaskörpern darstellbare Hyaluronsäure ist polydispers und hat eine Teilchenlänge von 1000—4800 Å (Blix u. Suellmann 1945). In vivo wird wahrscheinlich ständig hochpolymere Hyaluronsäure abgebaut und niedermolekulare Frag-

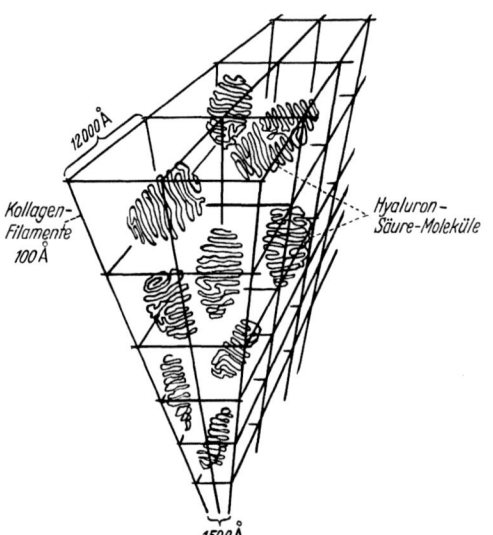

Abb. 179. Schematische Darstellung der Feinstruktur des Glaskörpergels als ein fibrilläres Netzwerk mit eingelagerten, knäuelförmigen Hyaluronsäuremolekülen. (Nach Balazs 1961)

mente diffundieren ab, wohl vornehmlich ins Kammerwasser (Meyer 1948, Süllmann 1956). Diffusionsstudien mit gefärbten Proteinmolekülen sprechen dafür, daß die Hyaluronsäure im Glaskörper nur wenig hydratisiert ist (Suran u. McEwen 1961). Eine Bindung in irgendeiner Form zwischen den Hyaluronsäuremolekülen und dem Resteiweiß (Vitrein) existiert wahrscheinlich nicht (Suran et al. 1961), wenn auch vielleicht geringe Bindungskräfte vorhanden sind (Varga u. Balazs 1953, Woodin u. Boruchoff 1955). Die Konzentration der Hyaluronsäure variiert nicht nur bei verschiedenen Arten (z. B. beim *Hahn* 10 μg/ml, bei *Aotes* 556 μg/ml; Balazs 1961), sondern auch regional im Corpus selbst. Die Hyaluronsäurekonzentration (gemessen am Glucosamingehalt) überwiegt in der hinteren Bulbushälfte gegenüber der vorderen. Zwischen Rinde und Glaskörperkern sollen im Gegensatz zu Angaben von Balazs (1961) nach Schweer u. Karell (1956) keine Konzentrationsunterschiede bestehen. Die innere Viscosität des menschlichen Glaskörpers ist größer als beim *Rind*. Die Molekülkomplexe der Hyaluronsäure haben wahrscheinlich einen Durchmesser von 0,2—0,5 μ und bilden aufgeknäuelte Ketten (Woodin u. Boruchoff 1955, Balazs 1961). Brunish et al. geben jedoch an, daß das Hyaluronsäuremolekül langgestreckt und nicht mehr merklich gewunden sei und ein

höheres Molekulargewicht habe, als meist angenommen wird, nämlich etwa
400000—1000000.

Bei Injektionen von Hyaluronidase in den Glaskörper treten leicht inflamma-
torische Reaktionen mit Eiweißspuren im Kammerwasser und Zelldiapedesen
auf. Phasenkontrastmikroskopisch ist nach intravitrealer Injektion von Hyaluronidase ein Zerfall des Fibrillengerüstes und eine Auflösung der Grenzmembranen
feststellbar (YAMADA 1958). An der Oberfläche des Glaskörpers bilden sich
wasserklare Vorbuchtungen („Tränen"). Trypsininjektionen haben einen ähnlichen, aber geringgradigeren Effekt (ASAYAMA u. YAMADA 1961). Vier Stunden
nach Injektion von Hyaluronidase ist durch Viscositätsmessungen eine vollständige Depolymerisation der Hyaluronsäure nachweisbar, die bis zu 6 Wochen anhalten kann. Danach restituiert sich die Viscosität vollständig (PIRIE
1949). Vermutlich wird neue Hyaluronsäure gebildet; jedoch ist bisher nicht
sicher, welche Zellen dazu in der Lage sind. Wir beobachteten, daß nach Hyal-
uronidase-Injektionen starke Zellvermehrungen im Glaskörper auftreten. Die
großen rundlichen Zellen sind angefüllt mit perjodatreaktiven Granula; wahrscheinlich handelt es sich um Makrophagen oder Monocyten. Da gleichzeitig
PAS-positive Granula in den retinalen Pigmentzellen zu beobachten sind, liegt
es nahe anzunehmen, daß die Restitution des Glaskörpers unter Beteiligung
dieses Epithels erfolgt. Eine Hyaluronsäureproduktion im Ciliarepithel hat
MEYER (1947) vermutet.

Da im Glaskörper fast der gesamte Gehalt an Hexosamin in Form von Hyaluronsäure vorliegt (MEYER et al. 1938), kann aus den jeweiligen Hexosamin-
konzentrationen auf den Hyaluronidasegehalt geschlossen werden. Durch Hexos-
aminbestimmungen (SÜDHOF u. SCHWEER 1955) ließen sich daher auch die *Altersveränderungen* des Glaskörpers genauer erfassen. Beim *Rind* beträgt der durchschnittliche Hyaluronsäuregehalt des Glaskörpers bei 2—3 Monate alten Tieren
174,1 γ/cm³, bei 8 Monate bis $6^1/_2$ Jahre alten Tieren 431,9 γ/cm³ und bei 7 Jahre
und älteren Tieren 294,7 γ/cm³ (SCHWEER u. SÜDHOF 1955, SÜDHOF u. KELLNER
1957). Diese Veränderungen sind unabhängig vom quantitativen Verhalten der
Trockensubstanz, die mit zunehmendem Alter ansteigt. Die Hyaluronsäurekonzentration nimmt also bei praktisch unverändertem Trockensubstanzgehalt
im Erwachsenenalter um mehr als das Doppelte zu. Im Alter, in dem die Trockensubstanz stark ansteigt, sinkt der Hyaluronsäuregehalt wieder ab (SCHWEER
u. SÜDHOF 1955). Konzentrationsunterschiede der Eiweißkomponenten des Glaskörpers fanden sich nicht bei verschiedenen Altersstufen des *Rindes* (SCHWEER
u. POOK 1957). Bei neugeborenen *Kaninchen*, deren Glaskörper im Vergleich
zu dem des erwachsenen Tieres einen zehnmal höheren Proteingehalt hat, ist
praktisch noch keine Hyaluronsäure vorhanden (BEMBRIDGE u. PIRIE 1951).
Welches Gewebe die Mucopolysaccharide in der postnatalen Ausreifung des Glaskörpers produziert, ist nicht bekannt.

Von klinischer Seite wird eine „Verflüssigung" des Glaskörpers im Alter
beschrieben. Ophthalmoskopisch sind die degenerativen, zur Höhlenbildung
führenden Glaskörperveränderungen schon gelegentlich in jugendlichen Augen
feststellbar, nehmen aber in höherem Alter stark zu (GOLDMANN 1957). Die
faserig-lamellären Strukturen werden im Alter deutlicher (GLEES 1953).

Die *Rindenzone* des Glaskörpers ist die einzige, die auch normalerweise celluläre Elemente aufweist. Die Rindenzone ist nicht identisch mit den Glaskörpermembranen. Sie mißt etwa 100 μ und besteht aus drei Strukturelementen:
Membranen, Zellen und Mucoproteiden, die hier besonders angereichert sind
(BALAZS 1961). Die Zellen der Peripherie des Glaskörpers, die schon im vorigen Jahrhundert bekannt waren (HENLE 1841, DONDERS 1847, VIRCHOW 1852,

IWANOFF 1865) und vielfach als gliöse Elemente betrachtet worden sind (SEEFELDER 1910, MAGITOT u. MAWAS 1913, CONTINO 1923), wurden in den letzten Jahrzehnten erneut mehrfach untersucht und als ein konstituierender Bestandteil des normalen Glaskörpers erkannt (REDSLOB 1932, WEVE 1934, JOKL 1927, CATTANEO 1931, v. MIHALIK 1941, SCHWARZ u. SCHUCHARDT 1950, GRIGNOLO 1953, BALAZS 1954, SZIRMAI u. BALAZS 1958, HAMBURG 1959). Beim *Rind* enthält die Rindenzone im Fundusbereich normalerweise rund 50—80 Zellen/mm² und 300—400 Zellen/mm² im Bereich der Pars plana (BALAZS 1954, SZIRMAI u. BALAZS 1958). Retrolental ist die Peripherie des Glaskörpers praktisch zellfrei. Die corticalen Zellelemente färben sich mit Neutralrot, haben ovale bis nierenförmige Fortsätze und stark perjodatreaktive und osmiophile Granula. Ihre Häufigkeit wechselt bei verschiedenen Species. BALAZS vermutet, daß sie Hyaluronsäure produzieren können. Gelegentlich zeigen sie auch phagocytäre Eigenschaften. Die Existenz dieser Zellen wurde neuerdings von HAMBURG (1959) u. GÄRTNER (1962d) bestätigt. Unter pathologischen Umständen kann es zu knötchenartigen Anhäufungen solcher Zellen in der Nähe retinaler Gefäße kommen (GÄRTNER 1962d). Die gelegentlich in der Rindenzone anzutreffenden Makrophagen sollen sich aus der Mikroglia der Retina entwickeln (WOLTER 1960b).

Die corticalen Zellen liegen in einer Rindenschicht, die sich nach BALAZS (1961) durch eine höhere Konzentration an Hyaluronsäure und Protein auszeichnet. Die fibrillären Strukturen verdichten sich zu lamellären Membranen, in deren Maschen die Zellen eingebettet sind. An der Grenzfläche zur Retina bildet sich das, was GÄRTNER (1962d) neuerdings die „*vitreo-retinale Grenzschicht*" nennt. Diese soll sich färberisch und strukturell nicht von den peripheren Glaskörpermembranlamellen unterscheiden. Eine eigene, zur Retina gehörige, gliöse Membrana limitans interna gäbe es demnach nicht. Die Membrana limitans wäre ein Teil des peripheren Glaskörpers, müßte also mit Recht „Membrana hyaloidea" genannt werden. Elektronenmikroskopisch erscheint die Grenzschicht als einheitliche Membran von 1000—2000 Å Dicke, in der die Glaskörperfibrillen schichtenweise eintauchen, so daß sich eine lamelläre Struktur ergibt (GÄRTNER 1962c). Die fibrillären Elemente werden durch eine Kittsubstanz zusammengehalten, worauf vermutlich die Adhärenz des Glaskörpers an der Retina beruht. Normalerweise hebt sich bei mechanischem Zug am Glaskörper, z. B. mit einer Pinzette, die Retina nicht ab. Erst bei pathologischen Veränderungen von Retina oder peripherem Glaskörper kommt es zur Ablösung (WOLF 1940). Die Adhärenz des Glaskörpers ist bekanntlich im Bereich der Papille und am Äquator des Bulbus am stärksten (GRIGNOLO 1952, SCHEPENS 1954). Die Anheftung soll aber, wie OKSALA et al. (1959) auf Grund von Fluoresceinanfärbungen des Fibrillengerüstes feststellten, auch an den übrigen Stellen des Fundus normalerweise sehr fest sein. Spaltlampenuntersuchungen an isolierten, unverletzten Glaskörpern (PAU 1951) zeigten, daß die Hüllmembran in der Regel äußerst dünn ist, daß aber in der Rindenzone noch zahlreiche andere Membranen vorhanden sind. Diese sog. „gefältelten" Membranen (Membrana hyaloidea plicata von VOGT, 1921) gehen vom Ciliarkörper aus und divergieren nach rückwärts (Abb. 180). Etwa 10—15 solcher Membranen sind normalerweise nachweisbar. Sie sind keine „echten Trennungsflächen", sondern „membranähnliche" Verdichtungen feinster Fibrillen (PAU 1951). Postmortal verstärken sich die Membranen wahrscheinlich durch artefizielle Gerinnung der Eiweiße und Vergröberung der Fibrillenzüge. Die Membranen werden sowohl vom Trypsin als auch von Kollagenase aufgelöst (BEMBRIDGE et al. 1952).

Gefältelte Membranen lassen sich auch an der *Vorderfläche des Glaskörpers* mit der Spaltlampe beobachten (VOGT et al. 1938, PAU 1951, BUSACCA 1954—1955,

OKSALA 1955, GOLDMANN 1957). Die vordere Glaskörperbegrenzung soll nach BUSACCA (1954, 1955) aus zwei Schichten bestehen: einer Verdichtungs- und Faserzone des Glaskörpers und aus der Membrana hyaloidea. Ein Ligamentum hyaloideo-capsulare (WIEGER) existiere nicht, sondern werde nur durch Dichte-unterschiede zwischen der Membrana hyaloidea und der Zonula bzw. Linse (BUSACCA 1957) vorgetäuscht. Das zarte *Wiegersche Ligament* kann jedoch sowohl in vitro als auch am Schnitt leicht demonstriert werden (VAIL 1957). Es handelt sich um rückläufige, bogenförmige Fasern von der vorderen Glaskörpermembran zur hinteren Zonulalamelle, die in einer ringförmigen Zone der hinteren, äquator-nahen Linsenregion zu finden sind. In diesem Bereich liegen nicht selten Reste der Tunica vasculosa lentis und der embryonalen Hyaloideagefäße (BUSACCA 1957, DUKE-ELDER 1961).

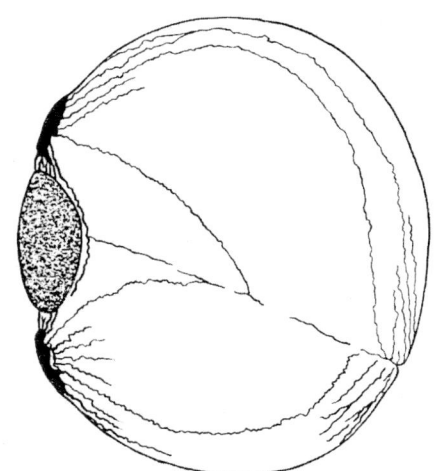

Im Bereich der Membrana hyaloidea und Zonula endet auch der sog. *Cloquet-sche Kanal (Canalis hyaloideus)*, dessen Wandung ebenfalls durch eine besondere Lage kleiner gefälteter Membranen ge-bildet wird (*Lamina intravitrealis* von DEJEAN, BUSACCA 1957). Der Ansatz des Hyaloideakanals *(Tractus hyaloideus)* läßt sich mit der Spaltlampe als etwas gefalteter Ring auf der Linsenrückfläche erkennen (GOLDMANN 1957). Die Wan-dung des Kanals erscheint ophthalmo-skopisch im vorderen Trichtergebiet viel-fach gefältet. Der vorne trichterförmig erweiterte Kanal verläuft zuerst nach nasal unten, wobei die obere Begrenzung

Abb. 180. Verlauf der sog. gefältelten Membranen im Glaskörper des Rindes. (Nach PAU 1951.) In der Mitte der Cloquetsche Kanal

etwas herunterhängend erscheint, wendet sich dann wieder nach oben und erhebt sich wieder etwas über die Axiallinie des Bulbus, ehe er der Papille zustrebt (GOLDMANN 1957). Über die Beziehun-gen des Cloquetschen Kanals zur Papille kann ophthalmoskopisch nichts aus-gesagt werden.

Im perilenticulären Raum liegt die vordere Glaskörpermembran der Zonula dicht an und verbindet sich stellenweise fest mit dem Epithel des Orbiculus ciliaris (GRIGNOLO 1952, HILDING 1954). Im höheren Alter geht die enge Ver-bindung mit der Zonula teilweise verloren (BUSACCA 1957). Die Membrana hyaloidea löst sich von den hinteren Zonulafasern und der Linsenkapsel ab. Auch unter pathologischen Bedingungen kann es zu solchen Ablösungen kommen.

Akkommodative Glaskörperbewegungen beschrieb PAU (1950, 1952). Bei der Beobachtung eines Glaskörperprolapses durch eine Nachstarlücke quoll der Prolaps bei Desakkommodation vor, bei Akkommodation retrahierte er sich wieder. Auch PURNELL et al. (1956) beobachteten bei elektrischen Reizversuchen Volumenveränderungen des Glaskörpers der *Katze*, die sie mit der Ciliarmuskel-kontraktion in Zusammenhang bringen. Es scheint sich also der Druck im Glas-körper bei Desakkommodation d. h. Aderhaut- und Zonulaspannung, zu erhöhen. Eine wichtige mechanische Rolle für die Akkommodationsbewegungen schrieb WOLF (1953) dem Glaskörper zu.

Der Glaskörper ist ähnlich wie die Augenvorderkammer als Ort für *Implanta-tionen* für verschiedene Körpergewebe verwendet worden. In den Glaskörper implantierte fetale Hautstückchen, Hodengewebe u. a. entarten leicht, vermutlich deswegen, weil der träge Stoffwechsel des Glaskörpers eine Differenzierung dieser

Gewebe hemmt. Drüsengewebe (Milchdrüse, Uterus u. a.) entwickeln sich jedoch progressiv und zeigen Differenzierungserscheinungen (KOCH et al. 1938).

Hinsichtlich der *Entwicklung des Glaskörpers* haben auch die neueren Arbeiten die alte Streitfrage, wieweit der Glaskörper ektodermalen bzw. mesodermalen Ursprungs ist, nicht klären können. Meist wird eine primäre und eine sekundäre Bildungsperiode unterschieden. In der ersten Phase soll das Linsengewebe — allerdings unter Beteiligung des Mesoderms — den Hauptanteil des primitiven Fibrillennetzes und der Zwischensubstanzen des sog. *primären Glaskörpers* liefern (ABASIDZE 1939, MIHÁLIK 1940/41). Dieses Gewebe bildet sich aber weitgehend zurück. Nur die Zonulalamelle und das Wiegersche Band sollen davon übrigbleiben. Gegen Ende des zweiten Fetalmonats ist mit Bildung der Linsenkapsel diese erste Entwicklungsperiode des Glaskörpers abgeschlossen. In der zweiten Periode soll dann der mesodermale Entstehungsmodus aus dem Begleitgewebe der Vasa hyaloidea überwiegen (ABRAITIS 1939, ABASIDZE 1939), obwohl auch dabei noch neurales Ektoderm beteiligt ist. Lage und Verteilung der sog. gefälteten Membranen des Glaskörpers entsprechen nach PAU (1951, 1957) genau dem embryonalen Gefäßmuster des Hyaloideasystems, so daß eine Beteiligung dieses Gewebes an ihrem Aufbau denkbar ist. BRINI (1962) vertritt neuerdings auf Grund elektronenmikroskopischer Untersuchungen an *Hühner*embryonen die Ansicht, daß weder die Retina noch Ciliarkörper oder Linse an der Glaskörperentstehung einen wesentlichen Anteil hätten, sondern daß das Material des Glaskörpers — ähnlich wie bei den Kollagenfasern im Bindegewebe — im retrolentalen Raum „präcipitiert" würde. Nach MIHÁLIK (1940/41) ist das Mesenchym nicht an der Glaskörperbildung beteiligt. Das Corpus vitreum sei eine rein ektodermale Bildung, die gleichzeitig mit Retina und Linse entstehe. Bei Störungen in der Rückbildung der Glaskörpergefäße können durch Anheftung der Gefäßhüllen an der Netzhaut *Retinafalten* entstehen (MACKENSEN 1953). Mit autoradiographischen Methoden ließ sich nachweisen, daß der embryonale Glaskörper keinen nennenswerten Eiweißstoffwechsel hat (S^{35}-Inkorporation). Die Metachromasie entwickelt sich beim *Kaninchen* erst vom 25. Tag an. Die Mucoproteide treten zuerst im corticalen, ciliarkörpernahen Teil des Glaskörpers auf (SMELSER u. OZANICS 1957).

II. Zonulaapparat (Apparatus suspensorius lentis, Zinn)

1. Struktur der Zonula Zinni

Die bevorzugte Untersuchung der Histologie des Auges am sagittalen Durchschnitt bringt die räumliche Struktur der Zonula Zinnii nicht zur Darstellung. So blieben bis in die Gegenwart wesentliche Fragen ihres Aufbaus unklar. Die Untersuchungen von Häutchen- oder Totalpräparaten, zum Teil unter Verwendung der Phasenkontrastoptik, die stereoskopische Analyse „dicker Schnitte", die biomikroskopische Untersuchung an der Spaltlampe, sowie die elektronenmikroskopische Analyse des Zonulaapparates haben hier zahlreiche neue Befunde zutage gefördert (DUKE-ELDER 1930, MORENO 1933, TRONCOSO 1942, MINSKY 1942, GOLDSMITH 1943, McCULLOCH 1954, VAIL 1957, GARZINO 1953, TRANTAS 1949, PAU 1950—1952, BAIRATI 1946, COHEN 1958, FINE u. TOUSIMIS 1961, ZANELLA 1956, BUSACCA 1955, WERNER 1950). Allerdings ist eine Beschreibung der „funktionellen Struktur" der Zonula auch heute noch nicht möglich.

a) Ursprung der Zonulafasern

Der Zonulaapparat läßt sich ophthalmoskopisch beobachten, wobei ein gewisser Schichtenbau erkennbar wird (TRANTAS 1946, 1949, MUSABEJLI 1940,

WERNER 1950, BUSACCA 1955). Etwa 1—1¹/₂ mm vor der Ora serrata kann man eine dunkle Zone erkennen, deren Rand mit der Ora parallel läuft. Die Zone kann als das Ursprungsfeld der Zonulafasern betrachtet werden (VAIL 1957). Nach mikroskopischen und elektronenmikroskopischen Befunden reichen einzelne Faserbündel auch bis zur Ora serrata. Biomikroskopisch läßt sich der Zonulaapparat erst in einiger Entfernung von der Ora beobachten, wo die Faserschicht eine gewisse Dicke erreicht hat. Die Pars plana erhält durch die Faserauflage

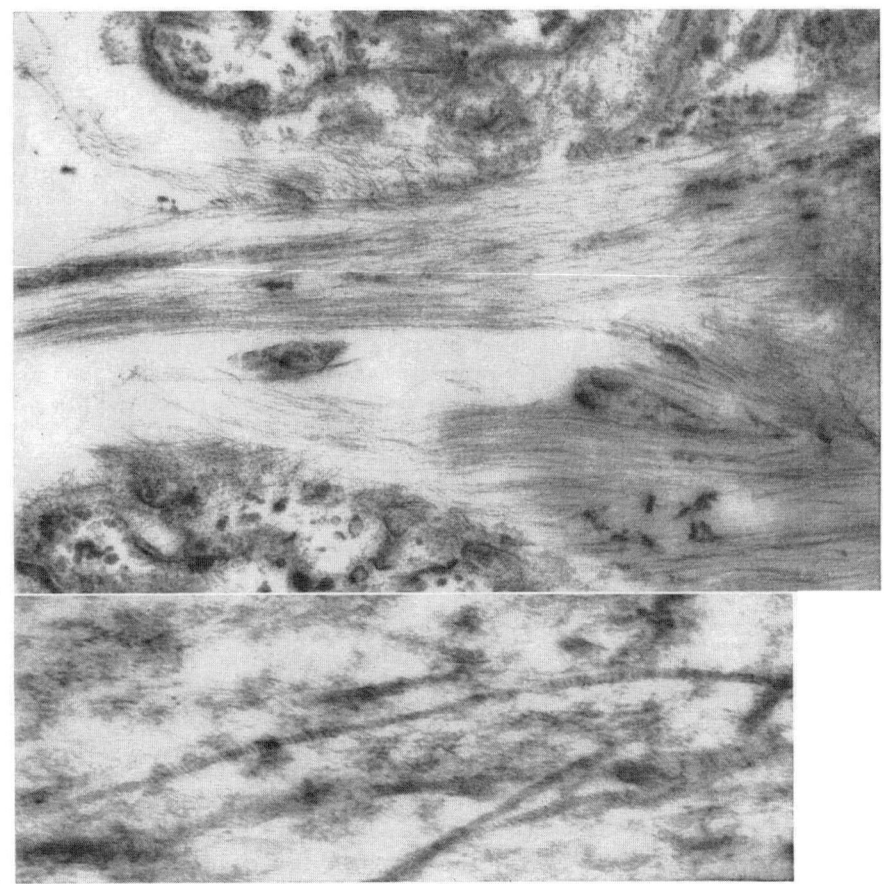

Abb. 181a u. b. Elektronenmikroskopische Aufnahmen von Zonulafasern im Bereich der Pars plana des Ciliarkörpers. Orig.-Vergr. a 20000fach, b 80000fach. Die Bündelung der Fibrillen zu gröberen Einheiten sowie die Querstreifungsperioden der Einzelfibrillen (b) sind zu erkennen *(Cercopithecus aethiops)*

einen bestimmten Glanz. Zonulafasern entspringen außer vom Orbiculus ciliaris auch in den Ciliartälern, von den seitlichen Teilen der Ciliarfortsätze und von der Iriswurzel, nicht dagegen von den Kuppen der Processus ciliares (BRUNO 1936, ABRAITIS 1938, MUSABEJLI 1940, TRANTAS 1946, WERNER 1950, GARZINO 1953, WOLFF 1946, VAIL 1957). Der Hannoversche Kanal ist am Lebenden als dreiseitiger ringförmiger Zwischenraum innerhalb des Zonulaapparates erkennbar (TRANTAS 1949).

Über die Form der ciliaren Verankerung gibt es seit altersher drei Auffassungen. Die eine läßt die Fibrillen des Zonulaapparates vom unpigmentierten Ciliarepithel (ROSSI 1953, DEJEAN 1925, BRUNO 1935), die andere von den Basalmembranen außerhalb des Epithels (WOLFRUM 1908, REDSLOB 1939), die dritte schließlich zwischen den Epithellagen von einer cuticularen Grenzschicht entspringen (AGA-BABOW 1897, CARRÈRE 1925). Phasenkontrastmikroskopisch untersuchte Häut-chenpräparate führten GARZINO (1953) zu der Annahme, daß der Ursprung der Fibrillen nicht an den Ciliarepithelzellen, sondern an einem irregulären Fasernetz außerhalb der Zellen, an dem auch die Zellen selbst befestigt sind, läge. Dieses Fasernetz sei vermutlich mit dem Müllerschen Reticulum identisch und setze sich posterior in die Bruchsche Membran fort (vgl. auch McCULLOCH 1954). BRUNO (1936) faßt die Zonulafasern als Fortsetzungen besonderer, in Gruppen zusammenliegender Zellen der Pars plana auf, die feinzipfelige Ausläufer zeigen sollen (vgl. auch ROSSI 1953, DEJEAN 1925). Beim *Kaninchen* lassen sich in der Tat am Ciliarepithel lange zipfelförmige Fortsätze beobachten, die in Zonula-fasern überzugehen scheinen. Es ist jedoch aus elektronenmikroskopischen Unter-suchungen klar hervorgegangen, daß die Primärfibrillen der Zonula keinen Kontakt mit dem Epithel oder den außen anliegenden Basalmembranen haben und daher nicht als Zellfortsätze, etwa wie bei den Gliazellen, betrachtet werden können (RUSKA u. SCHWARZ 1951, BINDER u. ORTH 1953, BÖKE u. LINDNER 1955, ONO 1959, PAPPAS u. SMELSER 1958, 1959, BRINI u. PORTE 1961, PROBST et al. 1962) (Abb. 181). Schon lichtmikroskopisch kann man an Celloidinschnitten, die mit Azan oder nach GOMORI gefärbt wurden, eine intensiv gefärbte, homogene „Cuti-cula" innerhalb des Ciliarepithels konstatieren. Diese Membran ist die Fort-setzung der Membrana limitans interna der Retina. Sie verdickt sich im Orbiculus-bereich und bildet den eigentlichen Ursprung der Zonulafasern (WOLFF 1946, FERNER 1957) (Abb. 182). Eine unmittelbare Beziehung zum Epithel besteht nicht. Elektronenmikroskopisch läßt sich leicht nachweisen, daß die Membrana limitans interna die zahlreichen Einfaltungen der apikalen Cytoplasmamembranen nicht mitmacht, sondern diese glatt überzieht (Abb. 87a, 88). Die feinen Primär-fibrillen des Linsenhalteapparates gehen in die Grenzmembran über, nicht aber ins Epithel (RUSKA u. SCHWARZ 1951, PAPPAS u. SMELSER 1958, 1959).

Die Membrana limitans interna muß nach PAPPAS et al. als „Kondensation des fibrillären Materials der Zonula" aufgefaßt werden und ist etwa 150—300 Å dick. Die Membran folgt beim *Kaninchen* den Zelleinfaltungen (β-Cytomembra-nen) nicht, läuft jedoch den zahlreichen Unregelmäßigkeiten der Zelloberfläche parallel, so daß eine enge Anheftung und eine gewisse mechanische Festigkeit resultiert.

Außer vom Ciliarkörper scheinen auch Faserzüge aus den peripheren Glas-körpermembranen hervorzugehen, doch ist dieser Zusammenhang elektronen-mikroskopisch noch nicht bestätigt. Es existieren auch zirkuläre Faserzüge im Orabereich, die entweder Querverbindungen oder abzweigende Bündel darstellen (BUSACCA 1955).

b) Faserkategorien und Verlauf

Alle neueren Untersucher stimmen darin überein, daß der Zonulaapparat aus Fasern verschiedener Qualität und Größenordnung zusammengesetzt ist. GARZINO (1953) unterschied lichtmikroskopisch drei Faserkategorien:

1. Feinste Fibrillen, die im Durchmesser kleiner als 1 μ sind, wellenförmigen Verlauf haben und im Bereich des Glaskörpers liegen.

2. Fasern, die sich in feinere Fibrillen aufsplittern.

3. Fasern, die einen zirkulären Verlauf haben, etwas dünner als der Durch-schnitt der Zonulafasern sind und dem Zonulaapparat innen auflagern. Die Zahl äquatorialer Fasern soll sich nach E. WOLFF (1946) im Verlauf des postfetalen Lebens verringern.

An den positiv einachsig doppelbrechenden Zonulafasern kann durch basische Triarylmethanfarbstoffe (Kristallviolett, Gentianaviolett, Methylviolett, Viktoriablau) ein künstlicher Dichroismus nachgewiesen werden (SCHNABEL 1963). Der Dichroismus besitzt zwei Maxima gegensätzlichen Vorzeichens, von denen das positive im langwelligen, das negative im kurzwelligen Bereich auftritt. Diese Befunde bestätigen die durch elektronenmikroskopische und polarisationsoptische Methoden gewonnenen Vorstellungen, daß die Zonulafasern einen geordneten Feinbau haben.

Elektronenmikroskopisch lassen sich Mikrofibrillen, die die lichtmikroskopischen Fasereinheiten zusammensetzen, darstellen. Nach BINDER u. ORTH (1953), BRINI u. PORTE (1961) sind diese fibrillären Einzelelemente rund 100 Å dick. BÖKE u. LINDNER (1955) geben 400—800 Å an, betonen aber, daß sich die Fibrillen stellenweise bis auf 150 Å verdünnen können. RUSKA u. SCHWARZ (1951), FRANÇOIS et al. (1953—55) u. a. haben Faserdurchmesser von 500—4000 Å gemessen. Nach neueren elektronenmikroskopischen Untersuchungen sind die Meinungsverschiedenheiten über die Fibrillendicke der Zonulafasern methodisch bedingt (PROBST, HEISS u. HOFMANN 1962). Werden die Fasern durch Ultraschallbehandlung isoliert, so ergeben sich häufig gröbere Faserrudimente oder Verwechslungen mit Kollagenfasern des Ciliarkörpers (RUSKA u. SCHWARZ 1951, PROBST u. HOFMANN 1960, vgl. PROPST et al. 1962). Die neueren Befunde zeigten, daß die Zonulafibrillen regional nahezu keine Struktur- oder Dickenunterschiede aufweisen. Die unverzweigten Primärfibrillen haben eine gleichmäßige Dicke von 100—250 Å und eine regelmäßige Querperiode von 200—400 Å (FINE u. TOUSIMIS 1961, PROPST et al. 1962). Damit gleichen sie feinstrukturell eher den Gelkörperfibrillen des Glaskörpers als den Kollagenfibrillen des Ciliarkörpers. Nach FINE u. TOUSIMIS (1961) muß die Zonula als eine Verdichtung des Glaskörpergerüstes aufgefaßt werden. Nach BÖKE u. LINDNER (1955) sollen die Mikrofibrillen ein feinstes Maschenwerk mit rhombischen Zwischenräumen von ungefähr 1 μ Durchmesser bilden, doch ist dieser Befund bisher nicht bestätigt worden. Die Fibrillen zeigen eine Periodizität von etwa 600—700 Å wie die Kollagenfasern (RUSKA u. SCHWARZ 1951, ZANELLA 1956, YOSHIDA 1959). PAPPAS u. SMELSER (1958) geben jedoch nur eine Periode von 80—110 Å an. Die Mikrofibrillen bündeln sich zu größeren Fasereinheiten, die nach BINDER u. ORTH bis 12 μ, nach GARZINO bis 40 μ dick werden können und durch eine Kittsubstanz zusammengehalten werden (ABRAITIS 1938, RUSKA et al. 1951 u. a.). Diese gröberen Fasern bilden ihrerseits wieder Membranen, die aber nicht so vollständig sind, daß eine Behinderung der Kammerwasserströmung in der Hinterkammer resultiert (PAU 1950, McCULLOCH 1954, VAIL 1957). Am Ursprung wie am Ende des Zonulaapparates splittern sich die Faserstränge wieder zu feineren und feinsten Fibrillen auf und laufen in die Zonulalamelle der Linse bzw. die Membrana limitans interna des Ciliarkörpers aus.

Am Orbiculus sieht man auch lichtmikroskopisch die büschelförmigen Fibrillen am Beginn der Faserstränge. Während des Verlaufes durch die Ciliartäler erhalten die Fasern in regelmäßigen Abständen neuen Zustrom von regional verankerten Fibrillen. Löst sich die Membran während der Präparation von der Unterlage, so erkennt man nicht selten eine regelmäßig kreuzende Gitterstruktur der Fasern (Abb. 183).

In der Mitte der Distanz Ciliarkörper—Linse sind die Zonulafasern am dicksten. Manche Autoren vergleichen sie auf Grund elektronenmikroskopischer Analysen mit isolierten verdickten Glaskörperfibrillen (JAKUS 1958, FINE et al. 1961, PROPST et al. 1962). Ihrem färberischen und mechanischen Verhalten, sowie ihrer Feinstruktur nach nehmen sie eine Sonderstellung unter den Bindegewebsfasern ein. Daß die Zonulafasern sich durch α-Chymotrypsin auflösen lassen (LEY, HOLMBERG u. YAMASHITA 1960), spricht für eine kollagenähnliche Struktur ihrer Bauelemente. Ihre Dehnbarkeit ist größer als diejenige der Linsenkapsel (PAU 1952a) und größer als die der kollagenen Fasern, erreicht aber niemals die Elastizität elastischer Elemente. Homogenate vom Zonulaapparat weisen auf die Existenz granulärer und fibrillärer Substanzkomplexe hin (ZANELLA 1956). Berücksichtigt man auch das chemische und biologische Verhalten der Zonulafasern, so lassen sie sich nicht ohne weiteres in die Kategorien der üblichen Bindegewebselemente einordnen (BAIRATI 1946, VAIL 1957).

Während ihres *Verlaufs* zeigen die Zonulafasern eine strenge, architektonische Ordnung. Die Fasern, die an der Linsenvorderfläche enden, stammen in der

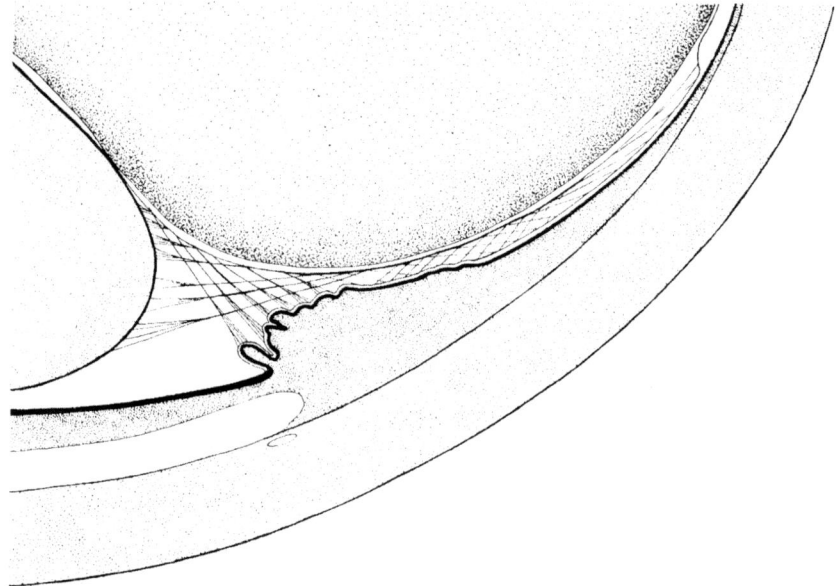

Abb. 182. Schematische Darstellung der Faserarchitektur des Zonulaapparates. (Nach SALZMANN 1912)

Hauptsache von der Pars plana (orbiculo-anteriore Fasern), diejenigen, die in die Hinterfläche übergehen, stammen mehr von der Vorderhälfte der Ciliartäler. Beim *Neugeborenen* entspringen auch noch Fasern von der Iriswurzel, die aber später verschwinden (GARNIER 1892). Die „cilio-äquatorialen" Fasern kommen von der Mitte der Ciliartäler oder den seitlichen Abschnitten der Ciliarfortsätze und inserieren an der Linsencircumferenz. Auf diese Weise kommt eine Faserkreuzung zustande, indem die vorn entspringenden Fasern nach hinten, die hinten entspringenden, längeren Faserzüge nach vorn zur Linsenkapsel ziehen. Dabei bilden sich flächenhaft gedrehte Membranen, in denen die Faserbündel wie an einem hyperbolen Flächenkörper angeordnet sind.

Ob die hinteren Faserzüge oder die vorderen dicker und zahlreicher sind, ist umstritten und müßte neu untersucht werden (VAIL 1957). Die hinteren Zonulafasern bilden das sog. *Ligamentum hyaloideo-capsulare* von WIEGER (1883), das eine zirkuläre Verdickung der vorderen Glaskörpergrenzmembran bildet und sich ophthalmoskopisch durch einen grünlichen Ring von der Linsenkapsel abgrenzen läßt *(Eggersche Linie)*. Zwischen den hinteren Zonulafasern, dem Ligamentum hyaloideo-capsulare (WIEGER) und der vorderen Glaskörpermembran bleibt ein dreiseitiger Spaltraum frei, der sog. *Petitsche Kanal.* Der *Hannoversche Kanal* ist damit nicht zu verwechseln. Dieser liegt etwas weiter vorn zwischen vorderen

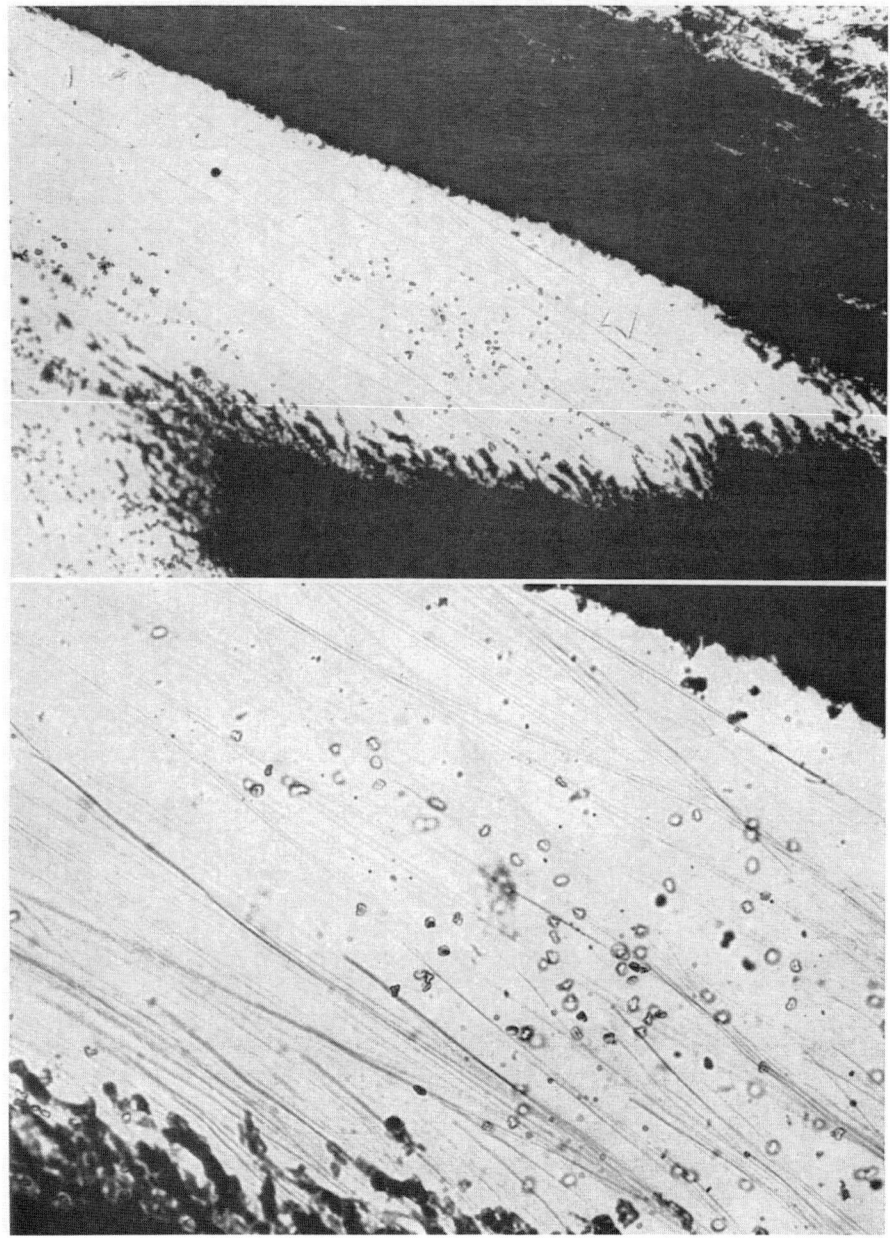

Abb. 183a u. b. Tangentialschnitte durch den Zonulaapparat im Bereich des Ciliarkörpers vom *Seehund (Phoca vitulina).* (Celloidin, 40 μ, H.E., 25- und 65fach). Die regelmäßige Gitterstruktur der Zonulafaserbündel wird deutlich

und hinteren Zonulafasern und bildet einen circumlentalen Ringkanal innerhalb des Aufhängeapparates, der jedoch nicht geschlossen ist (ABRAITIS 1938). MINSKY (1942, 1951) hat den Hannoverschen Kanal mit Carmin gefüllt, so daß er als

Ganzes wie ein roter Ring zur Darstellung gekommen ist. Interessanterweise fließt die Farblösung in die Vorderkammer, nicht in die Hinterkammer ab. PAU (1950) hielt den Kanal für vollständig von der Umgebung abgeschlossen. Im ganzen müssen Hauptfaserzüge, die den Ciliarkörper mit der Linsenkapsel verbinden, und Neben- oder Hilfsfasern, die nur der Quer- oder Längsverspannung dienen, unterschieden werden. Das orbiculo-capsulare und das cilio-capsulare System wird von den Hauptfastersträngen gebildet (DUKE-ELDER 1961).

c) Ansatz der Zonulafasern

Der Ansatz der Zonulafasern an der Linsenkapsel erfolgt bekanntlich durch eine membranartige Verdichtung, der sog. Zonulalamelle, die die ganze Linsen-

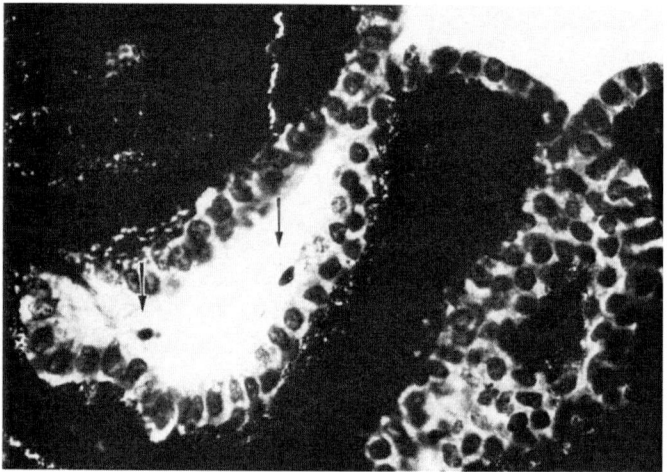

Abb. 184. Frontalschnitt durch die Ciliarfortsätze eines neugeborenen *Kaninchens* (H.E., 520fach). Dem Ciliarepithel liegen innen langgestreckte, fortsatzreiche Zellen an (Pfeile), die den Zonulafasern benachbart sind

oberfläche bedeckt (BUSACCA 1929, FERNER 1957, VAIL 1957). Mit Silbersalzen imprägniert sich die Zonulalamelle intensiver als die Linsenkapsel. Die Oberfläche der Lamelle erscheint dabei gezackt, besonders in der Nähe des Äquators (KOMAI 1938). Die Ausbreitung der Lamelle ist vorn größer als hinten. Die vordere Zonulalamelle zeigt gröbere Faserelemente als die hintere. Die Fibrillen strahlen mit bürstenartigen, pinselförmigen Fibrillenfächern in die Lamelle von peripher in radiärer Richtung ein, meist in einer Entfernung von etwa 0,5 bis 1,5 mm vom Linsenäquator (GARZINO 1953). Hinten liegt die Einstrahlungszone nur 0,2—0,8 mm vom Äquator entfernt.

Vorderkammerwärts werden die Zonulafasern durch eine etwa 2 μ dicke homogene Grundsubstanzschicht abgeschlossen (BÖKE u. LINDNER 1955). Auch zwischen den Fibrillen findet sich im Bereich der Zonulalamelle eine homogene Substanz, die reich an Mucoproteiden ist (WISLOCKI 1952, BAHR 1954). Die Fasern lassen sich von der Linsenvorderkapsel leichter ablösen als von der Hinterkapsel. Innerhalb der Zonulalamelle kommt es zu einer gewissen gegenseitigen Vernetzung der Fibrillen (ABRAITIS 1939, GARZINO 1953, BÖKE et al. 1955). Zwischen Kapsel und Zonulalamelle befindet sich keine eigene Zwischenschicht („pericapsuläre Membran") mehr, wie BUSACCA (1929) angenommen hatte (KOMAI 1938).

Im Bereich des Zonulaapparates beobachteten wir langgestreckte, meist dem Epithel eng anliegende verzweigte Zellen (Abb. 184). Da sie sich zwischen den Zonulafasern und meist in der Verlaufsrichtung der Faserbündel ausbreiten, darf man annehmen, daß sie zum Zonulaapparat selbst gehören. Lichtmikroskopisch läßt sich jedoch diese Frage nicht klären. Man findet gelegentlich auch Wanderzellen (Makrophagen, Rundzellen, Plasmazellen usw.) zwischen den Zonulafasern, die vom Ciliarkörper stammen und bei pathologischen Reizzuständen vermehrt auftreten. Es gibt aber zweifellos auch ortsständige Zellen innerhalb des Zonulaapparates, die nicht eingewandert sind. Sie sind bereits bei *Neugeborenen* nachzuweisen (Abb. 184). Zellen dieser Art kommen bei *Primaten* und verschiedenen Versuchstieren regelmäßig vor. Auf Grund ihrer Lage und Verbreitung kann man vermuten, daß sie zum Halteapparat eine funktionelle Beziehung haben.

2. Entwicklung des Zonulaapparates

Die Entwicklung des Zonulaapparates wurde in neuerer Zeit von JOKL (1927), MANN (1949), ABRAITIS (1938, 1939) und HADEN (1950) untersucht. Die früheste Anlage der Fasern tritt bei 65 mm langen Embryonen auf — nach ABRAITIS bei Embryonen von 40—115 mm Länge — und ist nach Ansicht der neueren Autoren ektodermaler Herkunft. PAU (1951) vertritt auf Grund von Spaltlampenuntersuchungen an frischen Präparaten die Meinung, daß die topographische Architektur der Zonula derjenigen „embryonaler Blutgefäße" entspricht. Die Zonula sei mesodermaler Herkunft. Bei Gefäßobliterationen während der fetalen Entwicklung würden Zellelemente frei, die sich an der Bildung des Halteapparates beteiligen. Nach ABRAITIS (1938), der außer menschlichem Material auch *Hühner*embryonen untersucht hat, geht die Zonulaentwicklung Hand in Hand mit der Entwicklung des primären Glaskörpers. Zwischen Linse und Augenbecher bildet sich frühzeitig ein feines Fibrillenwerk, wie es in ähnlicher Weise auch bei der Differenzierung des primären Glaskörpers aufzutreten pflegt. Nahezu der ganze Zwischenraum zwischen Linse, Iris und Ciliarkörper ist mit feinsten Fibrillen gefüllt, unter denen sich zahlreiche äquatorial ausgerichtete Züge befinden (WOLFF 1946). Im Laufe der Fetalzeit verringern sich die zirkulären Fibrillenzüge, die meridionalen straffen sich und ordnen sich zu Bündeln.

Zuerst entwickeln sich die hinteren, inneren und später die vorderen, äußeren Zonulafasern (JOKL 1927). Vielleicht ist die Vergrößerung der Linse in Korrelation zum Bulbuswachstum der entwicklungsmechanische Hauptfaktor für die Straffung und Ausrichtung des Halteapparates. Glaskörperfibrillen und Zonulaapparat lassen sich erst sehr spät wirklich voneinander abgrenzen. Die inneren Zonulafasern können nach ABRAITIS (1938) schon bei 28 mm langen menschlichen Embryonen erkennbar sein. Die Differenzierung der Zonulafasern geht mit der Ausrichtung und Ordnung der Einzelfibrillen einher. Die Bündelung der Fibrillen zu gröberen Fasern wird durch die Entwicklung einer Kittsubstanz ermöglicht. VAIL (1957) vertritt die Hypothese, die Kitt- oder Zementsubstanz entstehe aus den Resten des primären Glaskörpers.

Daß die an Mucopolysacchariden reiche Kittsubstanzen für die Differenzierung des Halteapparates wie für die Umformung des Ligamentum pectinatum der Kammerbucht von entscheidender Bedeutung sind, geht unter anderem auch aus der Fehldifferenzierung dieser Strukturen beim *Marfan-Syndrom (Arachnodaktylie)* hervor, bei dem sich fast regelmäßig eine Linsenluxation findet (DVORAK-THEOBALD 1932, 1941, REEH u. LEHMAN 1954, BURIAN et al. 1960, 1961, v. NOORDEN et al. 1960a, b). Diese Tatsache muß nicht notwendigerweise für eine mesodermale Genese der Zonulafasern sprechen, da die Kittsubstanzen eine andere Herkunft haben können als die Fibrillen. Die Bündelung oder besser Verklebung der Primärfibrillen zu gröberen Fasern erfolgt nur im Mittelabschnitt des Zonulaapparates. An den Grenzflächen zur Linse und zum Ciliarkörper hin bleibt die ursprüngliche, feinfibrilläre Struktur erhalten. Hier bilden sich dann durch eine reichlichere Kittsubstanzabscheidung die Grenzmembranen aus. Die Zonulalamelle ist anfangs lockerer, verdichtet sich aber später und tritt an die Stelle der früheren Capsula vasculosa lentis.

Für eine entwicklungsgeschichtliche Verwandtschaft der Zonulafibrillen mit den Gelkörperfibrillen des Glaskörpers sprechen neuere elektronenmikroskopische Befunde (RUSKA u. SCHWARZ 1951, BÖKE u. LINDNER 1955, BRINI u. PORTE 1961, PROPST, HEISS u. HOFMANN 1962). Die gleichmäßige Dicke der Fibrillen von nur 100—250 Å und ihre geringe Periode (durchschnittlich 380 Å) zeigen, daß die Zonulafibrillen eher mit den Glaskörperfibrillen als mit Kollagenfasern verglichen werden können. Auch ihr charakteristischer Ansatz an der Membrana limitans interna kann in diesem Sinne gedeutet werden (PROPST et al. 1962).

Der Zonulaapparat von *Nesthockern (Ratte, Kaninchen)* ist nach elektronenmikroskopischen Befunden bei der Geburt noch nicht ausgereift (COHEN 1958). Die klinische Erfahrung, daß die Zonula bei Staroperationen älterer Patienten leichter reißt als bei Jugendlichen, spricht für Altersveränderungen am Fibrillensystem der Zonula (VOGELSANG 1960).

Mit der vergleichenden Anatomie der Zonula, die manche interessante Besonderheiten zeigt, haben sich KAHMANN (1930), TEULIÈRES u. BEAUVIEUX (1931), TRONCOSO (1942), WISLOCKI (1952), FUKAMACHI (1953) und ROHEN (1962d) beschäftigt.

III. Linse

Die Linsenforschung hat sich in neuerer Zeit weitgehend auf biochemische und physikalische Probleme verlagert. Die Morphologie ist ausgesprochen arm an neuen Befunden.

1. Allgemeines

An ungefärbten Schnitten menschlicher Linsen haben BABEL u. BAUD (1956) das optische Verhalten geprüft (vgl. auch GRIGNOLO 1954). Die Linse ist danach optisch anisotrop. Die Kontinuitätszonen und Schichten unterscheiden sich in der Art ihrer Doppelbrechung. In Zonen mit negativer Doppelbrechung liegen die submikroskopischen Micellen tangential, im Bereich positiver Doppelbrechung radiär. Darin wird die morphologische Ursache der sog. Diskontinuitätszonen gesehen. Linsen Neugeborener zeigen eine Doppelbrechung des Embryonalkernes, so daß angenommen werden kann, daß sich die submikroskopische Struktur der Linse erst nach der Geburt allmählich herausbildet (HUGGERT 1946). Die optische Darstellung der Diskontinuitätszonen am histologischen Schnitt ist CIBIS (1956) mit einer Schrägbeleuchtung durch ein Spezialprisma in Höhe des Objekttisches gelungen. Auf diese Weise kann die zonale Gliederung der Linse auch am gefärbten Schnitt gut untersucht werden.

Die Normvarianten der Morphologie kindlicher Linsen wurden von STÖCKLIN (1957) an einem großen Untersuchungsgut (215 Kinder im Alter von 6—7 Jahren) an der Spaltlampe studiert. Im Gegensatz zu älteren Autoren (NORDMANN, JESS u. a.) stellte STÖCKLIN fest, daß bei der Mehrzahl der Kinder bereits im 6.—7. Lebensjahr Anlagen des Alterskernes zu beobachten sind. Der innere Embryonalkern konnte nur in den seltensten Fällen erkannt werden. Von den Linsennähten waren die hinteren meist heller als die vorderen. In $^1/_5$ der

Fälle war überhaupt nur die hintere Y-Naht ophthalmoskopisch sichtbar. Die Dickenverhältnisse der Diskontinuitätszonen sind so, daß das durchschnittliche Kern: Rindenverhältnis etwa 10:2, dasjenige von Embryonal- und Alterskern etwa 8,5:2 im genannten Lebensalter beträgt. Zwischen allgemeiner Entwicklungsreife und Linsendifferenzierung besteht keine Korrelation. Kleinere Linsentrübungen wurden häufig gefunden. Überreste der A. hyaloidea waren bei mehr als der Hälfte aller Kinder, Reste der Pupillarmembran in 37% vorhanden.

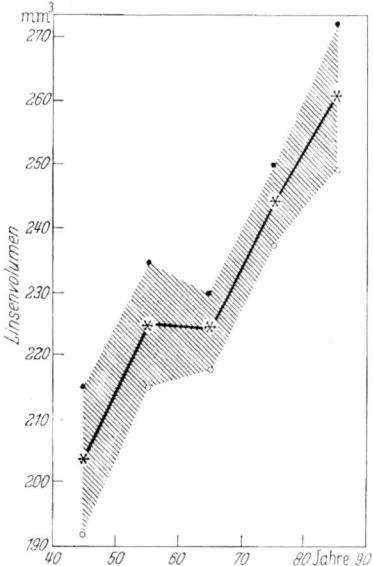

Abb. 185. Beziehungen zwischen Linsenvolumen und Alter bei 103 Patienten. Ausgezogene Linie = Mittelwerte; Raster = Standardabweichungen. (Nach SNYDACKER 1956)

Im allgemeinen sind bei der kindlichen Linse die Diskontinuitätszonen noch kaum entwickelt. Sie bilden sich erst im mittleren und höheren Lebensalter heraus (PAU 1952a, b).

Quantitative Untersuchungen über die *Altersveränderungen* der Linse wurden von SYNDACKER (1957) durchgeführt. An 100 Patienten, die zu Kataraktoperationen in die Klinik kamen, wurden Vorderkammertiefe und Linsenvolumen bestimmt (Abb. 185). Es zeigte sich in weitgehender Übereinstimmung mit der älteren Literatur eine signifikante Zunahme des Linsenvolumens in höherem Alter bei gleichzeitiger Abflachung der Vorderkammer. Unter 87 Altersstaren waren 12 reine Rindentrübungen, 3 reine Kernstare und 64 doppelseitige Kern- und Rindentrübungen (RIEKER 1938). Der Altersstar beginnt in der Regel in der Rinde. Vollkommener Stillstand der Altersdegeneration, in einem Fall über 14½ Jahre, wurde beobachtet (RIEKER 1938). Als epitheliales Organ wächst die Linse postnatal ständig weiter, wodurch ihr Gewicht kontinuierlich zunimmt. Das Wachstum verringert sich aber im Alter stark und sistiert schließlich ganz (KRAUSE 1934, BROWN et al. 1935). „Je älter die Linse wird, um so mehr treten die physikalischen und chemischen Eigenschaften der den Linsenkern bildenden Stoffe hervor" (SÜLLMANN 1956). Der Wassergehalt nimmt im Alter ab. Bei einigen *Süßwasserfischen* ist der Wassergehalt auffallend gering (53—59%) (R. BRÜCKNER 1940). Beim *Menschen* soll er zwischen 60 und 70% liegen (ELY 1949). Die Alterung der Linsenfasern geht mit einem Wasserverlust einher. Der Wassergehalt nimmt von der Rinde zum Kern hin ab; dementsprechend ist auch der Brechungsindex im Zentrum höher als in der Peripherie. Wie chemische Untersuchungen an Linsen verschiedener *Säugetiere* zeigen, tritt mit zunehmendem Alter ein signifikanter Wasserverlust auf. Wasser wird bei alten Tieren vom Linsengewebe stärker gebunden (BÜRGER 1963). Auffällig ist der Befund BÜRGERs, daß die Linsen nur einen sehr geringen Ca-Gehalt haben, der sich auch im Alter nicht verändert. Das N-S-Verhältnis verändert sich im Alter deutlich. Während der Wachstumsphase sinkt der Gehalt von löslichen und mikrosomalen

Tabelle 18. *Relative Dicke des Linsenkernes vom Menschen im Vergleich zur Rinde nach Messungen an der Spaltlampe in verschiedenen Altersstufen. Der antero-posteriore Gesamtdurchmesser wurde gleich 1 gesetzt* (nach DUKE-ELDER, System of Ophthalmology, vol. II, 1961)

Alter	Cortex	Nucleus
16—19	0,178	0,822
20—29	0,207	0,793
30—39	0,256	0,744
50—59	0,309	0,691
70—81	0,325	0,675

Ribonucleinsäuren nach anfänglichem Ansteigen mit zunehmendem Alter ab. An Eiweiß gebundene RNS steigen dagegen kontinuierlich während des ganzen individuellen Lebens mit der Gewichtszunahme der Linse (LERMAN und FONTAINE 1962).

Mit der Spaltlampe kann die relative Dickenzunahme der Rinde im Alter im Vergleich zum Linsenkern auch quantitativ verfolgt werden (Tabelle 18) (GOLDMANN 1929, GALLATI 1923, DUKE-ELDER 1961). Dadurch ergeben sich charakteristische Veränderungen der sog. optischen Kontinuitätszonen, deren unterschiedliche Doppelbrechung neuerdings von BABEL u. BAUD (1956) mit polarisiertem Licht untersucht wurde. Die leichte Gelbfärbung der kindlichen Linse nimmt in der Jugend ab, um im Alter erneut hervorzutreten (HOSOYA 1929, McEWEN 1959). Über die Natur dieser Färbung ist wenig bekannt. Im Alter wird die Linse für durchfallendes Licht zunehmend undurchlässiger (SAID u. WEALE 1959).

Die in der Linse von *Rindern* vorhandenen Carboanhydrasen (BAKKER 1937a u. b) weisen in verschiedenen Altersstufen keine signifikanten Konzentrationsunterschiede auf (REICH u. HEALY 1953). Die Fähigkeit der Linse, radioaktiven Phosphor (P^{32}), Glucose und Ascorbinsäure aus dem Kammerwasser aufzunehmen, verringert sich jedoch deutlich im Alter (MÜLLER u. KLEIFELD 1952). Dieser Effekt beruht wahrscheinlich nicht auf Permeabilitätsveränderungen der Kapsel, sondern auf Altersvorgängen des Epithels.

Die Ursachen der Altersveränderungen der Linse, insbesondere der Alterskatarakt, sind auch heute, trotz zahlreicher neuer Erkenntnisse, insbesondere über den Linsenstoffwechsel, die substantielle Zusammensetzung und die physikochemischen Eigenschaften der Linse nicht geklärt. Man hat an endokrine Dysfunktionen, an Permeabilitätsveränderungen der Kapsel, an eine Sensibilisierung der Linseneiweiße durch kurzwelliges Licht, an Aktivierung der Proteasen durch allmähliche Ansäuerung und an einen Schwund freier oder gebundener Sulfhydrylgruppen gedacht (SÜLLMANN 1956). Histochemisch ließ sich eine Verminderung der enzymatischen Aktivität, vor allem von Dehydrogenasen, feststellen (KUHLMAN u. RESNIK 1958). Die höchste Aktivität fand sich bei 20 Tage alten Tieren und fiel dann kontinuierlich ab.

Gewicht und *Volumen* der Linse nehmen im Alter stetig und konstant zu (JOHANNSEN 1947, NORRBY 1958), wobei Geschlechtsunterschiede nicht signifikant zu konstatieren sind. Die vorderen Rindenschichten verdicken sich konstant um 0,0007 mm pro Jahr. Der Linsenkern verändert sich im Alter nicht (HUGGERT 1946). Die Elastizität der Linsenkapsel ist konstant und zeigt keine korrelativen Beziehungen zum Lebensalter (JOHANNSEN 1947). Linsenwachstum und Körperwachstum sind miteinander korreliert (DINNENDAHL u. KRAMER 1955). Linsengröße und Corneagröße sind unabhängig voneinander (NORRBY 1958, JOHANNSEN 1947). Der Wassergehalt der Linse ist mit Alter und Gewicht korreliert (ELY 1949).

Experimentell lassen sich Linsentrübungen erzeugen, z. B. durch Alloxan (CHAVERO 1947, SIMONELLI u. ANDREANI 1948, BAILEY et al. 1944, WATERS 1950), durch Injektionen hypertonischer Lösungen, durch Hypocalcämie (BAHR 1936, MEESMANN 1938, BIETTI 1940), durch Hypoglykämie (CRISTINI 1946), durch B_2-Avitaminosen (BELLOWS et al. 1943), durch alimentäre Maßnahmen (Mangel an bestimmten Aminosäuren, Überangebot einzelner Zuckerarten, z. B. Galaktose) (CURTIS et al. 1932, SÜLLMANN u. WEEKERS 1938, SCHAEFFER u. GEIGER 1947, TOTTER et al. 1941, BOWLES et al. 1947, BURGIO 1947, SYDENSTRICKER et al. 1947, REITER et al. 1952) oder durch äußere Maßnahmen (Gefäßunterbindungen, Vortexvenenabklemmung, Strahlenschädigung) (BAHR 1936,

BEASLEY 1963). Die experimentellen Ergebnisse haben zwar manchen Einblick in den milieuabhängigen Stoffwechsel der Linse gebracht, das Kataraktproblem jedoch bisher nicht gelöst.

Form und Größe der Linse ist bei *Wirbeltieren* sehr unterschiedlich. *Fische* haben bekanntlich eine fast ideal kugelige Linse, die die Vorderkammer nahezu vollständig ausfüllt und nächst der relativ dünnen Cornea gelegen ist (KOLOSS 1957). Bei *Amphibien* ist die Linse ebenfalls sphärisch, flacht sich aber bei adulten Formen, besonders *Anuren*, in anterio-posteriorer Richtung etwas ab. Ein fester Linsenkern und eine elastische Randzone sind unterscheidbar. Vorn existiert meist eine vertikale, hinten eine horizontale Linsennaht (DUKE-ELDER 1958, DRUAULT 1946). Bei *Sauropsiden* ist die Linse bereits deutlich abgeflacht, wenn auch bei *Nachttieren* noch häufig rund. Die Kapsel ist dünn, die Linse weich und verformbar. Linsensterne sind in der Regel nicht erkennbar. Besonders charakteristisch für die Linse der *Sauropsiden* ist der Ringwulst, der sich durch die Verlängerung der zylindrischen Linsenepithelien bildet und eine eigene Form der Akkommodation ermöglicht. Bei *Säugern* ist die Linse meist stark abgeflacht und relativ zur Augengröße klein. Bei nächtlich lebenden Tieren herrscht eine mehr rundliche Form vor; die vordere Augenkammer ist relativ größer und die Hornhaut stärker gekrümmt (Abb. 3a—d). Der Linsendurchmesser beträgt z. B. bei *Nycticebus* und *Galago* 60—64%, beim *Menschen* 35—39% des Augendurchmessers (FRANZ 1934). Der relative Linsendurchmesser nimmt also bei den höheren *Primaten* ab. Damit geht eine zunehmende Abflachung der Linse einher (Abb. 3). Der Linsenstern ist bei den meisten *Primaten* drei- bis fünfstrahlig (DRUAULT 1946). Beim *Kaninchen* ist der vordere Linsenstern dreistrahlig, während der hintere nur als einfacher, weißlicher Strich erscheint (FRANÇOIS 1937). Bei *Menschenaffen* und *Mensch* kann der Linsenstern 12—15strahlig werden, wobei sich die peripheren Radien dichotom aufspalten. Die Faserarchitektur ist an der Linse der *Prosimier* regelmäßiger als bei den *Simiae* ausgeprägt. Man nimmt an, daß die höhere Akkommodationsleistung bei den *Affen* im Gegensatz zur Akkommodation bei den meist nächtlich lebenden *Halbaffen* zu Verwerfungen der Linsenfasern führt und daß so Strukturbild und Form der Nähte beeinflußt werden (vgl. ROHEN 1962d). Bei verschiedenen tagaktiven Wirbeltieren enthält die Linse ein gelbliches Pigment („Sentiflavin"), das kein Melaninabkömmling ist (WALLS 1940).

2. Linsenepithel

Mit den cytologischen Besonderheiten des Linsenepithels beschäftigten sich zahlreiche neuere Untersuchungen (RAUH 1933, BABA 1936, FRANÇOIS u. RABAEY 1951, BRINI 1952, v. SALLMANN 1951, BOEKE 1953, LINDNER u. BOEKE 1954, VAN DEN HEUVEL 1956, 1957, WANKO u. GAVIN 1958, ROSSI 1954, BROLIN 1952, COHEN 1958, BROLIN et al. 1961, 1952). In normalen histologischen Querschnittspräparaten erscheint das Linsenepithel als eine einschichtige Lage gleichartiger Zellen (Abb. 187). Eine eigene Basalmembran scheint zu fehlen (ROSSI 1954). Die Größenunterschiede sind im allgemeinen unbedeutend. An flächenhaft ausgebreiteten Häutchenpräparaten lassen sich dagegen verschiedene Zellformen und regionale Strukturunterschiede feststellen (FRANÇOIS et al. 1951, BRINI 1952, BROLIN 1952, BROLIN et al. 1952, BOEKE 1953). BRINI hat drei Zelltypen unterschieden: a) poly- bis hexagonale, sehr regelmäßig geordnete Zellen, b) sternförmige, verzweigte Zellen mit intensiv färbbarem Cytoplasma und schwach anfärbbarem Kern und c) „helle" große Zellen, in denen ein Kern oft nicht mehr nachweisbar ist. Die letzteren scheinen besonders am Äquator gehäuft aufzutreten. Die beiden ersten Zelltypen konnten bereits von FRANÇOIS u. RABAEY (1951) in vivo mit einer besonderen Phasenkontrastillumination identifiziert werden. Auch am Lebenden fanden sich neben hellen, polyedrischen Zellen dunklere, sternförmige Zellen mit reichlicher Granulation. Die sternförmigen Zellen wurden von einigen Autoren für geschrumpfte, abgestorbene Zellen, die durch die Präparation entstehen, die hellen Zellen für postmortal geschwollene Elemente gehalten (VAN DEN HEUVEL 1956, 1957, NIESSEN 1956). Danach gibt es keine echte Typengliederung innerhalb des Linsenepithels.

Bei der Anfertigung von orientierten Epithelstreifen (Häutchenpräparate) zeigten sich topochemisch eindrucksvolle, *zonale Unterschiede* (BROLIN u. NORDSTRÖM 1952, BROLIN 1952). Im Zentrum sind die Linsenepithelzellen niedrig, relativ ungeordnet und blaß. Peripherwärts bildet sich nach einer kurzen Übergangszone eine „Randzone", die eine regelmäßig streifenförmige Zellanordnung aufweist und eine auffallend gute Anfärbbarkeit für die Feulgen- und Einarssonsche Gallocyaninreaktion hat. Die peripher gelegenen Zellen sind durchweg höher. Gegen den Äquator nehmen diese Reaktionen wieder ab. Vor allem in den Kernen peripherer Zellen sind reichlich alkalische und saure Phosphatasen nachweisbar. Die Nucleoli reagieren besonders stark auf alkalische Phosphatasen. Die Kerne der „Randzone" sind phosphatasenreicher als diejenigen der übrigen Zonen. Im Linsenepithel der *Ratte* konnte ein besonders dichtes Lipoidmuster dargestellt werden (BROLIN 1952). Das Epithel ist auch reich an Dehydrogenasen (BERARDINIS 1958, KUHLMAN u. RESNIK 1958, BROLIN u. NORDSTRÖM 1952, VAN DEN HEUVEL 1956). Es färbt sich bei allen Reaktionen, die für Sulfhydrylgruppen spezifisch sind, intensiv an (WISLOCKI 1952). Die zonale Gliederung des Epithels läßt sich auch durch Phasenkontrastuntersuchungen an unfixierten Häutchenpräparaten bestätigen (BOEKE 1953). Die Zellen stehen in der Peripherie weniger dicht. Im Äquatorbereich bilden sich meridionale Reihen. Zellen mit Fortsätzen sind gelegentlich zu beobachten, jedoch keine Intercellularbrücken und keine eindeutig sternförmigen Zellen (BOEKE 1953). Hypotone Lösungen rufen Zell- und Kernvergrößerungen, hypertone Zellschrumpfungen hervor.

Die zonale Gliederung wird auch an der Verteilung der Ribonucleotide und am Regenerationsverhalten deutlich. Das Linsenepithel ist reich an DNS und RNS (v. SALLMANN 1951, BROLIN et al. 1952). Die Zellen der Randzone enthalten reichlich Ribonucleinsäuren (MANDEL u. SCHMITT 1957). Bei autoradiographischen Studien mit Tritiumthymidin zeigten die Zellkerne der Linsenepithelien im Zentrum kaum eine Inkorporation von Thymidin im Gegensatz zu den Zellen der Randzone. Die peripheren Zellen können also als wachstumsaktiver angesehen werden (HARDING et al. 1960, 1961, BROLIN, DIDERHOLM u. HAMMAR 1961).

In vivo-Beobachtungen mit Phasenkontrast lassen sich bis zu cytologischen Vergrößerungen ausdehnen (FRANÇOIS u. RABAEY 1951). Dabei sind im Cytoplasma zahlreiche Granula, wahrscheinlich Mitochondrien, zu erkennen. Der Zellkern erscheint strukturlos und homogen mit deutlichen Nucleolen, Zellgrenzen sind phasenkontrastmikroskopisch nicht erkennbar. Diese treten erst nach Behandlung mit hypotonen Lösungen in Erscheinung (BOEKE 1953). Lichtmikroskopisch wurde ein Golgi-Apparat als „faden- oder strangförmiges Fasergerüst" mit basaler Lage beschrieben, der artlich verschieden gestaltet sein soll (BABA 1936). Die zentral gelegenen Zellen haben einen komplizierter gebauten Golgi-Apparat (VAN DEN HEUVEL 1956). Äquatorwärts soll sich das Netzwerk vereinfachen (BABA 1936). FERNER (1957) beschrieb Tonofibrillen im Linsenepithel, die sich von Fasern des subepithelialen Raumes fortsetzen und wurzelartig im Epithel ausbreiten sollen (Abb. 186). Phasenkontrastmikroskopisch waren Tonofibrillen nicht nachweisbar (BOEKE 1953). Auch elektronenmikroskopisch waren Faserelemente dieser Art nicht darzustellen (LINDNER u. BOEKE 1954, COHEN 1958). Zahlreiche runde und körnchenartige Mitochondrien kann man mit Janusgrün im Cytoplasma darstellen. Der Zellkern ist chromatinarm und enthält meist mehrere Nucleolen (BOEKE 1953, ROSSI 1954). Die Zahl der Nucleolen nimmt peripher ab. Im zentralen Bereich des Linsenepithels kommen mehr große, rundliche Kerne vor mit zwei bis drei Nucleolen. Marginal werden die Kerne kleiner und verlieren ihre Nucleolen (VAN DEN HEUVEL 1957).

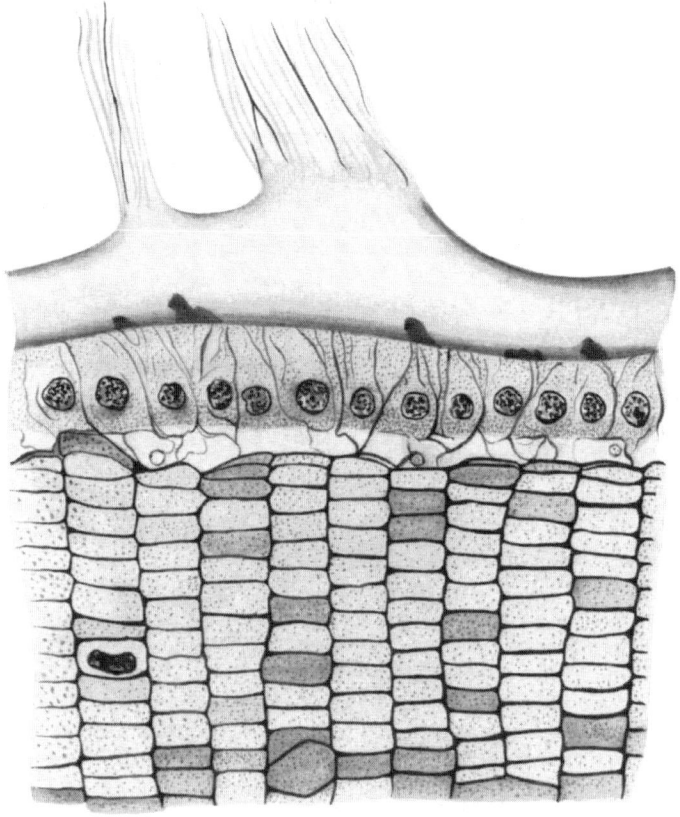

Abb. 186. Ansatz der Zonulafasern an der Linsenkapsel und Struktur des Linsenepithels nach lichtmikroskopischen Befunden. [Nach FERNER, Z. Zellforsch. **45** (1957)]

Linsenwärts zeigen die Epithelien teilweise zipfelförmige Ausläufer (LINDNER u. BOEKE 1954).

Elektronenmikroskopisch erscheinen die Zellen an den Grenzen verzahnt (LINDNER u. BOEKE 1954, COHEN 1958). Die seitliche Verzahnung der Zellen nimmt äquatorwärts zu (WANKO u. GAVIN 1961). Kapselwärts wurden Dehiszenzen an den Zellmembranen gefunden, die möglicherweise auf Stoffaustauschvorgänge hinweisen oder Artefakte sind. Ein zentral gelegener Golgi-Komplex und zahlreiche Mitochondrien wurden elektronenmikroskopisch nachgewiesen. Das endoplasmatische Reticulum ist meist weniger gut entwickelt (COHEN 1958, WANKO u. GAVIN 1958, BRINI 1962).

Gestützt auf histochemische Befunde glaubten FRANÇOIS u. RABAEY (1950), daß das Linsenepithel eine bedeutende Rolle im Vitamin C-Stoffwechsel spielt und daß ein Redoxkreislauf zwischen Epithel und Ciliarkörper bestehe. In aphaken Augen ist der Ascorbinsäurespiegel dem des Plasmas gleich. Huymans u. Fischer (1941, 1942) vermuteten auf Grund von Studien über den Gasstoffwechsel der Linse, daß das Linsenepithel Vitamin C bilden könne. Der Ascorbinsäuregehalt der Linse ist erstaunlich hoch. Bei einigen *Meeresfischen* wurden Werte bis zu 100 mg-% gefunden (Euler u. Mahnberg 1936). Die Ascorbinsäure ist in der Linse vor allem subcapsulär konzentriert. Sie vermindert sich im Alter (Süllmann 1956). Da die Permeabilität der Linsenkapsel ziemlich groß ist, andererseits zwischen Kammerwasser und Linse eine Reihe von „Ungleichgewichten" bestehen, kann die Regulation des Stoffaustausches nur zu einem geringen Teil auf Membraneigenschaften der Kapsel beruhen. Die Linse enthält Ascorbinsäure und Glutathion in höherer Konzentration und Natrium-Kalium im umgekehrten Mengenverhältnis als das Kammerwasser. Ebenso ist die Konzentration anorganischer und organischer Phosphate in der Linse höher als in ihrer Umgebung. Für die Aufrechterhaltung dieser „Ungleichgewichte" und für den zweifellos selbständigen Eiweiß- und Kohlenhydratstoffwechsel der Linse spielt das Epithel eine entscheidende Rolle (Süllmann 1956). Der besondere Fermentgehalt der Epithelien wird daraus verständlich (Herrmann u. Moses 1945, Kinsey u. Frohman 1951). Austauschversuche mit radioaktivem Phosphor ergaben (Palm 1948), daß Orthophosphat sehr rasch durch die Linsenvorderfläche ausgetauscht wird und innerhalb der Linse in organischer Form erscheint (Palm 1948). Wird P^{32} der Vorder- und Hinterfläche getrennt angeboten, so zeigt sich die Linsenhinterfläche wesentlich weniger aktiv und nimmt nur hydrolysierbare Phosphate auf. Die große, absorptive Aktivität der Vorderfläche weist auf eine Beteiligung des Epithels an diesen Stoffwechselvorgängen hin. Vermutlich versorgt das Epithel über eine Phosphorylierung von Kohlenhydraten die Linse mit Phosphor (Palm 1948).

Biochemische Befunde sprechen auch dafür, daß die Linse befähigt ist, ihr eigenes Eiweiß aus niedermolekularen, aus dem Kammerwasser aufgenommenen Verbindungen aufzubauen (Süllmann 1956). Der Gehalt des Epithels und der Linsenfasern an Ribonucleotiden dürfte mit der Proteinsynthese zu tun haben. Da der RNS-Gehalt der Linsenfasern äußerst klein ist (Mandel u. Schmitt 1957), wird auch hierbei das Epithel funktionell im Vordergrund stehen.

Die Linsengröße ist unabhängig von der Größe und Zahl des Epithels. Rotmann (1940) fand bei Induktionsversuchen mit haploiden *Amphibien*keimen im allgemeinen eine ebenso große Linse wie bei den diploiden Kontrolltieren, jedoch hatte sich bei den haploiden Tieren die Zahl der Linsenepithelien vermehrt. Die Zellen waren kleiner, die Kerngröße entsprechend verringert. Die verringerte Zellgröße wurde also durch eine Vermehrung der Zellzahl kompensiert, die Linsengröße blieb jedoch konstant.

Die Zahl der Zellteilungen im Linsenepithel ist in der Regel auf beiden Seiten gleich. Jahreszeitliche Rhythmen sollen in der Mitosehäufigkeit vorhanden sein. Nach Adrenalin und Prednisolon sinkt die Mitoserate um 50% im Verlauf einer Stunde, normalisiert sich jedoch nach 24 Std wieder vollständig (Miki 1924).

In der Gewebekultur verhält sich das Linsenepithel etwas anders als fibroblastisches Gewebe (Jablonski 1938). Es neigt zur Membranbildung, regeneriert kleine Defekte durch Mitosen und flächenhafte Ausbreitung vollständig und zeigt eine Tendenz, den epithelialen Verband aufrechtzuerhalten (Bakker 1937, Jablonski 1938, van den Heuvel 1957). Regressive Veränderungen am in vitro gezüchteten Epithel der *Rinder*linse (Zellschwellungen oder Schrumpfungen, Kernpyknosen usw.) beobachtete van den Heuvel (1957). *Kaninchen*linsen mit anhängendem Ciliarkörper und Zonulaapparat können in vitro über längere Zeit

(Monate) unter geeigneten Versuchsbedingungen klar erhalten bleiben (BAKKER 1937). Das Epithel bleibt dabei funktionstüchtig. Explantiertes Linsenepithel vom *Kaninchen* bildet auch in vitro eine neue Kapsel. Die Kapselregeneration kommt etwa in 3 Wochen zum Abschluß (BAKKER 1937, BACHENOWA 1938).

3. Linsenkapsel

Die Linse wird von einer homogenen Kapsel vollständig eingehüllt. Im Phasenkontrast erscheint die Linsenkapsel homogen. Elastische Elemente sind in ihr nicht nachweisbar (NORDMANN 1952, GRIGNOLO 1954, GARZINO 1954). Nach teilweiser Andauung (MONAHAN 1953) oder im Elektronenmikroskop zeichnet sich eine feine, lamelläre Schichtung der Linsenkapsel ab (BAHR 1954, GRIGNOLO 1954, BAIRATI u. GRIGNOLO 1954, JAKUS 1958, COHEN 1958). Die Kapsel ist hinsichtlich ihrer Feinstruktur von der Descemetschen Membran ganz verschieden (JAKUS 1958). Sie besteht aus submikroskopischen Lamellen, die parallel zur Oberfläche angeordnet sind. Bei der neugeborenen *Maus* sind etwa 40 solcher Lamellen, jeweils von 300—400 Å Dicke, nachzuweisen (COHEN 1958). Auch beim *Menschen* haben sie etwa den gleichen Durchmesser (LINDNER u. BOEKE 1954, BAHR 1954, GRIGNOLO 1954). Außerdem scheinen regionale Strukturunterschiede in der Kapsel, besonders zwischen Zentrum und Peripherie, vorhanden zu sein (JAKUS 1958). Der submikroskopische Bau der Linsenkapsel ist völlig verschieden von dem des Kollagens (LINDNER u. BOEKE 1954, GRIGNOLO 1954).

Die Kapsel ist sehr elastisch. Die vordere Kapsel ist etwa doppelt so dick (durchschnittlich 15 μ) wie die hintere. Die mechanischen Eigenschaften der Linsenkapsel und Linsenflächen wurden von CSILLAG (1936), JAEGER et al. (1935) und VOGELSANG (1927, 1941, 1960) eingehend geprüft. Bei Dehnungs- und Härtemessungen an tierischen Linsen ergab sich eine größere Dehnbarkeit und Elastizität der Hinterfläche im Vergleich zur Vorderfläche, was mit zunehmendem Alter stärker wurde (JAEGER u. VOGELSANG 1935, VOGELSANG 1927). Umgekehrt war die Festigkeit der Hinterkapsel geringer als die der Vorderkapsel, während ihre Elastizität und Dehnbarkeit größer ist (VOGELSANG 1927, 1960).

Unter der Kapsel können in der Nähe des Epithels reduzierende Substanzen mit Tetrazoliumsalzen nachgewiesen werden (PAU u. RUMMEL 1953). Das Reduktionsvermögen ist vorne stärker als hinten.

Die Linsenkapsel ist stark perjodatreaktiv (BONI 1950, GRIGNOLO 1954). Sie enthält mehr Mucopolysaccharide als die Rinden- und Kernzone der Linse zusammen (TAPASZTÓ 1960). Die Kapsel zeigt eine gewisse Affinität für basische Farbstoffe und ist nicht metachromatisch (WISLOCKI 1952). Glykogen soll in ihr vorhanden sein (KAMEI 1959).

Der Kapsel liegt außen eine zweite dünnere Schicht, die *Zonulalamelle (Membrana pericapsularis)*, auf. Sie ist besonders stark perjodatreaktiv, leicht metachromatisch und weist gewisse Färbungsunterschiede gegenüber der Kapsel auf (BEAUVIEUX 1922, McCULLOCH 1954). Die Zonulalamelle verdickt sich in den Randgebieten der Linse, wird aber an den Polen und am Äquator so dünn, daß sie lichtmikroskopisch nicht mehr auszumachen ist. Die Zonulafasern strahlen in die Lamelle ein, haben aber keinerlei direkte Verbindung zur Linsenkapsel selbst (BUSACCA 1927, 1929, GARZINO 1953).

Bei verschiedenen Arten von *Primaten* kann die Linsenkapsel enorme Ausmaße erreichen (ROHEN 1962d). Die Kapseldicken schwanken zwischen 3—82 μ. Bei *Aotes* soll die vordere Kapsel bis zu 150 μ dick werden können (KOLMER 1930). Allgemein fanden wir die Kapsel bei *Halbaffen* dicker als bei *Affen*.

Tupaia glis hat z. B. vorn eine 13,2 μ, hinten 3,3 μ dicke Kapsel, *Lemur fulvus* vorn 23,1 μ, hinten 7,2 μ, *Loris tardigradus* vorn eine 33 μ, hinten eine 9,2 μ dicke Kapsel. Bei den höheren *Primaten* ist die Kapsel vorn meist nur 6—7 μ und hinten 3—4,5 μ dick.

Die Kapsel verdünnt sich äquatorwärts rasch. An den Randzonen soll sie regional etwas verdickt sein. Pol- und äquatorwärts wird der relative Durchmesser dann wieder geringer (FINCHAM 1929).

Der Kapseldurchmesser nimmt im *Alter* zu (GUENTHER 1952). Nach FINCHAM (1929) beträgt die Kapseldicke vorn 8 μ (2.—5. Lebensjahr), 14 μ (35. Lebensjahr), 12 μ (70. Lebensjahr), am Äquator 7 μ (2.—5. Lebensjahr), 17 μ (35. Lebensjahr), 13 μ (70. Lebensjahr) und am hinteren Linsenpol entsprechend 2 μ, 4 μ und 1 μ. Die maximalen Dicken betragen vorn bzw. hinten 12—23 μ. Die Kapsel soll besonders in Äquatornähe feine perforierende Kanälchen enthalten von 0,2—0,5 μ Größe, die bei Kataraktlinsen fehlen (MONAHAN 1953). GRIGNOLO (1954) hat jedoch weder an Flächen- noch an Querschnittspräparaten derartige Kanälchen finden können. Die innere Fläche der Kapsel zeigt im Äquatorbereich stufenartige Verdickungen bzw. Kerbungen, die durch den Ansatz der Linsenfasern hervorgerufen werden (GARZINO 1954). Die Außenfläche der Kapsel ist überall glatt.

4. Linsenfasern

Lichtmikroskopisch bilden die Linsenfasern, besonders in Kapselnähe, ein sehr regelmäßiges, hexagonales Muster (Abb. 187). Im Bereich der Ansatzstellen

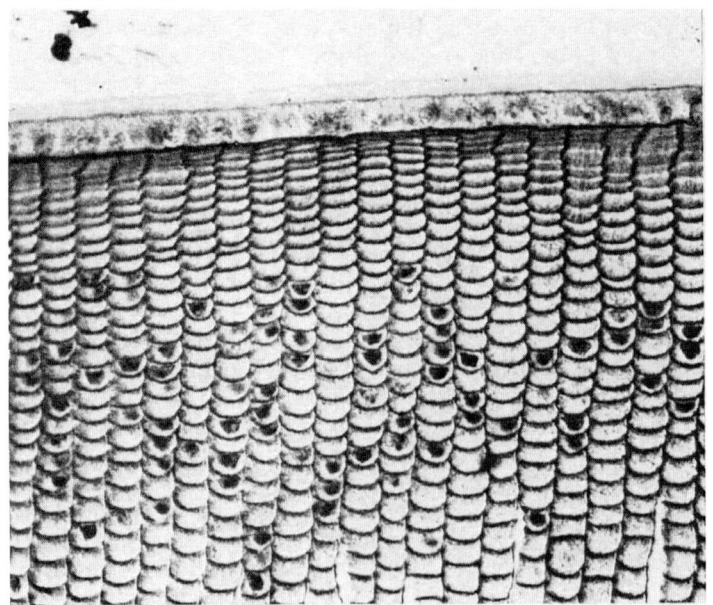

Abb. 187. Flachschnitt durch den vorderen Pol der menschlichen Linse (Orig.-Präparat Prof. WATZKA, Mainz)

der Linsenfasern an den Nähten sollen sie etwas verbreitert sein. Die Faserdicke nimmt zentral zu. An den Nahtstellen kann sie um $^{1}/_{4}$—$^{2}/_{3}$ kleiner sein als am Äquator (NORDMANN 1952). Isolierte Linsenfasern sind schlauchförmige Gebilde mit tropfig-flüssigem Inhalt, die eine gewisse Dehnbarkeit besitzen (PAGANI 1954). Das elektronenmikroskopische Erscheinungsbild der Linsenfasern hängt stark von der Fixation ab (LINDNER u. BOEKE 1954). Durch Ultraschallbehandlung lassen sich die Linsenzellen isolieren; sie sollen nach SCHWARZ (1951) von einer Kittsubstanz umgeben sein, die durch Pepsinbehandlung verschwindet. Durch Trypsin werden die Linsenfasern verdaut. In der Kittsubstanz existieren angeblich faserige Strukturen (,,Kittfasern'') von 0,6—0,1 μ Dicke (SCHWARZ 1951),

ferner scheibenförmige, sudanophile Körper (DARK
1956). Eine intercelluläre
Kittsubstanz wurde jedoch
von LINDNER, GRIGNOLO,
COHEN u. a. elektronen-
mikroskopisch nicht gefunden. Die Fasern sind fast
,,nahtlos'' zusammengefügt
und zeigen elektronenmi-
kroskopisch ein äußerst regelmäßiges, hexagonales
Muster, so daß größere
Zwischenräume praktisch
nicht vorhanden sind (Ab-
bildung 188). Das Cyto-
plasma der Fasern ist randständig konsistenter als innen. Kleinste Bläschen und
Mitochondrien sind nach-
weisbar (SEBRUYNS 1951,
FRANÇOIS et al. 1955, HUECK
u. KLEIFELD 1958, FUJI-
YAMA et al. 1961, BRINI
1962). Mitochondrien findet
man nur in den Fasern der
äußeren Rindenzone mit
Durchmessern von etwa
1—3 μ. Elektronenmikroskopisch erweisen sich die
Linsenfasern als celluläre
Elemente mit Zellkern, Mitochondrien und Golgi-
Komplex (Abb. 188). Die
Zellorganellen lösen sich
aber in den tieferen Rin-
denschichten auf. Die Be-
grenzungen der Linsenfa-

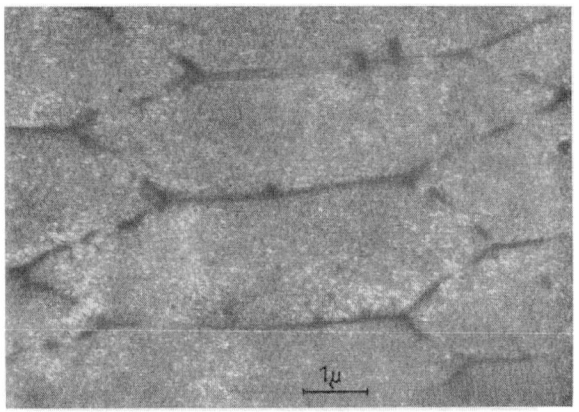

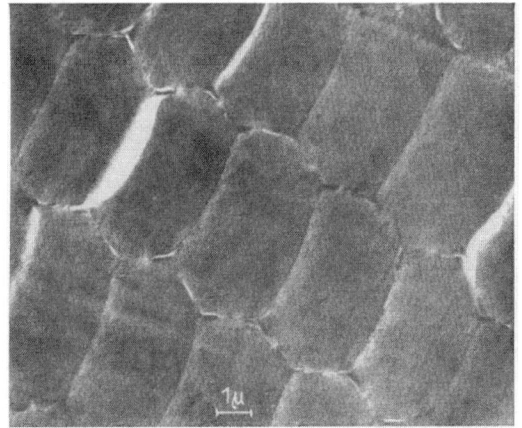

Abb. 188a—d. a u. b Quergeschnittene Linsenfasern vom *Kalb*. (Aufnahme Dr. LINDNER, Kiel.) Fixierung: 1%ige Osmiumsäure in 0,85%-
iger Kochsalzlösung; Einbettung: Celloidin-Paraffin, Paraffin heraus-
gelöst; a äußere Rindenzone, elektronenmikroskopische Vergr. 8400:1;
b tiefe Rindenzone, elektronenmikroskopische Vergr. 4600:1. In der
äußeren Rindenzone erscheinen die Grenzen der Linsenfasern 300 bis
500 Å dick, in der tiefen Rindenzone 800—1300 Å. Dunkle, rundliche
Partikel (Mitochondrien) von etwa $^1/_3 \mu$ Durchmesser findet man nur
in der äußeren Rindenzone

sern sind in der äußeren Rindenzone 300—500 Å, in der tieferen Rindenzone 800—1300 Å dick. Die Zellmembranen selbst haben eine Dicke von 50—70 Å. Wie elektronenmikroskopisch zu erkennen ist, wird die Zellmembran durch eine stärker osmiophile Substanz (,,intracelluläre Kittsubstanz'' LINDNER, Ektoplasma nach VAN DEN HEUVEL 1956) verbreitert. An den Kanten der Linsenfasern sind diese dichten Substanzen häufig zwickelartig verstärkt (Abb. 188c). In den tieferen Rindenzonen nimmt die ,,intracelluläre'' osmiophile Randschicht zu. Die Randschicht ist reich an Lipiden (FRIEDENWALD et al. 1955, VAN DEN HEUVEL 1956).

Nach allen bisherigen Beobachtungen ist eine extracelluläre Kittsubstanz offenbar nicht vorhanden. Sie wird lichtmikroskopisch vermutlich durch die

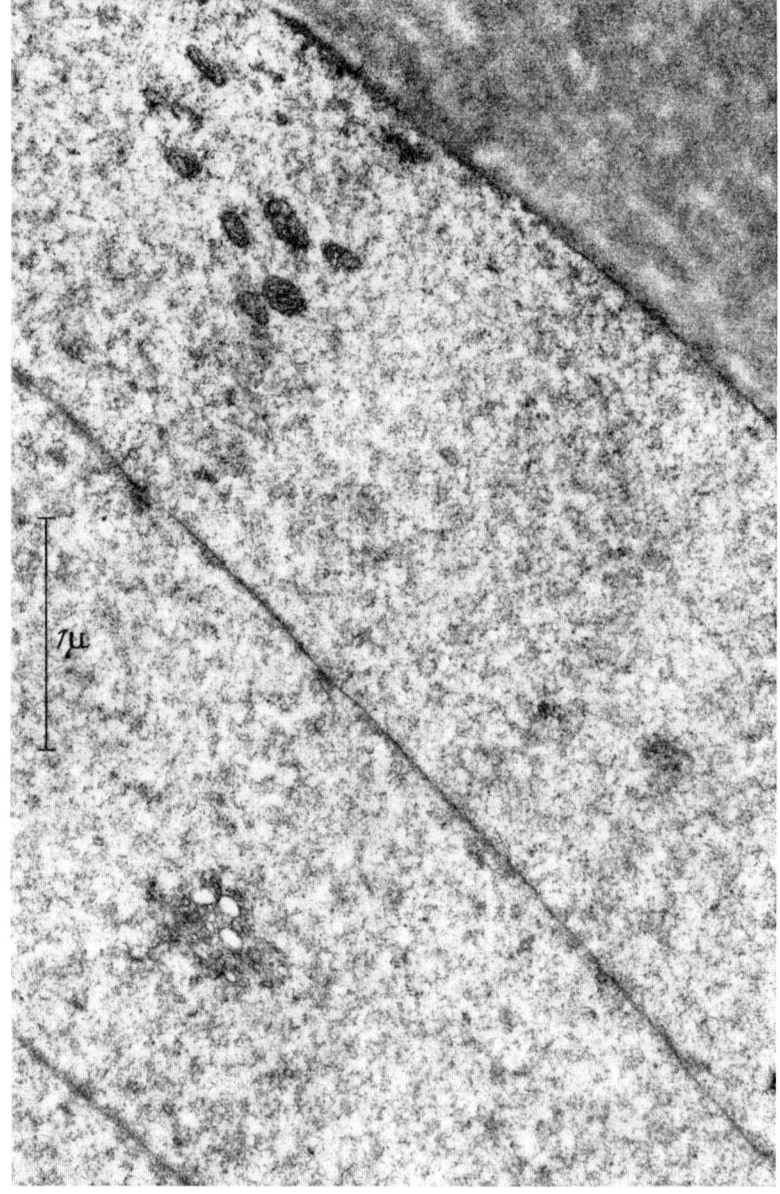

Abb. 188c. Subcapsuläre Linsenfasern der erwachsenen Ratte. (Elektronenmikroskopische Aufnahme Dr. LIND-NER, Kiel.) Osmiumsäure: Butylmethacrylat; Vergr. 30000:1. Rechts oben ein Stück der hinteren Linsenkapsel. Schräg über den Hauptteil des Bildes ziehen zwei Linsenfasern, die von Zellmembranen begrenzt sind (Dicke von zwei aneinanderliegenden Zellmembranen ca. 100—140 Å). Links oben eine Gruppe von Mitochondrien mit äußerer Doppelmembran und inneren Lamellen; links unten eine Ansammlung von größeren hellen Vacuolen und klaren dichten Granula, die einem Golgi-Feld entspricht

intracellulären Grenzsubstanzen vorgetäuscht. Die Zunahme dieses Materials in den tieferen Schichten scheint der morphologische Ausdruck für die Verhärtung und Sklerosierung der Linsenfasern zu sein.

Die licht- und elektronenmikroskopischen Befunde beweisen eindeutig, daß die Linsenfasern als celluläre Elemente betrachtet werden müssen. Somit kann

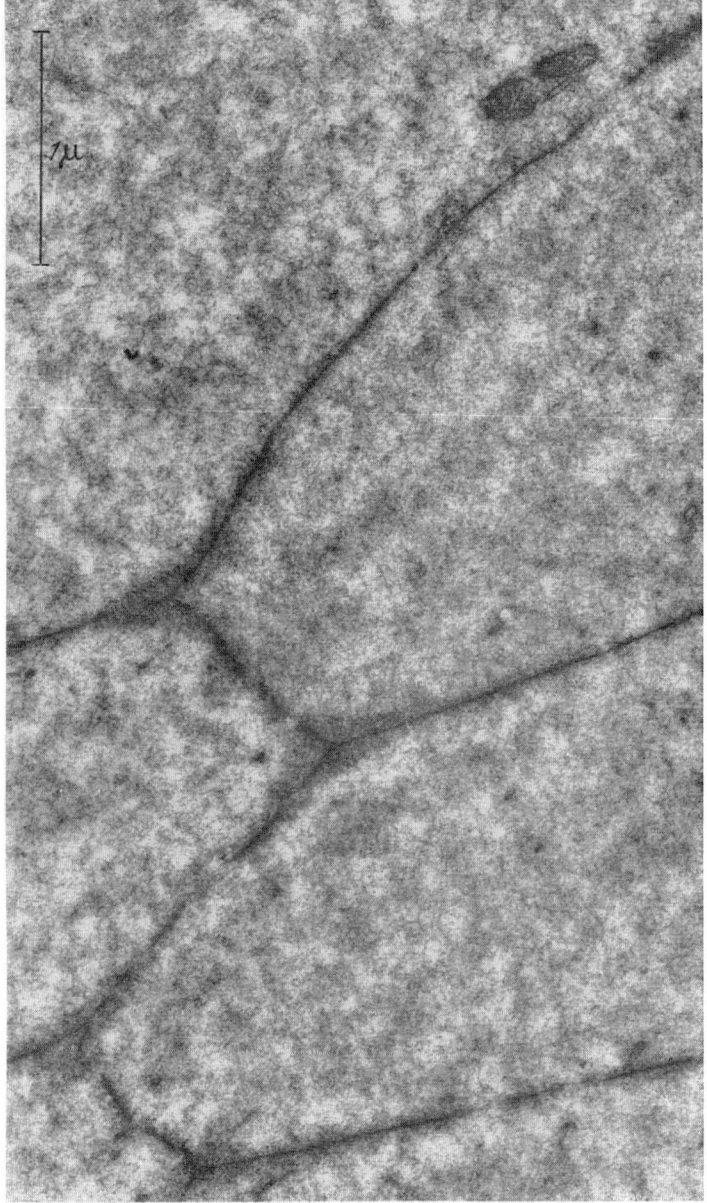

Abb. 188d. Linsenfasern aus der Rinde, erwachsene Ratte. (Elektronenmikroskopische Aufnahme Dr. LIND-NER, Kiel.) Fixierung und Einbettung wie c; Vergr. 30000:1. An die Zellmembranen der Linsenfasern ist intracellulär eine dichtere Substanz („intracelluläre Kittsubstanz") angelagert, die an den Berührungsstellen von drei Linsenfasern zwickelförmig verbreitert ist

das Epithel nicht der alleinige Träger der Stoffaustauschvorgänge der Linse sein. Nach in vitro-Versuchen ist auch die Rindenzone, in der die Linsenfasern noch sämtliche Zellorganellen besitzen, ein stoffwechselaktives Gewebe (BAKKER 1937, VAN DEN HEUVEL 1956).

Am Linsenäquator bilden sich die Linsenepithelien zu den länglichen Linsenfasern um, wobei sich die Löslichkeitsverhältnisse des Cytoplasmas verändern,
die Mitochondrien in die Länge strecken und die Kernstruktur modifiziert wird.
Je mehr die Fasern zum Linsenzentrum verschoben werden, um so mehr nimmt
ihr Volumen ab, verringert sich die Zahl der Mitochondrien, und sinkt der Gehalt
an DNS. Der RNS-Gehalt bleibt zunächst unverändert (NORDMANN 1954, MAN-
DEL et al. 1949). Dennoch bildet sich aber allmählich ein Nucleinsäuregradient
von der Rinde zum Linsenkern aus. Der RNS-Gehalt der zentralen Linsenfasern ist äußerst klein (MANDEL u. SCHMITT 1957, RESNICK et al. 1960). In der
Übergangszone des Äquators gehen die Kerne verloren. Gleichzeitig entsteht
die Verzahnung der Linsenfasern (VAN DEN HEUVEL 1956, FUJIYAMA et al. 1961).

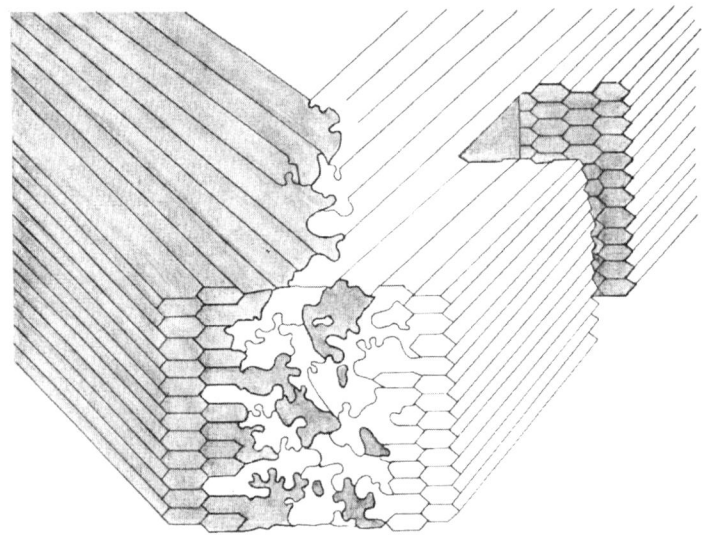

Abb. 189. Schema der Verzahnungen der Linsenfasern im Bereich der Linsennähte auf Grund
elektronenmikroskopischer Befunde. (Nach TH. WANKO u. M. A. GAVIN 1961)

Das klassische Bienenwabenmuster der Linsenfasern ist besonders klar in
der Nähe der Rindenzone entwickelt, wo noch Zellkerne erhalten sind. Zentralwärts und im Bereich der Nähte wird es unregelmäßiger. Die Fasern verzahnen
sich im Nahtgebiet stellenweise mit äußerst bizarren Mustern (Abb. 189). Hier
konnten an den Linsenfasern gelegentlich auch Desmosomen, reichlich intraplasmatische Bläschen und Einschlüsse, Mitochondrien sowie hier und da ein
Golgi-Komplex elektronenmikroskopisch beobachtet werden (WANKO u. GAVIN
1961). Zwei nach der Art ihrer Fibrillen verschiedene Zelltypen beschrieben
FRANÇOIS et al. (1955), doch sind diese Befunde noch nicht bestätigt. Rechtwinklig abgehende kurze Fortsätze von 500—1500 mμ Länge und 200 mμ Breite
wurden von FUTAGAMI (1962) an Fragmenten von Linsenfasern des *Menschen*
und *Kaninchens* elektronenmikroskopisch beobachtet. Sie sollen an der Oberfläche der Rindenzone häufiger sein, im Kernbereich verschwinden und der
gegenseitigen Verzahnung dienen. Bei *Fischen* und *Vögeln* sind die Linsenfasern
glatt konturiert (FUTAGAMI 1962).

Die auffallenden Verzahnungen der Linsenfasern im Bereich der Nähte werden
von WANKO u. GAVIN (1961) mit akkommodativen Verschiebungen in der Linse
erklärt. Sie sollen sich möglicherweise bei Desakkommodation ausgleichen.
Welche morphologischen intracapsulären Veränderungen bei der Akkommodation

in der Linse auftreten, ist nicht sicher bekannt. PAU (1952) bezweifelte, ob der sog. Gullstrandsche intracapsuläre Akkommodationsmechanismus, d. h. die Verschiebung der zentralen Linsenpartien während der Akkommodation, überhaupt eine meßbare Rolle spielt, da im Modellversuch die Form des Linsenkernes unverändert bleibt. Daß aber die akkommodativen Bewegungen auf die Linse einen gewissen strukturverändernden Einfluß haben, geht schon daraus hervor, daß sich die submikroskopisch micellare Struktur der Linse nach polarisationsoptischen Befunden postnatal erst nach Einsetzen der Akkommodation ausbildet (BABEL u. BAUD 1953, 1956).

Bei der Akkommodation wölbt sich die Linsenvorderfläche stärker als die Hinterfläche vor. Sorgfältige ophthalmoskopische Beobachtungen zeigten, daß sich die Hinterkapsel bei der Desakkommodation abflacht, als ob sie unter einer Spannung stünde. Die Linie, die dem Ligamentum hyaloideo-capsulare entspricht, biegt sich bei der Akkommodation nach hinten ab, so daß man annehmen darf, daß sich die Hinterkapsel stärker bogenförmig gekrümmt hat (BURIAN u. ALLEN 1955). Auf welche Weise diese Krümmungsveränderungen der vorderen und hinteren Linsenflächen zustande kommen, ist unklar. Vielleicht ermöglicht das Fehlen einer intercellulären Kittsubstanz und der bogenförmige Verlauf der Linsenfasern, die wie „gekrümmte Weidenruten" eine gewisse elastische Spannung besitzen, die geordneten, intracapsulären Verschiebungen, die notwendig sind, um die Formveränderungen der Linse während der Akkommodation herbeizuführen.

5. Linsenentwicklung

a) Linsenregeneration

Nach experimenteller Röntgenstrahlenschädigung kommt es im Linsenepithel, das der geschädigten Zone benachbart liegt, zu keinen Zellbewegungen oder Regenerationsvorgängen (PIRIE 1961). Im bestrahlten Sektor werden Zelldegenerationen, Fragmentationen und Pyknosen der Kerne sichtbar, doch treten keine Mitosen auf. Nach 6—12 Wochen entwickelt sich eine leichte Opazität, ohne daß es zur Kataraktbildung kommt.

Bei mechanischen Verletzungen verhält sich das Epithel anders. Autoradiographisch läßt sich mit Tritiumthymidin zeigen, daß schon 14—16 Std nach der Schädigung eine gesteigerte DNS-Bildung beginnt. 28—32 Std später entwickelt sich ein Ring mit reichlich vermehrter DNS in der unmittelbaren Umgebung (HARDING et al. 1961).

Das Epithel zeigt also im allgemeinen — von Strahlenschäden abgesehen — eine gute Regenerationstendenz. Bei Gewebsimplantationen in die Vorderkammer kann es zu reaktiven Zellvermehrungen im Bereich der vorderen Kapselwand der Linse kommen, wenn das Implantat mit der Linse in Kontakt gerät (ROHEN 1962 b). Die proliferierten Epithelien können perjodatreaktive Granula enthalten, pigmentiert sein oder klumpenartige Konglomerate bilden, in deren Umgebung die Kapsel verdickt ist. Verdoppelungen der Kapsel wurden beobachtet. Die Zellen sind langgestreckt und meist mehrschichtig.

Die Regenerationskraft der *Säuger*linse wurde neuerdings in interessanten Versuchen von BINDER et al. geprüft (1962). Unter Erhaltung der Linsenkapsel wurde bei *Kaninchen* die Linse extrahiert und in den Kapselsack ein kleines Stück embryonalen Ektoderms implantiert. Bei 42 Tieren entwickelte sich das Ektoderm nur in 7 Fällen progressiv, in allen anderen wurde es im Verlauf eines Monats vollständig resorbiert. Echte Linsenregenerate wurden nie erreicht, obwohl einige Implantate den Kapselsack vollständig ausgefüllt hatten und auch

Tabelle 19. *Linsenregeneration*

A. Urodelen

Art	Ergebnis bei		Autor
	Larven	Er-wachsenen	
1. *Triton alpestris*	+	+	MONROY (1937)
2. *Triton cristatus*	+	+	WACHS (1914), ZALOKAR (1944)
3. *Triton ensicauda*	+	+	KOJIMA (1939)
4. *Triton pyrrhogaster*	+	+	OGAWA (1921), NAKAMURA (1935), IKEDA (1936), SATO (1940)
5. *Triton taeniatus*	+	+	WOERDEMANN (1922), SATO (1930, 1940), MONROY (1937)
6. *Triton torosus*	+	+	DINNEAN (1942)
7. *Triton viridescens*	+	+	STONE u. SAPIR (1940), STONE u. CHACE (1941), REYER (1948), STONE (1952)

Art	Alter	Ergebnis	Autor
8. *Ambystoma punctatum* . . .	Embryo (19—22 mm)		BECKWITH (1927)
9. *Ambystoma punctatum* . . .	Embryo und junge Larven (21—46 mm)	—	STONE u. DINNEAN (1940)
10. *Ambystoma punctatum* . . .	ältere Larven (25 mm)	—	STONE u. SAPIR (1940)
11. *Ambystoma punctatum* . . .	Embryo (14 mm)	+	SPERLING (1943)
12. *Ambystoma mexicanum* (Axolotl)	Embryo und Larven	+	TÖRÖ (1932)
13. *Ambystoma mexicanum* (Axolotl)	Embryo	—	MANUILOWA u. KISLOW (1934)
14. *Ambystoma mexicanum* (Axolotl)	Larven	+	PASQUINI u. DELLA MONICA (1929)
15. *Ambystoma tigrinum* . . .	Larven (23—70 mm)	—	STONE u. SAPIR (1940)
16. *Hynobius unnangso*	Embryo	+	IKEDA (1936b, 1937)
17. *Hynobius unnangso*	Larven	+	IKEDA (1934b, 1936b)
18. *Pleurodeles waltli*	Embryo	+/—	PASQUINI (1937)
19. *Salamandra salamandra* . .	Larven	+	SATO (1930), POLITZER (1930), CIACCIO (1934), REYER u. STONE (1951)
20. *Salamandrina terdigitata* . .	Larven	+	WACHS (1914)

teilweise klar wurden. Das implantierte Gewebe lieferte monströse Gebilde, zum Teil amorphes Material, Haare, Pigmentgewebe usw. Neue Linsenfasern entstanden jedoch meist nicht.

Besonders gut ist die Linsenregeneration bei *Amphibien* und *Fischen* untersucht (REYER 1954). Eine Linsenregeneration von der Iris aus wurde vor allem bei *Urodelen*, weniger bei *Anuren* und *Teleostiern* beobachtet. Die Fähigkeit der dorsalen Irissektoren, auch im Erwachsenenalter eine Linse zu bilden, war schon im vorigen Jahrhundert entdeckt worden (COLUCCI 1891, G. WOLFF 1894, 1895). In neuerer Zeit wurden die älteren Angaben vielfach bestätigt (*Triturus:* MONROY 1937, KOJIMA 1939, NIKITENKO 1939, SATO 1940, MIKAMI 1941, DINNEAN 1942, ZALOKAR 1944, TAKATA 1952, STONE 1952, 1954, 1955, 1957, REYER 1948, 1954, 1957, 1958, TAKANO et al. 1958; *Amblystoma:* STONE u. SAPIR 1940, SPERLING 1943, REYER 1956, 1962; *Salamander:* CIACCIO 1934, REYER

Tabelle 19. (Fortsetzung)

B. Anuren

Art	Ergebnis bei			Autor
	Embryo	Larven	Er-wachsenen	
1. *Bombina bombina* . . .		—		Nikitenko (1937)
2. *Bufo bufo (= vulgaris)* .		+	—	Nikitenko (1939b)
	+			Manuilowa (1935, 1936)
		—		Nikitenko (1937)
		+	—	Nikitenko (1939b)
			—	Okada (1939)
	—			Okada (1943a)
3. *Bufo viridis*.		—		Manuilowa, Machabeli u. Sikharudlize (1938)
		+	—	Nikitenko (1939b)
4. *Discoglossus pictus* . . .		+		Monroy (1939)
5. *Hyla arborea*			—	Okada (1939)
	+			Peltrera (1939)
6. *Pelobates fuscus*		—		Nikitenko (1937)
		+	—	Nikitenko (1939b)
7. *Rana arvalis*		+	—	Nikitenko (1939b)
8. *Rana catesbiana*	+			Pasquini (1932)
		+		Pasquini u. Della Monica (1930)
9. *Rana clamitans*	+			Emerson (1940)
		—		Stone u. Sapir (1940)
10. *Rana esculenta*	+			Gostejewa (1935)
	+			Jolly (1950)
	+			Manuilowa (1935b, 1936)
	+			Manuilowa u. Kislow (1934)
		—		Nikitenko (1937)
		+	—	Nikitenko (1939b)
		+		Pasquini u. Della Monica (1929, 1930)
	+			Perri (1934, 1936)
11. *Rana japonica*.			—	Okada (1939)
12. *Rana nigromaculata* . .			—	Okada (1939)
		—		Okada (1943a)
13. *Rana pipiens*		—		Stone u. Sapir (1940)
	+			Emerson (1940)
14. *Rana ridibunda*	+			Manuilowa, Machabeli u. Sikharudlize (1938)
15. *Rana rugosa*			—	Okada (1939)
16. *Rana sylvatica*		—		Stone u. Sapir (1940)

u. STONE 1951; *Hynobius:* IKEDA 1936; *Triton:* CAPRARO 1936, KESSELYAK 1936, MONROY 1937, 1939, SATO 1940; *Discoglossus:* MONROY 1938; *Rana:* MANUI-LOWA 1940, OKADA 1943, JOLLY 1950; *Bufo:* CAPRARO 1937; *Hühnchen:* VAN DETH 1940, AMPRINO 1949, REINBOLD 1859).

Bei den *Amphibien* geht die Linsenregeneration ausschließlich vom dorsalen Irisrand, beim *Hühnchen* jedoch vom ventralen, in unmittelbarer Nähe der fetalen Augenspalte gelegenen Irisbezirk aus (VAN DETH 1940, AMPRINO 1949, REINBOLD 1958). Bei *Anuren* gelingt die Regeneration nur in embryonalen oder larvalen Entwicklungsstadien (s. Tabelle 19). Bei *Triturus* wird die Linsen-ausbildung mit einer Entpigmentation des iridealen Pigmentepithels eingeleitet. Das Epithel proliferiert und wird stark basophil, vornehmlich durch Anreicherung von Ribonucleotiden (TAKATA 1952). Es beginnt vom 10. Tag an Linsenfasern zu bilden. Nach 30 Tagen ist die Regeneration weitgehend abgeschlossen (KO-JIMA 1939, MIKAMI 1941). Bei *Salamandern* geht die Regeneration etwa doppelt so schnell wie bei *Triturus* (REYER u. STONE 1954). Bei *Amblystoma* konnten keine Regenerate erzielt werden, weder in situ noch nach Implantation von Irisstückchen in die Vorderkammer von *Triturus* (REYER 1956).

Die Linsenneubildung vom dorsalen Irisrand kann „beliebig oft" wiederholt werden. Bei *Triturus* entwickelte sich auch nach achtmaliger Entfernung der Linse noch ein normal großes Regenerat (NIKITENKO 1939).

Bei *Triton cristatus* fällt das Linsenregenerat meist kleiner aus als die normale Linse und ist nicht ganz vollwertig. Lichtmikroskopisch läßt sich eine unregel-mäßige Faserstruktur, besonders im Linsenkern erkennen (CAPRARO 1936). Die Linsenregeneration bei *Triton* läßt sich auch auslösen, wenn die Linse durch eine alkoholfixierte, paraffindurchtränkte Linse ersetzt wird, was beweist, daß die Regeneration nicht durch die veränderten, intraocularen Raumverhältnisse ausgelöst wird (KESSELYAK 1936). Die Regeneration wird jedoch von einer in der Vorderkammer befindlichen, normalen Linse gehemmt (IKEDA u. KOJIMA 1940). Bei *Triturus* läßt sich die Regeneration der Linse auch in Gang bringen, wenn ein Regenerat bereits gebildet ist, indem man mechanisch, etwa durch einen Glasstab, den Zusammenhang zwischen Regenerat und Iris unterbricht (TAKANO et al. 1958). Isolierte Irisstückchen verschiedener *Amphibien* lieferten in der exenterierten Orbita keine Linse, jedoch innerhalb der Peritonealhöhle (MONROY 1938, 1939). Bei *Discoglossus* bildeten in die Bauchhöhle transplan-tierte Irissektoren nur Linsenfragmente (Lentoide) (MONROY 1938). Auch die Bauchhaut vom *Frosch*, in den Augenbecher implantiert, kann Linsen bilden; dieser Versuch gelingt jedoch nur bei jungen Larven (MANUILOWA 1940).

Durch Hypophysektomie wird die Linsenregeneration der *Amphibien* nicht verhindert, sondern nur verlangsamt (STONE 1957b).

Vertikale Einschnitte in den dorsalen Irisrand verhindern die Linsenregenera-tion nicht, führen jedoch meist zu abnormen Entwicklungen (Lentoide, Doppel-linsen usw., STONE 1954c). Wird der dorsale Pupillarrand entfernt, so regeneriert zunächst die Iris. Der neue Irisrand bildet dann eine Linse, die jedoch meist kleiner, unvollkommener und häufig trübe ist. Fehlbildungen entstehen auch, wenn dorsale Irisstückchen in verschiedener Richtung gedreht wieder implantiert werden; die Regeneration wird jedoch durch diesen Eingriff nicht unterdrückt (STONE 1954c). Totale Irisentfernung hat eine komplette Irisregeneration zur Folge, die vom retinalen Pigmentepithel ausgeht. Auch die auf diese Weise neugebildete Iris ist in der Lage, eine Linse zu bilden (STONE 1955).

STONE (1957a) bestätigte auch die bereits 1951 von SATO getroffene Fest-stellung, daß bei *Amphibien* auch das Pigmentepithel im dorsalen Bulbusabschnitt linsenregenerierende Potenzen besitzt.

Artspezifische Unterschiede in der Regenerationsgeschwindigkeit bestehen nicht, wenn man die Regenerate jeweils mit der entsprechenden adulten Form vergleicht (SATO 1940). Die Regenerate werden jedoch bei Larven größer als bei erwachsenen Tieren. Die Differenzierungsgeschwindigkeit der Linsenregenerate ist bei *Triton* vor der Metamorphose größer. Erfolgt eine Regeneration während der Metamorphose, so bleiben die Regenerate kleiner. Je später die Regeneration erfolgt, um so langsamer laufen die Prozesse ab. Die absolute Volumenzunahme des Linsenregenerates steht in einem direkten Verhältnis zur Tiergröße (MONROY 1937). Auf eine Regulationsfähigkeit weisen Experimente hin, wonach bei Drehung des embryonalen Auges um 180^0 eine normale Linsenregeneration vom dorsalen Irisrand erfolgt. Daß die Regeneration durch einen Wundreiz ausgelöst wird (FISCHEL), ist unwahrscheinlich, da sie auch in Gang kommt, wenn die alte Linse durch Röntgenstrahlen zugrunde gegangen ist (POLITZER 1936).

Die moderne Analyse des Problems zeigt, daß die Linsenregeneration eher durch den Wegfall einiger aktivierender Stoffe von seiten der Linse als durch mechanische Faktoren ausgelöst wird (REYER 1954). Jedoch ist immer das Vorhandensein eines freien Irisrandes Voraussetzung. Ein induktiver Einfluß vom embryonalen Augenbecher ist anzunehmen.

Bei *Hühner*embryonen wurde eine ähnliche Linsenregeneration wie bei *Amphibien* beobachtet; sie geht jedoch vom ventralen Irisrand aus (VAN DETH 1940). Auch bei *Hühnchen* haben Pigmentepithel und periphere Retina die Fähigkeit, Linsenfasern zu bilden. Die Linsenregeneration bei *Hühnchen* erfolgt jedoch nur, wenn der Augenbecher noch in hinreichender Ausdehnung vorhanden ist (AMPRINO 1949).

Bei *Säugern* kommt eine Linsenregeneration nicht mehr vor. Bei menschlichen Embryonen wurden Spontanlentoide am Irisrand gelegentlich beobachtet (FISCHER 1929). Auch epitheliale Bläschen konnten im Irisgewebe embryonaler Präparate hier und da gesehen werden (POLITZER 1953). Es ist denkbar, daß diese Fehlbildungen auf Reste einer linsenregenerierenden Potenz der Iris beim *Menschen* zu beziehen sind.

b) Embryonale Entwicklung der Linse

Bei den meisten Wirbeltieren entwickelt sich die Linsenanlage durch induktive Einflüsse vom Augenbläschen (WADDINGTON u. COHEN 1936, ALEXANDER 1937, VAN DETH 1940, WOERDEMANN 1953). Bei *Hühner*embryonen berührt die Augenblase das Ektoderm in den Stadien von 9—20 Somiten. Während dieser Zeit machen die überlagernden Ektodermzellen charakteristische morphologische Veränderungen durch. Die Zellen werden höher, die ursprüngliche Vascularisation verschwindet und der Kern, der sich oval verformt, wandert basalwärts. Diese Veränderungen treten nur in denjenigen Zellen auf, die mit dem Augenbläschen in Kontakt sind und nicht im benachbarten Ektoderm (MCKEEHAN 1951, LANGMAN 1956). Während der Abschnürung des Linsenbläschens vom Ektoderm tritt bei *Hühner*embryonen im Stadium 12—16 vermehrt Glykogen in den Zellen auf (O'RAHILLY u. MEYER 1960). Bei *Mäuse*embryonen wurde diese Glykogenvermehrung nicht beobachtet (GRAUMANN 1952, CHIQUOINE 1957). Nach der Linsenabschnürung setzt beim *Hühnchen* und bei *Triton* im Linsenepithel eine intensive RNS-Synthese ein. Die peripheren Linsenfasern sind zunächst ebenfalls sehr RNS-reich, was sich aber im weiteren Verlauf der Differenzierung verliert (RICKENBACH 1952).

Die präsumptiven Linsenzellen bilden bereits im 11-Somitenstadium unmittelbar nach der Induktion und vor dem Sichtbarwerden morphologischer Strukturveränderungen typische *Linsenantigene*. Das erste nachweisbare Antigen ist ein α-Kristallin mit einem Molekulargewicht von rund 1 Million. Das nächste Antigen, das gebildet wird, ist ein β-Kristallin mit etwa 2000000 Molekulargewicht, das bei 60—72 Std alten *Hühner*embryonen auftritt, wenn im Linsenepithel basophile Granula und erste Linsenfasern entstehen (LANGMAN 1961). Weitere Komponenten erscheinen mit zunehmender Differenzierung des Organs. Es besteht ein gewisser Zusammenhang dieser Stoffe mit der Stellung im System der Wirbeltiere (HALBERT, MANSKI u. AUERBACH 1961).

Während der weiteren embryonalen Differenzierung der Linse nimmt das Linsenvolumen stärker zu als das des Augenbechers. Die relative Zellvermehrung (Mitosezahl pro Zeiteinheit) ist in der Linse größer als im Augenbecher. Nach BALINSKY (1952) soll der Mitoseindex der Linse während der ganzen Embryonalperiode gleich bleiben. Bei *Hühner*embryonen fanden GOERTTLER u. WEGENER (1963) jedoch eine eingipfelige Kurve des Mitoseindex, deren Maximum zwischen der 48.—90. Std (Gipfel etwa am Ende des dritten Bebrütungstages) liegt.

Die Formveränderungen während der Entwicklung lassen sich aus den Zellbewegungen erklären. Bei frühen Embryonalstadien fanden wir die Mitosen diffus im Linsenepithel verteilt. Später verschiebt sich der Bereich gehäufter Zellteilungen auf die äquatoriale und vordere Randzone (D. SCHÄFER 1955). Beim *Menschen* hat die Linse zur Zeit der Geburt erst zwei Drittel ihrer endgültigen Größe erreicht (FISCHEL 1929). Der sog. Embryonalkern ist zur Zeit der Geburt ausgebildet. Die inneren Schichten des Erwachsenenkernes entwickeln sich erst zwischen dem 1. und 2. Lebensjahr (LOWE 1948, HUGGERT 1946). Das postnatale, appositionelle Wachstum wird vor allem durch Zellvermehrungen im äquatornahen Abschnitt des Linsenepithels unterhalten. Die Zellen der zentralen Abschnitte verlieren postnatal allmählich ihre Teilungsfähigkeit. Der Rindenzuwachs ist nach HUGGERT konstant. Er soll in der vorderen Hälfte 0.7 μ pro Jahr betragen. Nach Untersuchungen an sich entwickelnden *Salamander*linsen kam FISCHER zu der Überzeugung, daß der intralenticuläre Druck und die epitheliale Wandung für die Formentwicklung der Linse von ausschlaggebender Bedeutung sind. Indessen sollen sich die Linsenfasern auch unabhängig von äußeren Faktoren so entwickeln können, daß die spätere Form des Organs imitiert wird (FR. FISCHER 1949).

Nach lichtmikroskopischen Befunden sollen sich die intraepithelialen Mitochondrien bei der Differenzierung der Linsenform wesentlich verändern. Nach STROJEVA (1959) haben die Mitochondrien des Linsenbläschenepithels zuerst längliche Gestalt und liegen gehäuft am hinteren Pol. Wenn die Linsenfasern den Hohlraum ganz ausfüllen, werden die Mitochondrien am hinteren Linsenpol granulär. Mit der Faserbildung verschwinden sie hier weitgehend. In späteren Stadien sind nur vorn und am Äquator Mitochondrien nachweisbar. Gegen die Zone der Faserbildung zu sollen dieselben Veränderungen der Mitochondrien zu beobachten sein, wie es bei den frühen Embryonalstadien der Fall ist (Übergang stäbchenförmig gestreckter Mitochondrien in granuläre Formen und allmählicher körnchenartiger Zerfall). Elektronenmikroskopisch zeigen die embryonalen Linsenzellen zunächst ein osmiophiles Cytoplasma mit reichlich Mitochondrien, endoplasmatischem Reticulum, Granula und filamentösen Einschlüssen (BRINI 1962). Vom 5. Tag an ist bei *Hühner*embryonen der Linsenhohlraum vollständig ausgefüllt, die hinteren Linsenfasern beginnen sich zu differenzieren. Dabei werden mehr und mehr Filamente gebildet, während die Mitochondrien und das endoplasmatische Reticulum verschwinden. Die Linsenfasern sind apikal unter dem Linsenepithel durch Desmosomen miteinander verbunden. Die Haftplatten liegen nahezu in einer Ebene. Die hyaloide Matrix

der Linsenfasern im Linsenkern wird zunehmend dichter (BRINI 1962). Sowohl
bei den Linsenzellen als auch bei den Linsenfasern der Äquatorregion liegt das
Cytozentrum zwischen Zellkern und äußerer Oberfläche (SETOGUTI 1954). Versuche mit radioaktivem Schwefel zeigten, daß ein steiler Stoffwechselgradient
vom vorderen Linsenepithel zum Äquator und zum hinteren Pol während der
embryonalen Linsendifferenzierung besteht (STROJEVA 1959).

Die Linsenoberfläche vergrößert sich bei *Kröten*larven bis zum Erreichen der
Adultform etwa um das 60fache. Das Volumen der zentralen Linsenfasern
nimmt anfangs geringgradig zu, bleibt aber im allgemeinen bis zur Metamorphose
konstant. Später läßt sich sogar eine geringe Volumenabnahme, vermutlich
durch Wasserverlust, konstatieren (CAPRARO 1937, 1938). Praktisch erfolgt also
das Linsenwachstum bei *Amphibien* ausschließlich appositionell durch Anlagerung neuer Fasern.

Eine in die Bauchhöhle implantierte *Frosch*linse entwickelt sich normal weiter,
wenn der Zeitpunkt der Transplantation nicht vor dem 18.—19. Entwicklungsstadium gewählt wird (WOERDEMAN 1941).

Die *Linsenkapsel* muß als eine cuticuläre Abscheidung des Linsenepithels
angesehen werden. Sowohl bei *Hühner*embryonen (BUÑO 1954, WATZKA 1935,
NORDMANN 1938, O'RAHILLY u. MEYER 1960, BRINI 1962) als auch bei *Mäuse*-
embryonen (GRAUMANN 1952, CHIQUOINE 1957) bildet sich die Linsenkapsel von
einer verdickten Basalmembran des Epithels aus. An der Kontaktstelle von
Augenbläschen und Ektoderm verbreitet sich die Basalmembran und wird intensiv
perjodatreaktiv. Wenn sich das Linsenbläschen vom Ektoderm abschnürt, bleibt
die epitheliale Basalmembran erhalten und wird zur Anlage der Linsenkapsel.
Die weitere Differenzierung der Kapsel geht mit feinstrukturellen Veränderungen
des Epithels einher, die vor allem in einer Verlängerung der Mitochondrien,
Erweiterung des Ergastoplasmas und Vermehrung intracellulärer Bläschen bestehen sollen (BRINI 1962).

An 56 menschlichen Embryonen studierte YAMASAKI (1957) die Entwicklung
der Linsensterne. Danach wird der hintere Linsenstern am frühesten erkennbar
(etwa Ende des 2. Monats). Der vordere Linsenstern bildet sich etwas später aus
(Mitte des 3. Monats). Die typische Form des aufrecht stehenden Y vorn ist
schon Ende des 3. Monats nachweisbar. Hinten entwickelt sich um die Mitte
des 3. Monats der vertikale, aufsteigende Schenkel des hinteren Linsensternes,
so daß dieser dann ein dreistrahliges, umgekehrtes Y bildet. In den folgenden
Embryonalmonaten differenziert sich aus dieser Grundform der kompliziertere
Linsenstern der erwachsenen Linse. Die Winkel zwischen den einzelnen Strahlen
betragen embryonal 120⁰, werden aber später unregelmäßiger. Den einzelnen
Strahlen entsprechen bekanntlich nach innen zu Flächen, deren Ausdehnung
im Laufe der Embryonalentwicklung zunimmt. Es kommt jedoch niemals zu
einem Kontakt oder zur Verschmelzung der vorderen und hinteren Flächen.
Nach BLECHSCHMIDT (1937, 1938) differenzieren sich die Linsennähte in der
zweiten Phase der Entwicklung. Die erste ist durch die Ausbildung eines naht-
losen Kernes charakterisiert. BLECHSCHMIDT schildert die weitere Linsenentwicklung beim *Rind* so, daß im zweiten Stadium der Entwicklung im Äquator-
gebiet des ursprünglichen Linsenkernes fortgesetzt neue Linsenfasern in Gestalt
bandförmiger Reifen angelagert werden („äquatoriale Bänder"). Diese Bänder
sollen nun im Verlauf der weiteren Entwicklung „in den äußersten Schichten
in einer in Richtung des Äquators gestauchten Form" wachsen, so daß die Linsenfasern einen wellenförmig gedrehten Verlauf annehmen. An den Bruchstellen
dieser Bänder sollen die Linsennähte entstehen.

Da die Fasern auch bei der weiteren Entwicklung immer gleich lang bleiben, wird die anfangs kugelige Linse zunehmend flacher und bildet allmählich ihre komplizierte innere Architektur aus (vgl. auch YAMASAKI 1957).

Die *Capsula vasculosa lentis* ist bei *Nesthockern* (z. B. *Ungulaten*) schon bei der Geburt nahezu vollständig obliteriert. Bei *Nesthockern*, z. B. *Rodentiern* und *Carnivoren*, bleibt die Gefäßhülle bis zum Zeitpunkt der Lidöffnung bestehen. Die Membrana capsulo-pupillaris bildet sich in der Regel etwas früher zurück als die Membrana capsularis. Beim *Kaninchen* verschwindet jedoch die hintere Kapsel frühzeitiger (SZUTTER 1960). Die Membrana capsulo-pupillaris der *Hunde*linse beginnt vom 12. Tag post natum zu obliterieren. Noch am 40.—45. Tag post natum sind fadenartige Gefäßreste, besonders am lateralen Linsenrand vorhanden. Auch bei der *Katze* sind zur Zeit der Lidtrennung vorn noch vier bis sechs Gefäßarkaden nachweisbar. Vom 50. Lebenstag an sind bei *Carnivoren* im allgemeinen keine Gefäßreste an der Linse mehr erkennbar. Der Cloquetsche Kanal verschwindet bei *Hund* und *Katze* im Alter von 15—17 Tagen post natum. Beim neugeborenen *Rind* und *Pferd* ist die Membrana pupillaris in der Regel ohne irgendwelche Reste zurückgebildet, während bei *Schaf* und *Schwein* noch einzelne Gefäßreste in Form schmaler, peripher gelegener Arkaden zu sehen sind. Die A. hyaloidea und die hinteren Gefäßkapselreste sind erst 15—20 Tage nach der Geburt vollständig obliteriert. Bei *Pferden* dauert die Resorption der Hyaloideagefäße teilweise mehrere Monate. Die Rückbildung der Kapselgefäße erfolgt in den unteren Quadranten frühzeitiger als in den oberen (SZUTTER 1960). Die Capillaren der Tunica vasculosa lentis von neugeborenen *Mäusen* besitzen eine doppelte, teilweise aufgesplitterte Basalmembran, die mit der Linsenkapsel zusammenhängt (COHEN 1958), wie aus elektronenmikroskopischen Aufnahmen hervorgeht.

Zusammenfassend kann man feststellen: es scheint die Tendenz zu bestehen, daß die postnatale Rückbildung der Tunica vasculosa lentis um so rascher erfolgt, je länger die Tragzeit dauert (SZUTTER 1960). Die Gefäßanordnung soll für die Ausbildung der Linsennähte eine gewisse Bedeutung haben (BLECHSCHMIDT 1937).

Hilfsorgane des Auges

I. Orbita und Orbita-Inhalt

1. Knöcherne Orbita

Eine größere, vergleichend-anatomische Studie über die Orbita hat PRINCE (1953) vorgelegt. Nach seinen Angaben soll die Form der Orbita mehr mit funktionell-mechanischen Vorgängen als mit der Augenstellung zu tun haben. *Pflanzenfresser* haben eine offene, *Raubtiere* — die ihre Beute mit dem Kopf greifen und tragen — eine mehr geschlossene Orbita. Unter den Orbitaformen von *Fischen, Reptilien* und *Vögeln* finden sich zahlreiche Beispiele, die den engen Zusammenhang zwischen der Gestalt der Augenhöhle und der artspezifischen Lebensweise belegen (DAVIS 1929, PRINCE 1953, GODTFREDSEN 1953, WINTER 1961). In der *Primaten*reihe kann eine allmähliche Abgliederung der Orbita von der Fossa temporalis, die vor allem in der Gruppe der *Lemuriformes* vor sich gegangen ist, beobachtet werden (ASHLEY-MONTAGUE 1931, TROTSENBURG 1902, COLLINS 1921). Bei *Tarsius* findet man insofern atypische Verhältnisse, als das Gesamtauge eine ungewöhnliche Größe erreicht (STARCK 1954). Die Orbita hat sich bei dieser Species auf Kosten der oberen Nasenräume ausgedehnt und wird durch einen speziellen Lidapparat nach vorn erweitert. Nach SCHULTZ (1940) beträgt die relative Orbitagröße bei *Tarsius* 1,25, beim *Menschen* 0,040 cm³ als Prozent des Körpergewichts. Alle *Prosimiae* haben eine offene laterale Orbitawand. Erst bei den *Catarrhina* kommt ein vollständiger Abschluß der Orbita zustande (TROTSENBURG 1902).

Das Volumen der Orbita ist mit der Körpergröße korreliert, mit der Augengröße nicht (SCHULTZ 1940). Augengröße und Orbitavolumen variieren bei *Primaten* unabhängig voneinander. Bezüglich der Anatomie der Orbita des *Kaninchens* s. SHEPPARD (1961, 1962).

In der Form der Orbita scheinen auch größere *Rassenunterschiede* zu bestehen. Bei Indochinesen kommen drei Gestalttypen vor, ovale, trapezoide und rechteckige (HUARD et al. 1938). Bei Europäern herrscht die rechteckig-pyramidale Form vor. Über die Formverhältnisse der Orbita bei negroiden und mongoloiden Rassen s. TONI u. SANESI (1955), RIESENFELD (1956); bei Eskimos s. SKELLER (1954).

Die röntgenologische Darstellung der Orbita ist mit besonderen Schwierigkeiten verbunden (ETTER 1952, VAJNSTEIN 1955). Mit einer originellen Füllungsmethode wies WIEGAND (1956) an 20 menschlichen Schädeln nach, daß der Canalis opticus dorsal mit einer querovalen Öffnung beginnt, in der Mitte nahezu kreisrund ist und orbitawärts längsoval wird. Gegen die Orbita erweitert sich der Kanal meist trichterförmig. Das Dach des Canalis opticus ist fest, der Boden dünner und neigt zu Frakturen. Die topographische Nachbarschaft des Kanals mit dem Sinus sphenoidalis bzw. den hinteren Siebbeinzellen gilt vor allem für den Boden und die mediale Wandung (BLATT u. ATHANASIU 1957). Eine Verdoppelung des Kanals in dem Sinne, daß ein oberer Kanal für den Sehnerven mit seinen Hüllen und ein unterer für die A. ophthalmica mit ihren nervösen Begleitgeflechten entwickelt ist, kommt als Varietät vor (WARWICK 1951). Mehrfachbildungen der Foramina ethmoidalia sind bei Europäern in der Hälfte aller Fälle anzutreffen (DEL MAGRO 1952). Bei mongoloiden Rassen ist diese Anomalie häufiger als bei afrikanischen (RIESENFELD 1956).

Bei Transplantationen zeigte der Orbitaknochen eine besonders gute Heilungs- und Regenerationstendenz (MAGITOT 1947).

2. Orbitales Fettgewebe. Bindegewebs- und Fascienapparat der Orbita

Das *orbitale Fettgewebe* besteht aus einzelnen Fettläppchen, die im hinteren Bereich der Augenhöhle eine mehr sagittale, im vorderen eine mehr äquatorial-transversale Ordnung aufweisen (ROHEN 1953b). Mit anderen Worten: das System der Bindegewebsmembranen, die die Fettläppchen zu Einzelpaketen

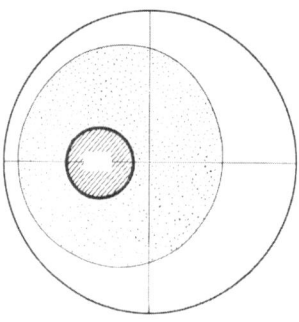

zusammenfassen, ist posterior bevorzugt in der Längsrichtung, im Bereich des Augapfels transversal orientiert. Zwischen diesen Membransystemen kann der Sehnerv hin- und hergleiten, ohne daß die Gefahr räumlicher Verwerfungen oder lokaler Zirkulationsstörungen im retroorbitalen Gewebe auftritt. Das außerhalb des Muskelzylinders gelegene Fettgewebe ist weniger streng „funktionell" gegliedert. Dieser Befund stimmt gut überein mit dem „Bewegungsfeld" des Sehnerven innerhalb der Orbita, das HOSOKAWA (1956) errechnet hat (Abb. 190). Das Bewegungsfeld des Nerven liegt etwas mehr nasal und oben. Lateral bleibt ein größerer Abschnitt der hinteren Bulbushälfte frei (Abb. 190).

Abb. 190. Schema über den Bewegungsraum des Sehnerven (punktiertes Feld) am hinteren Bulbuspol bei den Augenbewegungen. (Nach HOSOKAWA 1956)

Die Fettläppchenmembranen sind reich an elastischen Fasern. Sie werden bulbuswärts kräftiger und gehen teilweise in das System der sog. Tenonschen Kapsel über (HOSOKAWA 1956). Der Tenonsche Spalt, auf dem der Bulbus wie auf einem Gelenkspalt gleitet, zeigt eine endotheliale Auskleidung, die nach HOSOKAWA (1956) und FINK (1956) unvollständig, nach NISHIMURA (1953) aber geschlossen sein soll.

HOSOKAWA (1956) und FINK (1947—1962a, b) haben vom Fascienapparat der Orbita auf Grund ausgedehnter präparatorischer und histologischer Untersuchungen folgende Schilderung gegeben (Abb. 191):

Die hinteren Abschnitte der Tenonschen Kapsel sind äußerst dünn und reich mit Elastica durchsetzt. Die vorderen verbinden sich mit den Fascien der Augenmuskeln und dem Bindegewebe von Orbita und Episklera. FINK (1956) sieht in diesen Verbindungszügen eine Stabilisierungs- und Halteeinrichtung für den Bulbus. Die Muskelfascien können als scheidenartige Fortsätze der Tenonschen Kapsel aufgefaßt werden. Im vorderen Drittel verdichten sich die Fascien stark und bilden durch gegenseitige Verbindungen einen zusammenhängenden Fasciengürtel (Abb. 191a, b). Diese intramuskulären Fascienverbindungen grenzen einen zylindrischen Raum ab, der von Fettgewebe erfüllt ist und den Sehnerven sowie zahlreiche Gefäße und Nerven enthält. Das Bindegewebe ist außen-oben zwischen M. rectus lateralis und superior, unterhalb der Tränendrüse zu einer derberen Faserplatte verdichtet.

In den Fasciengürtel, der in der Hauptsache von den Bindegewebsscheiden der vier geraden Augenmuskeln gebildet wird, strahlen auch Teile der Tenonschen Kapsel ein (Abb. 191c, d). Der Fascienring ist im unteren Teil der Orbita wesentlich kräftiger, weshalb LOCKWOOD (1885) auch von einem *Ligamentum suspensorium oculi* gesprochen hatte. HESSER bezeichnete den Fasciengürtel als *Cingulum bulbi*; seine Existenz wurde später weitgehend vergessen. FINK (1948 bis 1956) und HOSOKAWA (1956) haben die Bedeutung dieser Strukturen erneut ins Bewußtsein gehoben.

Die Muskeln sind so in das Bindegewebsgerüst dieses Gürtels eingefügt, daß die Beweglichkeit des Bulbus nicht eingeschränkt wird. An der Kreuzung des M. obliquus inferior und M. rectus inferior soll ein mehrstrahliger, radiär zur Orbita und zum Unterlid gerichteter Fascienapparat vorhanden sein (FINK 1948, 1951). Ein Teil davon ist das sog. *Lockwoodsche Ligament.* Starke Faserverbindungen bestehen vor allem zum medialen Retinaculum. Die Retinacula oculi, die besonders in Höhe der Fascienscheide des M. rectus lateralis und medialis abstrahlen, sind keine isolierbaren Bänder, sondern bestehen aus zahlreichen einzelnen Faserzügen, die vom Fasciengürtel in verschiedener Höhe abzweigen (SCOBEE 1948). Sie müssen also als Spezialdifferenzierungen des Fasciengürtels aufgefaßt werden. Einzelne aberrierende Muskelfasern können in den Retinacula vorkommen (FINK 1959).

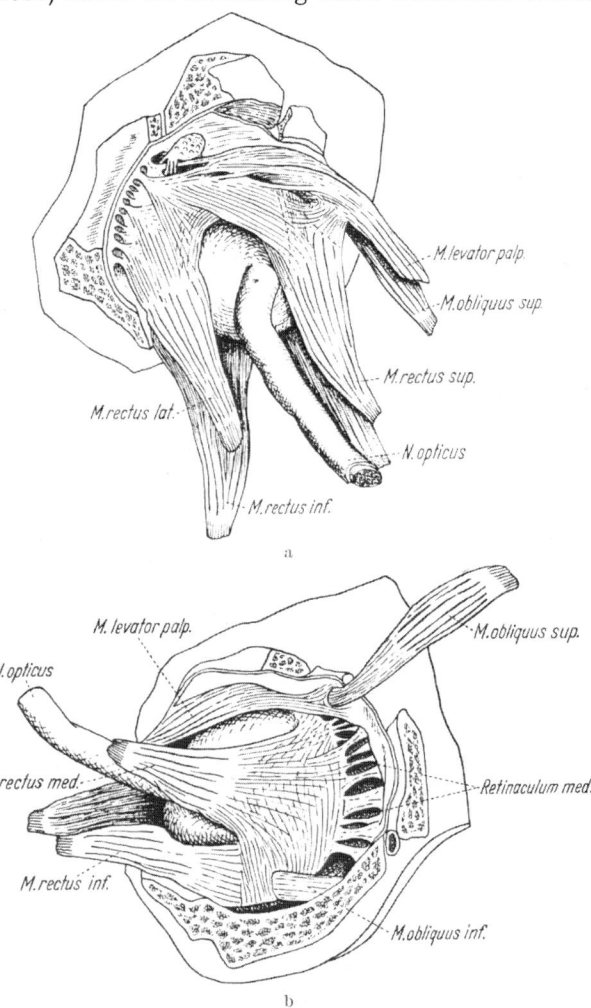

Abb. 191a—d. a Fascienapparat des Auges von hinten-seitlich gesehen (linkes Auge). (Nach HOSOKAWA 1956.) b Fascienapparat des linken Auges von hinten-medial gesehen. (Nach HOSOKAWA 1956.) Die Verbindungen der Fascie des M. rectus medialis mit dem medialen Retinaculum und dem Lockwoodschen Ligament sind präpariert

Die Fascie des M. levator palpebrae unterscheidet sich im Bau stark von denjenigen der Augenmuskeln und hat relativ wenig Verbindungen mit dem Bindegewebsapparat der Tenonschen Kapsel und des Fasciengürtels. Es bestehen einzelne Verbindungszüge mit der Scheide des M. rectus superior, meist in Form longitudinaler Faserzüge (SCOBEE 1952, VILA-CORO 1954).

Gegen den Lidapparat verdichten sich diese Faserzüge zu präparierbaren, fibroelastischen Bindegewebssträngen (FINK 1956). An der Außenseite der Levatorfascie fanden wir elastisch-muskulöse Systeme (s. S. 438) (ROHEN 1953a).

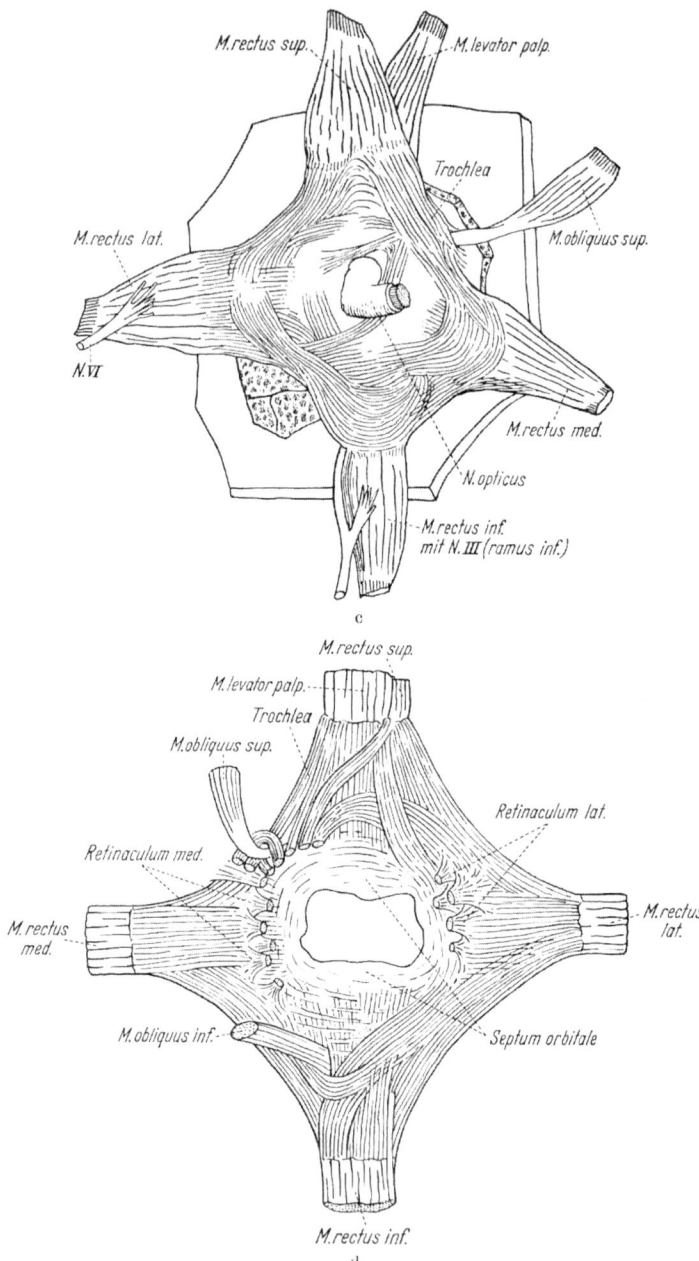

Abb. 191c u. d. c Fascienapparat ʹdes linken Auges von hinten präpariert. (Nach HOSOKAWA 1956.) Die straffen gegenseitigen Verbindungen der Muskelfascien zu einem Fasciengürtel, der unten besonders stark ist, sind dargestellt. d Fascienapparat des Auges nach Entfernung des Bulbus. (Nach HOSOKAWA 1956.) Die Verbindungen des Fasciengürtels mit den Retinacula und den Muskelfascien sowie dem Septum orbitale sind präparatorisch dargestellt

Die Fascien der schrägen Augenmuskeln sind weniger derb. Am Aufhänge-apparat der Trochlea sind abstrahlende Fascienzüge vom M. rectus superior und levator palpebrae beteiligt.

Die Fascienhülle des M. obliquus superior scheint an der Unterseite inkomplett und Verbindungen mit dem Tenonschen Spaltraum zu besitzen. Farblösungen, die in den Tenonschen Spalt injiziert werden, dringen daher zwischen Muskelsehne und Fascie vor (BERKE 1946). Zwischen den Sehnenfasern und der Fascie bestehen Faserverbindungen, so daß sich die Sehne nach chirurgischer Durchtrennung nicht voll zurückzieht (FINK 1956). Im übrigen bestehen auch breite Faserverbindungen der Fascienhülle des M. obliquus superior zur Tenonschen Kapsel und zur Sklera, die so strukturiert sind, daß die Rotationsbewegungen des Bulbus nicht wesentlich eingeschränkt werden (FINK 1951).

Das Dach der Orbita hat einen doppelten, bindegewebig-membranösen Abschluß: die Periorbita und eine zweite Bindegewebsmembran. Zwischen beiden liegt ein dünner Fettkörper, der sich nach vorne zu verbreitert. Auch die Fascie des M. obliquus superior beteiligt sich am Aufbau des Tenonschen Fasciengürtels (NEIGER 1960).

Die Aufgabe des geschilderten Bindegewebsapparates liegt zweifellos darin, für die Dreh- und Gleitbewegungen des Bulbus eine feste und zugleich anpassungsfähige Unterlage zu liefern, so daß sich das Auge wie in einem „Nußgelenk" bewegen kann (HOSOKAWA 1956). NEIGER (1960) betrachtet die Tenonsche Kapsel als akzessorischen Muskelansatz, um die „Feineinstellungen des Auges" zu ermöglichen.

Wieweit für diese Funktion ein spezieller, nervöser Apparat in Form besonderer, propriozeptiver Nervengeflechte im Bindegewebe der Tenonschen Kapsel vorhanden ist, wie LEINFELDER u. BLACK (1942) auf Grund theoretischer Überlegungen folgern, ist nicht geklärt.

Das retrobulbäre Binde- und Fettgewebe zeichnet sich durch eine besondere Hydrophilie aus, die beim Exophthalmus erhöht, bei thyreoektomierten Tieren herabgesetzt ist. Bei physikochemischen Bestimmungen der Wasseraufnahme von getrocknetem Gewebe der Orbita zeigte sich bei Tieren mit experimentellem Exophthalmus eine signifikant höhere Hydrophilie als bei Kontrolltieren (SMELSER u. OZANICS 1959). Die ältere Ansicht, daß der M. orbitalis (Müller) eine Bedeutung für die Entstehung des Exophthalmus habe, ist heute weitgehend verlassen (vgl. ERNYEI 1934, ROHEN 1953b). Sympathicusreizungen bewirken z. B. keine Protrusio bulbi; andererseits wurde Exophthalmus auch bei Lähmung des Halssympathicus beobachtet (BRAIN 1939, POCHIN 1939). Die glatte Muskulatur der Orbita ist vermutlich ohne Bedeutung für die Lage des Bulbus in der Orbita. Um so höher ist aber die Bedeutung des orbitalen Fett- und Bindegewebes einzuschätzen (Übersichten über das Exophthalmusproblem s. GODTFREDSEN 1953, WYBAR 1957).

Im orbitalen Gewebe kommen reichlich Mucoproteide vor, die eine spezifische Hydrophilie aufweisen und für die Volumenregulation des Orbita-Inhaltes wichtig sind. Glucosamin läßt sich aus dem Orbitagewebe isolieren. Bei *Acanthias vulgaris* konnte Hyaluronsäure im retrobulbären Gewebe nachgewiesen werden (JENSEN u. VILSTRUP 1955). Der Glucosamingehalt des orbitalen Gewebes nimmt bei der *Ratte* im Alter ab. Die Altersveränderungen können durch Thyreoektomie oder Gaben von Schilddrüsenhormonen beeinflußt werden (SÜDHOF u. KELLNER 1957). Die Vermehrung der mucoiden Grundsubstanzen im retrobulbären Bindegewebe, die häufig mit einer Vermehrung der Mastzellen einhergeht (SMELSER u. OZANICS 1955), ist sicher nur ein Faktor bei der Entstehung des Exophthalmus. Vermutlich spielt auch das Verhalten der Muskulatur (interstitielles Ödem, intermuskuläre Bindegewebsproliferation) und das Wasserbindungsvermögen des orbitalen Fettgewebes eine maßgebliche Rolle (H. L. THIEL 1956). Beim experimentell erzeugten Exophthalmus des *Meerschweinchens* kommt es zu enormen ödematösen Infiltrationen im Fettgewebe der Orbita. Das Fettgewebe wird teilweise mobilisiert und durch metachromatische, hyaluronidaseempfindliche, stark wasserbindende Substanzen ersetzt (ASBOE-HANSEN u. IVERSEN 1951, LUDWIG et al. 1950). Exstirpation der Nebenniere und Hypophysenvorderlappenhormone bewirken eine massive Einlagerung von Monocyten und Lymphocyten in das retrobulbäre Gewebe, in Nickhaut und Hardersche Drüse (SMELSER 1937, 1939, SMELSER et al. 1958). Thyroxin ruft im Tierexperiment keine Veränderungen an der Augenmuskulatur hervor (H. L. THIEL 1957). Beim experimentellen Exophthalmus konstatierte PAULSON (1937) eine Vacuolisierung der Tränendrüse mit Erweiterung der Acini, Zunahme des interstitiellen Bindegewebes bis zu partiellen Zerstörungen des Drüsenparenchyms und Rundzelleninfiltrationen in den gesamten Drüsenapparat der Lider und Nickhaut. Ein interstitielles Ödem in den Augenmuskeln mit teilweiser Myolyse und Bindegewebsvermehrung kann vielfach gleichzeitig beobachtet werden (VRABEC 1953, PAULSON 1937, H. L. THIEL 1956).

Die Elastizität des bulbären Gewebes läßt sich durch die „Zurückdrängbarkeit" des Bulbus mit dem Jaegerschen Piezometer oder dem Orbitonometer nach COPPER (1948) quantitativ bestimmen. Normalerweise bestehen große, individuelle Unterschiede in der Zurückdrängbarkeit des Bulbus. Alters- und Geschlechtsverschiedenheiten sollen nicht existieren (NOVER et al. 1957, 1958).

3. Entwicklung des Orbita-Inhaltes

Die Entwicklung des Bindegewebsapparates der Orbita wird mit der Differenzierung der Durascheide des Opticus eingeleitet. Die erste Anlage der Tenonschen Kapsel und Muskelfascien wird nach NEIGER (1960) bei menschlichen Embryonen von 37 mm SSL, nach FINK (1956) bei 75 mm, nach CASARI (1953) bei 45 mm langen Embryonen sichtbar. Die äußeren Abschnitte der Muskelfascien bilden sich früher als die inneren und die posterioren Teile der Tenonschen Kapsel. Der Bindegewebs- und Fascienapparat der Orbita ist bei Embryonen von 150 mm oder 200 mm SSL im wesentlichen differenziert (CASARI 1953, NEIGER 1960). Im ganzen schreitet die Differenzierung von vorne nach hinten fort.

Die zeitlichen Unterschiede in der embryonalen Entwicklung der Tenonschen Kapsel beweisen, daß diese kein einheitliches Gebilde darstellt, sondern eine Fortsetzung der Muskelfascien bzw. eine Verdichtung der Fettgewebsmembranen (SEMERARO 1942). Der Tenonsche Spalt ist kein Lymphspalt und setzt sich nicht auf den Sehnerven fort. Ob in der Orbita echte Lymphgefäße existieren, ist umstritten (NISHIMURA 1953, PATEK u. BERNICK 1960). PATEK und BERNICK kamen auf Grund von Versuchen mit einer neuartigen Technik (Injektion hypertoner NaCl-Lösungen mit nachfolgender Injektion von kolloidalen Quecksilbersulfitsuspensionen) zu dem Schluß, daß innerhalb der Orbita geschlossene, echte Lymphgefäße nicht existieren. Andererseits haben FÖLDI et al. (1963) beim Hund die cervicalen Lymphstränge unterbunden und die sofortige Entwicklung eines Papillenödems ophthalmoskopisch beobachten können. Anschließend entstand ein Ödem der Augenmuskulatur und der Orbita. Histologisch wollen diese Autoren endothelausgekleidete Lymphgefäße in der Orbita nachgewiesen haben. Die Klärung des Problems bleibt abzuwarten.

Die Entwicklung des orbitalen Fettgewebes beginnt bei Embryonen von 115 mm SSL und ist bei einer Größe von 220 mm SSL im wesentlichen abgeschlossen (LOPEZ MARIN 1952, NEIGER 1960). Der Bulbus verändert seine Lage zur Medianebene proportional zum Körperwachstum des Fetus (ISHIKAWA 1938).

4. M. orbitalis (Müller)

Nach dorsal wird die Orbita durch den M. orbitalis (Müller) oder die Membrana orbitalis musculosa abgeschlossen. An Flachschnitten zeigt die Muskelplatte eine geordnete Struktur. An den Gefäß-Nervendurchtritten bilden sich

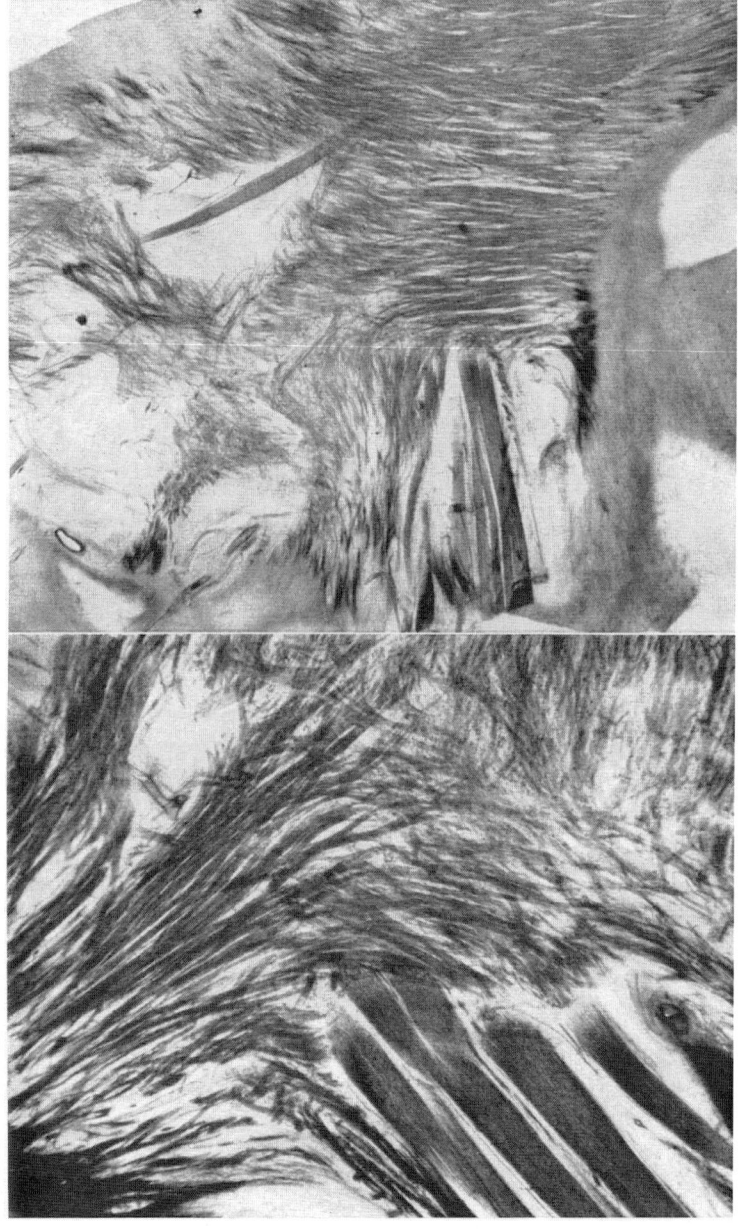

Abb. 192 a u. b. Flachschnitte durch den M. orbitalis (Müller) vom Menschen (Resorcinfuchsin-Kernechtrot, 100 μ dicker Schnitt, 7fach). An beiden Bildrändern liegen die Grenzen der Fissura orbitalis inf. Oben (längsgetroffen) der N. zygomaticus, unten-rechts der N. infraorbitalis. Man beachte die elastischen Sehnenpinsel beim Ansatz der Muskelfasern an der Periorbita sowie die charakteristische Muskelarchitektur. b Ausschnitt im Bereich des Durchtritts der infraorbitalen Nerven und Gefäße (25fach). Hier bildet sich eine bogenartig verflochtene Gitterstruktur im Müllerschen Muskel aus (Neugeborenes)

27*

elastische Zwischensehnen und am periostalen Ansatz breite elastische Sehnenpinsel. Der M. orbitalis stellt also ein elastisch-muskulöses System dar (ROHEN
1953 b). Am Durchtritt des Nervus und der Vasa infraorbitalia bildet sich eine
arkadenförmige „Torbogenstruktur" mit regelmäßigen Verflechtungswinkeln und
elastischen Elementen (Abb. 192). Elastische Zwischensehnen treten auch im
Bereich des N. zygomaticus auf, der die Membran mehr in der Längsrichtung
durchsetzt und proximal, wie distal jeweils von einer Muskelschicht bedeckt
wird. Die meist mit der V. ophthalmica inferior in Verbindung stehenden Venen,
die die Muskelplatte durchsetzen, werden von dreiseitig auseinanderweichenden
und sich verflechtenden Muskelfasern umgeben, von denen feinere, sphincter-

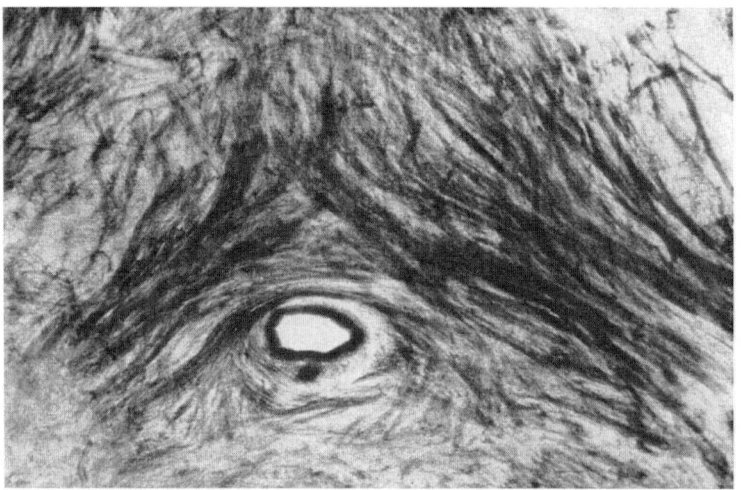

Abb. 193. Flachschnitt durch den M. orbitalis (Müller) vom Menschen im Bereich des Durchtritts einer größeren
Vene (Resorcinfuchsin, 56fach). Die Vene wird von zirkulären Muskelfasern umgeben, die sich vom
spitzbogenartig geordneten Hauptsystem abspalten

artige Bündel abzweigen (Abb. 192, 193). Die Vene liegt meist umittelbar am
knöchernen Rand der Fissur (Abb. 193). Die zirkulär-spiraligen Fasern, die zur
Vene selbst abzweigen, werden im Inneren der Muskelplatte kräftiger. Eine
Drosselung des Blutrückflusses erscheint anatomisch denkbar.

Im ganzen hat der M. orbitalis eine schräge Verlaufsrichtung von medial-
kranial nach lateral-caudal. Die Fasern bilden ein fast parallel geordnetes Netz.
Medial wird dieses Netz durch senkrecht zu ihnen verlaufende Faserzüge ergänzt,
die sich hauptsächlich hinten anlagern und mit dem ersten System verflechten.
Die Muskelplatte ist also zum größten Teil zweischichtig. Die Faserrichtung
beider Schichten steht ungefähr senkrecht aufeinander (HINTZSCHE u. v. MURALT
1946, ROHEN 1953 b). Die vordere Schicht ist jedoch regelmäßig kräftiger. Die
Membran greift gelegentlich ein Stück weit über die Fissura orbitalis inferior
hinaus auf die Periorbita über. Abzweigende Muskelzüge gehen in das Gewebe
der Fossa pterygopalatina und infratemporalis sowie der Orbita über. Bei orbitalen Volumenveränderungen kann die Membran ausgebuchtet und gespannt
werden. Die elastischen Sehnenbrücken stellen vermutlich eine Schutzvorrich-
tung für die Gefäß-Nervendurchtritte dar. Die Muskelplatte kann im Alter
weitgehend bindegewebig umgewandelt werden (O'CONNEL 1950).

Der M. orbitalis wird von einzelnen dünnen Nervenfasern durchsetzt, die
aus dem Ganglion pterygopalatinum stammen und teilweise zur Orbita ziehen,
teilweise im Muskel enden. Sowohl extra- wie intraorbital finden sich meist

sechs bis acht kleine *vegetative Ganglien* im Bereich der Muskelplatte (Retro-orbitalganglien), welche zuleitende Fasern aus den Rami orbitales erhalten (ANDRES u. KAUTZKY 1956) (Abb. 194). Die Nervchen, die von diesen Ganglien aus in die Orbita ziehen, erreichen entweder die Opticusscheide oder ziehen „zusammen mit der A. ethmoidea posterior bis in das Gebiet des Ganglion terminale" (ANDRES u. KAUTZKY 1956). Histologisch entsprechen die Ganglien-zellen der Retroorbitalganglien „nach Form und Anordnung" weitgehend denen der parasympathischen Kopfganglien. Sie haben wenig Mantelzellen, kaum intra-ganglionäre Nervengeflechte und durchweg markarme Fasern.

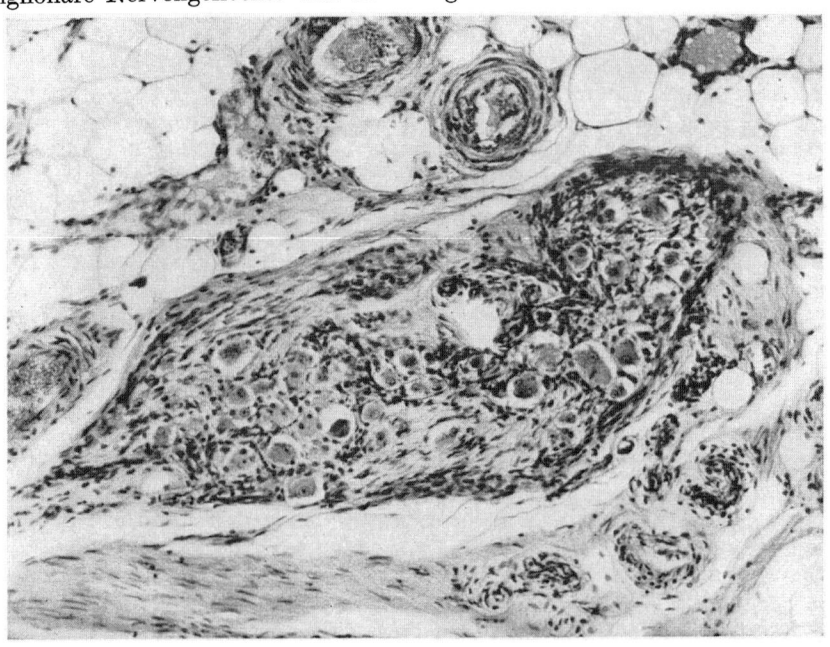

Abb. 194. Retroorbitalganglion eines erwachsenen Menschen (H.E., 115fach). [Nach ANDRES u. KAUTZKY, Dtsch. Z. Nervenheilk. 174 (1956)]

Daneben sollen im M. orbitalis auch „epitheliale" *paraganglionäre Organe*, aus mehr oder weniger diffusen Zellinseln bestehend, vorkommen (MAWAS 1936). Es soll sich hauptsächlich um chromaffine Elemente handeln. MAWAS nennt diese Zellinseln „Paraganglion infraorbitale".

Eine weitere Besonderheit dieser Region stellen *epitheloidzellige Gefäßstrecken* dar, die zum Teil in den Muskel eingelagert, am hinteren Ende der orbitalen Fissur bei Erwachsenen beobachtet wurden (ANDRES et al. 1956). Es handelt sich meist um stark gewundene, kleinere Arterien, die epitheloidzellig modifiziert sind. Ob es sich um arteriovenöse Anastomosen oder um präcapillare Glomus-strecken handelt, ist nicht untersucht (Abb. 194). NEIGER (1960) erwähnt bei zwei menschlichen Feten innerhalb des orbitalen Fettkörpers „Glomusorgane" mit epitheloiden Zellen. Sie fanden sich einmal in der Nähe der unteren Orbita-fissur, zum andern im Bereich des Foramen opticum. Innerhalb der Muskel-platte wurde von O'CONNEL (1950) ein weiträumiges Capillarnetz beschrieben. Die sog. „Sinusoide" sollen einen Durchmesser bis zu $40\,\mu$ erreichen können. Die Media der in dieses Geflecht einmündenden, zickzackförmig verlaufenden Arterien wird teilweise vom M. orbitalis gebildet. Eine das Gefäß von der Um-gebung trennende Adventitia fehlt. Die funktionelle Bedeutung dieser eigenen

Gefäßverhältnisse ist nicht klar. Der sinusoide Plexus der muskulösen Orbital-
platte und der unteren Orbitafissur wird unter anderem auch von Zweigen der
V. ophthalmica inferior gespeist und besitzt breite, anastomotische Verbindungen
zum Plexus pterygoideus.

Über den M. orbitalis der *Vögel* s. OTSUKI (1950).

II. Augenmuskulatur

1. Allgemeines

Das histologische Erscheinungsbild der quergestreiften Augenmuskulatur
gleicht demjenigen der übrigen Körpermuskulatur, doch variieren die Faserdurchmesser stark. Neben schmalen kommen dickere Fasern vor, eine Feststellung, die WOLTER (1952, 1953) zur Unterscheidung grundsätzlich verschieden
innervierter Fasertypen verleitet hat. Im allgemeinen variiert der Faserdurchmesser zwischen 10 und 15 μ (Voss 1935, WOHLFART 1935, COOPER u. DANIEL
1949), doch sind auch dünnere Fasern beschrieben worden (SUNDERLAND 1949,
BARON 1953). Die Querstreifung entspricht derjenigen der Skeletmuskelfasern.
Eine helicoidale Anordnung der Myofibrillen beschrieb ENGELHARDT (1955).
Auch in der Gewebekultur verhalten sich die Augenmuskelfasern wie normale
Skeletmuskelfasern (KHLOPIN u. TEODOROVICH 1951).

Das interstitielle Bindegewebe ist bei den Augenmuskeln reichlicher entwickelt als bei Skeletmuskeln. Neben kollagenen kommen auch elastische
Fasern reichlich vor. Neuerdings wurde besonders der Reichtum an Gitterfasern
betont (VALU 1962). Diese bilden zirkuläre und längsorientierte Faserzüge um
die Muskelfasern. Die intermuskulären Septen bestehen bevorzugt aus Kollagenfasern. Auch die Sehnenansätze sind von einer Gitterfaserhülle umgeben (VALU
1962). In der Regel liegen die dickeren Muskelfasern in der Mitte des Muskels,
die dünneren peripher. Die dünnen Muskelfasern nehmen an beiden Enden
des Muskels an Zahl zu (Voss 1957), sind aber sonst gleichmäßig über den Muskel
verteilt (COOPER u. DANIEL 1949, COOPER u. FILLENZ 1955). Beim M. obliquus
superior bestimmte OMOTO (1959) den Faserdurchmesser mit 2,5—36 μ (Durchschnitt 18 μ). Durch vergleichende Zählungen bei großen und kleinen Tieren
(Ratte, Maus) stellte PŘECECHTĚLOVÁ (1950) fest, daß die Dicke der Einzelfasern praktisch bei beiden Arten gleich ist; die unterschiedliche Dicke der
Augenmuskeln kommt lediglich durch eine verschiedene Anzahl der Fasern
zustande.

Eine eigenartige Besonderheit der quergestreiften Augenmuskeln sind zirkuläre
Fibrillenbündel, die den zentralen Fibrillenstrang der Faser hypolemmal umgeben.
Diesen schon im vorigen Jahrhundert bekannten Sonderformen der Skeletmuskel-
fasern hat HEIDENHAIN (1917) den Namen *Ringbinden* gegeben. Sie wurden
in den Augenmuskeln verschiedener *Säuger* gefunden (*Mensch:* THULIN 1914,
SCHÜTZ 1922, WOHLFART 1932, BUCCIANTE u. LUNA 1933/34, BERGSTRAND 1938,
Voss 1957, JONECKO 1958; *Katze:* WOHLFART 1932, VOTH u. ROHEN 1962,
COOPER u. DANIEL 1949, MORI 1953; *Hund:* SCHWARZ 1925; *Pavian:* WOHL-
FART 1932, 1938, BERGSTRAND 1938; *Cercopithecus:* VOTH u. ROHEN 1962; *Meerschweinchen:* MORI 1953). Die Ringbinden treten erst im mittleren Lebensalter
auf. JONECKO (1958) fand im M. rectus superior und M. levator palpebrae superioris
Ringbinden erst vom 25. Lebensjahr an. An fetalem Material konnten wir keine
muskulären Spezialstrukturen dieser Art nachweisen. In höherem Alter soll die
Zahl der Ringbinden wieder abnehmen (JONECKO 1958). Histochemische Unterschiede gegenüber der Skeletmuskulatur sind normalerweise nicht vorhanden.

Das Sarkolemm ist intensiv perjodatreaktiv. Hypolemmal liegt im Bereich der Ringbinden eine schwach metachromatisch färbbare Zone. Nach Voss (1957) sollen sich die zentralen Fibrillen mit der Heidenhainschen Azanfärbung mehr rot, die Ringbindenfibrillen mehr blau anfärben, was wir aber nicht bestätigen konnten (VOTH u. ROHEN 1962). Die Ringbinden enthalten angeblich mehr Glykogen als andere Muskelfasern (JONECKO 1963). Die funktionelle Bedeutung der Ringbinden ist bis heute unklar geblieben (VOTH u. ROHEN 1963). JONECKO (1958) sieht in ihnen eine „unspezifische Antwort auf exogene Störungen" verschiedener Art.

Eine Unterscheidung von Muskelfasern mit „Felder- und Fibrillenstruktur", wie sie SIEBECK u. KRÜGER (1955) auch für die Augenmuskulatur postuliert haben, ist nach neueren Ergebnissen an der Skeletmuskulatur nicht mehr haltbar.

Die *Ansatzverhältnisse* der Augenmuskulatur wurden von H. L. THIEL (1957) an 100 menschlichen Bulbi neu bestimmt. Danach beträgt der mittlere Limbusabstand beim M. rectus medius 6,1 mm, M. rectus lateralis 7,6 mm, M. rectus superior 7,5 mm, M. rectus inferior 6,7 mm, M. obliquus superior 16,6 mm, M. obliquus inferior 18,3 mm (ähnliche Werte bei GÁT 1947, FINK 1948, 1951, VILA CORO 1954). Es muß jedoch berücksichtigt werden, daß die individuellen Variationen der Muskelansätze sehr groß sind und Unterschiede von 5—14 mm als durchaus normal zu betrachten sind (SCOBEE 1952, FINK 1951). Nach ANDERSON (1948) liegt die Insertion des schrägen Hebers 4 mm vor der Macula am unteren Rand des M. rectus lateralis. Die Insertion des M. obliquus inferior befindet sich nach FALLICK 10 mm hinter der des M. rectus lateralis und die vordere Kante des M. obliquus superior 2,5 mm hinter der nasalen Kante der Insertion des M. rectus superior. Der vordere Netzhautrand ist von der Sehne des M. obliquus superior rund 12,7 mm, von der Sehne des M. obliquus inferior 15,0 mm entfernt. Zwischen Muskelansatz und der Lage der Ora serrata besteht eine topographische Korrelation. Je weiter die Ora vom Limbus corneae entfernt ist, d. h. je größer der sagittale Bulbusdurchmesser wird, um so weiter distal liegt der Ansatz der vier geraden Augenmuskeln (H. L. THIEL 1955). Die Ansatzverhältnisse der Augenmuskulatur bei *Carnivoren* hat IMAI (1936a, b) eingehend bearbeitet. Metrische Studien über den Ansatz der äußeren Augenmuskulatur bei Japanern, Ainu und Europäern hat INABA (1961) mitgeteilt.

Anomalien der Muskelanatomie sind relativ häufig (FINK 1948—1956). Der M. obliquus inferior kann an Stelle eines skleralen Ansatzes mit der Sehne des M. rectus lateralis zusammenhängen (BANERJEE 1950). Ein Protractorrudiment wurde von LYLE u. McGAVIC (1936) beschrieben. Reste eines Retractormuskels, wie er bei *Säugern* vorkommt, sind auch beim *Menschen* gefunden worden (SCOBEE 1952, DUKE-ELDER 1961). Meist beruhen diese Anomalien auf unvollständiger Trennung oder Differenzierung der mesenchymalen Anlagen. Histologisch findet sich bei solchen Fehlentwicklungen eine Zunahme des kollagenen und elastischen Materials, Zellarmut und Muskelatrophie (RAMA 1952). Als Artefakte müssen wohl die von ABOU-EL-NAGA et al. (1963) beschriebenen queren Unterbrechungen an den Augenmuskelfasern aufgefaßt werden.

Die Augenmuskulatur zeigt eindeutige *Altersveränderungen* (WOHLFART 1932, 1938, VALU 1962). Die normalerweise reichlich vorhandenen Gitterfasern der Augenmuskeln nehmen im Alter ab. Statt dessen nehmen die Kollagenfasern zu. Auch bei Atrophie der Muskulatur infolge Paresen vermehrt sich das interstitielle Bindegewebe (CONRADS 1959b). Die Muskelsubstanz wird im Alter reduziert, die Fasern werden dünner. BUCCIANTE u. LURIA (1936, 1937) haben angegeben, daß die Durchmesser der Augenmuskelfasern im Alter zunehmen. WOHLFART (1938) hat jedoch diese Angaben nicht bestätigen können. Im Alter gehen vor allem die Myofibrillen der Augenmuskeln zugrunde. Gleichzeitig wird der relative Sarkoplasmagehalt größer. Die Myofibrillen zeigen häufig Anomalien des Verlaufs. Aberrierende Fibrillen, zopfartige Verflechtungen, zirkuläre Bündel wurden beschrieben. Außerdem nimmt das braune Pigment im Sarkoplasma (Lipofuscin) im Alter zu (WOHLFART 1938). Im Interstitium, das im Alter an Ausdehnung zunimmt, treten inselartig Fettläppchen auf (VALU 1962). Eine Atrophie der vier geraden Augenmuskeln soll vor allem zwischen dem 35. bis 50. Lebensjahr einsetzen (R. STIEVE 1949).

Auch das Bewegungsspiel der Augenmuskulatur soll sich im Alter verändern (HOLLAND 1956). Gemessen an den Bulbusexkursionen soll die Beweglichkeit der Muskeln im Alter in allen Blickrichtungen abnehmen. Bis zum 30. Lebensjahr entwickelt sich allmählich eine Einschränkung der Exkursionsfähigkeit des Bulbus in den oberen Meridianebenen, dagegen eine Zunahme in den unteren (HOLLAND 1956). Die Exkursionsfähigkeit des Bulbus bei *Ratten* und *Mäusen* ist äußerst gering (15—20°) (R. BRÜCKNER 1951).

2. Entwicklung der äußeren Augenmuskeln

Die Entwicklung der äußeren Augenmuskeln beginnt bei 7—7,5 mm langen menschlichen Embryonen (IWASAKI 1958). Die Mm. rectus medialis und inferior, rectus superior und levator palpebrae entstehen jeweils aus einer gemeinsamen Anlage. Bei 7,5 mm SSL wird auch die Anlage des M. rectus superior abgrenzbar. Bei 23 mm langen Embryonen trennt sich die Anlage des M. rectus medialis von der des M. rectus inferior. Bei 15 mm SSL beginnt sich der M. obliquus inferior zu verdicken und zu verlagern. Der Anulus tendineus communis wird bei 165 mm langen Feten differenziert. Der M. rectus inferior grenzt sich im Alter von 25,5 mm SSL ab. Die bindegewebige Verbindung zum M. obliquus inferior — das spätere Ligamentum Lockwood —, das FINK (1948, 1953) erneut ausführlich beschrieben hat, kann sich verstärken oder in seltenen Fällen auch auflösen (ANDERSON 1948). Davon hängt die spätere Funktion der unteren Muskeln weitgehend ab. Bis zum 3. Lebensjahr sind Verwachsungen der Muskelfascien vom M. rectus superior und M. obliquus superior bzw. vom M. rectus lateralis oder inferior und dem M. obliquus inferior relativ häufig (JOHNSON 1950). Sie kommen auch bei 5 Jahre alten Kindern noch vor, sind aber bei älteren Kindern selten. Sie können Lähmungen vortäuschen (JOHNSON 1950). Von den frühesten Entwicklungsstadien an sind die Augenmuskelanlagen in Kontakt mit den zugehörigen Nerven (IWASAKI 1958).

Über die Entwicklung der äußeren Augenmuskulatur von *Lepidosteus* und *Forelle* berichtete BODEMER (1957, 1958), von *Alligator* WEDIN (1953), von *Torpedo* WEDIN (1955), von *Katzen* und verschiedenen *Sauropsiden* GILBERT (1947). Bei *Elasmobranchiern, Reptilien* und *Vögeln* entwickelt sich die Augenmuskulatur entweder im Zusammenhang mit den drei Kopfhöhlen oder den damit korrespondierenden Mesodermmassen (GILBERT 1947, WAARDENBURG 1955).

Bei den placentalen *Säugern* differenziert sich die Augenmuskulatur in der Regel aus einem gemeinsamen prächordalen Blastem, das unmittelbar caudal an den Augenstiel grenzt. Bei der *Katze* läßt sich zuerst bei 6 mm langen Embryonen das Blastem für den M. obliquus superior und wenig später für die vier Mm. recti abgrenzen. Von den Mm. recti erscheint der M. rectus lateralis, der sich von der gemeinsamen Anlage mit dem M. retractor bulbi abspaltet, zuerst. Dann folgen der M. rectus superior und M. obliquus superior, dann der M. obliquus inferior und schließlich der M. rectus inferior und M. levator palpebrae superioris. Die Reihenfolge der Differenzierung der Augenmuskeln ist bei *Torpedo* etwas anders. Zuerst entstehen die Mm. obliqui, dann der M. rectus superior und lateralis und zuletzt der M. rectus medialis und inferior (WEDIN 1955). Wird die Augenanlage bei *Hühner*embryonen zur Zeit der Entwicklung der äußeren Augenmuskulatur (30.—86. Std) zerstört, so treten Hemmungsmißbildungen und Reduktionen der Muskelfaserzahl und Muskelgröße ein (AMPRINO 1949, 1956).

Nach GILBERT (1952) entwickelt sich die äußere Augenmuskulatur bei den höheren *Säugern* durch Verschmelzung der drei rostralen Kopfsomiten primitiver, ancestraler Formen. Makroskopisch erscheinen die Anlagen der Augenmuskeln zunächst breit und schlecht voneinander abgrenzbar (FINK 1948). Mit dem Größenwachstum der Orbita strecken sich auch die Muskelanlagen in die Länge und verschmälern sich. Während der Fetalentwicklung entstehen die Ansätze der beiden Mm. obliqui zuletzt. Der M. obliquus inferior ist zunächst noch mit dem M. rectus inf. verwachsen, verlängert sich aber dann über den M. rectus hinaus, um sein endgültiges Ansatzfeld zu erreichen. Beim menschlichen Embryo sind bereits die topographischen Verhältnisse der Augenmuskulatur des Erwachsenen voll ausgeprägt (FINK 1948). Der Winkel zwischen den beiden Teilen des M. obliquus superior variiert bei verschiedenen *Säugern* (Trochlea-Winkel). Er beträgt z. B. beim *Schaf* 100^0, bei *Kaninchen* 54^0, *Schwein* 91^0, *Katze* 79^0, *Affen* 36^0 (POOLE 1905, FINK 1948). Während der embryonalen Entwicklung vergrößert sich der Trochlea-Winkel mit zunehmendem Alter. Bei menschlichen Embryonen von 75 mm SSL mißt er 35^0 und bei 260 mm SSL 40^0. Er erreicht bei 55 cm langen Embryonen seine endgültige Größe (55^0) (FINK 1948).

Gedanken zur evolutiven Entwicklung der Augenmuskulatur äußerte ZAGORA (1957). Aus seitenverschiedenen Stellungen der Augenachsen in histologischen Schnitten fetaler Präparate schloß der Autor auf unkoordinierte Augenbewegungen beim Fetus. Über die Anatomie der Augenmuskulatur des *Kaninchens* s. SHEPPARD (1962).

3. Innervation der Augenmuskulatur

Die Augenmuskulatur ist bekanntlich besonders reich innerviert. Nach ausgedehnten Zählungen an Muskelquerschnitten variiert das Verhältnis der Nervenfasern zu Muskelfasern bei der Augenmuskulatur zwischen 1:5 und 1:11. Beim *Menschen* schwankt das Verhältnis zwischen 1:5 und 1:7; bei verschiedenen *Säugern (Carnivoren, Nager)* von 1:3,8 bis 1:11,6 (BJÖRKMAN u. WOHLFART 1936, TORRE 1943, 1953, OMOTO 1959, 1960). Die Zahl der Muskelfasern liegt beim *Menschen* im M. rectus lateralis etwa zwischen 20000—25000, beim M. obliquus superior zwischen 13000—14000 (TORRE 1943, 1953). Die durchschnittliche Faserzahl beträgt bei der *Maus* 459, bei der *Ratte* 1088 (PŘECECHTĚLOVÁ 1950).

Der N. abducens hat beim *Menschen* etwa 3000—5000 (TORRE) oder 6600 (BJÖRKMAN u. WOHLFART), beim *Kaninchen* 1413 Nervenfasern (OMOTO 1959). Beim N. trochlearis wurden 2000—2500 (TORRE), 3400 (BJÖRKMAN u. WOHLFART) und 867 Fasern beim *Kaninchen* (OMOTO) gezählt. Entsprechend hatte der N. oculomotorius beim *Menschen* 24000 (BJÖRKMAN u. WOHLFART) und 4827 Nervenfasern beim *Kaninchen* (OMOTO) (vgl. Tabelle 20). Die parasympathischen Fasergruppen des N. III liegen während des intrakraniellen Verlaufs vornehmlich im oberen kranialen Abschnitt des Nerven, während sie im orbitalen Teil desselben mehr verteilt innerhalb des N. oculomotorius liegen (SUNDERLAND u. HUGHES 1946). Die Faserzahl der Augenmuskelnerven ist am Eintritt in den Muskel größer als am Abgang des Nerven vom Hirnstamm. Zum Beispiel fand TORRE am gleichen Nerven (N. VI eines *Menschen*) zentral 3300, peripher 4650 Fasern. Nach OMOTO (1959) beträgt die Zunahme der Faseranzahl im distalen Teil der Nerven durchschnittlich 5%.

Tabelle 20. (Nach Torre 1943, 1953)

	Zahl der Nervenfasern		Zahl der Muskelfasern		Verhältnis
Hund II . . .	N. VI	910	M. rectus lateralis	10590	1:11,6
	N. IV	860	M. obliquus superior	6430	1:7,5
Hund I	N. VI	1990	M. rectus lateralis	17190	1:8,6
Mensch I . . .	N. VI	5000	M. rectus lateralis	24400	1:4,9
	N. IV	2440	M. obliquus superior	13140	1:5,3
Mensch II . . .	N. VI	3300	M. rectus lateralis	19760	1:6
	N. IV	2100	M. obliquus superior	14220	1:6,8
Meerschweinchen	N. IV	470	M. obliquus superior	1750	1:3,8
Katze	N. VI	1240	M. rectus lateralis	11430	1:9,5
	N. VI	790	M. rectus lateralis	8250	1:10,4
	N. VI	990	M. rectus lateralis	11130	1:11,2
	N. VI	1070	M. rectus lateralis	8250	1:7,7
	N. IV	560	M. obliquus superior	3970	1:7
	N. IV	360	M. obliquus superior	2100	1:5,8
	N. IV	430	M. obliquus superior	4850	1:11,3
	N. IV	530	M. obliquus superior	4820	1:9

Die Nervenfasern sind markhaltig, jedoch von unterschiedlicher Dicke. Der Axondurchmesser liegt durchschnittlich bei 3—6 μ, die Markscheide mißt 5—11 μ (Torre 1953). Der N. oculomotorius hat vornehmlich 3 μ dicke, der N. trochlearis und abducens solche von 3 μ und größere von 8—10 μ. Daneben kommen auch dicke Fasern von 10—16 μ vor (Tatesi et al. 1939). Die Querschnittsverteilung entspricht nach Donaldson (1960) einer zweigipfligen Kurve. Der erste Gipfel liegt bei 3—7 μ, der zweite bei 11—17 μ. Der Faserdurchmesser wurde bei den motorischen Nerven mit 2—23 μ, bei den sensiblen mit 2—20 μ errechnet. Ganglienzellen können in die Augenmuskelnerven eingelagert sein (Omoto 1959). Die relative Zahl der Nervenfasern in den Augenmuskeln ist bei *Primaten* höher als beim *Kaninchen* (Cooper u. Daniel 1949).

Bei makroskopischer Präparation der Nerven in der Orbita und im Sinus cavernosus fanden sich zahlreiche anatomische Variationen in der Verzweigungsform der Augenmuskelnerven und des N. ophthalmicus (Winckler 1936, 1937, 1956, Coppini 1952, Sunderland u. Hughes 1946, Sunderland 1952). Alle drei Augenmuskelnerven gehen Anastomosen mit Trigeminusästen ein, sowohl innerhalb der Augenhöhle als auch im Bereich des Sinus cavernosus (Winckler 1937, 1956a, Cooper et al. 1955). Während verschiedene Autoren annehmen, daß diese Nervenverbindungen die afferenten Fasern der Muskelsensibilität von den Augenmuskelnerven dem Trigeminus zuführen (Stibbe 1930, Wilkinson 1930, Pearson 1943, Cooper et al. 1955), halten Sunderland et al. (1946) diese Anastomosen — besonders im Bereich des Sinus cavernosus — für sympathische Verbindungen. Bei 125 präparierten Orbitae waren in 15 Fällen Anastomosen zwischen dem N. ophthalmicus und trochlearis, in einem Falle zwischen dem N. nasociliaris und oculomotorius darstellbar (Coppini 1952). Bei *Ungulaten* bestehen eigene proprioceptive Nerven von den Augenmuskeln. Es gibt einen „N. proprioceptivus superior" vom N. ophthalmicus, der vom M. rectus superior, M. levator palpebrae superioris und M. obliquus superior kommt, und einen „N. proprioceptivus inferior", der die afferenten Fasern der Mm. rectus lateralis, inferior und obliquus inferior leitet. Beim *Menschen* fehlen isolierbare, proprioceptive Nerven dieser Art (Winckler 1936, 1956b).

Umstritten ist die Frage nach dem Vorkommen von *Muskelspindeln* in den äußeren Augenmuskeln. Ihre Existenz wird von Torre (1950), Fukuda (1956,

Tabelle 21. *Vorkommen von Muskelspindeln* (nach Voss 1957)

M. rectus superior	M. rectus inferior	M. rectus medialis	M. rectus lateralis	M. obliquus superior	M. obliquus inferior	M. levator palpebrae	Autor
—	47	—	—	—	—	—	Cooper u. Daniel (1949)
51	—	71	—	22—79	—	—	Merillees, Sunderland u. Hayhow (1950)
0	21	11	3	35	0	2	Voss (1957)

1958), Kalugina (1957, 1958) und Okamoto (1959) bestritten, von Cooper u. Daniel (1949), Merillees et al. (1950), Wolter (1954, 1955), Bonavolonta (1956), Law (1956), Winckler (1956a, b), Sunderland (1949), Voss (1957), Ottonello (1951) jedoch als sicher hingestellt.

Ein Grund für diese Meinungsverschiedenheiten ist vielleicht in der charakteristischen Lokalisation der Spindeln zu suchen. Sie liegen nämlich nach Merillees et al. (1950), Voss (1957) u. a. meist an den Enden der Muskeln, niemals in der Mitte, während die motorischen Endplatten mehr in der Mitte der Augenmuskeln lokalisiert sind. Die Zahl der Muskelspindeln scheint individuell stark zu variieren. Im M. obliquus inferior fanden Meriless et al. (1950) bei sechs verschiedenen Individuen 22—79 Spindeln. Cooper u. Daniel (1949), die beweisende Abbildungen publiziert haben, geben an, daß Muskelspindeln in *allen* menschlichen Augenmuskeln reichlich vorhanden sind und daß sie genauso zahlreich wie bei den Mm. lumbricales seien. Etwa 47 sollen durchschnittlich in einem Muskel zu finden sein (M. rectus inferior). Nach Cooper et al. sind sie am zahlreichsten am proximalen Ende, während sie distal selten sind und in der Mitte des Muskels fehlen. Voss (1957) fand keine Spindeln im M. rectus superior und M. obliquus inferior, dagegen in allen anderen Muskeln, auch im M. levator palpebrae. Voss gab erstmalig auch eine quantitative Auswertung der bisherigen Ergebnisse (Tabelle 21). Gegenüber den Muskelspindeln der übrigen Skeletmuskulatur sollen diejenigen der Augenmuskulatur kleiner sein und eine zartere Kapsel besitzen (Cooper u. Daniel 1949). Sie sind durchschnittlich etwa 900 μ lang und 50 μ breit (Merillees, Sunderland u. Hayhow 1950).

Bei vergleichenden Untersuchungen an *Säugern* konnten Muskelspindeln nicht mit konstanter Regelmäßigkeit nachgewiesen werden (Bonavolonta 1956). Cooper u. Daniel (1949) beobachteten gut entwickelte Muskelspindeln bei *Ungulaten (Schaf, Ziege, Schwein)* und unter den *Primaten* beim *Schimpansen*, nicht dagegen bei *Makaken, Carnivoren (Hund, Katze), Kaninchen* und *Bär*. Okamoto (1959) fand nirgends Muskelspindeln in den äußeren Augenmuskeln und wendet ein, daß die von Cooper et al. beobachteten Endorgane lediglich „spiralige", epilemmale, markhaltige Nervenfasern darstellten; ähnliche Einwendungen erhebt auch Genis Galvez (1952). Typische Muskel- und Sehnenspindeln wurden von Law (1956) auch bei *Schweine*embryonen und Jungtieren beobachtet.

Für die Existenz eigener Muskelspindeln sprechen auch elektrophysiologische Befunde. Bei experimenteller Drehung bzw. Reizung einzelner Augenmuskeln bei *Ziegen* konnten im N. ophthalmicus im Hirnstamm oder den proprioceptiven Nerven der Augenmuskeln, die nach Winckler (1936, 1937) von den motorischen Teilen anatomisch abgrenzbar sind, Aktionspotentiale abgeleitet werden (Cooper et al. 1951, 1953, 1955, Cooper u. Daniel 1954, Whitteridge 1955). Die zugehörigen Ganglienzellen dieser proprioceptiven Sensibilität sind vornehmlich in den Nucleus mesencephalicus des Trigeminus, die sekundären Neurone in die tieferen Schichten des Colliculus superior, der hinteren Commissur und in den Pedunculus cerebellaris superior zu lokalisieren (COOPER u. FILLENZ 1952, COOPER et al. 1953—1955). Die neueren elektrophysiologischen Befunde zwingen zu der Annahme, daß es verschiedene Typen von Receptoren innerhalb der Augenmuskulatur geben muß (COOPER, DANIEL u. WHITTERIDGE 1951, 1953), zumindest aber Muskel- und Sehnenspindeln (WHITTERIDGE 1955). Tatsächlich fanden SAS u. SCHAB (1952) am vorderen Sehnenübergang der Augenmuskelansätze „palisadenförmige" nervöse Endformationen, die sie für Receptoren halten. Aus Degenerationsversuchen nach Durchschneidung verschiedener Augenmuskelnerven sowie einzelner Trigeminusäste und nach lokalisierten Zerstörungen im Hirnstamm scheint hervorzugehen, daß die Fasern von den Palisadenendigungen am Muskel-Sehnenübergang in den motorischen Augenmuskelnerven verlaufen und nicht im Trigeminus, und daß die zugehörigen Zellen im Bereich der jeweiligen motorischen Hirnnervenkerne liegen (SAS u. SCHAB 1952).

Funktionell verhalten sich die Augenmuskeln so, als ob sie keine Receptoren besäßen, die ihre Stellung im Kopf anzeigen (v. HOLST u. SCHOEN 1954, BARTELS 1947). Wird das Auge passiv bewegt oder eine gewollte Blickrichtung mechanisch verhindert, so lokalisieren wir falsch. v. HOLST u. Mitarb. haben bei *Fischen* die Augen mechanisch verstellt und eine Fehllokalisation um den gleichen Winkelbetrag beobachtet, unabhängig von den Spannungsverhältnissen im Muskel. Sie schließen daraus, daß die Mechanismen, die für passive Augenbewegungen gelten, auch für die aktiven Gültigkeit haben und nehmen an, „daß die aktiven Augenbewegungen der Fische, etwa beim Beute-Fixieren, nur deshalb eine richtige Lokalisation des Objektes nicht verhindern, weil das ‚Bewegungskommando' und die ‚retinale Reafferenz' gegeneinander ‚aufgerechnet' werden", so wie es das Reafferenzprinzip (v. HOLST u. Mitarb. 1950) fordert. Die Funktion der Afferenz aus den Augenmuskeln könnte dann vielleicht in eine Feineinstellung oder Sicherung gegenüber unbedeutenden Störungen, welche in einem niederen, motorischen Zentrum ‚erledigt' werden, bestehen, ohne daß die Möglichkeit einer Meldung bis zum Ort der zentralen Richtungslokalisation hinauf vorgesehen wäre" (v. HOLST u. SCHOEN 1954). Daß die proprioceptiven Impulse aus den äußeren Augenmuskeln von untergeordneter Bedeutung sind, ergab sich auch bei einer physiologischen Analyse der menschlichen Augenbewegungen unter regelbiologischen Gesichtspunkten (VOSSIUS 1960). Danach scheint die proprioceptive Sensibilität nur im Dienste der Bewegungsregelung zu stehen, da die sinnesphysiologischen Leistungen des Gesichtssinnes ohne ihre Hilfe vollbracht werden. Nur ganz grob kann die Augenstellung mit Hilfe der proprioceptiven Sensibilität vorgenommen werden. Bei den „Folgebewegungen des Bulbus ist die Retina das entscheidende Meßwerk". Die Augenbewegungen vollziehen sich in Form eines Proportional-Integral-Reglers. Hierbei wird das durch die Retina aufgenommene Bewegungsmuster in zwei getrennten Auswertezentren weiter verarbeitet. Das eine Zentrum ermittelt kontinuierlich die Bewegungstendenz des Zielobjektes und gibt den errechneten Wert an die Augenmuskelkerne weiter; das andere korrigiert die aufgetretenen Phasen- und Amplitudenfehler (VOSSIUS 1960). Hinsichtlich der motorischen Innervation sprechen histochemische Befunde über die Verteilung der Cholinesteraseaktivitäten in der äußeren Augenmuskulatur für die Existenz von α- und γ-Fasern, vielleicht auch von postganglionären, parasympathischen Endigungen (KUPFER 1960).

Die *mikroskopische Innervation* der Augenmuskeln ist mit verschiedenen Imprägnationsmethoden mehrfach ausgiebig untersucht worden (MURAT u. RUPASSOW 1937, TUSHNOVA 1938, DANIEL 1946, OTTONELLO 1951, KIRSCHE 1951,

KANE u. LAW 1953, WOLTER 1952, 1953, 1954, 1955, KALUGINA 1957, 1958, FREGNAN 1958, FUKUDA 1956, 1958, CONRADS 1959b, OKAMOTO 1960, BURNA-SCHOWA 1960, 1961, 1963). Die Ergebnisse sind nicht einheitlich und teilweise widerspruchsvoll.

Durch Silberimprägnationen ließen sich beim *Menschen* neben markhaltigen Fasern ausgedehnte Netze markloser oder markarmer Fasern und mehrere Typen nervöser Endformationen darstellen. Außerdem existiert ein reiches, vegetatives Netz (HIRANO 1941, FREGNAN 1958). HIRANO (1941), KIRSCHE (1951), WOLTER (1954, 1955), FUKUDA (1956, 1958) u. a. haben die früheren Befunde von BÖKE bestätigt, wonach sämtliche Muskelfasern eine doppelte Innervation, eine cerebro-spinale und eine vegetative besitzen. Im Gegensatz zu WOLTER (1952, 1953) konnte KIRSCHE (1951) keine Unterschiede in der Innervation der dünnen, sarko-plasmareichen und dickeren, sarkoplasmaarmen Muskelfasern feststellen.

Im allgemeinen können zwei Nervenfasertypen unterschieden werden: Dicke Fasern — nach KIRSCHE cerebrospinalen Charakters — und dünnere, vermutlich autonome Fasern. Die dickeren enden nach KIRSCHE entweder mit motorischen Endplatten („hypolemmal") oder mit Schlingen und Endösen epilemmal. Epi-lemmale Endformationen wurden auch von FUKUDA (1956) und KALUGINA (1958), COPENHAVER u. JOHNSON (1958) beschrieben.

Sog. „traubenförmige" Endformationen wurden am Sehnenübergang imprä-gniert und sind vermutlich proprioceptive Receptoren (FUKUDA 1957, KIRSCHE 1951). Wahrscheinlich sind sie mit den palisadenartigen Endorganen von SAS u. SCHAB (1952) identisch. RETZIUS (1892), der sie als einer der ersten beschrieben hat, hielt sie für atypische motorische Endplatten, eine Meinung, die in neuerer Zeit auch von HIRANO (1941) wieder vertreten worden ist (vgl. DUKE-ELDER 1961). Spiralige Nervenendigungen, die von dicken markhaltigen Fasern gebildet werden und 15—20fache Wickelungen bilden können, kommen besonders an den Sehnenübergängen oder im Bereich der Muskelspindeln vor (GÁLVEZ 1952, BARON 1953, FREGNAN 1958, DANIEL 1946, OTTONELLO 1951, OKAMOTO 1957 bis 1960, WOLTER 1955). Sie entwickeln sich kurz vor der Geburt. OTTONELLO (1951) rechnet die spiraligen Endigungen zum sympathischen System. Sie sind aber wahrscheinlich motorischer Natur.

FUKUDA (1957) unterschied innerhalb der Augenmuskulatur fünf verschiedene Formen von Nervenendigungen, WOLTER (1954, 1955) sogar sechs. Die dickeren, markhaltigen Nervenfasern gehören hauptsächlich zu den hypolemmalen, moto-rischen Endplatten, die dünneren, markhaltigen Fasern zu den „traubenförmigen" Endorganen. Daneben gibt es offensichtlich auch kompliziertere Endformationen, in welche Nervenfasern verschiedener Dicke und Qualität eintreten. Feinste Aufzweigungen im interstitiellen Bindegewebe wurden für autonom gehalten (HIRANO 1941, FUKUDA 1957, KALUGINA 1958). WOLTER (1954, 1955) beschrieb außerdem verschiedene Typen knospenartiger, bäumchenförmiger oder bürsten-artiger Endformationen im Interstitium, die eine kapselartige Bindegewebs-umhüllung haben und sensorischer Natur sein sollen. Daneben sollen auch „sensible Endknäuel" oder spulenartige Gebilde mit feiner Kapsel, ferner End-kolben verschiedener Größe im intermuskulären Zwischengewebe vorhanden sein (WOLTER 1955, ABRAHAM u. STAMMER 1959).

Die vegetativen Geflechte liegen hauptsächlich periarteriell (WOLTER 1953, ABRAHAM u. STAMMER 1959). Feinste, vegetative Nervennetze ließen sich an gelähmten Muskeln in unveränderter Form imprägnieren (CONRADS 1959b). Nach Entfernung des Ganglion cervicale superius zeigten sich allerdings innerhalb der Augenmuskeln keine Degenerationen nervöser Elemente. Lediglich Veränderungen an den Gefäßnerven der Orbita waren festzustellen (TUCHNOVA 1938, NAPOLITANOS 1954, NAGAI 1951). Es wird meist angenommen, daß die Nervenstränge zu den motorischen Endplatten, den Muskel- und Sehnenspindeln von dünnen, marklosen autonomen Fasern begleitet werden (BÖKE 1924, 1927, GARVEN 1925, KIRSCHE 1951, OTTONELLO 1951). Es ist jedoch nicht akzeptabel, in diesen Geflechten *morphologisch* sympathische und parasympathische Elemente unterscheiden zu wollen (WOLTER 1953, 1955).

Beim *Frosch* treten auch nach Durchtrennung des Halssympathicus Nervendegenerationen in der Augenmuskulatur auf (ABRAHAM et al. 1959). Durchtrennungsversuche einzelner Augenmuskelnerven und der Trigeminusäste beim *Frosch* zeigten, daß die dickeren und dünneren, markhaltigen Fasern motorischer Natur sind. Die Faserdegenerationen werden bereits nach 20 Std an einem „mosaikartigen Zerfall der Nervenfasern, eigenartigen Kerbungen, Ausfransungen und der erhöhten Argyrophilie" kenntlich. Sie erreichen beim *Frosch* nach 4 Tagen ihren Höhepunkt. Vom 62. Tag an werden Regenerationsvorgänge sichtbar (ABRAHAM u. STAMMER 1959).

Verschiedene Typen motorischer Nervenendplatten beschrieb FUKUDA (1956). Neben einfachen Endplatten sollen atypische und kompliziertere Endplatten mit Nervenfasern verschiedener Dicke und Qualität differenziert sein. Es sollen auch Muskelfasern mit zwei motorischen Endplatten vorkommen (FEINDEL et al. 1952, BOWDEN 1960).

Nach Durchschneidung des N. oculomotorius bei der *Katze* degenerierten nicht alle motorischen Endplatten der drei Mm. recti, die vom N. oculomotorius innerviert werden, sondern auch Endplatten im M. rectus lateralis. Hieraus geht hervor, daß auch Oculomotoriusfasern in den M. rectus lateralis eindringen (MURAT u. RUPASSOW 1937). Beim *Frosch* treten die Hauptnervenstämme bei den geraden Augenmuskeln im allgemeinen am Sehnenübergang ein, bei den zwei schrägen jedoch mehr in der Mitte des Muskelbauches (ABRAHAM u. STAMMER 1959). Beim *Menschen* und bei höheren *Säugern* liegt die Nerveneintrittspforte in der Mitte (WINCKLER 1936, 1937, 1956) oder etwas nach proximal verschoben (SHERRINGTON 1898, TORRE 1953). Die Innervation der Augenmuskulatur zeigt bei den verschiedenen Wirbeltierklassen Unterschiede, die an eine evolutive Entwicklung denken lassen. Sohlenartige, breite motorische Endplatten treten erst bei *Reptilien* auf (BURNASCHOWA 1960, 1963). Bei den höheren *Säugern* kompliziert sich auch die sensible Innervation, indem die Form und Zahl der Receptoren zunimmt und neue Receptorenarten auftreten (BURNASCHOWA 1963, KALUGINA 1952).

Die Innervationsverhältnisse des M. tarsalis und M. levator palpebrae superior weichen grundsätzlich von denen der äußeren Augenmuskeln ab. Im allgemeinen sind sie weit weniger mit Nerven versorgt als die Augenmuskeln (WOLTER 1952, 1955, ABRAHAM u. STAMMER 1959).

Die *postnatale Differenzierung* der nervösen Endformationen innerhalb der Augenmuskulatur erfolgt bei *Carnivoren* später als beim *Meerschweinchen* (KALUGINA 1952, 1957). Im Alter soll das Nervennetz der Augenmuskeln komplexer und mehr varicös werden. Bei *Nestflüchtern* ist es postnatal frühzeitiger differenziert als bei *Nesthockern* (KALUGINA 1957). Bei menschlichen Feten lassen sich Nervenfasern vom 3. Monat an in den äußeren Augenmuskeln, motorische Endplatten vom 8. Monat an, sensorische Endformationen jedoch erst kurz vor der Geburt darstellen (OKAMOTO 1960). Damit verhalten sich die Nerven der Augenmuskeln hinsichtlich ihrer zeitlichen Entstehung am Auge anders als die der Skeletmuskeln.

III. Lidapparat

1. Äußere Form des Lidapparates

Bekanntlich zeigt die Form der Lidspalte, Größe und Faltung der Lider und die Richtung der Lidspalte rassische Verschiedenheiten. Die Unterschiede gegenüber den Verhältnissen bei Europäern wurden bei Indochinesen von Des-FOSSES (1938), bei Negern von ROLLIN (1936), bei Chinesen von FUNAKAWA u. ISAYAMA (1937) neu untersucht. Eine sog. *Mongolenfalte* ist bei Asiaten in 75%, bei Nordchinesen in 90%, bei Kaukasiern jedoch nur äußerst selten ausgebildet (GOLDBERGER 1936, TALKO-HRYNCEWICZ 1927). Rassische Verschiedenheiten wurden beschrieben (OPPENHEIM 1940, EHRHARDT 1952). Form und Ausbildung der Falte werden vererbt (FORTUYN 1932). SKELLER (1954) beschrieb eine der Mongolenfalte ähnliche Lidfalte bei Eskimos, die vom Tarsusteil der Lider ausgeht (sog. *Eskimofalte*). Bei den Indios Südamerikas dehnt sich die Mongolenfalte über den lateralen Lidwinkel bis ins Unterlid aus (sog. *Indianerfalte*) (AICHEL 1933).

Die äußere Form der *Augenbrauen* (SANTORE u. SALVADORI 1939) und ihr Wachstum bei *Zwillingen* kann zur Eiigkeitsdiagnose nur bedingt herangezogen werden (GERHARDT 1954). An einem großen Untersuchungsgut bestimmte JANCKE (1940) den inneren und äußeren Lidwinkelabstand, ferner Orbita- und Pupillenabstände bei ein- und zweieiigen Zwillingen. Im Gegensatz zu SIEDER (1938) kam JANCKE zu dem Ergebnis, daß die Werte auch bei zweieiigen Zwillingen relativ häufig völlig übereinstimmen und daher nur eingeschränkt zur Eiigkeitsdiagnose verwendet werden können.

Biomikroskopisch können am *Lidapparat* zahlreiche Einzelheiten erkannt werden. Am Lidrand sollen sich so junge, wachsende und alte Cilien unterscheiden lassen (ANDYKOVICH 1960). Das Zahlenverhältnis der ruhenden und wachsenden Cilien ist etwa 7:3. An der *Caruncula lacrimalis* lassen sich biomikroskopisch Haupt- und Nebenfalten beobachten. Quantitative Angaben über Größenverhältnisse, Prominenz, Häufigkeit der Falten, Lidrandabstand usw. finden sich bei KOMURA (1959). Über die makroskopische Anatomie der Lider s. KIRAKO et al. (1940), KISIN (1952), FRALICK (1962).

Die äußere Form des Lidapparates zeigt Alters- und Geschlechtsunterschiede (TUPPA 1938). Mit zunehmendem Alter wird die Lidspalte enger und die Schrägstellung von innen-oben nach außen-unten häufiger. Der Oberlidraum nimmt während der Kindheit an Höhe zu, in mittlerem Lebensalter ab. Im Alter und bei Männern ist eine enophthalmische Lage des Bulbus häufiger. Bei Kindern herrscht eine leichte Protrusio bulbi vor (TUPPA 1938). Die Lidspalte liegt bei Neugeborenen und Jugendlichen höher als bei Erwachsenen. Bei Säuglingen ist ein Teil der Sklera der oberen Bulbushälfte sichtbar. Das Oberlid bedeckt bei Erwachsenen den oberen Cornearand, während das Unterlid nur bis an den Limbus reicht (REITSCH 1926, ISASHIKI 1951).

2. Mikroskopische Anatomie der Augenlider

a) Muskulatur

α) Der M. orbicularis oculi. Der M. orbicularis ist eine Hautmuskelplatte, deren Faserbündel im vorderen Lidbereich normalerweise dachziegelartig übereinandergeschichtet sind (FRALICK 1962). Planimetrische Messungen an Querschnitten zeigten, daß die Fasern der Pars orbitalis beim Erwachsenen etwa doppelt so dick sind wie die der Pars palpebralis. Die Muskelfasern der Pars lacrimalis sind etwas dicker als die der Pars palpebralis, aber deutlich feiner als die der Pars orbitalis (Kato 1937). Die Größenunterschiede der genannten Muskelabschnitte sind bereits bei Neugeborenen vorhanden. Der Muskel des Neugeborenen ist reichlicher von Bindegewebszügen durchsetzt (Kato 1937). An der palpebralen Portion des Muskels kann ein prätarsaler und präseptaler Abschnitt unterschieden werden. Beide Abschnitte überlappen sich nasal am Ligamentum palpebrale mediale ein wenig, so daß die prätarsale Partie etwas oberflächlicher entspringt als die präseptale (Jones u. Boyden 1955).

Eine stereoskopische Analyse des konstruktiven Aufbaus anhand „dicker Schnitte" oder mit Hilfe von Lupenpräparationen zeigte nun, daß der Muskel im Grunde gar nicht kreisförmig ist (Rohen 1953a, Rohen u. Schrader 1954).

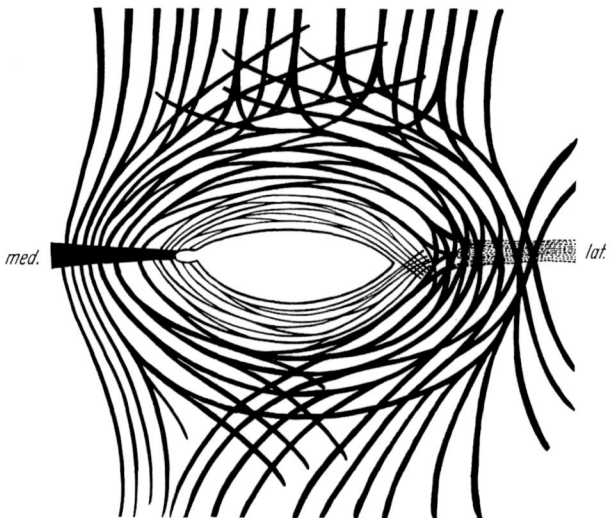

Die Muskelfasern bilden vielmehr ein Geflecht, das kein Syncytium ist, sondern durch Faseraustausch zwischen den einzelnen Bündeln entsteht. Dieses Geflecht hat in jedem Lidquadranten eine andere Struktur, so daß es Muskelfasern, die den ganzen Lidapparat zirkulär umkreisen, praktisch nicht gibt (Abb. 195).

Im Lidbereich bildet der Muskel ein stumpfwinklig kreuzendes Gittergeflecht. Gegen die Stirn zu werden die Kreuzungswinkel der Bündel spitzer. Die Bögen brechen schließlich

Abb. 195. Konstruktionsschema vom Bau des M. orbicularis oculi beim Menschen. (Nach Rohen 1953a.) Mediales Lidband schwarz, laterales Lidband gestrichelt

auf und die Fasern gehen mit elastischen Sehnen an die Haut. Andere Muskelfasern biegen arkadenförmig um und gehen in den M. frontalis über. Ein Teil der Frontalisfasern zieht auch durch die Lücken des orbicularen Maschengitters hindurch gradlinig an die Epidermis.

Im lateralen Lidbereich sind die Verhältnisse besonders kompliziert. Neben zirkulären Fasergruppen bilden sich verschiedene radiäre Bündel. Eine Raphe im Sinne der älteren Literatur — und wie sie neuerdings wieder von Fralick (1962) geschildert wird — gibt es nicht. Muskelfasern, die den lateralen Quadranten halbkreisförmig umziehen, existieren ebenfalls nicht. Auf Flachschnitten durch die Region begegnet man dicht unter der Haut zuerst feinen Fasern von der palpebralen Portion des Muskels, die den radiären Verlauf von den Lidrändern her beibehalten und in Verlängerung der Lidspalte schräg-radiär an die Haut abstrahlen. Darunter liegen die Faserbündel der oberen palpebralen und orbitalen Muskelportion, die den lateralen Quadranten halbkreisförmig umgeben. Sie ordnen sich in Höhe der Lidspalte neu an. Dabei splittern sich die Bündel auf, überkreuzen und verflechten sich und gruppieren sich jenseits der Lidspaltenebene zu neuen Faserbündeln (Abb. 196). Durch die Maschen dieses Gittergeflechtes ziehen einzelne Fasern hindurch, die — radiär umbiegend — auch vom Orbicularis stammen und in einen radiären Bindegewebsstrang einmünden, der unter dem soeben geschilderten Muskelgitter liegt. Wir bezeichneten diesen

Faserzug, der meist als Raphe beschrieben wurde (vgl. neuerdings JONES 1957, 1960), als „Ligamentum palpebrale laterale superficiale" (ROHEN 1952c, 1953a). Die Bindegewebsfasern dieses oberflächlichen, lateralen Lidbandes ziehen über den Orbitalrand hinweg und gehen peripher in das Bindegewebsgerüst der Haut über.

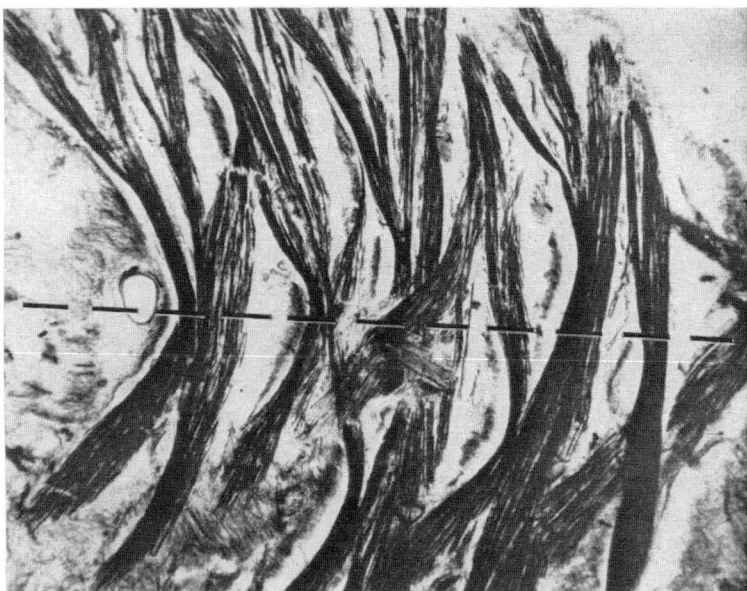

Abb. 196. Flachschnitt durch den lateralen Quadranten des M. orbicularis oculi vom Menschen (50 μ dicker Schnitt, Azan, 32fach). Der Längsdurchmesser des Bildes entspricht der horizontalen Lidachse. Die Orbicularisfasern gruppieren sich im lateralen Lidwinkel durch regelmäßige Verflechtungen um

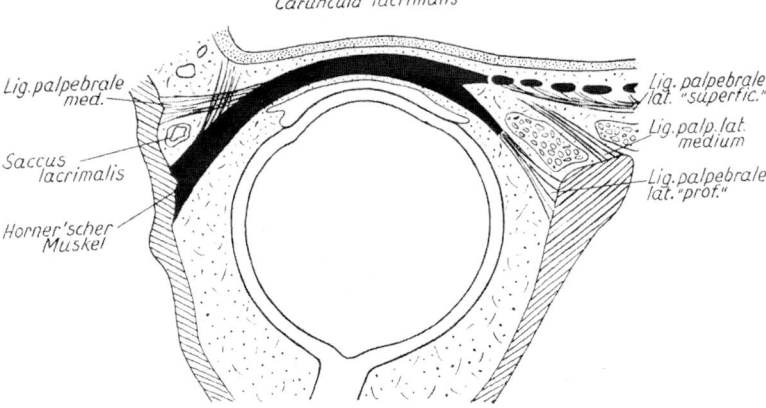

Abb. 197. Schema von der topographischen Anordnung der Pars palpebralis und lacrimalis des M. orbicularis oculi und deren Beziehungen zu den Lidbändern

Daneben existiert noch ein — wie wir es nennen möchten — tiefes, laterales Lidband („Ligamentum palpebrale laterale profundum"). Dieses geht hauptsächlich aus palpebralen Orbicularisfasern hervor, die aus dem „Kreisverlauf" radiär ausscheren, sich am lateralen Lidwinkel kreuzen und in einen radiären Bindegewebszug übergehen, welcher an der lateralen Orbitawand in die Periorbita einstrahlt (Abb. 196, 197). In der Peripherie zweigen außerdem Muskelfasern vom

M. orbicularis ab und gehen schräg-bogenförmig in die Wangen- und Schläfenhaut über. Dieser Teil variiert individuell sehr. Nur bei kräftig entwickelter mimischer Muskulatur tritt er als ein eigener Abschnitt hervor. Meist handelt es sich nur um einzelne, aberrierende Faserzüge.

Zwischen oberflächlichem und tiefem Lidband existieren noch weitere, radiär gebündelte Bindegewebszüge, die vornehmlich im sog. Septum orbitale liegen und wie das tiefe Lidband am orbitalen Knochen fixiert sind. Wir haben diese Züge in Analogie zu den vorigen als Ligamentum palpebrale laterale „mediale" bezeichnet (ROHEN 1953b). Sie haben funktionell eine untergeordnete Bedeutung (Abb. 197, 198).

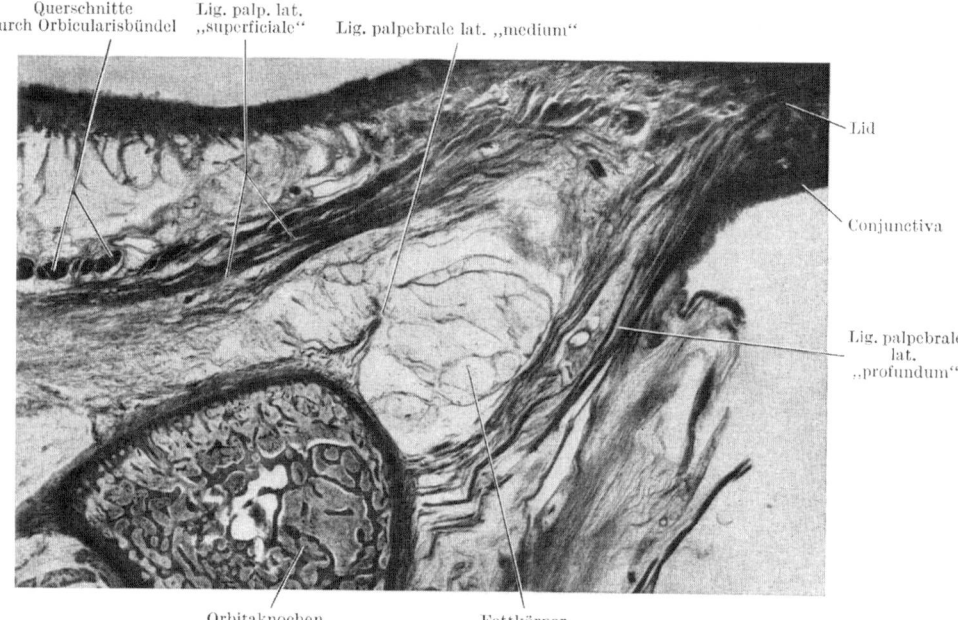

Abb. 198. Horizontalschnitt durch den lateralen Lidwinkel von einem zweijährigen Kind (100 μ dicker Schnitt, Azan, 5,5fach). Die topographische Lage der drei, von uns unterschiedenen, lateralen Lidbänder ist zu ersehen

Im Gegensatz zum lateralen Lidbereich ist *medial* ein kräftiges, faserreiches Lidband entwickelt, das den Orbiculusfasern als Ansatz dient und an der Crista lacrimalis anterior befestigt ist. Die Verhältnisse werden jedoch dadurch kompliziert, daß die Pars lacrimalis eine eigene Muskelportion des Orbicularissystems darstellt, die hinter dem Tränensack entlang zur Crista lacrimalis posterior läuft (Abb. 198). Die Besonderheiten dieses Muskelabschnittes werden beim Tränenapparat abgehandelt (s. S. 449). Die komplizierten Verhältnisse des Ansatzes von Orbiculariszügen und Ligamentum palpebrale mediale am medialen Lidwinkel sind neuerdings, vornehmlich präparatorisch, von JONES et al. (1955, 1957, 1960) studiert worden. Danach soll die tiefe Portion des Lidbandes vor dem Tränensack liegen. Die Muskelbündel der Pars palpebralis überschichten sich stufenförmig und geben auch Sehnenbündel zum Tränendiaphragma ab.

Die Lidbänder können also nicht ausschließlich als Verstärkungen des orbitalen Septums angesehen werden (HOSOKAWA 1956). Sie stellen vielmehr ein komplexes Bindegewebssystem dar, an dessen Aufbau sich die verschiedenen Strukturen des Lidapparates beteiligen.

Im Unterlidbereich bildet sich wiederum eine andere Muskelstruktur heraus. Das orbitale Geflecht löst sich caudal immer mehr auf. Die Verflechtung wird weitmaschiger und peripher spalten sich Muskelzüge ab, die mit ihren Sehnen in das Membransystem der Fettläppchen der Wange oder schräg-radiär weiterlaufend in die Epidermis übergehen. Andere Bündel mischen sich den benachbarten mimischen Systemen (M. zygomaticus, Mm. levatores nasi superiores) bei. Bei der makroskopischen Präparation werden die caudalen Verflechtungen meist abgeschnitten und so künstlich ein zirkulär-verlaufendes Muskelsystem hervorgebracht. Die üblichen anatomischen Abbildungen über den M. orbicularis bedürfen also einer Korrektur (Abb. 199).

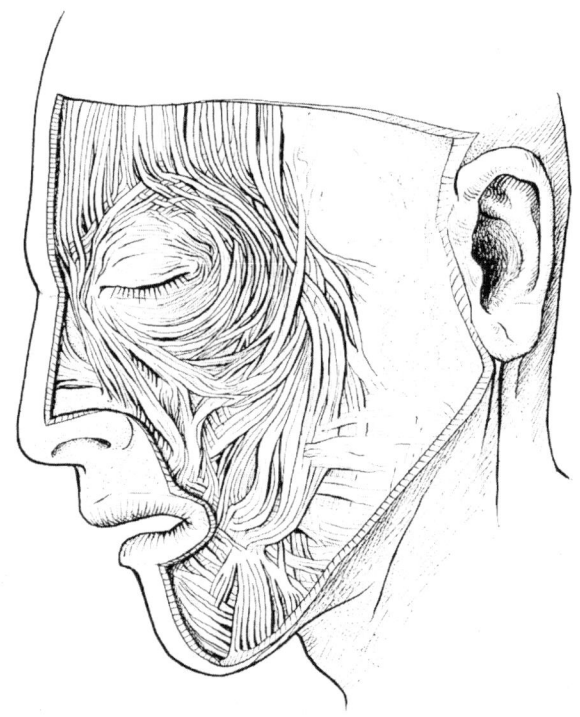

Die Orbicularisfasern sind nicht nur in der Fläche gitterartig verflochten, sondern auch der Tiefe nach. Innerhalb der dachziegelartig übereinanderliegenden Bündel sind Untergruppen erkennbar, zwischen denen ein Faseraustausch wie bei einem Geflecht glatter Muskulatur stattfindet.

Eine Sonderstellung nehmen die inneren palpebralen Fasern ein, die üblich als *M. ciliaris* (RIOLANI) besonders bezeichnet werden. Die Virchowsche Untergliederung dieser Muskelportion in eine Pars tarsalis anterior, posterior, Pars ciliaris und interglandularis ist künstlich. Es handelt sich um ein einheitliches

Abb. 199. Hauptverlaufsrichtungen der mimischen Muskulatur im Bereich des Sehapparates nach makroskopischer Präparation der Muskelstrukturen

System (ROHEN 1953b). Die Fasern sind dünner als die Orbicularisfasern. Sie zeigen auf Transversalschnitten eine sehr regelmäßig kreuzende Gitterstruktur mit Winkeln von rund 160°. Durch die Maschengitter gehen die Ausführungsgänge der Meibomschen Drüsen hindurch (Abb. 200). Sphincterartige Hüllen um die Gänge herum werden nicht gebildet. Dagegen strahlen Einzelfasern mit elastischen Sehnen in den Tarsus ein und beteiligen sich am Aufbau der bindegewebigen Faserkörbe der Drüsenalveolen. Lateral mischen sich die Riolanischen Faserbündel mit der tiefen palpebralen Orbicularisportion, die am Ligamentum palpebrale profundum ansetzt, medial mit der Hornerschen Pars lacrimalis.

Die Innervation des M. orbicularis unterscheidet sich nicht grundsätzlich von der der quergestreiften Muskulatur des Körpers. Epilemmale spiralige Nervenendformationen wie in der äußeren Augenmuskulatur wurden von GENÍS-GÁLVEZ (1952) abgebildet.

β) Quergestreifte und glatte Lidheber (M. levator palpebrae superioris und Mm. tarsales). Ein quergestreifter Lidheber ist bekanntlich nur im Oberlid entwickelt. Der M. levator palpebrae ist in seiner Faserstruktur einheitlicher als die äußeren Augenmuskeln, weniger von Bindegewebe durchsetzt und nicht so reich

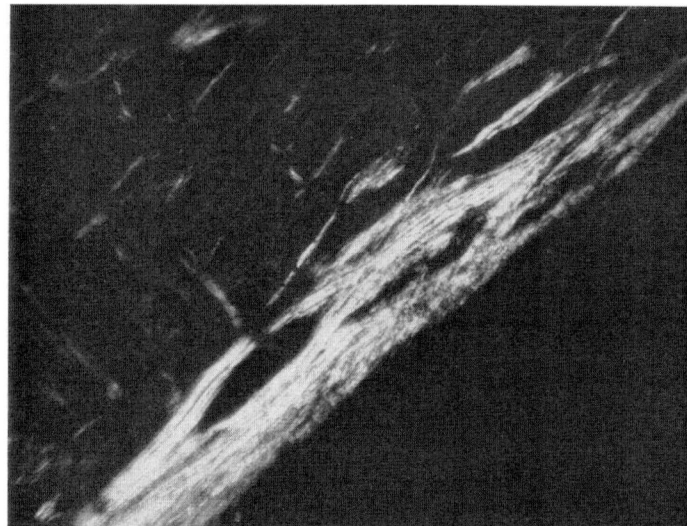

Abb. 200. Flachschnitt durch das Oberlid vom Neugeborenen (150 μ dicker Schnitt, Azan, polarisiertes Licht, 32fach). Die Gitterarchitektur des M. ciliaris (Riolani) im Bereich der Ausführungsgänge der Meibomschen Drüsen wird deutlich

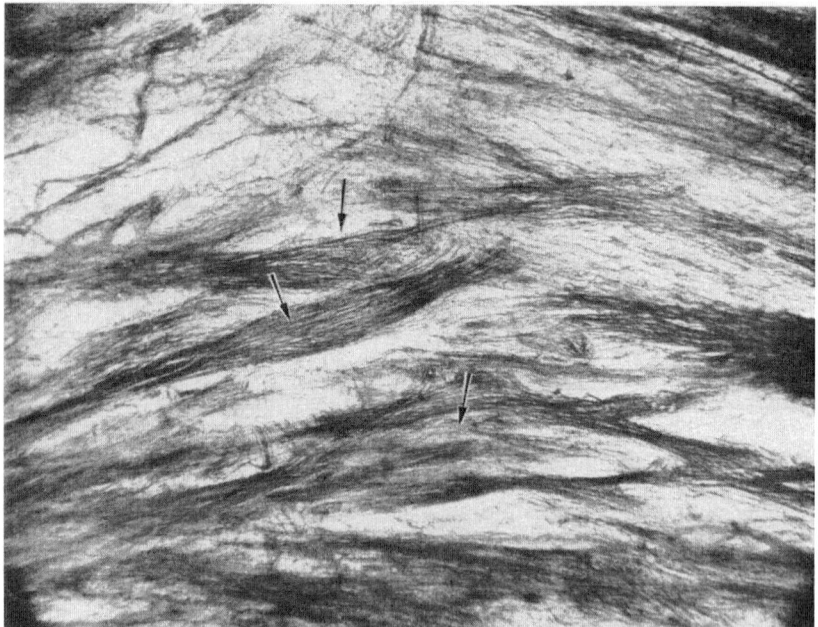

Abb. 201. Flachschnitt durch die Fascienscheide des M. levator palpebrae superioris beim Menschen (150 μ dicker Schnitt, Resorcinfuchsin-Kernechtrot, 28fach). In die Fascien des Levator ist ein regelmäßig geordnetes, elastisch-muskulöses System eingelagert (Pfeile)

innerviert (COOPER u. DANIEL 1949). Muskelspindeln sind vorhanden, aber nicht so zahlreich wie bei den Augenmuskeln (DUKE-ELDER 1961). Der M. levator palpebrae superioris geht oberhalb des Fornix conjunctivae in eine kräftige, kollagenfaserige Aponeurose über. Diese geht verschiedene Verbindungen primärer und sekundärer Art zu den Lidstrukturen ein (HILDRETH 1940, 1941) und bildet an beiden Seiten zipfelförmige Verlängerungen, die sich an der Orbitawand festheften

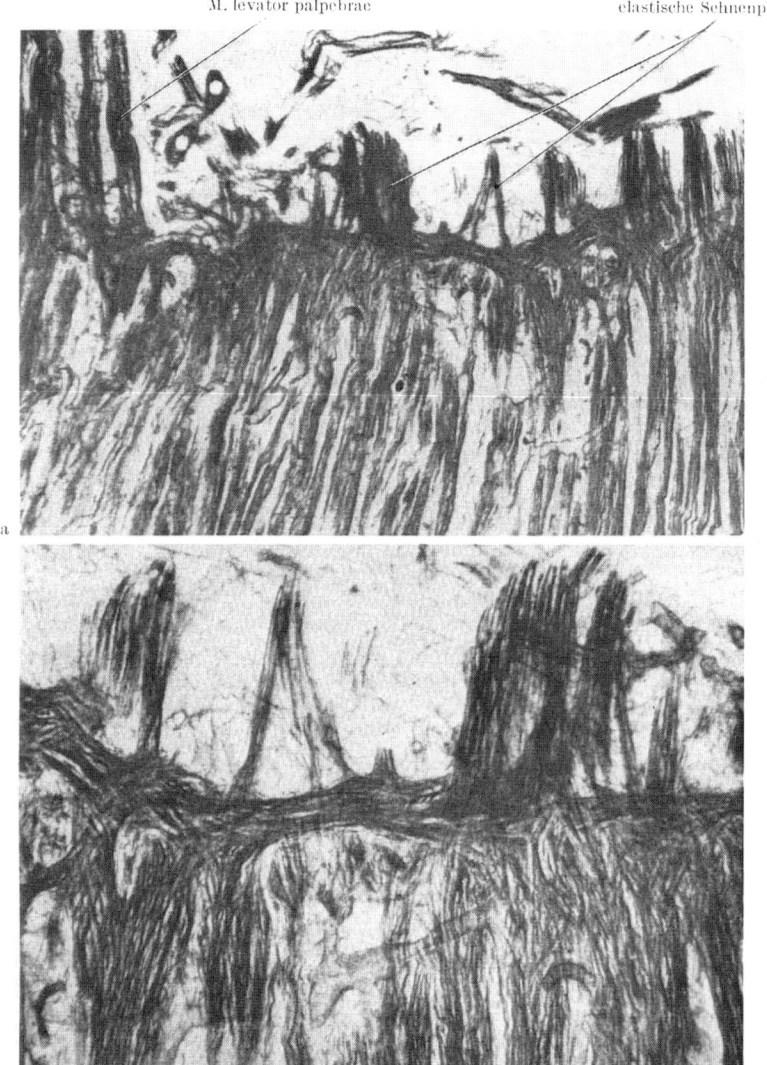

M. levator palpebrae   elastische Sehnenpinsel

Abb. 202a u. b. Flachschnitte durch den M. tarsalis des Oberlides vom Menschen (Resorcinfuchsin, 150 μ dicke Schnitte, 13,5- und 32fach). Am Oberrand des M tarsalis bildet sich eine quergelagerte Muskelstruktur, die mit elastischen Sehnen im umgebenden Gewebe verankert ist

(WHITNALL 1932, HOSOKAWA 1956). Der laterale Zipfel teilt die Tränendrüse unvollständig in zwei Portionen. An Flachschnitten und Häutchenpräparaten erscheint die Aponeurose als gitterartiges dichtes Fasergeflecht, dessen Kreuzungswinkel durchschnittlich 120° betragen (ROHEN 1953a). Die kollagenen Faserbündel der Aponeurose fächern sich innerhalb des Oberlides pinselartig auf und beteiligen sich an der Bildung des gitterartigen Bindegewebsgerüstes des Lides. Daß Levatorfasern in den Tarsus einstrahlen (VIRCHOW 1910, WHITNALL 1932), konnten wir nicht bestätigen. ISAKSSON (1960) nimmt eine indirekte Befestigung des Levator am Tarsus durch den M. tarsalis an, während DUKE-ELDER (1961) von einer Anheftung im unteren Drittel der tarsalen Vorderfläche spricht.

Die Levatoraponeurose wird auf der Vorderfläche von einer derben Fascien-hülle bedeckt. Diese Fascie ist makroskopisch präparierbar (WHITNALL 1921, 1932). An Häutchenpräparaten fanden wir innerhalb dieser Scheide elastisch-muskulöse Systeme, die quergelagert sind und aus mehreren Gliedern bestehen (Abb. 200, 201). Die glatten Muskelbündel setzen sich nach beiden Seiten in elastische Sehnen fort, die ihrerseits wieder an Muskelbündeln befestigt sind. Die elastisch-muskulösen Verbindungen kreuzen meist in stumpfen Winkeln und bilden insgesamt eine quere Verspannung des Lidhebers am Muskelsehnenübergang.

Die *Mm. tarsales* bilden eine weitgehend einheitliche Muskelplatte, die eben-falls ein elastisch-muskulöses System darstellt. Der M. tarsalis superior ist längs-orientiert, der M. tarsalis inferior mehr horizontal. Die glatten Muskelfasern verbinden sich so untereinander, daß lichtmikroskopisch der Eindruck eines Geflechtes entsteht. Um ein echtes Syncytium handelt es sich hier aber ebenso-wenig wie bei der Iris- oder Ciliarmuskulatur. Die Muskelfasern gehen an den distalen und proximalen Rändern in elastische Sehnen über, die in das Binde-gewebsgerüst der Lider und Tarsi einstrahlen. Die Netzstruktur der Tarsal-muskulatur ist auch präparatorisch erkennbar (HINTZSCHE u. v. MURALT 1946). Der M. tarsalis superior gruppiert sich am proximalen Rand um. Die vorher sagittal orientierten Muskelfasern biegen äquatorial um und bilden ein quer gelagertes Netz, das sich in gleicher Höhe durch das ganze Oberlid hindurchzieht (Abb. 202). Diese transversale Zone bildet den oberen Abschluß des M. tarsalis. Von ihr gehen zahlreiche elastische Sehnen ab, die oft pinselartig gebündelt sind und radiär nach hinten abzweigen. Zwischen Tarsal- und Levatormuskulatur schiebt sich eine schmale Zone von Fettgewebe. Lidwärts strahlt der glatte Lidheber mit elastischen Sehnen hauptsächlich in den Tarsus ein. Einzelne Sehnen zweigen auch ins Bindegewebe der Lider ab (FUJIMORI 1936).

Die glatte Muskulatur der Lider wird durch ein reiches Netz feinster, vege-tativer Fasern innerviert, die nach Exstirpation des Ganglion cervicale superius degenerieren (FUKUDA 1956, 1958).

b) Drüsen- und Bindegewebsapparat der Lider

Das Bindegewebe der Lider zeigt eine auffallend regelmäßige Architektur, die auf dünnen Sagittalschnitten nicht recht zu erkennen ist. An dickeren Transversalschnitten sieht man aber eine äußerst regelmäßige Gitterstruktur der Bindegewebsbündel, deren Kreuzungswinkel zwischen 90⁰ und 120⁰ liegen (Abb. 203). Die subepithelialen Bindegewebsbündel spalten sich in feinere Züge auf, die aber die gleiche Anordnung beibehalten. Dicht unter der Epidermis wird daher das Fasergerüst dichter. In das prätarsale Fasernetz strahlen die Bündel der Levatoraponeurose so ein, daß die Faseranordnung des Bindegewebs-gerüstes der Lider gewahrt bleibt. Mit anderen Worten: die Sehnenfasern, die schon in der Aponeurose gekreuzt sind, fächern sich im Lidbindegewebe auf, ohne ihre Winkelrichtung wesentlich zu verändern. Die sog. zentrale Binde-gewebsschicht des Oberlides (SCHWALBE) kann daher auch als die aufgefächerte, verbreiterte Sehne des M. levator palpebrae aufgefaßt werden (Abb. 218).

In den horizontalen Lidquadranten straffen sich die Bindegewebszüge zu den beschriebenen Radiärstrukturen, die mit den Lidbändern (s. S. 433) und dem Septum orbitale eine feste Verbindung eingehen. Die Knäuel- und Talgdrüsen sowie die Haarfollikel lagern sich in die Maschenräume des bindegewebigen Gitters ein. Um die Haarfollikel herum bilden sich korbartige Bindegewebshüllen, die aus regelmäßig kreuzenden Spiralgeflechten bestehen. Die Faserkörbe der Haarfollikel bestehen vornehmlich aus Gitterfasern, die sich im Alter zu Kollagen-

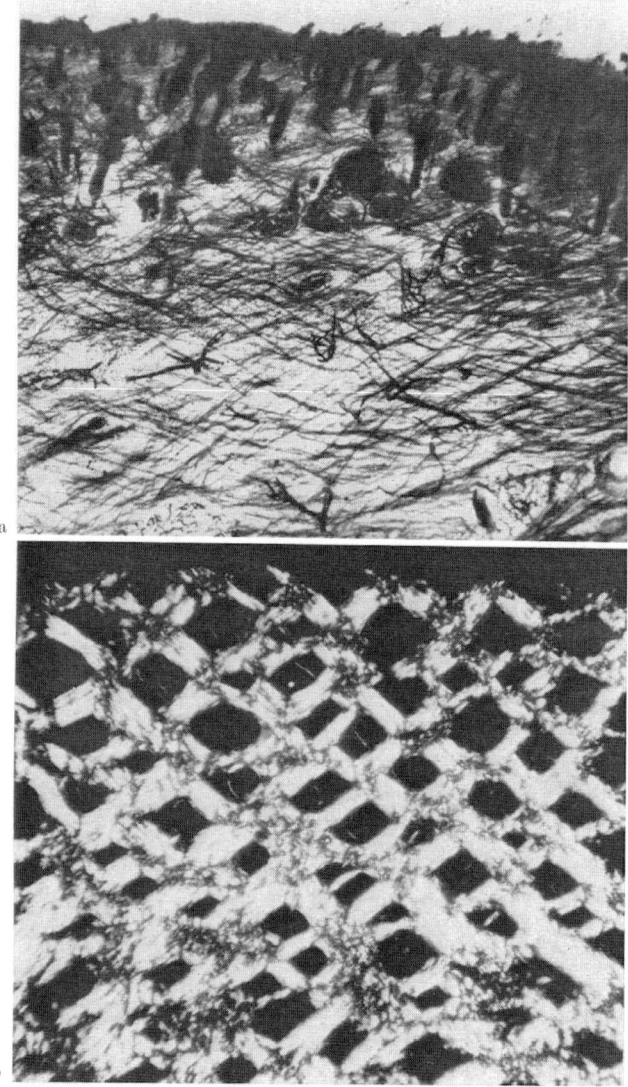

Abb. 203a u. b. Architektur des Lidbindegewebes. a Mensch (Neugeborenes, 100 μ dicker Schnitt, Azan, 32fach), b Ratte (240 μ dicker Schnitt, Resorcinfuchsin, polarisiertes Licht, 52fach). Die Epidermis liegt jeweils am oberen Bildrand. Das subepitheliale, kollagen-elastische Bindegewebe ist sehr regelmäßig in Gittergeflechten geordnet

fasern umbilden und teilweise hyalinisieren können (STILO 1936). Dem kollagenen Fasergerüst mischt sich ein dichtes elastisches Netz gleicher Anordnung bei. Die kollagen-elastischen Faserzüge durchsetzen den M. orbicularis in regelmäßigen Abständen, wodurch die dachziegelartige Gliederung des Muskels zustande kommt. Das elastische Fasernetz ist im Bereich der Tränenwege, der lateralen Lidbänder und in der Nähe des Fornix conjunctivae verdichtet. Auch im medialen Lidband unter der Epidermis, um die Haarfollikel und die Mollschen Drüsen herum liegen zarte, aber sehr dichte elastische Netze. Am kräftigsten ist das elastische Gewebe im Unterlid. In den Fascienscheiden des M. levator palpebrae superioris ist das elastische Gewebe stellenweise membranartig verstärkt. Die Existenz elastisch-muskulöser Systeme an dieser Stelle wurde schon erwähnt (s. S. 438). An den Lidwurzeln grenzt sich das Bindegewebe durch membranartige Schichten vom orbitalen Fettgewebe ab. Die Fettläppchen nehmen im Oberlid auf dem Querschnitt Dreiecksform an. Die vorderen Bindegewebsmembranen werden vielfach als Septum orbitale besonders benannt. Es handelt sich aber nicht um einheitliche, distinkt abgrenzbare Strukturen. Auch die neuerdings von RAMA (1963) als Ligamente beschriebenen, episkleral und paralimbal gelegenen Bindegewebsstränge zwischen Conjunctiva, Sklera und Lid können nicht als konstante, ligamentartige Strukturen bezeichnet werden.

Die zahlreichen *Schweißdrüsen* der Lider haben durchschnittlich 4,5 mm lange Ausführungsgänge und 7,3 mm lange, sezernierende Abschnitte. Ihr Volumen soll 0,0153 mm³, ihr Durchmesser 400—600 μ betragen (HIROSE 1960).

Die *Meibomschen Drüsen* füllen beim Menschen nahezu das ganze Lid aus. KAGOSHIMA (1936) unterschied drei Zellformen: Wandzellen, Basal- und Talgzellen. Die beiden ersten besitzen ein deutliches Golgi-Netz. Die Meibomschen Drüsen werden bekanntlich von einem äußerst dichten Bindegewebe umgeben, welches den Tarsus aufbaut. Die Mitosenverteilung in den Meibomschen Drüsen verhält sich wie bei anderen holokrinen Drüsen. Die Mitosen sind zahlreicher im Randbezirk der Alveolen als in den Ausführungsgängen (RONDINI 1955). Die Drüsenalveolen werden von einem dichten Netz, hauptsächlich cholinerger Fasern umgeben (MONTAGNA u. ELLIS 1959). Die elektronenmikroskopischen Befunde über die Sekretionsvorgänge hat PALAY (1958) zusammenfassend dargestellt. Danach besitzen die peripheren Randzellen, die sich mit basischen Farbstoffen anfärben lassen und reich an RNS und Phosphorlipoiden sind, viel Mitochondrien und Ribosomen. Tubuli, kleine Vesikel und Ergastoplasmamembranen sind nur geringgradig ausgebildet. Während der Transformation der peripheren Drüsenzellen in Sekretzellen nimmt das agranuläre Retikulum zu; Mitochondrien und Golgi-Apparat bleiben unverändert. Eigenartige, gitterartig-lamellierte Körper hat PALAY (1958) innerhalb der Meibomschen Drüse der *Ratte* gefunden, die er für Abkömmlinge der Golgi-Membransysteme hält. Die zunächst kleinen Sekretgranula nehmen bei den zentral gelegenen Zellen allmählich an Größe zu, wobei sich auch ihre chemische Zusammensetzung ändert. Farbreaktionen fallen jetzt anders aus (MONTAGNA u. NOBACK 1947). In den reifen Drüsenzellen verschwinden schließlich der Golgi-Apparat und die übrigen Zellorganellen. Die Lipoidtropfen fließen zusammen. Der Kern wird pyknotisch (BOWEN 1929, PALAY 1958). In den peripheren Zellen läßt sich ein relativ hoher Gehalt an Phospholipiden und Ribonucleotiden nachweisen; bei den ausgereiften Drüsenzellen überwiegen Cholesterin und Triglycerin in den Sekrettropfen. Phosphorlipoide sind kaum noch vorhanden (MONTAGNA et al. 1947).

Das Bindegewebe der *Tarsalplatten* ist nun keineswegs ein „Faserfilz", sondern weist eine klare Architektur auf (ROHEN 1953a, b). Auf Transversalschnitten zeigt der Tarsus eine ähnliche Faserstruktur wie der hyaline Knorpel etwa der Trachea. Die feinen kollagenen Faserbündel verlaufen außen vornehmlich horizontal oder vertikal, in den zentralen Teilen der Tarsi dagegen sagittal. In den Grenzbereichen gehen sie in arkadenförmig gekreuzten Bögen von der Längsrichtung in einen sagittalen Verlauf über. Die an beiden Flächen des Tarsus ausgebildeten Arkaden erinnern an den Übergang der Tangential- in die Transversalfaserung beim Knorpel. Um die Drüsenalveolen werden Faserkörbe gebildet. Die kollagenen Fasern werden von elastischen Elementen begleitet, die besonders um die Alveolengruppen an den Tarsalrändern und an der Vorder- und Hinterfläche des Tarsus verdichtet sind. Generell dominiert jedoch das kollagene Fasergerüst beim Aufbau der Tarsalplatten. Gitterfasern kommen nicht vor (WOLOKONENKO 1936). Lidkantenwärts treten vereinzelte, glatte Muskelfasern des M. ciliaris, die mit elastischen Sehnen an den Faserkörben der Drüsenalveolen enden, im Tarsus auf. Die elastischen Sehnen des M. tarsalis dringen am anderen Ende in das tarsale Faserwerk ein. Die Verbindungen des Tarsus zur Conjunctiva hin sind wesentlich fester als jene zur prätarsalen Bindegewebsschicht. Auf der Innenseite ist der Capillarreichtum größer. Eine ähnliche Darstellung der Faserarchitektur der Tarsalplatten wurde von GOTO (1950) gegeben (vgl. auch ANELLI 1936).

Mollsche, Zeisssche, Krausesche und Wolfringsche Drüsen vervollständigen den Drüsenapparat der Lider. Anomalien in Form und Ausbildung der Tarsaldrüsen kommen gelegentlich vor. In einem Fall wurden neuerdings im Oberlid nur zehn, im Unterlid acht Drüsen beobachtet, die teilweise noch einen zentralen, gemeinsamen Ausführungsgang bildeten (DJACOS u. PAPAZOTOS 1952). *Akzessorische Tränendrüsen* kommen besonders im Bereich des Fornix conjunctivae auch im Tarsus, seltener jedoch im Unterlid vor (YOKOYAMA 1956). Die Mollschen Drüsen sind bei *Carnivoren* besonders zahlreich im medialen Teil des Oberlides, bei *Ungulaten* mehr im mittleren Teil, bei *Primaten* im medialen und mittleren Teil des Unterlides. Die Drüsen sind bei *Affen* relativ klein (IKEDA 1953).

c) Lidepithel und Conjunctiva palpebralis

Der nasale Teil der Lidhaut zeigt ein etwas dickeres Epithel, kaum Haare und Talgdrüsen, dagegen zahlreiche „Massonsche Zellen" in der Basalschicht des Epithels (WOLFF 1952). Besonders bei Frauen sollen diese Zellen zahlreich auftreten. WOLFF faßt sie als „unicelluläre Talgdrüsen" auf. Haarbalgdrüsen fehlen im Augenlid bei älteren Feten und Neugeborenen. Sie treten erst in der Lidumgebung auf (IKEDA 1953 a).

Das epidermale Epithel wandelt sich an den Lidkanten in ein geschichtetes Plattenepithel um, das an der inneren Kante verdickt ist und in die Conjunctiva *palpebralis* übergeht. Das Epithel sitzt auf einer kräftigen Basalmembran, die sich im Bereich der Conjunctiva etwas verdickt und von einem reticulären Bindegewebe unterlagert wird (STILO 1936). Gitterfasern sollen in der Propria der Conjunctiva palpebralis normalerweise spärlich sein. Im Bereich der Lymphfollikel kommen sie jedoch reichlich vor (WOLOKONENKO 1936, MATSUZAWA 1939). Bei älteren menschlichen Feten und Neugeborenen kann in der Subconjunctiva ein zellarmes Gitterfasergerüst imprägniert werden. Bis zum 8. Lebensmonat verdichtet sich das argyrophile Gerüst; es bilden sich die Verhältnisse wie bei Erwachsenen heraus (WOLOKONENKO 1936). Bei Greisen nehmen die zelligen Elemente im subconjunctivalen Bindegewebe wieder stark ab. Dieses enthält vornehmlich grobe, kollagene Fasern. Die Lymphfollikel vermehren sich auf mechanische und chemische Reize (SUURKÜLA 1942). Ihre Verteilung und ihr Verhalten bei pathologischen Reaktionen läßt sich biomikroskopisch beobachten (KUNITOMO u. HORI 1958).

Im Gegensatz zu SUZUKI (1956) fanden TOLEDO et al. (1957) elektronenmikroskopisch am Conjunctivalepithel keine Intercellularbrücken und Tonofibrillen. Die intercellulären Zwischenräume sollen enger sein als bei anderen Epithelien (FUJIYAMA et al. 1961). Die Zellen zeigen starke seitliche Verzahnungen durch unregelmäßig ineinandergreifende Cytoplasmafortsätze von 0,057

bis 0,220 mμ Dicke, manchmal ein endoplasmatisches Reticulum, jedoch kaum
Mitochondrien (MASLOVA 1957). Es müssen aber bei der Auswertung der Befunde
die strukturellen Unterschiede zwischen Conjunctiva bulbi und palpebralis berücksichtigt werden (PARVIS u. FORNI 1957). Lichtmikroskopisch ist ein Golgi-Apparat
in Kernnähe darstellbar (SUURKÜLA 1942). Die basalen Zellen zeigen häufig
granuläre, osmiophile Einschlüsse, die in den oberflächlichen Zellen seltener
werden (MASLOVA 1957).

Umfangreiche, vergleichend-anatomische Untersuchungen zeigten, daß das
palpebrale Conjunctivalepithel häufig als Plattenepithel differenziert ist und
wenig Becherzellen enthält (MASIERI 1955). Bei älteren Tieren überwiegt das
Zylinderepithel mit reichlich eingelagerten Becherzellen. Bei *Vögeln* ist immer
ein mehrschichtiges Pflasterepithel ohne Becherzellen vorhanden (BUCCIOLINI
1956). Beim *Menschen* soll ein zwei- bis vierschichtiges Zylinderepithel differenziert sein, das auf Grund der Verteilung der Becherzellen in drei Typen gegliedert
werden kann (YAMASAKI et al. 1958).

Mit einer Abdrucktechnik studierte WOLFF (1957) die Oberflächenbeschaffen-
heit des Conjunctivaepithels. Die Abdrücke zeigten eine „feinlappige Struktur",
die durch die Gruppierung der Deckzellen zustande kommt.

Über die Gefäßversorgung, Innervation und die Lymphbahnen der Conjunctiva s. S. 466.

Die Lidränder trennen sich bei *Nesthockern (Ratte, Maus, Kaninchen)* erst
postnatal. Die Trennung beruht nicht auf einer Nekrose der zentralen Zellschichten, wie bisher angenommen wurde, sondern auf dem Einsetzen des Ver-
hornungsprozesses. Dieser Prozeß beginnt keilförmig von außen und von innen
etwa zwischen dem 1.—4. Tag post natum. Die Separierung der Epithelien wird
um den 12.—13. Tag vollständig (GUIEYSSE-PELLISIER 1937, VIARD 1955, ABOU-
HARB 1956). Meist beginnt die Lidöffnung mit einer plötzlich einsetzenden
Zellproliferation, dem schubweisen Auswachsen der Cilien und der vollständigen
Keratinisierung des Epithels (DORDI 1947). Histochemisch deutet sich der Beginn
der Lidspaltenöffnung am Epithel durch das Verschwinden von Glykogen, den
Abfall der RNS-Konzentration und das Anwachsen der Sulfhydrylgruppenakti-
vität an (VIARD 1955, ABOUHARD 1956). Der Zeitpunkt der Lidöffnung liegt
bei *Carnivoren* etwas früher als bei Rodentien (DORDI 1947). Bei *Katzen* wird
die Lidöffnung medial zuerst sichtbar. Das Abreißen der Epithelverklebungen
soll durch eine leichte Retraktion des Bulbus eingeleitet werden (EAYERS 1951).

3. Der Bewegungsmechanismus der Lider

Die Zahl der spontanen *Lidschläge* ist individuell und altersmäßig verschieden.
Bei Neugeborenen und Kindern wurden durchschnittlich zwei Lidschläge pro
Minute beobachtet. Die Zahl steigt bis zum Ende des 1. Lebensjahres etwas an,
vermindert sich im 2. Lebensjahr und nimmt anschließend wieder zu. Bei Er-
krankungen kann die Lidschlagzahl stark reduziert sein (KÖDDING 1940). Bei
Erwachsenen liegt die Lidschlagzahl im Mittel bei 20—30/min (HABERICH u.
WITTKE 1956). Die Dauer eines Lidschlages wird mit 0,2—0,3 sec angegeben.

Die Ursachen für den spontanen Lidschlag sind verschieden. Sicher spielt
die Austrocknung der Cornea nur eine untergeordnete Rolle. Es gibt Tiere,
wie *Meerschweinchen, Maus, Ratte* u. a., die so gut wie keine spontanen Lidschläge ausführen (R. BRÜCKNER 1951). Beim *Menschen* sind 80% aller Lidschläge mit Kopfbewegungen korreliert. Fast jeder Blickwechsel ist beim *Menschen* mit einem Lidschlag verbunden. Während des Lidschlusses vollführen
die Augen eine rasche Bewegung in die neue, angestrebte Blickrichtung. Diese

Koppelung beruht auf einem bedingten Reflex, der sich beim Säugling etwa vom 3. Lebensmonat an entwickelt. Hierdurch werden das Auftreten störender Scheinverschiebungen des optischen Bildes und ein optisch ausgelöster Schwindel verhindert. Der kurze Lidschlag beim Umherblicken ermöglicht außerdem den Ablauf rascher Adaptationsvorgänge im nervösen Apparat des Auges (HABERICH 1956, HABERICH u. FISCHER 1958). Der Lidschlag kann ferner reflektorisch ausgelöst werden. Der reflektorische Lidschlag ist offensichtlich die phylogenetisch ältere Form.

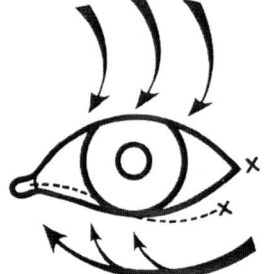

Abb. 204. Schema vom Bewegungsmechanismus der Augenlider beim Menschen. (Nach REITSCH 1926)

Beim *Menschen* erfolgt der einzelne Lidschlag nach einem komplizierten Bewegungsschema (Abb. 204). Durch Selbstbeobachtung oder Farbmarkierung läßt sich leicht feststellen, daß Ober- und Unterlid in unterschiedlicher Form bewegt werden (vgl. REITSCH 1926—1928). Beim Lidschluß wird der laterale Lidwinkel etwas nach medial und unten gezogen sowie zugespitzt. Das Unterlid wird nasal etwas angehoben, temporal leicht gesenkt und im ganzen medialwärts schräg aufwärts bewegt. Das Oberlid wird anfangs vertikal gesenkt, dann aber auch nach medial-einwärts geführt. Beim Lidschluß

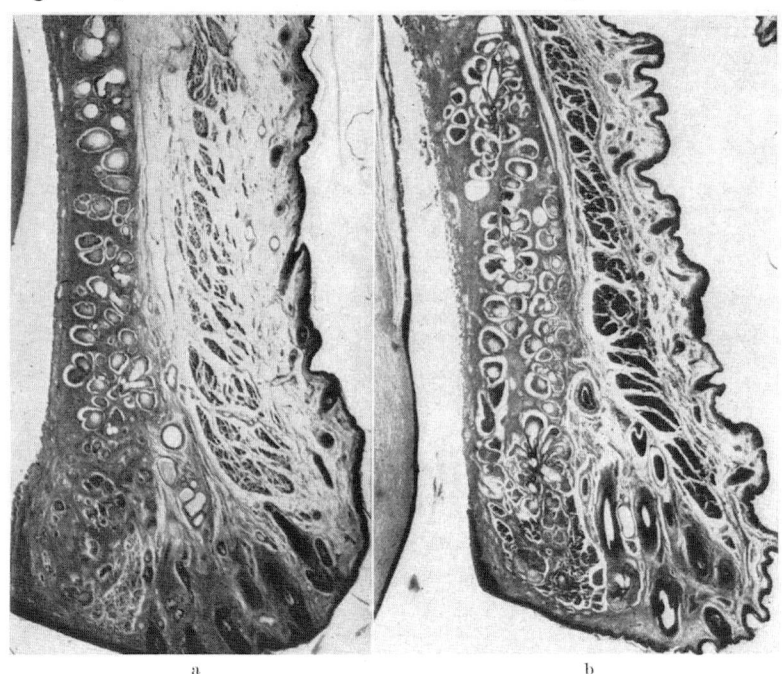

Abb. 205a u. b. Querschnitte durch das Oberlid vom Menschen in geschlossenem (a) und offenem Zustand fixiert (b) (Masson-Trichrom-Färbung, 13,5fach). Stärkere Aufsplitterung der Orbicularisfasern beim Lidschluß. Dachziegelförmige Übereinanderlagerung und Bündelung der Fasern bei Lidöffnung

wird der Bulbus um 1—2 mm nach rückwärts in die Orbita verschoben; der Lidapparat also gestrafft. Der Lidspalt schließt sich von lateral nach medial. Im ganzen stellt diese Bewegungsform eine nach medial gerichtete Wischbewegung dar, die die von lateral oben zufließende Tränenflüssigkeit gleichmäßig über die Cornea verteilt und den medial gelegenen Tränenabflußwegen zuführt.

Die damit in jedem Quadranten verschiedene Lidschlußbewegung setzt eine entsprechende Muskel- und Bindegewebsstruktur voraus.

An Sagittalschnitten durch den Lidapparat vom Menschen, der jeweils in verschiedenen Funktionsstellungen fixiert worden war, konnten wir feststellen, daß sich die netzartig verflochtenen Bögen des M. orbicularis oculi bei Lidschluß abflachen. Dabei werden die Hauptbündel zahlreicher, das Muskelsystem also stärker auseinandergespreizt. Die dachziegelförmige Übereinanderlagerung der

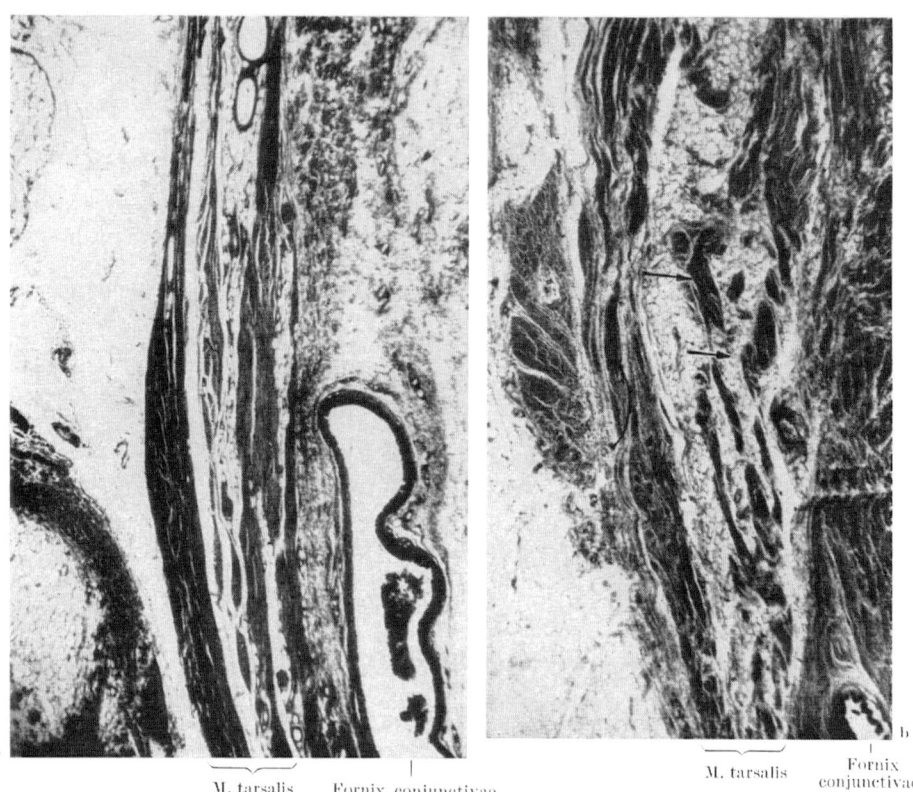

Abb. 206 a u. b. Sagittalschnitte durch das Oberlid im Bereich des oberen Endes des M. tarsalis. a Bei geschlossenem Lid, b bei offenem Lid (Azan, 24fach). Der horizontale Abschnitt des M. tarsalis erscheint bei geöffnetem Lid verstärkt und durch Fettgewebe räumlich mehr hervortretend. Zirkuläre Fasern sind zahlreicher (Pfeile). Das Muskelsystem ist bei Lidschluß mehr gestreckt

Bündel im palpebralen Abschnitt ist verstärkt (Abb. 205). Umgekehrt sind in der Öffnungsstellung die Orbicularisbündel mehr zu Gruppen zusammengedrängt und vielfach fast horizontal übereinandergeschichtet (ROHEN 1953 a, b, 1952 c).

Da bei den Lidbewegungen auch Querverschiebungen stattfinden, erklärt sich die transversale Gitterstruktur des Bindegewebes zwanglos. Die Querverschiebungen müssen auch zu entsprechenden transversalen Beanspruchungen der Levatoraponeurose führen. In diesem Zusammenhang wird die Existenz elastisch-muskulöser Systeme mit querer Verlaufsrichtung verständlich. Sowohl die elastisch-muskulösen Verbindungen in der Fascienscheide des Levators als auch die oberen transversal orientierten glatten Muskelfasern des M. tarsalis können den queren Zusammenhalt der Aponeurose bei seitlichen Verschiebungen garantieren. Im Unterlid fehlen Strukturen dieser Art, da auch ein quergestreifter

Lidsenker nicht differenziert ist. Hier hat der M. tarsalis eine schrägtransversale Verlaufsrichtung, die nahezu vollständig mit der Bewegungsrichtung des Unterlides übereinstimmt (ROHEN 1953a).

Bei einem in Öffnungsstellung fixierten Lidapparat zeigte der M. tarsalis superior im oberen Teil einen verbreiterten Querschnitt. Zahlreiche Schräg- und Querschnitte waren zu finden. Die transversal orientierten Portionen des Muskelsystems hatten sich vergrößert und erschienen aufgelockert. In Lidern, die nach Lidschluß fixiert wurden, zeigte der Muskel eine mehr langgestreckte Form. Die transversalen Fasern waren weniger prominent. (Abb. 206). Daraus darf geschlossen werden, daß sich der Muskel teilweise bei den

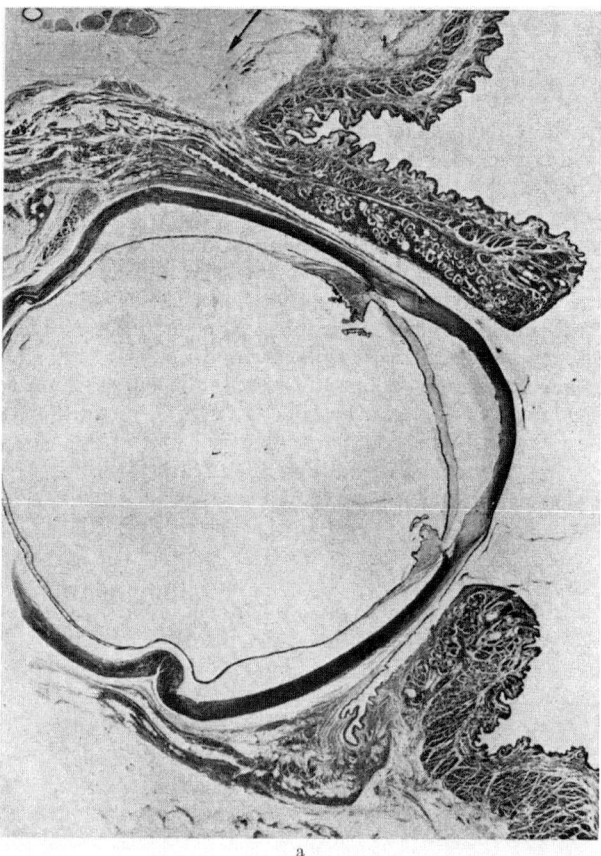

a

Abb. 207a u. b. a In Öffnungsstellung fixierter Lidapparat eines 35jährigen Mannes. b Schema über die geweblichen Verschiebungen des Oberlides bei der Lidöffnung. Beachte die Verlagerung des dreiseitigen supraorbitalen Fettkörpers an der Oberlidwurzel (Pfeil)

Lidbewegungen umlagert; wahrscheinlich kommt dem glatten Lidheber auch eine Funktion als Spannungs- und Stellungsregulator für die Levatoraponeurose zu. Da er ein elastisch-muskulöses System darstellt, bedarf er keines Antagonisten.

Auch durch klinische Beobachtungen wird nahegelegt, daß die Mm. levatores und tarsales im Oberlid funktionell gekoppelt sind (KISIN 1952, ISAKSSON 1960). Einzelheiten über die physiologische Zusammenarbeit beider Systeme sind jedoch noch nicht bekannt.

Ein anderes Problem stellt die räumliche Umgruppierung der Gewebe bei den Lidbewegungen dar. Wohin werden die Lider bei der Öffnung zurückgeklappt? Auch in

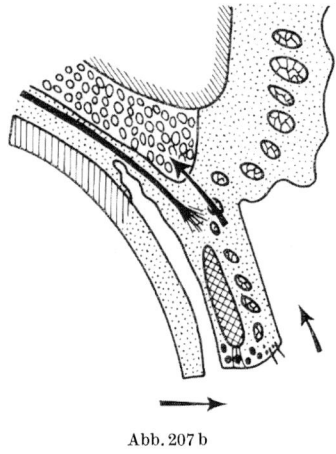

Abb. 207b

diesem Punkt haben unsere in verschiedener Öffnungsstellung fixierten Lider und Orbitae neue Aufschlüsse ergeben.

Sowohl präparatorisch als auch lichtmikroskopisch ließ sich am oberen, orbitalen Rand der Lider ein konstant vorkommender *Fettkörper* nachweisen, der auf dem Sagittalschnitt meist dreieckig erscheint und zwischen Orbita, Septum orbitale und Levatoraponeurose bzw. Rectussehne liegt (Abb. 207 a). Nach hinten geht er kontinuierlich in das orbitale Fettgewebe über. In Öffnungsstellung erscheint dieser Fettkörper abgeplattet und nach dorsal verschoben. Ein Teil des vorher von ihm beanspruchten Raumes wird jetzt von den Lidern ausgefüllt (Abb. 207 b). Der Fettkörper ist also sozusagen ein Platzhalter für die Lider. Dafür spricht auch, daß Größe und Ausdehnung dieses organisierten Fettkörpers nach medial und lateral abnimmt, wo auch die Raumverschiebungen bei den Lidbewegungen zunehmend geringer werden (ROHEN 1953a, b).

Beim Lidschluß kontrahiert sich auch der M. ciliaris, durch dessen Maschengitter die Ausführungsgänge hindurchgesteckt sind. Die Ausführungsgänge können dadurch beim Lidschluß ausgequetscht und der Lidrand eingefettet werden. Der Riolanische Muskel bewirkt vermutlich durch eine „Melkbewegung" an den Ausführungsgängen eine Förderung der Sekretableitung.

Der konstruktive Einbau der Tränendrüse in den Bindegewebsapparat der Lider und der Orbita ermöglicht vermutlich auch eine Massage der Drüse bei den Lidbewegungen und unterstützt daher die Tränensekretion (PETRY 1948).

4. Tränenapparat

a) Tränendrüse

In den Acini der menschlichen Tränendrüse ließen sich mit histochemischen und elektronenmikroskopischen Methoden verschiedene Zellformen unterscheiden (ITO u. MIZUTANI 1938, KATO 1958, KOBAYASHI 1958). Am besten sind große, granulareiche und seltenere, granulafreie Zellen zu differenzieren. Nach Pilocarpinbehandlung werden diese Zellformen besonders deutlich unterscheidbar (KATO 1958, KOBAYASHI 1958). Die Drüsenzellen zeigen elektronenmikroskopisch zahlreiche Mitochondrien und ein ausgeprägtes Golgi-Feld und Ergastoplasma (ITO u. MIZUTANI 1938, BONHOMME u. FARRIÈ 1947). Die Sekretgranula werden lichtmikroskopisch zuerst in Kernnähe im Bereich der Golgi-Zone sichtbar (YUGE 1936, SCOTT u. PEASE 1959, ISHIKAWA et al. 1962). Pilocarpin erhöht die Tränensekretion auf das Drei- bis Sechsfache; Adrenalin und Acetylcholin fördern die Sekretion nur in hohen Dosen (MAES 1938). Das Ergastoplasma verändert sich beim *Kaninchen* nach Pilocarpininjektionen vor allem in den apikalen Abschnitten der Drüsenzellen, wodurch eine Hyposekretion eingeleitet wird (BONHOMME u. FARRIÈ 1947). Die sezernierenden Drüsenalveolen haben gut entwickelte myoepitheliale *Korbzellen* (SCOTT u. PEASE 1959, LEESON 1960, ISHIKAWA u. NAKAJIMA 1962). Mit lichtmikroskopischen Methoden (Silberimprägnation nach AOYAMA) will OMULECKA (1962) einen Zerfall des Golgi-Feldes bei Sistieren der Tränensekretion und eine starke Vergrößerung nach Pilocarpingaben beobachtet haben. Elektronenmikroskopisch konnte in den Drüsenzellen nur eine Art von Sekretgranula nachgewiesen werden. Diese sind von einer dünnen Membran umhüllt und entstehen zuerst im Golgi-Feld (ISHIKAWA et al. 1962). Das Epithel der Ausführungsgänge ist ein- bis zweireihig und zeigt Sekretionserscheinungen (BARATTA 1957). Elektronenmikroskopisch werden die Sekretgranula hauptsächlich in den kleinen und breiten Zellen der Gänge beobachtet und vermutlich ebenfalls im Golgi-Feld konzentriert (ISHIKAWA et al. 1962). An der lumennahen Oberfläche treten häufig Fortsätze auf, die an apokrine Sekretionsvorgänge erinnern. Die Epithelzellen sind durch Interdigitationen seitlich verzahnt und zeigen basal deutliche und zahlreiche Einfaltungen der

Cytoplasmamembran (SCOTT u. PEASE 1959, ISHIKAWA u. NAKAJIMA 1962). Die sekretorischen Zellen enthalten reichlich Mucoproteide und relativ wenig Mucin. Perjodatreaktive Substanzen kommen auch in den Ausführungsgängen vor (FILOTTO 1953). Phosphatasen und Lipasen sowie verschiedene Nucleinsäuren wurden nachgewiesen (KATO 1958). Bei *Carnivoren* ist das Sekret der Tränendrüse wasserärmer und schleimreicher, bei *Ungulaten* umgekehrt wasserreich und eiweißreich (FILOTTO 1953).

In der Kindheit und Jugend besteht das interstitielle Bindegewebe der Tränendrüse in der Hauptsache aus argyrophilen Fasern (VETTER 1942). Etwa vom 30. Lebensjahr an beginnen sich die Gitterfasern der Endstücke und Gänge zu vergröbern. Kollagene Fasern treten vermehrt auf. Gleichlaufend findet eine Rückbildung des Parenchyms und eine gewisse Auflockerung der Drüsenstruktur statt. Anstelle des Parenchyms tritt Fett. Elastische Fasern vermehren sich im höheren Alter (VETTER 1942, VALU u. FLACHSMEYER 1961). Neben der Altersfibrose des interstitiellen Bindegewebes kommt es auch zur Verdickung der Basalmembranen, besonders an untergehenden Acini (CAVAZZANA 1942). Regenerative Vorgänge spielen sich im Alter nicht ab.

Die morphologisch faßbaren Altersveränderungen gehen mit einer Funktionseinbuße einher. Im Alter wird die Tränenmenge geringer. Auch die Zusammensetzung der Tränenflüssigkeit ändert sich (MIZUKAWA et al. 1951, NOVER u. JÄGER 1952, DE ROETTH 1953, JUNNOLA 1953). Im 9. Lebensjahr beträgt die Tränenmenge nach DE ROETTH nur noch $^{1}/_{4}$—$^{1}/_{2}$ der der ersten Lebensjahre. Doch müssen große individuelle Unterschiede berücksichtigt werden. Geschlechts- und Seitenverschiedenheiten existieren nicht.

Bekanntlich kommen im interstitiellen Bindegewebe der Tränendrüse reichlich lymphatische Elemente, Plasmazellen und Histiocyten vor. Nach chemischer oder bakterieller Reizung der Conjunctiva vermehren sich die Lymphocyten in der Drüse nicht, weshalb neuere Untersucher die Ansicht RADNOTs teilen, wonach die lymphoreticulären Einlagerungen der Tränendrüse nicht durch lokale Reize entstehen, sondern als Teilerscheinung allgemein im Körper sich abspielender Prozesse anzusehen sind (SCHMIDT 1940, 1942).

Die *vegetative Innervation* der Tränendrüse erfolgt bei verschiedenen *Säugern* über den N. ophthalmicus und maxillaris superior (GELLERT 1936). Nicht immer benützen die sekretorischen Fasern der sog. „Tränenanastomose" den Weg über den N. zygomaticus und lacrimalis. Gelegentlich wurden auch kleinere Äste, die direkt vom Ganglion pterygopalatinum zur Drüse ziehen, beobachtet (WHITWELL 1958). In der Drüse entsteht ein äußerst feinmaschiges Geflecht (SCOTT u. PEASE 1959). Parasympathische und sympathische Fasern lassen sich darin morphologisch nicht unterscheiden (STAUDACHER 1939).

Die arteriellen *Gefäße* stammen in der Hauptsache aus der A. lacrimalis, auch gelegentlich aus Ästen der A. infraorbitalis. Das venöse Blut fließt vornehmlich zur V. ophthalmica superior ab. Echte arteriovenöse Anastomosen mit epitheloidzelligen Gefäßstrecken, Sperrarterien und gewundene Gefäßstrecken sollen im circumglandulären Bindegewebe vorkommen und Mechanismen zur Durchblutungsregulation darstellen (PRETO PARVIS et al. 1950).

Beim *Kaninchen* konnte eine *Drüsenregeneration* nach experimenteller Teilexstirpation beobachtet werden (NOVER 1953, 1954, 1955, NOVER u. MÜLLER 1956). In den ersten Tagen nach der Operation stehen regressive Veränderungen im Vordergrund. Vom 6.—8. Tag an entwickeln sich Epithelsprossen, die wie Gänge erscheinen. Eine starke Bindegewebsproliferation tritt auf. Zwei bis drei Wochen nach der Teilexstirpation findet man solide Epithelsprossen und normale Endstücke im Regenerat (NOVER 1953, 1954). Die jungen, regenerierenden

Epithelsprossen enthalten reichlich saure Mucopolysaccharide und zeigen eine verdickte, intensiv perjodatreaktive Basalmembran. Je mehr sich die Endstücke ausdifferenzieren, um so mehr nimmt die Perjodatreaktivität ab und die Basalmembranen werden dünner. Das Gangepithel bleibt noch längere Zeit perjodatreaktiv. In der Regel entwickeln sich die Regenerationsknospen und Acini vom Gangepithel aus (NOVER u. MÜLLER 1956). Das regenerierte Drüsengewebe reagiert auf pharmakologische und hormonelle Reize wie das übrige Gewebe. Es scheint voll funktionstüchtig zu sein (NOVER 1955).

Nach autoplastischen Verpflanzungen von Tränendrüsengewebe in die Bauchhaut oder Unterlid gehen große Teile des Parenchyms zunächst zugrunde; das interstitielle Bindegewebe proliferiert. Es entwickelt sich eine eosinophile Überflutung. Drei bis sechs Wochen nach der Transplantation kommt aber auch hier ein Regenerationsgeschehen in Gang (NOVER 1954). Transplantationen von Tränendrüsengewebe führte VANNAS (1950) im Zusammenhang mit dem Trachomproblem bei *Ratten* durch, allerdings ohne eine besondere Verträglichkeit der Transplantate beobachten zu können. Über die morphologischen Verhältnisse der Tränendrüse verschiedener Säuger s. RABSCH (1953).

b) Tränenwege

Die Tränenkanälchen des *Menschen* bestehen aus Epithel, einer gefäß- und nervenreichen Submucosa und einer eigenen Muskelhülle (ALLEN 1953, ABBIE 1959, McEWEN 1962).

Die vertikalen Abschnitte der Kanälchen werden von einem unverhornten Pflasterepithel, das etwa doppelt so dick ist wie das Epithel des Lidrandes, ausgekleidet. Papillae occultae sind kaum vorhanden. Das subepitheliale Bindegewebe ist spärlich. Im horizontalen Abschnitt der Kanälchen geht das Pflasterepithel allmählich in ein zweischichtiges Zylinderepithel über, das sich an der Einmündung zum Tränensack auf zwei bis drei Schichten verdünnt, wobei die oberflächlichen Zellen zylindrisch, die basalen mehr abgeflacht erscheinen (TSUDA 1952). Lymphocytäre Einlagerungen im Epithel sind häufig (MARKOVITCH 1951, TSUDA 1952). Kleine seröse Drüsen kommen im Bereich der Tränensackschleimhaut vor. Sie sind bei jugendlichen Individuen häufiger zu finden (GARZINO 1951).

Das subepitheliale Gewebe ist reich an markhaltigen und markarmen *Nervenfasern*, die ein plexusartiges Geflecht bilden; von ihm dringen einzelne Fasern ins Epithel ein und bilden hier gerade, gewundene oder dichotom verzweigte Nervenendigungen (TSUDA 1952). Spindelförmige, knäuelartige oder kugelförmige Endformationen wurden besonders im Bereich der Tränenkanälchen und in Lidrandnähe gefunden (STAUDACHER 1939, SETO 1953). Tränensack und Ductus nasolacrimalis sind weniger reich innerviert.

Aus dem subepithelialen Fasergeflecht sollen einzelne, marklos werdende Fäserchen in das Epithel eindringen (YOKOMATSU 1931, GENÍS-GÁLVEZ 1955). Die nervöse Versorgung der Tränenwege stammt vornehmlich aus den Ästen des N. nasociliaris und infraorbitalis (ANGIUS 1935).

Die Lumenweite der Tränenableitungswege und des knöchernen Canalis nasolacrimalis läßt sich röntgenologisch bestimmen (BRUNETTI 1930, KOPYLOW 1930, TÓTH 1932, 1933). Form und Ausdehnung des Saccus lacrimalis wurden nach Injektion kontrastgebender Substanzen radiographisch untersucht (DAVIS 1933, SPACKMAN 1938). Der Tränennasengang, der 10—12 mm lang ist, verläuft in leichter Neigung nach hinten-medial. Die obere Öffnung mißt etwa 3—5 mm, die untere 4—6 mm (OFFRET et al. 1952). Schädelform, knöcherne Nasenhöhle und Orbita beeinflussen die Größe der Tränenkanäle und deren Lumenweite

(WIECZOREK 1939). Der Tränennasengang mündet etwa 3—4 cm vom Naseneingang entfernt unter der unteren Muschel, wo sich die sog. *Hasnersche Schleimhautfalte* bildet. Am Lebenden erscheint die Einmündungsstelle rund oder oval

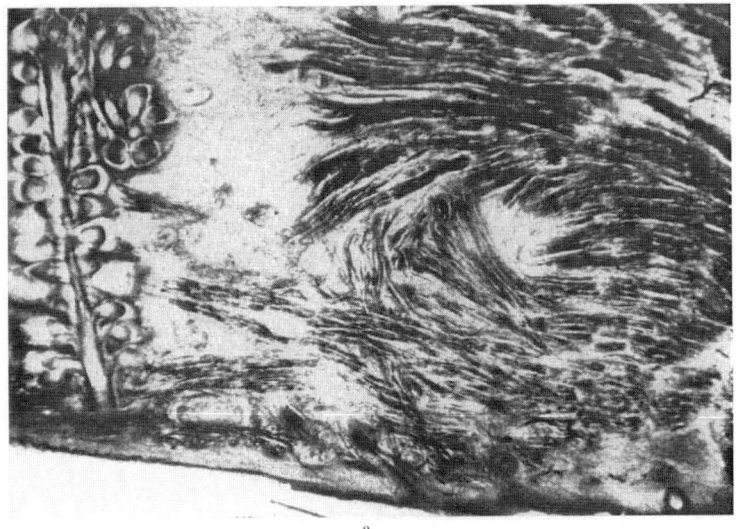

a

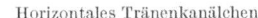
Horizontales Tränenkanälchen

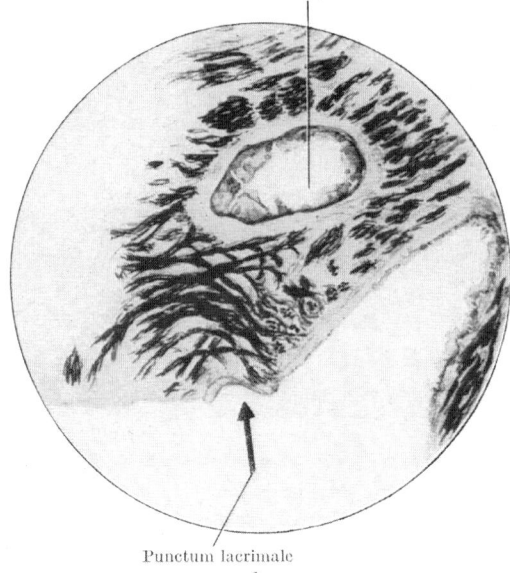

Punctum lacrimale
b

Abb. 208a u. b. Flachschnitte durch den Bereich der vertikalen Tränenröhrchen im Oberlid des Menschen zur Darstellung des sphincterartigen, doppelspiraligen Muskelsystems am Eingang der Tränenkanälchen. Diese Muskelfasern spalten sich aus der Pars lacrimalis des Orbicularissystems ab. a 100 μ dicker Schnitt, Azan, 23,5fach; b 150 μ dicker Schnitt, Azan, 32fach (gezeichnet)

und hat einen Durchmesser von etwa 3—4 mm, wenn die Klappe offen ist. Häufig wird jedoch eine verschlossene Mündung gefunden (KURIBAYASI 1956, 1957).

Die *Muskulatur der Tränenwege* ist ein Teil des Orbicularissystems. Sie wird als Pars lacrimalis (Horneri) den anderen Abschnitten des M. orbicularis gegen-

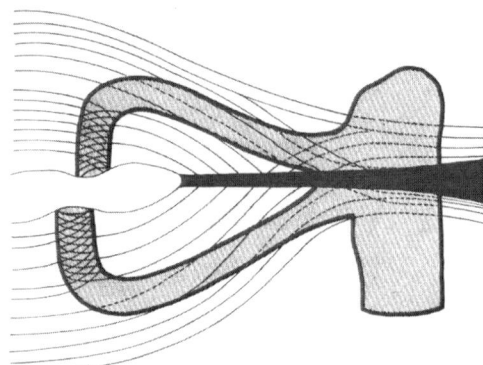

Abb. 209. Schema der konstruktiven Anordnung der Muskelfasern im Bereich der Tränenwege. Mediales Lidband schwarz. [Nach ROHEN, Morph. Jb. **83** (1953)]

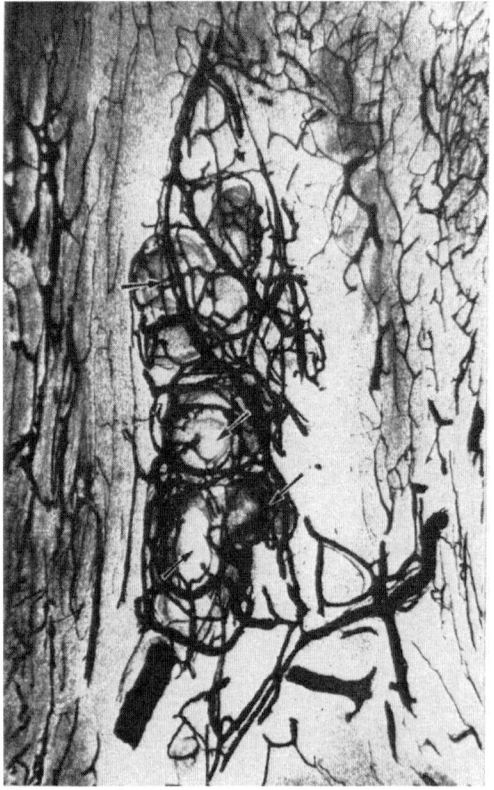

Abb. 210. Mit Tusche injizierte Venengeflechte um den Tränennasenkanal bei einem menschlichen Fetus von 152 mm Schädel-Steiß-Länge (300 μ dicker Schnitt, 32fach). Man beachte die kolbigen, seitlichen Aussackungen des epithelialen Ganges (Pfeile) und den dichten venösen Plexus, der sich deutlich von dem grazilen Capillarnetz des umgebenden Knochens abhebt

übergestellt. Medial spalten sich vom Orbicularisrand Fasern ab, die die vertikalen Tränenkanälchen mit zwei sich überkreuzenden Spiralzügen umziehen (Abb. 208). Die Anfangsabschnitte der Tränenwege sind also von einem doppeltspiraligen Sphincter umgeben (ROHEN 1953a, b). An den horizontalen Tränenröhrchen existiert ebenfalls eine 20—30 μ dicke Muskelschicht, die aber nur aus Längsfasern besteht. An dicken Schnitten läßt sich der räumliche Verlauf dieser Fasern analysieren. Sie begleiten die Tränenröhrchen nicht in der Längsrichtung, sondern in einem schrägen Winkel von 30—40°, so daß eine flache Schraubenwindung resultiert, aber ohne gitterartige Durchkreuzung. Die halbe Schraubentour ist am oberen Tränenröhrchen rechts-, am unteren linksspiralig, wenn man die Verlaufsrichtung der Kanälchen als Achse annimmt. Muskelfasern der horizontalen Kanälchen sollen auch am Epithel fixiert sein (SEKI 1941), was wir indessen nicht gesehen haben. An der Einmündung der Kanälchen in den Tränensack verlieren die Tränenwege ihre Muskelhülle. Die Muskelfasern der Tränenkanälchen vereinigen sich hinter dem Tränensack und ziehen als *Hornerscher Muskel* zur Crista lacrimalis posterior (Abb. 209). Die Muskelportion ist etwa 3—4 mm breit und stark abgeplattet (SEKI 1941). Zum Saccus lacrimalis abzweigende Muskelfasern konnten wir nicht finden. Dagegen bestehen Beziehungen zur Schleimhaut der Caruncula lacrimalis. Präparatorisch wollen allerdings JONES et al. (1955—1960) zum Tränensack abzweigende Sehnenbündel von der prätarsalen und präseptalen Orbicularisportion dargestellt haben, so daß neuerdings die laterale

Dilatation des Tränendiaphragmas durch diese Muskelzüge wieder diskutiert wird (vgl. auch NAGASHIMA 1946, WOLFF 1958).

Der Hornersche Muskel kann mit den unteren palpebralen Fasern des Orbicularis, dem Riolanischen Muskel und dem tiefen lateralen Lidband zusammen als eine funktionelle Einheit aufgefaßt werden, die eine horizontale Gurtung für die Lider ergibt und damit deren Kontakt am Bulbus garantiert (Abb. 197). Beim Lidschluß werden die vertikalen Tränenkanälchen durch den Sphincter geschlossen und etwas nach innen gekippt (Eintauchen in den Tränensee). Die geringe Horizontalverkürzung der Lidspalte beim Lidschluß und die beschriebene Anordnung der Muskulatur an den horizontalen Tränenwegen könnte zugleich eine leichte Erweiterung dieser Kanälchenabschnitte bewirken. Wenn dann im Beginn der Lidöffnung der Sphincter erschlafft, würde sich ein Saugeffekt ergeben (ROHEN 1952c, 1953b).

Die anatomischen Verhältnisse sprechen also dafür, daß die Tränenkanälchen wie eine „Druck- und Saugpumpe" arbeiten (FRIEBERG 1951, ROHEN 1953b, MARKOVITCH 1951, JONES 1957, NAGASHIMA 1958). Daß für die Flüssigkeitsbewegung auch die Capillarität, der Siphoncharakter der Tränenröhrchen und der Eintauchmechanismus eine Rolle spielt, darf nicht vergessen werden. Die Siphonwirkung der Tränenkanälchen ist erstmalig von PETIT (1734) erkannt worden (vgl. NORDENSON 1949). Neuere manometrische Untersuchungen konnten die Existenz einer Pumpwirkung der Tränenröhrchen tatsächlich nachweisen (NAGASHIMA 1958).

Ob der *Tränensack* oder der *Ductus nasolacrimalis* für den Tränentransport eine Bedeutung hat, wie JONES u. BOYDEN (1955) auf Grund einer neuerlichen Analyse der anatomischen Verhältnisse annehmen, ist ungeklärt. Daß im Tränennasengang noch ein aktiver Pumpmechanismus wirksam ist, wie NAGASHIMA (1958) postuliert, ist unwahrscheinlich. Tränensack und Tränennasengang haben ein so reiches, subepitheliales Venengeflecht (Abb. 210), daß man an Rückresorptionsvorgänge denken kann. Die weitmaschigen Venengeflechte bilden Längsstämme, die zur Nasenschleimhaut abfließen, sowie korbartige Netze um die seitlichen Ausbuchtungen des Ganges. Am Übergang zur Nasenschleimhaut entstehen polsterartige Schwellkörper. Die Hasnersche Klappe enthält keine Muskulatur, aber ein reiches Venennetz in der Submucosa.

5. Entwicklung von Lid- und Tränenapparat

Der Lidapparat entwickelt sich bei *Hühner*embryonen bis zu einer gewissen, wenn auch nicht totalen Vollständigkeit in selbständiger Differenzierung, auch wenn das Auge entfernt worden ist (AMPRINO 1956). Die Hautfalten verkleben frühzeitig und lösen sich erst kurz vor der Geburt. Bei *Nesthockern* erfolgt die Lidöffnung erst 10—14 Tage post natum. Die dabei auftretenden morphologischen Veränderungen wurden S. 442 geschildert. Elastisches Gewebe tritt in Augenlidern menschlicher Feten im 5. Monat zuerst in der Nähe der Cilien auf. Die weitere Differenzierung elastischen Materials schreitet dann von der Lidkante zur Lidwurzel vor. Im 6. Monat sind elastische Netze im Tarsus, im 7. Monat in der Pars palpebralis und im 9. Monat auch prätarsal erkennbar (LEHTINEN 1951). Die Elastica interna erscheint in den Gefäßen der Arcus tarsales erst gegen den 8. Fetalmonat.

Die Entwicklung der *Tränenwege* geht vom Grund der Tränennasenfurche aus. Diese entsteht bei Embryonen von 6—8 mm Länge (FR. FISCHER 1936). Im Gegensatz zu POLITZER ist GAINI (1954) der Ansicht, daß der Sulcus nasolacrimalis der Grenzfurche zwischen Oberkieferfortsatz und lateralem Nasenfortsatz entspricht. Von der Tränennasenfurche wächst ein solider kolbenartiger Epithelsproß kranialwärts, während sich vom Epithel der Nasengrube ein Zapfen

nach oben schiebt, um mit dem Epithelstrang aus der Tränennasenfurche zu
verwachsen (LEPLAT 1937, KAUTZKY u. PICHLER 1938). Am oberen Strangende

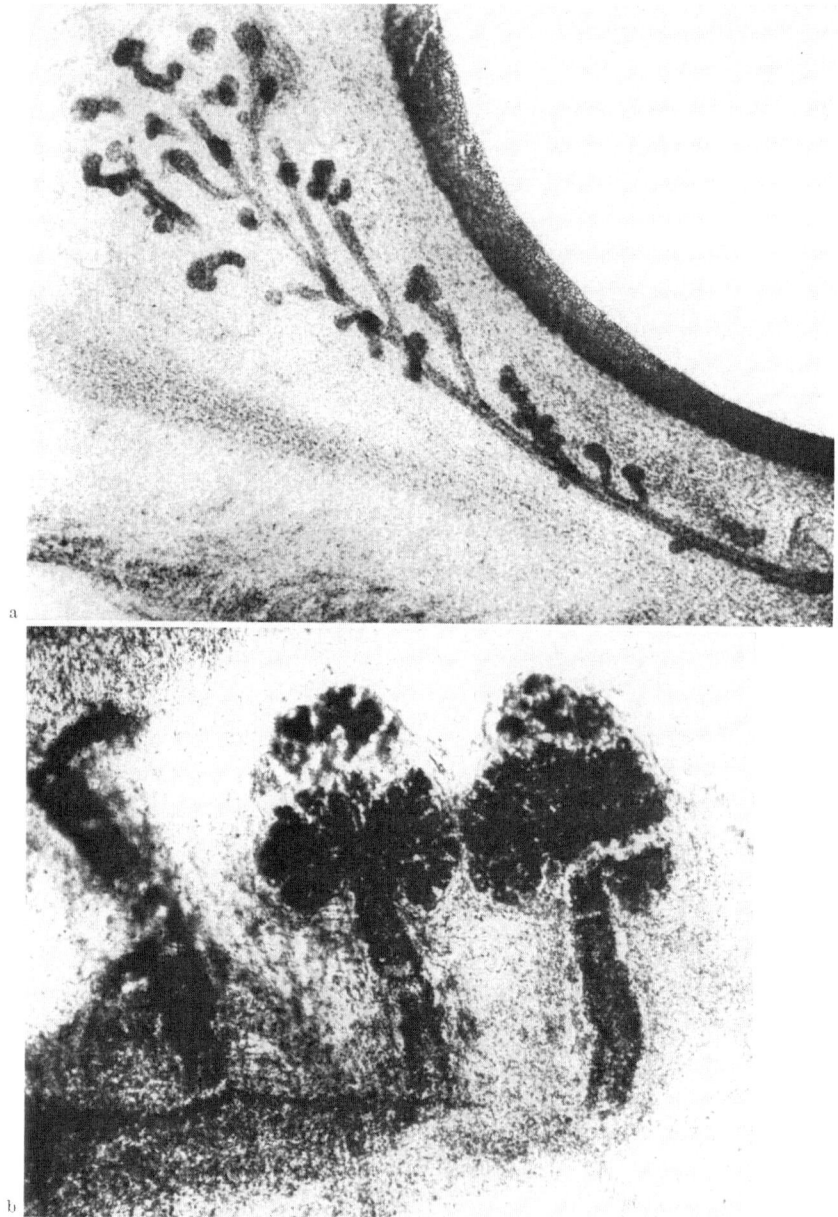

Abb. 211a u. b. a Tränendrüsenanlage eines 16 cm langen, menschlichen Fetus in toto innerhalb eines 300 μ
dicken Schnittes dargestellt (Alauncarmin, 38fach). Die frühe Anlage der Tränendrüse zeigt ein ausgesprochenes,
in die Länge gehendes Sprossungswachstum. b Tränendrüsenanlagen eines 6—7 Monate alten Fetus in der
Nähe des Fornix conjunctivae superior (300 μ dicker Schnitt, Alauncarmin. 120fach). Der Wachstumsmodus
ist hier ein völlig anderer als bei a. Die Drüsen wachsen von vornherein mehr in die Breite

bilden sich bei 11—12 mm langen Embryonen zwei solide Knospen, die Anlagen
der Tränenröhrchen, die auf den Lidwinkel zuwachsen. Diese Verlängerung

geschieht durch echtes Wachstum und nicht durch Abspaltungsvorgänge (KAUTZKY u. PICHLER 1938). Überhaupt ist die ganze Anlage der Tränenwege von vornherein einheitlich, so daß die älteren Angaben von SPECIALE-CIRINCIONE einer Revision bedürfen (F. FISCHER 1936). Die soliden Zellsprossen höhlen sich etwa im Verlaufe des 4. Embryonalmonats aus, jedoch variiert dieser Zeitpunkt stark (LEPLAT 1937, GAINI 1954). Die auch normalerweise vorkommenden Unregelmäßigkeiten im Durchmesser der Tränenwege, Wulst- und Klappenbildungen erklären sich aus der umständlichen Embryonalentwicklung. Bei japanischen Feten waren die Anlagen der Tränenkanälchen bei 18 mm SSL, die Anlage des Tränensackes mit 4 Monaten und die Verbindung zur Nase mit 7 Monaten erkennbar (SEO 1958). Bei *Amphibien*, die einen Ductus nasolacrimalis besitzen, entwickelt sich dieser aus einem zunächst soliden Epithelstreifen der Haut, der erst sekundär an Conjunctiva und Nase Anschluß gewinnt und hohl wird (WATANABE 1936). Bei menschlichen Neugeborenen kann eine mangelnde Kanalisation des Tränennasenkanals beobachtet werden. Der Kanal besteht dann aus einem soliden Zellstrang (SCHWARZ 1934, CASSADY 1952). In der Regel entwickelt sich jedoch daraus keine Anomalie (DUKE-ELDER 1961).

Die Anlage der *Tränendrüse* gliedert sich bei 35 mm langen menschlichen Embryonen vom Conjunctivalepithel ab. Die Drüse ist bei achtmonatigen Feten voll ausgerieft (SEO 1958). An dicken, aufgehellten Schnitten läßt sich die Formentwicklung der Tränendrüse im ganzen verfolgen (ROHEN 1953b). Anfangs herrscht ein ausgesprochenes Längenwachstum vor. Ohne viel Seitenknospen und Sprosse strecken sich die dichotom verzweigten Gänge und wachsen in das orbitale Mesenchym (Abb. 211a). Die Levatoraponeurose differenziert sich bei Embryonen von 40—60 mm SSL. Um diese Zeit haben aber die Tränendrüsenknospen bereits den orbitalen Raum erreicht. Sprossungen, die später erfolgen, können nicht mehr nach rückwärts vorwachsen und bilden dann die untere Tränendrüsenportion. Die Tränendrüsenanlage differenziert sich erst dann, wenn sie das Mesenchym der Orbita erreicht hat. Bis dahin herrscht das Längenwachstum vor. Die Differenzierung besteht in einer dichotom ablaufenden Sprossung und Knospung, die hauptsächlich von den späteren Endstücken aus unterhalten wird. Die embryonalen Ausführungsgänge zeigen häufig seitliche Ausbuchtungen zwischen schraubenartigen Furchen (Abb. 212), wie sie ähnlich auch von DABELOW (1934, 1960) am Gangsystem der Milchdrüse beschrieben wurden. Die Ausbuchtungen können neue Drüsensprossen liefern.

Die *akzessorischen Tränendrüsen* entstehen später. Sie entwickeln sich vom Fornix conjunctivae meist um den 4./5. Monat (YOKOYAMA 1956a, b) und zeigen formal einen gänzlich anderen Entwicklungsmodus (ROHEN 1953b). Das anfängliche Längen- und Streckungswachstum der Drüsensprosse fehlt. Die Anlagen differenzieren sich sofort und gehen rasch in ein Dickenwachstum mit Ausgestaltung ihrer geweblichen Organisation über (Abb. 211b). Es ist naheliegend, diese andersartige Wachstumsform mit den räumlichen Gegebenheiten der Umgebung in Zusammenhang zu bringen. Die bereits differenzierte Levatoraponeurose würde dem Längenwachstum der akzessorischen Tränendrüsen einen unüberwindlichen Widerstand entgegensetzen. Ihre Entwicklung erfolgt von vornherein nach dem Muster einer tubulo-alveolären Drüse mit beschränktem Entfaltungsraum, das Längenwachstum unterbleibt.

Die *Meibomschen Drüsen* entwickeln sich in zwei Schüben. Ein Wachstumsschub liegt im 3., einer im 5. Monat. Die Drüsenanlagen sprossen von den Basalzellen des Lidrandes aus (SANADA 1939). Die Differenzierung der tarsalen Liddrüsen ist beim Menschen gegen Ende des 9. Monats abgeschlossen.

Die *apokrinen Schweißdrüsen* der Lidhaut sind beim Menschen vom 6. Fetalmonat an nachweisbar und entwickeln sich unabhängig von den Haaren und Cilien. Zur Zeit der Geburt sind sie in der Regel sehr klein und entwickeln sich erst zur endgültigen Größe während der Pubertät (bei Mädchen im 9.—10., bei Knaben im 13.—14. Lebensjahr) (Borsetto 1951).

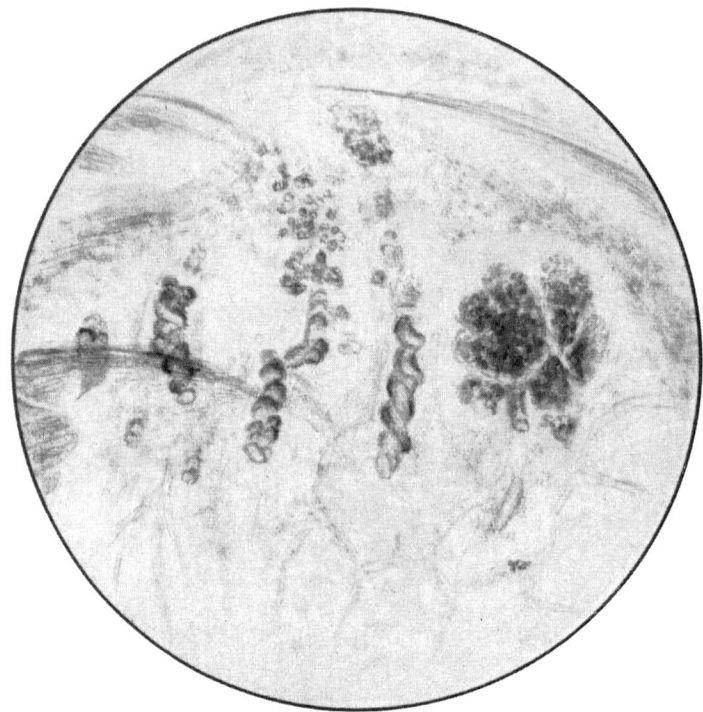

Abb. 212. Horizontalschnitt durch die Ausführungsgänge von embryonalen Tränendrüsen (6—7 Monate alter menschlicher Fetus, 300 μ dicker Schnitt, Alauncarmin, 60fach). Die Gänge zeigen Vorbuckelungen und Verdrehungen. Teilweise bilden sich aus diesen Ausbuchtungen neue Drüsenknospen

6. Zur vergleichenden Anatomie des Lid- und Tränenapparates

a) Lider

Der Aufbau des Lidapparates von *Säugern (Carnivoren, Rodentiern)* weicht von dem des Menschen in manchen Punkten ab. Der M. orbicularis oculi ist bei keiner Art kreisförmig. Die Fasern bilden ein Geflecht mit verschiedenen Durchkreuzungswinkeln. In Ober- und Unterlid sind die Orbicularisfasern zu Bögen formiert, die sich regelmäßig durchkreuzen und so ein Spitzbogengitter bilden (Abb. 213—215). Bei der *Ratte* sind diese Spitzbogengitter in den Lidwinkeln nicht fixiert, sondern die Muskelbündel durchflechten sich in breiten Bändern. Beim *Kaninchen* sind zusätzlich an den Lidwinkeln Längsmuskelzüge, sog. *Mm. retractores anguli* (Meinertz 1935, Schrader 1953), die zum Teil mit elastischen Sehnen, zum Teil direkt mit der Orbicularismuskulatur zusammenhängen, differenziert (Abb. 214b). Beim *Meerschweinchen* sind die Retraktorfasern an den Lidwinkeln vollends in das Orbicularissystem eingegliedert. Die fächerartigen Mm. retractores sind durch eine bindegewebige Raphe mit dem Orbicularis verbunden (Abb. 214c). Zusätzlich fand sich ein bisher nicht beschriebener

Muskel im Tarsalbereich, den wir „*M. glandulae tarsalis*" genannt haben (ROHEN u. SCHRADER 1954). Er zieht vor und hinter den Meibomschen Drüsen entlang. Seine Sehnen biegen in das umhüllende Bindegewebe der Drüsenalveolen ab

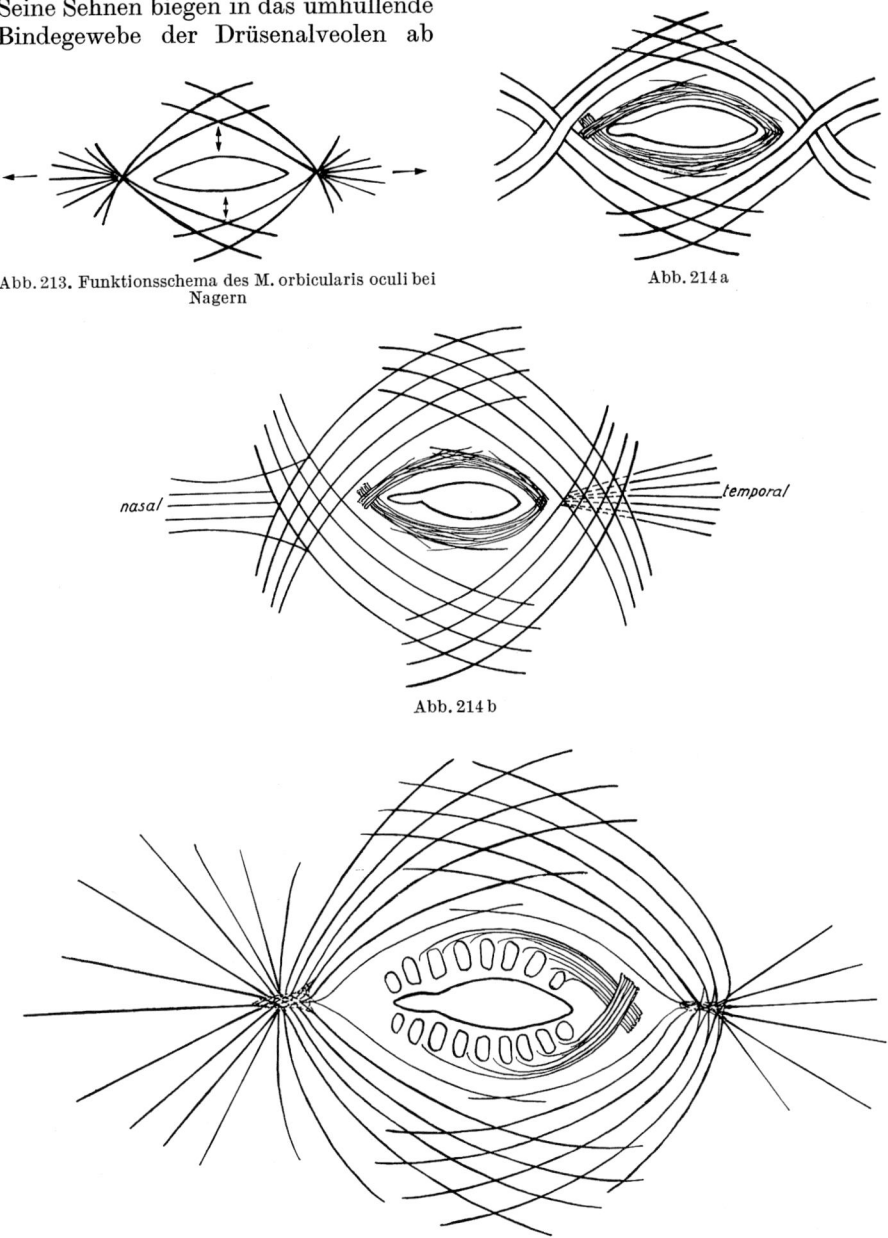

Abb. 213. Funktionsschema des M. orbicularis oculi bei Nagern

Abb. 214a

Abb. 214b

Abb. 214c

Abb. 214a—c. Konstruktionsschemata vom Aufbau des M. orbicularis oculi bei einigen Laboratoriumstieren. [Nach ROHEN u. SCHRADER, Albrecht v. Graefes Arch. Ophthal. **155** (1954).] a Kaninchen, b Ratte, c Meerschweinchen

und beteiligen sich am Aufbau des Tarsus. Die Muskelfasern durchkreuzen sich im Bereich des lateralen Lidwinkels und heften sich an der lateralen Orbita-

wand an. Medial verjüngen sich die Bündel durch Faserabgabe an die Meibomschen Drüsen (Abb. 216). Ein „M. glandulae tarsalis" existiert auch beim *Hund*

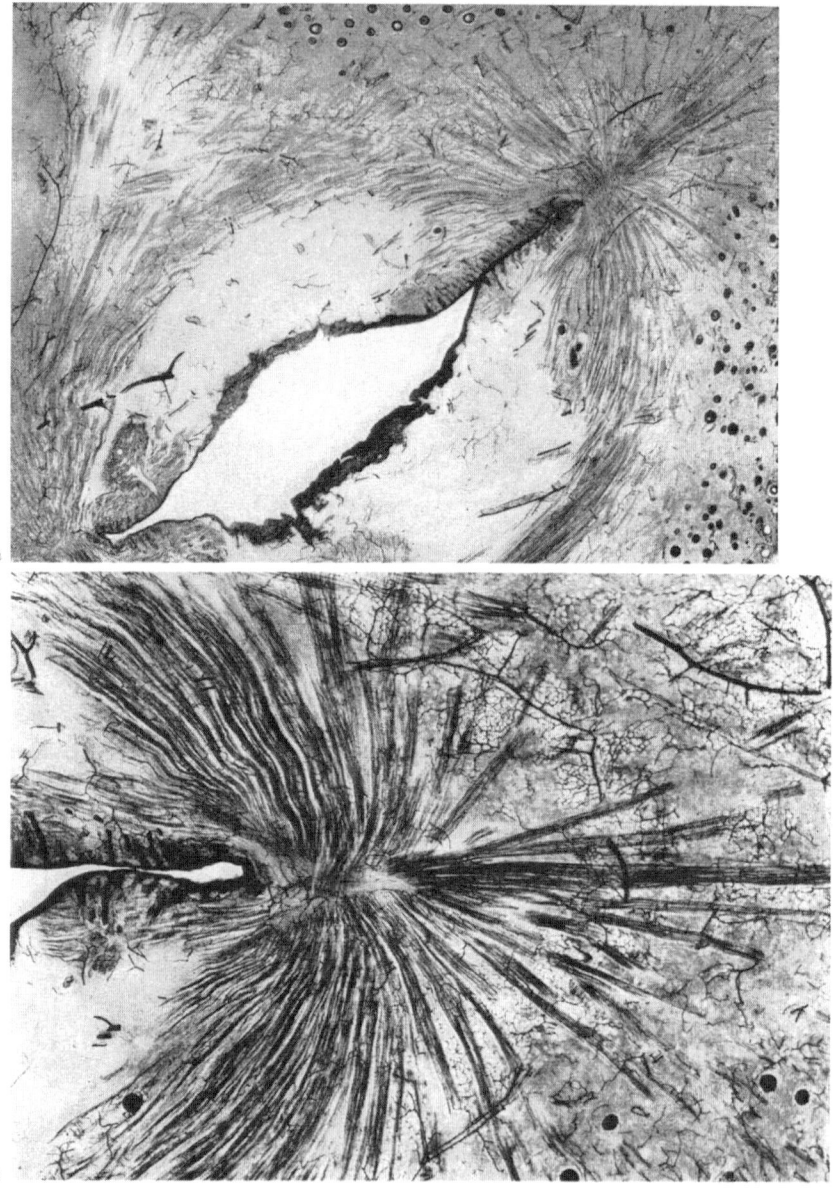

Abb. 215a—c. Flachschnitte durch den Lidapparat einiger Nager (a u. b) Meerschweinchen, (c) Ratte. a u. b
(150 μ dicke Schnitte, Alauncarmin — Tusche injiziert, Meerschweinchen). a Übersicht über den ganzen Lidapparat; medialer Lidwinkel in der rechten oberen Bildecke (150 μ, 5,5fach). b Ausschnittvergrößerung; Orbicularisstrukturen im medialen Lidwinkel. Die mediale Raphe und die radiärstrahlig auf den Lidwinkel zulaufenden Refraktorfasern sind zu erkennen. c Ratte, Orbicularisstrukturen im lateralen Lidwinkel (240 μ,
Azan). Die Orbicularisfasern durchkreuzen sich weitgehend; einzelne Fasern strahlen auch vor der Kreuzung
direkt in die Lidhaut

(ROHEN 1952 c). Seine Funktion besteht wahrscheinlich darin, die Drüsen aus-
zuquetschen. Ein Riolanischer Muskel fehlt bei den bisher untersuchten *Säugern*.

Bei denjenigen Arten, die einen M. glandulae tarsalis besitzen, sind die Meibomschen Drüsen mehr zu zylindrischen Säulen geformt, während die anderen Arten
Drüsen haben, die stärker alveolär verzweigt sind und reichlich lockeres, interstitielles Bindegewebe besitzen. Die auspressende Funktion des Muskels läßt
sich daher schon an der Drüsenform und am Aufbau des Bindegewebsgerüstes
ablesen.

Im Gegensatz zu den Verhältnissen beim *Menschen* ist das Orbicularissystem
der *Nager* und *Raubtiere* mehr von der übrigen Facialismuskulatur isoliert. Die
Differenzierungen in den
einzelnen Lidquadranten
sind nicht so ausgeprägt.
Das Grundschema ist ein-
facher. Insgesamt zeigen
aber auch hier die bisherigen Befunde (MEINERTZ
1935, 1936, ROHEN 1952c,
ROHEN u. SCHRADER 1954),
daß der Orbicularis kein
Ringmuskel ist. Ein Ring-
muskel könnte die Lid-
spalte auch gar nicht ver-
schließen. Nach der Weber-
Fickschen Regel können
sich quergestreifte Muskelfasern nur auf die Hälfte
ihrer Länge verkürzen. Der
Organismus löst dieses
Problem durch die Ent-
wicklung einer dreidimen-
sionalen Gitterarchitektur.
Die Muskelbögen werden
medial und lateral fixiert
und verflechten sich an
den Lidern spitzbogenar-
tig. Bei den Lidbewegun-
gen können dann die Win-
kel der Spitzbögen verstellt

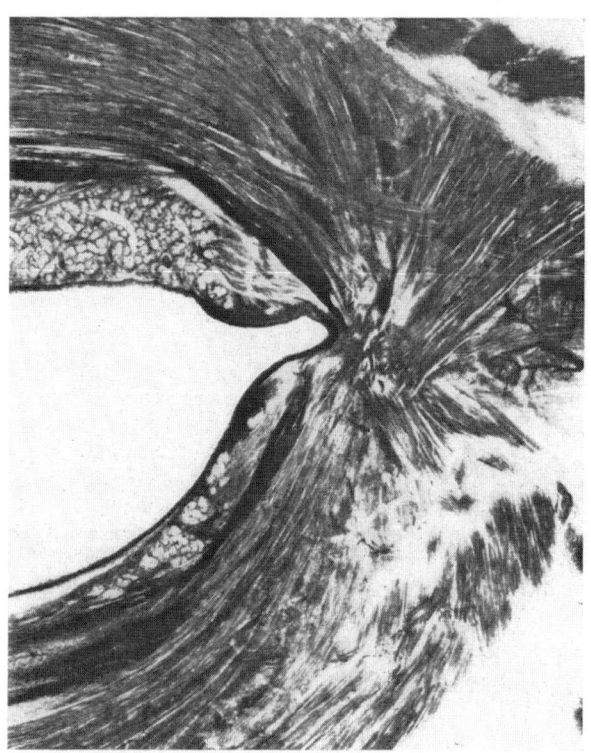

Abb. 215 c

werden, ohne daß die Verkürzungsgröße der Muskelfasern maximal wird. Damit
hängt es zusammen, daß die Kreuzungswinkel der Bogen um so spitzer werden,
je ausgiebiger die geweblichen Verschiebungen sind. Beim Lidschluß flachen sich
die Bögen ab, bei Lidöffnung werden sie wieder aufgerichtet (Abb. 213).

Eine glatte Tarsalmuskulatur existiert bei den *Haussäugern* nicht. Statt
dessen hat der M. levator palpebrae kräftige elastische Sehnen, die eine Membran
bilden und sich in das regelmäßig gekreuzte Bindegewebsgerüst der Lider auf-
pinseln. Das Fehlen elastisch-muskulöser Systeme im Oberlid läßt sich wahrscheinlich damit erklären, daß bei den genannten Arten Medialverschiebungen
bei den Lidbewegungen nicht in nennenswertem Ausmaß vorkommen. Wir
haben die Bedeutung der Medialbewegung in Zusammenhang mit der Tränen-
verteilung auf der Cornea dargestellt. Wenn der Lidapparat der *Säuger* diese
,,Wischbewegung" nicht ausführt, so erklärt sich das zwanglos aus der Tatsache,
daß sie noch ein *drittes Lid* besitzen, das für die Verteilung und Beförderung
der Tränenflüssigkeit sorgt. Die zahlreichen strukturellen Unterschiede im Aufbau

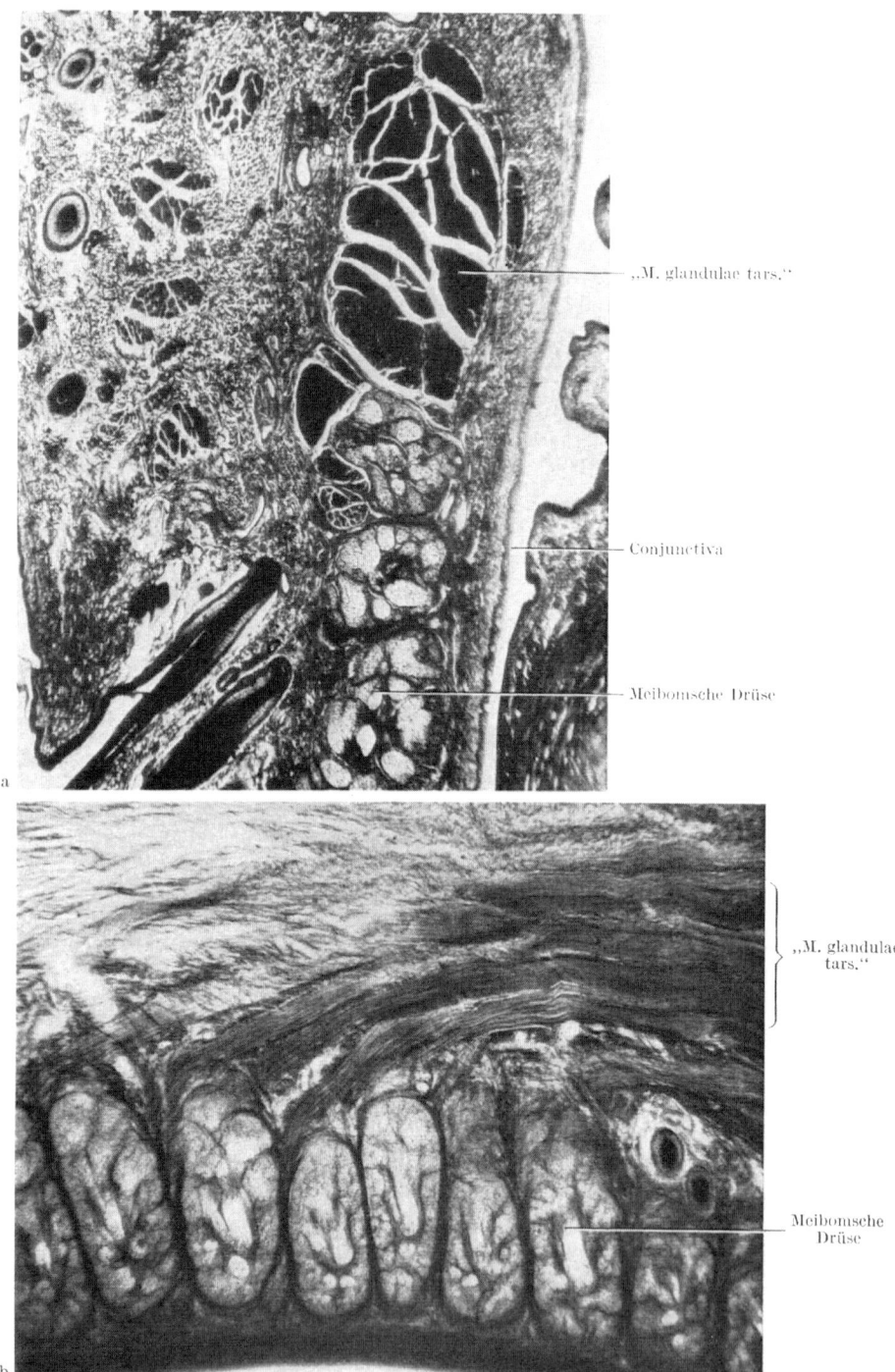

"M. glandulae tars."

Conjunctiva

Meibomsche Drüse

a

"M. glandulae tars."

Meibomsche Drüse

b

Abb. 216a u. b. Quer- und Flachschnitte durch das Oberlid vom Hund zur Darstellung des „M. glandulae tarsalis", der unmittelbar über den Meibomschen Drüsen liegt (a) und mit einzelnen Fasern stufenweise in die bindegewebigen Kapseln der Drüsenalveolen einstrahlt (b). a Querschnitt (10 μ, Azan, 32fach), b Flachschnitt (150 μ dick, Azan, 32fach)

des Lidapparates von *Säugern* und *Mensch* können also funktionell gedeutet werden (Rohen 1952c, 1953a, b, Rohen u. Schrader 1954).

Über die Tränenwege einiger *Amphibien* haben Watanabe (1936), über den Drüsenapparat bei fünf verschiedenen *Reptilien*arten Schwarz-Karsten (1937), über die Topographie der Tränenableitungswege beim *Meerschweinchen* Kelemen (1950) und beim *Hund* Marcenac u. Olivier (1953), über die Lid- und Nickhautdrüsen beim *Kaninchen* Sheppard (1961) neue Befunde mitgeteilt. Beim *Eichhörnchen* kommen im Oberlid regelmäßig zwei bis drei Sinushaare vor (Loewenstein 1938).

Bei den *Rodentiern* kann man eine große Variabilität der Tarsaldrüsen, die sich taxonomisch verwerten läßt, feststellen (Quay 1954). Allgemein besteht eine Tendenz zu einer Reduktion der Meibomschen Drüsen, besonders im Unterlid. Am stärksten reduziert sind die Tarsaldrüsen bei *Microtus*arten. So hat z. B. *Microtus arvalis* im Ober- und Unterlied je nur eine Meibomsche Drüse. Die extrapalpebralen Drüsen zeigen keine Reduktionstendenzen dieser Art. Gut entwickelt sind die Tarsaldrüsen bei *Murinen*. Eine relativ ursprüngliche Anordnung zeigt die Gattung *Lagurus* (Kittel 1962). Geschlechts- und Altersunterschiede sind bei *Rodentiern* nicht festzustellen (Quay 1954). Mollsche Drüsen und Tränendrüsen fehlen im Lidapparat der *Nager* (Kittel 1962).

b) Nickhaut (Membrana nictitans)

α) **Aufbau und Drüsenapparat.** Beim *Kaninchen* mißt die Nickhaut vertikal etwa 11 mm, horizontal 13 mm (Sheppard 1961). Im allgemeinen besteht die Membrana nictitans aus einem elastischen Knorpelstück verschiedener Größe und Gestalt sowie einem Bindegewebs-, Drüsen- und Muskelapparat. Sie ist vorn von einem teilweise pigmentierten Conjunctivalepithel überzogen. Die Nickhaut eignet sich vorzüglich für Innervations- und Funktionsstudien (Galvez u. Clemente 1957, Knoche 1961b). Nach Exstirpation des Ganglion cervicale ergeben sich eindrucksvolle Bilder der Degeneration vegetativer Nerven der Nickhaut (Galvez et al. 1957, Knoche 1961b). Nach Thompson (1961) führt der erste und zweite Ast des N. trigeminus bei der *Katze* die postganglionären Fasern zur Nickhaut. Die drei Augenmuskelnerven enthalten keine sympathischen Anteile. Der obere, mediale glatte Nickhautmuskel bekommt seine Fasern über den ersten Ast des Trigeminus, besonders des N. nasociliaris, der untere über den zweiten Ast und den N. zygomaticus. Beide Innervationsbereiche sind weitgehend getrennt (Thompson 1961).

Unter den verschiedenen extrapalpebralen Drüsen der *Säuger* nimmt die sog. *Hardersche Drüse* (Glandula palpebralis tertia profunda), die in der Wurzel der Nickhaut liegt, eine zentrale Stellung ein. Diese tubulo-alveoläre Drüse sondert ein fettiges Sekret ab. Sie ist bei *Nagern* die größte extraorbitale Drüse. In der Nickhaut liegt außerdem eine Tränendrüse, die als die eigentliche Nickhautdrüse bezeichnet werden muß und rein serös ist. Die Hardersche Drüse ist wahrscheinlich das phylogenetisch älteste Glied unter den extrapalpebralen Augendrüsen. Bei der *Ratte* bildet die Hardersche Drüse ein orangefarbenes bis rotes Sekret (R. Brückner 1951). Die Färbung kommt durch den Gehalt an Porphyrin zustande (Tashiro et al. 1935, Adriani 1942, Arvy 1959, Barnard 1943, Towbin et al. 1945). Bei *Lagomorphen* kann eine rötliche und eine weißliche Partie der Drüse unterschieden werden, die räumlich getrennt sind (Björkman et al. 1960, Kittel 1962). Bei *Rodentiern* ist nur der weiße Teil entwickelt. In den weißlichen Drüsenläppchen liegen nicht selten degenerativ veränderte, vacuolisierte Zellen. Ihre Alveolen haben kleinere Durchmesser und ein engeres Lumen. Das Cytoplasma der prismatischen Zellen enthält Lipoidtröpfchen und zeigt eine diffuse Basophilie (Björkman et al. 1960). Der „rote" Teil der Drüse besitzt größere Alveolen mit unregelmäßigen, kubischen Zellen. Das Drüsenepithel ist chromophob, enthält sudanophile Tropfen, einzelne Vacuolen und zahlreiche basophile Granula (BJÖRKMAN et al. 1960). Histochemisch zeigt sich eine geringe Peroxydase- und Phosphomonoesteraseaktivität. Dagegen ist das Drüsengewebe reich an Dehydrogenasen, Adenosintriphosphatasen und Cholinesterasen (ARVY 1959). Diese Befunde machen die massive Sekretion porphyrinhaltiger Sekrete auf parasympathicomimetische Reize hin verständlich. Perjodatreaktives Material ließ sich nur in den Gangepithelien, nicht im Drüsengewebe des weißen oder rötlichen Parenchyms nachweisen. Das Zwischengewebe enthält auffallend viele Plasmazellen mit PAS-positiven Einschlüssen (GAIPA 1954, COHN 1955). Die Alveolen werden von *myoepithelialen Zellen* umgeben (CHIQUOINE 1958, LEESON 1960). Diese Korbzellen lassen sich mit Phosphatasereaktionen darstellen. Sie zeigen mehrere Fortsätze und bilden mit den Nachbarzellen eine Art Geflecht um die Alveole (LEESON 1960).

Elektronenmikroskopisch sind die roten und weißen Drüsenläppchen schwer zu unterscheiden (BJÖRKMAN et al. 1960). Die „roten" Zellen sind 15—18 μ, die „weißen" 5—15 μ hoch und enthalten mittelgroße Mitochondrien im Basalteil der Zelle und Lipoidtröpfchen verschiedener Größe. Der Golgi-Komplex ist relativ klein, das endoplasmatische Reticulum ausgeprägt. An der Zelloberfläche sind 70 mμ lange Mikrovilli ausgebildet. Die basale Cytoplasmamembran ist leicht eingefaltet. In den „degenerierenden" kollabierenden Zellen quellen die Mitochondrien auf. Einige Cytoplasmaorganellen, Ribosomen und Zellkerne werden ins Lumen abgestoßen. Diese Sekretionsphase weicht vom Bild der normalen Holokrinie ab. Nach neueren elektronenmikroskopischen Befunden ist die Hardersche Drüse merokrin (WOODHOUSE u. RHODIN 1963). Danach lassen sich bei der Maus die zwei Zelltypen gut differenzieren. Die roten Zellen (Typ A) enthalten zahlreiche osmiophile Sekretgranula, die elektronenmikroskopisch als lamellierte, ovoide Körper im Bereich des Golgi-Apparates in Erscheinung treten. Die Granula verschmelzen zu größeren Gebilden, die ins Lumen abgegeben werden. Sie sollen hauptsächlich ungesättigte Fettsäuren enthalten und mit der Sekretion des Porphyrins zu tun haben. Die weißen Zellen (Typ B) produzieren mehr dunklere Granula, die aus Phospholipiden bestehen und Strukturen zeigen, die an Myelinfiguren erinnern. Ihre Bedeutung ist unklar (WOODHOUSE et al. 1963).

Mit dem Sekretionsrhythmus stehen die unterschiedlichen Kerngrößen im Zusammenhang. Lichtmikroskopisch sind keine Schalt- und Streifenstücke unterscheidbar. Das Ausführungsgangsystem ist einheitlich (KITTEL 1962).

Neben der Harderschen Drüse existieren bei zahlreichen Säugern noch zwei weitere, extrapalpebrale Drüsen, deren Ausführungsgänge in den Conjunctivalsack münden, die Glandula orbitalis externa und infraorbitalis. Die *Glandula orbitalis externa*, die häufig mit der Parotis verwechselt wird, weil sie unmittelbar vor dem Ohr liegt, kommt bei *Nagern* regelmäßig vor. Es handelt sich um eine tubulo-acinöse Drüse (WALKER 1958). Schaltstücke sind konstante Bauelemente, Streifenstücke fehlen (BAQUICHE 1959, KITTEL 1962). Die Ausführungsgänge haben ein mehrreihiges Epithel und münden in den lateral-unteren Teil des Fornix conjunctivae. Bei männlichen Tieren tritt nach der Geschlechtsreife eine schaumig-vacuoläre Strukturveränderung des Cytoplasmas der Endstückzellen auf, womit Kernvolumenvergrößerungen einhergehen. Dieser Sexualdimorphismus ist besonders bei *Muroidea* ausgeprägt. Die Endstücke zeigen lichtmikroskopisch zwei verschiedene Zellarten. Die eine Zellform ist durch ein gut entwickeltes Ergastoplasma, zahlreiche Mitochondrien, Sekretgranula und Ribonucleotide gekennzeichnet, die andere ist arm an Mitochondrien und RNS-Granula, fetthaltig und nicht perjodatreaktiv (SCHMIDT 1959). Die Zellkerne zeigen bei männlichen Tieren häufig eosinophile Einschlüsse. Diese geben teilweise eine positive PAS- und Pyroninreaktion. Elektronenmikroskopisch können zwei Typen von Zellen unterschieden werden. Bei den Kerneinschlüssen der einen Art handelt es sich um völlig homogene, wenig osmiophile Strukturen, die deutlich vom Kern zu unterscheiden sind; bei der anderen dagegen um Cytoplasma mit Ergastoplasma, Mitochondrien und Lipoidtröpfchen (CORDIER et al. 1960). *Myoepitheliale Korbzellen* sind differenziert. Ihr Cytoplasma ist nicht sehr stark osmiophil und mit feinen Granula erfüllt. Das endoplasmatische Reticulum ist schwach entwickelt. Die intraplasmatischen Fibrillen liegen vor allem in den Zellfortsätzen (LEESON 1960). Das Sekret der Drüse enthält Eiweiße, Lipide und Mucoproteide. Bei Trockenkost und Hunger wird das Gewicht der Drüse reduziert. Die Reduzierung des Parenchyms geht mit Kernpyknosen, Schwund des Ergastoplasmas, Ausstattung der RNS-Granula und Zellschrumpfung einher. Bei guter Milchkost entstehen intracellulär gelegene Riesenvacuolen, die Kerne vergrößern sich, das Ergastoplasma wird verbreitert, Mitosen treten auf (SCHMIDT 1959). Nach Exstirpation der Drüse werden am Auge und im Bereich der Conjunctiva morphologisch keine Veränderungen sichtbar. Eine Unterbindung des Ausführungsganges führt zu cystischen Degenerationen des Drüsenparenchyms. Einzelne Abschnitte reagieren mit Volumenzunahme der sezernierenden Zellen und Steigerung der Mitoseaktivität (TEIR 1951). Extraktion von Flüssigkeit erhöht die Mitosezahlen (TEIR 1952), Bestrahlung setzt sie unter Umständen auf lange Zeit (22 Monate) herab (TEIR u. PYORALA 1953). Im *Alter* schwindet das Drüsenparenchym, wobei es zur Verkleinerung der Zellkerne, Verringerung der Zellgröße und Gewichtsabnahme kommt. Die Differenzierung der Zellformen verschwindet (WALKER 1958). Die Funktion der Glandula orbitalis externa ist unklar. KITTEL (1962) vermutet, daß die Drüse geschlechtsspezifische Duftstoffe absondert.

Die *Glandula infraorbitalis* liegt näher am lateralen Lidwinkel als die Loewenthalsche Drüse und bildet mit der Glandula orbitalis externa einen gemeinsamen Ausführungsgang (Ductus orbitalis externus). Sie ist ebenfalls tubulo-acinös, rein serös und zeigt Schaltstücke, größere Ausführungsgänge mit mehrreihigem Zylinderepithel, jedoch keine Sekretrohre. Die Endstückzellen sind polymorph (TEIR 1949). Sie wandeln sich bei Männchen zur Zeit der Geschlechtsreife vacuolig um, wobei ein Kernpolymorphismus auftritt (CHRISTENSEN u. DAM 1953, WOOLEY et al. 1954, BAQUICHE 1959, KITTEL 1962). Die Hardersche Drüse zeigt diesen Sexualdimorphismus nicht. Da sich die Drüse vom Ausführungsgang der Extraorbitaldrüse entwickelt (LOEWENTHAL 1912), ist sie wahrscheinlich funktionell und morphologisch mit dieser identisch.

Eine Nickhaut ist bei *Primaten* rudimentär, aber besser entwickelt als beim *Menschen*. Bei *Tupaia, Galago* und anderen Prosimiern kann die Nickhaut mehrere Millimeter lang sein. Der Knorpel ist hyalin oder elastisch. HILL (1953) erwähnt einen faserknorpeligen Blinzknorpel bei *Indriidae*. Im Bindegewebe sind dichte, elastische Gitternetze vorhanden. BARTELS (1911) unterscheidet fünf Formen der Nickhaut bei anthropoiden *Affen*, bei denen die Falte jedoch meist schon stark reduziert ist.

Das Epithel ist in der Regel ein dickes, mehrschichtiges Plattenepithel, dessen Basalzellen intensiv pigmentiert sind. An der Spitze der Falte flacht sich das Epithel ab, so daß eine scharfe Kante entsteht. An der Wurzel der Plica semilunaris geht das Plattenepithel wieder in Zylinderepithel, in das reichlich Becherzellen eingelagert sind, über. Bei einzelnen Arten findet man jedoch auch Becherzellen im Plattenepithel. Subepitheliale Lymphfollikel sind häufig, besonders an der Innenseite. Seröse Drüsen kommen in der Nickhaut der *Primaten* regel-

mäßig vor. Ihre Ausführungsgänge münden an der Innenseite der Plica. Ob eine
Hardersche Drüse existiert, ist unsicher (FRANZ 1934, HILL 1953, ROHEN 1962 d).

Beim *Chamäleon* ist nur ein Rudiment einer Nickhaut entwickelt; ein kleines,
hyalines Knorpelstück, eine Nickhaut- und Hardersche Drüse mit mehreren
Ausführungsgängen sollen aber differenziert sein (LOEWENTHAL 1936).

β) **Bewegungsmechanismus der Nickhaut.** Hinter der Nickhaut findet man
bei *Säugern* regelmäßig einen großen orbitalen Fettkörper, der sie beidseitig
umgibt. Am hinteren Ende des Nickhautknorpels liegt die seröse Nickhautdrüse,
die nicht mit der Harderschen Drüse verwechselt werden darf (SHINODA 1958).

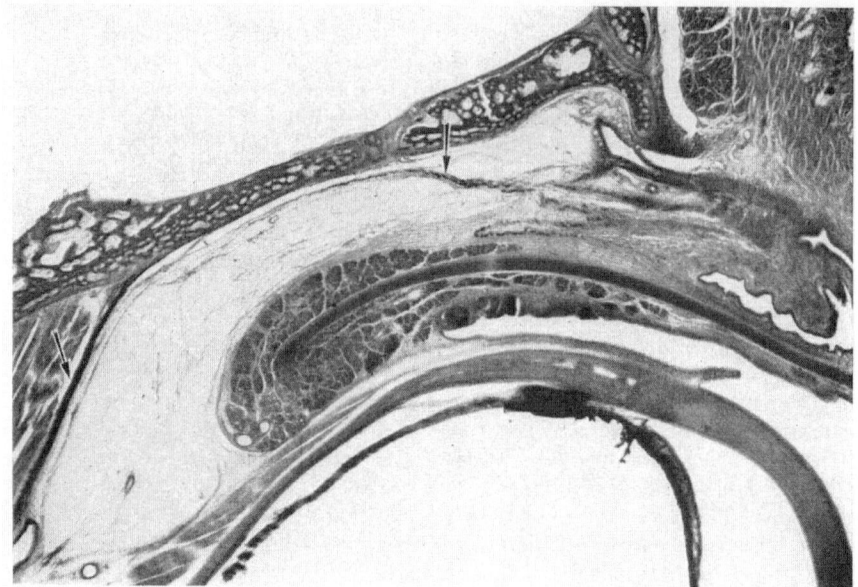

Abb. 217. Horizontalschnitt durch den medialen Teil der Orbita mit Nickhaut, Nickhautdrüse und zugehörigen
elastisch-muskulösen Systemen (Hund, 150 μ dicker Schnitt, Resorcinfuchsin-Kernechtrot). Die Nickhaut ist
bei geöffneten Lidern fixiert. Sie ist weitgehend in die Orbita zurückgeschoben, die elastisch-muskulösen Systeme
(Pfeile) sind gespannt

Vorn-außen geht eine dünne Schicht glatter Muskulatur in die Membrana nictitans über, die beidseitig mit elastischen Sehnen endet. Die elastischen Sehnen
bilden ein dichtes Geflecht, das mit dem Perichondrium des Blinzknorpels zusammenhängt. Am hinteren Ende des Fettkörpers existiert ein zweites elastisch-
muskulöses System, das den Fettkörper nach dorsal membranartig abschließt
und durch abstrahlende, elastische Sehnen strukturell mit diesem verbunden ist
(ROHEN 1953 b). Bei den Bewegungen der Nickhaut werden die beiden elastisch-
muskulösen Systeme wechselseitig gespannt und der Fettkörper dient als Platzhalter und Widerlager bei den räumlichen Verschiebungen (Abb. 217). Der Bulbus
tritt bei der Lidöffnung etwas nach vorn und sinkt beim Heraustreten der Nickhaut nach hinten. Auch durch leichten Druck auf den Bulbus kann die Nickhaut
nach vorn gebracht werden, weil der orbitale Fettkörper komprimiert und das
hintere elastisch-muskulöse System in Tätigkeit gesetzt wird (ROHEN 1953 b,
LIERSE 1960).

Bei *Vögeln* ist ein ähnlicher Bewegungsmechanismus für das dritte Augenlid
ausgebildet (SIEBERT 1933). Die Muskulatur ist quergestreift, so daß *Vögel* die
Nickhaut auch willkürlich bewegen können. Das dritte Lid läuft in eine lange,
dünne Sehne aus, die um den Bulbus herumläuft, den Sehnerven von oben bogenför-

mig umgreift und durch den quergestreiften M. quadratus gehalten wird. Die Rückwärtsbewegung kommt durch ein elastisch-bindegewebiges Fasersystem zustande,
das von medial unten in das dritte Lid übergeht. Durch die zwei quergestreiften
Nickhautmuskeln, den M. pyramidalis und quadratus, wird die Nickhaut nach
vorn über die Cornea gezogen. Ein M. retractor bulbi existiert bei *Vögeln* nicht
(Simič u. Jablan-Pantič 1959). An der palpebralen Seite der Nickhaut besteht
ein zwei- bis zehnschichtiges Plattenepithel. Verhornungen treten in örtlich

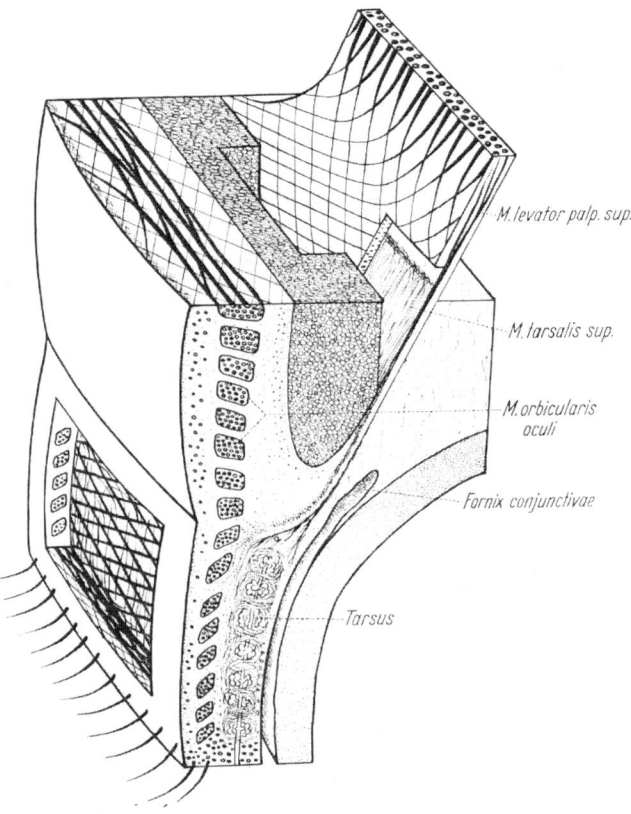

Abb. 218. Konstruktionsschema vom Bau des Oberlides beim Menschen. [Nach Rohen, Morph. Jb. **93** (1953)]

verschiedenem Ausmaß auf. An der Basis der Falte wird das Epithel durchschnittlich 100 μ, am Lidrand 6 μ dick. An der Innenseite differenziert sich
mehr ein geschichtetes, prismatisches Epithel aus (Simič et al. 1959). Die Innervation der Nickhautmuskulatur unterscheidet sich wesentlich von der der Augenmuskeln. Sie ist auch in quantitativer Hinsicht geringer (Burnaschewa 1963).
Nach Durchschneidung degenerieren nur die dünnen, netzebildenden Nervenfasern. Die dickeren, markhaltigen, die vermutlich sensibler Natur sind, bleiben
unverändert (Bullon u. Stiefel 1955).

Beim *Menschen* ist die Nickhaut rudimentär. Die homologe Semilunarfalte
kann durch einige, seitlich abzweigende Muskelfasern aber offenbar doch geringgradig bewegt werden, so daß sich beim Lidschluß der Lacus lacrimalis etwas
vertieft (Komura 1960). Diese Bewegung soll für die Tränenableitung eine
gewisse Rolle spielen. Der konstruktive Aufbau des Lidapparates wird durch
Abb. 218 verdeutlicht.

7. Conjunctiva

a) Allgemeines

Die Größe des Conjunctivalsackes ist individuell verschieden. Durchschnittlich ist der obere Fornix 13 mm, der untere 9 mm, der laterale 5 mm vom Lidrand entfernt. Medial reicht der Conjunctivalsack nicht ganz bis an den Lidwinkel (DUKE-ELDER 1961). Der Abstand des Fornix conjunctivae vom knöchernen Orbitarand variiert zwischen 4—6 mm (WHITNALL 1932). Bei Vertretern der gelben Rasse ist die Ausdehnung des Conjunctivalsackes kleiner (HUARD et al. 1938).

Das Epithel der *Conjunctiva bulbi* ist limbusnahe zunächst ein mehrschichtiges Plattenepithel, das flache Papillae occultae besitzt und einer dicken Basalmembran aufliegt (KREIKER 1935). Die beim *Schwein* nachweisbaren soliden, epithelialen Knospen und Tubuli (MANZ 1859) der Conjunctiva sind wahrscheinlich Rudimente von akzessorischen Tränendrüsen. Diese sog. „*Manzschen Drüsen*" kommen beim *Menschen* auch in der Embryonalzeit nicht mehr vor (AURELL u. KORNERUP 1949). Hier und da können epitheliale Ballen, Verdickungen oder auch Cysten auftreten. Eine echte Drüsensekretion ist jedoch nie zu beobachten. Bei Japanern ist die periphere Epithelverdickung besonders häufig zu beobachten. Die Durchmesservergrößerung ist etwa 1 mm vom Ende der Bowmanschen Membran entfernt am größten. Im Alter verringert sich die Epitheldicke im Limbusbereich wieder (NINOMIYA 1958). Das Epithel der Conjunctiva bulbi soll reich an Phosphaten sein (EICHNER 1960), jedoch weniger Glykogen und Mucopolysaccharide enthalten als das Corneaepithel (SAIZEVSKAYA 1959). Die Verdickung des Epithels im Limbusbereich hat NINOMIYA mit einer Schutzfunktion für die Capillaren des cornealen Randschlingennetzes in Zusammenhang gebracht.

Das Epithel des Fornix conjunctivae ist in der Regel mehrreihig, zylindrisch und hat zahlreiche Becherzellen. Die Becherzellen, die im Fornix zahlreicher sind als im Limbus, sind mucicarminophil und metachromatisch (CALMETTES et al. 1956, MASIERI 1955, MASLOVA 1957, YAMAZAKI et al. 1958). Sie sind stark perjodatreaktiv und färben sich mit Alcianblau. Die Epithelzellen zeigen lichtmikroskopisch einen Golgi-Apparat, der in Kernnähe lokalisiert ist (GRÜTER 1938). PAS-positive Substanzen waren in allen Epithelzellen darstellbar (MASIERI 1955, PRETO PARVIS u. FORNI 1955). Reaktionen auf Sulfhydrylgruppen fielen negativ aus (PRETO PARVIS u. FORNI 1955).

Elektronenmikroskopisch zeigen die Zellen starke gegenseitige Verzahnungen; Tonofibrillen und Intercellularbrücken ließen sich nicht nachweisen (TOLEDO et al. 1957). Ein Golgi-System, stellenweise ein endoplasmatisches Reticulum und vereinzelte Mitochondrien sind im Cytoplasma zu erkennen (SUZUKI 1956, 1957, SHIBUYA 1958, TOLEDO et al. 1957). Die Conjunctivalepithelzellen können normalerweise Einschlüsse, wie Lipoidtröpfchen, Keratinpartikel, phagocytierte Zellreste u. a. enthalten (BRALEY 1940, SUZUKI 1956), was im Hinblick auf die Frage der sog. Einschlußkörperchen bei pathologischen Reaktionen wichtig sein kann. Die Basalmembran ist dünn. Die Basalzellen haben keine so starke Verzahnung wie die mehr oberflächlich gelegenen Zellen (SHIBUYA 1958). Sie enthalten gelegentlich Pigmentkörnchen. Pigmentgranula kommen meist im Limbusbereich der Conjunctiva bulbi, aber auch im Fornix, an der Plica semilunaris und der Caruncula lacrimalis vor. Bekanntlich ist die Pigmentation bei *Säugern* besonders intensiv. Bei *Primaten* ist sie eine konstante Erscheinung (ROHEN 1962d). An der limbusnahen Conjunctiva sind Mitosen selten (BINDER 1953). Das p_H der Conjunctivalflüssigkeit liegt normal bei etwa 7,76 und ändert sich bei pathologischen Reaktionen (HUDELO u. MERGIER 1953). Abgestoßene Zellen können im conjunctivalen Schleim gefunden werden (NORN 1958).

Im subepithelialen Gewebe ist ein lockermaschiges, gefäßreiches Bindegewebe entwickelt. Freie Zellen, Mastzellen, Plasmazellen, Histiocyten, Mono-, Fibro- und Leukocyten sind reichlich vorhanden (CALMETTES et al. 1956, SHIBUYA 1958, FUJII 1952).

Nach wiederholten Trypanblauinjektionen machen sich „mesenchymale Reaktionen" am conjunctivalen Stroma bemerkbar. Neben Speicherzellen treten fibroblastische Elemente vermehrt auf. Zellmigrationen wurden nicht beobachtet (KULCZYCKA et al. 1954).

Die Conjunctiva ist reich an Gitterfasern, die vor allem subepithelial, perivasculär und in der Randzone der Lymphfollikel lokalisiert sind (WOLOKONENKO 1936). Im Alter vergröbert sich das Gitterfasergerüst. Die kollagenen Elemente werden zahlreicher. Elastische Fasern vermehren sich (WOLOKONENKO 1939). Im Alter flacht sich das Epithel ab. Bei Jugendlichen und Erwachsenen erreicht das Epithel fünf bis sieben Reihen mit hohen, zylindrischen Zellen, bei Neugeborenen und Kindern sind oft nur zwei Lagen flacher Zellen vorhanden (YAMASHITA 1952). Die Altersveränderungen des Epithels bestehen also in einer zunehmenden Abflachung und Verringerung der Epitheldicke, die mit Involutionsvorgängen einhergeht. Der Reichtum an elastischen Fasern erklärt die auffallend große Dehnbarkeit der Conjunctiva (VOGELSANG 1960).

Die Oberflächenstruktur des Epithels läßt sich im Oberflächenrelief studieren (WOLF 1957). Dabei zeigt das Epithel eine lappig-polygonale Struktur. Im Fornixbereich sind regelmäßig zottenartige Oberflächenvergrößerungen entwickelt. Becherzellen sind an halbkugeligen Erhebungen der Abdruckpräparate zu erkennen. Diese Zellen scheinen stets gleichzeitig zu sezernieren. Ihre oberen Öffnungen unterscheiden sich bei verschiedenen Tierarten. Die Replicamethode ermöglicht eine Übersichtsdarstellung auch über die Verteilung der Becherzellen in der Conjunctiva. Bei älteren Tieren scheinen sie häufiger zu sein (BUCCIOLINI 1956). Vergleichend-anatomisch bestehen große Unterschiede in der Differenzierung des Conjunctivalepithels und Stromas (GUERRIERI 1936, BUCCIOLINI 1956). Die Verteilung der Lymphfollikel variiert beim Menschen individuell (YOFFEE 1956, MATSUO 1957, KUNITOMO u. HORI 1958). Verschiedene Reaktionen führen zu einer Vermehrung der conjunctivalen Lymphknötchen (SUURKÜLA 1942). Wird menschliches Conjunctivalepithel auf Chorionallantois kultiviert, so entwickeln sich nach 6 Tagen Mitosen, die Zellgrenzen verwischen sich, Cystenbildungen kommen vor, das subepitheliale Bindegewebe hyalinisiert. Gefäße vom Wirt wachsen ein, leukocytäre Reaktionen werden deutlich (FEIGENBAUM u. KORNBLUETH 1948). Auf solchen Explantaten können Viren gezüchtet werden (SEZER 1950). Die Verteilung der conjunctivalen Becherzellen hat BINDER (1953) untersucht.

Nach Autotransplantationen der Conjunctiva beim *Kaninchen* stellt sich die Kontinuität des Epithels nach wenigen Tagen wieder her. Im Stroma entwickeln sich lymphocytär-histiocytäre Infiltrationen. Vom transplantierten Epithel bleiben die basalen Schichten erhalten und bilden die abgestoßenen, oberflächlichen Elemente nach (MUSINI 1948).

Der Quellungsgrad des Epithels (Mikroödem) läßt sich biomikroskopisch abschätzen und klinisch auswerten (MORATE 1954). Die normale Variationsbreite des Spaltlampenbildes vom Conjunctivalepithel ist jedoch sehr groß.

b) Innervation

Die Conjunctiva ist reich innerviert. Sensible und vegetative Fasern (YAMAMOTO et al. 1959, SETO 1953) begleiten in der Regel die Blutgefäße (JEGOROW 1936). In der Propria sind meist zwei Formen sensibler Nervenendigungen zu unterscheiden, einmal freie Nervenendigungen, zum anderen kolbenartige Endorgane. Die Nervenfasern verlieren ihre Markscheide kurz bevor sie in das Endorgan eintreten (SAKAMOTO 1951). Die Zahl der Endkörperchen soll in der palpebralen Conjunctiva des Oberlides größer sein als im Unterlid. Regelmäßig sollen diese Organe am Limbus corneae zu finden sein (KNÜSEL u. VONWILLER 1923, STRUGHOLD u. KARBE 1925). Eine Receptorenfunktion, vergleichbar etwa den Krauseschen Kälterecptoren, wird jedoch neuerdings von OPPEN- HEIMER et al. (1958) in Abrede gestellt. Bei Laboratoriumstieren sind corpus- culäre Endkörperchen überhaupt selten nachweisbar (OPPENHEIMER et al. 1958). Beim *Menschen* wie beim *Rind* — wenn auch dort seltener — kommen zwar kompakte, nervöse Endformationen verschiedenster morphologischer Ausbildung vor (vgl. auch JEGOROW 1936). Die Verteilung der corpusculären Organe ist aber so ungleichmäßig und variiert individuell so stark, daß OPPENHEIMER u. Mitarb. bezweifeln, ob es sich hier um echte Receptoren handelt. Sie vermuten vielmehr, daß diese Gebilde durch degenerative Prozesse entstehen, zumal an den Axonen der zugehörigen Nerven häufig varicöse Verdickungen, Seitensprosse, Unregelmäßigkeiten in der Ausbildung der Markscheide u. a. zu bemerken sind. Die sog. *Krauseschen Endkörperchen* seien keine Kälterecptoren, sondern ter- minale Aufknäuelungen um ein degenerierendes Zentrum. Dafür spreche auch, daß die sog. bindegewebigen Kapseln der älteren Autoren in Wirklichkeit Proli- ferationen Schwannscher Zellen darstellten, eine Ansicht, die auch von SAKA- MOTO (1951) gestützt worden ist. Es ist jedoch fraglich, ob man die Existenz echter capsulärer Sinnesorgane in der Bindehaut vollständig ablehnen kann. Die Frage verdient eine gründliche Nachuntersuchung.

Der größte Teil der conjunctivalen Nervenfasern bildet in der bindegewebigen Propria ein reich verzweigtes Netz, von dem aus feine Fasern bis ins Epithel vordringen und hier frei endigen (OPPENHEIMER, PALMER u. WEDDELL 1958). Nach SAKAMOTO (1951) sollen allerdings freie, intraepitheliale Nervenendigungen nicht existieren. Die sensiblen Endverzweigungen sind am Lidrand, am Tarsus und Limbus corneae besonders reichlich. Dazwischen wird die Faserdichte ge- ringer. Varicositäten, „kapselfreie" Endformationen, nervöse Aufknäuelungen, sollen auch hier regelmäßig zu beobachten sein. Eingelagerte „ganglienzell- ähnliche" Elemente wurden beschrieben (SETO 1946, SAKAMOTO 1951).

Die *sensible Innervation* der Conjunctiva stammt in der Hauptsache vom Trigeminus (N. infraorbitalis und nasociliaris). Die einzelnen Äste zeigen eine bestimmte regionale Verteilung (ANGIUS 1935).

Sympathische Fasern erreichen die Conjunctiva über die Gefäßgeflechte. Ver- lauf und Aufbau der vegetativen Innervation s. DUKE-ELDER (1961).

c) Blut- und Lymphgefäße der Conjunctiva

Die Bindehautgefäße eignen sich vorzüglich für biomikroskopische Studien (KOEPPE 1920, GRAVES 1934, BERLINER 1943, GARTNER 1944, 1946, BUSACCA 1952, KUNIMOTO 1954). Nachdem KNISELY (1940) an der Bindehaut malaria- kranker *Affen* das von ihm benannte „sludged-blood-phenomenon" entdeckt hatte, haben sich zahlreiche Autoren erneut mit dem Conjunctivagefäßsystem beschäftigt. Die neueren Arbeiten zeigten vor allem, daß an den Bindehaut- gefäßen bei verschiedenen infektiösen, allergischen oder allgemeinen Erkrankungen charakteristische Zirkulationsveränderungen auftreten (WEINSTEIN u. FORGÁCS 1951, BLOCH 1954, 1956). Auch für physiologische und pharmakologische Unter- suchungen über das periphere Gefäßsystem bietet das Conjunctivasystem ein ausgezeichnetes Studienobjekt. Die Kalibergröße der Gefäße und die intravasale

Strömung können an der Spaltlampe relativ exakt beobachtet und gemessen werden (OHASHI et al. 1953). Jedoch muß man berücksichtigen, daß die Trans-

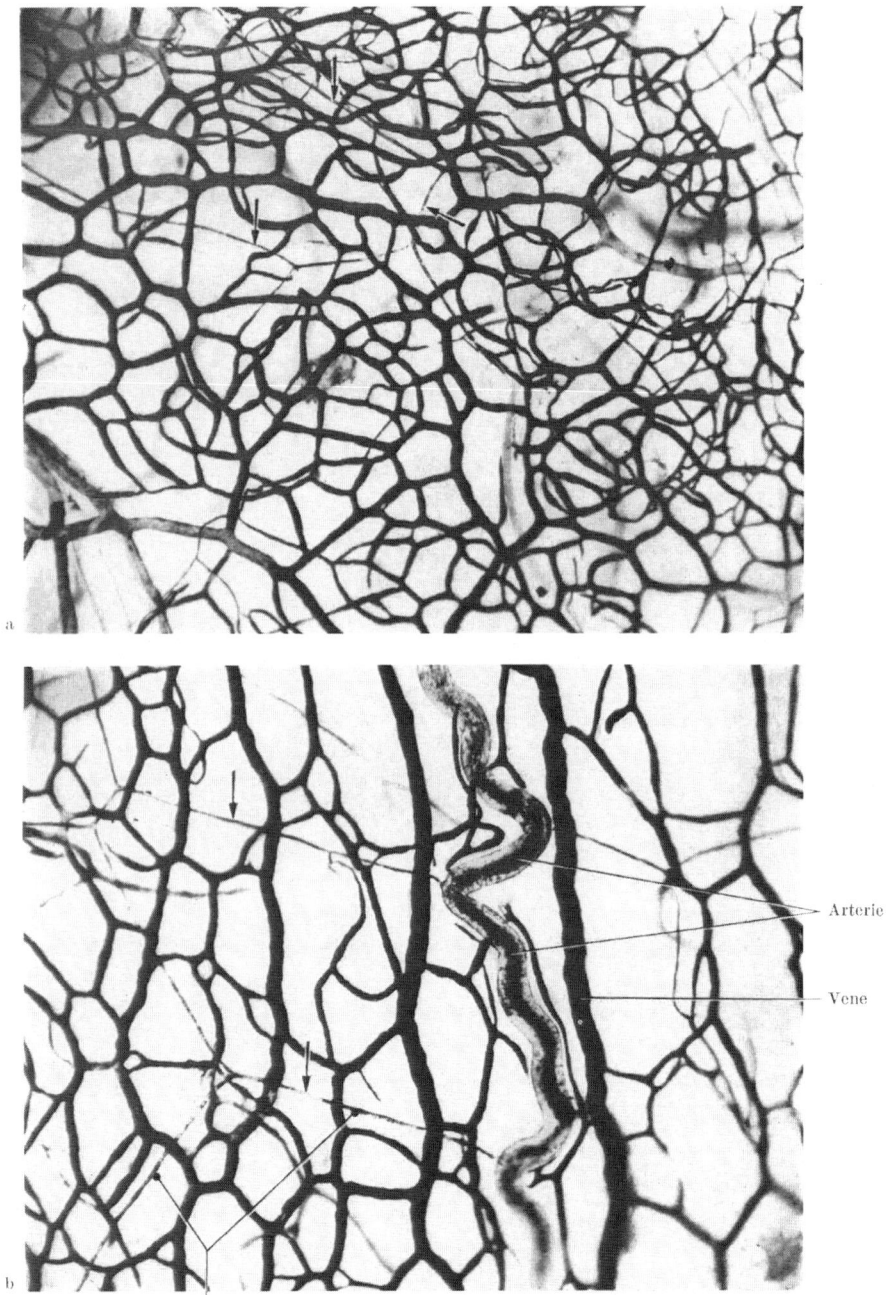

Abb. 219a—d. a u. b Limbusnahes, episklerales Gefäßnetz vom Menschen (tuscheinjiziertes Totalpräparat; b stärkere Vergrößerung). Man beachte das polygonale Netz englumiger Arteriolen (Pfeile), die unvermittelt in das plexusartige, episklerale Capillarnetz einmünden

parenz der Conjunctiva individuell große, teilweise auch altersbedingte Unterschiede zeigt (GARDINER 1944).

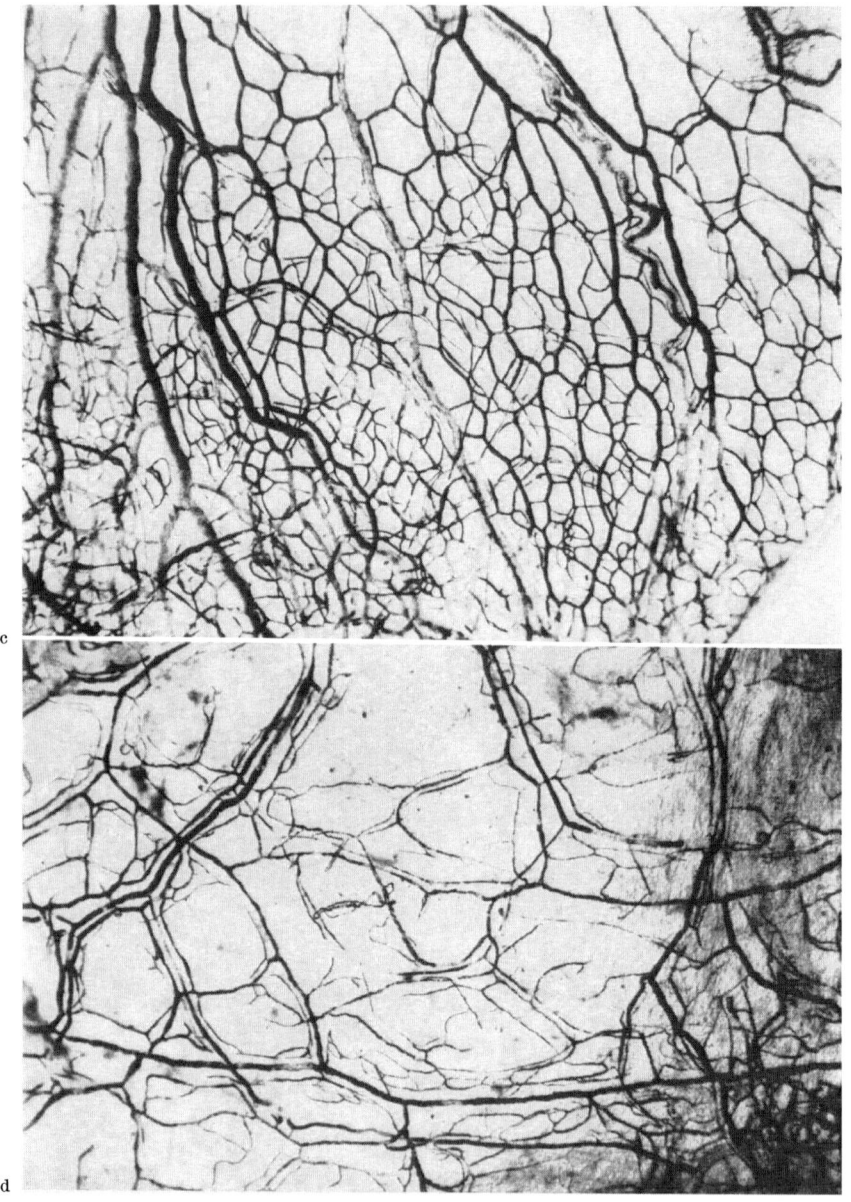

Abb. 219c u. d Vergleich des limbusnahen, episkleralen Gefäßnetzes (c) mit dem posterioren, episkleralen Gefäßnetz (d), das viel weitmaschiger ist und keine arteriovenösen Anastomosen besitzt (tuscheinjiziert, Mensch). [Nach ROHEN u. UNGER, Abh. Mainz. Akad. Wiss., math.-nat. Kl. 3 (1959)]

Die *Arterien* der Conjunctiva stammen in der Hauptsache aus den Aa. ciliares anteriores. Weitere Zweige kommen von den nasalen und lacrimalen Ästen der Lidgefäße. Die hinteren Conjunctivalarterien versorgen auch die Conjunctiva bulbi bis auf eine 4 mm breite Zone am Limbusrand (MEIGHAN 1956). Zwischen den vorderen und hinteren Conjunctivalarterien bestehen arterio-arterielle und capillare Anastomosen (KUNIMOTO 1954, BERLINER 1943). Die *Venen* stehen mit den Gefäßen des Fornix und der vorderen Ciliarvenen in Verbindung. Etwa 80—90% des venösen Blutes fließt aber zum Limbus ab (DOBREE 1950). Im allgemeinen sind die Venen mehr in den tieferen Schichten der Bindehaut zu finden (GRAFFLIN u. BAGLEY 1953). In den oberflächlichen Lagen kann die biomikroskopische Unterscheidung der Gefäße Schwierigkeiten machen. Jedoch sind die Arteriolen mehr gerade, heller rot und englumiger, die Venolen dunkler und meist breiter (MEIGHAN 1956). Das Kaliberverhältnis zwischen Arterien und Venen schwankt zwischen 1:2 und 1:3.

In Extremfällen kann ein Verhältnis von 1:5 beobachtet werden (DOBREE 1950, BLOCH 1956). Der Durchmesser der Arterien beträgt durchschnittlich 10—13 μ, der Venen 20—50 μ. Die Venolen münden in der Regel rechtwinklig in die Venen; sie sind häufig etwas geschlängelt. Die *Capillaren* sind biomikroskopisch erkennbar. Nur ein Teil ist mit Blut gefüllt, in andern findet sich eine klare Flüssigkeit. Sie können sich unter pathologischen Bedingungen bis zu 10—15 μ erweitern. Meist enthalten solche erweiterten Capillarstrecken klumpig angehäufte Erythrocyten. Am Abgang der Capillaren sollen kleine Sphincteren existieren, die für eine Regulation der Capillardurchströmung verantwortlich gemacht werden (LOEWENSTEIN 1951). Am Lebenden ist besonders der rasche Durchfluß des Blutes an den Conjunctivalgefäßen auffallend (DOBREE 1950). Die Geschwindigkeit des Durchflusses beträgt bei den Arteriolen 0,12 mm/sec, bei den Capillaren 0,026 mm/sec und den Venolen 0,056 mm/sec (LEE u. HOLZE 1950).

Neben arterio-arteriellen und veno-venösen Anastomosen existieren auch arterio-

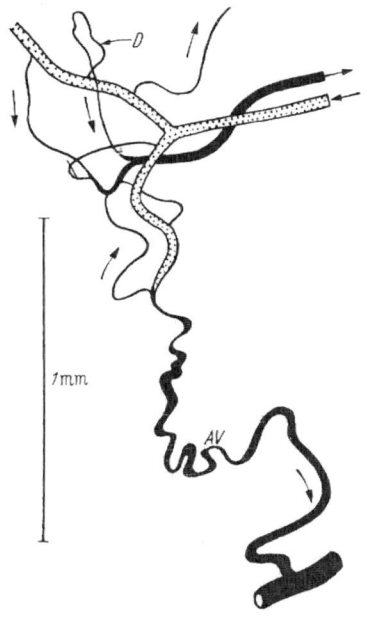

Abb. 220. Arteriovenöse Anastomosen im Bereich der Conjunctiva bulbi vom Menschen. [Nach MEIGHAN, Brit. J. Ophthal. **40** (1956).] *D* Capillare, *A V* Arteriovenöse Anastomose

venöse Anastomosen. Diese teilweise stark geschlängelten arterio-venösen Anastomosen sind keine Gefäßstrecken mit eigener Motilität und speziell modifizierter Wandung (LEE u. HOLZE 1950, BLOCH 1956, MEIGHAN 1956, GRAFFLIN u. CORDDRY 1953). Es handelt sich vielmehr um präcapillare Gefäßstrecken, die teilweise gerade, teilweise gewunden und verzweigt unter Umgebung des Capillarnetzes nach längerem Verlauf in die Venolen einmünden (ROHEN u. UNGER 1959) (Abb. 219). Epitheloide „Quell- oder Kissenzellen" wurden nicht gefunden (LOEWENSTEIN 1951). Die *arterio-venösen Anastomosen* sind zahlreich und ein charakteristisches Baumerkmal der Conjunctiva. Sie verhalten sich strömungsdynamisch anders als die Capillaren, wenn sie auch an der Spaltlampe oft nicht von diesen zu unterscheiden sind (GRAFFLIN u. CORDDRY 1953) (Abb. 220). Spontane Kontraktionen an den Conjunctivagefäßen („Vasomotion") sind biomikroskopisch regelmäßig zu beobachten (GRAFFLIN et al. 1953, MORATE 1954, MEIGHAN 1956). Nach Gaben von Dionin und Pilocarpin erweitern sich die Capillaren prompt. Die Durchströmung der Arteriolen nimmt zu. Es kommt zu leichten Exsudationen, nach 25—30 min kontrahieren sich die Arteriolen wieder. Leukodiapedesen können an den Venen am Lebenden als grau-weißliche

Flecke erkannt werden (Go 1953). HARDERS u. HEISIG (1961) fanden pathologische Veränderungen der Conjunctivalgefäße (Schlängelung der Venen, Sacculusbildung, Aneurysmen usw.) bei Arteriosklerotikern, die mit der Schwere der Allgemeinerkrankung parallel gingen. Nicht selten zeigten schon jüngere Personen im dritten Lebensjahrzehnt pathologische Gefäßbilder. Die Durchblutung der Conjunctivagefäße wechselt auch bei funktionellen Veränderungen des Gesamtkreislaufes (LEE 1955). Abkühlung einer Gliedmaße, neurovegetative Tonusänderungen, Hypotonie, prägen sich deutlich am reaktiven Verhalten des conjunctivalen Gefäßsystems ab, insbesondere an der Durchblutung der arterio-venösen Anastomosen (PIOVELLA et al. 1957, PELLEGRINI et al. 1961, LANDAU u. DAVIS 1961). Wie empfindlich das conjunctivale Gefäßsystem auf periphere Einflüsse reagiert, zeigte ein Versuch von DAVIS u. LANDAU (1961), wonach beim Rauchen einer Zigarette eine sofortige Capillarverengung, intravasculäre Zellaggregation (,,sludged-blood''-Phänomen) und Durchblutungsherabsetzung zu beobachten war. Der Effekt kann durch Sympathicomimetica aufgehoben werden. Er klingt normalerweise nach 10 min ab. Manche Autoren sprechen von einer größeren Empfindlichkeit und Fragilität der episkleralen Capillaren im Vergleich zu den Gefäßen gleicher Größenordnung im übrigen Körper (AMANUMA 1958).

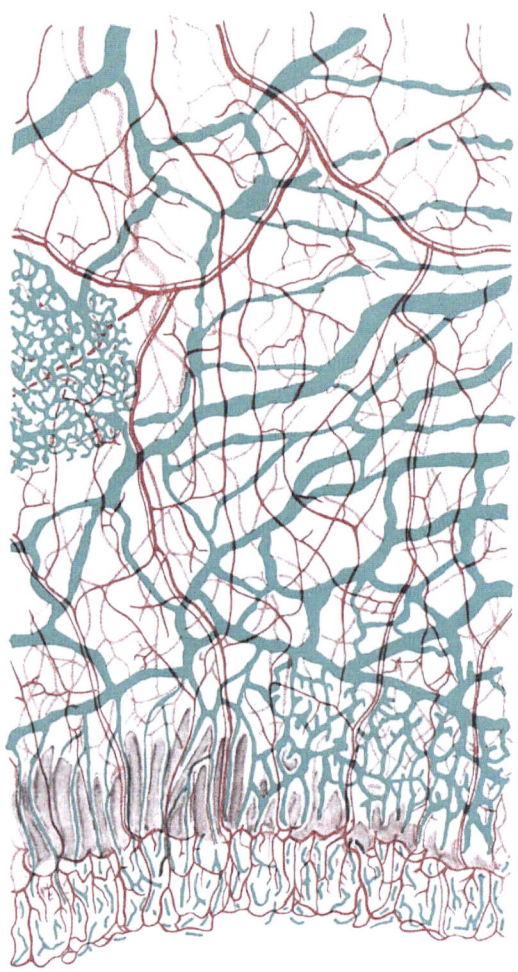

Abb. 221. Halbschematische Darstellung der Lymphgefäße in der menschlichen Conjunctiva bulbi. [Nach BUSACCA, Arch. Ophthal. (Paris) 8 (1948).] Lymphgefäße grün, Blutgefäße und Capillaren rot

Nach intravenöser Injektion hochmolekularer Kolloide zeigen die Conjunctivalgefäße eine verlangsamte Blutströmung, körnigen Zerfall der Blutsäule und intravasale Aggregationen (,,sludged-blood-phenomenon''), jedoch keine Petechien. Diese entwickeln sich erst nach vorheriger Fremdeiweißsensibilisierung. Der Effekt ist durch Cortison hemmbar (NOVER u. BERNEAUD-KÖTZ 1958, 1961).

Die Strömung in den Conjunctivalgefäßen ändert sich im Alter (KITTEL 1961). Jugendliche Gesunde zeigen eine geringgradige körnige Strömung in fast allen kleineren und einigen mittelgroßen Gefäßen. Auch pendelnde Hin- und Herbewegung der Blutsäule und Kaliberschwankungen kommen vor. Es gibt anscheinend auch konstitutionelle Gefäßschlängelungen. Bei alten Menschen werden die Kaliberschwankungen deutlicher, körnige Strömung tritt spontan besonders im tiefen Gefäßnetz auf. Die Gefäßwindungen werden kantig und torquiert (KITTEL 1961). Bei Neugeborenen ist das conjunctivale Capillarnetz noch weniger dicht und regelmäßig geformt. Die normale Capillardichte wird erst 4—8 Wochen nach der Geburt erreicht (ARAJÄRVI 1951).

Die gut entwickelten *Lymphgefäße* der Conjunctiva sind in neuerer Zeit durch intracamerale und intraconjunctivale Farbstoffinjektionen (BUSACCA 1948, AOKI 1950, NATAF et al. 1951—1955, FUAOKA 1953, KATAYAMA 1953, KNÜSEL 1954, CHINAGLIA 1955, 1956, BRÉGEAT 1956, SUGAR et al. 1957, PATEK u. BERNICK 1960, WINTER 1961), durch Wasserstoffsuperoxyd (STÜBEL 1923) oder radiographisch (KATAYAMA 1953) dargestellt worden. Es existiert ein grobmaschiges, oberflächliches Netz, das etwa 2—3 mm vom Limbus entfernt, rund 80% der Bindehaut durchsetzt und ein feineres, tiefes Netz, das hauptsächlich im Limbusbereich liegt (Abb. 221). Peri- und paravasculäre Lymphgefäße (KATAYAMA 1953) wurden von anderen Untersuchern nicht beobachtet (CHINAGLIA 1955). Die Lymphe fließt in zwei Hauptstämmen — je nasal und temporal —, die gemeinsam einen pericornealen Ring bilden ("Circulus lymphaticus", TEICHMANN), zu den Lidwinkeln hin ab (BUSACCA 1948, NATAF u. DELON 1953, SUGAR et al. 1957). Diese Lymphstämmchen liegen meist 7—8 mm vom Limbus entfernt und bilden einen bogenförmigen Ring um die Cornea herum. Die Hauptsammelgefäße vereinigen sich lateral zu einem gemeinsamen Gefäß, das in der Tiefe verschwindet (NATAF, DELON u. CHEVASSUS 1951). Am medialen Canthus fehlt ein größeres Sammelgefäß. Statt dessen ist mehr ein Netzwerk feinster Lymphgefäße entwickelt. Der laterale Lymphstamm geht zu den tiefen Parotislymphknoten (PAPAMILTIADES 1952, 1956).

Außerdem sollen noch akzessorische, vertikale Lymphgefäße vorhanden sein (CHINAGLIA 1955). Die Lymphströmung ist in der Regel von medial nach lateral gerichtet. Gelegentlich wird auch eine entgegengesetzte Strömung zum medialen Canthus hin beschrieben (NATAF et al. 1951, 1955). Die Gefäße sind äußerst dünnwandig und besitzen Klappen (KATAYAMA 1953, PATEK et al. 1960, WINTER 1961). In die Lymphbahnen sind Lymphfollikel eingelagert. Verteilung und Anordnung der Lymphfollikel s. YOFFEE (1956), MATSUO (1957).

Ob noch eine dritte Gruppe von pericornealen Lymphbahnen existiert, ist umstritten. Die Kammerwassergefäße zählen gemeinhin nicht zu den Lymphbahnen; der Schlemmsche Kanal hat keine Verbindungen mit den Lymphgefäßen der Episklera oder Conjunctiva (RODZEVICH 1959), obwohl dies manchmal behauptet wird (PAPAMILTIADES 1952, 1956).

Das Gefäßsystem des Auges

Die makroskopisch-anatomischen Verhältnisse der Blutgefäße des Auges sind in den letzten Jahrzehnten relativ selten erneut untersucht worden. Die Anatomie der Bulbusgefäße selbst ist bei den entsprechenden Organabschnitten besprochen worden.

Angiogramme und Serienschnittuntersuchungen an Injektionspräparaten zeigen, daß relativ häufig anastomotische Verbindungen zwischen Ästen der A. carotis interna und externa im Orbitabereich vorkommen. Meist anastomosieren Äste der A. temporalis profunda oder meningea media mit solchen der A. lacrimalis oder A. ophthalmica. Auch die Aa. temporalis superficialis und frontalis hängen miteinander durch größere arterio-arterielle Verbindungen zusammen (GUERRIER u. NAYRAL 1954, GERLACH u. SPULER 1962). Bei rund 50 Fällen fanden sich in 92% Anastomosen zwischen der A. carotis externa und A. ophthalmica auf der gleichen Seite, in 32% jedoch auch Anastomosen mit der Gegenseite (SHEA 1956). Eine angiographische Darstellung der A. ophthalmica und des Plexus chorioideus ist nach SCHURR (1951) von der Carotis aus möglich.

Beim *Menschen* kommt das Blut für das Sehorgan — von den eben erwähnten Anastomosen abgesehen — ausschließlich aus der *A. ophthalmica*. Die Arterie

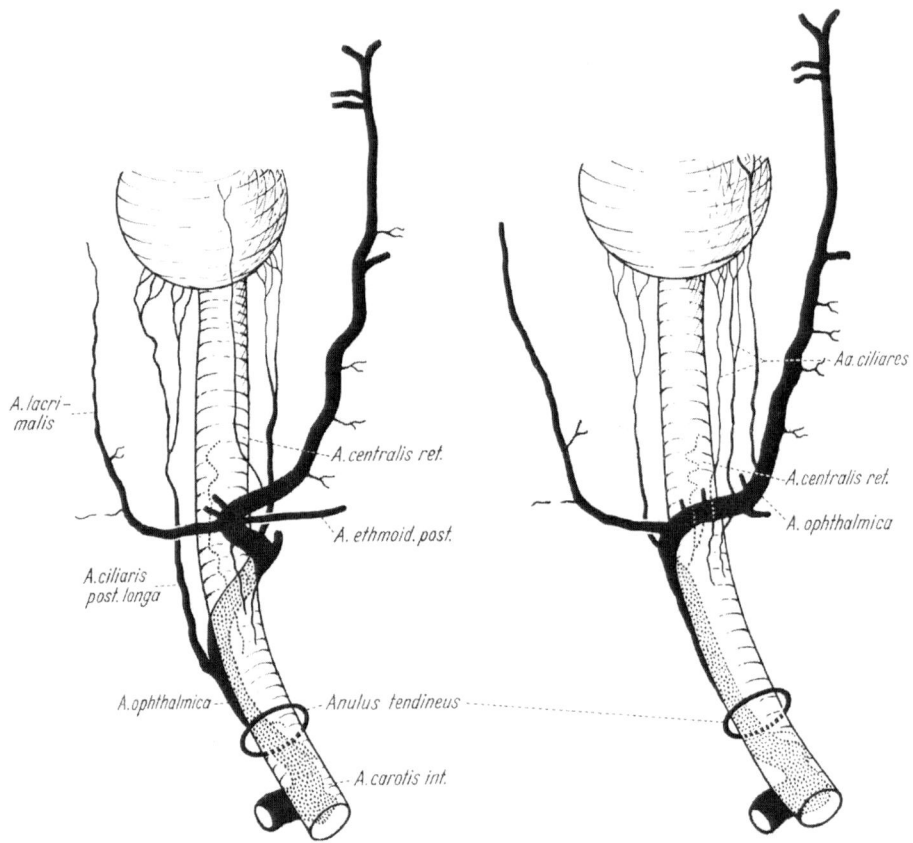

Abb. 222. Die beiden wichtigsten Varianten der A. ophthalmica mit ihren Ästen. [Nach SINGH HAYREH, Brit. J. Ophthal. **46** (1962)]

geht in 60% der Fälle am dorsalen Rand der vorderen Carotiskrümmung unter dem N. opticus ab, in 25,6% medio-caudal und in 13,3% latero-caudal. Die Art des Abgangs der Arterie soll eine Herabsetzung des systolischen Blutdrucks bewirken (LINC, PUZANOVA u. PUZANOV 1955). Kissenartige Längsmuskelpolster in der Intima (Intimapolster, Sperrpolster) der A. ophthalmica fanden BÖCK u. SCHWARZ-KARSTEN (1955) am Abgang der Augenarterie aus der A. carotis interna. Die Muskelfasern haben einen leicht spiralig-gekreuzten Verlauf und sind von elastischen Fasern durchsetzt. Diese Intimapolster sollen wie bei Sperrgefäßen eine Durchblutungsregulation ermöglichen. Da die Längsmuskelpolster in der Intima am Beginn der A. ophthalmica schon bei einem sechsjährigen Kind nachweisbar waren, kann es sich nicht um altersdegenerative Veränderungen, sondern nur um normale Struktureigentümlichkeiten der Gefäßwand handeln (BÖCK et al. 1953). Die Augenarterie hat beim Menschen durchschnittlich 10 bis

15 Muskelschichten. Beim Neugeborenen sind erst fünf bis sechs Lagen ausgebildet (VYBIRALOVA 1955). Die Vv. ophthalmicae haben meist vier Muskelschichten, beim Neugeborenen zwei. Die Entwicklung der elastischen Elemente
ist beim Neugeborenen noch gering und nimmt erst in mittleren Lebensjahren zu

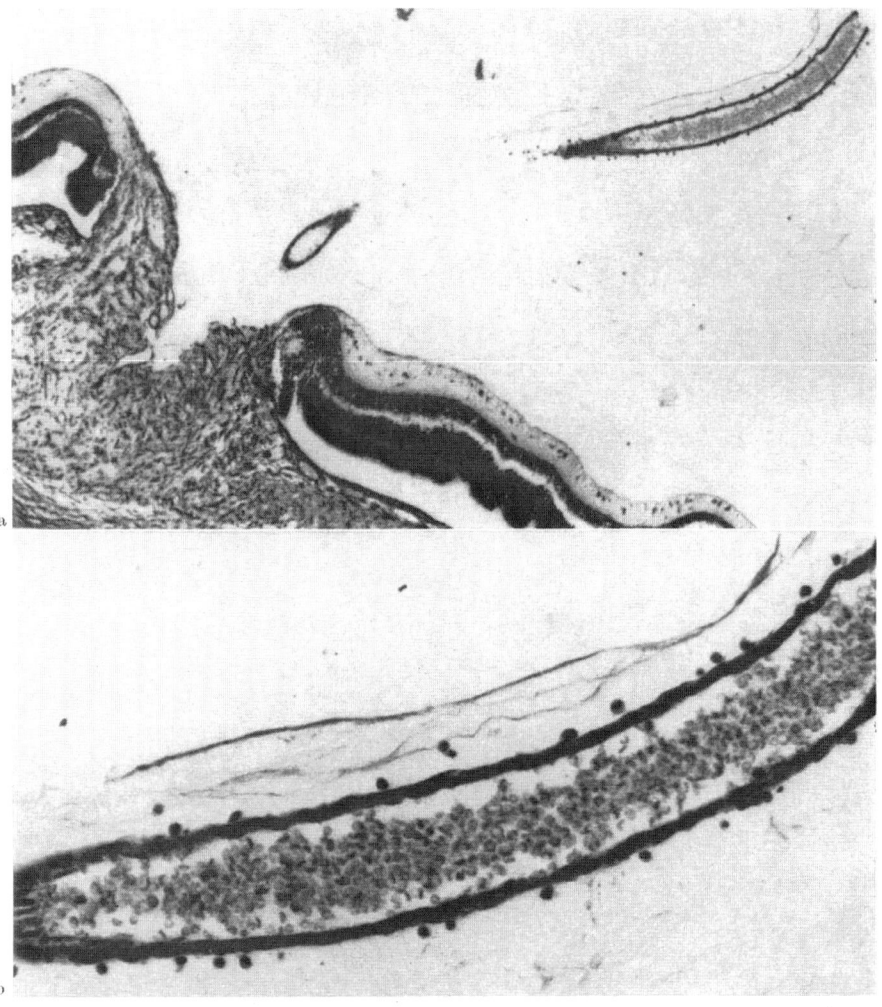

Abb. 223a u. b. Sehnervenkopf mit Hyaloidgefäßen bei einem neugeborenen, 8 Tage alten Kaninchen

(VYBIRALOVA 1955). Über die Entwicklung der Gefäße des vorderen Bulbus
s. BADTKE (1942).

Der Verzweigungsmodus der A. ophthalmica variiert individuell sehr. In einer
mühevollen, makroskopischen präparatorischen Untersuchung über die Anatomie
der A. ophthalmica an 100 Orbitae haben SINGH-HAYREH et al. (1960, 1962) die
erstaunliche Variabilität des Verzweigungsmusters erneut festgestellt. Bei diesem
Untersuchungsgut kam die A. ophthalmica in 4—5% der Fälle direkt aus der
A. meningea media. Die Hauptvarianten lassen sich in zwei Gruppen gliedern:
Bei der einen kreuzt die A. ophthalmica *über*, bei der anderen *unter* den Sehnerven (Abb. 222). Die Verlaufsform der Arterie beeinflußt das Verzweigungs-

muster der Äste. Die gründliche Arbeit von SINGH et al. hat neue Unterlagen
für die Arteriographie der Orbita geliefert.

Die große Variabilität der A. ophthalmica läßt sich aus der Entwicklungsgeschichte erklären (PADGET 1948, FRANÇOIS u. NEETENS 1956). Die *Entwicklung
der A. ophthalmica und Bulbusgefäße* wurde an nahezu 200 Kopfhälften von
KRAUSE (1956) erneut untersucht, wodurch einige Irrtümer der klassischen Arbeit

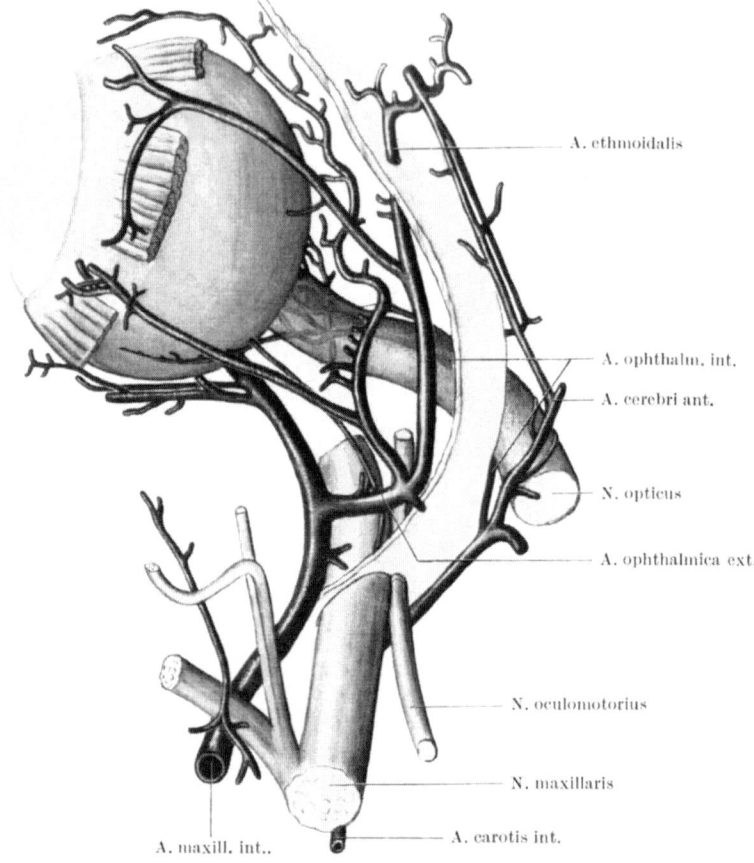

Abb. 224. Blutgefäße des Auges und der Orbita beim Kaninchen. [Nach RUSKELL, Amer. J. Ophthal. **53** (1962)]

von DEDEKIND (1908) richtiggestellt worden sind. Bevor sich die Augenarterie
in der Embryonalentwicklung bildet, existieren nur einzelne Ciliararterien, die
getrennt von der A. carotis interna entspringen. Meist ist eine A. ciliaris lateralis
und medialis differenziert, von denen mehrere Äste abgehen, die um den Augenbecherrand herumziehen. Die A. hyaloidea wird erst nach Schluß der fetalen
Augenspalte abgrenzbar. Anastomosen zwischen diesen Gefäßen liefert die embryonale Augenpartie. Eine A. orbitalis superior entspringt vielfach aus der
A. basilaris, durchzieht das Ganglion trigeminale, bildet sich aber später zurück.
Sie kommt aus der A. stapedia bzw. A. meningea media. Ein lacrimaler Ast
der Ophthalmica kann mit ihr in Verbindung treten. In späteren Embryonalstadien bilden sich vielfach Anastomosen zwischen den einzelnen intraorbitalen
Arterien. Ein besonderes Zentrum für solche Anastomosen liegt nasal vom N. opticus. Proximal davon bildet sich die A. orbitalis superior zurück. Erst gegen

Mitte der Embryonalzeit wird in der Regel das adulte Schema erreicht. Der jüngste Embryo, bei dem die Gefäßverteilung in der Orbita wie bei Erwachsenen differenziert war, hatte nach KRAUSE (1956) eine Größe von 23 mm SSL.

Die Variabilität der Augengefäße scheint nicht darin begründet, daß sich ein einheitliches Entwicklungsschema in verschiedene Richtungen differenziert, sondern daß während der ganzen Embryonalzeit verschiedene Entwicklungsrichtungen bestehen, so daß gelegentlich sogar ein gleicher Endzustand auf verschiedenen Wegen erreicht werden kann (KRAUSE 1956).

Auch die Formvariationen der Ciliararterien haben entwicklungsgeschichtliche Hintergründe. Die Aa. ciliares posteriores longae des Erwachsenen haben entweder einen geraden, verästelten oder einen spiralig-gedrehten Verlauf (AKIYA 1938). Beim *Kaninchen* kommen alle kurzen und langen hinteren Ciliararterien aus einem gemeinsamen Stamm der A. ophthalmica (SCULLICA 1957, 1958, RUSKELL 1961, 1962) (Abb. 224). Beim *Menschen* entspringen die Ciliararterien getrennt aus der Augenarterie (PODESTÀ u. ULLERICH 1961, SUDAKEVITCH 1947, DUKE-ELDER 1961).

Die Gefäßanatomie des Auges ist vor allem dadurch charakterisiert, daß Arterien und Venen nicht parallel laufen wie an den meisten Körperorganen, sondern einem eigenen Verteilungsschema folgen (Abb. 65). Der Kernpunkt dieses Schemas liegt darin, daß die Arterien an den Polen des Bulbus eintreten, die Venen aber das Auge am Äquator verlassen. Die Arterien durchsetzen die Sklera, wenn man von den variablen Verhältnissen bei den beiden langen hinteren Ciliararterien absieht, in der Regel in kurzem, geradem Verlauf. Die Vortexvenen liegen in schrägen, längeren Skleralkanälchen. Die Lage der Vortexvenen zum Limbusrand ist meist konstant, der Austrittswinkel variiert (BASILE 1938). Die Zahl der Vortexvenen ist auf vier bis sechs beschränkt; die Zahl der Arterien ist inkonstant.

Wir haben nach dem funktionellen Sinn dieser Anordnung gesucht (ROHEN u. UNGER 1959). Ohne die Probleme geklärt zu haben, konnten wir doch so viel feststellen, daß der polnahe Eintritt der Ciliararterien offenbar mit der Entwicklung kollateraler, anastomotischer Gefäßgebiete zusammenhängt, während die Venen möglicherweise eine physiologische Stauung unterhalten. Es ist interessant, daß sich die Gefäßanordnungen am limbusnahen, vorderen und papillennahen, hinteren Ende des Augapfels weitgehend gleichen (Abb. 65). Die Ciliararterien spalten jeweils, bevor sie in den Bulbus eintreten, einen Seitenzweig ab, der in ein „kollaterales Capillargebiet" einmündet und damit das Blut am Auge vorbeiführen kann. Diese kollateralen Äste bilden vorne wie hinten arterielle Gefäßkränze, von denen der hintere, sog. Zinnsche Gefäßkranz, schon im 18. Jahrhundert bekannt war. Am Sehnervenkopf bilden die Seitenzweige der Ciliararterien einen Circulus arteriosus, dessen Äste radiär in die Siebplatte bzw. den Opticus eintreten und das laminäre Capillarnetz aufbauen (Abb. 225). Die Capillaren stehen in breiter Verbindung mit der Zentralvene. Auf diese Weise kann also über den Zinnschen Gefäßkranz und das laminäre Becken das Blut der hinteren Ciliararterien am Bulbus vorbeigeleitet werden.

Ähnlich liegen die Dinge vorn. Die vorderen Ciliararterien geben vor ihrem Eintritt in die skleralen Kanäle Äste ab, die limbusnahe miteinander anastomosieren und einen meist unvollständigen, vorderen Gefäßkranz aufbauen. Diese Äste bilden Arteriolen, die ein weitmaschiges, recht regelmäßiges, polygonales Netz in der Episklera darstellen und in das engmaschige, weitlumige Venengeflecht einmünden, das für die episklerale Region charakteristisch ist (vgl. auch DVORAK-THEOBALD 1934—1955, TRONCOSO 1942, ROHEN u. UNGER 1959) (Abb. 219). Die etwa zehn bis zwölf vorderen Ciliararterien sind immer stark geschlängelt. Ihre episkleralen Seitenarterien gehen erst unmittelbar vor dem Skleralkanal ab. Einzelne Äste gehen auch erst intraskleral ab und begleiten

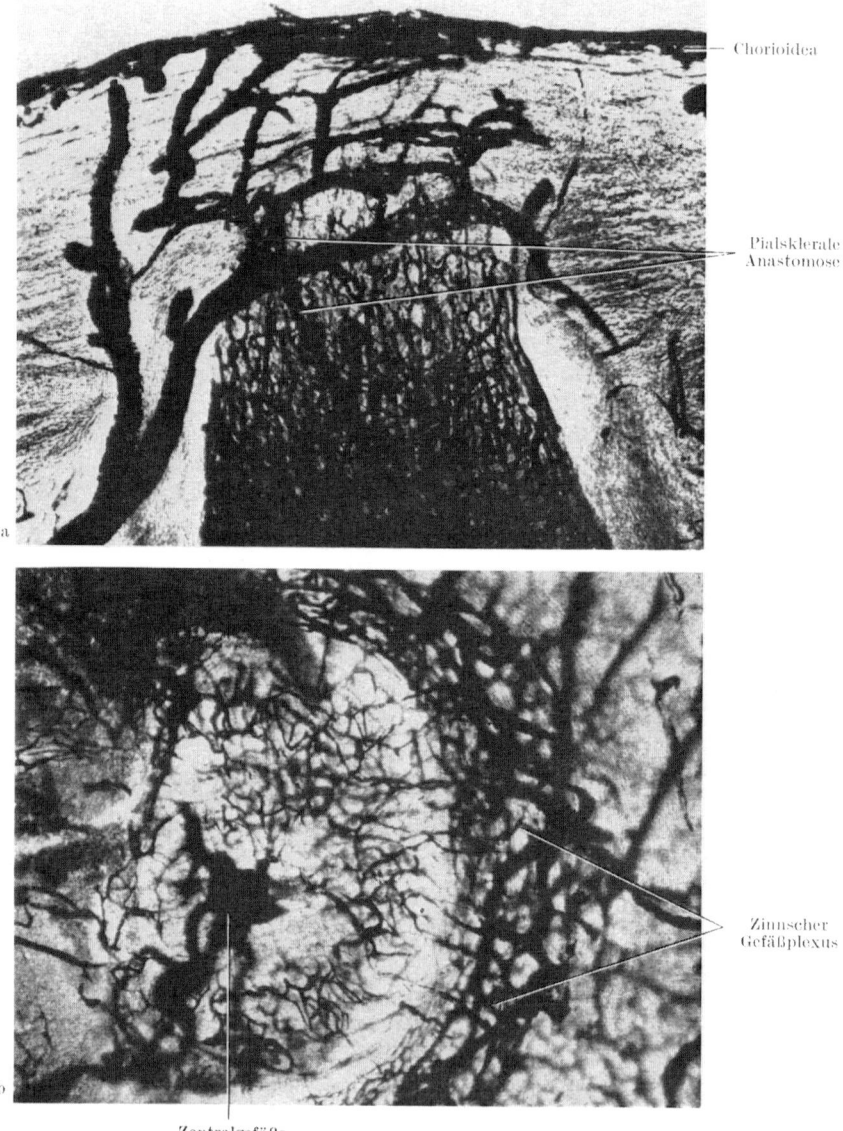

Abb. 225a u. b. Blutgefäße des N. opticus und der Lamina cribrosa bei einem menschlichen Fetus von 152 mm Scheitel-Steiß-Länge. a Horizontalschnitt durch die Sehnerveneintrittsstelle mit Zinnschem Gefäßkranz (92fach). b Flachschnitt (300 μ dick) durch die Lamina cribrosa (tuscheinjiziert, 80fach). Vom Zinnschen Gefäßkranz gehen radiär arterielle Gefäße zum Sehnervenkopf. Das Capillarnetz sammelt sich wieder in die V. centralis retinae, die in der Mitte angeschnitten ist (b)

den Schlemmschen Kanal häufig auf eine lange Strecke (ASHTON u. SMITH 1953, RODZEWICH 1959).

Es ist nun wichtig zu betonen, daß das episklerale Gefäßnetz nicht den Charakter eines gewöhnlichen Capillarnetzes hat, sondern eher mit einem venösen, *pseudokavernösen Plexus* verglichen werden kann. Bedenkt man, daß die Sklera selbst kaum einen so nennenswerten Stoffwechsel haben kann, um derart ausgedehnter Gefäße zu bedürfen, so muß diesem Plexus eine andere Bedeutung zukommen. Seine funktionelle Bedeutung könnte ebenso in einer kollateralen Blutumleitung liegen wie am hinteren Augenpol, zumal die in den Venenplexus einmündenden Gefäße keine Capillaren, sondern Arteriolen sind (Abb. 219).

Tatsächlich nimmt die Durchblutung im episkleralen System beim kongestiven Bulbus zu (DOBREE 1950). Zwischen Augeninnendruck und episkleraler Venenfüllung scheint eine gesetzmäßige Korrelation zu bestehen (GREAVES u. PERKINS 1951, 1952, DOBREE 1953). Ein 24 Std-Rhythmus zwischen Vasodilatation und Konstriktion wurde nachgewiesen (THOMASSEN 1947, WEINSTEIN u. FORGACS 1953, DOBREE 1953, BAIN 1954). Auf Grund klinischer und physiologischer Beobachtungen schließt DOBREE (1954) auf die Existenz arteriovenöser Kurzschlüsse im episkleralen Gefäßnetz. Vermutlich erfüllen aber die langen Arteriolen, die wir oben beschrieben haben, allein diese Funktion.

Lediglich beim *Hund* fanden wir echte arteriovenöse Anastomosen im Limbusbereich (ROHEN 1954, 1956 b). Die vorderen Ciliararterien bilden hier kurze, teilweise gewundene Äste, die in epitheloidzellige Gefäßstrecken übergehen und schließlich in die Venen einmünden (Abb. 160). Innerhalb der Sklera liegt ein weitmaschiger Venenplexus, der den sog. *Circulus venosus* Hovii bildet (DUKE-ELDER 1926, BILL 1962 b). Die zuführenden Venen und intraskleralen Venolen nehmen die eben beschriebenen Anastomosen auf. Im Limbusgebiet sind histologisch epitheloide Gefäße nachweisbar (Abb. 160 b). Daneben gibt es auch arteriovenöse Anastomosen, die nur einen Arteriolenwandbau besitzen. Beim *Hund* bestehen also sowohl am hinteren als auch am vorderen Pol des Auges „Gefäßregulationsmechanismen".

Auch bei *Nagern* weichen die Gefäßverhältnisse von denjenigen beim *Menschen* ab (JANES u. BOUNDS 1955). Die A. ophthalmica entläßt an der Papille die Zentralarterie und die beiden hinteren Ciliararterien. Sklera und Episklera werden im Limbusgebiet von perforierenden Ästen der langen, hinteren Ciliararterien versorgt, die einen vorderen Gefäßkranz bilden. Dieser speist den marginalen Plexus der Cornea und gibt kleine Arteriolen zur Conjunctiva ab. Die rückläufigen Venen perforieren die vordere Sklera und fließen zur Chorioidea ab. Andere gehen in das Venennetz der Conjunctiva über.

Beim *Kaninchen* entsteht im Limbusbereich ebenfalls ein arterieller Gefäßkranz (SCULLICA 1957, 1958, RUSKELL 1961, 1962). Vordere Ciliararterien im echten Sinne gibt es nicht. Vom Gefäßkranz verlaufen Zweige zur Conjunctiva, zum pericornealen Randschlingennetz und zum Ciliarkörper. Der intrasklerale Plexus ist sehr dicht und bildet an der Grenzfläche zur Uvea auf einer Breite von 320—460 μ ein eng verzweigtes Ringgeflecht („trabecular plexus", RUSKELL 1961) (Abb. 144).

Wie bei den meisten anderen *Säugern* existieren beim *Kaninchen* zwei Augenarterien, die A. ophthalmica externa und interna. Die A. ophthalmica externa ist für die Versorgung von Bulbus und Orbita das größere und wichtigere Gefäß. Sie stammt aus der A. carotis externa (A. maxillaris), kreuzt von ventral nach dorsal-medial durch den oberen Teil der Orbita, wobei sie Zweige zum M. rectus superior und lateralis abgibt und geht schließlich medial in die frontalen und ethmoidalen Endäste über. Die A. ophthalmica externa versorgt die äußere Augenmuskulatur, Nickhaut, Hardersche Drüse und gibt die Ciliararterien ab. Diese kreuzen den Opticus unterhalb des M. rectus superior und zerfallen papillennahe in mehrere radiale Äste, die die Sklera im Bereich des Sehnervenkopfes

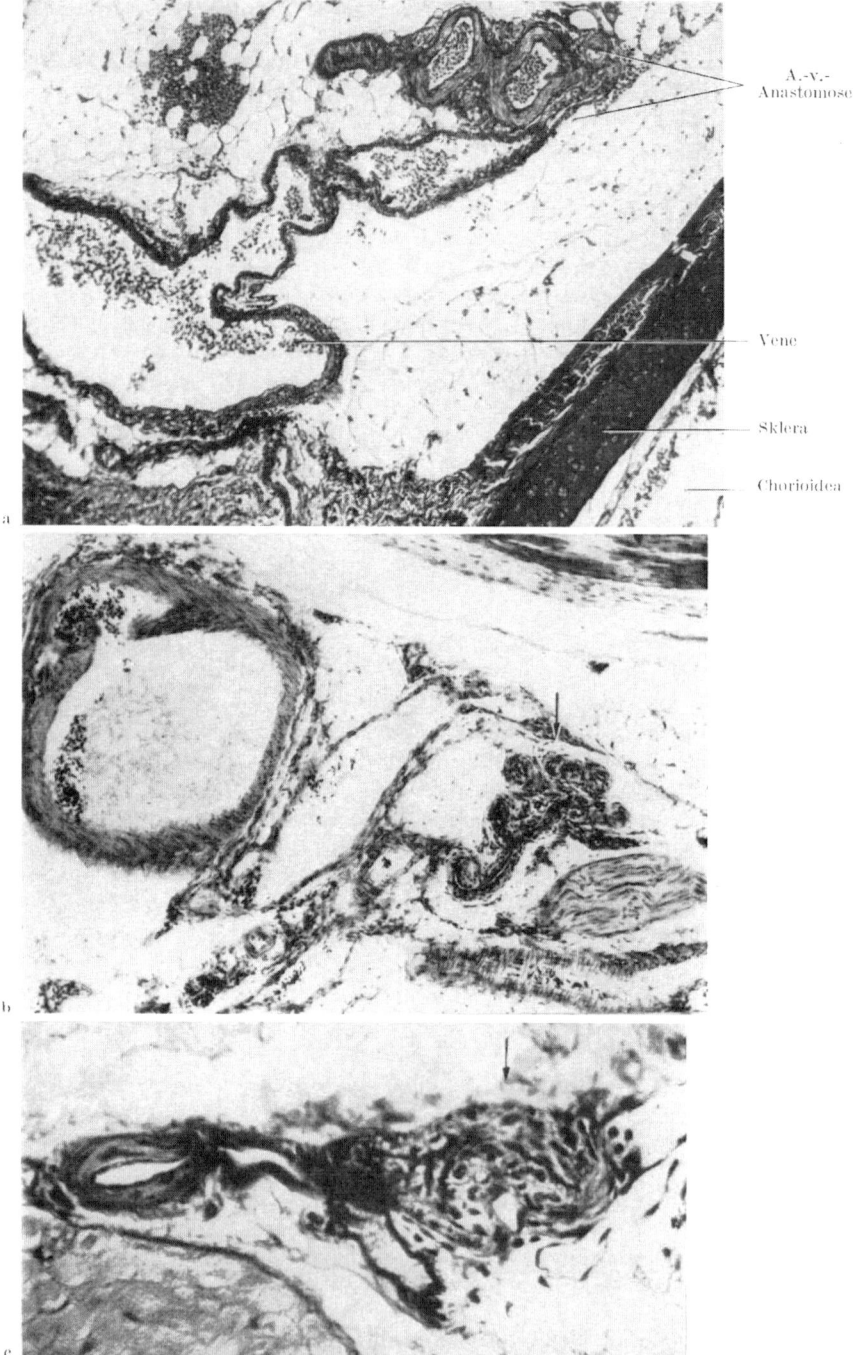

A.-v.-Anastomose

Vene

Sklera

Chorioidea

Abb. 226a—c. Gefäßregulationsmechanismen in der Orbita von Vögeln. a Arteriovenöse Anastomose in der Nachbarschaft des Sehnerven der *Taube*. b Glomusartiges Gefäßknäuel (Pfeil) in der Orbita der *Amsel*. c Epitheloidzellige Gefäßstrecke in der Nachbarschaft des Sehnerven bei der *Amsel* (Pfeil)

perforieren (Abb. 224). Die A. ophthalmica interna hat einige intraorbitale Anastomosen, verbindet sich auch mit den Ciliararterien und kann die Zentralarterie bilden (Ruskell 1962).

Die Anatomie der orbitalen Blutgefäße der *Vögel* zeigt manche Besonderheiten (Slonacker 1918, Märk 1952, Wagenvoort 1954, Rohen 1955 b). Die Orbita der *Vögel* erhält ihr Blut von einer A. ophthalmica interna und externa. Die A. ophthalmica interna versorgt unter anderem den M. rectus superior und M. obliquus superior, einen Teil der Harderschen Drüse und den vorderen Teil des Auges; die stärkere A. ophthalmica externa ist das Hauptgefäß des Sehapparates und versorgt alle Innenteile des Bulbus, den Hauptteil der Harderschen Drüse, Tränendrüse, Augenmuskulatur und Lidapparat. Die innere Augenarterie liegt medial, die äußere lateral vom Sehnerven. Während die A. ophthalmica interna im wesentlichen medial am Septum interorbitale gerade nach vorne verläuft und dann als A. facialis und nasalis auf den Gesichtsteil des Kopfes übergeht, erreicht die A. ophthalmica externa die Orbita mehr von lateral und verzweigt sich in ihr. Sie bildet zwei lange Äste zur oberen und unteren Hälfte des Auges (A. orbitalis superior und inferior), die auch die Lider versorgen. Der Hauptstamm der A. ophthalmica externa läuft hinter dem Bulbus entlang (A. orbitalis temporalis) und durchzieht die kurze Orbita vollständig. Ein geschlossener Arterienkranz am Sehnervenkopf wird meist nicht gebildet. Dagegen liegt ein mehrschichtiger Venenring um den bulbusnahen Teil des Opticus (Circulus venosus n. optici), der nach rückwärts in die Vv. ophthalmicae abfließt. Die aus äußeren Augenarterien hervorgehenden Ciliararterien bilden Äste, die alle in gleicher Höhe nacheinander die Sklera durchbrechen und die Aderhaut versorgen (Franz 1934). Hinter dem Bulbus konnten wir bei der *Amsel* und *Taube* zahlreiche *arteriovenöse Anastomosen* beobachten (Rohen 1955 b). Es handelt sich um kurzschließende Arteriolen oder um epitheloidzellige Gefäßstrecken, teilweise auch um kompliziertere, epitheloidzellige glomusartige Organe, die Anastomosen zu den retrobulbären Venen eingehen (Abb. 226). Daneben kommen auch Sperrgefäße vor. Die *Sperrarterien* besitzen einige schmale Längsmuskelpolster in der Intima.

Eine Besonderheit der Blutgefäße der *Vögel* sind die sog. *Arterienwülste*. Es gibt kreisförmige vollständige und unvollständige Wülste, einseitige und geschlossene oder offene Formen. Die Wülste bestehen aus Muskel- oder epitheloiden Zellen. Märk (1952) konnte derartige Spezialeinrichtungen bei 28 *Vogel*-arten nachweisen. Auch die Gefäße der Augenlider, des Ciliarkörpers, der Episklera, der Orbita, Conjunctiva, Augenmuskulatur und orbitalen Drüsen zeigen solche Arterienwülste (Märk 1952, Rohen 1955 b); sie sind bereits bei älteren Embryonen zu sehen. Ihre Funktion ist unklar. Märk sieht in ihnen Einrichtungen zur Regulation des Blutstromes gegen die Einwirkung der Zentrifugalkraft und gegen intravasale Druckveränderungen beim Sturz- und Kurvenflug.

Die *Blut- und Lymphgefäße des Lidapparates* sind übersichtlich bei Duke-Elder (1961) dargestellt. Wesentliche neuere Erkenntnisse zur makroskopischen Anatomie dieser Gebilde liegen nicht vor. Die topographische Lage der Nn. supraorbitales bzw. frontales und der entsprechenden Gefäße zu den gleichnamigen knöchernen Vertiefungen am Orbitadach variiert individuell stark. Als Regel kann gelten, daß die Nerven durch das Foramen bzw. die Incisur ziehen, während die Gefäße mehr außerhalb liegen. Die Variabilität dieser Verhältnisse wurde von Kato u. Outi (1962) auf Grund eines großen, präparativ aufgearbeiteten Materials genauer beschrieben und statistisch klassifiziert.

Die *Venen* der Orbita, die sich aus den vier bis sechs Vortexvenen, den Vv. frontales, supraorbitales und lacrimales und der V. centralis bilden, vereinigen sich retrobulbär bekanntlich zu zwei größeren Hauptstämmen: der V. ophthalmica superior und inferior. Beide leiten nach rückwärts zum Sinus cavernosus ab, haben jedoch auch Verbindung mit dem Plexus pterygoideus durch die Fissura orbitalis inferior (s. S. 422). Die Verbindungen der orbitalen Venen zum Sinus cavernosus und die Variabilität des Sinus selbst ist von VIALLEFONT et al. (1959) röntgenologisch an Patienten untersucht worden, denen Kontrastmittel in die V. angularis injiziert worden war. Drei Hauptvarianten in der Ausbildung des Sinus cavernosus konnten unterschieden werden: Die V. ophthalmica superior liegt immer am Dach der Orbita, die V. ophthalmica inferior in unmittelbarer Nähe des Canalis infraorbitalis am Boden der Augenhöhle. Die topographische Nachbarschaft der Augenmuskelnerven zum Sinus cavernosus ist bekannt (N. III, IV, VI). Neuere Untersucher betonen, daß auf Grund entwicklungsgeschichtlicher Gegebenheiten die Lage der Nerven strenggenommen als „extradural" zu bezeichnen sei und der Terminus „Sinus cavernosus" besser nur für den rein venösen Abschnitt verwendet werden solle (TAPTAS 1956, BONNET 1955).

Lymphgefäße und *Lymphknoten* sind bisher in der Orbita nicht mit Sicherheit nachgewiesen worden. Die alte Ansicht von SCHWALBE (1887), daß der Tenonsche Spalt als Lymphspalt aufzufassen sei, hat sich durch neuere Untersuchungen nicht bestätigen lassen (FINK 1948—1956, NISHIMURA 1953, FIELD u. BRIERLEY 1949). Vor allem fehlt die geschlossene, endotheliale Auskleidung. Lediglich die Opticusscheiden sollen ein vollständiges Endothel besitzen (NISHIMURA 1953). Innerhalb der Orbita scheint es ein System geschlossener Lymphgefäße nicht zu geben (DEWEY 1920, WHITNALL 1932, FIELD u. BRIERLEY 1949, PATEK u. BERNICK 1960). Nur die Conjunctiva verfügt über ein ausgedehntes Lymphgefäßsystem, dessen Drainage aber wohl hauptsächlich über die Lidhaut und das Gesicht stattfindet. Nach Ansicht von DUKE-ELDER (1961) wird orbitale Lymphe möglicherweise über die Venen der Fissura orbitalis inferior zu den inneren, maxillaren Lymphknoten und den tiefen, oberen cervicalen Lymphknotengruppen abgeleitet.

Nervenapparat des Auges

Auf die nervöse Versorgung der einzelnen Teile des Auges wird hier nicht mehr eingegangen, da diese in den Spezialkapiteln dargestellt worden sind.

Neuere Degenerationsstudien nach Exstirpation des Ganglion cervicale superius, Ganglion ciliare, Durchschneidung des N. oculomotorius, N. trigeminus usw. bestätigten, daß die vegetative Versorgung der Uvea vom Sympathicus und Parasympathicus in der in den Lehrbüchern dargestellten Form stammt (CLARK 1937). Auch das interstitielle Bindegewebe des N. opticus enthält ein feines vegetatives Nervennetz, das über die Ciliarnerven den Sehnerven erreicht und auch die Opticusscheiden versorgt (MAWAS 1936).

Die kurzen Ciliarnerven enthalten markhaltige und marklose Fasern, deren Durchmesser zwischen 3,7—22 μ variiert. Am häufigsten sind Durchmesser von 8—12 μ. Bei *Hund*, *Ziege* und *Schwein* liegt der Durchschnitt der Faserdurchmesser um 4 μ (ALAGNA 1940). In die Ciliarnerven sind häufig Ganglienzellen oder Zellgruppen eingelagert. Bei der *Katze* enthalten die langen, hinteren Ciliarnerven nicht mehr als 500 Fasern. Etwa die Hälfte ist markhaltig (LELE u. WEDDELL 1959). ERNYEI (1936) unterschied auf Grund systematischer Querschnittsuntersuchungen zwei Formen bei den kurzen, hinteren Ciliarnerven: 1. Nerven, die nur aus dünnen markhaltigen Fasern bestehen; 2. gemischte

Nerven, die teils aus marklosen, teils aus markhaltigen zusammengesetzt sind. Die in Gefäßnähe liegenden Ciliarnerven zeigen eine größere Zahl markloser Fasern. Die in den Ciliarnerven eingelagerten Ganglienzellen treten ebenfalls in zwei Typen auf, dunkle kleine und größere helle Zellen. Auch intraocular sind noch Ganglienzellen in den Nerven zu finden (KURUS 1955). Die kleinen dunklen Nervenzellen bilden vielfach ganglienartige Ansammlungen neben den Nerven. Auch isolierte, vegetative Ganglien hinter dem Bulbus sind zu beobachten (ERNYEI 1936, ANDRES u. KAUTZKY 1956). Die Ciliarnerven verlaufen im Bulbusinneren vornehmlich im suprachorioidealen Spalt nach vorn. Zwischen Ciliarmuskel und Skleralsporn, in der äußersten Peripherie der Aderhaut, findet sich beim *Menschen* in der Regel ein ganglienzellreiches Nervengeflecht. Neben multiformen kleinen Ganglienzellen wurden mittelgroße, polymorphe gefunden (Ganglion chorioideae). Ihre Gesamtzahl wird auf 200 geschätzt (ASHTON 1952, KURUS 1955, VALU 1962).

Den Weg der sympathischen Fasern vom Ganglion cervicale superius bis zum Auge haben BARLOW u. ROOT (1949) auf Grund experimenteller Studien an der *Katze* beschrieben. Die Fasern erreichen über den N. caroticus superior und die Bulla tympani das Ganglion trigeminale und verlaufen dann mit dem ersten Trigeminusast in die Orbita. STAFFIERI (1950) fand ähnliche Verhältnisse beim *Meerschweinchen*.

Eine besondere Bedeutung für die *vegetative Innervation* des Sehapparates[1] hat naturgemäß das *Ganglion ciliare*. Die topographische Lage des Ganglion ciliare ist variabel. Meist liegt es etwa 1 cm vor dem Anulus tendineus Zinii an der lateralen Seite des N. opticus (NOVAH 1941). Die makroskopisch-anatomischen Beziehungen des Ganglions zu den Ciliar- und Augenmuskelnerven sind äußerst variabel. FRYGIN (1938) und NOVAH (1941) haben an vielen menschlichen Orbitae diese Verhältnisse präparatorisch dargestellt und ihre Variationen klassifiziert. Ein bis vier „unbeständige" Nebenganglien können vorkommen. Die Distanz vom unteren, lateralen Orbitarand ist etwa 34—51 mm, wenn man in einem Winkel von 60—90⁰ mißt. Außer der üblicherweise beschriebenen sympathischen Wurzel vom Plexus caroticus internus bestehen weitere Wurzeln zum Ganglion pterygopalatinum (NOVAH 1941). STAMMER (1956) gibt allerdings an, niemals eine sympathische Wurzel gefunden zu haben. In 25% der Fälle fand STAMMER ein doppeltes Ganglion ciliare. Die Variabilität der intraorbitalen Ganglien erklärt die Entwicklungsgeschichte. Meist sind die Ganglien bei Feten zahlreicher und verschmelzen später oder bilden sich zurück. Auch bei niederen Wirbeltieren sind sie zahlreicher (NICHOLSON 1924, STIBBE 1929, PEARSON 1949).

Lichtmikroskopisch fällt die Uniformität der Ganglienzellen im Ganglion ciliare, die durch reich entwickelte, interganglionäre Nervengeflechte getrennt werden, auf. Die Nervenfasern sind durchweg markarm (ANDRES u. KAUTZKY 1956). Durch Imprägnationsmethoden ließen sich verschiedene Zelltypen unterscheiden (KISS 1951, KURUS 1956, STAMMER 1956, FUKUDA 1956, 1958). KURUS beschrieb drei Zelltypen: a) kleine bis mittelgroße Ganglienzellen, die eine positive argentaffine Reaktion nach MASSON geben und meist in Gruppen zusammenliegen; b) große, multipolare Zellen ohne argentaffine Reaktion und c) pseudounipolare oder bipolare Zellelemente. Nach Osmiumbehandlung fand KISS (1951) stark osmiophile Zellen und solche, die nahezu ungefärbt blieben. FUKUDA (1956, 1958) unterschied große, sensorische und kleinere, autonome Nervenzellen. In welcher funktionellen Beziehung die beschriebenen Zellformen zum vegetativen Nervensystem stehen, ist vorerst noch unklar. Der N. oculomotorius tritt vorwiegend mit dünnen, markhaltigen Fasern in das Ganglion ein. Diese bilden

---

[1] Zusammenfassende Übersicht bei R. BRÜCKNER (1954).

in der Hauptsache pericelluläre, korbartige Synapsen. Beim *Hund* sollen diese Synapsen erst mehrere Wochen nach der Geburt entstehen (STAMMER 1956).

Durch retrobulbäre Alkoholinjektionen *(Hund)* können die Ganglienzellen des Ganglion ciliare zerstört werden. Gewisse Regenerationserscheinungen wurden an den intraganglionären Elementen beobachtet. In den Ciliarnerven kommt es zu einer dauernden und vollständigen Zerstörung vor allem der marklosen Nervenfasern (ROSSO 1947). Als eine Besonderheit des Ganglion ciliare betrachtet KISS (1951) die Tatsache, daß die postganglionären Fasern auch noch markhaltig sind.

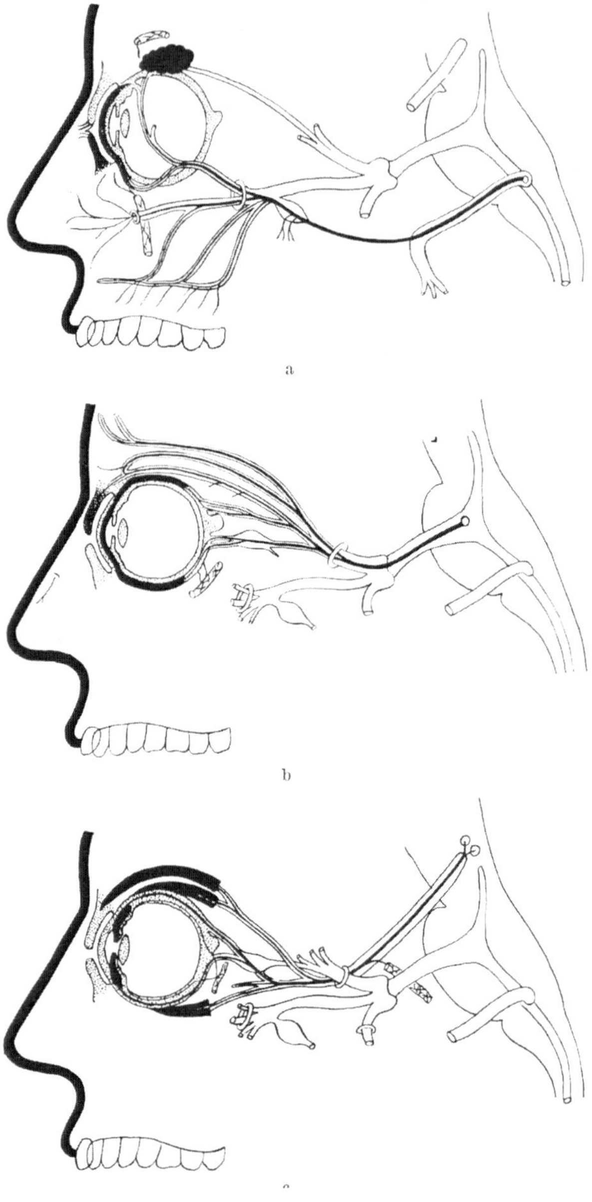

In der bindegewebigen Kapsel des Ganglion ciliare sind *Lamellenkörperchen* und *freie Nervenendigungen* gefunden worden. Beide Receptorenarten werden von Oculomotoriusfasern versorgt (STAMMER 1956).

Die anatomischen Verhältnisse der nervösen Verbindungen des Ganglion ciliare der *Reptilien* sind ähnlich denen der *Säuger*, jedoch weniger kompliziert. Nur drei kurze Ciliarnerven verlassen das Ganglion, um den Bulbus zu versorgen (EVANS u. MINCKLER 1938).

Die klinische Bedeutung des Ganglion ciliare wird allgemein hoch eingeschätzt (WEINSTEIN 1952). Zerstörung der embryonalen Anlage hat eine Wachstumshemmung des Bulbus zur Folge (AMPRINO 1941). Beim *Hühnchen* soll die Bildung des Ganglion ciliare in loco „aus dem Mesenchym" der Orbita möglich sein (LEVI-MONTALCINI u. AMPRINO 1946).

Abb. 227a—c. Schematische Darstellung über die sog. Nervensegmente am Auge. (Nach MARCHESANI, Ber. Dtsch. Ophthal. Ges. 1948.) a Segment des N. petrosus superficialis major (zugehöriges Ganglion ist das Ganglion sphenopalatinum). b Segment des N. ophthalmicus (vegetative Anteile des N. ophthalmicus = Paraophthalmicus). Zugehöriges Ganglion: Ganglion trigeminale (Gasseri). c Segment des N. oculomotorius. Zugehöriges Ganglion ist das Ganglion ciliare

An klinische Beobachtungen anknüpfend, hat MARCHESANI (1947, 1948, 1949) eine „Segmenttheorie" für die vegetativ-trophische Innervation des Auges aufgestellt (Abb. 227). Er unterschied vier „Segmente", deren Innervationsgebiete teilweise getrennt und isolierbar sein sollen. Das erste ist das sog. „Segment des N. petrosus superficialis major", dessen zugehöriges Ganglion das Ganglion pterygopalatinum ist. Innervationsgebiet sind die oberflächlichen Hornhautschichten, Corneaepithel, Unterlid, Conjunctiva, Tränendrüse. Das zweite Segment stellt nach MARCHESANI der parasympathische Anteil des N. ophthalmicus dar, das die tieferen Teile der Cornea, Sklera, Oberlid, Uvea und Opticusscheiden versorgen soll. Das dritte Segment wird als das des N. oculomotorius bezeichnet. Zugehöriges Ganglion ist das Ganglion ciliare; Versorgungsgebiete sind Iris, Ciliarkörper, Augenmuskulatur und Tenonsche Kapsel. Als letztes wird ein „Segment des Augenbechers" postuliert. Hiermit sind vor allem die sog. vegetativen, hypothalamischen Retina- und Opticusverbindungen gemeint. Die interessante Arbeitshypothese MARCHESANIs hat leider bisher keine experimentelle Nachprüfung erfahren.

Die cerebrospinale Innervation des Sehapparates wurde bei den einzelnen Organabschnitten besprochen. Die makroskopisch-anatomischen Verhältnisse sind in neuerer Zeit nicht mehr untersucht worden. Die topographische Anatomie der Augenmuskelnerven hat SUNDERLAND (1952) von klinischen Gesichtspunkten aus neu studiert. Die parasympathischen Fasern für die innere Augenmuskulatur besitzen innerhalb der Nerven eine gesetzmäßige Lage. Während des intrakranialen Verlaufs der Nerven liegen sie im oberen Teil des Nerven; vom Sinus cavernosus an verteilen sie sich auf den ganzen Nervenstamm (SUNDERLAND u. HUGHES 1946). Die autonomen Fasern haben kleinere Querschnitte und liegen bevorzugt in der oberen Hälfte des Nerven. Probleme der makroskopischen Anatomie der Augenmuskelnerven und deren physiologische Bedeutung wurden auf S. 425 besprochen.

Die makroskopischen Verhältnisse der *Innervation des Lid- und Tränenapparates* sind bei DUKE-ELDER (1961) gut zusammengestellt. Mit dem Verzweigungsmodus und Verlauf des N. facialis im Lidbereich haben sich ATKINSON (1953) und O'BRIEN (1929) beschäftigt.

Literatur

Abašidze, Š.: Zur Entwicklung des sekundären Glaskörpers. Vestn. Oftal. **4**, 53—57 (1939) [Russ.]. — **Abbie, A. A.:** Hinc illae lacrimae. Trans. ophthal. Soc. Aust. **18**, 43—51 (1959). — **Abd-El-Malek, S.:** On the presence of sensory fibres in the ocular nerves. J. Anat. (Lond.) **72**, 524—530 (1938). — **Abou-El-Naga, I., M. El-Arabi, F. A. Hosni,** and **A. M. Saleh:** Transverse divisions across the extraocular muscle fibres. Exp. Eye Res. **2**, 98 (1963). — **Abouharb, N.:** Particularités histologiques et histogenese des paupières chez ₁les Meriones (rongeurs, gerbillidés). Arch. Anat. micr. Morph. exp. **45** (4), 354—362 (1956). — **Ábrahám, A.:** Microscopic innervation of the cornea with reference to the neural connections of the fibrocytes. Acta biol. Acad. Sci. hung. **4**, 31—76 (1955). ~ Zur Kenntnis der Struktur der Netzhaut, mit besonderer Berücksichtigung der Ganglienzellenschicht. Z. Zellforsch. **52**, 529—548 (1960). — **Abrahám, A.,** u. **A. Stammer:** Experimentell-morphologische Untersuchungen über die Innervation der Augenmuskeln von Fröschen. Z. mikr.-anat. Forsch. **65**, 582—594 (1959). — **Abraitis, B.:** Die Verbindung des Linsenaufhängebandes mit dem Ciliarkörper. Medicina (Dorpat) **19**, 553—555 u. dtsch. Zus.fass. 555 (1938a) [Litauisch]. ~ Die Entwicklung des Aufhängebandes der Linse. Medicina (Dorpat) **19**, 740—747 u. franz. Zus.fass. 747—748 (1938b) [Litauisch]. ~ Bemerkungen über die Entwicklung und die Struktur der Zonula ciliaris. Anat. Anz. **87**, 375—386 (1939). — **Abramov, V. G.:** On cornea innervation. Oftal. Ž. **14**, 358—362 mit engl. Zus.fass. (1959) [Russisch]. — **Abt, K.,** u. **R. Brückner:** Netzhautgefäßspasmen bei artifiziell hypertonischen Ratten. Ophthalmologica (Basel) **119**, 17—43 (1950). — **Abzuhn, E.:** Über Heterochromie der Iris. Med. Diss. Greifswald 1946. — **Acha-terena, H.:** The eye of Mazacoatl (Constrictor imperator, family of the boas). An. Soc. mex. Oftal. **23**, 218—222 (1949). — **Acheson, G.:** The topographical anatomy of the smooth muscle of the cat's nictitating membrane. Anat. Rec. **71**, 297—312 (1938). — **Adachi, B.:** Mikroskopische Untersuchungen über die Augenlider der Affen und des Menschen (insbesondere der Japaner). Mitt. med. Fak. Tokyo **7**, 47—90 (1906). — **Adam, H.:** Über ein großes intraretinales Bläschen („Retinarosette") bei einem larvalen Xenopus laevis Daud. (Anura, Aglossa). Anat. Anz. **101**, 173—185 (1955). ~ Diskussionsbemerkung zu Knoche. Verh. Anat. Ges. Stockholm, 1956, S. 147. — **Adamük, K.:** L'action de l'atropine sur la pression intraoculaire. Ann. Oculist. (Paris) **43**, 108—113 (1870). — **Adler, F. H.:** Physiology of the eye. St. Louis: Mosby 1950. 709 S. — **Adriani, J., J. Stevens,** and **E. A. Rovenstine:** Chromodacryorrhea and parasympathetic action of cyclopropane. Proc. Soc. exp. Biol. (N.Y.) **45**, 785—786 (1940). — **Adrogue, E.:** Die Beweglichkeit der Iris. Ihre Veränderungen. Arch. Oftal. B. Aires **14**, 242—275 (1939) [Spanisch]. — **Ahuja, L.:** Über die aufsaugende Tätigkeit der Zellen des Ciliarepithels. Albrecht v. Graefes Arch. Ophthal. **143**, 322—331 (1941). — **Aichel, O.:** Ergebnisse einer Forschungsreise nach Chile-Bolivien. 4. Epicanthus, Mongolenfalte, Negerfalte, Hottentottenfalte, Indianerfalte. Z. Morph. Anthrop. **31**, 123—166 (1933). — **Aizawa, K.:** Studies on the depth of the anterior chamber. I. The depth of the anterior chamber in the normal eyes. Acta Soc. ophthal. jap. **62**, 2283—2295 mit engl. Zus.fass. (1958) [Japanisch]. — **Akagi, G.:** Studies on the cytology of glaucoma. I—V. Acta Med. Okayama **11**, 23, 47, 60, 74, 177 (1957a). ~ Studies on the etiology of glaucoma. Part 2. Relationship between diencephalon and intraocular pressure. Acta Med. Okayama **11**, No 2, 47—59 (1957b). ~ Studies on the etiology of glaucoma. Part 3. Studies on the efferent and afferent pathways of autonomic eye-pressure adjustment reflex. Acta Med. Okayama **11**, No 2, 60—73 (1957c). — **Akashi, I.:** Studien über die elastischen Fasern im Augengewebe. I. Die elastischen Fasern der Hornhaut. I. Teil. Bei der normalen menschlichen Hornhaut. Acta Soc. ophthal. jap. **43**, 678—683 u. dtsch. Zus.fass. 42—43 (1939) [Japanisch]. — **Akiya, H.:** Histochemical study of oxidase and succinic dehydrogenase in the retina. Acta Soc. ophthalm. jap. **56**, 764—779 (1952). ~ Histochemical study of visual cells. Acta Soc. ophthal. jap. **57**, 175—179 (1953a). ~ Mitochondrial substance in the visual cell. Acta Soc. ophthal. jap. **57**, 359—364 (1953b). — **Akiya, J.:** Anatomische Beiträge über die Ciliararterien bei Japanern. Acta Soc. ophthal. jap. **42**, 1805—1839 u. dtsch. Zus.fass. 124—125 (1938) [Japanisch]. — **Akiya, S.:** Electron microscopic study on the dissociation between outer segment of retinal visual cell and pigment epithelium cell due to osmium tetroxide fixation after freezing. Acta Soc. ophthal. jap. **65**, 2272—2274 (1961) [Japanisch]. ~ Electron microscopic study on the retina. Preliminary report. On the visual cells and the retinal pigment epithelium of the dark adapted mouse. Acta Soc. ophthal. jap. **65**, 2225—2228 (1961) [Japanisch]. ~ Electron microscopic study on the retina. I. On the visual cells and the retinal pigment epithelium of the mouse. Acta Soc. ophthal. jap. **65**, 1793—1817 (1961) [Japanisch]. ~ Histochemical study on retinal ortho-phosphatases. Rep. II. Observation in the retina of rabbits. Acta Soc. ophthal. jap. **62**, 53—57 (1958). ~ Electron microscopic study on the retina. Jap. J. Ophthal. **6**, 87—92 (1962a). ~ Electron microscopic study on retina. II. On the conjoint region of the visual cells and retinal pigment epithelium of the light adapted mouse. Acta Soc. ophthal. jap. **66**, 304—315 (1962b) [Japanisch mit engl. Zus.fass.]. ~ Electron microscopic study on retina. III. On the visual cells and retinal pigment epithelium of the dark-adapted mouse. Acta Soc. ophthal. jap. **66** (11), 1177—1192 (1962c). — **Akiya, S.,** and **K. Ishiguro:** Creatine phosphokinase in retina. Jap. J. Ophthal. **2**, 21—30 (1958). — **Akiya, S., K. Ishiguro,** and **R. Kaneko:** Intracellular distribution of phosphatase in the retina. Acta Soc. ophthal. jap. **62**, 979—989 (1958). — **Akiya, T.:** Über die hinteren Grenzschichten (Bruchsche Membran) und den M. dilatator pupillae der Iris beim Menschen. Acta Soc. ophthal. jap. **35**, 529—531 (1931). — **Akkeringa, L. J.:** Über das Grundnetz in der Retina. Z. mikr.-anat. Forsch. **36**, 607—614 (1934). — **Alaerts, L.:** The circulation of the blood and of the aqueous humor in chronic ocular hypertension. Arch. Ophtal. (Paris) **10**, 613—628 (1950). — **Alagna, G.:** Ricerche anatomo-comparative sulla struttura dei nervi ciliari brevi. Atti Accad. Peloritana Messina **42**, 246—250 (1940). ~ Ricerche sperimentali sul mucoide corneale; suo comportamento in rapporto all'età. Arch. Ottal. **58**, 259—271 (1954). — **Alderman, A. L.:** The determination of the eye in the anuran, Hyla regilla. J. exp. Zool. **70**, 205—232 (1935). ~ A factore influencing the bilaterality of the eye rudiment in Hyla regilla. Anat. Rec. **72**, 297—302 (1938). — **Alexander, G. F.:** The mechanism of accommodation. Trans. ophthal. Soc. U.K. **69**, 323—326 (1949). — **Alexander, L. E.:** An experimental study of the role of optic cup and overlying ectoderm in lens formation in the chick embryo. J. exp. Zool. **75**, 41—73 (1937). — **Ali, M. A.:** Observations on the retina of Florida chameleon (Anolis carolinensis). Canad. J. Zool. **38**, 965—971 (1960). ~ Histophysiological studies on the juvenile Atlantic salmon (Salmo salar). II. Responses to light intensities, wavelengths, temperatures and continuous light or dark. Canad. J. Zool. **39**, 511—526 (1961). — **Ali, M. A., W. R. Stevenson,** and **J. S. Press:** Histophysiological studies on the juvenile Atlantic salmon (Salmo salar) retina. I. Rates of light- and dark-adaptation. Canad. J. Zool. **39**, 122—128 (1961). — **Allanson, M., J. W. Rowlands,** and **A. S. Parkes:** Induction of fertility and pregnancy in the anoestrous ferret. Proc. roy. Soc. **115**, 410—421 (1934). — **Allen, J. H.:** Lids, lacrimal apparatus and conjunctiva. Arch. Ophthal. **49**, 90—109 (1953). — **Allen, L., H. M. Burian,** and **A. E. Braley:** A new concept of the development of the anterior chamber angle. Arch. Ophthal. **53**, 1—16, 783—798 (1955a). ~ The anterior border ring of Schwalbe and the pectinate ligament. Arch. Ophthal. **53**, 799—806 (1955b). — **Allen, R.,** and **J. Friedenwald:** Distribution of substratspecific alkaline phosphatases in the ocular tissues. Arch. Ophthal. **50**, 671—684 (1953). — **Allen, W. F.:** Blood vascular system of the eye of a deep water fish (Ophidon elongatus) considered as a pressure mechanism. Anat. Rec. **103**, 205—212 (1949). — **Alpern, M.:** Anatomical Aspects. In: The Eye, herausgeg. v. H. Davson, Bd. III, S. 29—60. New York: Academic Press 1962a. ~ Accommodation. In: The Eye, herausgeg. v. H. Davson, Bd. III, S. 191—225. New York: Academic Press 1962b. — **Amaha, E.:** Studies on the morphological changes of the bulbar conjunctival vessels. I. Workers at furnaces. II. Diabetic patients. J. clin. Ophthal. **12**, 357—365, 1208—1218 (1958). — **Amanuma, H.:** Studies on the capillary fragility met with in the episclera, Rep. I. Acta Soc. ophthal. jap. **62**, 533—542 (1958). — **Ames, A.:** Studies in water and electrolytes in nervous tissue. II. Effect of glutamate and glutamine. J. Neurophysiol. **19**, 213—219 (1956). — **Ames, A.,** and **A. B. Hastings:** Studies in water and electrolytes in nervous tissue. I. Rabbit retina: Methods and interpretation of data. J. Neurophysiol. **19**, 201—212 (1956). ~ Studies on water and electrolytes in nervous tissue. I. Rabbit retina. II. Effect of glutamate and glutamine. J. Neurophysiol. **19**, 201 (1956). — **Amprino, R.:** Effetti di demolizioni di parti dell'occhio sul ganglio ciliare dell'embrione di pollo. Boll. Soc. ital. Biol. sper. **16**, 602—604 (1941). ~ Ricerche sperimentali della morfogenesi del cristalline nell'embrione di pollo. Induzione e regenerazione. Wilhelm Roux' Arch. Entwickl.-Mech. Org. **144**, 71—80 (1949). ~ Correlazioni fra l'accrescimento di organi nello sviluppo embrionale. Minerva med. **47**(I)/46, 1799—1805 (1956). — **Amsler, M.:** Le liquide lacunaire de l'œil. (Esquisse physio-pathologique.) Ann. Oculist. (Paris) **180**, 419—429 (1947). ~ Neues im Kammerwasser des Auges. Vjschr. naturforsch. Ges. Zürich **93**, 135—140 (1948). ~ II. Bowman lecture, new clinical aspects of the vegetative eye. Trans. ophthal. Soc. **68**, 46—74 (1949). ~ Die Autopsie des Auges. Ber. 56. Zusammenkft. d. Dtsch. Ophthal. Ges. 1950, S. 100—102. ~ Zur pathologischen Anatomie des Glaskörpers. Ber. 57. Zusammenkft. d. Dtsch. Ophthal. Ges. 1951, S. 178—181. ~ Das alternde Auge. Praxis **1956**, 1169—1173. — **Amsler, M.,** and **A. Huber:** Methods and first clinical results of studies of the blood-aqueous-barrier. Ophthalmologica (Basel) **3**, 155—176 (1946). ~ Méthode et premiers resultats cliniques d'une épreuve fonctionelle de la permeabilite hemato-oculaire. Ann. Oculist. (Paris) 180, 115—121 (1947). ~ The blood-aqueous-barrier, its clinical meaning. Albrecht v. Graefes Arch. Ophthal. 149, 578—585 (1949). — Amsler, M., A. Huber, and F. Verrey: L'humeur aqueuse en clinique. Acta XVI. Conc. Ophthal. Brit. 1950, p. 651—673. — Amsler, M., F. Verrey u. A. Huber: Zur Physiopathologie einer Gewebsflüssigkeit. Schweiz. med. Wschr. 77, 1321—1342 (1947).— Anderson, J. R.: Sidelights on inferior oblique muscles. Brit. J. Ophthal. 32, 653—668 (1948). — Andres, K. H., u. R. Kautzky: Kleine vegetative Ganglien im Bereich der Schädel-basis des Menschen. Dtsch. Z. Nervenheilk. 174, 272—282 (1956a). ~ Die Frühentwicklung der vegetativen Hals- und Kopfganglien des Menschen. Z. Anat. Entwickl.-Gesch. 119, 55—84 (1956b). — Anelli, D.: Il tarso nella serie animale. Ric. Morf. Roma 15, 233—263 (1936). — Anfinsen, C. B.: The distribution of cholinesterase in the bovine retina. J. biol. Chem. 152, 267—278 (1944a). ~ The distribution of diphosphopyridine-nucleotide in the bovine retina. J. biol. Chem. 152, 279—284 (1944b). — Anfinsen, C. B., O. L. Lowry, and H. B. Hastings: The application of the freezing-drying technique to retinal histochemistry. J. cell. comp. Physiol. 20, 231—237 (1942). — Angel, F., et A. Rochon-Duvigneaud: Con-tribution à l'étude des yeux chez les Sauriens et les Ophidiens fousseurs. I. Bull. Mus. nat. Hist. nat. 14, 163—166 (1942). — Angevine, D. M., and S. Rothbard: The significance of the synovial villus as a ciliary process as factors in the localization of bacteria in the joints and eyes of rabbits. J. exp. Med. 71, 129—136 (1940). — Angius, T.: Sul territorio di innervazione blefaro-congiuntivale del trigemino. G. ital. Anest. 1, 576—581 (1935). — Aoki, K.: On the relationship between the lymph follicles and the lymph vessels of the con-junctiva. Kaiboggaku Zasshi 25, 1—6 (1950) [Japanisch]. — Aono, H.: Electron micro-scopical studies on the cornea. (Part a). On epithelial cell layer. Fol. ophthal. jap. 12, 331—337 (1961a). ~ Electron microscopical studies on the cornea. (Part II). On parenchymatous layer, endothelial layer and Descemet's membrane. Fol. ophthal. jap. 12, 111—120 (1961). ~ Studies on the frozen stored cornea. III. Electron microscopic observation on the cornea. Part 1. On the changes of the corneal epithelial cells after frozen storage. J. ophthal. Soc. jap. 65, 941—951 (1961b). ~ Studies on the frozen stored cornea. (III) Electron microscopic observation on the cornea. (Part 2). On the changes of the Descemet's membrane and endo-thelial cell layer. Fol. ophthal. jap. 13, 1—9 (1962). — Apitz, K.: Über die Pigmentbildung in den Zellkernen melanotischer Geschwülste. 1. Beitrag zur Pathologie des Zellkerns. Virchows Arch. path. Anat. 300, 89—92 (1937). — Appel, W., u. K. J. Hansen: Nierentätigkeit und Corticoidausscheidung. Z. ges. exp. Med. 119, 426—432 (1952a). ~ Lichteinwirkung, Tagesrhythmik der eosinophilen Leukocyten und Hypophysennebennierenrindensystem. Dtsch. Arch. klin. Med. 199, 530—537 (1952b). — Appelmans, M., et J. Blockeel: Examen du vitré au microscope électronique. Bull. Soc. belge Ophtal. 99, 437—439 (1951). ~ Examen du vitré au microscope électronique. Ophthalmologica (Basel) 124, 297—302 (1952). — Appel-mans, M., L. Missotten et M. Blanckaert: Étude des histiocytes de l'œil au microscope électronique. Bull. Soc. belge Ophtal. 131, 430—443 (1962). — Apter, J. T.: Studies on the autonomic innervation of the iris. Amer. J. Ophthal. 42, Part II, 122—130 (1956). ~ Distri-bution of radial contractile forces in the iris of cats. Amer. J. Ophthal. 48, Part II, 316—321 (1959). — Arajärvi, T.: Capillarmicroscopic examinations of the conjunctiva capillaris of premature infants and their sensitiveness to adrenaline. Acta paediatr. (Stockh.) 40, Suppl. 83, 68—69 (1951). — Archetti, J.: I corpi ghiandolari preorbitali di alcune Antilopi africane. Arch. ital. Anat. 41, 305—342 (1930). — Arden, G. B.: Light sensitive pigment in the visual cells of the frog. J. Physiol. (Lond.) 123, 377—385 (1954). — Arduini, A., and L. R. Pinneo: Response of the retina to steady illumination. Arch. ital. Biol. 100, 425—448 (1962). — Arey, L. B.: The occurrence and the signifiance of photomechanical changes in the vertebrate retina. An historical survey. J. comp. Neurol. 25, 535—554 (1915). ~ Retina, Choroid and Sclera. In: Special Cytology, ed. by E. Cowdry, vol. 3, p. 1213. New York: Paul B. Hoeber, Inc. 1932. ~ The function of the efferent fibers of the optic nerve of fishes. J. comp. Neurol. 26, 213—246 (1916). ~ The movements in the visual cells and retinal pigment of the lower vertebrates. J. comp. Neurol. 26, 121—201 (1916). ~ The influence of light and temperature upon the migration of the retinal pigment of Planorbis Trivolvis. J. comp. Neurol. 26, 359—389 (1916). — Arey, L. B., and W. H. Bickel: The number of nerve fibers in the human optic nerve. Anat. Rec. 58, Suppl. 3 (1936). — Arey, L. B., S. R. Bruesch, and S. Castanares: Relation between eyeball size and number of optic nerve fibers in dog. J. comp. Neurol. 76, 417—422 (1942). — Arey, L. B.,and M. Gore: The numerical relation between the ganglion cells of the retina and the fibers in the optic nerve of the dog. J. comp. Neurol. 77, 609—617 (1942). — Arey, L. B., and G. H. Mundt: A persistent diurnal rhythm in visual cones. Anat. Rec. 79, Suppl. 2, 5 (1941). — Argentino, A.: Valore e significato del muscolo orbitale di ,,Müller". Arch. ital. Anat. 34, 340—358 (1935). — Ariëns Kappers, C. U.: Vergleichende Anatomie des Nervensystems. Haarlem: E. F. Bohn 1921. — Ariëns Kappers, G.: Some topographic relations of the orbita in man and anthropoids during onto-genesis, especially bearing on the ontogenetic development of the "rostrum orbitale". Proc.

kon. ned. Akad. Wet. **43**, 1199—1211 (1940). — **Arkhangelskii, V. N.:** The anatomical substrat of the white spots of the retina. Vestn. Oftal. **2**, 8—13 (1962) [Russisch]. — **Arkin, W.,** and **Z. Trzcińska:** Metachromasie of the human cornea depending on the method of conservation. Postępy Okulist. **2**, 108—114, mit engl. Zus.fass. (1955) [Polnisch]. — **Armaly, F. M.:** Studies on intraocular effects of the orbital parasympathetic pathway. 1. Technique and effects on morphology. Arch. Ophthal. **61**, 14—29 (1959a). ~ Studies on intraocular effects of the orbital parasympathetics. 2. Effect on intraocular pressure. Arch. Ophthal. **62**, 117—124 (1959b). ~ Studies on intraocular effects of the orbital parasympathic pathway. 3. Effect on steady state dynamics. Arch. Ophthal. **62**, 817—827 (1959c). ~ Effect of parasympathetic stimulation on the anterior segment of the cat's eye. Trans. Amer. Acad. Ophthal. Otolaryng. **63**, 752—760 (1959d). — **Armaly, M. F.,** and **M. M. Burian:** Changes in the tonogram during accommodation. Arch. Ophthal. **60**, 60—69 (1958). — **Armstrong, J. A.:** An experimental study of the visual pathways in a reptile (Lacerta vivipara). J. Anat. (Cambr.) **84**, 146—167 (1950). ~ An experimental study of the visual pathway in a snake (Natrix natrix). J. Anat. (Lond.) **85**, 275—288 (1951). — **Arnold, W.:** Das Auge von Hypogeophis. Beitrag zur Kenntnis der Gymnophionen. Gegenbaurs morph. Jb. **76**, 589—625 (1935). — **Arruga, H.:** Das Auge des Vierauges. Barcelona: N.A.G.S.A. 1941. 14 S. [dtsch. Zus.fass. (Portugiesisch)]. — **Arvy, L.:** Contribution à l'histoenzymologie de la glande de Harder du rat albinos. C. R. Soc. Biol. (Paris) **153** (6), 915—917 (1959). — **Asayama, J.:** Zur Anatomie des Ligamentum pectinatum. Albrecht v. Graefes Arch. Ophthal. **53**, 113—128 (1901—1902). **Asayama, R.,** and **N. Nakashima:** Human lens, phase microscope studies. Acta Soc. ophthal. jap. **57**, 41—44 (1953). — **Asayama, R.,** and **H. Yamada:** Phase-contrast microscopy of the vitreus. Acta Sch. med. Univ. Kioto **37** (3), 311—317 (1961). — **Asboe-Hansen, G.,** and **K. Iversen:** Influence of thyrotrophic hormone on connective tissue. Pathogenetic significance of mucopolysaccharides in experimental exophthalmus. Acta endocr. (Kbh.) **8**, 90—96 (1951). — **Ascher, K. W.:** Zur Keratoplastikfrage. IV. Histologische Untersuchungen am menschlichen Keratoplastik-Material. Arch. Ophthal. **111**, 446—459 (1923). ~ Aqueous veins. Preliminary note. Amer. J. Ophthal. **25**, 31—38 (1942a). ~ Physiological importance of the visible elimination of intraocular fluid. Amer. J. Ophthal. **25**, 1174—1209 (1942b). ~ Glaucoma and aqueous veins. Amer. J. Ophthal. **25**, 1309—1315 (1942c) sowie Docum. ophthal. (Den Haag) **5/6**, 193 (1951). ~ Backflow phenomena in aqueous veins of normal and glaucomatous eyes. Amer. J. Ophthal. **27**, 1074—1089 (1944). ~ The search for aqueous veins. Amer. J. Ophthal. **31**, 105—106 (1948). ~ Aqueous veins: Their status 11 years after detection. Arch. Ophthal. **43**, 146—162 (1952). ~ Aqueous veins. Arch. Ophthal. **49**, 438—451 (1953). — **Ashton, N.:** Injection of the retinal vascular system. In the enucleated eye in diabetic retinopathia. Brit. J. Ophthal. **34**, 38—41 (1950). ~ Anatomical study of Schlemm's canal and aqueous veins by means of neoprene casts. Brit. J. Ophthal. **35**, 291—303 (1951). ~ Anatomical study of Schlemm's canal and aqueous veins by means of neoprene casts. II. Aqueous veins. Brit. J. Ophthal. **36**, 265—267 (1952a). ~ Observations on the choroidal circulation. Brit. J. Ophthal. **36**, 465—481 (1952b). ~ Retinal vascularization in health and disease. Proctor Award Lecture of the association for research in ophthalmology. Amer. J. Ophthal. **44**, Part II, 7—17 (1957). ~ Histochemical studies on the normal and swollen cornea. Amer. J. Ophthal. **47**, 229—239 (1959a). ~ Discussion of the trabecular structure in relation to the problem of glaucoma. Proc. roy. Soc. Med. **52**, 69 (1959b). ~ Corneal vascularization. In: The transparency of the cornea. Symposion, Paris 1960a, p. 23—40, Hrsg. St. Duke-Elder u. E. S. Perkins. ~ Schlemm's canal. Amer. J. Ophthal. **39**, 420—423 (1955). ~ The role of the trabecular meshwork in the problem of glaucoma, particularly with regard to the significance of mucopolysaccharides. In: Glaucoma, Transact. of the IV. Conference, p. 89—140. New York: J. Macy jr. Found. 1959. ~ The role of the trabecular structure in the problem of simple glaucoma. In: Glaucoma, Transact. of the IV. Conference New York: J. Macy jr. Found. 1960b. — **Ashton, N., A. Brini,** and **R. Smith:** Anatomical studies of the trabecular meshwork of the normal human eye. Brit. J. Ophthal. **40**, 257—282 (1956). — **Ashton, N,.** and **C. Cook:** Mechanism of corneal vascularization. Brit. J. Ophthal. **37**, 193—209 (1953). ~ Studies on developing retinal vessels. I. Influence of retinal detachment. Brit. J. Ophthal. **39**, 449—456 (1955a). ~ Studies on developing retinal vessels. II. Influence of retinal detachment on oxygen vaso-obliteration. Brit. J. Ophthal. **39**, 457—462 (1955b). ~ Studies on developing retinal vessels. III. Role of sympathetic innervation in oxygen vaso-obliteration. Brit. J. Ophthal. **39**, 626—628 (1955c). — **Ashton, N., C. Graymore,** and **C. Pedler:** Studies on developing retinal vessels. V. Mechanism of vaso-obliteration: A preliminary report. Brit. J. Ophthal. **41** (3), 449—460 (1957). — **Ashton, N.,** and **Ch. Pedler:** Studies on developing retinal vessels. IX. Reaction of endothelial cells to oxygen. Brit. J. Ophthal. **46**, 257—276 (1962). — **Ashton, N.,** and **R. Smith:** Anatomical study of Schlemm's canal and aqueous veins by means of neoprene casts. III. Arterial relations of Schlemm's canal. Brit. J. Ophthal. **37**, 577—586 (1953). — **Ashton, N., B. Ward,** and **G. Serpell:** Role of oxygen in the genesis of retrolental fibroplasia. A preliminary report.

Brit. J. Ophthal. **37**, 513—520 (1953). ~ Retrolental fibroplasie. Brit. J. Ophthal. **38**, 397—429 (1954). — **Asmus, G.:** Der Einfluß der Wanderung auf die Irispigmentation in Niedersachsen. Homo **2**, 31—34 (1951). — **Astruc, J.:** Morphologische Untersuchungen an Nebennierenrinde und Schilddrüse der Ratte nach beiderseitiger Opticusdurchschneidung. Z. mikr.-anat. Forsch. **68**, 140—152 (1962). — **Athanassopoulos, G. D.:** Formes intermédiaires de la rétine chez les larves des vertébrés inférieurs. Acta neuroveg. (Wien) **16**, 434—438 (1957). — **Atkinson, W. S.:** Akinesia of orbicularis. Amer. J. Ophthal. **36**, 1255—1258 (1953).— **Attardi, G.:** La coltivazione „in vitro" di cellule fisse corneali di embrione di pollo. Arch. ital. Anat. Embriol. **59**, 38—56 (1954). — **Auerbach, E.,** and **G. Wald:** The participation of different types of cones in human light and dark adaptation. Amer. J. Ophthal. **39**, part II, 24—40 (1955). — **Aurell, G.:** Healing processes in the cornea with special regard to structure and metachromasia. Acta ophthal. (Kbh.) **32**, 307—330 (1954). — **Aurell, G.,** and **G. Carelli:** Richerche morfologiche ed histochimiche sulla ghiandola di Harder del coniglio. Atti Soc. ital. Sci. vet. **10**, 441—446 (1956). — **Aurell, G.,** u. **H. Holmgren:** Über das Vorkommen von elastischen Fasern in der Hornhaut des Auges. Z. mikr.-anat. Forsch. **50**, 446—457 (1941). ~ On the metachromatic staining of the corneal tissue and some observations on its transparency. Acta ophthal. (Kbh.) **31**, 1—27 (1953). — **Aurell, G.,** and **T. Kornerup:** On glandular structures at the corneoscleral junction in man and swine; the so-called "Manz glands". Acta ophthal. (Kbh.) **27**, 19—45 (1949). — **Auricchio, G.,** e **E. De Berardinis:** Ciclo dei fosfati nella retina e suo significato biologico. Ann. Ottal. **78**, 53—60 (1952). — **Autrum, H.:** Nerven und Sinnes-physiologie. Fortschr. Zool. **9**, 535—604 (1952). ~ Das Sehen der Insekten. Studium gen. **10**, 211—214 (1957). ~ Electrophysiological analysis of the visual systems in insects. Exp. Cell Res., Suppl. **5**, 426—439 (1958). ~ Das Farbensehen der Wirbeltiere. Tabul. biol. (s-'Grav.) **22**, Teil 3, H. 2 (1958). — **Autrum, H.,** u. **H. Stumpf:** Das Bienenauge als Analysator für polarisiertes Licht. Z. Naturforsch. **5**b, 116—122 (1950). — **Avdykovich, A. A.:** Bio-microscopy of the ciliary edge of the eyelid in normal conditions and in nonspecific blepharitis. Sovetsk. Med. **24**, 99—106 (1960) [Russisch]. — **Azcoaga, J. M.:** Retinal arterial tension in general hypertension. Arch. Soc. oftal. hisp.-amer. **5**, 519—557 (1945).

Baba, M.: Studien über den Golgischen Apparat in den Linsenepithelzellen. I. Über den Golgischen Apparat in den Linsenepithelzellen der verschiedenen Tiere im normalen Zustand. Acta Soc. ophthal. jap. **40**, 1017—1047 u. dtsch. Zus.fass. 69 (1936) [Japanisch]. ~ Über den Stumpf der Arteria hyaloidea an der Papille. Acta Soc. ophthal. jap. **42**, 1679—1681 u. dtsch. Zus.fass. 116—117 (1938) [Japanisch]. — **Babel, J.:** La surcharge graisseusse de la cornée. Ophthalmologica (Basel) **117**, 223—225 (1949). ~ Les processus anatomiques de cicatrisation des greffes de cornée. Ophthalmologica (Basel) **119**, Suppl. **35**, 1—63 (1950). — **Babel, J.,** et **C. A. Baud:** La texture submicroscopique du cristallin humain. Soc. ottal. ital. **14**, 1—6 (1953). — **Babel, J.,** et **Ch. A. Baud:** La texture submicroscopique du cristallin humain. Atti 40. Congr. Soc. ottal. ital. **14**, 153—156 (1956). — **Babel, J.,** and **J. B. Bourquin:** Experimental research with corneal heterografts. Brit. J. Ophthal. **36**, 529—536 (1952). — **Babel, J.,** et **R. Campos:** Sur la régénération des nerfs dans les greffons cornéens. Ann. Oculist. (Paris) **180**, 114 (1947). ~ Démonstrations anatomo-pathologiques concernant les nerfs de la cornée. Schweiz. med. Wschr. **1948**, 42. — **Baburina, E. A.:** Die Entwicklung der Netzhaut des Hemiculter leucisculus (Besilewski) vom Amur. Dokl. Akad. Nauk SSSR **84**, 369—372 (1950) [Russisch]. ~ Der Bau des Auges und seiner Retina bei Clupeonella delicatula caspia (Svetovidov). Dokl. Akad. Nauk SSSR, N.S. **102**, 625—628 (1955a) [Russisch]. ~ The eye and the retina in the Caspian shad. Dokl. Akad. Nauk SSSR **100** (6), 1167—1170 (1955b). ~ The structure of the eye and retina in Clupeonella delicatula caspia. Dokl. Akad. Nauk SSSR **102** (3), 625—628 (1955c). ~ Development of the eyes and their function in Acipenser Güldenstaedtii and A. stellatus. Dokl. Akad. Nauk SSSR **106**, 359—361 (1956) [Russisch]. — **Baburina, E. A.,** and **N. D. Kovaleva:** Retinal structure in caspian Clupeonellae. Dokl. Akad. Nauk SSSR, N.S. **125** (6), 1349—1352 (1959). — **Bachenowa, M. A.:** Gewebskulturen der Augenhüllen des erwachsenen Tieres. Vestn. Oftal. **13**, 355—360 (1938) [Russisch]. — **Baesich, P.,** and **G. M. Wyburn:** Experimental corneal homografts. J. Anat. (Lond.) **91**, 339—344 (1957). — **Badtke, G.:** Zu Sondermanns These von der Entwicklung des Schlemm-schen Kanals und der Ciliarfortsätze. Albrecht v. Graefes Arch. Ophthal. **145**, 321—359 (1942) u. Med. Diss. Innsbruck 1942. ~ Entwicklungsmechanische Faktoren bei der Form-gebung des embryonalen Augapfels. Albrecht v. Graefes Arch. Ophthal. **152**, 671—689 (1952). ~ Über seltene Duplikaturenbildungen in der embryonalen Netzhaut. Albrecht v. Graefes Arch. Ophthal. **155**, 266—283 (1954). ~ Die normale Entwicklung des mensch-lichen Auges. In: Der Augenarzt, hrsg. v. K. Velhagen, Bd. 1. Leipzig: Georg Thieme 1958. — **Badtke, G.,** u. **K. H. Degenhardt:** Über seltene zystische Spaltmißbildungen des Auges. Z. mikr.-anat. Forsch. **67**, 552—570 (1961). — **Baehr, W.:** Über die Blauäugigkeit bei Katzen und anderen Haussäugern. Tierärztl. Diss. Hannover 1945. — **Bahr, G. v.:** Experimentelle Versuche über das Auftreten von Star. Hygiea (Stockh.) **98**, 797—809 (1936a) [Schwe-disch]. ~ Studies on aetiology and pathogenesis of cataracta zonularis. Acta ophthal. (Kbh.)

Suppl. 11, 1—236 (1936b). ~ The physiologic importance of elimination of aqueous through the cornea. Acta ophthal. (Kbh.) 19, 125—134 (1941). ~ Measurements of the thickness of the cornea. Acta ophthal. (Kbh.) 26, 247—266 (1948). ~ Corneal thickness. Its measurement and changes. Amer. J. Ophthal. 42, 251—266 (1956). — **Bahr, G. F. v.:** Elektronenmikroskopische Untersuchungen über den lamellären Aufbau der Linsenkapsel des Auges. Albrecht v. Graefes Arch. Ophthal. 155, 635—638 (1954). — **Bailey, C. C., O. T. Bailey,** and **R. S. Leech:** Alloxan diabetes with diabetic complications. New Engl. J. Med. 230, 533—536 (1944). — **Bailliart, P.:** The retinal capillaries. Revue bulgare Ophthal. 2, 34—43 (1943). ~ Lectures on the vascular pathology of the retina. Arch. Soc. oftal. hisp.-amer. 5, 898—911 (1945). ~ The tonus of the retinal arterioles. Ophthalmologica (Basel) 118, 589—596 (1949a). ~ The pathologic physiology of the corneal endothelium. Ann. Oculist. (Paris) 182, 509—513 (1949b). ~ Capillary permeability. Ann. Oculist. (Paris) 183, 361—377 (1950). ~ Consideraciones sobre los capillares de la retina. Arch. Soc. oftal. hisp.-amer. 11, 353—361 (1951a). ~ Knowledge of the retinal circulation. Rass. ital. Ottal. 20, 253—254 (1951b). — **Bairati, A.:** Studi, sulla natura delle fibre della zonula dello Zinn. Bull. Sci. med. 118, 1 (1946). — **Bairati, A.,** e **E. Bartolli:** Ricerche morfologiche ed istochimiche sulla glia del nevrasse di vertebrati II°. Uccelli. Z. Zellforsch. 42, 273—304 (1955). — **Bairati, A.,** e **A. Grignolo:** Indagini con il microscopio elettronico sulla struttura submicroscopia della cristalloide. Boll. Soc. ital. Biol. sper. 30 (1—2), 15—16 (1954a). ~ Submicroscopic structure of the ox lens capsule. Naturwissenschaften 11, 263—264 (1954b). — **Bairati, A.,** e **G. Tripoli:** Ricerche morfologiche ed istochimiche sulla glia del nevrasse di vertebrati. Z. Zellforsch. 39, 392—413 (1954). — **Bairati jr., A.,** and **N. Orzalesi:** The ultrastructure of the pigment epithelium and of the photoreceptor-pigment epithelium junction in the human retina. J. Ultrastruct. Res. 9, 484—496 (1963). — **Bajenova, M. A.:** Culture des tissus de la cornée conservée. Arch. Ophthal. 53, 300—307 (1936). — **Bakker, A.:** Die Linse und Iris in vitro. Ned. T. Geneesk 1937a, 2976—2977 [Holländisch]. ~ The behavior of a rabbit's lens and iris in a perfused culture. Acta neerl. Morph. 1, 97—114 (1937b). ~ Sind die Klumpenzellen in der Ur-Uvea veränderte Chromatophoren und somit mesodermalen Ursprungs? Albrecht v. Graefes Arch. Opthal. 137, 611—618 (1937c). ~ Die interstitielle Zelle von Cajal in der Iris. (Vortrag-Ref.) Ned. T. Geneesk. 1942, 3185—3186 [Holländisch]. — **Balazs, E. A.:** Studies on the structure of the vitreous body. I. The absorption of ultraviolet light. Amer. J. Ophthal. 38, part II, 21—28 (1954a). ~ Structure of the vitreous gel. Acta XVII Conc. Ophthal. 2, 1019—1024 (1954b). ~ Physical chemistry of hyaluronic acid. Fed. Proc. 17, 1086—1093 (1958). ~ Molecular morphology of the vitreous body. In: The structure of the eye, ed. G. K. Smelser, p. 293—310. New York: Academic Press 1961. — **Balazs, E. A.,** and **J. A. Szirmai:** Quantitative determination of cationic dyebinding in connective tissue. J. Histochem. Cytochem. 6, 278—289 (1958a). ~ Dyebinding mucopolysaccharide content in connective tissue. J. Histochem. Cytochem. 6, 416—424 (1958b). — **Balbuena, F. F.:** Verbindungen der Stäbchen und Zapfen innerhalb der äußeren Faserschicht. Arch. Oftal. hisp.-amer. 36, 337—363 (1936) [Spanisch]. — **Balcet, C.:** L'uvea nell'occhio dei mammiferi. Studio istologico. Nota riassuntiva. Med. sper.-Arch. ital. 10, 141 (1942). — **Balinsky, B. I.:** Growth and cellular proliferation in the early rudiments of the eye and the lens. Quart. J. micr. Sci. 93, 357—368 (1952). — **Ballantine, A. J.:** The nerve fibre pattern of the human retina. Trans. ophthal. Soc. U.K. 66, 179—190 (1946). — **Ballantine, A. J.,** and **J. C. Michaelson:** Textbook of the Fundus of the Eye. London 1962. — **Ballantine, A. J.,** and **L. Peters:** Effects of intracarotid injection of a basic dye on the ciliary body. Amer. J. Ophthal. 38, II 153—163 (1954). — **Baltin, M. M.:** Roentgenographic study of the drainage of aqueous from the anterior chamber. Vestn. Oftal. 24, 14—19 (1945). — **Banerjee, B. D.:** Abnormal insertion of inferior oblique. Brit. J. Ophthal. 34, 756 (1950). — **Bangaerter, A.,** u. **H. Goldmann:** Kammerwinkelstudien beim primären Glaukom. Ophthalmologica (Basel) 102, 321—329 (1942). — **Baquiche, M.:** Le dimorphisme sexual de la glande de Loewenthal chez le rat albino. Acta anat. (Basel) 36, 247—280 (1959). — **Bárány, E. H.:** The influence of derangement of the vasomotor system of the eye on the relation between local arterial blood pressure and intra-ocular pressure. Search for homeostatic reflexes. Uppsala Läk.-Fören. Förh., N.F. 52, 15 S (1946a). ~ The influence of local arterial blood pressure on aqueous humor and intraocular pressure. An experimental study of the mechanisms maintaining intraocular pressure. I. Intraocular pressure and local blood pressure from seconds to hours after unilateral carotid occlusion. A search for homeostatic reflexes in the undistributed eye. Acta ophthal. (Kbh.) 24, 337—387 (1946b). ~ The relative importance of ultrafiltration and secretion in the formation of aqueous humor as revealed by the influence of arterial blood pressure on the osmotic pressure of the aqueous humor. Acta physiol. scand. 13, 81—86 (1946c). ~ Role of ultrafiltration in the formation of aqueous humor. Nature (Lond.) 158, 665—667 (1946d). ~ The influence of local arterial blood pressure on aqueous humor and intraocular pressure. An experimental study of the mechanism maintaining intraocular pressure. II. The recovery of intraocular pressure, arterial blood pressure und jeat dissipation by the external ear after unilateral carotid ligation. Acta ophthal. (Kbh.) **25**, 81—94 (1947a). ~ The rate of equilibration of intraocular pressure. On the boundary between transient and stationary intraocular pressure changes. Acta ophthal. (Kbh.) **25**, 175—187 (1947b). ~ The influence of local arterial blood pressure on aqueous humor and intraocular pressure. An experimental study of the mechanism maintaining intraocular pressure. III. The reaction of the uveal vessels to local arterial blood pressure changes as seen by direct observation. Acta ophthal. (Kbh.) **25**, 189—193 (1947c). ~ The mode of entrance of sodium into the aqueous humor. Acta physiol. scand. **13**, fasc. 1—2, 55—61 (1947d). ~ The action of atropine, homatropine, eserine and prostigmine on the osmotic pressure of the aqueous humor. Acta physiol. scand. **13**, fasc. 1—2, 97—102 (1947e). ~ The relative importance of ultrafiltration and secretion in the formation of aqueous humor as revealed by the influence of arterial blood pressure on the osmotic pressure of the aqueous humor. Acta physiol. scand. **15**, 81—86 (1947f). ~ The influence of intra-ocular pressure on the rate of drainage of aqueous humor. Stabilization of intra-ocular pressure or of aqueous flow. Brit. J. Ophthal. **31**, 160—176 (1947g). ~ The influence of gum arabic and dextran on the blood-aqueous barrier and intraocular pressure. Ophthalmologica (Basel) **116**, 65—79 (1948). ~ On the mode of formation of the aqueous and the regulation of the intraocular pressure. Acta ophthal. (Kbh.) **27**, 133—134 (1949). ~ The rate of flow of aqueous humor in the chicken (Gallus domesticus). Acta physiol. scand. **22**, fasc. 4, 340—344 (1950). ~ Rate of flow of aqueous humor in normal and scorbutic guinea pigs. Arch. Ophthal. **46**, 326—336 (1951). ~ In vitro studies of the resistance to flow through the angle of the anterior chamber. Acta Soc. Med. upsalien. **59**, 260—276 (1953). ~ Physiologic and pharmacologic factors influencing the resistance to aqueous outflow. I. Conf. of Glaucoma, p. 123—213. Princeton (N.Y.): Macy Found. 1955a. ~ The physiology and pathology of the filtering angle. Glaucoma Symposion. Oxford: Blackwell 1955b. ~ The measurement of aqueous flow in the experimental animal. Mod. Trends in Ophthal. (Lond.) **3**, 13—19 (1956). ~ Pore size and passage of particulate matter through the trabecular meshwork. Docum. ophthal. (Den Haag) **13**, 41—55 (1959). ~ On the transient increase in outflow facility after superior cervical ganglionectomy in the rabbit. Arch. Ophthal. **67**, 303—311 (1962a). ~ The mode of action of pilocarpine on outflow resistance in the eye of a primate (Cercopithecus ethiops). Invest. Ophthal. **1**, 712—727 (1962b). — **Bárány, É., B. Becker,** and **E. Linnér:** Increased ascorbic acid level in the aqueous humour after administration of ACTH. Acta physiol. scand. **25**, fasc. 1, 77—81 (1952). — **Bárány, E., L. Berggren,** and **F. Vrabec:** The mucinous layer covering the corneal endothelium in the owl Strix Aluco. Brit. J. Ophthal. **41**, 25—30 (1957). — **Bárány, E. H.,** and **H. Davson:** A note on the physiology of the aqueous humor. Brit. J. Ophthal. **32**, 313—314 (1948). — **Bárány, E.,** and **E. Kinsey:** The rate of flow of aqueous humor: I. The rate of disappearance of para-aminohippuric acid, radioactive radiopake, and radioactive diodrast from the aqueous humor of rabbits. Amer. J. Ophthal. **32**, No 6, part II, 177—188 (1949). — **Bárány, E. H.,** and **M. E. Langham:** On the origin of the ascorbic acid in the aqueous humor of guinea-pigs and rabbits. Acta physiol. scand. **34**, 99—115 (1955). — **Bárány, E. H.,** and **J. W. Rohen:** Glaucoma in monkeys. Arch. Ophthal. **69**, 630—641 (1963). — **Bárány, E. H.,** and **Sheila Scotchbrook:** Influence of testicular hyaluronidase on the resistance to flow through the angle of the anterior chamber. Acta physiol. scand. **30**, 240—248 (1954). — **Bárány, E. H.,** and **A. Wirth:** An improved method for estimating rate of flow of aqueous humour in individual animals. Acta ophthal. (Kbh.) **32**, 99—112 (1954). ~ Consensual inhibition of the circulation of the aqueous humour in rabbits. Acta ophthal. (Kbh.) **32**, 113—121 (1954). — **Bárány, E. H.,** and **A. M. Woodin:** Hyaluronic acid and hyaluronidase in the aqueous humour and the angle of the anterior chamber. Acta physiol. scand. **33**, 257—290 (1955). — **Baratta, O.:** I fenomeni di secrezione nei condotti escretori delle glandule lacrimali. Riv. Biol. **23**, 229—244 (1937). — **Barber, A. N.:** Embryology of the human eye. London: Henry Kimpton 1955. — **Barber, A. N., G. N. Ronstrom,** and **R. J. Muelling jr.:** Development of the visual pathway; optic chiasm. Arch. Ophthal. **52**, 447—453 (1954). — **Bargmann, W.:** Epiphyse. In: Handbuch der mikroskopischen Anatomie des Menschen, Bd. VI/1. Berlin: Springer 1943. — **Bari, E. di:** L'occhio e il meccanismo della visione, Bd. 7, S. 106. Bologna: N. Zanichelli 1933. — **Barishak, Y. R.:** Das in-vitro-Verhalten von Pigmentzellen der Retina und Uvea des erwachsenen, menschlichen Auges. Acta ophthal. (Kbh.) **38**, 339—346 (1960). — **Barkan, O.:** Pupillometer and keratometer cards. Amer. J. Ophthal. **32**, 267 (1949). — **Barlow, C. M.,** and **W. S. Root:** Ocular sympathetic path between superior cervical ganglion and orbit in cat. J. comp. Neurol. **91**, 195—207 (1949). — **Barnard, R.:** Cholinergique porphyrin-lacrimation and paradoxal mydriasis in the rat. Possible stain-nature of choline esterase. Proc. Soc. exp. Biol. (N.Y.) **54**, 254—258 (1943). — **Barnett, Ch.:** The structure and function of the choroidal gland of teleostean fish. J. Anat. (Lond.) **85**, 113—119 (1951). — **Barnicot, N. A.,** and **M. S. C. Birbeck:** The electronmicroscopy of human melanocytes and melanin granules. In: The Biology of Hair Growth, ed. by W. Montagna and R. A. Ellis, p. 239—253. New York: Academic Press 1958. — **Baron, J.:** Pharmacodynamie des muscles iriens. Sem. Hôp. Paris

1953, 2962—2964. — **Barraquer, C. T.:** Investigaciones acerca del musculo dilatator de la pupila. Arch. Soc. oftal. hisp.-amer. **12**, 507—515 (1952). — **Barry, J.,** et **G. Lefrance:** Recherches sur les fibres rétino-hypothalamique chez le cobaye. Bull. Ass. Anat. (Nancy) **111**, 132—140 (1962). — **Bartels, M.:** Vergleichendes über Augenbewegungen. In: Handbuch der normalen und pathologischen Physiologie, Bd. 12, S. 1113—1165. Berlin: Springer 1931. ~ Die nervösen Einflüsse auf die Augenmuskeln. Albrecht v. Graefes Arch. Ophthal. **148**, 107—110 (1947). — **Bartels, Paul:** Histologisch-anthropologische Untersuchungen der Plica semilunaris bei Herero und Hottentotten, sowie bei einigen Anthropoiden. Arch. mikr. Anat., I. Abt., **78**, 529—564 (1911). — **Barth, K. A.:** Der Bau der Iris des Schweines unter spezieller Berücksichtigung des Muskelapparates und des Funktionszustandes. Albrecht v. Graefes Arch. Ophthal. **119**, 60—76 (1927). — **Basile, G.:** Ricerche anatomiche sulla topografia delle vene vorticose. Ann. Ottal. **66**, 100—131 (1938). — **Baud, C. A.:** L'étude des ultrastructures et son intérèt en ophtalmologie. Probl. actuels Ophtal. **1**, 13—19 (1956). — **Baud, C. A.,** et **C. Balavoine:** L'ultrastructure de la membrane de Descemet et de ses dérivés pathologiques (stries hyalines). Ophthalmologica (Basel) **126**, 290—294 (1953). — **Bauer, F.:** Alkalische Silberimprägnationsuntersuchungen der normalen Sclera und Hornhaut. Albrecht v. Graefes Arch. Ophthal. **160**, 663—667 (1959a). ~ Histochemische Untersuchung der getrübten Hornhaut, mit alkalischer Silberimprägnation. Albrecht v. Graefes Arch. Ophthal. **160**, 658—662 (1959b). — **Baum, H.,** u. **O. Zietzschmann:** Handbuch der Anatomie des Hundes, 2. Aufl., Bd. I. Berlin 1936. — **Baumgardt, E.:** Sehmechanismus und Quantenstruktur des Lichtes. Naturwissenschaften **39**, H. 17, 388—393 (1952). ~ Histologie du spermophile (Citellus citellus) et dualité de la vision. C. R. Soc. Biol. (Paris) **149**, 1778—1780 (1956). — **Baurmann, M.:** Untersuchungen über die Eigenschaften des Glaskörpers des Tierauges. Albrecht v. Graefes Arch. Ophthal. **114**, 276—303 (1924). ~ Streitfragen aus dem Gebiet des i.o. Flüssigkeitswechsels. Albrecht v. Graefes Arch. Ophthal. **116**, 96—113 (1926). ~ Über Netzhautablösung, zugleich ein weiterer Beitrag zum Studium der Eigenschaften des Glaskörpers. Albrecht v. Graefes Arch. Ophthal. **122**, 415—481 (1929). ~ Über das Ziliarfortsatzgefäßsystem. Ber. 48. Zusammenk. der Ophthal. Ges. Heidelberg 1930, S. 364—371. ~ Der Wasserhaushalt des Auges. In: Handbuch der normalen und pathologischen Physiologie von Bethe, Bergmann u.a., Bd. XII/2, Receptorische Organe II, Photorezeptoren II, S. 1320—1391. Berlin: Springer 1931. ~ Untersuchungen über den Druckabfall im Gefäßsystem des Normalen auf Grund dynamometrischer Messungen. Ber. 57. Zusammenk. der Dtsch. Ophthal. Ges. 1951a, S. 115—119. ~ Ein verbessertes Dynamometer. Ber. 57. Zusammenk. der Dtsch. Ophthal. Ges. in Heidelberg 1951b, S. 330—333. ~ Kritische Auswertung der elektronenmikroskopischen Untersuchungen über den Glaskörper. Albrecht v. Graefes Arch. Ophthal. **162**, 244—254 (1960). ~ **Bayer, H.:** Mitteilungen über die Untersuchungen an den Augäpfeln von Capreolus capreolus und Cervus dama. Zool. Anz. **116**, 236—241 (1936). — **Bayliss, L. E., R. J. Lythgoe,** and **K. Tansley:** Some new forms of visual purple found in sea fishes with a note on the visual cells of origin. Proc. roy. Soc. A. **120**, 95—112 (1936). — **Beasley, A. B.:** Inheritance and development of a lens abnormality in the mouse. J. Morph. **112**, 1—11 (1963). — **Beau, A.:** La lame cornée. Acta anat. (Basel) **30**, 37—43 (1957). — **Bec, P.:** Contribution à l'étude histologique et histochimique de l'épithélium antérieur de la cornée et de ses basales. Thèse Toulouse 1955. — **Bech, K.:** Classification and functional changes in the basophilia of the retinal ganglion cells. Anat. Skr. **2**, 57 (1955). ~ The basophilic substances in the retinal ganglion cells and the physiological activity changes in these cells. Acta ophthal. (Kbh.), Suppl. **46**, 9—105 (1957). — **Becher, H.:** Der konstruktive Bau der Sklera. Verh. Anat. Ges. Lund 1932. Anat. Anz., Erg.-Heft, 104—119 (1932). ~ Sieben fluoreszenzmikroskopische Farbaufnahmen von der Netzhaut des Rindes und des Frosches. Quart. J. exp. Physiol. **39**, 111—119 (1954a). ~ Beitrag zum feineren Bau der Retina. Verh. Anat. Ges. 51. Verslg. Mainz 1953. Erg.-Heft Anat. Anz. **100**, 166—184 (1954b). ~ Sieben fluoreszenzmikroskopische Farbaufnahmen von der Netzhaut des Rindes und des Frosches. Verh. Anat. Ges. 51. Verslg. 1953. Erg.-Heft Anat. Anz. **100**, 386 (1954c). ~ Über ein vegetatives, zentralnervöses Kerngebiet in der Netzhaut des Menschen und der Säugetiere. Acta neuroveg. (Wien) 8, H. 4, 421—436 (1954d). ~ Sekretorische Vorgänge in den Ganglienzellen der Netzhaut und ihre biologische Bedeutung. Ber. der Oberhess. Ges. für Nat. u. Heilk. **27**, 215—225 (1954e). ~ Über einen vegetativen Anteil in der Netzhaut. Neuralmedizin **3**, 33—35 (1955a). ~ Über ein vegetatives Kerngebiet und neurosekretorische Leistungen der Ganglienzellen in der Netzhaut. Auge u. Zwischenhirn, Bücherei des Augenarztes, H. 23, S. 1—28. Stuttgart: Ferdinand Enke 1955b. ~ Weitere Untersuchungen über den feineren Bau der Retina. Anat. Anz. **102**, H. 22/24, 420—433 (1956a). ~ Supravitale fluoreszenzmikroskopische Untersuchungen an den Ganglienzellen der Retina. Photogr. u. Wiss. **5**, 9—12 (1956b). ~ Elektronenmikroskopische Untersuchungen an der Netzhaut. Verh. Anat. Ges .Freiburg 1957. Anat. Anz., Suppl. **104**, 142—162 (1958). ~ Elektronenmikroskopische Untersuchungen am Pigmentepithel der menschlichen Retina. In 4. internat. Konf. für Elektronenmikroskopie Berlin,

1958, S. 452—455. Berlin-Göttingen-Heidelberg: Springer 1960. — **Becher, H.,** u. **D. Eichner:** Histochemische Untersuchungen an der Netzhaut des Menschen. Verh. Anat. Ges. 53. Verslg. Stockholm 1956. Erg.-Heft Anat. Anz. **103,** 344—345 (1957). ~ Mikroskopische Untersuchungen am Pigmentepithel von Trigla corax, Scyllium stellare und Mustelus laevis. Z. mikr.-anat. Forsch. **65,** 153—171 (1959). — **Becher, H.,** u. **H. Knoche:** Histologische Untersuchungen über Nervenendigungen in der Retina von Mensch und Säugetieren. Z. mikr.-anat. Forsch. **66,** 62—84 (1960). — **Becher, H.,** u. **K. H. Osterhage:** Über die morphologischen und funktionellen Beziehungen zwischen kollagenen und elastischen Fasern in der Sklera des Rinderauges. Z. Anat. Entwickl.-Gesch. **101,** 294—306 (1933). — **Bechgard, P., K. Porsaa,** and **H. Vogelius:** Ophthalmological investigations of 500 persons with hypertension of long duration. Brit. J. Ophthal. **34,** 409—424 (1950). — **Becker, B.:** The mechanism of the fall in intraocular pressure induced by the carbonic anhydrase inhibitor diamox. Amer. J. Ophthal. **39,** part II, 177—184 (1955). ~ The effects of acetazoleamide on ascorbic-acid turnover: an application of the theory of aqueous humor dynamics. Amer. J. Ophthal. **41,** No 3, 522—529 (1956). ~ Chemical composition of human aqueous humor. Arch. Ophthal. **57,** 793—800 (1957). ~ Diskussionsbemerkung in: Glaucoma Transact., IV. Conf. 1959a, p. 223. New York: Macy Foundation. ~ Aqueous production and flow biochemistry. In: Symposon on Glaucoma, ed. by W. B. Clark, S. 53—68. St. Louis: Mosby-Co. 1959b. ~ The transport of organic anions by the rabbit eye. I. In vitro iodopyracet (diodrast) accumulation by ciliary body-iris-preparations. Amer. J. Ophthal. **50,** part II, 862—867 (1960a). ~ Anion transport in the rabbit eye. Glaucoma Transact., V. Conf. 1960b, p. 87—113. New York: Macy-Foundation. — **Becker, B.,** and **M. A. Constant:** The facility of aqueous outflow. A comparision of tonography and perfusion measurements in vivo and in vitro. Arch. Ophthal. **55,** 305—312 (1956a). ~ Species variation in facility of aqueous outflow. Amer. J. Ophthal. **42,** 189—194 (1956b). — **Becker, B.,** and **R. E. Christensen:** Water-drinking and tonography in the diagnosis of glaucoma. Arch. Ophthal. **56,** 321—326 (1956c). — **Becker, B., Edwin U. Keates,** and **Stand L. Coleman:** Gamma-globulin in the trabecular meshwork of glaucomatous eyes. Transact. A.M.A. Sect. Ophth., Chicago 1962. — **Becker, B.,** and **J. Friedenwald:** The histochemical localization of glucuronidase in ocular tissues and salivary glands. Amer. J. Ophthal. **33,** 673—674 (1950). — **Becker, B.,** and **J. S. Friedenwald:** Clinical aqueous outflow. Arch. Ophthal. **50,** 557—571 (1953). — **Becker, B., H.-H. Unger, St. L. Coleman,** and **E. U. Keates:** Plasma cells and gamma-globulin in trabecular meshwork of eyes with primary open-angle glaucoma. Arch. Ophthal. **70,** 38—41 (1963). — **Becker, U.:** Über die Korrelation zwischen der Linsenentwicklung und der Gesamtentwicklung des Keims bei Triturus vulgaris. Z. Naturforsch. **13 b,** 208—213 (1958). — **Beckwith, C. J.:** The effect of the extirpation of the lens rudiment on the development of the eye in Amblystoma punctatum, with special reference to the choroid fissure. J. exp. Zool. **49,** 217—259 (1927). — **Behr, C.:** Der Anteil der Antagonisten an der Pupillenbewegung bei verschiedenen Reaktionen. Albrecht v. Graefes Arch. Ophthal. **130,** 411—426 (1933). ~ Beitrag zur Anatomie und Klinik des septalen Gewebes und des Arterienbaues im Sehnervenstamm. Albrecht v. Graefes Arch. Ophthal. **134,** 227—267 (1935). — **Behrendt, Th.:** A retinographic survey of fundus changes. Amer. J. Ophthal. **50,** 314—324 (1960). — **Bein, H. J.:** Über vererbliche Aplasie des Sehnerven bei der Maus. Ophthalmologica (Basel) **113,** 12—37 (1947). — **Bejdl, W.,** u. **K. Portele:** Die Delamination des Chiasma fasciculorum opticorum von der Zwischenhirnbasis beim Menschen. Anat. Anz. **101,** 113—119 (1954). — **Bellonci, H.:** Über die zentrale Endigung des N. opticus bei den Vertebraten. Z. wiss. Zool. **47,** 1—46 (1888). — **Bellows, J. G.:** Lens and vitreous. Arch. Ophthal. **49,** 452—471 (1953). — **Bellows, J. G.,** and **D. Nelson:** Anoxia cataract. Proc. Soc. exp. Biol. (N.Y.) **54,** 126—127 (1943). — **Belmonte Gonzales, N.:** Experimental anoxia of the retina. Arch. Soc. oftal. hisp.-amer. **9,** 710—714 (1949). — **Bembridge, B. A.:** The problem of myelination in the central nervous system, with special reference to the optic nerve. Trans. ophthal. Soc. U.K. **76,** 311—322 (1956). — **Bembridge, B. A., G. N. C. Crawford,** and **A. Pirie:** Phasecontrast microscopy of the animal vitreous body. Brit. J. Ophthal. **36,** 131—142 (1952). — **Bembridge, B. A.,** and **A. Pirie:** Biochemical and histological changes in developing rabbit eyes. Brit. J. Ophthal. **35** (12), 784—789 (1951). — **Bender, M. B.:** Sensitized pupillary dilatator and facial muscles as indicators of sympathetic and parasympathetic substances in blood. Proc. Soc. exp. Biol. (N.Y.) **39,** 62—65 (1938a). ~ Fright and drug contractions in denervated facial and ocular muscles of monkeys. Amer. J. Physiol. **121,** 609—619 (1938b). — **Bender, M. B.,** and **J. F. Fulton:** Functional recovery in ocular muscles of a chimpanzee after section of oculomotor nerve. J. Neurophysiol. **1,** 144—151 (1938). — **Bengisu, N.:** Deux cas d'ossification du vitré. Bull. Soc. franç. Ophtal. **63,** 211—217 (1950). — **Benninghoff, A.:** Die Anatomie funktioneller Systeme. Morph. Jb. **65,** 1—10 (1931). ~ Funktionelle Anpassung im Bereich des Bindegewebes. Verh. Anat. Ges., Anat. Anz. **72,** 95—123 (1931). ~ Eröffnungsvortrag, Anatomische Gesellschaft, 46. Verslg. Anat. Anz. **87,** 6—22 (1939). ~ Das Problem der organischen Form. Schriften d. Phil. Uni. Marburg, Bd. 1. Marburg a. d. L.: Elwert 1952. — **Benoit, J.:** Influence de la lumière naturelle sur la croissance testiculaire chez le canard au cours de la reprise sexuelle saisonnaire. C. R. Soc. Biol. (Paris) **120**, 131—133 (1935a). ~ Stimulation par la lumière artificielle du développement testiculaire chez des canards aveugles par énucleation des globes oculaires. C. R. Soc. Biol. (Paris) **120**, 136—139 (1935b). ~ Maturité sexuelle et ponte obtenues chez la Cane domestique par l'éclairement artificial. C. R. Soc. Biol. (Paris) **120**, 905—908 (1935c). ~ Sur la croissance du testicule du Canard immature déclenchée par l'éclairement artificiel. C. R. Soc. Biol. (Paris) **120**, 1323—1326 (1935d). ~ Hypophysectomie et éclairement artificiel chez le Canard mâle. C. R. Soc. Biol. (Paris) **120**, 1326—1328 (1935e). ~ Action de divers éclairements localisés dans la region orbitaire sur la gonadostimulation chez le Canard mâle impubère. Croissance testiculaire provoquée par éclairement direct de la région hypophysaire. C. R. Soc. Biol. (Paris) **127**, 909—911 (1938). — **Benoit, J.,** et **I. Assenmacher:** Contribution à l'étude des relations hypothalamo-hypophysaires et de leur rôle dans la gonadostimulation chez le Canard domestique. J. Physiol. (Paris) **43**, 643—645 (1951a). ~ Dispositifs nerveux de l'éminence mediane; leurs rapports avec la vascularisation hypophysaire chez le Canard domestique. C. R. Soc. Biol. (Paris) **145**, 1395—1398 (1951b). — **Benoit, J., I. Assenmacher,** et **E. Brard:** Évolution testiculaire de Canard domestique maintenu à l'obscurité totale pendant une longue durée. C. R. Acad. Sci. (Paris) **241**, 251—253 (1955). — **Benoit, J., I. Assenmacher** et **S. Manuel:** Pénétration variable selon la longueur d'onde, des radiations visible jusqu'à l'encéphale a travers la region orbitaire chez le canard. Sa mesure par un procédé photographique. C. R. Soc. Biol. (Paris) **147**, 40—44 (1953). — **Bensley, B. A.:** Practical anatomy of the rabbit. Philadelphia: Blakiston 1948. — **Bensley, S. H.:** Microscopic studies of the living iris. Anat. Rec. **138**, 39—49 (1960). — **Berens, C.:** Aging process in the eye and adnexa. Arch. Ophthal. **29**, 171—209 (1943). — **Berger, P.:** La présence de caroténoides dans les noyau des cellules rétiniennes. C. R. Soc. Biol. (Paris) **144**, 606—607 (1950). ~ La mode de l'activite des cellules rétiniennes et la richesse de leur noyaux en caroténoides. C. R. Soc. Biol. (Paris) **145**, 360—362 (1951). — **Berges, R.:** Les muscles oculo-moteurs chez le macaque. Ann. Anat. path. **9**, 829—830 (1932). — **L. Berggren:** A histochemical study of the anterior segment of the eye in Gold id (Idus Idus L.), chicken, rabbit and man with special regard to the angle of the anterior chamber. Acta Soc. Med. upsalien. **62**, 157—175 (1957). ~ Demonstration of metachromasia and its distribution in the anterior chamber of the tawny owl (strix aluco) using a new printing technique on plaster slides. Acta anat. (Basel) **38**, 140—147 (1959a). ~ Autologous transplants of chamber angle tissue into the anterior chamber in albino rabbits. (Observations on vascularization and content of acid mucopolysaccharides.) Acta Soc. Med. upsaliens.**64**, 1—2, 111—125 (1959b). ~ Intracellular potential measurements from the ciliary processes of the rabbit eye in vivo and in vitro. Acta physiol. scand. **48**, 461—470 (1960). — **Berggren, L.,** and **S. E. Brolin:** The retinal vessels of alloxan-diabetic rabbits subjected to simulated high altitudes. Acta ophthal. (Kbh.) **34**, 391—396 (1956). — **Berggren, L.,** and **F. Vrabec:** Demonstration of a coating substance in the trabecular meshwork of the eye; and its decrease after perfusion with different kinds of hyaluronidase. Amer. J. Ophthal. **44**, 200—208 (1957). — **Berggren, Lennart:** On the appearance of fluorescent dyes in the aqueous humor after intravenous injection. Amer. J. Ophthal. **42**, 595—602 (1956). — **Bergstrand, C.-G.:** Zur Morphologie der quergestreiften Ringbinden. Z. mikr.-anat. Forsch. **44**, 45—55 (1938). — **Berke, R. N.:** Tenotomy of superior oblique for hypertropia (preliminary report). Trans. Amer. ophthal. Soc. **44**, 304—342 (1946). — **Berkow, J. W.,** and **A. Patz:** Histochemistry of the retina. I. Introduction and methods. Arch. Ophthal. **65**, 820—827 (1961a). ~ Histochemistry of the retina. II. Use of phenazine methosulfate to demonstrate the succinoxidase system. Arch. Ophthal. **65**, 828—831 (1961b). — **Berliner, M. L.:** Biomicroscopy of the eye, vol. 1. New York 1943. ~ Biomicroscopy of the eye. New York: Hayer and Brothers 1949. ~ Cornea and sclera. Review of the literature. Arch. Ophthal. **47**, 250—267 (1952). ~ Cornea and sclera. Arch. Ophthal. **49**, 222—236 (1953). — **Bernhard, C. G.,** and **W. H. Miller:** A corneal nipple pattern in insect compound eye. Acta physiol. scand. **56**, 385—386 (1962). — **Bernouilli, R.:** The mechanism of persistence of hyaloid artery. Ophthalmologica (Basel) **117**, 169—179 (1949). — **Bernouilli, R.:** Beitrag zum Entstehungsmechanismus der Arteria hyaloidea persistens. Ophthalmologica (Basel) **117**, 169—179 (1949). — **Bernstein, M.:** Supportive structures of the photoreceptors of the monkey retina. Anat. Rec. **142**, 216 (1962). — **Bernstein, M.,** and **D. C. Pease:** Electron microscopy of the tapetum lucidum of the cat. J. biophys. biochem. Cytol. **5**, 35—40 (1959). — **Bernstein, M. H.:** Functional structure of the retinal epithelium. Anat. Rec. **136**, 164 (1960). ~ Functional architecture of the retinal epithelium. In: The structure of the eye, ed. G. K. Smelser. New York: Academic Press 1961. — **Bertalanffy, F. D.,** and **C. Lau:** Mitotic and renewal time of the corneal epithelium in the rat. Arch. Ophthal. **68**, 546—550 (1962). — **Berteau, B.,** and **D. S. Jones:** The dilator mechanism of the pupil. Amer. Ass. Anat. 63. Sess., New Orleans 1950. Anat. Rec. **106**, 264 (1950). — **Bertolini, M.:** Contributo alla conoscenze del pettine dell'occhio degli ucceli. Biol. lat. (Milano) **11**, 625—642 (1958). — **Bertotto, E. V.:** The stereophotogrammetric study of the anterior segment of the eye. Amer. J. Ophthal.

31, 573—579 (1948). — **Bessière, E.**, et **J. Teulières:** Note sur la vascularisation expérimentale de la cornée. Arch. Ophtal. **2**, 268—271 (1951). — **Best, F.:** Entwicklungsgeschichtliche Gedanken über die Entstehung der Seitenverkehrung der Nervenbahnen im Gehirn. Klin. Mbl. Augenheilk. **113**, 234—246 (1948). — **Best, W.:** Diminished sensitivity to light of the dark adapted eye due to an experimentally produced increase of the intraocular pressure and an insufficient oxygen supply. Arch. Ophthal. **151**, 332—342 (1951). — **Betetto, G.:** Modificazioni strutturali dell'arteria e della vena centrale della retina in rapporto ed alla senescenza. Ann. Ottal. **79**, 79—92 (1953). — **Beuningen, E. G. A. van:** Goniodynamometry, a test of the function of the angle of the anterior chamber in the living eye. Arch. Ophthal. **149**, 637—655 (1949). ~ The optical density of the corneoscleral trabeculum in primary glaucoma. 56. Zusammenk. der dtsch. Ophthal. Ges. 1950, S. 132. — **Bianchi, G. C.:** Verhalten der Schilddrüse bei mit gekochtem Kohl gefütterten Kaninchen. Beitrag zu den Saisonveränderungen der Schilddrüse. Beitr. path. Anat. **90**, 539—554 (1932). — **Bick, M. W.:** Use of tantalum for ocular drainage. Arch. Ophthal. **42**, 373—388 (1949). — **Bielschowsky, M.**, u. **B. Pollack:** Zur Kenntnis der Innervation des Säugetierauges. Neurol. Zbl. **23**, 387—399 (1904). — **Bier, N.:** A study of the cornea. Brit. J. physiol. Opt., N.S. **13**, 79—92 (1956). — **Bierens de Haan, J. A.:** Experiments on vision in monkeys. I. The coloursense of the pigtailed Macaque (Nemestrinus nem. L.). J. comp. Psychol. **5**, 417—453 (1925a). ~ II. Über Wahrnehmungskomplexe und Wahrnehmungselemente bei einem niederen Affen (Nemestrinus Nemestr.). Zool. Jb., Jena, Abt. I, **42**, 272—306 (1925b). ~ III. Der relative Wert von Form- und Farbmerkmalen in der Wahrnehmung des Affen. Biol. Zbl. **45**, 727—734 (1925c). — **Bierens de Haan, J. A.**, u. **M. J. Frima:** Versuche über den Farbensinn der Lemuren. Z. vergl. Physiol. **12**, 603—631 (1930). — **Biernacka-Biesierska, J.:** Recherches sur la forme de la voute cornéenne dans l'œil humain. Bull. int. Acad. Cracovie, Cl. Méd. Nr 9/10, 787—807 (1939). — **Bietti, G.:** Über eine rein tetanische Ernährungskatarakt. Klin. Mbl. Augenheilk. **105**, 299—312 (1940). — **Bietti, G. B.**, and **A. Scano:** A study of the retinal circulation in the "black-out" of aviators. Soc. ott. ital. **3**, 1—23 (1943). — **Bignell, J. L.:** Investigations into the blood supply of the optic nerve with special reference to the lamina cribrosa region. Trans. ophthal. Soc. Aust. **12**, 105—108 (1952). ~ Recherches sur l'apport sanguin au nerf optique avec référence speciale à la region de la lame criblée. (Investigations into the blood supply of the optic nerve with special reference to the lamina cribrosa region.) Trans. ophthal. Soc. Aust. **12**, 105—108 (1953). — **Bill, A.:** The drainage of blood from the uvea and the elimination of aqueous humour in rabbits. Exp. Eye Res. **1**, 200—205 (1962a). ~ Aspects of the drainage of aqueous humor in cats. Arch. Ophthal. **67**, 148—162 (1962b). — **Billingham, R. E.**, and **T. Boswell:** Studies on the problem of corneal homografts. Proc. roy. Soc. B **141**, 392—406 (1953). — **Billingham, R. E.**, and **P. B. Medawar:** A note on the specificity of the corneal epihtelium. J. Anat. (Lond.) **84**, 50—56 (1950). — **Binder, C.**, u. **E. Orth:** Elektronenoptische Studie an Pigmentkörnern und Zonulafasern des menschlichen Auges. Albrecht v. Graefes Arch. Ophthal. **154**, 266—267 (1953). — **Binder, H. F., R. F. Binder, A. H. Wells**, and **R. L. Katz:** Influence of embryonic implants upon lens regeneration in rabbits. Brit. J. Ophthal. **46**, 416—421 (1962). — **Binder, R.:** Beitrag zur Kenntnis der Mitosen im Hornhautepithel der Hauskatze. Mikroskopie **6**, 308—310 (1951a). ~ Beitrag zur Zellentwicklung im menschlichen Hornhautepithel. Wien. klin. Wschr. **63**, 701—703 (1951b). ~ Überlegungen zur Lebensdauer der Zellen im Hornhautepithel. Wien. klin. Wschr. **1952**, 978—979. ~ Beitrag zur Kenntnis der Schleimzellen in der Conjunctiva bulbi bei Macacus rhesus. Albrecht v. Graefes Arch. Ophthal. **153**, 477—483 (1953). — **Binder, R. F.**, and **H. F. Binder:** Studies on aqueous passages in the eye of the rabbit. Arch. Ophthal. **56**, 10—15 (1956). ~ Regenerative processes in the endothelium of the cornea. Arch. Ophthal. **57**, 11—13 (1957). — **Binder, R.**, u. **E. Orth:** Elektronenmikroskopische Studie an Pigmentkörnern und Zonulafasern des menschlichen Auges. Albrecht v. Graefes Arch. Ophthal. **154**, 266—267 (1953). — **Birukow, G.:** Die Entwicklung des Tages- und Dämmerungssehens im Auge des Grasfrosches (Rana temporaria L.). Z. vergl. Physiol. **31**, 322—347 (1949). — **Bischler, V.:** Rétine. Fortschr. Augenheilk. **3**, 12—166 (1954). — **Bishop, G. H.:** Fibre groups in the optic nerve. Amer. J. Physiol. **106**, 460—474 (1933). — **Bishop, G. H.**, and **M. H. Clare:** Organization and distribution of fibers in the optic tract of the rat. J. comp. Neurol. **103**, 269—304 (1955). — **Bishop, P. O.:** Synaptic transmission. Proc. roy. Soc. B **141**, 362—392 (1953). — **Bishop, P. O., D. Jeremy**, and **J. W. Lance:** The optic nerve. J. Physiol. (Lond.) **121**, 415—432 (1953). — **Bissonette, Th. H.:** Modification of mammalian sexual cycles; relation of ferrets of both sexes to electric light added after dark in November and December. Proc. roy. Soc. B **110**, 322—336 (1932). ~ Inhibition of stimulating effect of red light on testis activity in Sturnus vulgaris by restricted diet. Biol. Bull. **65**, 452—468 (1933). ~ Relations of hair cycles in ferrets to changes in the anterior hypophysis and to light cycles. Anat. Rec. **63**, 159—169 (1935). ~ Modification of mammalian sexual cycles: avenue of reception of sexually stimulating light. J. comp. Psychol. **22**, 93—103 (1936a). ~ Sexual photoperiodicity. Influence of varying quantities and qualities of light on sexual activity in plants and animals; an example of the interaction of genetic and environmental in conditions the expression of characters. J. Hered. **27**, 171—180 (1936b). ~ Influence of light on the hypophysis. Effects of long-continued "night lighting" on hypophysectomized female ferrets and those with optic nerves cut. Modification of mammalian sexual cycles. VIII. Endocrinology **22**, 92—103 (1938). — **Bissonette, T. H.,** and **A. G. Csech:** Modification of mammalian sexual cycles. Proc. roy. Soc. B **122**, 246—254 (1937). — **Bissonnette, Th. H.:** Light and sexual cycles in Startlings and Ferrets. Quart. Rev. Biol. (Baltimore) **8**, 201—208 (1933). ~ Sexual photoperiodicity. Quart. Rev. Biol. **11**, 371—386 (1936). — **Bito, L. Z.,** and **C. V. Harding:** Tritium retention by corneal endothelium after incorporation of H³-thymidine. Arch. Ophthal. **65**, 553—556 (1961). — **Björkman, A.,** u. **G. Wohlfart:** Faseranalyse der Nn. oculomotorius, trochlearis und abducens des Menschen und des N. abducens verschiedener Tiere. Z. mikr.-anat. Forsch. **39**, 631—647 (1936). — **Björkman, N., L. Nicander,** and **B. Schantz.:** On the histology and ultrastructure of the Harderian gland in rabbits. Z. Zellforsch. **52**, 93—104 (1960). — **Blackstad, T. W.,** and **T. Vegge:** On the ultrastructure of vitreous body filaments. Acta ophthal. (Kbh.) **39**, 37—53 (1961). — **Blatt, N.,** et **M. Athanasiu:** Relations anatomiques entre le canal optique et le sinus sphenoidal. Ann. Oculist. (Paris) **190**, 241—260 (1957). — **Blechschmidt, E.:** Die Formentwicklung der Linse. Z. Anat. Entwickl.-Gesch. **107**, 508—530 (1937a). ~ Über die Entwicklung der Linsennähte. Verh. Anat. Ges. 45. Verslg Königsberg 1937b. Suppl. Anat. Anz. **85** (1937/38). — **Bleeker, G. M,:** Serial recordings of the depth of the anterior chamber. Arch. Ophthal. **63**, 821—829 (1960). — **Blix, G.:** Studies in glycoproteins. Acta physiol. scand. **1**, 29—42 (1940). — **Bloch, E. H.:** The bulbar conjunctiva of man as a site for the microscopic study of the circulation. Anat. Rec. **120**, 349—358 (1954). ~ Microscopic observations of the circulating blood in the bulbar conjunctiva in man in health and disease. Ergebn. Anat. Entwickl.-Gesch. **35**, 1—98 (1956). — **Blotevogel, W.:** I. Der vitale Farbstofftransport im jugendlichen Auge. Z. Zellforsch. **1**, 447—470 (1924).— **Blümcke, S.:** Zur Frage einer Nervenfaserverbindung zwischen Retina und Hypothalamus. I. Anatomische und experimentelle Untersuchungen an Meerschweinchen und Katzen. Z. Zellforsch. **48**, 261—282 (1958). ~ Vergleichende experimentell-morphologische Untersuchungen zur Frage einer retino-hypothalamischen Bahn bei Huhn, Meerschweinchen und Katze. Z. mikr.-anat. Forsch. **67**, 469—514 (1961). — **Blunt, M. J.:** Implications of the vascular anatomy of the optic nerve and chiasma. Proc. roy. Soc. Med. **49**, 433—439 (1956). — **Bock, R. H.,** and **A. E. Maumenee:** Corneal fluid metabolism. Experiments and observations. Arch. Ophthal. **50**, 282—285 (1953). — **Bodemer, C. W.:** The origin and development of the extrinsic ocular muscles in the gar pike (Lepidosteus osseus). J. Morph. **100**, 83—111 (1957). ~ The origin and development of the extrinsic ocular muscles in the trout (Salmo trutta). J. Morph. **102**, 119—155 (1958). — **Bodian, D.:** An experimental study of the optic tracts and retinal projection of the Virginia opossum. J. comp. Anat. **66**, 131—144 (1937). ~ Studies on the diencephalon of the Virginia opossum. J. comp. Neurol. **72**, 207—297 (1940). — **Böck, J.:** Klinische und anatomische Befunde bei opticociliaren Arterien. Klin. Mbl. Augenheilk. **102**, 529—536 (1939). — **Böck, J., H. Bornschein** u. **K. Hommer:** Die Wiederbelebungszeit der menschlichen Netzhaut. Albrecht v. Graefes Arch. Ophthal. **165**, 437—451 (1963). — **Böck, J.,** u. **H. Schwarz-Karsten:** Zur Anatomie des Abganges der Arteria ophthalmica. Ber. 58. Ges. Heidelberg 1953, S. 257—261. ~ Further investigations on the anatomy of the origin of the ophthalmic artery. Amer. J. Ophthal. **39**, part II, 159—164 (1955). — **Böhringer, H. R.:** Sekundärglaukom mit Gefäßneubildungen auf der Iris. Ophthalmologica (Basel) **123**, 211—215 (1952). — **Boeke, J.:** Innervationsstudien. III. Die Nervenevrsorgung des M. ciliaris und M. sphincter iridis bei Säugern und Vögeln. Z. mikr.-anat. Forsch. **33**, 233—275 (1933). ~ Innervationsstudien. VII. Zur Innervation der Cornea bei Säugern. Die Innervierung des Bindegewebes der Cornea bei Macacus rhesus. Z. mikr.-anat. Forsch. **38**, 594 (1935). ~ Innervationsstudien. IX. Zur Nervenversorgung der Augenhäute. III. Die Beziehungen der Nervenfasern der Iris zu den Bindegewebszellen beim Affen. Die „interstitiellen" Elemente des Irisstromas und der sympathische Grundplexus. Z. mikr.-anat. Forsch. **39**, 477—520 (1936a). ~ Les plexus nerveux de la cornée des vertébrés supérieurs et ses connections avec les cellules conjonctives. L'iris du macaque. Bull. Techn. micr. (Histol. appl.) **13**, 113—128 (1936b). — **Böke, W.,** u. **E. Lindner:** Elektronenmikroskopische Untersuchungen an Zonulafasern. Albrecht v. Graefes Arch. Ophthal. **157**, 101—106 (1955). — **Börner, R.:** Die histologische und röntgenologische Darstellung von intraocularer Knochenbildung. Albrecht v. Graefes Arch. Ophthal. **158**, 113—121 (1956). — **Böshaar, E.:** Der Feinbau der Iris bei verschiedener Pupillenweite. Anthrop. Anz. **20**, 76—78 (1956). — **Bogaert, L. van:** Sur le parkinsonisme saturnin avec paralysie des mouvements oculaires associées. Etude anatomique. Mschr. Psychiat. Neurol. **131**, 73—88 (1956). — **Boke, W.:** Untersuchungen des Linsenepithels mit dem Phasenkontrastmikroskop. Z. Zellforsch. **38**, 428—452 (1953). — **Bolk, L.:** De topographische verhoudingen der orbitae in jonge en volwassen schedels van den Mensch en de menschapen. Versl. gewone Vergad. Akad., Amst. **26**, 1364—1373 (1918). ~ On the topographical relations of the orbits in infantile and adult skulls in man and apes. Proc. Acad. Sci., Amst. **21**, 277—285 (1919a). ~ Die Topographie der Orbita beim Menschen und Anthropoiden und ihre Bedeutung für die Frage nach der Beziehung zwischen Menschen- und Affenschädel. Verh. Akad. Wet., Amst. Sect. 2, **20**, Nr 5, 54 pp. (1919b). — **Bonavolonta, A.:** Ricerche comparative sulle espansioni nervose sensitive nei muscoli estrinseci dell'occhio dell'nome e di altri mammiferi. I. Mitteilung. Quad. Anat. prat. **11** (1—2), 48—73 (1956). — **Bondy, Emilie:** Der Aufbau der lateralen Orbitawand. Mitt. anthrop. Ges. Wien **68**, 292—298 (1938). — **Bonhomme, Ch.,** et **J. Farriè:** Situation particulière de l'ergastoplasme de la glande lacrymale du lapin après injection de pilocarpine. Ophthalmologica (Basel) **113**, 316—319 (1947). — **Bonfanti, Cl.:** Sulla struttura del muscolo ciliare del maiale. (1) Ateneo parmense **20**, 46—53 (1949a). (2) Riv. med. vet. zootecn. **1**, 1—9 (1949b). — **Boni, M.:** Indagini istochimiche sui glicoproteidi del cristallino. Quad. Anat. prat. **5**, 5—15 (1950). — **Bonnet, P.:** La loge caverneuse et les syndromes de la loge caverneuse. Arch. Ophtal. (Paris) **15**, 357—372 (1955). — **Bonnet, P.,** et **H. Blanc:** Dolichosténomélie infantile (Maladie de Marfan). Ann. Oculist. (Paris) **180**, 246 (1947). — **Borkan, O.:** The structure and functions of the angle of the anterior chamber and Schlemm's canal. Arch. Ophthal. **15**, 101—110 (1936). — **Bornschein, H.,** u. **A. Zwiauer:** Die Blutzirkulation in der Aderhaut bei experimenteller Erhöhung des intraokularen Druckes. Albrecht v. Graefes Arch. Ophthal. **150**, 661—664 (1950). ~ Das Elektroretinogramm des Kaninchens bei experimenteller Erhöhung des intraokularen Druckes. Albrecht v. Graefes Arch. Ophthal. **152**, 527—531 (1952). — **Boros, B.,** u. **I. Takáts:** Untersuchung der Widerstandsfähigkeit des Hornhauttransplantats Infektionen gegenüber bei besonderer Berücksichtigung der Rolle des Retikuloendothels. Acta ophthal. (Kbh.) **29**, 499—508 (1951). ~ Die Frage der Doppelinnervation des Sphincter iridis im Lichte des Cannonschen Denervationsgesetzes. Albrecht v. Graefes Arch. Ophthal. **152**, 319—334 (1952). — **Borri, N.:** Contributo alla conescenza del contingente nervoso corneale. Z. Zellforsch. **29**, 128—137 (1939). — **Borsetto, L. P.:** Osservazioni sullo sviluppo delle ghiandole sudoripare nelle diverse regioni della cute umana. Arch. ital. Anat. Embriol. **56**, 332—348 (1951). — **Borsotti, J.:** Contributo alla conoscenza del comportamento del reticolo-endotelio nella riparazione di ferite asettiche non perforanti della cornea. Boll. Oculist **15**, 635—648 (1936). — **Bottino, C.:** Influenza della illuminazione e del ritmo giorno-notte sulla colinesterasi serica dell'nomo. Ann. Ottal. **77**, 174—179 (1951). — **Boucheron, A.:** L'innervation du systèm trabeculaire de l'angle irien. Ophthalmologica (Basel) **128**, 359—364 (1954). — **Bounds, G. W., R. G. Janes,** and **P. J. Leinfelder:** Cataracts induced by alloxan diabetes in rats and rabbits. Arch. Ophthal. **54**, 564—572 (1955). — **Bourquin, J. B.:** Eosinophilie conjonctivale et éosinophilie sanguine. Ophthalmologica (Basel) **114**, 203—216 (1947). — **Bovers, E.:** Experimentelle Studien zur funktionellen Struktur der bindegewebigen Augenhülle. Morph. Jb. **83**, 175—200 (1939). — **Bovert, H. v.:** Ein Beitrag zur Frage der Alterserscheinungen am Pferdeauge. Tierärztl. Diss. 1939 Quakenbrück. Hannover: Kleinert. — **Bowden, R. E.:** The innervation of skeletal muscle. Brit. med. J. **1960 I**, 671, No 5144, 671—674. — **Bowen, R. H.:** The cytology of glandular secretion. Quart. Rev. Biol. **4**, 299—324, 484—519 (1929). — **Bowles, Ll., V. P. Sydenstricker, W. K. Hall,** and **H. L. Schmidt jr.:** Cataracts resulting from deficiency of phenylalanine in rat. Proc. Soc. exp. Biol. (N.Y.) **66**, 585—586 (1947). — **Bowness, J. M., R. A. Morton, M. H. Shakir,** and **A. L. Stubbs:** Distribution of copper and zinc in mammalian eyes. Biochem. J. **521**—530 (1952). — **Boyer, H. K., A. A. Suran, M. J. Hogan, K. G. Scott,** and **W. K. McEwen:** Studies on simulated vitreous haemorrhages. I. Arch. Ophthal. **59**, 232—234 (1958a). ~ Studies on simulated vitreous haemorrhages. II. Arch. Ophthal. **59**, 333—336 (1958b). — **Braley, A. E.:** Intracellular bodies of the conjunctival epithelial cells. Arch. Ophthal. **24**, 681—690 (1940). ~ Medullated corneal nerves and plexiform neuroma associated with pheochromocytoma. Trans. Amer. ophthal. Soc. **52**, 189 (1955). — **Brandenburg, J.:** Die Feinstruktur des Seitenauges von Lepisma saccharina L. Zool. Beitr., N.F. **5**, 291—300 (1960). — **Brands, K. H.:** Der Einfluß des Lichtes auf die Schilddrüsenfunktion der Maus. Ärztl. Forsch., H. 8, 1, 36—38 (1954). — **Brattgård, S.-O.:** Röntgenabsorptionsanalysis av ganglieceller i retina. Nord. Med. **46**, 1422 (1951a). ~ The importance of adequate stimulation for the chemical composition of ganglion cells. Exp. Cell Res. **2**, 693 (1951b). ~ The importance of adequate stimulation for the chemical composition of retinal ganglion cells during early post-natal development. Acta radiol. (Stockh.) **96**, 80—98 (1952). — **Braun, R.:** Zum Lichtsinn von Phronima (Amphipoda). Naturwissenschaften **40**, 586—587 (1953). ~ Zum Lichtsinn facettenaugentragender Muscheln (Arcacea). Zool. Jb., Abt. allg. Zool. u. Physiol. **65**, 91—125 (1954a). ~ Zum Lichtsinn augenloser Muscheln. Zool. Jb., Abt. allg. Zool. u. Physiol. **65**, 194—208 (1954b). ~ Der Lichtsinn augenloser Tiere. Umschau **58**, 306—309 (1958). — **Braun, R.,** u. **I. Faust:** Weiteres zum Lichtsinn augenloser Muscheln. Experientia (Basel) **12**, 1—5 (1954). — **Brégeat, P.:** L'œdème papillaire. Paris: Masson & Cie. 1956. — **Breinin, G. M.:** Quantitation of extraocular muscle innervation. Arch. Ophthal. **57**, 644—650 (1957). ~ Analytic studies of the electromyogram of human extraocular muscle. Amer. J. Ophthal.

46, 123—142 (1958). — **Breitinger, E.:** Zur Morphogenese und Typologie der Brauen. Homo (Göttingen) **6**, 5—9 (1955). — **Bremen, V. L. van,** and **C. D. Clemente:** Silver deposition in the central nervous system and the hematoencephale barrier studied with the electron microscope. J. biophys. biochem. Cytol. **1**, 161—165 (1955). — **Bremer, F.:** Analogie remarquable des réponses sensorielle et callosale de l'aire visuelle du chat. Arch. int. Physiol. **63**, 233—237 (1955). — **Breuillard, J.:** Anatomie et pathologie de l'appareil lacrymal du chien et du chat. Paris: Foulon 1951. Thèse de méd.-vét. 1951, No 78. — **Bridges, C. D. B.:** The visual pigments of the rainbow trout (Salmo irideus). J. Physiol. (Lond.) **134**, 620—629 (1956). — **Brihaye-Van Geertruyden, P.,** et **J. Brihaye:** Etude de la vascularisation du nerf optique. Arch. Biol. (Liège) **67**, 569—581 (1956). — **Brindley, G. S.:** Physiology of the visual pathway. London: Edward Arnold 1960. ~ Physiology of the retina and the visual pathway. London:Edward Arnold 1960. — **Brini, A.:** L'apparition du pigment dans la choroide. Bull. Soc. franç. Ophtal. **62**, 474 (1949). ~ L'origine du mélanoblaste choroïdien. Bull. Soc. franç. Ophtal. **63**, 260—264 (1950). ~ L'épithelium antérieur du cristallin humain normal vu par la méthode de l'étalement. Bull. Soc. Ophtal. Fr. **1952**, 675—678. ~ L'origine du melanoblaste choroidien chez la poulet. Arch. Anat. micr. Morph. exp. **42**, 67—83 (1953). ~ Présence d'une substance sensible à l'hyaluronidase dans le trabeculum de l'œil de veau. Bull. Soc. Ophtal. Fr. **1956**, 751—756. ~ Le réseau trabéculaire de l'angle de la chambre antérieure. Étude histologique et histochimique. Ann. Oculist. (Paris) **190**, 755—777 (1957). — **Brini, A.,** et **A. Porte:** Étude du corps ciliaire au microscope électronique. Bull. Soc. franç. Ophtal. **72**, 56—58 (1959). ~ Structure et formation des fibres dans le cristallin normal. Leurs modifications dans le cataracte au galactose. Étude au microscope électronique chez le rat. Bull. Soc. Ophtal. Fr. **1961**, 340—343. ~ Embryology and structure of the lens, its alterations in certain types of cataracts. XIX. intern. Congr. of Ophthal., New Delhi 1962 (in Druck). — **Brini, A., A. Porte,** et **M. E. Stoeckel:** Étude du corps ciliaire au microscope électronique. Bull. Soc. franç. Ophtal. **72**, 56—72 (1959). ~ Reconstruction d'une membrane basale du type capsulaire au contact de cellules épithéliales saines dans la cataracte. Etude au microscope électronique. C. R. Acad. Sci. Paris **225**, 3485—3486 (1962). ~ Étude au microscope électronique de quelques problèmes d'embryologie oculaire chez l'embryon de poulet à des stades précoces. Bull. Soc. franç. Ophtal. **75**, 192—209 (1962). — **Brockhoff, V.:** Zur Entwicklung der Sehzellen und zur Frage der Kernsekretion in der Retina. Verh. Anat. Ges. Freiburg 1957. Anat. Anz., Suppl. **104**, 162—166 (1958a). ~ Elektronenmikroskopischer Beitrag zur Duplizitätstheorie nach Untersuchungen an der Netzhaut der Ratte. Inaug.-Diss. Münster 1958b. — **Broda, E. E., C. F. Goodeve,** and **R. J. Lythgoe:** The weight of the chromophore carries in the visual purple molecule. J. Physiol. (Lond.) **98**, 397—404 (1940). — **Broendstrup, P.:** The functional and anatomical differences between the nasal and temporal parts of the retina. Acta ophthal. (Kbh.) **26**, 351—362 (1948). — **Broers, C.-J.:** La position taxonomique de Tupaia parmi les primates basée entre autres sur la structure de sa caisse du tympan. (Communication préliminaire.) Bull. Ass. Anat., 58. Réun. Toulouse 1962, pp. 361—375. — **Brolin, S. E.:** Staining of masked lipids in the capsular epithelium of the eye lens. Acta Soc. Med. upsalien. **57**, 33—37 (1952). — **Brolin, S. E., H. Diderholm,** and **H. Hammar:** An autoradiographic study on cell migration in the eye lens epithelium. Acta Soc. Med. upsalien. **66** (1—2), 43—48 (1961). — **Brolin, S. E.,** and **E. Nordström:** A survey of the occurrence of phosphatases and of some other properties of the lens capsule epithelium studied in unrolled preparations. Acta anat. (Basel) **14**, fasc. 1/2, 1—9 (1952). — **Brouhon-Massillon, L.:** Contribution à l'étude expérimentale de l'exophtalmie endocrinienne. Docum. ophthal. (Den Haag) **17**, 249—302 (1963). — **Brown, D. V. L., P. A. Cibis,** and **J. E. Pickering:** Radiation studies on the monkey eye. Arch. Path. **54**, 249—256 (1955). — **Brown, E. V. L.,** and **E. L. Evans:** Studies on crystalline lens; nature of reducing substances in lens. Trans. Amer. ophthal. Soc. **33**, 220—236 (1935). — **Brücke, H. v., H. F. Hellauer** u. **K. Umrath:** Azetylcholin- und Aneuringehalt der Hornhaut und seine Beziehungen zur Nervenversorgung. Ophthalmologica (Basel) **117**, 19—35 (1949). — **Brückner, A.:** Optische Konstanten (Elemente, Refraktion, Akkommodation. Tabul. biol. (Den Haag) **22**, Tl. 3, 67—247 (1963). — **Brückner, M. R.:** Sur la signification biologique des régions principales de la rétine. Bull. Soc. Ophtal. Fr. **1955**, 39—41. — **Brückner, M. R., M. E. Sutter,** et **G. Hurter:** Sur la signification biologique des régions principales de la rétine. Bull. Soc. Ophtal. **107**. 1955, fasc. 1 (1954). — **Brückner, R.:** Über das säurelösliche Phosphat in den Linsen verschiedener Tierarten. Ophthalmologica (Basel) **100**, 203—207 (1940). ~ Über ein bisher nicht beschriebenes oculares Symptom bei Migräne ophthalmoplegicus. Ophthalmologica (Basel) **101**, 91—95 (1941). ~ Über die Bedeutung der Beziehungen zwischen Acetylcholin, Cholinesterase und Eserin in der Uvea. Verigg. der Baseler Augenärzte. Ophthalmologica (Basel) **106**, 218 (1943a). ~ Auge und Cholinesterase. I. Mitt. Vorkommen und Verteilung von Cholinesterase in der Uvea. Ophthalmologica (Basel) **105**, 39—49 (1943b). ~ II. Mitt. Vorkommen und Verteilung von Cholinesterase in der Uvea. Ophthalmologica (Basel) **106**, 200—212 (1943c). ~ Über Atmung und anaerobe Glykose in Geweben der Rinderuvea. Ophthalmologica (Basel)

109, 19—31 (1945). ~ Vergleichend ophthalmologische Betrachtungen. Ophthalmologica (Basel) **112**, 108—109 (1946 a). ~ Über Histaminwirkung am Auge. Ophthalmologica (Basel) **111**, 306—309 (1946 b). ~ Über pharmakologische Beeinflussung des Augendruckes bei verschiedenen Körperlagen. Ophthalmologica (Basel) **116**, 200—203 (1948). ~ Über den ophthalmoskopischen Nachweis von Fovea und Area bei Tieren. Ophthalmologica (Basel) **118**, 969—980 (1949). ~ Das Auge des Okapi. Acta trop. (Basel) **7**, 123—132 (1950). ~ Auge, Umwelt und Innenwelt. Schweiz. med. Wschr. **81**, Nr 31, 741—752 (1951 a). ~ Spaltlampenmikroskopie und Ophthalmoskopie am Auge von Ratte und Maus. Docum. ophthal. (Den Haag) **5—6**, 452—554 (1951 b). ~ Auge und vegetatives Nervensystem. Fortschr. Augenheilk. **3**, 167—288 (1954). — Beiträge zur Biologie des Auges. 1. Über die Netzhaut von Feliden und Caniden. Biol. Zbl. **80**, 37—66 (1961 a). ~ Beiträge zur Biologie des Auges. 2. Über die Netzhaut von Huftieren. Biol. Zbl. **80**, 129—136 (1961 b). ~ Beiträge zur Biologie des Auges. 3. Über die streifenförmige Area der Vögel. Biol. Zbl. **80**, 257—260 (1961 c). — **Brückner, R., C. Hermann,** and **S. Jent-Peyer:** The effect of some physical and pharmacological factors upon the i.o. pressure. Ophthalmologica (Basel) **118**, 520—533 (1949). — **Brückner, R.,** et **D. M. Juzbasic:** Rétinopathie hypertensive expérimentale du chien. Bull. Soc. Ophtal. Paris **1948**, 209—214. — **Brückner, R.,** u. **E. Lang:** Kataraktextraktion bei einer Löwin. Schweiz. Arch. Tierheilk. **90**, 582—594 (1948). — **Brückner, R., E. Sutter, R. Schenkel** u. **G. Hurter:** Einige Bemerkungen über die Netzhautmitte der Säuger. Ophthalmologica (Basel) **131**, 311—314 (1956). — **Brückner, R.,** u. **G. Viollier:** Demonstration intraocularer Blutungen bei akutem Cholinmangel. Verh. Schweiz. Ver. der Physiol. u. Pharmakol. 32. Tagg 1948, Bd. 6. — **Brues, Alice:** A genetic analysis of human eye color. Amer. J. Physic. Anthrop. **4**, 1—36 (1946). — **Bruesch, S. R.:** Staining myelin sheats of optic nerve fibers with OsO₄ vapor. Stain Technol. **17**, 149—152 (1942). — **Bruesch, S. R.,** and **L. B. Arey:** Number of myelinated and unmyelinated fibers in optic nerve of vertebrates. J. comp. Neurol. **77**, 631—665 (1942). — **Brugi, G.:** Reperti istologici sperimentale nel pollo a conferma del'ipotalami. Monit. zool. ital. **48**, 264—268 (1937). ~ Reperti sperimentali nel pollo a conferma dell'esistenza di connessioni dirette fra tratto ottico e zona anteriore dell'ipotalamo. Monit. zool. ital. **48**, Suppl. 176 (1938). ~ Considerazioni su di un caso di atrofia completa del primo tratto della via ottica nell'nomo. Arch. ital. Anat. Roma. **41**, 447—463 (1939). — **Bruni, A. C.:** Indagini sulla trama del corpo vitreo. Arch. ital. Anat. Embriol. **49**, 229—260 (1943). — **Brunish, R., J. W. Rowen,** and **S. R. Irvine:** Proteins and hyaluronic acid of beef vitreous humor. Trans. Amer. ophthal. Soc. **52**, 369—387 (1955). — **Bruno, G.:** Sulla inserzione ciliare e sul probabile significato istologico delle fibre della zonula dello Zinn. Ann. Ottal. **64**, 400—404 (1936 a). ~ Über die sog. cystische Degeneration der Ora serrata der Netzhaut. Arch. Augenheilk. **110**, 183—188 (1936 b). — **Bruns, L.:** Vergleichend-anatomische Studien über das Blutgefäßsystem der Netzhaut. Z. vergl. Augenheilk. **1**, 77—102 (1882). — **Brunst, V. V.:** The influence of roentgen irradiation on the development of the eye of the axolotl. Amer. J. Roentgenol. **73**, 281—293 (1955). — **Bryn, H.:** Über die Augentypen in Norwegen und ihre Vererbungsverhältnisse. Det. Norske Vid. Akad. Skrifter I. Mat. Naturvid. Kl. II, 1926. — **Bucciante, L.:** Modalità delle inserzioni dei muscoli sul bulbo occulare nell'uomo (ricerche statistiche). Atti Soc. Anat.=Suppl. Monit. zool. ital. **44**, 246—249 (1933). ~ Morphologia dei vasi centrali della retina eloro rami in alcune coppie di gemelli uniovulari e biovulari. Monit. zool. ital. **45**, Suppl. 291—293 (1935). ~ Studi statistici sulla morfologia dei vasi della retina nell'uomo. Arch. ital. Anat. Embriol. **36**, 344—394 (1936 a). ~ Somuglianze nella disposizione dei vasi centrali della retina in coppie di gemelli uniovulari. Arch. ital. Anat. Embriol. **36**, 490—513 (1936 b). — **Bucciante, L.,** e **F. Carandini:** Struttura dei muscoli estrinseci dell'occhio di alcuni mammiferi nelle varie età. Riv. Biol. **23**, 382—392 (1937). — **Bucciante, L.,** u. **S. Luria:** Über das wirkliche Vorkommen der quergestreiften Ringbinden in den Augenmuskeln. Anat. Anz. **83**, 330—332 (1937). — **Bucciolini, M. G.:** Sulla struttura dell'epitelio della congiuntiva palpebrale di alcuni animali. Arch. ital. Anat. Embriol. **61**, 297—329 (1956). — **Buddenbrock, W. v.:** Sinnesphysiologie. In: Vergleichende Physiologie, Bd. I. Basel 1952. — **Buddenbrock, W. v., I. Moller-Racke** u. **F. Schaller:** Neue Experimente über die Augenstielbewegungen von Carcinus maenas. Experientia (Basel) **10**, 333—334 (1954). — **Büchner, H.,** u. **D. Kukla:** Die absolute Größe der Sella turcica als Maßstab für die Entwicklungsstufe der Hypophyse. (Nach Untersuchungen bei Blinden.) Klin. Mbl. Augenheilk. **124**, 529—533 (1954). — **Bücklers, M.:** Die Regeneration der Netzhaut nach operativer Beseitigung. Versuche an Rana temporaria L. Albrecht v. Graefes Arch. Ophthal. **130** (1933). ~ Beobachtungen über den Verlauf und die Rückbildung der Tunica vasculosa lentis bei neugeborenen Javamakaken (Macaca irus mordax Th. u. Wr.). Albrecht v. Graefes Arch. Ophthal. **134**, 48—61 (1935). — **Bühler, E.:** Die Oberliddeckfalte am Europäerauge. Z. Morph. u. Anthrop. **38**, 56—62 (1939). — **Buen, S. De,** y **T. Velazquez:** Persistencia de la arteria hialoidea estudio histológico de 23 casos. Rev. Fac. Med. Méxiko **3**, 97—115 (1961 a). ~ Estudio histológico del globo ocular derecho obtenido en la autopsia de un caso de sindrome de Marfan (Aracnodactilia con ectopia lentis). Rev. Fac. Med. Méxiko **3**, 375—389 (1961b). ~ Pathologic findings in the eyes of 100 routine autopsy cases. Amer. J. Ophthal. **53**, 315—325 (1962). — **Bürger, Max:** Funktion und Struktur. Zugleich eine Warnung vor dem „Verlust der Mitte" in der inneren Medizin. Münch. med. Wschr. **100**, 1809—1813 (1958). — **Bürger, M.:** Biomorphose der Säugetierlinsen. Klin. Mbl. Augenheilk. **142**, 22—39 (1963). — **Bürki, E.:** Über ein neues Verfahren zur Konservierung von Hornhautgewebe. Ophthalmologica (Basel) **114**, 288—293 (1947). ~ Über die Keratoplastik mit Paraffinmaterial. Fortschr. Augenheilk. **6**, 1—114 (1956). — **Bullon, A., u. E. Stiefel:** Über die efferente Innervation der glatten Muskulatur. Acta neuroveg. (Wien) **12** (4), 375—388 (1955). — **Buño, W.:** Études histochimiques potant sur le développement embryonnaire. Gaz. méd. port. **7**, 198—205 (1954). — **Burch, G. E.:** Superficial lymphatics of human eyelids observed by injection in vivo. Anat. Rec. **73**, 443—446 (1939). — **Burgers, A. C. J.:** Optomotor reactions of Xenopus laevis. I. Physiol. comp. ('s-Grav.) **2**, 272 (1952). — **Burian, H. M.:** Chamber angle studies in developmental glaucoma, Marfan's syndrom and high myopia. Missouri Med. **55**, 1088—1090 (1958). — **Burian, H. M.,** and **L. Allen:** Mechanical changes during accommodation observed by gonioscopy. Arch. Ophthal. **54**, 66—72 (1955). ~ Histologic study of the chamber angle of patients with Marfan's syndrome. Arch. Ophthal. **65**, 323—333 (1961). — **Burian, H. M., A. E. Braley,** and **L. Allen:** External and gonioscopic visibility of the ring of Schwalbe and the trabecular zone. Trans. Amer. ophthal. Soc. **52**, 389—428 (1954). ~ Visibility of the ring of Schwalbe and the trabecular zone. Arch. Ophthal. **53**, 767—782 (1955). ~ A new concept of the development of the angle of the anterior chamber of the human eye. Arch. Ophthal. **55**, 439—442 (1956). — **Burian, H. M., G. K. von Noorden,** and **I. V. Ponseti:** Chamber angle anomalies in systemic connective tissue disorders. Arch. Ophthal. **64**, 671—680 (1960). — **Burkhardt, D.:** Die Eigenschaften und Funktionstypen der Sinnesorgane. Ergebn. Biol. **22**, 226—267 (1960). — **Burki, E.:** Contribution à l'étude de la dystrophie épithéliale héréditaire de la cornée. Un nouvel arbre généalogique de la forme de Meesmann. Ann. Oculist. (Paris) **180**, 113—114 (1947). — **Burn, R. A.:** Senile changes in the eye. Sorsby's Systemic Ophthalmology, 2. Aufl., S. 655—664. London: 1958. — **Burnaschowa, D. W.:** Materialien der vergleichend histologischen Beobachtungen der mikroskopischen Innervation äußerer Augenmuskeln bei niederen Wirbeltieren (Fischen, Amphibien). „Materialien der wissenschaftlichen Institutskonferenz". Med. Institut zu Kasan **10**, 371 (1960). ~ Über die Eigentümlichkeiten der Innervationen einiger Hilfsstrukturen des optischen Apparates bei Knochenfischen. Čs. Morfol. **9**, číslo I, 34—40 (1961). ~ Beitrag zur Mikromorphologie der Nervenstrukturen der Augenmuskeln bei Reptilien. Anat. Anz. **112**, 1—11 (1963a). ~ Mikroskopische Nervenstrukturen der äußeren Augenmuskeln bei Vögeln. Anat. Anz. **112**, 230—242 (1963b) — **Burstein, J.,** and **F. Lönnberg:** Distribution of fibre size in the frog's optic nerve. Skand. Arch. Physiol. **76**, 22—26 (1937). — **Burtt, E. T.,** and **W. T. Catton:** Visual perception of movement in the locust. J. Physiol. (Lond.) **125**, 566—580 (1954). — **Busacca, A.:** Etude de la structure et de la nature considerées jusqu'ici comme un reseau lymphatiques périlimbiques. Arch. Ophtal. (Paris) **3**, 693—705 (1939). ~ Eléments de gonioscopie, ed. by Rossolillo. San Paolo 1945. ~ The lymphatic vessels of the human bulbar conjunctiva studied after vital staining with trypanblue. Arch. Ophtal. (Paris) **8**, 10—32 (1948). ~ La membrane basale de l'épithélium cornéen. Bull. Soc. franç. Ophtal. **62**, 129—132 (1949). ~ Dépôts cellulaires et cellules en culture sur les parois de la chambre antérieur. Bull. Soc. franç. Ophtal. **62**, 133—138 (1949). ~ Quelques points sur l'anatomie et la pathologie de la chambre postérieure et du corps vitré antérieur. Forschung u. Praxis **2**, 50—64 (1954). ~ Observations biomicroscopiques sur le corps ciliaire normal et pathologique. Bull. Soc. franç. Ophtal. **68**, 295—305 (1955a). ~ La physiologie du muscle ciliaire étudiée par la gonioscopie. Ann. Oculist. (Paris) **188**, 1—21 (1955b). ~ Biomikroskopie und Histopathie des Auges, Bd. 1, Allgemeines — Bindehaut — Hornhaut. Übers. v. P. Vonwiller. Zürich 1956. ~ La biomicroscopie du corps vitré antérieur. Bull. Soc. franç. Ophtal. **70**, 73—95 (1957). — **Busacca, A., H. Goldmann** et **S. Schiff-Wertheimer:** Biomicroscopie du corps vitré et du fond de l'œil. Paris: Masson & Cie. 1957. — **Buschke, W.:** Dystrophic cataracts and their relation to other "metabolic" cataracts. Arch. Ophthal. (2) **30**, 751—762 (1943). ~ Experimentelle Studien zur Pathophysiologie des Hornhautepithels: Zellbewegung bei Wundheilung, Zellteilung, Mitosehemmung und andere Kernphänomene. Ophthalmologica (Basel) **118**, 407—438 (1949a). ~ Morphologic changes in cells of corneal epithelium in wound healing. Arch. Ophthal. **41**, 306—316 (1949b). ~ Studies on intercellular cohesion in corneal epithelium. J. cell. comp. Physiol. **33**, 145 (1949c). ~ Effets de poisons métaboliques et de certains agents sur la cohésion intercellulaire de l'épithélium cornée. Amer. J. Ophthal. **32**, 59 (1950a) ~ Les problèmes de la cohésion intercellulaire dans l'épithélium de la cornée. 16. Congr. Internat. Ophthal. London 1950b. ~ Studies on experimental corneal storage. Bibliographic survey: observations on water uptake and corneal stroma cells. Amer. J. Ophthal. **34**, 153—164 (1951). — **Busse-Grawitz, P.:** Wann ist eine Hornhaut tot? Albrecht v. Graefes Arch. Ophthal. **141**, 59—71 (1939). ~ Die mikroskopische Beobachtung der Cornea am lebenden Tier, eine neue Methode für die Gewebeforschung. Wien. med. Wschr. **1958**, 341—343. ~ Gibt es Wanderzellen im Bereich der Hornhaut? Zbl. allg. Path. path. Anat. **102**, 1—2 (1961). — **Bussey, J. L., D. M. Shafer,** and **I. A. Hughes:** Studies on the antibacterial properties of human vitreous. Arch. Ophthal. **61**, 233—238 (1959). — **Butcher, E. O.:** The structure of the retina of fundulus heteroclitus and the regions of the retina associated with the different chromatophoric responses. J. exp. Zool. **79**, 275—298 (1938). — **Butler, T. H.:** The anterior capsule of the lens. Trans. ophthal. Soc. U.K. **59**, 3—41 (1939). — **Buxton, B. H.:** The origin of the vertebrate eye. Arch. vergl. Ophthal. **2**, 405—423 (1911). — **Byrne, J. G.:** Studies on the physiology of the eye. London: Lewis 1938.

Caesar, R., G. A. Edwards, and **H. Ruska:** Architecture and nerve supply of mammalian smouth muscle tissue. J. biophys. biochem. Cytol. **3**, 867—877 (1957). — **Cagianut, B,:** Untersuchungen über den Na-Gehalt von Kammerwasser und Linse. Schweiz. med. Wschr. **78**, 200—203 (1948). — **Cagianut, B., H. Heusser** u. **K. Eichenberger:** Beitrag zum Wasseraustausch zwischen Kammerwasser, Linse und Glaskörper beim Menschen. Experientia (Basel) **5**, 243—244 (1949). — **Cagianut, B.,** and **C. Wunderly:** Protein studies on the human vitreous body. Brit. J. Ophthal. **37**, 229—233 (1953). — **Cahn, Ph. H.:** Comparative optic development in Astyana mexicanus and in two of its blind cave derivatives. Bull. Amari. Mus. natur. Hist. (N.Y.) **115**, 73—112 (1958). — **Cairns, J. E.:** Normal development of the hyaloid and retinal vessels in the rat. Brit. J. Ophthal. **43**, 385—393 (1959). — **Cajal, S. Ramón y:** La rétine des vértébres. Cellule **9**, 119—255 (1893). ~ Nouvelles contributions à l'étude histologique de la retine et à la question des anastomous des prolongements protoplasm. J. Anat. (Paris) **32**, 481 (1896). ~ El retículo-neurofibrilar en la retina. Trab. Lab. Invest. biol. Univ. Madrid **3**, 185 (1904). ~ Histologie du système nerveux de l'homme et des vertébrés. Paris 1911. — **Calamandrei, G., e A. Camici:** Sulla fine struttura della membrana di Bruch. G. ital. Oftal. **8**, 527—536 (1955). — **Calasans, O. M.:** Arquitettura do musculo ciliar no homem. An. Fac. Med. Univ. S. Paulo **27**, 3—98 (1953) [Portugiesisch]. ~ Muskel oder Muskeln der Iris beim Menschen. Folia clín. biol. (S. Paulo) **22**, 165 —170 (1954) [Portugiesisch]. — **Calkins, L. L.:** The aqueous filtration angle: a phylogenetic and ontogenetic comparative histoanatomic study of mammalian eyes. Trans. Amer. ophthal. Soc. **58**, 364—391 (1960). — **Calmettes, L., F. Deodati, H. Huron,** et **H. Béchac:** Étude de la profondeur de la chambre antérieure: variations physiologiques et au cours des amétropies. (Study of the depth of the anterior chamber; physiological variations in the course of ametropia.) Arch. Ophtal. (Paris) **18**, 513—542 (1958). — **Calmettes, L., F. Deodati, H. Planel** et **P. Bec:** Étude histologique et histochimique de l'épithélium anterieur de la cornée et des ses basales. Arch. Ophtal. (Paris) **16**, 481—506 (1956). — **Calmettes, L., G. Lazarthes, F. Deodati, P. Bec** et **H. Bechac:** Étude de la vascularisation de l'iris. Bull. Soc. Ophtal. Fr. **72**, 782—784 (1959). — **Campbell, F. W.:** The influence of a low atmospheric pressure on the development of the retinal vessels in the rat. Trans. ophthal. Soc. U.K. **71**, 287—300 (1952). — **Campbell, F. W.,** and **I. C. Michaelson:** Blood-vessel formation in the cornea. Brit. J. Ophthal. **33**, 248—255 (1949). — **Campenhout, E. van:** Intraocular optic nerves in embryos of Rana pipiens. Anat. Rec. **61**, 351—358 (1935). — **Campos, R.:** The respiration and glycolysis of the retina after section of the optic nerve. Rass. ital. Ottal. **16**, 169—185 (1947). — **Caparro, V.:** Ricerche sul cristallino dei Petromizonti. Arch. ital. Anat. Embriol. **32**, 491—504 (1934). ~ Studio sul cristallino di Triton cristatus. Boll. Soc. ital. Biol. sper. **11**, 111—113 (1936). ~ Ricerche morfologiche e sperimentale sul cristallino. (Petromizonti ed Anfibi.) Arch. ital. Anat. Embriol. **38**, 1—37 (1937a). ~ Comportamento delle fibre del cristallino di Bufo vulgaris durante il periodo larvale fino alla metamorfosi. Boll. Soc. ital. Biol. sper. **12**, 162—163 (1937b). ~ Sulla natura delle fibre del cristallino (ricerche sugli Anfibi). Arch. ital. Anat. Embriol. **40**, 251—267 (1938). — **Capurro, S., D. Zaccheo** e **G. Viale:** Ricerche di istochimica enzimatica sulla retina. 1. Congr. Soc. Ital. di Istochim., Messina, 1958a. ~ Études histochimiques sur les cholinestérases de la rétine des mammifères. C. R. Ass. Anat. **45**, 272—276 (1958b). ~ Ricerche istochimiche sull'attività cholinesterasica nella retina di ucelli. 2. Congr. Soc. Ital. di Istochim., Firenze, 1959a. ~ Ricerche istochimiche sulla attivà colinesterasica nella retina di rettili. Boll. Soc. ital. Biol. sper. **35**, 609—610 (1959b). ~ Studio dell'attività colinesterasica nella retina in rapporto al riposo visivo e agli stimoli luminosi. Boll. Soc. ital. Biol. sper. **35**, 611—613 (1959c). — **Carapancea, M.:** Imprimerie Stand Graphica. Bukarest 1947. — **Carasso, N.:** Étude cytologique des segments internes des cellules visuelles de quelques Batraciens Anoures. C. R. Acad. Sci. (Paris) **238** (5), 617—618 (1954). ~ Mise en évidence de prolongements cytoplasmiques infra-microscopiques au niveau du segment interne des cellules visuelles de Gecko. C. R. Acad. Sci. (Paris) **242**, 2988—2991 (1956). ~ Ultrastructure des cellules visuelles du Gecko. Mise en évidence de prolongements cytoplasmiques inframicroscopiques au niveau du segment interne. Proc. Stockholm Conf. on Electron Microscopy, p. 192—194. New York: Academic Press 1957a. ~ Étude au microscope électronique des synapses des cellules visuelles chez le tetard d'Alytes obstétricans. C. R. Acad. Sci. (Paris) **245**, 216—219 (1957b). ~ Étude au microscope électronique de la morphogenèse du segment externe des cellules visuelles chez le Pleurodèle. C. R. Acad. Sci. (Paris) **248**, 3058—3060 (1959). ~ Rôle de l'ergastoplasme dans l'élaboration du glycogène au cours de la formation du »paraboloïde« des cellules visuelles. C. R. Acad. Sci. (Paris) **250**, 600—602 (1960). — **Carlini, V.:** Über den Bau und die Entwicklung der Zonula Zinnii. Albrecht v. Graefes Arch. Ophthal. **82**, 75—149 (1912). — **Carlsson, A., E. Rosengren, A. Bertler,** and **J. Nilsson:** Effect of reserpine on the metabolism of catechol amines. In: Psychotropic Drugs. Ed.: S. Grattini and V. Ghetti, pp. 363—372. Amsterdam: Elsevier Publ. Co. 1957. — **Carr, J. G.:** Internal structure of avian Menalin Granules: An electron microscopy study. Quart. J. micr. Sci. **98**, 159—162 (1957). — **Carrère, L.:** Étude expérimentale sur l'élaboration de l'humeur acqueuse. C. R. Soc. Biol. (Paris) **88**, 474—476 (1923a). ~ Histologie de la région ciliaire de la rétine chez le lapin albinos. C. R. Soc. Biol. (Paris) **88**, 420—422 (1923b). — **Carrión, A. P.:** Estudios sobre la vascularización del nervio óptico. Rev. esp. Oto-neuro-oftal. **19**, 81—94 (1960). — **Carta, R.,** e **A. Toxiri:** Ricerche sulla capacità delle proteine di cavallo e di bue di produrre reazioni anafilatiche nella cavia. Ann. Ottal. **78**, 633—638 (1952). — **Casanovas, J.:** Die cystoiden Degenerationen und die Cysten der Netzhaut. Arch. Oftal. hisp.-amer. **36**, 239—272 (1936). — **Casari, G. F.:** Le développement de la capsule de Tenon chez l'homme. Arch. Anat. (Strasbourg) **35** (3—8), 203—225 (1953). — **Casasco, E.:** Contributo alla conoscenza della glia del nervo ottico. Conv. Soc. Pavia 1951. Atti Soc. ital. Anat. (Monit. zool. ital.) **60**, Suppl. 1952), 118—119 (1952a). ~ La glia nel nervo ottico e nel chiasma. Riv. Pat. nerv. ment. **73**, 238—266 (1952b). — **Caso, G.:** La cartilagine scleroticale nei vertebrati. Lettura Oftal. **8**, 339—357 (1931). — **Caspersson, T.,** and **A. Engström:** Hornhinnevävnadens transparens (with summary in English). Nor. med. **30**, 1279 (1946). — **Cassady, J. V.:** Developmental anatomy of nasolacrimal duct. Arch. Ophthal. **47**, 141—158 (1952). — **Castillo, J. del,** and **B. Katz:** Progress in Biophysics and Biophysical Chemistry (J. A. V. Butler, ed., vol. 6, p. 137). London and New York: Pergamon Press 1956. — **Castroviejo, R.:** Keratoplasty. Microscopic study of the corneal grafts. Trans. Amer. ophthal. Soc. **35**, 355—385 (1937). ~ Keratoplasty. Comments on the technique of corneal transplantation. Source and preservation of donor's material. Report of new instruments. Amer. J. Ophthal. **24**, 1—20 (1941). — **Castroviejo, R.,** and **A. J. Elliot:** Inclusion of sclera in corneal transplantation. A gross and microscopic study. Arch. Ophthal. **27**, 899—924 (1942). — **Cattaneo, D.:** La struttura della retina nei vertebrati. Ann. Ottal. **50**, 349—358 (1922). ~ Osservazioni sulla struttura del vitreo. Atti Accad. naz. Lincèi **12**, 599—604 (1930). ~ Osservazioni sulla struttura del vitreo. Atti Accad. naz. Lincèi **5**, 53—70 (1931). ~ Ricerche sulla muscolature dei condotti lacrimali. Atti Congr. Soc. Oftal. ital. **65**, 261—264 (1936). ~ Osservazioni biomicroscopiche sulla strato limitante anteriore del vitreo dopo estrazione in toto della cataratta. Atti Congr. Soc. Oftal. ital. **68**, 185—192 (1939). ~ Risultati degli studi recenti sulla struttura del corpo vitreo. Riv. Biol. **29**, 59—70 (1940). — **Cavazzana, P.:** Sulle trasformazioni dello stroma della ghiandola lacrimale in rapporto all'età. Boll. Soc. ital. Biol. sper. **17**, 501—502 (1942). ~ Osservazioni sui caratteri dello stroma delle ghiandole lacrimale umana nelle varie età. Anat. Anz. **94**, 257—271 (1943). — **Celestino da Costa, A.:** Sur quelques faits cytologiques de l'histogénèse de la rétine. Acta anat. (Basel) **4**, 79—86 (1947). ~ Contribution à l'étude de la cytochimie de la différenciation neurale. Rev. Mens. Psychiatr. Neur. **120**, 310 (1950). — **Ceni, C.:** Der Einfluß der Sehkraft auf die Funktion des Hodens und auf die äußeren Geschlechtscharaktere. Arch. Entwickl.-Mech. Org. **51**, 504 (1922). — **Centanni, L.:** Attività succino-deidrogenasica-ossidaria della retina e suo comportamento in presenza di cortisone. J. ital. Ottalm. **8**, 428—498 (1955). — **Cernova, J. D.:** Experimentell-histologische Untersuchungen der quergestreiften Muskeln der Iris der Vögel. (Sphincter und Dilatator pupillae.) Dokl. Akad. Nauk SSSR **72**, 957—960 (1950) [Russisch]. — **Chabanaud, P.:** Soléidès spécifiquement affectés d'une atrophie totale de l'œil migrateur. C. R. Acad. Sci. (Paris) **223**, 486—487 (1946). — **Chacko, L. W.:** An analysis of fibre-size in the human optic nerve. Brit. J. Ophthal. **32**, 457—461 (1948). — **Chait, R. A.:** Absorption of protein through the conjunctival mucous membrane. Arch. Ophthal. **43**, 526—528 (1950). — **Champy, C.,** et **C. Coujard-Champy:** Sur la disposition particulière de la chromatine dans les cellules à bâtonnets et d'autres cellules visuelles. Arch. Zool. exp. Notes et Revues **90**, 59—63 (1953). — **Chan, E.:** Congenital pigmentation of the cornea. Brit. J. Ophthal. **36**, 104—106 (1952). — **Chang, H. T.:** Functional organization of central visual pathways. Res. Publ. Ass. nerv. ment. Dis. **30**, 430—453 (1952). ~ Fibre groups in primary optic pathway of cat. J. Neurophysiol. **19**, 224—231 (1956). — **Chanturishvili, P. S.:** The role of ectoderm in the development of the crystalline lens. Trans. ophthal. Soc. **78**, 411—438 (1958). — **Chapelon, L.:** (1) Les musculatures à fonctionnement volontaire ou automatique. Leur rôle respectif dans le mécanisme régulateur de l'accommodation mis en activité par la lumière chez l'homme. ~ (2) La vision simultanément nette à toute distance unie à un pouvoir séparateur élevé propriété de l'œil humain. Explication de ce fait par le fonctionnement différent de la rétine périphérique et de la rétine centrale ou macula. Paris: Vigot 1937. — **Chapman, G. B.,** and **W. W. Spelsberg:** The occurrence of myelinated and unmyelinated nerves in the iris angle of man and rhesus monkey. Exp. Eye Res. **2**, 130—133 (1963). — **Chard, R. D.,** and **R. H. Gundlach:** The structure of the eye of the homing pigeon. J. comp. Psychol. **25**, 249—272 (1938). — **Charles, G. H.:** The orientation of Littorina species to polarized light. J. exp. Biol. **38**, 189—202 (1961). — **Chi, H. H., C. C. Teng,** and **H. M. Katzin:** Experimental implants of sclera into the anterior chamber. Amer. J. Ophthal. **46**, 534—541 (1958). ~ Healing process in the mechanical denudation of the corneal endothelium. Amer. J. Ophthal. **49**, 693—703 (1960). ~ Histopathology of corneal endothelium. Amer. J. Ophthal. **53**, 215—235 (1962). — **Chinaglia, V.:** Studio bimicroscopico dei linfatici congiuntivale con l'ausilio di sostanze coloranti. Ann. Ottal. **81**, 325—348 (1955). ~ Studio biomicroscopico dei linfatici con l'ausilio di sostanze coloranti. Atti 41. Congr. Oftal. ital. **15**, 156—157 (1956). — **Chiquoine, A. D.:** The distribution of polysaccharides during gastrulation and embryogenesis in the mouse embryo. Anat. Rec. **129**, 495—515 (1957). ~ The identification and electronmicroscopy of myoepithelium cells in the Harderian gland. Anat. Rec. **132**, 569—584 (1958). — **Chodin, P.:** Über die chemische Reaktion der Netzhaut und des Sehnerven. S.-B. Akad. Wiss. Wien **76**, Abt. 3, 121 (1877). — **Christensen, F.,** and **H. Dam:** A sexual dimorphism of the Harderian glands in hamsters. Acta physiol. scand. **27**, 332—336 (1953). — **Christensen, K.:** Development of autonomic innervation correlated with reactivity of the fetal pig iris. Proc. Soc. exp. Biol. (N.Y.) **37**, 65—68 (1937). — **Cibis, P.:** Zur Klinik und Anatomie der Drusenbildung in der Papille und über Kombination derselben mit einem Melanosarkom der Aderhaut. Klin. Mbl. Augenheilk. **105**, 78—88 (1940). ~ Zur Struktur und Histochemie der Neuroepithelien der menschlichen Netzhaut. Ber. über die 53. Zusammenk. der Dtsch. Ophthal. Ges. 1940, S. 309—311 sowie Klin. Mbl. Augenheilk. **106**, 160—167 (1941). ~ Über den gegenwärtigen Stand der Theorie des Farbensinnes. Ber. über die 54. Zusammenk. der Dtsch. Ophthal. Ges. 1948, S. 62—84. ~ Microscopy with a new illumination technique. Amer. J. Ophthal. **42**, No 4, part II, 278—287 (1956). — **Cibis, P. A.,** and **D. L. V. Brown:** Retinal changes following ionizing radiation. Amer. J. Ophthal. **40**, No 5, part II, 84—88 (1955). — **Cibis, P .A., E. B. Brown,** and **S. Hong:** Ocular effects of systemic siderosis. Amer. J. Ophthal. **44**, part II, 158—172 (1957). — **Cibis, P. A., E. B. Brown,** and **Syng-Min-Hong:** Ocular effects of systemic siderosis. Amer. J. Ophthal. **44**, 158—172 (1957). — **Cibis, P. A., M. A. Constant,** and **B. Becker:** Experimentally induced changes in the lens. Conc. Ophthal. **18**, 1—9 (1958). — **Cibis, P.,** u. **G. Hochgeschurz:** Experimentelle Untersuchungen über die Wirkung der durch künstliche Steigerung des i.o. Druckes hervorgerufenen Ischämie auf die Funktion der Netzhaut. Albrecht v. Graefes Arch. Ophthal. **148**, 752—760 (1948). — **Cibis, P. A.,** and **W. K. Noell:** Cataract induced by iodoacetic acid. Amer. J. Ophthal. **40**, No 3, 379—382 (1955). — **Cibis, P. A., W. K. Noell,** and **B. Eichel:** Ocular effects produced by high-intensity X-radiation. Arch. Ophthal. **53**, 651—663 (1955). — **Cibis, P. A.,** and **T. Yamashita:** Experimental aspects of ocular siderosis and hemosiderosis. Amer. J. Ophthal. **48**, No 5, 465—479 (1959). — **Cibis, P. A., T. Yamashita,** and **F. Rodriguez:** Clinical aspects of ocular siderosis and hemosiderosis. Arch. Ophthal. **62**, 180—187 (1959). — **Clara, M.:** Studies of the basal membrane of the retinal capillaries. Albrecht v. Graefes Arch. Ophthal. **163** (5), 448—463 (1961). — **Clark, S. L.:** Innervation of the intrinsic muscles of the eye of the cat. J. comp. Neurol. **66**, 307—325 (1937). — **Clausen, H. J.,** and **E. G. Poris:** The effect of light upon sexual activity in the lizard, Anolis carolinensis, with especial reference to the pineal body. Anat. Rec. **69**, 39—50 (1937). — **Clemens, H.-J.:** Über die Kittsubstanzen in der Propria corneae des Rindes. Acta histochem. (Jena) **1**, 287—302 (1955). — **Clementi, A.:** Dimostrazione della partecipazione del parasimpatico all'innervazione della muscolatura liscia della palpebre e del bulbo oculare nel coniglio. Boll. Soc. ital. Biol. sper. **34**, 1135—1138 (1958). — **Clothworthy jr., W. B.:** The rate of myelisation in the optic nerve of the pigmented rat. Anat. Rec. **94**, 158—216 (1946). — **Cockayne, E. A.:** The inheritance of opaque nerve fibres in the retina (papilla leporina). Brit. J. Ophthal. **20**, 569 (1936). — **Cogan, D. G.:** Accommodation and the autonomic nervous system. Arch. Ophthal. **18**, 739—766 (1937). ~ Untersuchungen zur klinischen Physiologie der Hornhaut: Die Beziehungen zwischen Hornhautquellung und Hornhautödem, Keratopathia bullosa und interstitieller Vascularisation. Ber. dtsch. ophthal. Ges. **54**, 6—13 (1948a). ~ Vascularization of the cornea. Its experimental induction by small lesions and a new theory of its pathogenesis. Trans. Amer. ophthal. Soc. **46**, 457—471 (1948b). ~ A new method for studying endothelial regeneration. Ophthalmologica (Basel) **118**, 400—443 (1949b). ~ Studies on the clinical physiology of the cornea. Amer. J. Ophthal. **32**, 625—633 (1949a). ~ Applied anatomy and physiology of the cornea. Trans. Amer. Acad. Ophthal. Otolaryng. **55**, 329—359 (1951). ~ Clinical physiology of the cornea. Bull. ophthal. Soc. Egypt. **46**, 484—498 (1953). ~ Experimental implants of conjunctiva into the anterior chamber. Amer. J. Ophthal. **39**, 165—172 (1955). ~ Neurology of the ocular muscles. Springfield (Ill.): Ch. C. Thomas 1959. — **Cogan, D. G., Fuller Albright,** and **F. C. Bartter:** Hypercalcemia and band keratopathy. Arch. Ophthal. **40**, 624—638 (1948). — **Cogan, D. G.,** and **E. O. Hirsch:** The cornea. Permeability to weak electrolytes. Arch. Ophthal. **32**, 276 (1944). — **Cogan, D. G.,** and **V. E. Kinsey:**

The cornea. I. Transfer of water and sodium chloride by osmosis and diffusion through the excised cornea. Arch. Ophthal. 27, 465 (1942). ~ The cornea. V. Physiological aspects. Arch. Ophthal. 28, 661—669 (1942). — Cogan, D. G., and T. Kuwabara: Tetrazolium studies on the retina. II. Substrate dependent patterns. J. Histochem. Cytochem. 7, 334—341 (1959). ~ Tetrazolium studies on the retina. IV. Distribution of reductase in ocular tissue. J. Histochem. Cytochem. 8, 380—384 (1960). — Cohan, B. E.: Aqueous humor outflow: An experimental study using radiopaque materials. Arch. Ophthal. 55, 792—799 (1956). ~ Radiography of aqueous humor outflow. Arch. Ophthal. 60, 110—115 (1958). — Cohen, A. I.: Electron microscopic observations on the lens of the neonatal albino mouse. Amer. J. Anat. 103 (2), 219—245 (1958). ~ Vertebrate retinal cells and their organization. Biol. Rev. 38, 427—459 (1963). ~ The ultrastructure of the rods of the mouse retina. Amer. J. Anat. 107, 23—48 (1960). ~ Electron microscopic observations of the developing mouse eye. I. Basement membranes during early development and lens formation. Develop. Biol. 3, 297—316 (1961a). ~ Some preliminary electron microscopic observations of the outer receptor segments of the retina of Macaca rhesus. In: The Structure of the Eye, ed. G. K. Smelser. New York: Academic Press 1961b. ~ The fine structure of the extrafoveal receptors of the rhesus monkey. Exp. Eye Res. 1, 128—136 (1961c). ~ Electron microscopic observations of the internal limiting membrane and optic fiber layer of the retina of the rhesus monkey (m. mulatta). Amer. J. Anat. 108, 179—198 (1961d). ~ The fine structure of the visual receptors of the pigeon. Exp. Eye Res. 2, 88—97 (1963a). ~ Vertebrate retina cells and their organization. Biol. Rev. 38, 427—459 (1963b). — Cohen, L. H., and W. K. Noell: Glucose catabolism of rabbit retina before and after development of visual function. J. Neurochem. 5, 253—276 (1960). — Cohen, S.: The synthesis of bacterial viruses in infected cells. Cold Spr. Harb. Symp. quant. Biol. 12, 35 (1947). — Cohn, S.: Histochemical observations on the Harderian gland of the albino mouse. J. Histochem. Cytochem. 3, 342—353 (1955). — Colenbrander, M. C.: Schema für Augenbewegungen. Arch. Augenheilk. 109, 622—636 (1936). — Collette, J., J. François et A. Neetens: Nouvelle application de la microangiographie. La vascularisation de l'œil et du nerf optique. J. Radiol. Électrol. 36, 542—551 (1955). — Collins, D. L.: Iris-pigment migration and its relation to behavior in the codling moth. J. exp. Zool. 69, 165—198 (1934). — Colombi, C., e R. Cameroni: Sul contenuto in aminiacidi del cristallino, dopo irradiazioni con R.U.V. Ricerche sperimentali sul cristallino di vitelli. Rass. ital. Ottal. 22, 485—490 (1953). — Comberg, W.: Bemerkungen über die vordere Glaskörperbegrenzung und ihre Beziehung zur Linse. Klin. Mbl. Augenheilk. 111, 41—43 (1945/46). — Cone, W., and J. A. MacMillan: The optic nerve and papilla. In: Penfield's cytology and cellular pathology of nervous system, vol. 2, p. 839—901. 1932. — Conrads, H.: Über die sog. „Wanderzellen" im Epithel der menschlichen Hornhaut. Ber. über die 60. Zusammenk. der Dtsch. Ophthal. Ges. Heidelberg 1956, S. 120—121, 1957. ~ Regenerative Veränderungen der Hornhautinnervation. Ophthalmologica (Basel) 138, 365—369 (1959a). ~ Die Innervation des normalen und gelähmten äußeren Augenmuskels. Albrecht v. Graefes Arch. Ophthal. 161, 214—218 (1959b). — Constant, M. A., and B. Becker: Experimental tonography. Arch. Ophthal. 56, 19—25 (1956). — Conti, V.: Sulla struttura del corpo ciliare e dell'iride. Ricerche istologiche. Arch. ital. Anat. Embriol. 35, 413—429 (1935). — Contino, F.: Das Auge des Argyropelecus hemigymnus. Morphologie, Bau, Entwicklung und Refraktion. Albrecht v. Graefes Arch. Ophthal. 140, 390—441 (1939). — Cook, C., and N. Ashton: Studies on developing retinal vessels. III. Role of sympathetic innervation in oxygen-vasoobliteration. Brit. J. Ophthal. 39, 626—628 (1955c). — Cooper, E. R. A.: The trochlear nerve in the human embryo and fetus. Brit. J. Ophthal. 31, 257—275 (1947). ~ Arachnoid granulations in man. Acta anat. (Basel) 34, 187—200 (1958). — Cooper, S., and P. M. Daniel: Muscle spindles in human extrinsic eye muscles. Brain 72, 1—24 (1949). ~ Responses from the stretch receptors of the goat's extrinsic eye muscles with an intact motor innervation. Quart. J. exp. Physiol. 42, 222—231 (1957). — Cooper, S., P. M. Daniel, and D. Whitteridge: Nerve impulses in the oculomotor nerve, from the extrinsic muscle. J. Physiol. (Lond.) 133, 463—474 (1951). ~ Nerve impulses in the brainstem of the goat. Responses with long and short latencies obtained by stretching the extrinsic eyes muscle. J. Physiol. (Lond.) 120, 471—490, 491—513, 514—522 (1953). ~ Afferent impulses from the muscle spindles of the extrinsic eye muscles and their course within the brainstem. Trans. ophthal. Soc. U.K. 74, 435—440 (1954). ~ Muscle spindles and other sensory endings in the extrinsic eye muscles; the physiology and anatomy of these receptors and of their connexions with the brain-stem. Brain 78, 564—583 (1955). — Cooper, S., and M. Fillenz: Afferent discharges in response to stretch from the extraocular muscles of the cat and monkey and the innervation of these muscles. J. Physiol. (Lond.) 127, 400—413 (1955). — Copeland, R. L., and V. E. Kinsey: Determination of volume of the posterior chamber of the rabbit's eye. Arch. Ophthal. 44, 515—516 (1950). — Copper, A. C.: An introduction to clinical orbitonometry. Leiden 1948. ~ Clinical contribution to the knowledge of the course of the nerve fibres in the retina. Ophthalmologica (Basel) 130, 81—83 (1955). — Coppini, L.: Ricerche anatomiche sulla posizione, rapporti e anastomosi dei nervi dell'orbita. Boll. Soc. ital. Biol. sper. **28**, 784—786 (1952). — **Corbin, K. G.,** and **R. K. Oliver:** The origin of fibres to the grape-like endings in the insertion third of the extra-ocular muscles. J. comp. Neurol. **77,** 171—186 (1942). — **Corddry, E. G.:** Vascular patterns in the human retina. Bull. Johns Hopk. Hosp. **94,** 148—157 (1954). — **Cordier, R.,** et **E. de Harven:** Les inclusions intranucléaires dans la glande de Loewenthal du rat et leur aspect en microscopie électronique. Bull. Ass. Anat. (Nancy) Nr 106, 182—189 (1960). — **Cords, E.:** Zur Frage des M. retractor bulbi der Säuger. Z. Anat. Entwickl.-Gesch. **71,** 240—260 (1924). — **Corrado, M.:** La stratigrafia dell'orbita. (Fondamento scientifico e applicazione pratiche in oculistica.) Ann. Ottal. **68,** 241—259 (1940). ~ La sindrome di Horner sperimentale nei suoi rapporti col problema della duplice innervazione del musculo ciliare. Ann. Ottal. **74,** 148—160 (1948). — **Correia, J. Castro:** Alguns aspectos de anastomoses arterio-venosas na coroideia dos coelhos albinos. Folia Anat. Coimbra **30,** Nr 5, 1—6 (1955). ~ Vascularisation de la choroïde. Acta anat. (Basel) **31,** 238—245 (1957). ~ Innervation of the choroid. Anal. Inst. Barraquer **2,** 487—518 (1961). — **Costa, A. C. da:** Sur quelques faits cytologiques de l'histogénèse de la rétine. Acta anat. (Basel) **4,** 79—86 (1947). — **Coulombre, A. J.:** Correlations of structural and biochemical changes in the developing retina of the chick. Amer. J. Anat. **96,** No 1, 153—189 (1955a). ~ Role of intraocular pressure in the growth of the chick eye. Anat. Rec. **121,** 280 (1955). ~ The role of intraocular pressure in the development of the chick eye. J. exp. Zool. **133,** 211—226 (1956a). ~ Development of corneal transparency. Anat. Rec. **124,** 278 (1956b). ~ Role of intraocular pressure in the increase in corneal size. Anat. Rec. **124,** 394 (1956c). ~ The role of intraocular pressure in the development of the chick eye. II. Control of corneal size. Arch. Ophthal. **57,** 250—253 (1957). ~ Physiological studies of the developing chick cornea. Assoc. for Research in Ophthalmology, San Francisco, June 23, 1958 (1958). — **Coulombre, A. J.,** and **J. L. Coulombre:** The role of intraocular pressure in the development of the chick eye. III. Ciliary body. Amer. J. Ophthal. **44,** part II, 85—92 (1957). ~ The role of intraocular pressure in the development of the chick eye. IV. Corneal curvature. Arch. Ophthal. **59,** 502—506 (1958a). ~ Corneal development. I. Corneal transparency. J. cell. comp. Physiol. **51,** 1—11 (1958b). ~ The development of the structural and optical properties of the cornea. In: The structure of the eye, ed. G. K. Smelser. New York: Academic Press 1961a. ~ Developmental relations between the conjunctival papillae and scleral ossicles of the chick eye. Anat. Rec. **139,** 218 (1961b). ~ The skeleton of the eye. I. Conjunctival papillae and scleral ossides. Develop. Biol. **5,** 382—401 (1962). — **Coulombre, A. J., J. L. Coulombre,** and **Hasmukh Mehta:** The skeleton of the eye. I. Conjunctival papillae and scleral ossicles. Develop. Biol. **5,** 382—401 (1962). — **Coulombre, A. J.,** and **E. S. Crelin:** Influence of the developing eye on orbital morphogenesis. Anat. Rec. **127,** 406 (1957). — **Coulombre, A. J., S. N. Steinberg,** and **J. L. Coulombre:** The role of intraocular pressure in the development of the chick eye. V. Pigmented epithelium. Invest. Ophthal. **2,** 83—89 (1963). — **Coulombre, J. L.:** Factors determining the number, shape and overlap patterns of the eye bones of the chick embryo. Anat. Rec. **142,** 337—338 (1962). — **Cowan, A.:** Observations on ocular pigment and pigmentation. Eighteenth annual de Schweinitz lecture. Arch. Ophthal. **55,** 161—173 (1956). — **Cowan, A.,** and **W. E. Fry:** The hyaloid membrane of the vitreous. Amer. J. Ophthal. **15,** 428—433 (1932). — **Cowan, W. M.,** and **T. P. S. Powell:** Centrifugal fibres to the retina in the pigeon. Nature (Lond.) **194,** 487 (1962). — **Cragg, B. G., D. H. L. Evans,** and **L. H. Hamlyn:** The optic tectum of Gallus domesticus: a correlation of the electrical responses with the histological structure. J. Anat. (Lond.) **88,** 292—306 (1954). — **Craig, E. L., J. A. Eglitis,** and **D. G. McConnell:** Observations on the oil droplets of the principal cone cells of the frog retina. Exp. Eye Res. **2,** 268—271 (1963). — **Crescitelli, F.,** and **H. J. A. Dartnall:** Human visual purple. Nature (Lond.) **172,** 195—196 (1953). ~ A photosensitive pigment of the carp retina. J. Physiol. (Lond.) **125,** 607—627 (1954). — **Cricchi, M.:** Tecnica di preparazioni istologiche di sclera-corio-retina a piatto. G. ital. Oftal. **16,** 65—70 (1963). — **Crile, G.,** and **D. P. Quiring:** A record of the body weight and certain organ and gland weights of 3690 animals. Ohio J. Sci. **40,** 219—259 (1940). — **Cristini, G.:** Alterations of general arterial ara factor in the causation of glaucoma. Rass. ital. Ottal. **15,** 125—143 (1946). — **Csillag, F.:** Experimentelle Untersuchungen an Tieraugen zur Feststellung der Widerstandsfähigkeit der Linsenkapsel. Klin. Mbl. Augenheilk. **97,** 515—516 (1936). ~ Doppelseitige Zyste und Ablösung der Netzhaut. Klin. Mbl. Augenheilk. **98,** 678 (1937). ~ Netzhautcyste und Netzhautablösung. Klin. Mbl. Augenheilk. **103,** 116—118 (1939). — **Cuendet, J. F.,** et **S. Cruchaud:** Recherches expérimentales sur l'exophtalmie. Ophthalmologica (Basel) **125,** 377—380 (1953). — **Curran, R. C.:** The elaboration of mucopolysaccharides by vascular endothelium. J. Path. Bact. **74,** 347 (1957). — **Czaplicki, J.:** The daily variations in the glycogen and mucopolysaccharide contents in the cornea of the guinea-pig. Folia morph. (Warszawa) **10,** 233—236 (1959).

    Dabelow, A.: Vergleichende Untersuchungen zur Entwicklung einiger Drüsen, ihrer Gefäßbäume und ihrem Verhalten zum umgebenden Gewebe. Verh. Anat. Ges., 42. Verslg

Würzburg 1934. Suppl. Anat. Anz. **78** (1934). ~ Die Blutgefäßversorgung der lymphatischen Organe. Verh. Anat. Ges., 46. Verslg Leipzig 1938. Suppl. Anat. Anz. **87** (1939). ~ Vorstudien zu einer Betrachtung der Zunge als funktionelles System. Verh. Anat. Ges., Kiel, 48. Verslg 1950. — **Daenen, P.,** et **J. Lambrecht:** Contribution au diagnostic de la myasthenie par la mesure de la motilite oculaire au coordimètre. Bull. Soc. belge Ophtal. **108**, 39—42 (1955). — **Daenen, P.,** et **R. Weekers:** Les indications de la myotomie du petit oblique dans le traiment du strabisme convergent concomitant. Bull. Soc. belge Ophtal. **107**, 261—272 (1954). — **Damel, C. S.:** Anatomie der Zentralarterie und -vene der Retina in ihrem orbitalen und neuralen Abschnitt. Arch. Oftal. B. Aires **11**, 57—82 (1936a) [Spanisch]. ~ Anatomie der Retinagefäße. Arch. Oftal. B. Aires **11**, 153—187 (1936b) [Spanisch]. ~ Embryologie und Anatomie der Zentralgefäße der Netzhaut und ihrer Äste. Arch. Oftal. B. Aires **11**, 345—365 (1936c) [Spanisch]. ~ Embryologie und Anatomie der Zentralgefäße der Netzhaut und ihrer Äste. Rev. Asoc. méd. argent. **49**, 1424—1430 (1936d) [Spanisch]. ~ Embryologie der Papille. Arch. Oftal. B. Aires **12**, 307—318 (1937) [Spanisch]. — **Damel, C. S.,** u. **A. Gallino:** Vergleichende Embryologie der Linse. Arch. Oftal. B. Aires **12**, 324—342 (1937). — **Dameron, J. T.:** The anterior chamber of the eye for investigative purpose. (A site for transplantation of fetal endocrine tissues and cancer and for the study of tissue reaction.) Amer. J. Ophthal. **35**, 137—147 (1952). — **Damskus, Ch. W.:** Various laboratory aspects of α-chymotrypsin. Amer. J. Ophthal. **49**, part II, 31—34 (1960). — **Daniel, P.:** Spiral nerve endings in extrinsic eye muscle of man. J. Anat. (Lond.) **80**, 189—193 (1946). — **Danis, M.:** Les aspects normaux et les anomalies congénitales du fond de l'œil. Atlas ophtalmoscopique. Paris: Masson & Cie. 1940. — **Danneel, R.,** u. **B. Zeutzschel:** Über den Feinbau der Retinula bei Drosophila melanogaster. Z. Naturforsch. **12**b, 580—583 (1957). — **Dardenne, U., W. Leydhecker** u. **E. Helferich:** Die Cholinesterase in der Iris von Mensch und Rind. Albrecht v. Graefes Arch. Ophthal. **158**, 434—438 (1957). — **Dartnall, H. J. A.:** Visual pigments of the bleak (alburus lucidus). J. Physiol. (Lond.) **128**, 131—156 (1955). ~ Further observations on the visual pigments of the clawed toad, Xenopus laevis. J. Physiol. (Lond.) **134**, 327—338 (1956). ~ The visual pigments. New York: John Wiley & Sons 1957. ~ The visual pigments. London: Methuen & Co. 1957. ~ The properties of visual pigments in photoreceptors. In: The eye, herausgeg. von H. Davson, p. 473—518. New York: Academic Press 1962. ~ The photobiology of visual processes. In: The eye, vol. 2, ed. H. Davson. New York: Academic Press 1962. ~ The photobiology of visual processes. In: The eye, vol. 2, p. 323—533. London: Academic Press 1962. — **Dark, A. J.:** Lipide (Sudan black positive) corpuscules in the bovine lens. Nature (Lond.) **177**, 4497 (1956). — **Davensport, C. B.:** Heredity of human eye color. Bibl. genet. **3** (1928). — **David, K.:** Über das Helligkeitssehen des Waldkauzes. Aus der Natur **15**, 284 (1938). — **Davis, E.,** and **J. Landau:** The prevention of the adverse effects of smoking on the capillaries by nilydrin. Europ. Conf. Microcirculation, Hamburg. Bibl. anat. (Basel) **1**, 191—197 (1960). — **Davis, E. D. D.:** Four cases illustrating modified Toti's operation for lacrymal obstruction. Proc. roy. Soc. Med. **26**, 318—326 (1933). — **Davis, F. A.:** Anatomy and histology of the eye and orbit in the rabbit. Trans. Amer. ophthal. Soc. **27**, 401—441 (1929). — **Davis, L. T.:** Comparative study of the phosphatases of vertebrate retina. Anat. Rec. **111**, 535—536 (1951). — **Davson, H.:** Some observations on the salt content of fresh and old ox cornea. Brit. J. Ophthal. **33**, 175 (1949). ~ The hydration of the cornea. Biochem. J. **59**, 24—28 (1955). ~ Physiology of the ocular and cerebrospinal fluids. London: Churchill Ltd. 1956. ~ The blood vessels of the human optic chiasma and their relation to those of the hypophysis and hypothalamus. Brain **81**, 207—217 (1958). ~ The intra-ocular fluids. In: The eye, herausgeg. v. H. Davson, Bd. I, S. 67—137. New York: Academic Press 1962a. ~ (Ed.) The eye. Volume 1: Vegetative physiology and biochemistry. New York and London: Academic Press 1962b. — **Davson, H.,** and **S. Duke-Elder:** The distribution of reducing substances between the intraocular fluids and blood plasma, and the kinetics of penetration of various sugars into these fluids. J. Physiol. (Lond.) **107**, 141—152 (1948). — **Davson, H.,** and **C. P. Luck:** A note on the distribution of sodium between plasma and aqueous humour with special reference io the monkey. Amer. J. Ophthal. **41**, 809—812 (1956). ~ Chemistry and rate of turnover of the ocular fluids of the bush-baby (Galago crassicaud.). J. Physiol. (Lond.) **145**, 433—439 (1959). — **Davson, H.,** and **J. P. Quillian:** The effects of nitrogen mustard on the permeability of the blood-aqueous humor barrier to Evans blue. An instance of the influence of a lesion in one eye on the susceptibility of the other. Brit. J. Ophthal. **31**, 717—721 (1947). — **Davson, H.,** and **T. L. Thomassen:** The effect of intravenous infusion of hypertonic saline on the intra-ocular pressure. Brit. J. Ophthal. **34**, 355—359 (1950). — **Day, P. L., W. C. Langston,** and **C. S. O'Brien:** Cataract and other ocular changes in vitamin G deficiency; experimental study on albino rats. Amer. J. Ophthal. **14**, 1005—1009 (1931). — **Day, R.:** Polysaccharides in ocular tissue. Amer. J. Ophthal. **33**, 224—226 (1950). — **Day, T. D.,** and **G. Eaves:** Electron microscope observations of ground substance of interstitial connective tissue. Biochem. biophys. Acta (Amst.) **10**, 203—209 (1953). — **Berardinis, E. de:** Ricerche sperimentale sul metabolismo della retina in vivo. Rass. ital. Ottal. fasc. 7—8, 1—16 (1953a). ~ Experimental study of the metabolism of the living retina. Rass. ital. Ottal. **22**, 345—360 (1953b). ~ Studi sulle deidrogenasi dei tessuti oculari. Ann. Ottal. **84**, 312—331 (1958). — **De Berardinis, E.,** e **G. Auricchio:** Sull'idrolisi dell'acido adenosintrifosforico (ATP) nella retina e suo significato biologico. Ann. Ottal. **77**, 430—453 (1951). — **De Berardinis, E.,** e **G. Bonavolontà:** Ricerche sperimentali sul metabolismo della retina in vivo degenerazione da iodoacetato. Boll. Soc. ital. Biol. sper. **28**, 445—447 (1952). — **Deguchi, N.:** Electron microscopy of the compound eye tissue. I. Rhabdomere and pigment structure. J. Nara med. Ass. **8**, 207—208 (1957) [Japanisch]. — **Dehaut, E.-G.:** Lacrymaux d'un Pecari a levres blanches (Diotyles labiatus Cuvier) rappelant, par certains traits, les lacrymaux de l'Hippopotamus (Choeropsis) liberiensis Morton. Bull. Mus. nat. Hist. nat. **14**, 252—254 (1942). — **Dehe, K. H.:** Klinische Untersuchungen zum Kreuzungsphänomen an den Netzhautgefäßen. Albrecht v. Graefes Arch. Ophthal. **155**, 167—186 (1954). — **Dejean, C.:** Researches on the zonule of Zinn. Arch. Ophtal. (Paris) **45**, 65, 145 (1928). ~ La capsule du cristalline. Son développement. Sa nature. C. R. Ass. Anat. 29 Bruxelles 1934, S. 206—219. ~ Les troubles de circulation de la rétine et du vitré embryonnaire et leurs conséquences fibroplasiques. Bull. Mém. Soc. Ophtal. **70**, 357—367 (1957). — **Dejean, C., H. Viallefont, R. Boudet** et **E. Costeau:** Note à propos de la vascularisation de la lame criblée. Bull. Soc. Ophtal. Fr. **70**, 548—552 (1957). — **Dellaporta, A.:** Über Veränderungen der Retina durch Luftverdünnung und ihre Beziehungen zu gleichartigen Veränderungen des Zentralnervensystems. Albrecht v. Graefes Arch. Ophthal. **146**, 377—387 (1943). — **Dempsey, E. W.,** and **G. B. Wislocki:** An electron microscopic study of the blood-brain barrier in the rat, employing silver nitrate as a vital stain. J. biophys. biochem. Cytol. **1**, 245—256 (1955). — **Denton, E. J.:** A method of easily observing the dichroism of the visual rods. J. Physiol. (Lond.) **124**, 16—17 (1954). — **Denton, E. J.,** and **M. A. Walker:** The visuel pigment of the conger eel. Proc. roy. Soc. B **148**, 257—269 (1958). — **Deringer, M. K.:** The results of homoplastic heteroplastic and xenoplastic transplantation of the optic vesicle in Triturus and Rana. J. Nat. Cancer Inst. **5**, 437—449 (1945). — **Desfosses, P.:** L'œil mongol. L'œil des Indo-Chinois. Presse méd. **1938 II**, 1125—1126. — **Desvignes, P.:** Biochimie du cristalline. Sem. Hôp. Paris **1953**, 2958—2962. — **Desvignes, Baron P.,** et **Le Van:** Respiration des différentes couches de la cornée par la méthode de Warburg. Arch. Ophtal. (Paris), N.S. **13**, 409 (1953). — **Deth, J. H. M. G. van:** Induction et régénération du cristallin chez l'embryon de la poule. Acta neerl. Morph. **3**, 151—169 (1940). — **Detwiler, S. R.:** Studies on the retina. Observations on the rods of nocturnal mammals. J. comp. Neurol. **37**, 481—489 (1924). ~ Experimental observations upon the developing rat retina. J. comp. Neurol. **55**, 473—492 (1932). ~ Vertebrate photoreceptors. Yale J. Biol. Med. **10**, 485 (1938). ~ Comparative studies upon the eyes of nocturnal lemuroids, monkeys and man. Anat. Rec. **74**, 129—145 (1939). ~ Comparative anatomical studies of eye with especial reference to the photoreceptors. J. opt. Soc. Amer. **30**, 42—50 (1940). ~ The eye of Nycticebus tardigradus. Anat. Rec. **76**, 295—302 (1941a). ~ The eye of the Owl-Monkey (Nyctipithecus). Anat. Rec. **80**, 233—241 (1941b). ~ Vertebrate photoreceptors. New York: Macmillan Co. 1943. — The eye of the chinchilla (C. lanigera). J. Morph. **84**, 123—144 (1949). ~ The eye and its structural adaptations. Amer. phil. Soc. **99**, 224—238 (1955). ~ The eye and its structural adaptations. Amer. Sci. **44** (1), 45—72 (1956). — **Detwiler, S. R.,** and **R. H. van Dyke:** The induction of neural retina from the pigment epithelial layer of the eye. J. exp. Zool. **122**, 367—383 (1953). — **Detwiler, S. R.,** and **R. L. Zwemer:** On the nature of the so-called droplets found between the rod outer segments of vertebrate eyes. Anat. Rec. **67**, 295—304 (1937). — **Deutschmann, H.:** Zur Regeneration des Kammerwassers nach Entleerung desselben aus der Vorderkammer. Albrecht-v. Graefes Arch. Ophthal. **25**, 99—114 (1879). — **Dewey, K. W.:** A contribution to the study of the lymphatic system of the eye. Anat. Rec. **19**, 125—140 (1920). — **Diepen, R.:** Hypothalamus. In: Handbuch der mikroskopischen Anatomie des Menschen, Bd. IV/7, S. 147—148. Berlin-Göttingen-Heidelberg: Springer 1962. — **Diepen, R.,** u. **Fr. Engelhardt:** Neuronale Phänomene im Hypothalamus-Hinterlappensystem. Pathophys. Diencephal. **13**, 122—133 (1956). — **Dieter, H.:** Über den Zusammenhang zwischen osmotischem Druck, Blutdruck, Kapillardruck und Augendruck. Arch. Augenheilk. **96**, 179—186 (1925). ~ Intraoculare Druckmessungen. Arch. Augenheilk. **99**, 678—689 (1928). — **Digeser-Knoll, W.:** Über die Entwicklung einiger Funktionen im Auge des Grasfrosches (Rana temporaria L.) und ihre Beeinflußbarkeit durch Aufzucht in verschiedenen Lichtbedingungen. Z. vergl. Physiol. **38**, 219—237 (1956). — **Dimmer, F.:** Beiträge zur Anatomie und Physiologie der Macula lutea des Menschen. Leipzig u. Wien 1894. — **Dinnean, F. L.:** Lens regeneration from the iris and its inhibition by lens reimplantation in Triturus torosus larvae. J. exp. Zool. **90**, 461—478 (1942). — **Dinnendahl, L.,** u. **G. Kramer:** Über Änderungen im Aufbau der Augen beim Wachstum von Katzenhaien (Scylliorhinus canicula und Sc. stellare). Pubbl. Staz. zool. Napoli **26**, 28—35 (1955). — **Dische, Z.,** auch **E. Borenfreund:** Composition of the polysaccharide of the lens capsule and its topical distribution. Amer. J. Ophthal. **38**, 165—173

(1954). — **Dittler. R.:** Über die chemische Reaktion der isolierten Froschnetzhaut. Pflügers Arch. ges. Physiol. **120**, 44—50 (1907). ~ Die objektiven Veränderungen der Netzhaut bei Belichtung. In: Handbuch der normalen und pathologischen Physiologie, Bd. XII/1, S. 266 bis 271. Berlin: Springer 1930. — **Ditzel, J.,** and **R. W. St. Clair:** Clinical method of photographing the smaller blood vessels and the circulating blood in the bulbar conjunctiva of human subjects. Circulation **10**, 277—281 (1954). — **Dobbermann, H. W.:** Die Entstehung der Linsennähte. Med. Diss. Göttingen 1951. — **Dobree, J. H.:** Superficial perilimbal vessels in the normal and congested eye. Brit. J. Ophthal. **34**, 720—726 (1950). ~ Vascular changes that occur during the phasic variations of tension in chronic glaucoma. Brit. J. Ophthal. **37**, 293—300 (1953). — Effect of raised ocular tension on the episcleral vessels. (Development of the caput medusae in primary glaucoma.) Brit. J. Ophthal. **38**, 500—506 (1954). ~ Calibre changes in retinal vessels occurring in raised ocular tension. Brit. J. Ophthal. **40**, 1—13 (1956). — **Dodt, E.:** Geschwindigkeit der Nervenleitung innerhalb der Netzhaut. Experientia (Basel) **12**, 34 (1956). ~ Über die Grundvoraussetzungen der Duplizitätslehre des Sehens. Naturwissenschaften **49**, 530—533 (1962a). ~ Vergleichende Untersuchungen über das adaptive Verhalten reiner Zapfennetzhäute. (Citellus citellus, Sciurus vulgaris.) Pflügers Arch. ges. Physiol. **275**, 561—573 (1962b). ~ Reversible Umsteuerung lichtempfindlicher Systeme bei Pflanzen und Tieren. Experientia (Basel) **19**, 1—9 (1963a). ~ Photosensitivity of the pineal organ in the teleost Salmo irideus (Gibbons). Experientia (Basel) **19**, 642 (1963b). ~ **Dodt, E.,** u. **K. Echte:** Dark and light adaptation in pigmented and white rat as measured by electroretinogram threshold. J. Neurophysiol. **24**, 427—445 (1961). — **Dodt, E.,** u. **J. Heck:** Retinapotentiale der zapfenfreien Netzhaut des Gecko (Sphaerodactylus muralis). Pflügers Arch. ges. Physiol. **259**, 226—230 (1954). — **Dodt, E.,** and **E. Heerd:** Mode of action of pineal nerve fibers in frogs. J. Neurophysiol. **25**, 405—429 (1962). — **Dodt, E.,** and **M. Jacobson:** Photosensitivity of a localized region of the frog's diencephalon. J. Neurophysiol. **26**, 752—758 (1963). — **Dodt, E.,** and **K. H. Jessen:** The duplex nature of the retina of the nocturnal gecko as reflected in the electroretinogram. J. gen. Physiol. **44**, 1143—1158 (1961). — **Dodt, E.,** u. **I. B. Walther:** Über die spektrale Empfindlichkeit und die Schwelle von Gecko Augen. Pflügers Arch. ges. Physiol. **268**, 204—212 (1959). — **Doesschate, J. ten,** u. **F. P. Fisher:** Die mechanischen Eigenschaften des Auges und seiner Gewebe. Fortschr. Augenheilk. **2**, 193—267 (1948). — **Doetsch, H.:** Experimentelle Untersuchungen über den Einfluß des Lichtes und der ultravioletten Strahlen auf Wachstum und Entwicklung von Amphibienlarven. Wilhelm Roux' Arch. Entwickl.-Mech. Org. **144**, 25—30 (1949). — **Dohlman, C.-H.:** Chemical and metabolic studies on the cornea with particular reference to keratoplasty. Lund: Berlings 1957a. ~ Incorporation of radioactive sulfate into the rabbit eye. Acta ophthal. (Kbh.) **35**, 115—130 (1957b). ~ Metabolism of the corneal graft. In: The transparency of the cornea. Symposion, Paris 1960, p. 23—40, Hrsg. St. Duke-Elder u. E. S. Perkins. — **Dohlman, C. H.,** and **A. Anseth:** The swelling pressure of the ox corneal stroma. Acta ophthal. (Kbh.) **35**, 73—84 (1957). — **Dohlman, C.-H.,** and **E. A. Balazs:** Chemical studies on Descemet's membrane of the bovine cornea. Arch. Biochem. **57**, 445—457 (1955). ~ Carbohydrate containing protein fractions in the corneal stroma. Acta ophthal. (Kbh.) **35**, 454—460 (1957). — **Dohver, H.:** Die Entwicklung des Auges beim Hühnchenembryo. Mikrokosmos **32**, H. 2, 33—37 (1938). — **Dollander, A.:** La voie nerveuse opto-tangentielle directe chez le cobaye. Nancy: Georges Thomas 1947a. ~ Connexions opto-tangentielles directes chez le cobaye. C. R. Ass. Anat. **34**, 152—155 (1947b). ~ Rapports du noyau tangential avec le tractus optique et les commissures supra optiques chez le cobaye. C. R. Soc. Biol. (Paris) **141**, 778 (1947c). — **Donaldson, G. W. K.:** The diameter of the nerve fibres to the extrinsic eye muscles of the goat. Quart. J. exp. Physiol. **45**, 25—34 (1960). — **Donaldson, H. H.,** and **H. D. King:** On the growth of the eye in three strains of the Norway rat. Amer. J. Anat. **60**, 203—229 (1937). — **Donn, A.:** The movement of ions and water across the cornea. Invest. Ophthal. **1**, 170—177 (1962). — **Donn, A., G. I. Kaye, N. M. Mallet,** and **G. D. Pappas:** Pinocytosis in the rabbit corneal endothelium. Arch. Ophthal. **66**, 835—846 (1961). — **Donn, A., G. I. Kaye,** and **G. D. Pappas:** An electron microscopic study of the rabbit corneal endothelium in relation to its uptake and transport of the colloidal particles. Anat. Rec. **139**, 244—245 (1961a). — **Donn, A., G. I. Kaye, G. D. Pappas,** and **N. M. Mallet:** Studies on the cornea. II. The uptake and transport of colloidal particles by the living rabbit cornea in vitro. J. Cell Biol. **12**, 481—501 (1962). — **Donn, A., D. M. Maurice,** and **N. L. Mills:** Studies on the living cornea in vitro: I. Method and physiologic measurement. Arch. Ophthal. **62**, 741 (1959). ~ Studies on the living cornea in vitro: II. The active transport of sodium across the epithelium. Arch. Ophthal. **62**, 748 (1959). — **Donner, K. O.:** The visual acuity of some Passerine birds. Acta zool. fenn. **66**. 3—40 (1951). — **Dordi, G.:** Il processo di disgiunzione delle palpebre nello sviluppo di alcuni mammiferi. Arch. ital. Anat. Embriol. **52**, 136—146 (1947). — **Dorello, P.:** Sopra lo sviluppo della circolazione dell'occhio nelle Seps chalcides. Riv. Biol. **23**, 430—447 (1937). ~ Sullo sviluppo della circolazione dell'occhio nei Sauri. Atti Soc. ital. Anat. 7. Conv. Monit. zool. ital. **48**, Suppl., 260—261 (1938). —

Dorello, U.: Contributo alla fisiologia delle vie lacrimali. G. ital. Oftal. **6**, 587—596 (1953). — **Dorris, F.:** Differentiation of the chick eye in vitro. J. exp. Zool. **78**, 385—415 (1938). — **Dowling, J. E.:** The chemistry of visual adaptation in the rat. Nature (Lond.) **188**, 114—118 (1960). ~ Night blindness, dark adaptation and the electroretinogram. Amer. J. Ophthal. **50**, No 5, part II, 875—889 (1960). — **Dowling, J. E.,** and **I. R. Gibbons:** The effect of vitamin A deficiency on the fine structure of the retina. In: The structure of the eye, ed. G. K. Smelser. New York: Academic Press 1961. ~ The fine structure of the pigment epithelium in the albino rat. J. Cell Biol. **14**, 459—474 (1962). — **Dowling, J. E.,** and **R. L. Sidman:** Inherited retinal dystrophy in the rat. J. Cell Biol. **14**, 73—109 (1962). — **Dowling, J. E.,** and **G. Wald:** Vitamin A deficiency and night blindness. Proc. nat. Acad. Sci. (Wash.) **44**, 648—661 (1958). ~ The biological function of vitamin A acid. Proc. nat. Acad. Sci. (Wash.) **46**, 587—608 (1960). — **Drager, G. A.,** and **C. A. Baker:** Anatomical investigation of retino-pituitary reflex. Tex. Rep. Biol. Med. **2**, 401—404 (1944). — **Dragomirow, N.:** Über die Entwicklung von Augenbechern aus transplantierten Stückchen des embryonalen Tapetums. Wilhelm Roux' Arch. Entwickl.-Mech. Org. **126**, 636—662 (1932). ~ Über die Koordination der Teilprozesse in der embryonalen Morphogenese des Augenbechers. Wilhelm Roux' Arch. Entwickl.-Mech. Org. **129**, 522—560 (1933). ~ Über die frühembryonale Entwicklung des Hirns und der Sinnesorgane bei Vertebraten im Lichte von Child's Theorie der physiologischen Dominanz. Anat. Anz. **76**, 241—249 (1933). ~ Über Induktion sekundärer Retinal im transplantierten Augenbecher bei Triton und Pelobates. Wilhelm Roux' Arch. Entwickl.-Mech. Org. **134**, 716—737 (1936). — **Drischel, H.:** Bausteine einer dynamischen Theorie der vegetativen Regulation. Wiss. Z. Univ. Greifswald **2**, 99—164 (1952/53). — **Droogleever Fortuyn, A. B.:** Modern research on human twins. Quart. Rev. Biol. (Baltimore) **7**, 298—306 (1932). — **Droz, B.:** Synthesis and migration of protein in the visual cells of rats and mice. Anat. Rec. Proceed. **139**, 222 (1961). ~ Dynamic condition of proteins in the visual cells of rats and mice as shown by radioautography with labeled amino acids. Anat. Rec. **145**, 157—166 (1963). — **Druault, A.,** and **S. Druault:** The eyes of the newborn. Ann. Oculist. (Paris) **179**, 375—388 (1946a). ~ Anterior limits of the retina. Ann. Oculist. (Paris) **179**, 531—539 (1946b). — **Druault, M.:** Étoiles du cristallin et agencement des fibres. Arch. Ophtal. (Paris) **6**, 16—21 (1946). — **Duane, T. D.:** The respiration of the stored cornea. Amer. J. Ophthal. **31**, 1400—1404 (1948). ~ The steady state of corneal hydration. Amer. J. Ophthal. **32**, 203—207 (1949). — **Dubois-Poulsen, A.,** et **A. Rozan:** Étude graphique de la fatigue accommodative. Ann. Oculist. (Paris) **180**, 206—237 (1947). — **Dücker, G.:** Farb- und Helligkeitssehen und Instinkte bei Viverriden und Feliden. Zool. Beitr. **3**, 25—99 (1957). ~ Untersuchungen an der Retina einiger Viverriden. Z. Zellforsch. **51**, 43—49 (1959).— **Duke, J. R.,** and **S. Siegelman:** Acid mucopolysaccharides in the trabecular meshwork of the chamber angle. Arch. Ophthal. **66**, 399—404 (1961). — **Duke-Elder, P. M.,** and **St. Duke-Elder:** Studies on the intraocular pressure, pt. II. The physico-chemical factors controlling the intraocular pressure. J. Physiol. (Lond.) **71**, 268—274 (1931). — **Duke-Elder, St.:** The structure of the retina. Brit. J. Ophthal. **10**, 508—511 (1926a). ~ The ocular circulation, its normal pressure relationships and their physiological significance. Brit. J. Ophthal. **10**, 513—572 (1926b). ~ The nature of the vitreous body. London 1930. ~ Textbook of Ophthalmology, vol. 1. London: Kimpton 1932. ~ Nature of the aqueous humor. Arch. Ophthal. **137**, 1285—1288 (1948). ~ The physiology of the intraocular fluids and its clinical significance. Amer. J. Ophthal. **32**, 1638—1644 (1949). ~ The physiology of the drainage channels. Glaucoma Symposion, London, 1955. ~ The normal aqueous humour. Mod. Probl. in Ophthal. **1**, 40—47 (1956). ~ The emergence of vision in the animal world. The Lister oration. Amer. J. Ophthal. **46**, 447—463 (1958). ~ The eye in evolution. (System of Ophthalmology.) Vol. I u. II. London 1958 u. 1961. — **Duke-Elder, St.,** and **H. Davson:** Present problem of problem of intra-ocular fluid and pressure. Brit. J. Ophthal. **32**, 555—569 (1948). ~ Studies on intraocular fluids; reducing substances in aqueous humour and vitreous body. Brit. J. Ophthal. **33**, 21—38 (1949a). — **Duke-Elder, St., H. Davson,** and **D. M. Maurice:** Studies on intra-ocular fluids; penetration of certain ions into aqueous humour and vitreous body. Brit. J. Ophthal. **33**, 329—338 (1949b). ~ Studies on the intraocular fluids. IV. The dialisation of aqueous humor against plasma. Brit. J. Ophthal. **33**, 593—601 (1949). — **Duke-Elder, St., H. Davson,** and **A. M. Woodin:** Studies on the intraocular fluids. Brit. J. Ophthal. **33**, 452—454 (1949). — **Duke-Elder, St.,** and **E. B. Robertson:** The viscous-elastic properties of the vitreous body and its reaction to external forces. Brit. J. Ophthal. **18**, 433—442 (1934). — **Duke-Elder, St. W. S., E. B. Robertson,** and **H. Davson:** Studies on vitreous body. Biochem. J. **29**, 72—75 (1935). — **Dunaev, P. V.:** Conversions of Meibomian gland tissues and tarsus palpebrae in cultures in organisms. (Russian) Arkh. Anat. Gistol. Embriol. **40** (1), 47—51 (1961). — **Dunnington, J. H.,** and **G. K. Smelser:** Incorporation of S[35] in healing wounds in normal and devitalized corneas. Trans. Amer. ophthal. Soc. **55**, 67—86 (1957). ~ Incorporation of S[35] in healing wounds in normal and devitalized corneas. Arch. Ophthal. **60**, 116—129 (1958a). — **Dunnington, J. H.,** and **V. Weimar:** Influence of the epithelium on the healing of corneal incisions. Amer. J. Ophthal. **45**, pt. II, 89—95 (1958b). — **Dvorak-Theobald, G.**: Schlemm's canal: Its anastomoses and anatomic relations. Trans. Amer. ophthal. Soc. **32**, 574—595 (1924). ~ Schlemm's canal: Its anastomoses and anatomic relations. Trans. Amer. ophthal. Soc., 70th Ann. meeting 1934. ~ Histologic eye findings in arachnodactyly. Amer. J. Ophthal. **24**, 1132—1137 (1941). ~ Further studies on the Schlemm's canal, its anastomoses and anatomic relations. Amer. J. Ophthal. **39**, 65—89 (1955). ~ Histology of tissues surrounding the angle of the anterior chamber. In: Symposion on Glaucoma, ed. by W. B. Clark, p. 21—25. St. Louis: C. V. Mosby Co. 1959. ~ The limbal area. With particular reference to the trabecular meshwork in health and disease. Amer. J. Ophthal. **50**, 543—557 (1960). — **Dvorak-Theobald, H. J.**: Report of a case of arachnodactylia. Proc. Mayo Clin. **7**, 715 (1932). — **Dymitrowska, M.**, and **M. Byrdy**: Sex chromatin content in some ocular tissues. Roczn. Akad. Med. Marchlewskiego **7**, 349—356 (1961). — **Dymitrowska, M.**, u. **H. Lewinska**: Der Golgi-Apparat im Ziliarepithelium. Ophthalmologica (Basel) **143**, 438—443 (1962). — **Dyster-Aas, K.**, and **C. E. T. Krakau**: Effect of melanocyte-stimulating hormone on the eye of the rabbit. Nature (Lond.) **199**, 76 (1963).

Eakin, R. M.: Determination and regulation of polarity in the retina of Hyla regilla. Univ. Calif. Publ. Zool. **51**, 245—287 (1947). ~ Number of photoreceptors and melanocytes on the third eye of the lizard "Sceloporus occidentalis". Anat. Rec. **138**, 345 (1960). ~ Photoreceptors in the amphibian frontal organ. Proc. nat. Acad. Sci. (Wash.) **47**, 1084—1088 (1961). ~ Line of evolution of photoreceptors. J. gen. Physiol. **46**, 357A (1962). — **Eakin, R. M., W. B. Quay**, and **J. A. Westfall**: Cytochemical and cytological studies of the parietal eye of the lizard, Sceloporus occidentalis. Z. Zellforsch. **53**, 449—470 (1961). ~ Cytological and cytochemical studies on the frontal and pineal organ of the tree frog, "Hyla regilla". Z. Zellforsch. **59**, 663—683 (1963). — **Eakin, R. M.**, and **R. C. Stebbins**: Parietal eye nerve in the fence lizard. Science **130**, 1573—1574 (1959). — **Eakin, R. M.**, and **J. A. Westfall**: The development of photoreceptors in the reptilian third eye. J. biophys. biochem. Cytol. **6**, 133—134 (1959). ~ Fine structure of the retina in the reptilian third eye. J. biophys. biochem. Cytol. **6**, 133—134 (1959). ~ Further observations on the fine structure of the parietal eye of lizards. J. biophys. biochem. Cytol. **8**, 483—499 (1960). ~ The development of photoreceptors in the stirnorgan of the treefrog, Hyla regilla. Embryologia (Nagoya) **6**, 84—98 (1961). ~ Fine structure of photoreceptors in the hydromedusan, "Poliorchis penicillatus". Proc. nat. Acad. Sci. (Wash.) **48**, 826—833 (1962). ~ Fine structure of photoreceptors in Amphioxus. J. Ultrastruct. Res. **6**, 531—539 (1962). ~ Effect of vitamin A deficiency on photoreceptors in the lateral and median eyes of the lizard, "Sceloporus occidentalis". Amer. Zoologist **2**, 333 (1962). — **Eayers, J. T.**: The factors governing the opening of the eyes in the albino rat. J. Anat. (Lond.) **85**, 330—337 (1951). ~ Relationship between the ganglion cell layer of the retina and the optic nerve in the rat. Brit. J. Ophthal. **36**, 453—459 (1952). — **Ebner, V. v.**: In Handbuch der Gewebelehre (Hrsg. A. Koelliker), Bd. 3, S. 820. Braunschweig 1902. — **Eckerlein, H.**: Über die durch Anhäufung von Mitosen angezeigten Wachstumsorte eines menschlichen Augenbechers. Med. Diss. Würzburg 1937. — **Edinger, L.**: Untersuchungen über die vergleichende Anatomie des Gehirns. II. Das Zwischenhirn. Abh. senckenberg. naturforsch. Ges. **18**, 3—55 (1895). — **Edström, J. E.**, u. **D. Eichner**: Quantitative Untersuchungen über den Ribonukleinsäuregehalt der Netzhautganglienzellen bei Rind und Mensch. Z. mikr.-anat. Forsch. **63**, 413—421 (1957b). — **Egerow, J.**: Nervenelemente der Cornea im Meerschweinchenauge. Albrecht v. Graefes Arch. Ophthal. **131**, 531—554 (1934). — **Egger, A.**: Die Zonula Zinnii des Menschen nach Untersuchungen von Leichenaugen am Spaltlampenmikroskop. Albrecht v. Graefes Arch. Ophthal. **113**, 1—15 (1924). — **Egorof, I.**: Regeneration der Hornhautnerven nach Linearschnitt am Meerschweinchenauge. Vestn. Oftal. **16**, 3—11 (1940) [Russisch]. — **Eguchi, E.**: The finest structure of the eccentric retinula cell in the insect compound eye (Bombyx mori). J. Ultrastruct. Res. **7**, 328—338 (1962). — **Ehlers, H.**: Nogle experim. og anatomisk undersøgelser over corneas Kar og struktur (København 1929). Acta ophthal. (Kbh.) **10**, 603 (1932). — **Ehrhardt, S.**: Das tief- und oberflächlich liegende Auge. Rasse **3**, 473 (1936). ~ Über die Deckfalte am menschlichen Auge. Z. Morph. u. Anthrop. **43**, 163—172 (1952). — **Ehrlich, G.**, and **Z. Dische**: Content of desoxyribo and ribonucleic acids of retina under various conditions. Proc. Soc. exp. Biol. (N.Y.) **74**, 40—42 (1950). — **Eichner, D.**: Zur Topochemie der Netzhaut. Klin. Mbl. Augenheilk. **23**, 29—35 (1955a). ~ Zur Frage der Fermentlokalisation in der Netzhaut des Rindes. Z. Zellforsch. **41**, 493—508 (1955b). ~ Phasenkontrastmikroskopische Untersuchungen an der lebensfrischen Netzhaut des Pferdes und des Rindes. Z. Zellforsch. **43**, 513—525 (1956a). ~ Zur Frage der Fermentlokalisation in der Netzhaut des Menschen. Z. Zellforsch. **44**, 339—344 (1956b). ~ Über Histologie und Topochemie der Sehschicht in der Netzhaut des Menschen. Z. mikr.-anat. Forsch. **63**, 82—93 (1957). ~ Zur Histologie und Topochemie der Netzhaut des Menschen. Z. Zellforsch. **48**, 137—186 (1958). ~ Fluoreszenzmikroskopische Untersuchungen am Pigmentepithel der Rindernetzhaut. Z. Zellforsch. **49**, 655—667 (1959a). ~ Zum Esterasennachweis in den Geweben des vorderen Augenabschnittes. Z. mikr.-anat. Forsch. **66**, 37—44 (1959b). ~ Sehorgan. In: Handbuch der Histochemie, Teil II, S. 313—324. Stuttgart: Gustav Fischer 1962. — **Eichner, D.,** u. **H. Themann:** Zur Frage des Netzhautglykogens beim Meerschweinchen. Z. Zellforsch. **56**, 231—246 (1962). — **Einarson, L.:** Method for progressive selective staining of Nissl and nuclear substance in nerve cells. Amer. J. Path. 8, 295 (1932). — **Einarson, L.,** and **K. A. Lorentzen:** Om nervecellernes indre struktur og deres tilstandsaendringer under irritation, inaktivitet og degeneration. Acta Jutlandica 18, 116 (1946). — **Elchlepp, J. G.:** Development of the chick eye: relation of ground substance change to organ growth. Anat. Rec. **126**, 425—432 (1956). — **Elfvin, L. G.:** The supravital staining with Janus Green B of mitochondrial in the retinal rods of the guinea pig eye. Exp. Cell Res. 5, 554—556 (1953). — **Ellenberger-Baum, H.:** Handbuch der vergleichenden Anatomie der Haussäugetiere. Berlin 1943. — **Elliasson, N. A., E. Hammersten, P. Reichard, S. Åquist, B. Thorell,** and **C. Ehrensvärd:** Turnover rates during formation of proteins and polynucleotides in regenerating tissues. Acta chem. scand. 5, 431 (1951). — **Elwyn, H.:** Problem of glaucoma. Amer. J. Ophthal. **33**, 1373—1379 (1950). — **Ely, L. O.:** Metabolism of crystalline lens, water content and growth rate. Amer. J. Ophthal. **32**, II, 215—219 (1949). — **Emerson, H. S.:** Embryonic induction in regenerating tissue of Rana pipiens and Rana clamitans larvae. J. exp. Zool. **83**, 191—221 (1940). — **Emmelin, N.,** and **E. Palm:** On the presence of histamine in the aqueous humour. Acta ophthal. (Kbh.) **22**, 118—130 (1944). — **Engelbrecht, W.:** Die epithelialen und subepithelialen Nervenendigungen in der menschlichen Hornhaut. Albrecht v. Graefes Arch. Ophthal. **154**, 65—78 (1953). — **Engelhardt, A.:** Über den helikoiden Bau menschlicher Augenmuskelfasern. Anat. Anz. **101**, 233—236 (1955). — **Engelmann, C. H.:** Versuche über den Gesichtskreis der Enten. Z. Tierpsychol. 11, 436—445 (1954). — **Engström, K.:** On the cone mosaic in the retina of Parus major. Acta zool. (Stockh.) **39**, 65—69 (1958). ~ Cone types and cone arrangement in the retina of some Cyprinids. Acta zool. (Stockh.) **41**, 277—295 (1960). ~ A new component of the visual cells in fishes. Reports from the third Scand. Conf. on Cell Res. 1962. ~ Cone types and cone arrangements in teleost retinae. Acta zool. (Stockh.) **54**, 179—243 (1963a). ~ Structure, organization and ultrastructure of the visual cells in the teleost family Labridae. Acta zool. (Stockh.) **44**, 1—41 (1963b). ~ Studies on teleostean visual cells. Stockholm 1963c. **Engström, K.,** and **I. B. Ahlbert:** Cone types and cone arrangement in the retina of some flatfishes. Acta zool. (Stockh.) **54**, 119—129 (1963). — **Engström, K.,** and **E. Rosstorp:** Photomechanical responses in different cone types of Leuciscus rutilus. Acta zool. (Stockh.) **54**, 145—160 (1963). — **Ennema, M. C.:** Vascularisation der Netzhaut. Ned. T. Geneesk **1941**, 1147—1148 [Holländisch]. — **Enoch, J. M.:** Reponse of a model retina receptor as a function of wavelength. J. opt. Soc. Amer. **50**, 315—320 (1960). ~ Wave guide modes: are they present and what is their role in the visual mechanisms? J. opt. Soc. Amer. **50**, 1025—1026 (1960). ~ Visualisation of wave-guide modes in retinal receptors. Amer. J. Ophthal. **51** (II), 1107/235—1118/246 (1961). ~ Wave-guide modes in retinal receptors. Science **133**, 1353 (1961a). ~ Nature of the transmission of energy in the retinal receptors. J. opt. Soc. Amer. **51**, 1122—1126 (1961). — **Enoch, J. M.,** and **G. A. Fry:** Characteristics of a model retinal receptor studied at microwave frequencies. J. opt. Soc. Amer. 48, 899 (1958). — **Enriquez, M. L.:** Existentia de células de Hortega "microglia" en la retina y vías ópticas. Bol. Soc. esp. Hist. nat. **26**, 294—301 (1926). — **Eränkö, O., M. Niemi,** and **E. Merenmies:** Histochemical observations on esterases and oxidative enzymes of the retina. In: The structure of the eye, ed. G. K. Smelser. New York: Academic Press 1961. — **Ergelet, H.:** Einstellung des Menschenauges. Ber. Zusammenk. Ophthal. Ges. 51. Verslg. 1936, S. 214—218. — **D'Ermo, F.:** Eye changes in guinea pigs and rabbits during anaphylactic shock. Boll. Ocul. **30**, 251—259 (1951). — **Ernyei, I.:** Die Rolle des Musculus orbitalis (Müller) beim Menschen. Albrecht v. Graefes Arch. Ophthal. **131**, 398—400 (1934). — **Ernyei, J.:** Ein Beitrag zur Kenntnis der Nerven der Augenhäute. Albrecht v. Graefes Arch. Ophthal. **132**, 140—154 (1934). — **Ernyei, St.:** Das Verhältnis des Sympathicus zu den Nn. ciliares. Albrecht v. Graefes Arch. Ophthal. **136**, 40—44 (1936). — **Erskine, C. A.:** Capillary-glia relationships in the human optic nerve, chiasma and tract as shown by phase-colour contrast and microdissection. Brit. J. Ophthal. 42, 81—90 (1958). — **Escapini, H.:** Degeneration and regeneration of nerves in corneal transplantation. Arch. Ophthal. **39**, 135—161 (1948). — **Esher-Desrivières, J.,** et **M. L. Verrier:** Les cellules visuelles des oiseaux diurnes et le purpe rétinien. C. R. Soc. Biol. (Paris) **121**, 383—385 (1936a). ~ Étude spectrophotométrique des boules colorées de la rétine de quelques oiseaux. C. R. Soc. Biol. (Paris) **121**, 705—708 (1936b). — **Eskelund, V.:** Structural variations of the human iris and their heredity: with special reference to the frontal boundary layer. Copenhagen: Nyt Nordisk Forl. Arnold Busch; London: H. K. Lewis 1938. — **Essed, W. F. R.,** u. **M. Soewarno:** Über Experimentalmyopie bei Affen. Klin. Mbl. Augenheilk. **80**, 56—62 (1928). — **Essen, J. van:** Zur Funktion des Tapetum lucidum, zugleich ein Beitrag zur Sinnesphysiologie selbstleuchtender Tiere. Z. Sinnesphysiol. **67**, 245—258 (1938). — **Etter, L. E.:** Detailed roentgen anatomy of the orbits. Radiology **59**, 489—503 (1952). — **Etzine, S.:** Operculum of the inferior lacrimal punctum.

Med. Proc. 3, 465—466 (1957). — Evans, E. I.: Studies on the crystalline lens. Amer. J. Ophthal. 17, 840—846 (1934). — Evans, J. N.: The capillary sphincter in the human retina. Arch. Ophthal. 37, 182—188 (1947). — Evans, J. N., and E. Singer: Fluorescence microscopy applied to ocular tissues. Arch. Ophthal. 25, 1007—1019 (1941). — Evans, L. T., and J. Minckler: The ciliary ganglion and associated structures in the gecko, Gymnodactylus kotschyi. J. comp. Neurol. 69, 303—314 (1938).

Falck, B.: Observations on the possibilities of the cellular localization of monoamines by a fluorescence method. Acta physiol. scand., Suppl. 197 (1962). — Falconer, M. A.: Intramedullary trigeminal tractotomy and its place in treatment of facial pain. J. Neurol. Neurosurg. Psychiat. 12, 297—311 (1949). — Falls, H. F., and Ch. Cotterman: Chorioido-retinal degeneration, a sex-linked form in which heterozygous women exhibit a tapetal-like retinal reflex. Arch. Ophthal. 40, 685—703 (1948). — Fanta, H.: Effekt von Pilocarpin auf normale Augen. Ophthalmologica (Basel) 115, 338—353 (1948). ~ Hypotension in the vessels of the area of the central retina artery. Wien. klin. Wschr. 61, 679—681 (1949). ~ Weitere histologische Untersuchungen der Sklera nach einer Bulbusverkürzung (Lindner). Klin. Mbl. Augenheilk. 122, 25—36 (1953). — Fantz, R. L.: A method for studying early visual development. Percept. a. Motor Skills 6, 13—15 (1956). — Farner, D. S., L. R. Mewaldt, and S. D. Irving: The roles of darkness and light in the photoperiodic, response of testes of white-crowned sparrows. Biol. Bull. 105, 434—441 (1953). — Favaloro, G.: Ricerche embriologiche, istogenetiche ed istologiche sui rapporti tra chiasma ed ipotalamo nell'uomo e in vertebrati. Atti Cong. di ottal. 1928. ~ Sopra una personale concezione sull'istogenesi della nevroglia: La nevroglia indifferenziata delle vie ottiche. Rass. ital. Ottal. 7, 161—167 (1938). — Fazakas, A.: Epiphora atonica. Klin. Mbl. Augenheilk. 80, 788—793 (1928). ~ Über doppelte Tränenkanälchen und Tränenabfluß. Klin. Mbl. Augenheilk. 91, 395—400 (1933). — Fazio, C., and P. Farina: Angioarchitecture of the optic nerve, chiasma and optic tracts. Rev. oto-neuro-oftal. (B. Aires) 17, 38 (1940). — Fedolfi, N.: Sulla disposizione dei vasi sanguiferi dell'iride dell'uomo e di alcuni mammiferi adulti. Atti Soc. ital. Anat.= Suppl. Monit. zool. ital. 44, 261—263 (1933). — Feeney, L.: Ultrastructure of the nerves in the human trabecular region. Invest. Ophthal. 1, 462—473 (1962). — Feeney, L., and J. Hogan: Electron microscopy of the human choroid. I. Cells and supporting structures. Amer. J. Ophthal. 51, part II, 1057—1072 (1961). ~ II. The choroidal nerves. Amer. J. Ophthal. 51, part II, 1072—1083 (1961). — Feeny, M. L., and L. K. Garron: Descemet's membrane in the human peripheral cornea: A study by light and electron microscopy. In: The structure of the eye (ed. G. K. Smelser,) p. 367—380. New York: Academic Press 1961. — Fehmel, K.: Der Albinismus des menschlichen Auges. Med. Diss. Karlstadt a. M. 1936, Dietz, 23 S. Würzburg. — Feigenbaum, A., and W. Kornblueth: Human conjunctiva grafted on the chorioallantois of chick embryos. Arch. Ophthal. 39, 67—79 (1948). — Feindel, W., J. R. Hinshaw, and G. Wedell: Pattern of motor innervation in mammalian striated muscle. J. Anat. (Lond.) 86, 35—48 (1952). — Feldmann, N. G.: Method of ontogenetic study of the optic path. Arch. biol. Nauk 53, 154—157 u. engl. Zus.fass. 157 (1939) [Russisch]. — Ferens, B.: On the ability of colour-discrimination of the tawny owl (Strix aluco aluco L.). Bull. Acad. pol. Sci. Cl. Warschau 62, 309—336 (1947). — Fernández-Morán, H.: Fine structure of the insect retinula as revealed by electron microscopy. Nature (Lond.) 177, 742 (1956). ~ Fine structure of the light receptors in the compound eyes of insects. Exp. Cell Res. 15, Suppl. 5, 586—644 (1958). ~ Fine structure of biological lamellar systems. Rev. mod. Phys. 31, 319—330 (1959). ~ Electron microscopy of retinal rods in relation to localization of rhodopsin. Science 129, 1284—1285 (1959). ~ The fine structure of vertebrate and invertebrate photoreceptors as revealed by low-temperature electron microscopy. In: The structure of the eye (ed. G. K. Smelser). New York: Academic Press 1961a. ~ The fine structure of vertebrate and invertebrate photoreceptors as revealed by high resolution electron-microscopy. Macromolecular complexes (ed. M. V. Edds), pp. 113—158. New York: Ronald 1961b. — Ferner, H.: Über die ciliare Verankerung der Zonulafasern und über die Tonofibrillen im Linsenepithel des Menschen. Z. Zellforsch. 45, 517—521 (1957). — Ferrata, F., F. Morpurgo u. E. Dugnani: Experimentelle Untersuchungen bei Keratoplastiken am Ratten-auge. G. ital. Oftal. 3, 366 (1950). — Ferreira-Berrutti, P.: Experimental deflection of the course of optic nerve in the chick embryo. Proc. Soc. exp. Biol. (N.Y.) 76, 302—303 (1951). — Field, E. J., and J. B. Brierley: The retro-orbital tissues as a site of outflow of cerebrospinal fluid. Proc. roy. Soc. Med. 42, 447—450 (1949). — Filatov, V. P.: Transplantation of the cornea. Arch. Ophthal. 13, 321—347 (1935). ~ Keratoplasty and tissue therapy. Amer. J. Ophthal. 30, 1316—1318 (1947). ~ Optische Keratoplastik und Gewebetherapie. Berlin: Volk und Gesundheit 1954. — Filatov, V.-P., et M.-A. Bajenova: Culture des tissue de la cornée desséchée. Arch. Ophtal. (Paris), N.S. 1, 385—390 (1937). — Filatow, D.: Wie lange muß bei Rana temporaria die Augenbecheranlage auf das Körperepithel wirken, damit sich nach Entfernung des Bechers eine freie Linse entwickle. Zool. Jb., Abt. allg. Zool. u. Physiol. 54, 224—236 (1934). — Filotto, U.: Ricerche istochimiche sulle ghiandole lacrimali di alcuni mammiferi domestici. Monit. zool. ital. **62**, Suppl., 375—378 (1953). — **Fincham, E. F.**: The changes in the form of crystalline lens in accommodation. Trans. opt. Soc. (Lond.) **26**, 239—269 (1925) sowie **30**, 101—120 (1929). ~ The function of the lens capsule in the accommodation of the eye. Trans. opt. Soc. (Lond.) **30**, 101—117 (1928/29). ~ The mechanism of accommodation. London: Putnam 1937. ~ Brit. J. Ophthal. Monograph., Suppl. 8 (1937). ~ The proportion of ciliary muscular force required for accommodation. J. Physiol. (Lond.) **128**, 99—112 (1955). — **Fine, B. S.**: Limiting membranes of the sensory retina and pigment epithelium. Arch. Ophthal. **66**, 847—860 (1961). ~ Synaptic lamella's in the human retina, an electron microscopyic study. J. Neuropath. exp. Neurol. **22**, 255—262 (1962). ~ Ganglion cells in the human retina Ref. to macula lutea. Arch. Ophthal. **69**, 83—96 (1963). — **Fine, B. S.**, and **A. J. Tousimis**: Structure of vitreous body and suspensory ligaments of lens. Arch. Ophthal. **65**, 95—104 (1961). — **Fine, B. S., A. J. Tousimis**, and **L. E. Zimmerman**: Some general principles of electron microscopy. Arch. Ophthal. **62**, 931—934 (1959). — **Fine, B. S.**, and **L. Zimmerman**: Müllers cells and the "middle limiting membrane" of the human retina. Invest. Ophthal. **1**, 304—326 (1962). ~ Light and electron microscopic observations on the ciliary epithelium in man and Rhesus monkey. Invest. Ophthal. **2**, 105—137 (1963). — **Fine, M.**: Homotransplantation of preserved cornea. An experimental study. Amer. J. Ophthal., Sér. III, **23**, 1140—1146 (1940). — **Finean, J. B.**: Further observations on the structure of myelin. Exp. Cell Res. **5**, 202—215 (1953a). ~ Phospholipid-cholesterol complex in the structure of myelin. Experientia (Basel) **9**, 17—19 (1953b). — **Finean, J. B., F. S. Sjöstrand**, and **E. Steinmann**: Submicroscopic organisation of some layered lipoprotein structures (nerve myelin, retinal rods and chloroplasts). Exp. Cell Res. **5**, 557—559 (1953). — **Fink, W. H.**: A study of the anatomical variations in the attachment of the oblique muscles of the eyeball. Trans. Amer. Acad. Ophthal. Otolaryng. **52**, 500—513 (1947). ~ Ligament of Lockwood in relation to surgery of the inferior oblique and inferior rectus muscles. Arch. Ophthal. **39**, 371—382 (1948a). ~ Anatomic variations in attachment of the oblique muscles of the eyeball. Arch. Ophthal. **39**, 440—441 and Discussion 441—444 (1948b). ~ Surgery of the oblique muscles. St. Louis 1951. ~ The development of the extrinsic muscles of the eye. Amer. J. Ophthal. **36**, part II, 10—23 (1953). ~ The role of developmental anomalies in vertical muscle defects. Amer. J. Ophthal. **40**, 529—553 (1955). ~ The development of the orbital fascia. Amer. J. Ophthal. **42**, part II, 269—277 (1956). ~ Surgery of the vertical muscles of the eye, 2. Aufl. New York 1962. — **Fischer, A.**: Über den Bau und die Hell-Dunkel-Adaptation der Augen des Polychäten Platynereis dumerilii. Z. Zellforsch. **61**, 338—353 (1963). — **Fischer, E.**: Die konstruktive Anordnung der kollagenen Fasern in der Sklera und den Sehnervenscheiden des Rinderauges. Z. Anat. Entwickl.-Gesch. **101**, 168—210 (1933). — **Fischer, F.**: Entwicklungsgeschichtliche und anatomische Studien über den Skleralsporn im menschlichen Auge. Albrecht v. Graefes Arch. Ophthal. **131**, 318—358 (1933). ~ Die Entwicklung der ableitenden Tränenwege beim Menschen. Abh. Augenheilk. H. 22. Berlin: S. Karger 1936. ~ Entwicklungseigenschaften der Linsenfasern. Klin. Mbl. Augenheilk. **114**, 202—205 (1949). — **Fischer, Franz**: Ein Lentoid in einem menschlichen Mikrophthalmus. Z. Augenheilk. **69**, 30—37 (1929). — **Fischer, F. P.**: Über die Permeabilität der Hornhaut und über Vitalfärbung des vorderen Bulbusabschnittes mit Bemerkungen über die Vitalfärbung des Plexus chorioideus. Arch. Augenheilk. **100/101**, 480—555 (1929). ~ Über die Beschaffenheit der äußeren Bulbushüllen bei abnormem intraokularen Druck. Arch. Augenheilk. **103**, 1—75 (1930). ~ Zonuladehnbarkeit und Akkommodation. Klin. Mbl. Augenheilk. **93**, 195—196 (1934). ~ Die Wasserbindungsverhältnisse der Uvea. Arch. Augenheilk. **108**, 693—713 (1935). ~ Some tests on elasticity. Ophthalmologica (Basel) **115**, 367—369 (1948). ~ Senescence of the eye. In: Sorsby, Modern Trends in Ophthalmology, vol. II, p. 54—70. London 1948. ~ Netzhautzysten und zystoide Degeneration der Netzhaut. Docum. ophthal. (Den Haag) **5/6**, 12—72 (1951). — **Fischer, I.**: Die Pigmentbildung des Irisepithels in vitro. Ein Beitrag zu den Beziehungen zwischen Differenzierung, Wachstum und Funktion. Arch. exp. Zellforsch. **21**, 92—154 (1938). — **Fischer v. Bünau, H.**: Glaskörperstruktur und Glaskörperkonsistenz. 49. Zusammenk. Dtsch. Ophthal. Ges. Leipzig 1932, S. 55—59. — **Fiske, V. M.**: Effects of light and darkness on activity of pituitary of rat. Proc. Soc. exp. Biol. (N.Y.) **40**, 189—191 (1939). — **Fison, J.**: False position of the posterior pole as a fundus Landmark. Brit. J. Ophthal. **40**, 234—238 (1956). — **Fitton-Jackson, S.**: Fibrillogenesis in vivo and in vitro. In: Nature and structure of collagen, ed. by Randall, p. 140—157. London 1953. — **Flechsig, P.**: Zur Lehre vom zentralen Verlauf der Sinnesnerven. Zbl. ges. Neurol. Psychiat. **16** (1886). — **Fleischer, K.**: Musculus retractor bulbi und 3. Augenlid bei einer menschlichen Mißbildung. Anat. Anz. **30**, 465—470 (1907). — **Fleischhacker, H.**: Über die Vererbung der Augenfarbe. Z. menschl. Vererb.- u. Konstit.-Lehre **19**, 643—666 (1936). ~ Über die Vererbung der Augenfarbe. Verh. dtsch. Ges. Rassenforsch. **10**, 151—162 (1940). ~ Geschlechtsunterschiede der Augen- und Haarfarbe. Homo (Göttingen) **5**, 156—164 (1954). ~ Augenfarbe und Irisstruktur. Zwei erbbiologisch bedeutsame Merkmale und ihre photographische Darstellung. Photogr. u. Wiss. **5**, 3—8 (1956). ~

Das Auge der Rassen und Völker. Studium gen. **13**, 553—576 (1960). — **Fleischhauer, K.:** Histologische Beobachtungen an Tapetum lucidum, Pigmentepithel und Retina der Katze nach intravenöser Dithizoninjektion. Verh. anat. Ges. 55. Vers. (Frankfurt a. M.) 1958, Suppl, Anat. Anz. **105,** 69—74 (1959). ~ Fluoreszenzmikroskopische Untersuchungen an der Faserglia. Z. Zellforsch. **51,** 467—496 (1960). — **Fleming, D. G.,** and **J. L. Hall:** Autonomic innervation of the ciliary body. (A modified theory of accommodation.) Amer. J. Ophthal. **48,** 287—293 (1959). — **Flint, G.,** and **D. Harrington:** New vessel formation in the vitreous. Brit. J. Ophthal. **18,** 27—35 (1934). — **Flocks, M.:** The anatomy of the trabecular meshwork as seen in tangential section. Arch. Ophthal. **56,** 708—718 (1956). — **Flocks, M., I. Tsukahara,** and **J. Miller:** Mechanically induced glaucoma in animals. Amer. J. Ophthal. **48,** part II, 11—18 (1959). — **Flocks, M.,** and **H. C. Zweng:** The effect of cyclotonia and cycloplegia on the histology of the trabecular meshwork of monkey eyes. Amer. J. Ophthal. **43,** 294—304 (1957 a). ~ Studies on the mode of action of pilocarpin on aqueous outflow. Amer. J. Ophthal. **44,** 380—386 (1957 b). — **Focosi, M.:** A particular functional relationship between uterine sympathetic innervation and i.o. pressure. Boll. Oculist. **27,** 324—329 (1948). — **Földi, M., F. Kukán, G. Szeghy, A. Gellért, M. Kozma, M. Poberai, O. T. Zoltán,** and **L. Varga:** Anatomical, histological and experimental data on fluid circulation of the eye. Acta anat. (Basel) **53,** 333—345 (1963). — **Fontana, G.:** Ricerca istologica del glicogeno nella retina di alcuni vertebrati. Atti Soc. ital. Anat. Suppl. Monit. zool. ital. **44,** 114—117 (1933). — **Forbes, M.,** and **B. Becker:** The transport of organic anions by the rabbit eye. II. In vivo transport of iodopyracetat (diodrast). Amer. J. Ophthal. **50,** part II, 867—875 (1960). — **Forgács, J.:** Die Angioarchitektur der Netzhaut. Szemészet **93,** 123—127 u. dtsch. Zus.fass. 127 (1956) [Ungarisch]. ~ Clinical and experimental study of the basal membrane of the corneal epithelium in keratitis bullosa. Brit. J. Ophthal. **44,** 385—393 (1960). — L'activité succino-déhydrogénasique dans le tissu oculaire (étude histochemique). Experientia (Basel) **18** (7), 329—330 (1962). — **Formanek, R.:** Untersuchungen über rechts-links-Symmetrien der menschlichen Iris. Med. Diss. Gießen 1943. — **Fornaro, L.:** Reperti istopatologici oculare in animali sottoposti a trattamento con colesterina ed ACTH. G. ital. Oftal. **5,** 197—206 (1952). — **Fornès-Péris, E.:** The comparative morphology of the corneal fibrocytes. Arch. Soc. oftal. hisp.-amer. **8,** 821—826 (1948). ~ La inervacion corneal: consideraciones clinicas. Arch. Soc. oftal. hisp.-amer. **9,** 237—244 (1949). ~ Le problème de l'innervation de la cornée. Acta anat. (Basel) **13,** 63—80 (1951). — **Forni, S.:** Cornée et sclérotique. Fortschr. Augenheilk. **4,** 265—328 (1955). — **Fortin, E. P.:** Investigations sur la fovéa de l'œil, la partie la plus précieuse du corps humain. Sem. méd. (Paris) **1925,** 3—21. ~ Über einige Probleme der Retina. Arch. Oftal. B. Aires **19,** 211—231 (1926 a). ~ Investigations histologiques sur certains elements de la rétine. C. R. Acad. Sci. (Paris) **183,** 452—454 (1926 b). ~ Die Wirkung des Ziliarmuskels auf die Zirkulation des Auges. Rev. Soc. argent. Biol. **5** (1929 a). ~ Action du muscle ciliaire sur la circulation de l'œil: Insertion du muscle ciliaire sur la parvi du canal de Schlemm. C. R. Soc. Biol. (Paris) **102,** 423—434 (1929 b). ~ Contributions to solutions of problems of glaucoma. Arch. Oftal. B. Aires **6,** 219—231 (1931). ~ Estructura de la capa neurocerebral de la retina. Rev. Soc. argent. Biol. **13,** 228—238 (1937 a). ~ Die doppelte Fovea der Vögel. Arch. Oftal. B. Aires **12,** 565—571 (1937 b) [Spanisch]. ~ Investigations sur la cause du glaucome. Note D. Le muscle ciliaire régularise le tension oculaire. Sem. méd. (Paris) **1,** 1128—1131 (1939 a). ~ Eine Funktion des Ciliarmuskels: Regelung des intraocularen Druckes. Arch. Oftal. B. Aires **14,** 467—481 (1939 b) [Spanisch]. ~ Les capillaires atomes de la rétine. Ann. Oculist. (Paris) **178,** 1—8 (1942). — **Foust, H. I.:** An inherited defect in the guinea pig. Amer. J. Ophthal. **23,** 1146—1155 (1940). — **Fowlks, W. C.:** Photosensitization of proteins by methylenblue: I. Dehydrogenase activity in rabbit lenses and ciliary body after irradiation in presence of methylenblue. Amer. J. Ophthal., Ser. III, **48,** part II, 550—560 (1959). ~ **Fradkin, M. L., H. Šereševskaja** u. **E. Panovka:** Die Rolle des reticulo-endothelialen Systems im intraocularen Flüssigkeitsaustausch. Arch. Oftal. (Paris) **7,** 447—449 (1930) [Russisch]. — **Fralick, F. B.:** The orbit. Arch. Ophthal. **44,** 437—453 (1950); **48,** 362—385 (1952). ~ The orbit. Arch. Ophthal. **46,** 343—359 (1951). ~ Anatomy and physiology of the eyelid. Trans. Amer. Acad. Ophthal. Otolaryng. **66,** 575—581 (1962). — **Franceschetti, A.,** et **J. Babel:** Examen histologique d'une greffe cornéenne transparente: Le comportement des nerfs. Ann. Oculist. (Paris) **180,** 142—145 (1947). — **Franceschetti, A.,** and **J. Forgács:** Scleral autotransplants into rabbit's cornea. In: The transparency of the cornea, Symposion, Paris 1960, p. 23—40, Hrsg. St. Duke-Elder u. E. S. Perkins. — **Franceschini, M.:** Caratteri citologici e proprietà biologiche delle cellule dell'epitelio pigmentato dell'iride e della retina in coltura. Atti Accad. naz. Lincei, Sér. VIII, **28,** 108—110 (1960). — **Francis, C. M.:** Succinic dehydrogenase in visual cells. J. Physiol. (Lond.) **119,** 380—400 (1953 a). ~ Cholinesterase in the retine. J. Physiol. (Lond.) **120,** 435—439 (1953 b). ~ Lipids in the retina. J. comp. Neurol. **103,** 355—383 (1955). — **François, J.:** Étude biomicroscopique du cristallin physiologique chez le lapin. Bull. Soc. belge Ophtal. **74,** 69—74 (1937). ~ Anatomical study of the retinal circulation. Brit. J. Ophthal. **36,** 37—40 (1952). ~ De la persistance d'un tissu mésodermique embryonnaire dans l'angle irido-cornéen des yeux atteins de glaucome congénital ou d'autres malformations. Ann. Oculist. (Paris) **186**, 804—819 (1953). ~ La gonioscopie. Fortschr. Augenheilk. **4**, 19—129 (1955). — **François, J., J. M. Collette** et **A. Neetens:** Étude microradiographique de la paroi interne du canal de Schlemm. J. belge Radiol. **38**, 1—15 (1955). — **François, J.,** et **A. Neetens:** Vascularization of the optic pathway. I. Lamina cribrosa and optic nerve. Brit. J. Ophthal. **38**, 472—488 (1954). ~ Vascularization of the optic pathway. III. Study of intraorbital and intracranial optic nerve by serial sections. Brit. J. Ophthal. **40**, 45—52 (1956). — **François, J., A. Neetens,** and **J. M. Collette:** Vascular supply of the optic pathway. Brit. J. Ophthal. **39**, 220—232 (1955a). ~ Microradiographic study of the inner wall of Schlemm's canal. Amer. J. Ophthal. **40**, 491—500 (1955b). ~ Vascularization of the optic pathway. IV. Optic tract and external geniculate body. Brit. J. Ophthal. **40**, 341—354 (1956a). ~ Vascularization of the optic pathway. V. Chiasma. Brit. J. Ophthal. **40**, 730—741 (1956b). ~ Microradiographic study of the influence of hyaluronidase on the permeability of the inner wall of Schlemm's canal. Amer. J. Ophthal. **41**, 651—657 (1956c). ~ Vascularisation des voies optiques primaires. Mod. Probl. Ophthal. (Basel) **1**, 147—172 (1956d). ~ Vascularization of the primary optic pathways. Brit. J. Ophthal. **42**, 65—80 (1958). ~ Die Gefäßversorgung der primären Sehbahnen. Ophthal. Ges. Wien 1956. Klin. Mbl. Augenheilk. **134**, 432—433 (1959a). ~ Réseau canaliculaire de l'iris révéle par la microradiographie. Bull. Soc. belge Ophtal. **121**, 284—292 (1959b). ~ An unknown canalicular network of the iris revealed by microradiography. Amer. J. Ophthal. **49**, 1267—1278 (1960). — **François, J.,** and **M. Rabaey:** Phase-contrast microscopy. Modern Trends Ophthal., Sér. III, **3**, 1—4 (1949). ~ Localisation histochimique de l'acide ascorbique réduit dans l'œil de certains mammifères. Bull. Soc. belge Ophtal. **95**, 502—523 (1950a). ~ Etude cytologique et bactériologique des frottis conjunctivaux. Le pityrosporum ovale. Ann. Oculist. (Paris) **183**, 378—392 (1950b). ~ Localisation histochimique de l'acide ascorbique réduit dans l'œil de certains mammifères. Ann. Oculist. (Paris) **183**, 829—859 (1950c). ~ Le cristallin »in vivo« au microscope par contraste de phase. Bull. Soc. belge Ophtal. **96**, 707—714 (1950d). ~ In vivo examination of the lens by the phase-contrast microscope. Brit. J. Ophthal. **35**, 352—355 (1951a). ~ The histochemical location of the alcaline phosphatases in the eyes of certain mammals. Ann. Oculist. (Paris) **184**, 481—497 (1951b). ~ La cornée au microscope par contraste de phase. Bull. Soc. belge Ophtal. **101**, 385—391 (1952a). ~ Recherches histochimiques sur le mucoide de la cornée. Bull. Soc. belge Ophtal. **102**, 1—16 (1952b). ~ Recherches histo-chimiques sur le mucoïde de la cornée. Ann. Oculist. (Paris) **186**, 1—17 (1953a). ~ Histopathological examination of a bilateral symmetrical cyst of the retina. Brit. J. Ophthal. **37**, 601—608 (1953b). ~ Examination of the cornea with the phasecontrast microscope. Amer. J. Ophthal. **36**, 799—802 (1953c). ~ Nouvelle contribution à l'étude physico-histochimique du mucoide de la cornée. Acta XVII. Concil. ophthal. 1954a, **3**, 1739—1747 (1955a). ~ Les protéines de l'epithélium cornéen. Bull. Soc. belge Ophtal. **108**, 641—652 (1955b). ~ Studies on outflow of aqueous humor. Trans. ophthal. Soc. Aust. **16**, 51—63 (1956a). ~ Nouvelles recherches physico- et histochimiques sur le mucoide de la cornée. Acta ophthal. (Kbh.) **34**, 45—62 (1956b). ~ The anatomy of the cornea. The transparency of the cornea, Symposion, Edit. St. Duke-Elder and E. S. Perkins, p. 7—17. Paris 1960. ~ Pigment formation and ultrastructure of uveal malignant melanomata. 19. internat. Congr. of Ophthal. New Delhi 1962. — **François, J., M. Rabaey** et **A. Lagasse:** Historadiographie des tissus oculaires (note préliminaire). Ann. Oculist. (Paris) **191**, 500—505 (1958). — **François, J., M. Rabaey,** and **A. Neetens:** Perfusion studies on the outflow of aqueous humor in human eyes. Arch. Ophthal. **55**, 193—204 (1956a). ~ Perfusion in vitro of ten glaucomatous eyes. Arch. Ophthal. **55**, 488—502 (1956b). — **François, J., M. Rabaey, A. Neetens,** and **L. Evens:** Further perfusion studies on the outflow of aqueous humor in human eyes. Arch. Ophthal. **59**, 683—691 (1958). — **François, J., M. Rabaey** et **G. Vandermeerssche:** L'ultrastructure des tissus oculaires au microscope électronique. I. Etude des grains pigmentaires de l'épithelium rétien. Ophthalmologica (Basel) **126**, 896—900 (1953). ~ Electron microscopy. Mod. Trends in Ophthal. Sér. III, **8**, 5—9 (1954). ~ L'ultrastructure des grains pigmentaires de l'épithélium rétinien. Ann. Oculist. (Paris) **186**, 896—900 (1953a). ~ L'ultrastructure de la cornée et de la sclérotique au microscope électronique. Soc. Franç. Ophtal. **66**, 301—315 (1953b). ~ L'ultrastructure des tissus oculaires au microscope électronique. I.—III. Ophthalmologica (Basel) **126**, 347—354 (1953); **127**, 74—85 (1954); **129**, 36—43 (1955). — **François, J., M. Rabaey,** and **R. Wenstein:** The glycoprotein of corneal epithelium. Ann. Oculist. (Paris) **194**, 589—596 (1961). — **François, J., G. Vandermeerssche,** and **M. Rabaey:** Submicroscopische morphologie van enkele oogweefsels. Natuurw. Tijdschr. (Ghent) **34**, 191—198 (1952). — **François, J., G. Verriest** et **D. De Rouck:** Les fonctions visuelles dans les dégénérescences tapeto-retiniennes. Basel u. New York: Karger 1956. — **François, J.,** et **E. de Vos:** Uvée. Fortschr. Augenheilk. **5**, 183—293 (1956). — **François, M. J.:** Dégénérescence pigmentaire de la rétine à hérédité dominante. Bull. Soc. belge Ophtal. **34**, 79 (1935). — **Frank, B.:** Atypische Wuchsform von Retinaepithel vom embryonalen Hühnerauge nach Vorbehandlung mit Kohlensäure. Z. Krebsforsch. **50**, 496—500 (1940). — **Frankowska, J.:** The cornea of the premature infant. Postępy Okulist. **4**, 53—57 mit engl. Zus.fass. (1957) [Polnisch]. — **Franz, C.:** Die Spirale in den Stäbchen der Wirbeltiernetzhaut und der vermeintliche Plättchenzerfall nach verschiedenen Untersuchungsmethoden. Biol. Zbl. **54**, 76—84 (1934). — **Franz, V.:** Studien zur vergleichenden Anatomie der Augen der Säugetiere. Arch. vergl. Ophthal. **2**, 180—217 (1911). ~ Das Sehorgan. In: Oppel, Lehrbuch der vergleichenden mikroskopischen Anatomie der Wirbeltiere, Teil VII. Jena 1913. ~ Mikroskopische Anatomie der Hilfsteile des Sehorgans der Wirbeltiere. Ergebn. Anat. Entwickl.-Gesch. **25**, 242—381 (1924). ~ Die Spirale in den Netzhautstäbchen. Naturwissenschaften **21**, 578—579 (1933). ~ Vergleichende Anatomie des Wirbeltierauges. Aus: Handbuch der vergleichenden Anatomie der Wirbeltiere, hrsg. v. L. Bolk, E. Göppert, E. Kallius u. W. Lubosch, Bd. II/2. Berlin: Urban & Schwarzenberg 1934. ~ Struktur und Mechanismus der Melanophoren. Teil II. Das Endoskelett (25 Abb.). Z. Zellforsch. **30**, 194—234 (1939). ~ Das Sehorgan des Schwimmbeutlers (Chironectes; Mammalia, Didelpidae). Dtsch. zool. Z. **1**, 139—141 (1950). — **Freeman, D.:** Some observations on embryonic corneal transplantation. Amer. J. Ophthal. **33**, part II, 33—34 (1950). — **Freerksen, E.:** Die Struktur der menschlichen Iris und ihre Vererbung. Z. Anat. Entwickl.-Gesch. **109**, 207—229 (1939). — **Fregnan, Ettore:** La innervazione del muscolo retto interno nell'uomo (indagini istologiche). Ann. Ottal. **84**, 445—473 (1958). — **Freudenburg, W.,** u. **I. Schmidt:** Untersuchungen über das Farbensystem der Affen. Z. vergl. Physiol. **12**, 249—278 (1930). — **Freusberg, O.:** Klinische und experimentelle Beobachtungen über die Entstehung und das Aussehen sog. „Lentoide" im Menschen- und Tierauge. Klin. Mbl. Augenheilk. **110**, 199—208 (1944). — **Frey, E.:** Vergleichend anatomische Untersuchungen über die basale optische Wurzel, die Commissura transversa Gudden und über eine Verbindung der Netzhaut mit dem vegetativen Gebiet im Hypothalamus durch eine „dorsale hypothalamische Wurzel" des Nervus opticus bei Amnioten. Schweiz. Arch. Neurol. Psychiat. **39**, 255—290 (1937); **40**, 69—126 (1937/38). ~ Studien über die hypothalamische Opticuswurzel der Amphibien. I. Rana mugiens, Rana esculenta, Bombinator pachypus und Pipa pipa. Proc. kon. ned. Akad. Wet. **41**, 1004—1014 (1938a). ~ Studien über die hypothalamische Opticuswurzel der Amphibien. II. Proteus anguineus und die pylogenetische Bedeutung der hypothalamischen Opticuswurzel. Proc. kon. ned. Akad. Wet. **41**, 1015—1021 (1938b). ~ Studien über die Entwicklung der zentralen optischen Bahnen des Menschen. I. Die Entwicklung des Nervus opticus und des Chiasma opticum. Schweiz. Arch. Neurol. Psychiat. **47**, 74—124 (1941). ~ Degenerationsstudien über das optische Gebiet im Hypothalamus des Meerschweinchens. Acta anat. (Basel) **4**, 123—136 (1947). ~ Neue anatomische und experimentelle Ergebnisse über das optische Gebiet im Hypothalamus. Schweiz. Arch. Neurol. Psychiat. **66**, 67—86 (1950). ~ Über die hypothalamische Opticuswurzel des Hundes. Bull. schweiz. Akad. med. Wiss. **7**, 115—127 (1951). — **Frick, H.:** Selbstdifferenzierung oder abhängige Entwicklung? Neuere Untersuchungen zu einer alten Streitfrage der Entwicklungsgeschichte. Umschau H. 2, 42—45 (1951). — **Frieberg, T.:** Über den Anteil des Tränensackes und der Caruncula lacrimalis am Tränenabflußmechanismus. Ophthalmologica (Basel) **122**, 193—206 (1951). — **Friede, R.:** Vergleichende Studien zur Größe der tierischen und menschlichen Hornhaut mit besonderer Berücksichtigung der menschlichen Megalocornea. Albrecht v. Graefes Arch. Ophthal. **131**, 1—24 (1934). ~ Die Megalocornea congenita, eine phylogenetische Entwicklungsanomalie. Albrecht v. Graefes Arch. Ophthal. **148**, 761—774 (1948). — **Friedenwald, J., W. Buschke,** and **M. Morris:** Mitotic activity and wound healing in the corneal epithelium of vitamin A deficient rats. J. Nutr. **29**, 299 (1945). — **Friedenwald, J.,** and **R. Moses:** Modern refinements in tonometry. Docum. ophthal. (Den Haag) **4**, 335—361 (1950). — **Friedenwald, J. S.:** Permeability of the lens capsule. Arch. Ophthal. **3**, 182—193 (1930). ~ Retinal vascular dynamics. Amer. J. Ophthal. **17**, 387—395 (1934). ~ Circulation of the aqueous humor. V. Mechanism of Schlemm's canal. Arch. Ophthal. **16**, 65—77 (1936). ~ Studies on physiology, biochemistry and cytopathology of cornea in relation to injury by mustard gas and allied toxic agents. XVII. Summary and some possible interpretations. Bull. Johns Hopk. Hosp. **82**, 326—337 (1948). ~ The formation of the intraocular fluid. Proctor Award lecture of the association for research in Ophthalmology. Amer. J. Ophthal. **32**, 9—29 (1949). ~ Recent studies on corneal metabolism and growth. Cancer Res. **10**, 461—466 (1950). ~ Growth pressure and metaplasia of conjuctival and corneal epithelium. Docum. ophthal. (Den Haag) **5/6**, 184—192 (1950/51). — **Friedenwald, J. S.,** and **W. Buschke:** Mitotic and wound healing activity of corneal epithelium. Arch. Ophthal. **32**, 410 (1944a). ~ The influence of some experimental variables on the epithelian movements in the healing of corneal wounds. J. cell. comp. Physiol. **23**, 95—107 (1944b). — **Friedenwald, J. S., W. Buschke,** and **J. E. Crowell:** An exudate from injured cells and its relation to the healing of wounds of the corneal epithelium. J. cell. comp. Physiol. **25**, 45—52 (1945). — **Friedenwald, J. S.,** and **J. E. Crowell:** Histochemical studies on nucleic acid phosphatase. Bull. Johns Hopk. Hosp. **84**, 568—582 (1949). — **Friedenwald, J. S.,** and **H. F.**

Pierce: Circulation of the aqueous. I. Rate of flow. Arch. Ophthal. **7**, 538—557 (1932a). ~ Circulation of the aqueous. II. Mechanism of reabsorption of fluid. Arch. Ophthal. **8**, 9—16 (1932b). ~ Circulation of the aqueous. III. Reabsorption of crystalloids. Arch. Ophthal. **10**, 449—458 (1933). ~ Circulation of the aqueous. IV. Reabsorption of celloids. Arch. Ophthal. **14**, 599—608 (1935). — **Friedenwald, J. S.,** and **D. Rytel:** Contribution to the histopathology of cataract. Arch. Ophthal. **53**, 825—831 (1955). — **Friedenwald, J. S.,** and **R. D. Stiehler:** Structure of the vitreous. Arch. Ophthal. **14**, 789—808 (1935a). ~ Circulation of the aqueous. Trans. Amer. ophthal. Soc. **33**, 237 (1935b). ~ Circulation of the aqueous. VII. A mechanism of secretion of the intraocular fluid. Arch. Ophthal. **20**, 761—786 (1938). — **Friedman, B.:** Nature of the corneal "canals" produced by perilimbal injections of hydrogen peroxide. Arch. Ophthal. **50**, 688—695 (1953). — **Friedman, E.,** and **C. Kupfer:** Transcorneal potential in vivo. Arch. Ophthal. **64**, 892 (1960). — **Friedmann, I., T. Cawthorne, M. Mclay,** and **E. S. Bird:** Electron microscopic observations on the human membranous labyrinth with particular reference to Menière's disease. J. Ultrastruct. Res. **9**, 123—138 (1963). — **Frisch, K. v.:** Bees, their vision, chemical senses, and language. New York: Cornell University Press 1950. ~ Die Fähigkeit der Bienen, die Sonne durch die Wolken wahrzunehmen. S.-B. bayer. Akad. Wiss. **17**, 197 (1954). ~ Wie Insekten in die Welt schauen. Studium gen. **10**, 204—210 (1957). — **Frisch, K. v., M. Lindauer** u. **K. Daumer:** Über die Wahrnehmung polarisierten Lichtes durch das Bienenauge. Experientia (Basel) **16**, 289—301 (1960). — **Fritz, A.:** Calibres artériolaires rétiniens et débit sanguin local. Ann. Oculist. (Paris) **180**, 178—179 (1947). — **Fritz, M. A.:** Structure of cornea. Bull. Soc. belge Ophtal. **82**, 72—76 (1945) [Französisch]. — **Frunt, M. J.:** Sur l'anatomie vasculaire du nerf optique et du chiasma. Proc. roy. Soc. Méd. Sec. Path. **49**, 433—439 (1956). — **Fry, W. E.:** The reticulo-endothelial system of the eye. Trans. Amer. ophthal. Soc. **34**, 264—283 (1936). — **Frygin, N. V.:** External structure of ciliary plexus. Arkh. Anat. Gistol. Embriol. **35**, 104—105 (1958) [Russisch]. — **Fuchs, A.:** Über Netzhautzysten und über die Entstehung von Netzhautlöchern. Klin. Mbl. Augenheilk. **98**, 145—162 (1937). ~ The influence of general metabolic and nutritional disturbances upon the resistance of the cornea. Amer. J. Ophthal. **30**, 721—727 (1947). ~ A tissue proliferation in the iris. Klin. Mbl. Augenheilk. **123**, 513—530 (1953). — **Fuchs, E.:** Über die Ciliargefäße. Albrecht v. Graefes Arch. Ophthal. **122**, 219—239 (1929). — **Fuchs, J.:** Vom Einfluß des Lichtreizes auf den Stoffwechsel. Dtsch. med. Wschr. **1953**, 1054—1056. — **Fuente, Leoz de la, G. Bartalozzi,** and **R. Sanchez:** Modifications in the retinal arterial pressure through compression of the common carotid. Arch. Soc. oftal. hisp.-amer. **8**, 457—467 (1948). — **Fujimori, A.:** Über den unterhalb des Bulbus befindlichen glatten Muskel (sog. Müllerscher Muskel). Acta Soc. ophthal. jap. **40**, 1750—1761 u. dtsch. Zus.fass. 107—108 (1936) [Japanisch]. — **Fujimura, S.:** Über die Befunde des vorderen Augenabschnittes beim Neugeborenen, besonders über die klinischen und mikroskopischen Befunde. Acta Soc. ophthal. jap. **41**, 804—819 u. dtsch. Zus.fass. 68—69 (1937) [Japanisch]. — **Fujino, T.:** The blood supply of the lateral geniculate body. Jap. J. Ophthal. **6**, 24—33 (1962). — **Fujita, S.,** and **M. Horii:** Analysis of cytogenesis in the chick retina by tritiated thymidine autoradiography. Arch. histol. jap. **23**, 359—366 (1963). — **Fujiyama, A.:** An electron microscopic study of lens fibres in several animals. XIX. internat. Congr. of Ophthalm. New Delhi 1962 (in Druck). — **Fujiyama, H.:** Electron microscopic studies on the conjunctiva, sclera, cornea and crystalline lens. Acta Soc. ophthal. jap. **65**, 2101—2125 (1961) [Japanisch]. — **Fukamizu, J.:** Histologische Studien über die Tränenkanälchen von japanischen Embryonen. Acta Soc. ophthal. jap. **34**, 682—683 (1930). — **Fuks, B. B.:** The structure and viability of stored corneal endothelium. (Russian text.) Zh. Oftal. **4**, 240—242 (1956). — **Fukuda, M.:** Studies on the nerve endings in the extrinsic eye muscles of the rabbit. I. The nerve endings in the normal extrinsic eye muscles. Acta Soc. ophthal. jap. **60**, 318—334 (1956) [Japanisch mit engl. Zus.fass.]. ~ Studies on the nerve endings in the extrinsic eye muscles of the rabbit. Jap. J. Ophthal. **2**, 93—102 (1958). — **Fukušima, M.:** Alterserscheinungen der Hornhaut. Acta Soc. ophthal. jap. **41**, Suppl., 749—755 u. Esperanto-Zus.fass. 45 (1937) [Japanisch]. — **Funakawa, Y.,** u. **H. Isayama:** Über die Form der Augenlider und der Augenspalte bei den Chinesen. J. orient. Med. **27**, dtsch. Zus.fass. 4—5 (1937) [Japanisch]. — **Funder, W.:** Zum Problem der Altersveränderung der physiologischen Exkavation. Klin. Mbl. Augenheilk. **126**, 320—323 (1955). — **Funder, W.,** and **H. Rotter:** An explanation of the compensation maximum of Kleinert. Klin. Mbl. Augenheilk. **123**, 303—309 (1953). — **Fuortes, M. G. F.:** Initiation of impulses in visual cells of Limulus. J. Physiol. (Lond.) **148**, 14—28 (1959). — **Futagami, T.:** Electron microscopic study on lens fiber with special reference to its processus. Acta Soc. ophthal. jap. **66**, 1166—1176 (1962).

Gabriélidès, A. J.: Recherches sur l'embryogénie et l'anatomie comparée de l'angle de la chambre antérieur chez le poulet et chez l'homme. Muscle dilatateur de la pupille. Arch. Ophtal. (Paris) **15**, 176—193 (1895). ~ Le dilatateur pupille chez le lapin albinos. Bull. Soc. héllénique Ophthal. **19**, 39 (1952). — **Gärtner, J.:** Histologische Beobachtungen über die Struktur der vitroretinalen Grenzschicht. Klin. Mbl. Augenheilk. **141**, 261—280 (1962a). ~

Histologische Beobachtungen über physiologische vitreovaskuläre Adhärenzen. Klin. Mbl. Augenheilk. **141**, 530—545 (1962b). ~ Elektronenmikroskopische Untersuchungen über die Feinstruktur der normalen und pathologisch veränderten vitroretinalen Grenzschicht. Albrecht v. Graefes Arch. Ophthal. **165**, 71—102 (1962c). ~ Histologische Beobachtungen über Glaskörperrindenzellen und Hyalitis. Albrecht v. Graefes Arch. Ophthal. **164**, 473—495 (1962d). — **Gafner, F.,** u. **H. Goldmann:** Experimentelle Untersuchungen über den Zusammenhang von Augendrucksteigerung und Gesichtsfeldschädigung. Ophthalmologica (Basel) **130**, 357—377 (1953). — **Gaini, G.:** Appunti sulla saldatura dei processi della faccia e sullo sviluppo del condotto nasolacrimale. Arch. ital. Otol. **65** (3), 299—314 (1954). — **Gaipa, M.:** Osservazioni istochimiche sulla funzione secretoria dell'epitelio ciliare. Boll. Soc. ital. Biol. sper. **30**, 1000—1002 (1954a). ~ Ricerche istochimiche sulla ghiandola di Harder. I. La reazione di MacManus. Boll. Soc. ital. Biol. sper. **30**, 1300—1301 (1954b). — **Galin, M. A.:** Nervous control of intraocular pressure. Amer. J. Ophthal. **49**, 985—987 (1960). — **Gallego, A.:** Nota sobre las fibras vasomotoras de la retina. Arch. Soc. oftal. hisp.-amer. **6**, 1245—1246 (1946). — **Gandolfi, C.:** The importance of cilioretinal arteries in circulatory lesions of the retina. Ann. Ottal. **72**, 610—615 (1946). — **Gandolfi, C.,** and **A. Bottini:** Clinical observations on the retinal circulation after ligation or resection of the jugular veins. Ann. Ottal. **76**, 137—143 (1950). — **Gardell, S.:** Separation on dowex 50 ion exchange resin of glucosamin and galactosamine and their quantitative determination. Acta chem. scand. **7**, 207—215 (1953). — **Gardiner, S. L. P. A.:** Observations on the transparency of the conjunctiva. Brit. J. Ophthal. **28**, 538—554 (1944). — **Garron, L. K.:** Discussion on pathological findings on six eyes with primary glaucoma. In: Glaucoma. Transact. of the IV. Conference 1959, ed. by F. W. Newell, p. 231—232. New York: Josiah Macy Jr. Foundation 1960a. ~ The fine structure of the normal trabecular apparatus in man. In: Glaucoma. Transact. of the IV. Conference 1959. New York: J. Macy Jr. Foundation 1960b. ~ The ultrastructure of Bruch's membrane. 19. Internat. Congr. of Ophthalm., New Delhi 1962. — **Garron, L. K.,** and **M. L. Feeney:** Electron microscopic studies of the human eye. II. Study of the trabeculae by light and electron microscopy. Arch. Ophthal. **62**, 966—973 (1959). — **Garron, L. K., M. L. Feeney, M. J. Hogan,** and **W. K. McEwen:** Electron microscopic studies of the human eye. I. Preliminary investigations of trabeculum. Amer. J. Ophthal. **46**, part II, 27—35 (1958). — **Garron, L. K., M. J. Hogan, K. W. McEwen, M. L. Feeney,** and **J. Esperson:** Electron microscopy of ocular tissue. Arch. Ophthal. **61**, 647—653 (1959). — **Gartner, J.:** Elektronenmikroskopische Untersuchungen über die Feinstruktur der vitroretinalen Grenzschicht. Ber. 7. Jahresverslg Ostr. Ophth. Ges. **61**—64 (1962). ~ Elektronenmikroskopische Untersuchungen über die Feinstruktur der normalen und pathologisch veränderten vitreoretinalen Grenzschicht. Albrecht v. Graefes Arch. Ophthal. **165**, 71—102 (1962). — **Gartner, S.:** Blood vessels of conjunction, studies of high speed macrophotography. Arch. Ophthal. **32**, 464—476 (1944). ~ Method for biomicroscopic study of conjunctival blood vessels. Arch. Ophthal. **35**, 519—524 (1946). — **Gartner, S.,** and **B. S. Priestley:** Transplantation of the vitreous. Arch. Ophthal. **38**, 487—493 (1947). — **Gartner, S.,** and **A. Schlossman:** Retinitis pigmentosa associated with glaucoma. Amer. J. Ophthal. **32**, 1337—1350 (1949). — **Garzino, A.:** L'aspetto istologico del sacco lacrimale nelle varie etá della vita. Rass. ital. Ottal. **20**, 343—381 (1951). ~ Oncocytes (picnocytes) in the walls of the lacrimal sac. Rass. ital. Ottal. **21**, 125—240 (1952). ~ Le fibre della zonula di Zinn studiate a fresco con il microscopio a contrasto di fase. Rass. ital. Ottal. **22**, 1—22 (1953). ~ La capsula del cristallino al microscopio a contrasto di fase. Rass. ital. Ottal. **23** (1954). ~ Sulla struttura di capsula lenti studiate con il microscopio a contrasto di fase. Rass. ital. Ottal. **23**, 24—35 (1954). ~ Le fibre collagene nella cornea normale e nei processi di cicatrizzazione corneale. (Osservazioni al microscopio elettronico.) Rass. ital. Ottal. **24**, 118—157 (1955). ~ Modificazioni del collagene sclerale nella miopia maligna. Rass. ital. Ottal. **25**, 241—280 (1956). — **Gasser, O.:** Über die Existenz des Canalis hyaloideus bei Mensch und Tier. Albrecht v. Graefes Arch. Ophthal. **134**, 297—304 (1935). — **Gasteiger, H.:** Über Mißbildungen im Bereiche der Iris und des Kammerwinkels und Glaukom. Klin. Mbl. Augenheilk. **98**, 371—372 (1937). — Über eine eigenartige Veränderung des vorderen Augenabschnittes bei Mutter und Tochter. Klin. Mbl. Augenheilk. **3**, 247—254 (1945/46). — **Gát, L.:** Ein Beitrag zur Topographie des Ansatzes der vier geraden Augenmuskeln. Ophthalmologica (Basel) **114**, 43—51 (1947). — **Gatz, A. J.:** Experimental argyria in albino rats. Anat. Rec. **103**, 454—455 (1949). — **Gay, H.,** and **B. P. Kaufmann:** Corneal epithelium as source of mammalian somatic mitoses. Stain Technol. **25**, 209—216 (1950). — **Gaze, R. M.:** Regeneration of the optic nerve in Xenopus laevis. Quart. J. exp. Physiol. **44**, 290 (1959). — **Gaze, R. M.,** and **A. Peters:** The development, structure and composition of the optic nerve of Xenopus laevis (Daudin). J. exp. Physiol. **46**, 299—309 (1961). — **Geiger, B. J., H. Steenbock,** and **H. T. Parsons:** Lathyrism in the rat. J. Nutr. **6**, 427—442 (1933). — **Geiringer, M.:** Die Beziehung der basalen Opticuswurzel zur Hypophyse und ihre Bedeutung für den Farbwechsel der Amphibien. Anat. Anz. **86**, 202—207 (1938). — **Gellért, A.:** L'innervation de la glande lacrymale.

Arch. Anat. (Bonn) **23**, 109—125 (1936). — **Gemolotto, G.:** Ricerche elettroforetiche sul
contenuto in proteine idrosolubili del cristallino di coniglio nel corso della degenerazione
corioretinica sperimentale da iodato di sodio. G. ital. Oftal. **6**, 510—516 (1953). ~ Ricerche
istochimiche sul comportamento dei mucopolisaccaridi della cornea un tipo cheratite sperimentale. Arch. Ottal. **59**, 185—190 (1955). — **Gemolotto, G., e C. Patrone:** Rilievi isto-
chimice sulla distribuzione del mucopolisaccaride nelle cornea sclera dell'occhio umano nelle
diversa età. G. ital. Oftal. **8**, 42—52 (1955). — **Genis Gálvez, J. M.:** The presence of spiral
nerve-endings in the orbicularis of the lids. Arch. Soc. oftal. hisp.-amer. **12**, 1327—1334
(1952). ~ Contribución al conocimiento de la fina estructura del vegetativo corneal. Arch.
Soc. oftal. hisp.-amer. **14**, 1184—1216 (1954). ~ Inervación del conductillo lagrimal. Arch.
Soc. oftal. hisp.-amer. **15**, 71—85 (1955). ~ Estudio volumetrico de los nucleos de la retina
en el embrion y feto humano durante la ontogenia. Arch. Soc. oftal. hisp.-amer. **15**, 59—87
(1956). ~ Innervation of the ciliary muscle. Anat. Rec. **127**, 219—230 (1957a). ~ Innervation
vegetative de la ,,Substantia propria'' de la cornée. Acta neuroveg. (Wien) **15**, 43—59
(1957b). — **Genis-Gálvez, J. M., y C. D. Clemente:** Análisis comparativo de la inervación
del músculo liso de la membrana nictitante y del músculo ciliar. Arch. esp. Morph. **8**, 159—179
(1957). — **Gerebtzoff, A.:** Localisation de l'acétylcholinesterase et des mediateurs diphénoliques dans la rétine. Ann. Oculist. (Paris) **189**, 121—128 (1956). ~ Cholinesterases: A histochemical contribution to the solution of some functional problems. London: Pergamon
Press 1959. — **Gerhardt, K.:** Zum Wachstumsverhalten der menschlichen Augenbrauen.
Z. Morph. u. Anthrop. **46**, 143—151 (1954). — **Gerlach, J., u. H. Spuler:** Die anatomischen
Variationen der Orbitalgefäße und ihre klinische Bedeutung. Münch. med. Wschr. **104**,
850—852 (1962). — **Gernandt, B.:** Colour sensitivity, contrast and polarity of the retinal
elements. J. Neurophysiol. **10**, 303—308 (1947). — **Gernandt, B., and R. Granit:** Single
fibre analysis of inhibition and the polarity of the retinal elements. J. Neurophysiol. **10**,
295—301 (1947). — **Gezurian, L. Z.:** Corneal epithelium: mitotic action of the lipotropic
factors. Arch. Oftal. B. Aires **27**, 450—451 (1952). — **Gezurian, Z. W., y J. M. Persoglia:**
Indice mitósico de la capa basal del epitelio corneal del cobayo normal. Arch. Oftal. B. Aires
26, 234—236 (1951). — **Ghiani, P., e G. Bergamini:** Aspetti della evoluzione fisiomorfologica
della cornea. Osservazioni istochimiche in embrione di pollo. Atti Accad. ligure. sci. e lettere
(Genoa) **14**, 298—301 (1957). — **Giacomini, P.:** Annotazioni sopra l'anatomia del Negro.
Première Mémoire: Cartilage du repli sémilunaire dans l'hommer blanc, dans le Négre, dans
l'Orang, dans le Cercopithèque et dans le Cynocéphale. Arch. ital. Biol. **3**, 331—356 (1883). —
Giardini, A., and H. Swanljung: Effects of anoxin on the fluorescein permeability of the blood-
aqueous barrier. Brit. J. Ophthal. **35**, 114—118 (1951). — **Giersberg, H.:** Über den Einfluß
des Lichtes auf den Organismus auf dem Wege über das Auge. Scientia (Bologna) **72**, 131—134
(1942). — **Gigon, A.:** Licht und Kohlenhydratstoffwechsel. Schweiz. med. Wschr. **10**, 859—861
(1929). — **Gilbert, P. W.:** The origin and development of the extrinsic ocular muscles in
the domestic cat. J. Morph. **81**, 151—193 (1947). ~ The origin and development of the
head cavities in the human embryo. J. Morph. **90**, 149—188 (1952). — **Gillian, L. A.:** The
connections of the basal optic root (posterior accessory optic tract) and its nucleus in various
mammals. J. comp. Neurol. **74**, 367—408 (1941). — **Giroud, A., A. Delmas, J. Lefebvres**
et **H. Prost:** Étude de malformations oculaires chez le fœtus du rat déficient en acide folique.
Arch. anat. micr. Morph. exp. **43**, 21—41 (1954). — **Giunta, G., e D. Mastrangelo:** L'angio-
architettonica del chiasma e dei nervi ottici. Boll. Soc. ital. Biol. sper. **31**, 563—566 (1955). —
Givner, I.: Episklerale Ganglienzellen. Arch. Ophthal. **22**, 82—88 (1939) [Englisch]. —
Gladstone, R. E., and P. G. Wakeley: The pineal organ. London: Baillière, Tindall & Cox
1940. — **Glees, M.:** Kopfindex und Refraktion. Arch. Augenheilk. **110**, 642—645 (1937). ~
Über rheologische Eigenschaften des Glaskörpers. Ber. Dtsch. Ophthal. Ges., 58. Verslg
Heidelberg 1953, S. 122—125. ~ Über zilioretinale und optikoziliare Gefäße als allgemein
diagnostischer Hinweis. Klin. Mbl. Augenheilk. **128**, 580—592 (1956). — **Glees, P.:** The
termination of optic fibres in the lateral geniculate body of the cat. J. Anat. (Lond.) **75**,
434—440 (1941). — **Gloster, J.:** Carbonic anhydrase in the vitreous body. Brit. J. Ophthal.
40, 487—491 (1956). — **Glück, B.:** Streaks in retina. Congenital bands. Proc. roy. Soc.
Med. **32**, 1615—1616 (1939). — **Glücksmann, A.:** Zur Entwicklung der vorderen Augenkammer beim Menschen. Albrecht v. Graefes Arch. Ophthal. **132**, 51—70 (1934). ~ Development and differentiation of the tadpole eye. Brit. J. Ophthal. **24**, 153—178 (1940). —
Go, K.: Studies on the system of episcleral blood vessels. J. clin. Ophthal. **12**, 911—930
(1958) [Japanisch]. — **Go, K. H.:** Exudation and absorption mechanisms of the normal
conjunctival capillaries. Brit. J. Ophthal. **37**, 50—53 (1953). — **Go, Y.:** Studies on the early
development of the eyes in Japanese foetuses. I. The cornea. Acta Soc. ophthal. jap. **63**,
197 (1959) [Japanisch]. — **Godet, R.:** Développement et évolution des glandes lacrymales
péri-auriculaires chez la taupe mâle. C. R. Soc. Biol. (Paris) **150**, 1926—1929 (1956). —
Godtfredsen, E.: The orbit, the ocular adnexa and the skull. Fortschr. Augenheilk. **2**, 133—185
(1953). — **Goedbloed, J.:** Studien am Glaskörper. I. Die Struktur des Glaskörpers. Albrecht

v. Graefes Arch. Ophthal. **132**, 323—352 (1934). ~ Studien am Glaskörper. II. Über den sogenannten Gelcharakter des Glaskörpers. Albrecht v. Graefes Arch. Ophthal. **133**, 1—19 (1934). ~ Studien am Glaskörper. III. und IV. Albrecht v. Graefes Arch. Ophthal. **134**, 146—166 (1935). ~ Studien am Glaskörper. V. Über den Expansionsdruck des entsalzten Glaskörpers. Albrecht v. Graefes Arch. Ophthal. **137**, 127—130 (1937). — **Goerttler, Kl., u. K. Wegener:** Die mitotische Aktivität einzelner Abschnitte des Zentralnervensystems einschließlich Linse und Gehör-Gleichgewichtsorgan beim Hühnchen. Z. Zellforsch. **59**, 771—789 (1963). — **Goldberger, E.:** Epicanthus and its variants among caucasians. Arch. Ophthal. **16**, 506—515 (1936). — **Goldmann, H.:** Über Entstehung von Diskontinuitäts-flächen in der Linse. Albrecht v. Graefes Arch. Ophthal. **122**, 198—218 (1929). ~ The drainage of the aqueous in man. Ophthalmologica (Basel) **3**, 146—154 (1946a). ~ Weitere Befunde über den Abfluß des Kammerwassers beim Menschen. Ophthalmologica (Basel) **112**, 344—349 (1946b). ~ The outflow pressure of the aqueous in man. Ophthalmologica (Basel) **114**, 81—94 (1947). ~ Der Übertritt von Fluorescein aus dem Blut ins Kammerwasser des normalen Menschen. Experientia (Basel) **5**, 295—301 (1049a). ~ Do the aqueous veins contain aqueous? Ophthalmologica (Basel) **117**, 240—243 (1949b). ~ Die Kammerwasservenen und das Poiseuille'sche Gesetz. Ophthalmologica (Basel) **118**, 496—519 (1949c). ~ Über Fluoreszein in der menschlichen Vorderkammer. Ophthalmologica (Basel) **119**, 65—95 (1950a). ~ Zur Frage des Sitzes der Widerstandserhöhung beim einfachen Glaukom. Ophthalmologica (Basel) **119**, 267—280 (1950b). ~ Der Druck im Schlemmschen Kanal bei Normalen und bei Glaucoma simplex. Experientia (Basel) **6**, 110 (1950c). ~ Das Minutenvolumen der menschlichen Vorderkammer bei Normalen und bei Fällen von primärem Glaucom. Ophthalmologica (Basel) **120**, 150—156 (1950d). ~ The other ways of outflow of the anterior chamber. Trans. ophthal. Soc. **70**, 12 (1951a). ~ L'origine de la l'hypertension oculaire dans le glaucome primitif. Ann. Oculist. (Paris) **184**, 1086—1105 (1951b). ~ Abflußdruck, Minutenvolumen und Widerstand der Kammerwasserströmung des Menschen. Docum. ophthal. (Den Haag) **5/6**, 278—356 (1951c). ~ Die Wirkungsweise der Iridektomie beim chronisch-kongestiven Glaukom. Ophthalmologica (Basel) **123**, 202—206 (1952). ~ The function of the trabeculum-canal Schlemm system in the presence of other outflow channels. Ophthalmologica (Basel) **125**, 16—21 (1953). ~ Zwei Vorlesungen über Biomikroskopie des Auges. Bern 1954. ~ Zur Biomikroskopie des Glaskörpers. Ophthalmologica (Basel) **127**, 334—339 (1954). ~ Clinical aspect of the outflow of the aqueous humour. I. The rate of flow of the aqueous humour. Glaucoma Symposion. Oxford: Blackwell 1955a. ~ Pressure in the canal of Schlemm. Brit. J. Ophthal. **39**, 764—772 (1955b). ~ The rate of aqueous flow in glaucoma. Springfield (Ill.): Ch. C. Thomas 1955c. ~ Slitlamp microscopy of the vitreous and the fundus. Amer. J. Ophthal. **42**, 887—897 (1956). ~ Le corps vitré. Bull. Soc. franç. Ophtal. **1957**a, 97—153. ~ Zwei Vorlesungen über Biomikroskopie des Auges. Haag-Streit A-G., Liebefeld, Bern 1957b. ~ In: A. Busacca, H. Goldmann u. S. Schiff-Wertheimer, Biomicroscopie du corps vitré et du fond de l'œil. Paris: Masson & Cie. 1957c. ~ Zur Rheologie des episkleralen Venensystems und des Trab. corneosclerale. Docum. ophthal. (Den Haag) **16**, 128—149 (1962). — **Goldmann, H., and A. Aschmann:** Studies on accommodation (correction of paresis of accommodation and the physical and physiologic range of accommodation). Ophthalmologica (Basel) **3**, 182—186 (1946). — **Goldsmith, J.:** Dynamics of intracapsular cataract extraction. Arch. Ophthal. **29**, 380—434 (1943). — **Goldsmith, T. H.:** The visuel system of the honeybee. Proc. nat. Acad. Sci. (Wash.) **44**, 123—126 (1958). ~ Fine structure of the retinulae in the compound eye of the honeybee. J. Cell Biol. **14**, 489—494 (1962). — **Goldsmith, T. H., and D. E. Philpott:** The microstructure of the compound eyes of insects. J. biophys. biochem. Cytol. **3**, 429—438 (1957). — **Goldstein, K.:** Untersuchungen über das Vorderhirn und Zwischenhirn einiger Knochenfische. Arch. mikr. Anat. **66**, 14—26 (1905). — **Goldzieher, W.:** Über Implantationen in die vordere Augenkammer. Naunyn-Schmiedebergs Arch. exp. Path. Pharmakol. **2**, 387—404 (1874). — **Gololobova, M. T.:** The mitotic activity of the epidermis in proximity to a wound and of the epithelium of the cornea of rats subjected longterm to uninterrupted exposure to light. Byull. éks. Biol. Med. **54**, 96—100 (1962) [Russisch]. — **Gomez, L., and F. H. Pike:** The histological changes in nerve cells due to total, temporary anaemica of the central nervous system. J. exp. Med. **11**, 257 (1909). — **Gonzales-Pola, A. M.:** The physiology of the intra-ocular circulation. Arch. Soc. oftal. hisp.-amer. **5**, 79—91 (1945). — **Goodale, H. D.:** Early growth rates of chickens with special reference to ultra-violet light. Amer. J. Physiol. **79**, 44—60 (1926). — **Gorden, S. E.:** Studies on the retinal pigment of the embryo chick. Trans. Kansas Acad. Sci. **37**, 217—223 (1934). — **Gorden, R.:** Vascular anomaly of left retina. Proc. roy. Soc. Med. **32**, 1616 (1939). — **Goslar, H. G., u. R. Seitz:** Das histochemische Bild von Hornhautdegenerationen und -dystrophien in Beziehung zum ophthalmoskopischen Befund. Acta histochem. (Jena) **12**, 289—304 (1961). ~ Zur Frage des Verhaltens homoio-plastischer Hornhauttransplantate. Verh. Anat. Ges., 57. Verslg, Hamburg. Anat. Anz. Suppl. **111**, 156—161 (1962). — **Gostejewa, M.:** Artbesonderheiten der Linsenbildung aus dem Rumpfepithel bei Rana esculenta, R. ridibunda und Rana temporaria. Biol. Zbl. **4**, 447—460 (1935). — **Gottschewski, G. H. M.:** Morphogenetische Untersuchungen an in vitro wachsenden Augenanlagen von Drosophila melanogaster. Wilhelm Roux' Arch. Entwickl.-Mech. Org. **152**, 204—229 (1960). ~ Die Entwicklung des Chiasma externum bei Drosophila melanogaster. Verh. Anat. Ges. 58. Verslg 1960/61. Erg.-Heft Anat. Anz. **109**, 136—142 (1962). — **Goulden, Ch.:** Refraction of the eye: including elementary physiological optics. London: J. and A. Churchill 1938. XVI, 271 S. — **Gourévitch, A.:** Consommation du glycogène par la rétine à lumière et à l'obscurité. J. Physiol. (Paris) **43**, 255—261 (1951a). ~ La glycogènolyse dans les celles visuelles de l'œil éclaré de la langouste. C. R. Soc. Biol. (Paris) **145**, 1839—1841 (1951b). ~ La localisation histologique du glycogène dans la rétine des poissons et sa consommation à la lumière. J. Physiol. (Paris) **46**, 633—641 (1954a). ~ La localisation histologique du glycogène dans la rétine des poissons. C. R. Soc. Biol. (Paris) **148**, 213—215 (1954d). ~ La glycogènolyse dans les cellules sensorielles et nerveuses de la rétine des poissons. C. R. Soc. Biol. (Paris) **148**, 345—346 (1954c). — **Goyena, J. D.:** La vascularization ocular. Arch. Anat. Antrop. (Lisboa) **17**, 439—460 (1936). — **Grafflin, A. L.,** and **E. G. Corddry:** A note on peripheral blood vascular beds in the bulbar conjunctiva of man. Bull. Johns Hopk. Hosp. **92**, 423—425 (1953a). ~ Studies of peripheral blood vascular beds in the bulbar conjunctiva of man. Bull. Johns Hopk. Hosp. **93**, 275—289 (1953b). — **Granit, R.:** Die Elektrophysiologie der Netzhaut und des Sehnerven mit besonderer Berücksichtigung der theoretischen Begründung der Flimmermethode. Acta ophthal. (Kbh.) **14**, Suppl. 8, 1—98 (1936). ~ The colour receptors of the mammalian retina. J. Neurophysiol. **8**, 195—210 (1945). ~ Sensory mechanisms of the retina. London: Oxford University Press 1947. ~ Neural organization of the retinal elements, as revealed by polarization. J. Neurophysiol. **11**, 239—252 (1948a). ~ The mammalian colour modulators. J. Neurophysiol. **11**, 253—260 (1948b). ~ The organization of the vertebrate retinal elements. Ergebn. Physiol. **46**, 31—70 (1950). ~ Receptors and sensory perception. New Haven: Yale University Press 1955a. ~ The visuel pathway. A confrontation of physiology with anatomy. Part III of "The Eye", ed. H. Davson, vol. 2, p. 537—763. London: Academic Press 1962. ~ Centrifugal and antidromic effects on ganglion cells of retina. J. Neurophysiol. **18**, 388—411 (1955b). ~ Einige Ergebnisse und Prinzipien der Netzhautforschung. Studium gen. **10**, 244—251 (1957). ~ Retina and optic nerve. In: The Eye, herausgeg. v. H. Davson, p. 541—568. New York: Academic Press 1962. — **Granit, R.,** and **W. Donner:** The analysis of retinal elements by the microelectrode technique. Docum. ophthal. (Den Haag) **3**, 65—93 (1949). — **Granit, R.,** and **E. Marg:** Conduction velocities in rabbit's optic nerve. J. Neurophysiol. **18**, 388—411 (1958). — **Granit, R.,** and **K. Tansley:** Rods, cones and the localization of pre-excitatory inhibition in the mammalian retina. J. Physiol. (Lond.) **107**, 54—66 (1948). — **Grant, W. M.:** Tonographic method for measuring the facility and rate of aqueous flow in human eyes. Arch. Ophthal. **44**, 204—214 (1950). — **Grant, H. M.:** Facility of flow through the trabecular meshwork. Arch. Ophthal. **54**, 245—248 (1955); **60**, 523—533 (1958). — **Grant, W. M.:** Further studies on facility of flow through the trabecular meshwork. Arch. Ophthal. **60**, 523—533 (1958). — **Grant, W. M.:** Aqueous production and flow. (Physiologic and pathologic aspects.) In: Symposion on glaucoma, ed. by W. B. Clark, p. 69—74. St. Louis: C. V. Mosby Co. 1959. — **Grant, W. M.,** and **R. R. Trotter:** Factors responsible for the resistance to outflow of intraocular fluid. Acta XVII Conc. Ophthal. **3**, 1636—1645 (1955a). ~ Tonographic measurements in enucleated eyes. Arch. Ophthal. **53**, 191—200 (1955b). — **Graumann, W.:** Das Vorkommen von Perjodsäure-Leucofuchsin-(PSL)positiven Substanzen im embryonalen Organismus. Anat. Anz. **99**, 19—20 (1952). ~ Kohlenhydrathistochemie der Bindegewebsfasern. Acta histochem. (Jena) **3**, 226—242 (1957). — **Graumann, W.,** u. **J. W. Rohen:** Chemohistologische Befunde am menschlichen Auge (Cornea, Sklera, Uvea). Z. mikr.-anat. Forsch. **64**, 652—671 (1958). — **Graves, B.:** Certain clinical features of the normal limbus. Brit. J. Ophthal. **18**, 305—341, 369—387 (1934). — **Grawert, E.:** Untersuchungen über die Färbbarkeit hell- und dunkeladaptierter Netzhäute. Z. Zellforsch. **30**, 595—597 (1940). — **Grawitz, P. B.:** The transformation of corneal epithelial cells into cells resembling leucocytes. Arch. Ophthal. **152**, 312—318 (1951). — **Gray, E. G.:** Ultrastructure of synapse of the cerebral cortex and of certain specialisations of neurological membranes. In: Electron microscopy in anatomy, p. 54—73. London: Edw. Arnold 1961. — **Gray, E. G.,** and **R. J. Pumphrey:** Ultrastructure of the insect ear. Nature (Lond.) **181**, 618 (1958). — **Greaves, D. P.,** and **E. S. Perkins:** Aqueous veins in rabbits. Brit. J. Ophthal. **35**, 119—123 (1951a). ~ Buphthalmos in the rabbit. Brit. J. Ophthal. **35**, 232—233 (1951b). ~ Influence of the sympathetic nervous system on the intraocular pressure and vascular circulation of the eye. Brit. J. Ophthal. **36**, 258—264 (1952). ~ Influence of the third cranial nerve on intraocular pressure. Brit. J. Ophthal. **37**, 54—57 (1953). — **Greeff, R.:** Zur Kenntnis der intraocularen Cysten. Arch. Augenheilk. **25**, 395—416 (1892). — **Gregersen, E.:** The spongy structure of human iris. Preliminary report. Acta ophthal. (Kbh.) **36**, 522—535 (1958a). ~ The tissue spaces in the human iris and their communication with the anterior chamber by way of the iridic crypts. Acta ophthal. (Kbh.) **36**, 819—828 (1958b). ~ Elimination of high- and low-molecular dextran fractions from the anterior chamber and iridic stroma of rabbit eyes. Acta ophthal. (Kbh.) **37**, 35—48 (1959a). ~ Structural variations of the crypts and "Bridge trabeculae" of the human iris. Acta ophthal. (Kbh.) **37**, 119—124 (1959b). ~ The tubular tissue spaces surrounding the endothelial channels of the human iridic vessels. Acta ophthal. (Kbh.) **37**, 199—208 (1959c). ~ Studies on the spongy structure of the human iris and its imbibition with the aqueous humour. Copenhagen: Munksgaard 1960. 102 p. — **Grether, W., V. Köhler, W. Münich** u. **J. Scharf:** Histochemische Untersuchungen an der Cornea auf den Einfluß von Monojodessigsäure, Phlorrizin und Hyaluronidase auf die alkalische Phosphatase. Naunyn-Schmiedebergs Arch. exp. Path. Pharmak. **214**, 398—403 (1952). — **Grether, W. F.:** Color vision and color blindness in monkeys. Comp. Psychol. Monogr. **15** (1939). ~ Chimpanzee color vision. I. The discrimination at three spectral points. J. comp. Psychol. **29**, 167—177 (1940a). ~ II. Color mixture proportions. J. comp. Psychol. **29**, 179—186 (1940b). ~ Chimpanzee color vision. III. Spectral limits. J. comp. Psychol. **29**, 187—192 (1940c). ~ A comparison of human and chimpanzee spectral hue discrimination. J. exp. Psychol. **26**, 394—403 (1940d). ~ Spectral saturation curves for chimpanzee and man. J. exp. Psychol. **28**, 419—427 (1941). ~ The magnitude of simultaneous color contrast and simultaneous brightness contrast for chimpanzee and man. J. exp. Psychol. **30**, 69—83 (1942). — **Greving, R.:** Beiträge zur Anatomie des Zwischenhirns und seiner Funktion. II. Der anatomische Verlauf eines Faserbündels des Nervus opticus beim Menschen (Tr. supra-optico-thalamicus), zugleich ein Beitrag zur Anatomie des unteren Thalamusstieles. Albrecht v. Graefes Arch. Ophthal. **115**, 523—534 (1925). ~ Handbuch der mikroskopischen Anatomie des Menschen, S. 917—1049. Berlin: Springer 1928. — Die zentralen Anteile des vegetativen Nervensystems. In: Handbuch der mikroskopischen Anatomie des Menschen, Bd. IV/1. Berlin: Springer 1928. — **Griffin, D. R.:** Sensory physiology and the orientation of animals. Amer. Scientist **41**, 209—281 (1953). — **Grignolo, A.:** Sul problema dell'esistenza delle fibre elastiche nell'iride. Boll. Soc. ital. Biol. sper. **13**, 59—61 (1938). ~ Aspetti morfologici del componente elastico nell'iride. Rass. ital. Ottal. **9**, 259—281 (1940). ~ Fibrous components of vitreous body. Arch. Ophthal. **47**, 760—774 (1952). ~ Les connaissances actuelles sur la structure du corps vitré. Fortschr. Augenheilk. **2**, 1—35 (1953a). ~ Osservazioni preliminari a luce polarizzata sulla struttura submicroscopica del vitreo. Boll. Soc. ital. Biol. sper. **29**, 1099—1100 (1953b). ~ Osservazioni preliminari sulla struttura submicroscopica della cristalloide. Boll. Soc. ital. Biol. sper. **29**, 1618—1619 (1953c). ~ Ricerche sulla struttura submicroscopica dei tessuti oculari. G. ital. Oftal. **7**, 1—23 (1954). ~ Ricerche preliminari sulla struttura submicroscopica della membrana di Descemet. Ateneo parmense **25** (1954). ~ Ricerche sulla struttura submicroscopica della cristalloide. G. ital. Oftal. **7**, 300—322 (1954). ~ Studi sulla struttura submicroscopica dei tessuti oculari. Boll. Oculist. **33**, No 9 (1954). — **Grignolo, A.,** and **A. Bairati:** Submicroscopic structure of the ox lens capsule. Naturwissenschaften **11**, 263—264 (1954). — **Grimes, P.,** and **L. v. Sallmann:** Comparative anatomy of the ciliary nerves. Arch. Ophthal. **64**, 81—91 (1960). — **Grimm, H.:** Kurze Bemerkung zu einer japanischen Arbeit „Extravasculäre Saftbahnen des Augapfels und Sehnerven und ihre Beziehungen zu den orbitalen Lymphgefäßen" von S. Magary. Klin. Mbl. Augenheilk. **127**, 108 (1955). — **Grönholm, H.:** Experimentelle Untersuchungen über die Einwirkung des Eserins auf den Flüssigkeitswechsel und die Zirkulation im Auge. Albrecht v. Graefes Arch. Ophthal. **49**, 620—711 (1900). — **Groenouw, W.:** Die Irisdiagnose. Dtsch. med. Wschr. **1939** I, 469—472. — **Gross, J.:** The behavior of collagen units as model in morphogenesis. J. biophys. biochem. Cytol. **2**, Suppl. 261—274 (1956). — **Gross, J., A. G. Matoltsy,** and **C. Cohen:** Vitrosin: A member of the collagen class. J. biophys. biochem. Cytol. **1**, 215—220 (1955). — **Grosser, O.:** Zur Entwicklung der Säugetierhornhaut. Z. mikr.-anat. Forsch. **36**, 516—524 (1934). — **Grossfeld, H., K. Meyer, G. Godman,** and **A. Linker:** Mucopolysaccharides produced in tissue culture. J. biophys. biochem. Cytol. **3**, 391—396 (1957). — **Gruber, M.:** Cornea verticillata. Ophthalmologica (Basel) **112**, 88—91 (1946). — **Gruber, S. H., D. H. Hamasaki,** and **C. D. B. Bridges:** Cones in the retina of the lemon shark (Negaprion brevirostris). Vision Res. **3**, 397—399 (1963). — **Gruenwald, P.:** Absence of the optic nerve in cyclopia. Anat. Rec. **91**, 13—20 (1945). — **Grüter, W.:** Die Mikrostruktur der Epithelzelle und ihre Bedeutung für die Ätiologie des Trachoms. Rev. int. Trachome **15**, 9—14 (1938). ~ Die Verbreitung der Elementargranula in den natürlichen Saftbahnen der Hornhaut und ihre Bedeutung für die Morphologie. Klin. Mbl. Augenheilk. **113**, 277—278 (1948). — **Grynfeldt, J.:** Le muscle dilatateur de la pupille chez les mammifères. Ann. Oculist. (Paris) **71**, 331—340 (1898). ~ Note sur la structure des fibres musculaires lisses. D'origine épithéliale dans les sphincters de l'iris. Bull. de l'Ass. Anat. 25. C. R. Assoc. Anat. Reunion, **26**, 228—232 (1931).— **Günther, G.:** Histologische Studien an i.c. extrahierten Linsen. Arch. Augenheilk. **153**, 359—370 (1952). — **Günther, G.:** Ergebnisse der metachromatischen Färbung der normalen und pathologischen Hornhaut. 58. Zusammenk. der Dtsch. Ophthal. Ges. Heidelberg 1953,

S. 169—172 (1953a). ~ Die Metachromasie der konservierten menschlichen Leichenhornhaut. Albrecht v. Graefes Arch. Ophthal. **154**, 177—183 (1953b); **154**, 184—196 (1953c). ~ Zur Regeneration der Hornhaut. Wiss. Z. Univ. Greifswald **4**, 107—110 (1954). ~ Über die Verdoppelung der Descemetschen Membran. Ophthalmologica (Basel) **131**, 410—416 (1956). ~ **Günther, G.**, u. **H. Lotz:** Histologische Studien an Leichenhornhäuten, die als Fixierungsdecke bei Keratoplastik verwendet wurden. 57. Zusammenk. der Dtsch. Ophthal. Ges. Heidelberg 1951, Ber. Dtsch. Ophthal. Ges. 1952, S. 15—18. — **Günther, G.**, u. **R. Witkowski:** Die Entwicklung der metachromatischen Substanz an Augen von Kükenembryonen. Med. Bild **2**, 177—178 (1959). — **Guerrieri, G.:** Note d'histologia comparata sulla congiuntiva dei vertebrati. Atti Congr. Soc. Oftalm. ital. 1936, S. 363—413. — **Guerrier, Y.**, et **G. Nayral:** La place des vaisseaux de l'orbite dans les anastomoses intercarotidiennes. Montpellier méd. **46**, 175—180 (1954). — **Gürtler, E.:** Über das Verhalten der vorderen Grenzschicht der Iris und der Reduktionsgrad derselben beim Menschen von der Geburt bis über die Reifungsperiode. Med. Diss. Wien 1953, 72 S. — **Güttes, E.:** Die Herkunft des Augenpigmentes beim Kaninchenembryo. Z. Zellforsch. **39**, 168—202 (1953a). ~ Über die Beeinflussung der Pigmentgenese im Auge des Hühnerembryos durch Röntgenstrahlen und über die Herkunft der Pigmentgranula. Z. Zellforsch. **39**, 260—275 (1953b). ~ Über die cytologischen Grundlagen der Netzhautpigmentierung bei Retinitis pigmentosa. Albrecht v. Graefes Arch. Ophthal. **154**, 253—256 (1953c). — **Güttes, E.**, and **S. M. Brandt:** Dopa reaction and Golgi material in the retinal pigment epithelium of chick embryos. J. Histochem. Cytochem. **9**, 457—458 (1961). — **Gugg, W.:** Der Skleralring der plagiotremen Reptilien. Zool. Jb., Abt. Anat. u. Ontog. **65**, 339—416 (1939) u. Jena: Med. Diss. 1938. — **Guieysse-Pelissier, A.:** Étude de la disjonction des paupières chez la jeune souris blanche. Bull. Histol. appl. **14**, 73—79 (1937). — **Guillery, H.:** Untersuchungen über Uveagifte. Arch. Augenheilk. **78**, 11—51 (1915). — **Guist, G.:** Klinische Betrachtungen und experimentelle Ergebnisse zur Frage über die Erholungsfähigkeit der Netzhaut nach Unterbrechung der Blutzirkulation. Z. Augenheilk., Beiheft **1**, 1—123, 2 pl. (1926). — **Gundersen, T.:** Cornea and sclera. Arch. Ophthal. **53**, 271—300 (1955). ~ Cornea and sclera. Arch. Ophthal. **55**, 274—292 (1956). — **Guzzinati, G. C.**, e **G. Salvi:** Sul trapianto sperimentale di lembo sclerale su cornea (considerazioni istochimiche). Ann. Ottal. **83**, 405—416 (1957).

Haas, J. S.: Glaucoma. Arch. Ophthal. **50**, 764—778 (1953). — **Habachi, St.:** Le vitré est-il un tissu collagene? Bull. ophthal. Soc. Egypt **51**, 527—531 (1958). — **Haberich, F.-J.:** Über einen rasch ablaufenden Adaptionsvorgang nach Blendung. Naturwissenschaften **41**, 23—24 (1954). ~ Die Bedeutung des Lidschlages für unser Sehen. Berl. Med. **7**, 7—8 (1956). — **Haberich, F. J.**, u. **M. H. Fischer:** Die Bedeutung des Lidschlages für das Sehen beim Umherblicken. Pflügers Arch. ges. Physiol. **267**, 626—635 (1958). — **Haberich, F. J.**, u. **G. Wittke:** Beobachtungen über den Lidschlag des Rindes. Z. vergl. Physiol. **39**, 209—225 (1956). — **Hacourt, J.**, **P. Daenen** et **P. O. Driscoll:** Les fonctions binoculaires chez l'enfant strabique traite chirurgicalement. Bull. Soc. belge Ophtal. **112** (2), 222—225 (1956). — **Hacourt, J.**, **W. Delmarcelle** et **H. Hainaut:** Poliomyelite et strabisme paralytique. Bull. Soc. belge Ophtal. **113**, 464—471 (1957). — **Haden, H.:** Certain phases of the development of the vitreous. Trans. Amer. ophthal. Soc. **48**, 71 (1950). — **Haden, H. C.:** Concerning the relations of the developing optic nerve to the recessus opticus and the hypophysis in young foetuses: a study of seven human foetuses 4 mm to 40 mm incl. Amer. J. Ophthal., Suppl. **27**, 1—44 (1944). ~ The development of the ectodermal framework of the optic nerve, with special reference to the glial lamina cribrosa. Amer. J. Ophthal. **30**, 1214—1216 (1947). — **Haefeli, W.:** Die Permeabilität der Blutkammerwasserschranke für Fluorescein. Ophthalmologica (Basel) **112**, 226—254 (1946). — **Hänel, H.:** Über die Gesichtsmuskulatur der katarrhinen Affen. Morph. Jb. **72**, 1—76 (1932). — **Häusler, H. P.**, u. **H. Siedek:** Kreislauf- und Gasstoffwechseluntersuchungen bei minimaler Arbeit und unter dem Einfluß von Flackerlicht. Cardiologia (Basel) **18**, 233—243 (1951). — **Hagen, S.:** Experimentelle Untersuchung über die Absonderung der intra-ocularen Flüssigkeit im menschlichen Auge. Klin. Mbl. Augenheilk. **65**, 643—654 (1920). ~ Weitere Untersuchungen über die Regeneration des Kammerwinkels im menschlichen Auge. Klin. Mbl. Augenheilk. **66**, 493—507 (1921). — **Hager, H.**, **H. Sautter** u. **R. Seitz:** Experimentelle Vitalfärbung des Augenhintergrundes. Albrecht v. Graefes Arch. Ophthal. **155**, 115—166 (1954). — **Hagiwara, H.**, and **S. Ishikawa:** The action potential of the ciliary muscle. Ophthalmologica (Basel) **144**, 323—340 (1962). — **Hahn, G.:** Iris stain in vivo. Szemészet **86**, 31—33 (1949). — **Halbert, S. P.**, **W. Manski**, and **T. Auerbach:** Lens antigens in relation to evolution. In: The structure of the eye, ed. G. K. Smelser, p. 249—258. New York: Academic Press 1961. — **Hale, L. J.:** Mitotic activity during the early differentiation of the scleral bones in the chick. Quart. J. micr. Sci. **97**, 333—353 (1956a). ~ Mesodermal cell deaths during the early development of the scleral bones in the chick. Quart. J. micr. Sci. **97**, 355—368 (1956b). — **Hallermann, W.:** Vogelgesicht und Cataracta congenita. Klin. Mbl. Augenheilk. **113**, 315—318 (1948). ~ Über die Korrelation der Augen und Kieferentwicklung. Ber. über die 57. Zusammenk. der Dtsch. Ophthal. Ges. in Heidelberg 1951,

S. 99—102. — **Hamburg, A.:** Some investigations on the cells of the vitreous body. Ophthalmologica (Basel) **138**, 81—107 (1959). — **Hamburger, C. H.,** and **E. Hydén:** Cytochemical changes in the cochlear ganglion caused by acousting stimulation and trauma. Acta otolaryng. (Stockh.), Suppl. **61** (1945). — **Hamburger, C.-H.,** and **H. Hydén:** Transneuronal chemical changes in Deiter's nucleus. Acta oto-laryng. (Stockh.) , Suppl. **75,** 82 (1949). — **Hamburger, H.:** Über die Saftströmungen des Auges. Klin. Mbl. Augenheilk. **48,** 47—59 (1910). — **Hamdi, F. A.,** and **D. Whitteridge:** The presentation of the retina on the optic tectum of the pigeon. Quart. J. exp. Physiol. **39,** 111—119 (1954). — **Hanawa, I., E. Kimura,** and **Y. Hosoya:** The respiration of isolated outer segments of rods. Jap. J. Physiol. **5,** 322—333 (1955). — **Hanawa, I., S. Tanaka,** and **M. Urata:** Further studies on the respiration of the outer segments of rods with triphenyl-tetrazolium-chloride. Osaka Cy med. J. **5,** 17—24 (1959). — **Handa, Y., I. Ilnuma,** and **S. Takeuchi:** Observation of visual cells by means of phase contrast microscopy. Jap. J. Ophthal. **2** (1), 47—52 (1958). — **Handmann, Albrecht:** Über die Lokalisation der Pigmentflecken bei der getigerten Iris, vorwiegend an der unteren Irishälfte. Med. Diss. Halle 1940, 26 S. — **Hanna, C.,** and **J. E. O'Brien:** Cell production and migration in the epithelial layer of cornea. Arch. Ophthal. **64,** 536—539 (1960). — **Hansen, B.:** Kataraktextraktion und Gewebsmechanik. Inaug.-Diss. Berlin 1959. — **Hansen, K.:** Elektronenmikroskopische Untersuchung der Hirudineen-Augen. Zool. Beitr., N.F. **7,** 83—128 (1962). — **Hansler, H. R.,** and **T. M. Sibay:** A contribution to the injection technique for studying retinal blood vessels. Amer. J. Ophthal. **48,** 138—140 (1959). — **Hansson, H.-A.,** and **P. Sourander:** Cinematographic observations on cell cultures from the nervous system, particularly from the retina. Reports from the third Scand. conf. on cell research, Copenhagen 1962. ∼ Studies on cultures of mammalian retina. Z. Zellforsch. (1964) (im Druck). — **Hara, S.:** Über die Bowmansche und Descemetsche Membran der weißen Ratten. Chuo-Gauka'Iho **32,** 10—12 (1940) [Japanisch]. — **Harders, H.,** u. **N. Heisig:** Mikro-Angioskopie an der Conjunctiva bulbi bei klinisch gesicherter Arteriosklerose. Europ. Konf. Mikrozirkulation Hamburg 1960. Bibl. anat. (Basel) **1,** 346—348 (1961). — **Harding, C. V., A. Donn,** and **B. D. Srinivasan:** Incorporation of thymidine by injured lens epithelium. Exp. Cell Res. **18,** 582—585 (1959). — **Harding, C. V., C. Feldherr,** and **B. D. Srinivasan:** The distribution of DNA-synthesizing cells in lens epithelium following injury. In: The structure of the eye, ed. G. K. Smelser, p. 273—282. New York: Academic Press 1961. — **Harding, C. V., W. L. Hughes, V. P. Bond,** and **P. Schork:** Autoradiographic localization of triated thymidine in whole-mount preparations of lens epithelium. Arch. Ophthal. **63,** 58—65 (1960). — **Harms, J. W.:** Transplantation von Regenerationsgewebe in die vordere Augenkammer. Klin. Mbl. Augenheilk. **114,** 298—308 (1949). — **Harris, J. E.:** Structural changes in rabbit eyes induced by hyaluronic acid sulfate. Amer. J. Ophthal. **43,** 293—298 (1957a), ∼ The physiological control of corneal hydration. Amer. J. Ophthal. **44,** 262 (1957b). ∼ Transport of fluid from the cornea. In: The transparency of the cornea, Symposion Paris 1960, p. 23—40, Hrsg. St. Duke-Elder u. E. S. Perkins. — **Harris, J. E., L. Gruber,** and **G. Hoskinson:** The effect of methylene blue and certain other dyes on cation transport and hydration of the rabbit lens. Amer. J. Ophthal. **47,** part II, 387—395 (1959). — **Harris, J. E.,** and **L. T. Nordquist:** The hydration of the cornea. I. The transport of water from the cornea. Amer. J. Ophthal. **40,** 100—110 (1955). — **Harrison, E. R.:** Visual acuity and the cone cell distribution of the retina. Brit. J. Ophthal. **37,** 538—542 (1953). — **Harrison, J. R.:** In vitro analysis of differentiation of the retina pigment in the developing chick embryo. J. exp. Zool. **118,** 209—241 (1951). — **Hart, W. M.,** and **B. F. Chandler:** The cornea. I. Swelling properties of the fibrous tunics of the eye. Arch. Ophthal. **40,** 601—611 (1948a). ∼ The cornea. II. Factors affecting the transmission of visible light by the fibrous tunics of the eye. Arch. Ophthal. **40,** 612—623 (1948b). — **Hart, W. M.,** and **R. H. Peckham:** Changes in specific gravity of the growing crystalline lens. Amer. J. Ophthal. **50,** 174—178 (1953). — **Harte, R. A.:** Receptor elements of the human retina as semiconductors. J. Opt. Soc. Amer. **51,** 1275—1278 (1961). — **Hartline, H. K.:** Response of single optic nerve fibers of vertebrate eye to illumination of retina. Amer. J. Physiol. **121,** 400—415 (1938). ∼ The receptive field of the optic nerve fibres. Amer. J. Physiol. **130,** 690—699 (1940). ∼ Receptor mechanisms and the integration of sensory information in the eye. Rev. Mod. Phys. **31,** 515—523 (1959). — **Hartline, H. K., F. Ratliff,** and **W. H. Miller:** Inhibitory interaction in the retina and its significance in vision. In: Nervous Inhibition, Proc. of an Internat. Sympos., p. 241—284. Oxford-London-New York-Paris: Pergamon Press 1961. — **Hartline, H. K., H. G. Wagner,** and **F. Ratliff:** Inhibition in the eye of limulus. J. gen. Physiol. **39,** 651—673 (1956). — **Hartmann, Robert:** Über die menschenähnlichen Affen. Sammlung gemeinverständl. wissenschaftl. Vorträge, hrsg. von R. Virchow u. v. Holtzendorff, Ser. XI. Berlin SW 1876. — **Hartung, K.:** Bemerkungen über die Entwicklung des Hornhautepithels. Z. mikr.-anat. Forsch. **38,** 123—130 (1935). — **Hasegawa, K.:** On the angioarchitecture of the optic chiasms: Acta anat. nippon. **34,** 625—641 mit engl. Zus.fass. (1959) [Japanisch]. — **Hatschek, G.,** Weitere Netzhautgefäßstudien im Lichte der Konstitutionslehre Kretschmers. Klin. Mbl.

Augenheilk. **117**, 356—363 (1950). — **Hauenschild, C.:** Photoperiodizität als Ursache des von der Mondphase abhängigen Metamorphose-Rhythmus bei dem Polychäten Platynereis dumerilii. Z. Naturforsch. **10**b, 658—662 (1955). — **Hauschild, M. W.:** Untersuchungen über die Entpigmentation im Auge verschiedener Menschenrassen und der Pigmentation im Säugetierauge überhaupt. Z. Morph. u. Anthrop. **12**, 473—544 (1910). — **Hausler, H. R.,** and **T. M. Sibay:** A contribution of the injection technique for studying retinal blood vessels. Amer. J. Ophthal. **48**, part II, 138—140 (1959). ~ Injection technique for studying retinal blood vessels. Brit. J. Ophthal. **44**, 46—49 (1960). ~ A new staining technique for the canal of Schlemm and its emissaries. Brit. J. Ophthal. **45**, 617—620 (1961). — **Hawes, R. S.:** Eyes and reactions to light of Proteus anguineus. Quart. J. micr. Sci. **86**, 1—53 (1945). — **Hayashi, A.:** Histologische Messungen der Augenmuskeln bei japanischen Föten. Proc. jap. anat. Soc. 47. ann. Meet. 1939. Jap. J. med. Sci. Anat. **8**, 32 (1940). ~ Histobiometrical study of the ocular muscles of Japanese fetuses. 1. Number of muscle fibres. Okajimas Fol. anat. jap. **20**, 99—126 (1941). — **Hayreh, S. S.,** and **R. Dass:** The central artery of retina. Anatomical study. 18. Conc. Ophthalmologicum 1958, Belgica. — **Heath, H. D.:** Growth regulation in Amblystoma eyes transplanted between larvae of different ages. J. exp. Zool. **135**, 425—444 (1957). — **Hebb, C. O., A. Silver, A. A. B. Swann,** and **E. G. Walsh:** A histochemical study of cholinesterases of rabbit retina and optic nerve. Quart. J. exp. Physiol. **38**, 185—191 (1953). — **Hecht, S.:** Rods. cones and the chemical basis on vision. Physiol. Rev. **17**, 239—290 (1937). ~ The nature of the visual process. Bull. N.Y. Acad. Med. **14**, 21 (1938). — **Hecht, S., C. D. Hendley, S. Ross,** and **P. N. Richmond:** The effect of exposure to sunlight on night vision. Amer. J. Ophthal. **31**, 1573—1580 (1948). — **Heer, G.:** Rilievi intorno alla distribuzione emato-acquosa del cloro. Rass. ital. Ottal. **22**, 415—422 (1953). — **Heerd, E., u. E. Dodt:** Wellenlängen-Diskriminatoren im Pinealorgan von Rana temporaria. Pflügers Arch. ges. Physiol. **274**, 33—34 (1961). — **Heerema, J. C.:** Nuclear behaviour in migrating cells of the rat's corneal epithelium. Nature (Lond.) **178**, 4542, 1121 (1956). — **Heerfordt, C. F.:** Über Glaukom. III. Bemerkungen über die glaukomatöse Erweiterung der perforierenden vorderen Ziliargefäße. Albrecht v. Graefes Arch. Ophthal. **87**, 494—513 (1914). — **Heim, M.:** Photographische Bestimmung der Tiefe und des Volumens der Vorderkammer. Ophthalmologica (Basel) **102**, 193—220 (1941). — **Heine, L.:** Die Anatomie des akkommodierten Auges. Albrecht v. Graefes Arch. Ophthal. **49**, 1 (1899). ~ Das Auge des Gorilla. Jenaer Z. Naturwiss. **41**, 612—617 (1906). — **Heinsius, E.:** Über persistierende Pupillarmembran bei einer Frühgeburt mit kongenitaler Syphilis. Klin. Mbl. Augenheilk. **117**, 544—551 (1950). — **Helfrich, L.:** Über die Struktur des Kammerwinkels und des Akkommodationsapparates bei einigen Haussäugern. Med. Diss. Mainz 1956. — **Hellström, B. E.:** Experimental approach to the pathogenesis of retrolental fibroplasie. VI. The influence of the oxygen concentration the oxygen-changes in the mouse eye. Acta paediat. (Uppsala) **45**, 295—308 (1956a). ~ Experimental approach to the pathogenesis of retrolental fibroplasie. IX. The histochemical localization of succinic dehydrogenase in the retina of normal and oxygen-exposed animals. Acta path. microbiol. scand. **39**, 8—14 (1956b). — **Henderson, J.:** Principles of ophthalmology. London: Heinemann 1950. — **Henderson, J. W.:** Anatomy and physiology; symptoms and signs. Trans. Amer. Acad. Ophthal. Otolaryng. **60**, 8—13 (1956). — **Henderson, T.:** The anatomy and physiology of accommodation in mammalia. Trans. ophthal. Soc. U.K. **46**, 280—283 (1926). — **Henderson, T.,** and **L. Claypon:** Study of the ciliary epithelium after puncture of the anterior chamber. Ophthal. Hosp. Rep. **17**, part I (1907/08). — **Henderson, Th.:** The eye of the mole. Brit. J. Ophthal. **36**, 637 (1952). — **Henkes, H. E.:** Über die Verteilung des Vitamins C in der Linse des Auges: Mit engl. u. franz. Zus.fass. Ophthalmologica (Basel) **108**, 11—43 (1944). — **Henle, J.:** Nervenlehre. In: Handbuch der Anatomie, Bd. 3, S. 168. Braunschweig 1868. — **Henry, J. G. M.:** Étude des veins de l'orbite par injections de matières plastiques polymérisable, artères du nerf optique, loge caverneuse, tendon de Zinn. Thèse Paris 1959. — **Henschel, Ch.,** et **G. Leplat:** Du rôle du tissu élastique dans l'insertion de certaines fibres musculaires. Arch. Anat. (Strasbourg) **34**, 217—221 (1952). — **Heringa, G. C.:** Transplantatie van sclera in cornea. Ned. T. Geneesk. **97**, 2758—2759 (1953). Abstract in Excerpta med. (Amst.), Sect. XII, 8, no 320. — **Heringa, G. C., W. F. Leyns,** and **A. Weidinger:** On the water adsorption of cornea. Acta neerl. Morph. **3**, 196—201 (1940). — **Heringa, G. C., u. A. Weidinger:** De betekenis van de mucoiden voor de waterbinding. Vlaam. geneesk. T. **9**—10, 1—6 (1941).— **Herr, G.:** Comparison of the protein content of aqueous and blood serum. Rass. ital. Ottal. **20**, 315—331 (1951). — **Herrick, C. J.:** The morphology of the forebrain in amphibia and reptilia. J. comp. Neurol. **20**, 412—547 (1910). ~ The amphibian forebrain. VI. Necturus. J. comp. Neurol. **58**, 1—288 (1933). ~ Development of the optic nerves of amblystoma. J. comp. Neurol. **74**, 473—534 (1941a). ~ The eyes and optic paths of the catfish, Ameiurus. J. comp. Neurol. **75**, 255—286 (1941b). — **Herrmann, H.:** Enzymatic oxidations in ciliary processes. Bull. Johns Hopk. Hosp. **78**, 119—125 (1946). ~ Some problems of protein formation in the sclera and cornea of the chick embryo. In: Symposon on the Chemical basis of Development, p. 329. Baltimore: Johns Hopkins Press 1958. ~ Tissue interaction and differentiation in the corneal and scleral stroma. In: The structure of the eye, ed. G. K. Smelser. New York: Academic Press 1961. — **Herrmann, H.,** and **R. H. Hickman:** The adhesion of epithelium to stroma in the cornea. Bull. Johns Hopk. Hosp. **82**, 208—212 (1948a). ~ Studies on the physiology, biochemistry and cytopathology of the cornea in relations to injury by mustard gas and allied toxic agents. IX. Loosening of the corneal epithelium after exposure to mustard. Bull. Johns Hopk. Hosp. **82**, 213—224 (1948b). ~ Exploratory studies on corneal metabolism. Bull. Johns Hopk. Hosp. **82**, 225—250 (1948c). — **Herrmann, H.,** and **D. S. Love:** An autoradiographic demonstration of the effect of the corneal epithelium on amino acid incorporation into the insoluble constituents of the corneal stroma. J. biophys. biochem. Cytol. **6**, 135—136 (1959). — **Herrmann, H.,** and **S. G. Moses:** Content and state of glutathione in the tissues of the eye. J. biol. Chem. **158**, 33—45 (1945). — **Hertl, M.:** Kernvolumen und Nukleolarapparat wachsender Linsenzellen. Z. Zellforsch. **43**, 228—242 (1955). — **Herter, K.,** u. **J. R. Kaunig:** Untersuchungen an der Retina amerikanischer Nerze. Zool. Beitr. **2**, 127—143 (1956). — **Hervouët, F.:** Embryologie de la rétine. In: Embryologie de l'œil et sa teratologie. Paris 1958. — **Hervouët, F., A. Baron** et **A. Lenoir:** Anatomie pathologique de la rétinose hesperanopique. Arch. Ophtal. (Paris), N.S. **15**, 263—284 (1955). — **Hervouët, F.,** et **A. Lenoir:** Une curiosité anatomique: division inhabituelle de l'artère centrale avant l'abord du nerf optique. Bull. Soc. Ophtal. Fr. **1952**, 186—187. — **Hervouet, F., Y. Stankovic** et **M. Blogajevic:** Nouvelles précisions sur la transplantations sclérale dans la cornée du lapin. Arch. Ophtal. (Paris) **15**, 43—57 (1955). — **Herzberg, J. J.:** Zur Diagnostik und Therapie von Melanoblastomen. Arch. klin. exp. Derm. **203**, 142—202 (1956). — **Hesch, M.:** Über Pigmentierungsverhältnisse in der menschlichen Iris nach Alter und Geschlecht, Beziehung zu Augenfarbe, Struktur und Ringbildung. Verh. Ges. Anthrop. **5**, 9—25 (1931). — **Hess, C. v.,** u. **L. Heine:** Arbeiten aus dem Gebiete der Akkommodationslehre. IV. Experimentelle Untersuchungen über den Einfluß der Akkommodation auf den intraokulären Druck nebst Beiträgen zur Erkenntnis der Akkommodation bei Säugetieren. Albrecht v. Graefes Arch. Ophthal. **46**, 243—276 (1898). — **Hesse, E.:** Histologische Untersuchungen über „weiße Hornhautringe". Klin. Mbl. Augenheilk. **115**, 361—369 (1949). — **Hesse, R.:** Das Sehen der niederen Tiere. Jena: Gustav Fischer 1907. — **Heuvel, J. van den:** Cytological aspects of the crystalline lens. Fortschr. Augenheilk. **5**, 54—182 (1956). — **Heuvel, J. E. A. van den:** Cytology of the epithelium of the crystalline lens. Ophthalmologica (Basel) **130**, 79 (1955). ~ Cytological aspects of the crystalline lens. Fortschr. Ophthal. (Basel) **5**, 54—182 (1956). ~ Development of the cell nuclei in the lens. Ophthalmologica (Basel) **133**, 440—447 (1957). ~ The behavior of surviving lens epithelium in vitro. Ophthalmologica (Basel) **133**, 447—451 (1957). — **Hevesy, G.,** and **C. F. Jacobsen:** Rate of passage of water through capillary and cell walls. Acta physiol. scand. **1**, 11 (1940). — **Heydenreich, A.:** Das Verhalten der Hornhautvaskularisation im Tierversuch. Klin. Mbl. Augenheilk. **127**, 465—471 (1955). ~ Zur Regeneration des Hornhautparenchyms. Klin. Mbl. Augenheilk. **129**, 26—32 (1956). ~ Zur Morphologie der Pigmente. Ber. 60. Zusammenk. der Dtsch. Ophthal. Ges. Heidelberg 1956, 156—157 (1957). ~ Das morphologische und mikrochemische Verhalten der Pigmentgranula des Auges. Albrecht v. Graefes Arch. Ophthal. **159**, 162—179 (1957). ~ Hornhautregeneration. Samml. zwangloser Abhandlungen aus dem Gebiete der Augenheilk., N.F. H. 15. Halle/Saale: Marhold 1958. ~ Die Zellimigration im Bereich der Hornhaut. Ber. d. Dtsch. Ophthal. Ges. 62. Zusammenk. Heidelberg 1959, 287—294 (1960). — **Heydenreich, A.,** u. **R. Schnabel:** Zur Klinik und Pathologie der Rubeosis iridis. Klin. Mbl. Augenheilk. **134**, 350—363 (1959). — **Heymann, H.:** Experimentelle Untersuchungen über die Festigkeit und Dehnbarkeit der Sklera von Schweinsaugen. Med. Diss. Erlangen 1935. — **Heyningen, R. van:** The lens. In: The eye, hrsg. v. H. Davson, Bd. I, S. 214—272. New York: Academic Press 1962. — **Hilding, A. C.:** Normal vitreous, its attachments and dynamics during ocular movement. Arch. Ophthal. **52**, 497—514 (1954). ~ Comparative behavior of respiratory conjunctival and corneal epithelium in the anterior chamber in cats and dogs. Amer. J. Ophthal. **50**, 276—390 (1960). — **Hildreth, H. R.:** The insertion of the levator palpebrae muscle. Amer. J. Ophthal. **24**, 749—758 (1941). — **Hill, M.,** and **A. S. Parkes:** Studies on the hypophysectomized ferret. V. Effect of hypophysectomy on the response of the female ferret to additional illumination during anoestrus. Proc. roy. Soc. B **113**, 537—544 (1933). — **Hill, W. C. O.:** Retinoscopy of Loris. Nature (Lond.) **135**, 584 (1935). ~ Primates. (Comparative anatomy and taxonomy), vol. I—V. Edinburgh: University Press 1953—1962. — **Hillarp, N.-A.:** The construction and functional organization of the autonomic innervation apparatus. Acta physiol. scand. Suppl. 157 (1959). — **Hintzsche, E.:** Die glatte Muskulatur der Orbita des Menschen. Verigg der Anat. a. Schweiz. Hochschulen, 12. Tagg, Bern 1946. Schweiz. med. Wschr. **1947**, 1043. — **Hintzsche, E.,** u. **A. Muralt:** Die Lage des Augapfels als Indikator der vegetativen Stimmung des Menschen. Schweiz. med. Wschr. **76**, 1022—1025 (1946). — **Hirano, N.:** Nervöse Innervation des Corpus ciliare des Menschen. Albrecht v. Graefes Arch. Ophthal. **142**, 549—559 (1941a). ~ Histologische Untersuchungen über die nervöse Innervation der menschlichen äußeren Augenmuskeln. Albrecht v. Graefes Arch. Ophthal. **142**, 560—575 (1941 b). — **Hirata, S.:** Über cilioretinale Gefäße. Acta Soc. ophthal. jap. **41**, Suppl. 410—417 u. dtsch. Zus.fass. 27 (1937) [Japanisch]. — **Hiroishi, O.:** Über das Verhältnis zwischen Augendruck und Blutdruck in den episkleralen Venen und Wirbelvenen. Albrecht v. Graefes Arch. Ophthal. **113**, 212—221 (1924). — **Hirokawa, T.:** Gonioscopic studies of the anterior chamber. III. Influence of the color of the iris, the pupillary diameter and the axial depth of anterior chamber on the normal angle. Acta Soc. ophthal. jap. **60**, 1718—1722 mit engl. Zus.fass. (1956) [Japanisch]. — **Hirose, I.:** Morphological studies on the sweat glands in the skin of Japanese eyelids. Acta Soc. ophthal. jap. **64**, 772—790 mit engl. Zus.fass. (1960) [Japanisch]. — **Hirose, K.:** Über das Verhalten der menschlichen Augenmuskelnerven an ihren Eintrittsstellen in die betreffenden Muskeln. Acta Soc. ophthal. jap. **34**, 662—666 (1930). ~ Addenda à l'étude morphologique des paupières des Japonais. 8. Glandes sébacées ciliaires (Zeiss). Acta Soc. ophthal. jap. **43**, 1359—1370 u. franz. Zus.fass. 80 (1939) [Japanisch]. — **Hirsch, G. C.:** Analyse der Restitution des Sekretmaterials im Pankreas mittels Röntgenstrahlen. Beobachtungen an lebenden Zellen. Wilhelm Roux' Arch. Entwickl.-Mech. Org. **123**, 792 (1931). ~ Form- und Stoffwechsel der Golgikörper. Protoplasma-Monographien, A. XVIII. Berlin: Gebrüder Bornträger 1939. — **Hjelmman, G.:** Über das erste Auftreten der Mastzellen in einigen Geweben und Organen bei Homoembryonen mit Berücksichtigung der Zunahme dieser Zellen während der Embryonalentwicklung. Commentationes Biol. Soc. Sci. Fenn. **13**, 1—52 (1952). — **Hobbs, H. E.:** The trabecula in chronic simple glaucoma, with special reference to the gonioscopic appearance of blood in the canal of Schlemm. Brit. J. Ophthal. **34**, 489—494 (1950). ~ Some clinical problems of the blood supply of the optic nerve. Proc. roy. Soc. Med. **49**, 440—444 (1956). — **Hochberg, I.:** Preliminary studies on the effect of exhaustion of the anterior horn cells of the rabbit. Acta path. microbiol. scand. **36**, 391 (1955). — **Hodgson, T. H.,** and **R. K. McDonald:** Slit-lamp studies on the flow of aqueous humour. Trans. Canad. ophthal. Soc. **6**, 31—41 (1953). — **Hoeve, J. v. d.:** Osmotischer Druck und elektrische Leitfähigkeit von intraokularen Flüssigkeiten und Blutserum von Tieren. Albrecht v. Graefes Arch. Ophthal. **82**, 58—74 (1912). — **Hoefe, J. van der,** u. **C. O. Relofs:** Über die Wirkung der Augenmuskeln. Arch. Augenheilk. **110**, 1—33 (1936). — **Hofe, K. v.:** Eigenartige angeborene Störung der Pigmentverteilung im Augenhintergrund. Ber. Zusammenk. Ophthal. Ges. 51. Verslg 1936, S. 456. ~ Weitere Untersuchungen zur Frage der Makrokornea und des Buphthalmus. Klin. Mbl. Augenheilk. **104**, 278—286 (1940). — **Hofman, H.,** u. **A. Propst:** Experimentelle Untersuchungen über Hornhautschädigungen durch Chymotrypsin und Trypsin. Albrecht v. Graefes Arch. Ophthal. **162**, 255—268 (1960). — **Hofmann, H.:** Die Staroperation mit fermentativer Lösung der Zonula. Bücherei des Augenarztes, H. 41. Stuttgart 1963. — **Hofmann-Credner, D.:** Beeinflussung der Wasserdiurese beim Menschen durch Flackerlicht. Helv. med. Acta **20**, 1—19 (1953). — **Hofstetter, M.:** Die Wirkung von Calcium auf die Fluoresceinpermeabilität der Blut-Kammerwasserschranke Schweiz. med. Wschr. **78**, 462 (1948). — **Hogan, M. J.:** Ultrastructure of the choroid. Its role in the pathogenesis of chorioretinal diseases. Trans. Pacif. Cst. oto-ophthal. Soc. **42**, 61—87 (1961). — **Hogan, M. J.,** and **L. Feeney:** Electron microscopy of the human choroid. III. The blood vessels. Amer. J. Ophthal. **51** (II), 1084/213—1097/225 (1961). ~ The ultrastructure of the retinal vessels. I. The large vessels. II. The small vessels. III. Vascular-glial relationships. J. Ultrastruct. Res. **9**, 10—28 (1963a); **9**, 29—46 (1963b); **9**, 47—64 (1963c). — **Hogben, L. T.:** The pigmentary effector system. London 1924. — **Hogson, T. H.,** and **R. K. MacDonald:** Slit-lamp studies on the flow of aqueous humour. Trans. Canad. ophthal. Soc. **6**, 31—41 (1953). — **Holland, G.:** Untersuchungen über den Einfluß des Alters auf die physiologischen Grenzen der Augenbeweglichkeit. Klin. Mbl. Augenheilk. **129**, 655—663 (1956). — **Holland, M. G., L. v. Sallmann,** and **E. M. Collins:** A study of the innervation of the chamber angle. Amer. J. Ophthal. **42**, No 4, part II, 148—160 (1956). ~ Study of the innervation of the chamber angle. II. The origin of trabecular axons revealed by degeneration experiments. Amer. J. Ophthal. **44**, part II, 206—221 (1957). — **Hollwich, F.:** Untersuchungen über die Beeinflussung funktioneller Abläufe, insbesondere des Wasserhaushaltes durch energetische Anteile der Sehbahn. Albrecht v. Graefes Arch. Ophthal. **149**, 592—619 (1949). ~ Untersuchungen über die funktionellen Beziehungen zwischen dem energetischen Anteil der Sehbahn und dem Zuckerhaushalt. Albrecht v. Graefes Arch. Ophthal. **150**, 529—538 (1950a). ~ Untersuchungen über funktionelle Beziehungen zwischen dem „energetischen Anteil" der Sehbahn und dem Zuckerhaushalt, insbesondere nach Insulinbelastung. Ber. über 56. Zusammenk. der Dtsch. Ophthal. Ges. München 1950 b, S. 270—275. ~ Zwischenhirn-Hypophysensystem und Sella turcica. Ber. über 57. Zus.kft. der Dtsch. Ophthal. Ges. 1951, S. 173—177. ~ Die „vegetative Dystonie" des Auges und ihre Behandlung. Med. Wschr. **6**, H. 10, 1—15 (1952a). ~ Über die Bedeutung des „energetischen Anteiles der Sehbahn" für die Regulation von Stoffwechselabläufen. Münch. med. Wschr. **94**, Nr 21, 1057—1066 (1952b). ~ Experimentelle Untersuchungen über die Beziehung der „energetischen Anteiles der Sehbahn" zu der Regeneration des Blutes. Münch. med. Wschr. **95**, 212—214 (1953). ～ Die Bedeutung von Lichtimpulsen für den Zuckerstoffwechsel. Acta neuroveg. (Wien) **9**, 330—336 (1954). ～ Der Einfluß des Lichtes über das Auge auf den Farbwechsel des Frosches. Klin. Mbl. Augenheilk. **133**, 784—787 (1958). — **Hollwich, F.,** u. **S. Tilgner:** Einfluß monochromatischen Lichtes auf die Hodenentwicklung des Erpels. Z. mikr.-anat. Forsch. **62**, 281—288 (1961). — **Holmberg, Å.:** Studies of the ultrastructure of the non-pigmented epithelium in the ciliary body. Acta ophthal. (Kbh.) **33**, 377—381 (1955). ～ Changes in the ultrastructure of the ciliary epithelium during inhibition of the secretion of aqueous humor. In: Electron Microscopy, p. 139—143. Proc. Stockholm Conf. New York: Academic Press 1956. ～ Ultrastructural changes in the ciliary epithelium following inhibition of secretion of aqueous humour in the rabbit eye. Thesis Stockholm 1957. ～ Some characteristic components of the ciliary epithelium. Amer. J. Ophthal. **48**, part II, 426—429 (1959a). ～ Ultrastructure of the ciliary epithelium. Arch. Ophthal. **62**, 935—948, 1003—1032 (1959b). ～ The ultrastructure of the capillaries in the ciliary body. Arch. Ophthal. **62**, 949—951, 1033—1036 (1959c). ～ Differences in ultrastructure of normal human and rabbit ciliary epithelium. Arch. Ophthal. **62**, 952—955, 1037—1046 (1959d). ～ The fine structure of the inner wall of Schlemm's canal. Arch. Ophthal. **62**, 956—958, 1047—1056 (1959e). — **Holmberg, A.,** and **B. Becker:** The effect of hypothermia on aqueous humor dynamics. II. Ultrastructural changes in the rabbit ciliary epithelium. Amer. J. Ophthal. **49**, 1135—1140 (1960). — **Holmberg, Åke S.:** The fine structure of the ciliary epithelium and its relationship to aqueous secretion. Glaucoma, Transact. IV. Conf. 1959, p. 179—202. New York: Macy-Foundation 1960a. ～ Ultrastructure of the normal trabecular apparatus in man. Transact. IV. Conf. Glaucoma. New York: J. Macy, Jr. Foundation 1960b. — **Holmgren, M.,** u. **A. Stenbeck:** Beitrag zur Kenntnis des Vorkommens von Mastzellen im menschlichen Auge bei verschiedenen pathologischen Zuständen. Acta ophthal. (Kbh.) **18**, 271—280 (1940). — **Holmgren, N.:** Zur Kenntnis der Parietalorgane von Rana temporaria. Ark. Zool. (Stockh.) **11**, Nr 24, 1—13 (1917/18). ～ Zur Anatomie und Histologie des Vorder- und Zwischenhirns der Knochenfische. Acta zool. (Stockh.) **1**, 32—48 (1920). — **Holst, E. v.,** u. **H. Mittelstadt:** Das Reafferenzprinzip (Wechselwirkung zwischen Zentralnervensystem und Peripherie). Naturwissenschaften **37**, 464—476 (1950). — **Holst, E. v.,** u. **L. Schoen:** Der Einfluß mechanisch veränderter Augenstellungen auf die Richtungslokalisation bei Fischen. Z. vergl. Physiol. **36**, 433—442 (1954). — **Holt, M.,** and **D. G. Cogan:** The cornea. Arch. Ophthal. **35**, 292—298 (1946). — **Honegger, H.:** Untersuchungen über die lokale Osmotherapie der Hornhaut. I. Quantitative experimentelle Untersuchungen über die osmotische Entquellung der Hornhaut. Klin. Mbl. Augenheilk. **141**, 582—595 (1962a). ～ Quantitative Untersuchungen über die Hornhautendothelregeneration in vivo. Albrecht v. Graefes Arch. Ophthal. **165**, 31—42 (1962b). — **Honegger, H.,** u. **R. Schierhölter:** Das histologische Bild des Hornhautendothels im Häutchenpräparat. Albrecht v. Graefes Arch. Ophthal. **166**, 359—377 (1963). — **Honjo, J.,** and **M. Kato:** On the diffusion of P^{32} from red outer segments. Ann. zool. jap. **26**, 186—191 (1953). ～ Aufnahme des Radiophosphors durch die Froschretina. Z. vergl. Physiol. **37**, 169—179 (1955). — **Hoof, D.:** Gewebeforschung und Zellkultur von Cornea. Zbl. allg. Path. path. Anat. **83**, 436—441 (1947). — **A. Van den Hooff:** De doorzichtigheid van de cornea. Ned. T. Geneesk. **96**, 2491—2494 (1951). ～ Electron microscopy of cornea and sclera connective tissue. Proc. kon. ned. Akad. Wet. Ser. C **55**, 628—633 (1952). ～ Electronen-microscopische waarnemingen aan cornea en sclera. Ned. T. Geneesk. **97**, 2756—2757 (1953). ～ Het electronen-microscopische beeld van het membran van Bruch. Ned. T. Geneesk. **98**, 2869—2870 (1954). ～ Electron-microscopical structure of some ophthalmic fibrous structures. Ophthalmologica (Basel) **129**, 60—61 (1955). ～ Electronenmicroscopisch onderzoeck ten behoeve van cytologie en histologie. Thesis Amsterdam 1957. — **Hoorens, A. J. F.:** Bijdragen tot de anatomie en physiologie van de sympathische innervatie van het oog. Kon. Vlaamse Acad. Geneesk. Belg. (Verhand.) Brüssel **12** (4), 269—276 (1950). — **Horowitz, J.,** and **E. Schiff:** Modern conceptions on anomalies of the crystalline lens and its vascular tunic in the newborn. Acta med. orient. (Tel-Aviv) **6**, 126—131 (1947). — **Horsten, G. P. M.,** and **J. E. Winkelman:** Relationship between intraocular pressure, blood pressure and electroretinogram. Acta physiol. pharmacol. neerl. **6**, 586—596 (1957). — **Horstmann, E.:** Diskussionsbemerkung zu Knoche. Verh. Anat. Ges. Stockholm 1956, S. 147. ～ Die Neuroglia und ihre physiologische Bedeutung. Verh. des I. Europ. Anat.-Kongr. Straßburg 1960. Anat. Anz. **109**, Suppl. (1960/61). — **Horstmann, E.,** u. **H. Meves:** Die Feinstruktur des molekulären Rindengraues und ihre physiologische Bedeutung. Z. Zellforsch. **49**, 569 (1959). — **Hosch, F.:** Bau der Säugetiernetzhaut nach Silberpräparaten. Albrecht v. Graefes Arch. Ophthal. **41**, Abt. III, 84—98 (1895). — **Hosokawa, H.:** A note on the fibrous apparatuses surrounding the human eyeball. Okajimas Folia anat. jap. **28**, 165—181 (1956). — **Hotta, G.:** Das Auge d. anthropoiden Affen. Albrecht v. Graefes Arch. Ophthal. **62**, 250—274 (1905). ～ Das Auge der anthropoiden Affen. (Beiträge zur vergleichenden Anatomie mit besonderer Berücksichtigung der Irismuskulatur.) Albrecht v. Graefes Arch. Ophthal. **62**, 250—274 (1901). — **Hoyt, W. F.**, and **O. Luis:** Visual fiber anatomy in the infrageniculate pathway of the primate. Uncrossed and crossed retinal quadrant fiber projections studied with nauta silver stain. Arch. Ophthal. **68**, 94—106 (1962). — **Hruby, K.:** Spaltlampenmikroskopie des hinteren Augenabschnittes. Wien: Urban & Schwarzenberg 1950. — **Huard, P., H. Nguyen-Xuan-Nguyen** et **N. Hach:** Recherches sur l'œil des Indochinois et sur ses annexes. L'Anthrop. **48**, 29—54 (1938). — **Hubbard, R.:** The molecular weight of rhodopsin and the nature of the rhodopsin-digitonin complex. J. gen. Physiol. **37**, 381—399 (1954). ~ Retinene isomerase. J. gen. Physiol. **39**, 935—962 (1956). ~ Bleading of rhodopsin by light and by heat. Nature (Lond.) **181**, 1126 (1958). — **Hubbard, R., R. I. Gregerman,** and **G. Wald:** Geometrical isomers of retinene. J. gen. Physiol. **36**, No 3, 415—429 (1953). — **Hubbard, R.,** and **A. Kropf:** Molecular aspects of visual exitation. Ann. N.Y. Acad. Sci. **81**, 338—398 (1959). — **Huber, A.:** The pharmacology of the blood-aqueous barrier. Ophthalmologica (Basel) **114**, 217—227 (1947a). ~ Zum Tyndall-Phänomen in der Augenvorderkammer. Ophthalmologica (Basel) **114**, 228—240 (1947b). — Allergische Erkrankungen und Permeabilität der Blutkammerwasserschranke. Int. Arch. Allergy **4**, 200—210 (1953). — **Huber, A.,** u. **J. Walch:** Untersuchungen über Gefäß-Permeabilitätsstörungen beim Ekzem (Messungen der Permeabilität der Blut-Kammerwasserschranke). Dermatologica (Basel) **99**, 242—254 (1949). — **Huber, E.:** Über das Muskelgebiet des N. facialis beim Hund, nebst allgemeinen Betrachtungen über die Facialismuskulatur. Morph. Jb. **52**, H. 1, 1; H. 4, 353 (1923). ~ Evolution of facial musculature and facial expression. Baltimore: John Hopkins Press 1931. ~ Normaler Augenhintergrund des Hundes. Netzhautbilder aufgenommen mit der Netzhautkamera von Nordenson. Rev. med. vet. (Berlin) **19**, 643—649 (1937) [Spanisch]. — **Hudelo, A.:** Mécanisme de l'accommodation et myopie diabétique. Arch. Ophtal. (Paris) **47**, 70—95 (1930). ~ Histologie de la couche chorio-capillaire de la chorioide. Ann. Oculist. (Paris) **176**, 186—190 (1939). — **Hudelo, A.,** et **J. Mergier:** Étude de pH lacrymal, en fonction de l'état local et de l'état général. Ann. Oculist. (Paris) **185**, 764—771 (1952). ~ Étude du pH lacrymal en fonction de l'état local et de l'état général. II. Ann. Oculist. (Paris) **186**, 333—343 (1953). — **Hueck, H.,** u. **O. Kleifeld:** Ein elektronenmikroskopischer Beitrag zur Feinstruktur der Linsenfaser. Albrecht v. Graefes Arch. Ophthal. **160**, 20—25 (1958). — **Huerkamp, B.:** Über die Auswertung von Augendruckkurven. Klin. Mbl. Augenheilk. **128**, H. 4, 394—400 (1956). — **Huggert, A.:** A: Thickness of cortex of crystalline lens in different ages. I: Are discontinuity zones of crystalline lens iso-indicial surfaces ? Acta ophthal. (Kbh.) A **24**, 43—62 (1946); I **24**, 417—421 (1946). ~ Experiments to determine the pore size in the filter of the angle of the anterior chamber. Acta ophthal. (Kbh.) **32**, 519—520 (1954). ~ Pore size of the filtering angle of the eye. Acta ophthal. (Kbh.) **33**, 271—284 (1955). ~ Obstruction of the outflow of aqueous humour produced experimentally. Acta ophthal. (Kbh.) **35**, 1—10 (1957). — **Huggert, A., Å. Holmberg,** and **A. Esklund:** Further studies concerning pore size in the filtration angle of the eye. Acta ophthal. (Kbh.) **33**, 429—436 (1955). — **Hughes, B.:** Blood supply of the optic nerves and chiasma and its clinical significance. Brit. J. Ophthal. **42**, 106—125 (1958). — **Huhnt, R.:** Über die Gesetzmäßigkeit der Vascularisation des Corpus ciliare und ihre Bedeutung für die Produktion des Kammerwassers. Med. Diss. Münster 1949. — **Hujiu, K.:** Histochemical studies of choline in retina. II. Choline granule under the influence of various organic solvents. Acta Soc. ophthal. jap. **60**, 1657—1662 mit engl. Zus.fass. (1956) [Japanisch]. — **Hulka, J. H.:** Changes in the i.o. tension due to the circulation of the aqueous in the ciliary body. Amer. J. Ophthal. **20**, 627—630 (1937). — **Hunt, H. H,.:** A study of the fine structure of the optic vesicle and lens placode of the chick embryo during induction. Develop. Biol. **3** (2), 175—209 (1961). — **Huymans, B. M.,** u. **F. P. Fischer:** Über den Gasstoffwechsel der Linse und des Glaskörpers. Ophthalmologica (Basel) **102**, 275—286 (1941). ~ Über die Ursachen der hohen Vitamin C-Konzentration von Kammerwasser und Linse. Ophthalmologica (Basel) **103**, 21—39 (1942). — **Hydén, H.:** Protein metabolism in the nerve cell during growth and function. Acta physiol. scand., Suppl. **17** (1943). — **Hyman, L. H.:** The invertebrates: plathelminthes and rhynchocoela. New York: McGraw Hill Book Co. 1951. — **Hymes, C.:** Postnatal growth of cornea and palpebral fissure and projection of eyeball in early life. J. comp. Neurol. **48**, 415—440 (1929).

Ibata, S.: Über die Veränderung der Netzhaut bei experimenteller A-Avitaminose an Albinoratten und in der Hell- und Dunkelnetzhaut. Acta Soc. ophthal. jap. **34**, 487—489 (1930). — **Ichikawa, A.,** and **Y. Nakajima:** Electron microscopic study on the lacrimal gland of the rat. Tohoku J. exp. Med. **77**, 136—149 (1962). — **Iga, M.:** Histological studies on the pigment epithelium and Müller's fibers in the retina. III. Recognition of presence of succinic dehydrogenase, malic dehydrogenase and potassium ion in freshly prepared specimens. Acta Soc. ophthal. jap. **62**, 123—128 (1958a). ~ Histological studies on the pigment epithelium and Müller's fibre in the retina. IV. The presence of citric dehydrogenase, cytochrom oxydase and peroxydase on the fresh specimens. Acta Soc. ophthal. jap. **62**, 990—994 mit engl. Zus.fass. (1958b) [Japanisch]. — **Igersheimer, J.:** Über Anomalien und krankhafte Zustände der kleinen Gefäße des Opticus. Ophthalmologica (Basel) **103**, 230—237 (1942). — **Ignateva, G. M.:** Die Formierung der Cornea der Kaulquappen aus der Haut der Larven der geschwänzten Amphibien. Dokl. Akad. Nauk SSSR, N.S. **82**, 167—170 (1952) [Russisch]. — **Igo, Y.:** Histological studies on ocular structures of fetuses in the developmental stage of the later half of gestation. I. Observations on the development of pigmented cells of the choroid and sclera. Acta Soc. ophthal. jap. **60**, 658—673 mit engl. Zus.fass. (1956) [Japanisch]. ~ Histological studies on ocular structure of fetuses in the developmental stage of the later half of gestation. I. Observation on the development of pigmented cells of the choroid and sclera. Jap. J. Ophthal. **1**, 124—130 (1957). — **Iguchi, S.:** Electron microscopic study of corneal tissue. II. On the carassius auratus and urolonca domestica. Acta Soc. ophthal. jap. **64**, 1294—1309 mit engl. Zus.fass. (1960) [Japanisch]. — **Ikeda, M.:** Das Vorkommen und die Verteilung des M. arrector pili in die Augenlidhaut bei den japanischen Feten. Okijamas Folia anat. jap. **25**, 79—83 (1953a). ~ Histogenetische Untersuchung der Pigmentzellen in der Iris und dem Ziliarkörper bei Mischlingsfeten. Okijamas Folia anat. jap. **25**, 103—110 (1953b). ~ Über die Ciliardrüsen der Säugetiere. Okijamas Folia anat. jap. **25**, 163—168 (1953c). — **Ikeda, S.:** Über die elektrostatische Ladung des Augapfels. 1. Mitteilung: Über den isoelektrischen Punkt des Augapfels des Herbstfrosches. Folia anat. jap. **13**, 141—145 (1935). ~ Über die elektrostatische Ladung des Augapfels. 3. Mitteilung: Zusammenhang zwischen den JEP und einigen mikrochemischen Reaktionen beim Augapfel des Herbstfrosches. Folia anat. jap. **14**, 175—179 (1936). — **Ikeda, T.:** Electron microscopy of eye tissue. I. Chromatophore structure in sclera of munia. J. Nara med. Ass. **8**, 203—206 mit engl. Zus.fass. (1957a) [Japanisch]. ~ Electron microscopy of eye tissue. II. The supporting membrane of rods and cones and their fine structure. J. Nara med. Ass. **8**, 279—284 mit engl. Zus.fass. (1957b) [Japanisch]. — **Ikeda, Y.:** Beitrag zur Analyse der Wolffschen Linsenregeneration durch xenoplastische Implantation der Iris in das entlinste Auge bei Triton und Hynobius. Arb. anat. Inst. Sendai **16**, 69—82 (1934). ~ Neue Versuche zur Analyse der Wolffschen Linsenregeneration. Arb. anat. Inst. Sendai **18**, 1—16 (1936a). ~ Beiträge zur Fähigkeit zur Linsenregeneration bei einer Art von Hynobius (Hynobius unnangso Tago). Arb. anat. Inst. Sendai **18**, 17—50 (1936b). ~ Über die Bildung akzessorischer Retina aus dem Tapetum bei Hynobius. Wilhelm Roux' Arch. Entwickl.-Mech. Org. **136**, 676—680 (1937). — **Ikeda, Y., u. T. Kijima:** Zur Frage der paralysierenden Wirkung der Linse auf die auslösenden Faktoren für die Wolffsche Linsenregeneration. Jap. J. med. Sci., Trans. I. Anat. **8**, 51—73 (1940). — **Ikema, M.:** Degeneration of the retina after intraocular injection of ferricitrate solution. Acta Soc. ophthal. jap. **63**, 647—654 (1960). — **Ikui, H., T. Mimatsu, J. Maeda,** and **I. Tomita:** Fine structure of the blood vessels in the iris. Light and electron microscopic studies. Preliminary report. Kyushu J. med. Sci. **11**, 113—124 (1960). — **Imachi, K.:** Über die neuen eigentümlichen Nervenfasern im Sehnerven des erwachsenen Hundes. Acta Soc. ophthal. jap. **41**, 841—847 u. dtsch. Zus.fass. 70—71 (1937) [Japanisch]. ~ Über die neuen eigentümlichen marklosen Nervenfasern im Sehnerv des gesunden erwachsenen Hundes. II. a) der intracanaliculäre Teil des Sehnerven; b) der intrakranielle Teil; c) das Chiasma nervorum opticorum; d) der Tractus opticus. Jber. Kurashiki-Z. hosp. **14**, 189—194 u. dtsch. Zus.fass. 195—196 (1940) [Japanisch]. — **Imai, M.:** Anatomische und vergleichend-anatomische Untersuchungen der Orbita von Macacus cyclopsis und ihres Inhalts. I. Über die Orbita. J. med. Ass. Formosa **32**, 1643—1666 (1933); **33**, 1—24, 1 pl. (1934). Abstr.: Jap. J. med. Sci., I. Anat. **5** (109) (1935). ~ Anatomische und vergleichend-anatomische Untersuchungen der Orbita von Macacus cyclopsis und ihres Inhalts. II. Über den Bulbus oculi. J. med. Ass. Formosa **33**, 293—305, 1. pl. (1934). Abstr.: Jap. J. med. Sci., I. Anat. **6**, (101) (1936a). ~ Anatomische und vergleichendanatomische Untersuchungen der Orbita von Macacus cyclopsis und ihres Inhalts. III. Die Augenmuskeln. J. med. Ass. Formosa **33**, 447—466 (1934). Abstr.: Jap. J. med. Sci., I. Anat. **6** (101) (1936b). ~ Beiträge zur Anatomie der Augenmuskulatur und Orbitalnerven von Felis domestica. J. med. Ass. Formosa **35**, 254—269 u. dtsch. Zus.fass. 269 (1936c) [Japanisch]. ~ Anatomische Untersuchungen über die Augenmuskeln und Orbitalnerven von Canis familiaris. J. med. Ass. Formosa **35**, 298—310 u. dtsch. Zus.fass. 310 (1936d) [Japanisch]. ~ Morphologische Untersuchungen der Orbita von Macacus cyclopsis und ihres Inhalts. IV. Die Nerven und Blutgefäße. J. med. Ass. Formosa **34**, 139—155, 1 pt. (1935). Abstr.: Jap. J. med. Sci., I. Anat. **6** (245) (1937). — **Imamura, J., T. Maesawa,** and **A. Tahima:** Fundamental research on the isolated frog's eye. Kumamoto med. J. **6**, 153—169 (1954). — **Imre, I. v.:** Beiträge zur Frage der Regulierung des i.o. Druckes. Orv. Hetil. **64**, 291—294 (1920) [Ungarisch]. — **Inaba, M.:** Metric studies on the eyeball and the eye muscles of the Ainu. Sapporo med. J. **19**, 180—194 (1961) mit engl. Zus.fass. [Japanisch]. — **Irvine, S. R.:** Histology of the extra-ocular muscles. Arch. Ophthal. **15**, 847—858 (1936). — **Irvine, S. R.** (and **Ivine**): Newly defined vitreous syndrome following cataract surgery, interpreted according to recent concepts of structure of vitreous; seventh Francis I. Proctor lecture. Amer. J. Ophthal. **36**, 599—619 (1953). — **Ishikawa, A.:** Die quantitative Forschung des Wachstums der Orbita des Japaners in der letzten Hälfte des Fetallebens. II. Die quantitative Forschung der Lageveränderung der Orbita und des Bulbus in der letzten Hälfte des Fetallebens. Acta Soc. ophthal. jap. **42**, 1200—1222 u. dtsch. Zus.fass. 85—86 (1938) [Japanisch]. — **Ishikawa, F.:** Über die Papillenexkavation beim experimentellen Glaukom des Hundes. Acta Soc. ophthal. jap. **34**, 500—503 (1930) [Japanisch]. — **Ischikawa, K.:** Über eine der amaurotischen familiären Idiotie verwandte Krankheit mit histologischer Beschreibung. Klin. Mbl. Augenheilk. **47**, 73—82 (1909). ∼ Über die Schnabelschen Kavernen. Albrecht v. Graefes Arch. Ophthal. **87**, 429—456 (1914). ∼ Mode of wound healing in the cornea. A histochemical study. Acta Soc. ophthal. jap. **57**, 374 (1953). — **Ishida, H.,** and **G. Yasuzumi:** Electron microscopy of the retina. Folia ophthal. jap. **12**, 791 (1961). — **Ishida, T.:** Studies on ocular tissues by means of electron microscope. Report II. Corneal epithelium. Acta Soc. ophthal. jap. **61**, 361—366 (1957) [Japanisch]. ∼ Studies on corneal tissue by means of electron microscope. III. Basement membrane and Bowman's membrane. Acta Soc. ophthal. jap. **62**, 2220—2227 mit engl. Zus.fass. (1958) [Japanisch]. ∼ Studies on corneal tissues by means of electron microscope. Acta Soc. ophthal. jap. **62**, 1324—1331 mit engl. Zus.fass. (1958) [Japanisch]. — **Ishiguro, K.:** A study of pyrophosphatase of retina. Acta Soc. ophthal. jap. **63**, 1938—1944 (1959). — **Ishii, A.:** Vergleichende Beobachtungen der beiden Musculi recti bulbi temporales und Fasciculi optici der Maus nach einem einseitigen Augenverschluß. Arch. histol. jap. **5**, 235—237 (1953). ∼ Beobachtung der Saftlücken der Hornhaut des Frosches. Arch. histol. jap. **6**, 347—354 (1954). — **Ishikawa, S.:** Electrical phenomenon of the internal ocular muscles. Preliminary report to the potential of the ciliary muscle. Acta oftal. jap. **65**, 1 (1961). — **Ishikawa, T.:** Fine structure of human ciliary muscle. Invest. Ophthal. **1**, 587—608 (1962). ∼ Fine structure of retinal vessels in man and the macaque monkey. Invest. Ophthal. **2**, 1—15 (1963). — **Ito, G.:** On the development of connective tissue fibres of the sclera in the domestic fowl. Bull. Tokyo med. dent. Univ. **7** (1), 55—60 (1960). — **Ito, T.,** u. **Y. Mizutani:** Zur Cytologie der Tränendrüse des Menschen. Okajimas Folia anat. jap. **16**, 503—553 (1938). ∼ **Itoi, M.:** Extraction and fibril reconstitution of corneal collagen. Jap. J. Ophthal. **4**, 226—235 (1960a). ∼ Corneal collagen. II. Solubilization of corneal and scleral insoluble collagen by pepsin and reconstitution of collagen fibrils. Acta Soc. ophthal. jap. **64**, 1105—1109 (1960b) [Japanisch]. — **Iwaki, S.:** The electron microscopic study on the fine structure of retinal pigment epithelium and choriocapillary layer. Acta Soc. ophthal. jap. **62**, 995—1001 mit engl. Zus.fass. (1958) [Japanisch]. — **Iwaki, Sh.:** Electronmicroscopic study on the fine structure of retinal pigment epithelium and choriocapillary layer. Jap. J. Ophthal. **3**, 47—54 (1959). — **Iwamoto, M.:** Über das Lig. anulare bei den Fischen. Yokohama med. Bull. **2**, 10—18 (1951). ∼ Electron microscopic studies on the cells in the normal iris stroma. Acta Soc. ophthal. jap. **65**, 1296—1367 (1961) [Japanisch]. ∼ Electron microscopic studies on the cells in the iris stroma and on the anterior endothelium, of the normal human iris. Jap. J. Ophthal. **6**, 50—66 (1962). — **Iwasawa, K.:** Experimentelle Forschungen über den Einfluß der ophthalmologischen Behandlungen auf den feineren Bau der Ziliarepithelzellen und über die Funktionen derselben. Acta Soc. ophthal. jap. **34**, 211—240 (1930) [Japanisch]. — **Iwasaky, K.,** and **T. Azjma:** On the innervation of cornea of the Hedgehog. Tohoku J. exp. Med. **46**, 98—101 (1951) [Japanisch]. — **Iwasaki, T.:** Studies on the initial growth of the extraocular muscles of Japanese. Acta Soc. ophthal. jap. **62**, 2584—2607 mit engl. Zus.fass. (1958) [Japanisch]. — **Izquiero, J.:** Développement de l'organe de la vision. Arch. Anat. (Leipzig) **36**, 187—195 (1954).

Jablonski, W.: Zur Genetik der Refraktionszustände. 5. Mitt. Über die Refraktion von 29 Affen. Arch. Augenheilk. **97**, 369—374 (1926). ∼ Über Änderungen der Zellform und Zellstruktur unter dem Einfluß des Mediums in Reinkultur von Epithel in vitro. Untersuchung an Iris- und Linsenepithel. Arch. Biol. (Liege) **49**, 251—283 (1938). — **Jabonero, V.:** Der anatomische Aufbau des peripheren, neurovegetativen Systems. Acta neuroveg. (Wien) **4**, 1—159 (1953). ∼ Études sur le système neurovégétatif périphèrique. (8) Innervation efférente de la musculature lisse. Acta neuroveg. (Wien) **10**, 136—168 (1954). ∼ Neurohistologische Beobachtungen an den menschlichen Augenhäuten beim Röntgenglaucoma. Acta neuroveg. (Wien) **13**, 17—49 (1955). — **Jabonero, V.,** and **J. Lorente:** The relation of the nerve fibres to the connective cells of the human cornea. Acta anat. (Basel) **16**, 184—190 (1952). — **Jackson, E.:** Function and structure of the eye. Amer. J. Ophthal. **24**, 277—281 (1941). — **Jacob, H.:** Sekundäre, retrograde und transsynaptische Degeneration. In: Handbuch der speziellen pathologischen Anatomie und Histologie, Bd. 13. Berlin:GöttingenHeidelberg: Springer 1957. — **Jacobj, W.:** Die Zellkerngröße beim Menschen. Z. mikr.-anat. Forsch. **38**, 161—240 (1935). — **Jacobson, J. H., H. T. Najac, G. Stephens, G. B. Kora,** and **G. F. Gesting:** The role of the macula in the electroretinogram of monkey and man. Amer. J. Ophthal. **50**, II, 889—899 (1960). — **Jäger, A.:** Die Reflexstreifen auf den Netzhautgefäßen. Arch. Augenheilk. **110**, 137—173 (1936). Med. Habil.-Schr. München, Bergmann. ∼ Die Hohlspiegelwirkung der Hornhautoberfläche auf die Irisvorderfläche. Albrecht v. Graefes Arch. Ophthal. **146**, 437—441 (1943). ∼ Die Strömungsstruktur im Kammerwassersystem.

Albrecht v. Graefes Arch. Ophthal. **153**, 504—509 (1953). — **Jaeger, A.,** u. **K. Vogelsang:** Über Dehnungs- und Härtemessungen an tierischen Linsen. Albrecht v. Graefes Arch. Ophthal. **109**, 103—107 (1935). — **Jaeger, W.:** Tiefenmessung der menschlichen Vorder-kammer mit planparallelen Platten (Zusatzgerät zur Spaltlampe). Albrecht v. Graefes Arch. Ophthal. **153**, 120—131 (1952). ~ Untersuchungen über dehydrierende Fermentsysteme der Cornea. I. Ergebnisse an der normalen Cornea. Albrecht v. Graefes Arch. Ophthal. **154**, 142—164 (1953a). ~ Untersuchungen über dehydrierende Fermentsysteme der Cornea. II. Mitteilung: Die Bedeutung dehydrierender Fermentsysteme für die Pathologie der Cornea. Albrecht v. Graefes Arch. Ophthal. **154**, 401—430 (1953b). ~ Untersuchungen über dehydrierende Fermentsysteme der Cornea. III. Einwirkung therapeutisch am Auge verwendeter Medikamente auf die dehydrierenden Fermentsysteme der Cornea. Albrecht v. Graefes Arch. Ophthal. **154**, 431—466 (1953c). — **Jaeger, W.,** u. **L. Schoenknecht:** Statistische Untersuchungen über arterielle und venöse Gefäßverschlüsse am Augenhintergrund. Albrecht v. Graefes Arch. Ophthal. **156**, 566—576 (1955). — **Jaensch, H.:** Altersveränderungen des Auges. Ergebn. allg. Path. path. Anat. **26**, 191—304 (1933). — **Jaensch, P. A.:** Bewegungs-apparat der Augen. Fortschr. Augenheilk. **6**, 115—204 (1956). — **Jaensch, P. A., J. Rohen, E. Schreck** u. **B. Huerkamp:** Irisdiagnostik. Bücherei des Augenarztes, H. 22. Stuttgart 1955. — **Jaffe, N. S.:** Sympathetic nervous system and i.o. pressure. Amer. J. Ophthal. **31**, 1597—1603 (1948a). ~ Cholinesterase in the aqueous of the eye. Arch. Ophthal. **40**, 273—278 (1948b). — **Jakus, M. A.:** Studies on the cornea. I. The fine structure of the rat cornea. Amer. J. Ophthal. **38**, 40—53 (1954a). ~ The fine structure of the cornea. Acta XVII. Conc. Ophthal. 1954b, **1**, 461—464 (1955). ~ Studies on the cornea. II. The fine struc-ture of Descemet's membrane. J. biophys. biochem. Cytol. **2**, 243—252 (1956). ~ The fine structure of certain ocular tissues. 4. Internat. Kongr. f. Elektronenmikroskopie, Berlin 1958, II, S. 345—347. Berlin-Göttingen-Heidelberg: Springer 1958. ~ The fine structure of the human cornea. In: The structure of the eye, ed. G. K. Smelser. New York: Aca-demic Press 1961. ~ Further observations on the fine structure of the cornea. Invest. Ophthal. **1**, 202—225 (1962). — **Jancke, G.:** Die Augenmerkmale bei Zwillingen und ihre Bedeutung für die Diagnose der Ein- oder Zweieiigkeit. Albrecht v. Graefes Arch. Ophthal. **142**, 113—155 (1940). — **Janert, H.:** Histologische Studien am Auge mittels der Fluoreszenzmikroskopie. 60. Zusammenk. der Dtsch. Ophthalm. Ges. 1956 Heidelberg, S. 156—157 (1957). — **Janes, R. G.,** and **G. W. Bounds:** The blood vessels of the rat's eye. Amer. J. Ophthal. **96**, 357—374 (1955). — **Janes, R. G.,** and **J. P. Calkins:** Effect of certain drugs on the iris vessels. Arch. Ophthal. **57**, 414—417 (1957). — **Janes, R. G.,** and **P. P. Ellis:** Vascular changes in eyes of diabetic rats. Arch. Ophthal. **57**, 218—223 (1957). — **Janes, R. G.,** and **J. F. Stiles:** The penetration of C[14]-labeled atropine into the eye. Arch. Ophthal. **62**, 69—74 (1959). — **Janscò, N.:** Speicherung. Budapest 1955. — **Jansky, M.:** Über das Verhältnis der Faser-anzahl im Fasciculus opticus der Ratte und Maus. Z. mikr.-anat. Forsch. **65**, 303—312 (1959). — **Janz, A.:** Über Formveränderungsvorgänge an den Fasciculi optici beim mensch-lichen Embryo. Freiburg/Br., Med. Diss. 1940. — **Jaques, R.:** Über die Größe des blinden Flecks bei aphakischen Augen. Basel, Med. Diss. 1946. Ophthalmologica (Basel) **113**, 365—374 (1947). — **Jawlowski, Hieronim:** Nerve tracts in bee (Apis mellifica) from the light and antennal organs to the brain. Ann. Univ. Curie-Stodowska, D **12**, 307—323 (1958). — **Jefferson, F. M.:** A study of subcortical connexions of the optic tract system of the ferret, with special reference to gonadal activation by retinal stimulation. J. Anat. (Lond.) **75**, 106—134 (1940). — **Jegorow, I.:** Über die Blutgefäße des Auges und ihre Innervation. Sovet. Vestn. Oftal. **8**, 832—835 (1936) [Russisch]. — **Jeliaskowa-Paspalewa, A.:** Cytologische Untersuchungen über die Entstehung des melanotischen Pigments. Z. wiss. Biol. **137**, 365 (1930). — **Jendralski jr., H. J.:** Heilung eines Falles von Diabetes insipidus nach doppel-seitiger Kataraktextraktion. Klin. Mbl. Augenheilk. **118**, 319 (1951). — **Jensen, C. E.,** and **G. Vilstrup:** Hyaluronic acid. XI. On a hyaluronidase-sensitive substance in the retrobulbar tissue. Acta ophthal. (Kbh.) **33**, 401—402 (1955). — **Jensen, V. A.:** Studies on the branches of the retinal blood-vessels. Acta ophthal. (Kbh.) **14**, 100—109 (1936). — **Jent, M., B. Koech-lin, A. v. Muralt** u. **Th. Wagner-Jauregg:** Der neurovegetative Wuchsstoff „NR". Schweiz. med. Wschr. **75**, 317—322 (1945). — **Jesner, H.:** Der Humor Aqueus in seinen Beziehungen zu Blutdruck und Nervenreizung. Pflügers Arch. ges. Physiol. **23**, 14—44 (1880). — **Johann-sen, H.:** Studies on the inter-relation in size between the cornea and the crystalline lens in man. Thesis Copenhagen 1947. — **Johnson, H. M.:** Visual pattern discrimination in the vertebrates. I. J. anim. Behav. (Baltimore) **4**, 319—339 (1914a). ~ Visual pattern discrimi-nation in the vertebrates. II. Comparative visual acuity in the dog, monkey and chick. J. anim. Behav. (Baltimore) **4**, 340—361 (1914b). ~ Visual pattern discrimination in the vertebrates. III. Effective differences in width of visible striae for the monkey and the chick. J. anim. Behav. (Baltimore) **6**, 169—188 (1916a). ~ Visual pattern discrimination in the vertebrates. IV. Effective differences in direction of visible striae for the monkey and the chick. J. anim. Behav. (Baltimore) **6**, 189—204 (1916b). — **Johnson, L. V.:** Adherence syndrome pseudoparalysis of lateral or superior rectus muscles. Arch. Ophthal. **44**, 870—878 (1950). — **Johnson, M. L.:** Visual cells of the amphibian retina in the absence of the epithelial pigment layer. Anat. Rec. **63**, 53—76 (1935). ~ The effect of vitamin A deficiency upon the retina of the rat. J. exp. Zool. **81**, 67—89 (1939). ~ Degeneration and repair of the rat retina in avitaminosis A. Arch. Ophthal. **29**, 793—810 (1943). — **Johnston, J. P.,** and **E. Gardner:** Central connections of the optic nerves in mammals with pure-cone retinae. Anat. Rec. **134**, 205—216 (1959). — **Johnston, K. B.:** The retinal vessels of the fundus oculi in hypertension. Canad. med. Ass. J. **66**, 233—234 (1952). — **Jokl, A.:** Über den Bau und die Entwicklung des Glaskörpers. Uppsala 1927a. ~ Comparative researches on the structure and development of the vitreous and its contents in vertebrates and man. Uppsala: Almquists & Wiksells 1927b. — **Jollie, M. T.:** The head skeleton of the chicken and remarks on the anatomy of this region in other birds. J. Morph. **100**, 389—436 (1957). — **Jolly, J.:** La formation du cristallin et la détermination de l'ébauche cristalinienne. Acta anat. (Basel) **4**, 149—154 (1947/48). ~ Recherches sur les ébauches optiques et sur la régénération de l'œil chez les Batraciens. Arch. Anat. micr. Morph. exp. **39**, 63—101 (1950). — **Joly, J. P.,** et **J. Lavat:** Rétinographie et jumeaux monozygotes. Bull. Soc. franç. Ophtal. **67**, 466—473 (1954). — **Jonecko, A.:** Striated sheats of human eye muscles. Folia morph. (Warszawa) **9**, 143—150 mit engl. Zus.fass. (1958) [Polnisch]. ~ Über die PAS-Glykogen-Reaktion im Bereich der Ringbinden bei Amblystoma mexicanum Cope. Experientia (Basel) **19**, 11—13 (1963a). ~ Über die quergestreiften Ringbinden der Skeletmuskulatur bei Wirbeltieren. Anat. Anz. **112**, 337—356 (1963b). — **Jones, D. S.:** The origin of the ciliary ganglia in the chick embryo. Anat. Rec. **92**, 441—448 (1945). — **Jones, I. S.,** and **K. Meyer:** Inhibition of vascularization of the rabbit by local application of cortisone. Proc. Soc. exp. Biol. (N.Y.) **74**, 102—104 (1950). — **Jones, L. T.:** Epiphora. II. Its relation of the anatomic structures and surgery of the medial canthal region. Amer. J. Ophthal., Ser. III **43**, 203—212 (1957); **49**, 29—38 (1960). — **Jores, A.:** Melanophorenhormon und Auge. Klin. Wschr. **12**, 1599—1601 (1933). ~ Über den Einfluß des Lichtes auf die 24-Stundenperioden des Menschen. Dtsch. Arch. klin. Med. **176**, 544—549 (1934). ~ Probleme der Tagesperiodik in der Biologie. Med. Klin. **31**, 1139—1142 (1935a). ~ Physiologie und Pathologie der 24-Stunden-Rhythmik des Menschen. Ergebn. inn. Med. Kinderheilk. **48**, 574—629 (1935b). ~ Zur Frage der Identität zwischen Pigmenthormon und corticotropem Hormon. Klin. Wschr. **14**, 132—133 (1935c). ~ Änderungen des Hormongehaltes der Hypophyse mit dem Wechsel von Licht und Dunkelheit. Klin. Wschr. **14**, 1713—1716 (1935d). ~ Klinische Endokrinologie. Berlin-Göttingen-Heidelberg: Springer 1949. — **Jorpes, E., H. Holmgren** u. **O. Wilander:** Über das Vorkommen von Heparin in den Gefäßwänden und in den Augen. Z. mikr.-anat. Forsch. **42**, 279—301 (1937). — **Joy, E. A.:** Intra-coelomic grafts of the eye primordium of the chick. Anat. Rec. **74**, 461—486 (1939). — **Julianelle, L. A.,** and **G. H. Bishop:** The formation and development of blood vessels in the sensitized cornea. Amer. J. Anat. **58**, 109—126 (1936). — **Julianelle, L. A.,** and **H. D. Lamb:** Studies on vascularization of the cornea. Amer. J. Ophthal. **17**, 916—921 (1934). — **Jung, R.,** u. **H. Kornhuber:** Neurophysiologie und Psychophysik des visuellen Systems. Symposion, Freiburg 1960. Berlin-Göttingen-Heidelberg: Springer 1961. — **Jungfer, W.,** u. **H. Ringleben:** Irisfleckung beim Austernfischer. J. Ornithol. **95**, 61—63 (1954). — **Junnola, K.:** Über die Eigenschaften der menschlichen Tränenflüssigkeit. Ann. Med. exp. Fenn. **31**, Suppl. 1 (1953).

Kaczurowski, M. I.: The pigment epithelium of the human eye. Amer. J. Ophthal. **53**, 79—92 (1962). — **Kaemmerer, B.:** Über die Beteiligung des Ciliarepithels an der Kammerwasserbildung beim Hund. Med. Diss. Mainz 1954. — **Kagoshima, M.:** Über den Binnennetzapparat in der Meibomschen Drüse. Acta Soc. ophthal. jap. **40**, 449—456 u. dtsch. Zus.fass. 30 (1936) [Japanisch]. — **Kahmann, H.:** Linse, Zonula ciliaris, Refraktion und Akkommodation bei Säugetieren. Zool. Jb. **48**, 370—382 (1930). ~ Zur Biologie des Gesichtssinns der Reptilien. Zool. Anz. **108**, 311—325 (1934). ~ Das foveale Sehen der Reptilien. S.-B. Ges. naturforsch. Freunde Berlin **1935**, 290—291, 361—376. ~ Über das foveale Sehen der Wirbeltiere. I. Über die Fovea centralis und die Fovea lateralis bei einigen Wirbeltieren. Arch. Ophthal. **135**, 265—276 (1936). — **Kahmann, M.:** Das Auge der Wirbellosen. Nachdruck, Tabul. biol. ('s-Grav.) 1940. — **Kahn, R. H.,** u. **A. Loewenstein:** Über die Druckschwankungen im Säugerauge nach teilweiser Entleerung der Vorderkammer bei langdauernder, manometrischer Messung. Albrecht v. Graefes Arch. Ophthal. **109**, 433—453 (1922). — **Kalberer, M.,** and **C. Pedler:** The visual cells of the alligator: an electron microscopic study. Vision Res. **3**, 323—329 (1963). — **Kallius, E.:** Untersuchungen über die Netzhaut der Säugetiere. Anat. H. **3**, 526 (1894). — **Kalugina, M. A.:** Entwicklungsmorphologie der propriozeptiven Innervation der quergestreiften Muskeln bei Säugetieren. Med. Diss. Kasan 1952. ~ Proprioceptors of the eye muscles in mammals. Bjull. eksp. Biol. Med. **43**, 99—101 mit engl. Zus.fass. (1957) [Russisch]. ~ Innervation of human eye muscles in normal and in pathological conditions. Arkh. Pat. **20**, 53—55 mit engl. Zus.fass. (1958) [Russisch]. — **Kamei, T.:** Studies on glycogen in the crystalline lens. II. Glycogen content of the capsule, epithelium, cortex and nucleus. III. Two types of glycogen. Acta Soc. ophthal. jap. **63**, 937—939 (1959) [Japanisch]. — **Kamer, J. C. van de:** Over de ontwikkeling, de determinatie en de betekenis van de epiphyse en de paraphyse van de amphibien. Arnheim: G. W. van der Wiel 1949. ~ The pineal organ in fish and amphibia. Progr. Neurobiol., Suppl. **2** to Folia psychiat. neerl., p. 113—120 (1956). ~ Histologische und zytologische Untersuchungen über das Ependym und seine Abkömmlinge (insbesondere die Epiphyse und den Saccus vasculosus) bei niederen Vertebraten. Experientia (Basel) **14**, 161—166 (1958). — **Kamer, O.:** Über Farbanomalien im Augenhintergrund von Haustieren. Diss. vet.-med. Bern 1960. 23 S. — **Kandori, F.,** u. **T. Okamoto:** Elektronenmikroskopische Untersuchungen am Auge des Menschen und des Kaninchens. Yonago Acta med. **4**, 81—88 (1960). ~ Ein elektronenmikroskopischer Befund des Kammerwinkels des Kaninchenauges. I. Yonago Acta med. **4**, 152—156 (1960). — **Kane, F.,** and **M. E. Law:** Proprioceptive fibres in the ocular muscles of the pig. Nature (Lond.) **172**, 1049—1050 (1953). — **Kansaku-Tosio, O.:** Vergleichend anatomische Untersuchungen über die Gefäße des Augapfels. Mitt. med. Ges. Tokyo **55**, 256—259 u. dtsch. Zus.fass. 256 (1941) [Japanisch]. — **Kapustina, E. A.:** Initial developmental stages of vascular network in retina of mammals. Arch. Anat. Histol. Embriol. **39**, 16—23 mit engl. Zus.fass. (1960) [Russisch]. — **Karg, S. J., L. K. Garron, A. B. Feeny,** and **W. K. McEwen:** Perfusion of human eyes with latex microspheres. Arch. Ophthal. **61**, 68—71 (1959). — **Karli, P.:** Sur une anomalie rétinienne chez le rat. C. R. Ass. Anat. **38**, 19—21 (1951a). ~ Sur la structure de la rétine du spermophile (Citellus citellus L.). C. R. Soc. Biol. (Paris) **145**, 1376—1379 (1951b). ~ Sur un mode de dégénérescence spontanée de la rétine chez la souris. C. R. Soc. Biol. (Paris) **146**, 766—769 (1952a). ~ Anomalies spontanées et modifications expérimentalement provoquées de la rétine chez les rongeurs. C. R. Ass. Anat. **39**, 7—9 (1952b). ~ Sur une anomalie rétinienne chez le rat. C. R. Ass. Anat. **68**, 611—616 (1952c). ~ Production expérimentale d'une rétinose chez le lapin. C. R. Soc. Biol. (Paris) **146**, 1770—1776 (1952d). ~ Rétines sans cellules visuelles. Recherches morphologiques, physiologiques et physiopathologiques chez les rongeurs. Arch. Anat. (Leipzig) **35**, 1—76 (1953a). ~ Anomalie spontanées et modifications expérimentalement provoquées de la rétine chez les rongeurs. C. R. Ass. Anat. **75**, 540—545 (1953b). ~ Etude de la valeur fonctionelle d'une rétine dépourvue de cellules visuelles photo-réceptrices. Arch. Sci. physiol. **8**, 305—327 (1954a). ~ Action d'un inhibiteur fermentaire, le monoiodacetate de sodium, sur la rétine in vivo. C. R. Ass. Anat. **78**, 244—247 (1954b). ~ Pigment epithelium and differentiation of the outer granules of the retinal rods. C. R. Soc. Biol. (Paris) **155**, 1694—1697 (1961). — **Karli, P.,** et **A. Keller:** Expériences de dressage à des stimuli photiques sur des souris dont les yeux sont dépourvues de récepteurs rétiniens. C. R. Soc. Biol. (Paris) **146**, 1125—1128 (1952a). ~ Nouvelles expériences de dressage à des stimuli photiques sur des souris dont les yeux sont dépourvus de récepteurs rétiniens. C. R. Soc. Biol. (Paris) **146**, 1768—1770 (1952b). — **Karli, P.,** et **J. Mantz:** Sur les particularités histologiques et ophtalmoscopiques d'une anomalie de la rétine chez le rat. C. R. Soc. Biol. (Paris) **145**, 1220—1223 (1951b). — **Karmazsin, L.:** Probleme der embryonalen Faserentwicklung. Acta morph. Acad. Sci. hung. **10**, 237—257 (1961). ~ Elektronenmikroskopische Untersuchung des Fasersystems der embryonalen Hornhaut. Acta morph. Acad. Sci. hung. **11**, 375—385 (1962). — **Karpishka, J. S.:** Sites of protein synthesis as shown by radioautographic distribution of methionine labeled with C^{14} or S^{35} in mice and rats. Thesis, McGill, University Montreal. — **Kashii, T.:** Über die Veränderungen des Limbus corneae und des Ligamentum pectinatum mit besonderer Berücksichtigung ihrer Beziehungen zu den elastischen Fasern bei mit Lanolin gefütterten Kaninchen. Acta Soc. ophthal. jap. **34**, 472—473 (1930). — **Kataguchi, Y.:** Lactic acid in the retina. I. A quantitative study of lactic acid in the light and dark adapted retinas. Acta Soc. ophthal. jap. **62**, 242—247 mit engl. Zus.fass. (1958) [Japanisch]. — **Katayama, H.:** Lymphgefäße der Bindehaut. Beobachtungen über die Bindehautlymphgefäße beim lebenden Menschen. Lymphatologia (Kyoto) **2**, 1—8 (1953). — **Kato, N.,** and **H. Outi:** Relation of the supraorbital nerve and vessels to the notch and foramen of the supraorbital margin. Okajimas Folia anat. jap. **38**, 411—424 (1962). — **Kato, T.:** Über die Struktur der Gesichtsmuskeln bei den Neugeborenen und dem Erwachsenen. Okajimas Folia anat. jap. **15**, 297—307 (1937). ~ Über histologische Untersuchungen der Augenmuskeln vom Menschen und Säugetieren. Folia anat. jap. **16**, 131—145 (1938). — **Kato, Y.:** Morphological observation on the myoepithelial cells (Basket Cells) of the human lacrimal gland. Acta Soc. ophthal. jap. **59**, 1780—1787 (1955). ~ A histological study on distribution of nerves in human lacrimal glands. Acta Soc. ophthal. jap. **61**, 2264—2287 (1957). ~ Histochemical observations on human lacrimal gland. Acta Soc. ophthal. jap. **62**, 175—184 mit engl. Zus.fass. (1958) [Japanisch]. — **Katzin, H. M.:** The ultimate fate of the graft. Amer. J. Ophthal. **33**, part II, 35—38 (1950). — **Katzin, H. M.,** and **P. K. Kuo:** Histologic study of experimental corneal transplantation. Amer. J. Ophthal. **31**, 171—190 (1948). — **Kauth, H.,** u. **H. Sommer:** Das Ferment Kohlensäureanhydratase im Tierkörper. IV. Über die Funktion des Pekten im Vogelauge. Biol. Zbl. **72**, 196—209 (1953). — **Kautzky,**

R., u. **H. Pichler:** Zur Entwicklungsgeschichte der ableitenden Tränenwege des Menschen. Gegenbaurs morph. Jb. **81**, 286—306 (1938). — **Kawata, E.:** Effect of mydriatic and miotic on the ciliary body of the rabbit. Acta Soc. ophthal. jap. **57**, 239—242 (1953). — **Kaye, G. I.:** An electron microscopy study of the frog cornea in relation to the uptake and transport of colloidal particles. Trans. Amer. Soc. Cell Biol., Chicago, 1961. ~ Studies on the cornea. III. The fine structure of the frog cornea and the uptake and transport of colloidal particles by the cornea in vivo. J. Cell Biol. **15**, 241—258 (1962). — **Kaye, G. I.,** and **G. D. Pappas:** Studies on the cornea. I. The fine structure of the rabbit cornea and the uptake and transport of colloidal particles by the cornea in vivo. J. Cell Biol. **12**, 457—479 (1962). — **Kaye, G. I., G. D. Pappas,** and **A. Donn:** An electron microscope study of the rabbit corneal endothelium in relation to its uptake and transport of the colloidal particles. Anat. Rec. **139**, 244—245 (1961). — **Kaye, G. I., G. D. Pappas, A. Donn,** and **N. Mallett:** Studies on the cornea. II. The uptake and transport of colloidal particles by the living rabbit cornea in vitro. J. Cell Biol. **12**, 481—501 (1962). — **Kayes, J.,** and **Å. Holmberg:** The fine structure of Bowman's layer and the basement membrane of the corneal epithelium. Amer. J. Ophthal. **50**, part II, 343—351 (1960). — **Kazuyo, Tomida:** The histochemistry of succinic dehydrogenase in the cornea, iris and ciliary bodies. Acta Soc. ophthal. jap. **62**, 2544—2546 mit engl. Zus.fass. (1958) [Japanisch]. — **Keeney, A. H.:** Chronology of ophthalmic development. Amer. Lect. Ser. Springfield (Ill.): Ch. C. Thomas 1951. — **Keeney, A. H.,** and **F. D. Barlow:** Histologic methods in the study of retinal vascular patterns in the albino rat. Amer. J. Ophthal. **42**, part I, 554—560 (1956). — **Kefeli, I. E.:** On lymph vessels anatomy of exterior muscles of eye. Arkh. Anat. **35**, 80—82 (1958) [Russisch]. — **Kelemen, G.:** The nasolacrimal duct of the guinea pig. J. Laryng. **64**, 131—134 (1950). — **Kelly, D. E.:** Embryonic and larval epiphysectomy in the salamander, Taricha torosa, and observations on scoliosis. J. Morph. **103**, 503—538 (1958). — **Kelly, D. E.,** and **J. C. van de Kamer:** Cytological and histochemical investigations on the pineal organ of the adult frog, Rana esculenta. Z. Zellforsch. **52**, 618—639 (1960). — **Kent, S. P.,** and **A. A. Swanson:** Effects of high intensity X-irradiations on the retina: a histological, histochemical and chemical study in the rabbit. Radiat. Res. **6**, 111—120 (1957). — **Kepner, W. A.,** and **A. M. Foshee:** Effects of light and darkness on the eye of Prorhynchus applanatus. J. exp. Zool. **23**, 517—528 (1917). — **Kerschner, H.:** Blood supply of the visual pathway. Boston 1943. — **Kesselyak, A.:** Beiträge zur Kenntnis der Auslösungsfaktoren der Wolff'schen Linsenregeneration. Wilhelm Roux' Arch. Entwickl.-Mech. Org. **134**, 331—347 (1936). — **Kestenbaum, A.:** Applied anatomy of the eye. New York and London 1963. — **Keys, T. E.,** and **C. W. Rucker:** The atlases of ophthalmoscopy: a bibliography, 1850—1960. Amer. J. Ophthal., Ser. III **49**, 881—894 (1960). — **Khaissman, E. B.:** On reactivity of retina nerve fibres layer. Arch. Anat. Histol. Embriol. **37**, 32—37 mit engl. Zus.fass. (1959) [Russisch]. — **Khalaf, K. T.:** Electronmicroscopy of the compound eyes of the fly (Calliphora vicina [= erythrocephala] R.-D.). Mikroskopie **13**, 206—210 (1958). — **Khau van Kien, L.:** Réactions nucléales au niveau de quelques éléments de l'œil et leur étude histochimique. C. R. Ass. Anat. **38**, 617—624 (1952a). ~ Dérivés ribonucléotidiques au niveau des cônes et des bâtonnets et leur étude au cours de la photolyse. C. R. Ass. Anat **39**, 704—709 (1952b). ~ Contribution à l'étude de l'histophysiologie de la rétine. C. R.Ass. Anat. **40**, 907—919 (1953). ~ Contribution à l'étude de l'histophysiologie de la rétine, en particulier de divers types de cones chez la grenouille et de leurs réponses après action de lumières colorées monochromatiques. C. R. Ass. Anat. **41**, 673—686 (1954). ~ Contribution à l'étude de l'histophysiologie de la rétine. C. R. Ass. Anat. **42**, 690—698 (1955). — **Khlopin, H. G.,** i **B. H. Teodorovich:** Opyty eksplantaciej naruznych glaznych myšc. Dokl. Akad. Nauk SSSR **76**, 893—896 (1951). — **Kibler, M.,** u. **L. Sterzing:** Wert und Unwert der Irisdiagnose. Stuttgart: Hippokrates-Verlag 1956. — **Kidd, M.:** Electron microscopy of the inner plexiform layer of the retina. Proc. Anat. Soc. G. B. "Cytology of nervous tissue", p. 88—91. London:Taylor & Francis 1961. ~ Electron microscopy of the inner plexiform layer of the retina in the cat and the pigeon. J. Anat. (Lond.) **96**, 179—187 (1962). — **Kikkawa, S.:** Polarisationsoptische Untersuchungen über die Hornhaut. Acta Soc. ophthal. jap. **58**, 64—68 (1954) [Japanisch]. — **Kikkawa, Y.:** The micellar structure of the cornea. Acta Soc. ophthal. jap. **57**, 352—359 (1953). ~ Submicroscopic structure of rabbit cornea studied by polarization optics and thermoelasticity. Jap. J. Physiol. **5**, 167—182 (1955). — **King Gregory, W.:** The anatomy of the gorilla. New York: Columbia University Press 1950. — **Kink, F.:** Beitrag zur Untersuchung der Bulbusstellung in der Orbita. Med. Diss. Bern 1955. — **Kinsey, E.:** The chemical composition and the osmotic pressure of the aqueous humor and plasma of the rabbit. J. gen. Physiol. **34**, 389—402 (1951). — **Kinsey, E.,** and **E. Bárány:** The rate of flow of aqueous humor. II. Derivation of rate of flow and its physiologic significance. Amer. J. Ophthal. **32**, part II, 189—201 (1949). — **Kinsey, V. E.:** Aqueous humor/plasma chloride ratios in rabbits, dogs and human beings. J. gen. Physiol. **32**, 329—338 (1949). ~ An unified concept of aqueous humor dynamics and the maintenance of intraocular pressure. An elaboration of the secretion-diffusion theory. Arch. Ophthal. **44**, 215—235

(1950). ~ Physiologic chemistry of the eye. Arch. Ophthal. 48, 498—516 (1952). ~ The nature and origin of the aqueous humour. II. Its bicameral nature. Glaucoma-Symposion. Oxford: Blackwell 1955. ~ Aqueous composition and dynamics. Glaucoma Transact., V. Conf., p. 13—86. New York: Macy Jr. Foundation 1960. — **Kinsey, V. E.,** and **D. G. Cogan:** The cornea. III. Hydration properties of excised corneal pieces. Arch. Ophthal. 28, 272—284 (1942). — **Kinsey, V. E.,** and **C. E. Frohman:** Studies on the crystalline lens. IV. Part. Arch. Ophthal. 46, 536—541 (1951). — **Kinsey, V. E.,** and **W. M. Grant:** Further chemical studies on blood-aqueous humor dynamics. J. gen. Physiol. 26, 119—129 (1942). — **Kinsey, V. E., W. M. Grant,** and **D. H. Cogan:** Water movement and the eye. Arch. Ophthal. 27, 242—252 (1942). — **Kinsey, V. E., W. M. Grant, D. G. Cogan, J. J. Livingood,** and **B. R. Curtis:** Sodium, chloride and phosphorus movement and the eye. Arch. Ophthal. 27, 1126—1131 (1942). — **Kinsey, V. E.,** and **B. Jackson:** Blood-aqueous barrier in the newborn. Amer. J. Ophthal. 32, 374—378 (1949). — **Kinsey, V. E., B. Jackson,** and **T. L. Terry:** Development of secretory function of ciliary body in the rabbit eye. Arch. Ophthal. 34, 415—417 (1945). — **Kinsey, V. E.,** and **E. Palm:** Posterior and anterior chamber aqueous humour formation. Arch. Ophthal. 53, 330—344 (1955). — **Kinsey, V. E.,** and **D. V. N. Reddy** (with the assistance of **Aitken, I.,** and **R. Carter**): An estimate of the ionic composition of the fluid secreted into the posterior chamber inferred from a study of aqueous humor dynamics. Docum. ophthal. (Den Haag) 13, 7—40 (1959). — **Kinugasa, H.:** Elektronenmikroskopische Untersuchungen über die Pigmentgranula des Auges. Acta Soc. ophthal. jap. 57, 436—438 (1953) [Japanisch]. — **Kinugusa, H.,** and **T. Fuziwara:** Studies on the collagen fibril of eye tissue with electron microscope. J. Osaka City med. Center 2, 132—134 u. engl. Zus.fass. 156 (1953) [Japanisch]. — **Kirako, G.,** u. **T. Wasano (Hukuoka):** Augenlid und äußere Augenmuskeln. Jap. J. med. Sci. Anat. 8, 32—33 (1940). — **Kirby, B. D.,** and **R. v. Wiener:** Senile cataract — a study of the biology and chemistry of the crystalline lens. Brit. J. Ophthal. 18, 388—403 (1934). — **Kirby, D.:** Direct separation of the zonule. Trans. ophthal. Soc. U.K. 69, 595 (1949). — **Kirsche, W.:** Die Innervation der Augenmuskulatur des Menschen. Z. mikr.-anat. Forsch. 57, 402—450 (1951). — **Kisin, P. E.:** Zur Physiologie und Pathologie des Muskelapparats der Lider auf Grund einer klinischen Analyse. Vestn. Oftal. 31, 29—34 (1952) [Russisch]. — **Kiso, K.:** Ein Beitrag zur Morphologie der normalen menschlichen bindegewebigen Lamina cribrosa. Acta Soc. ophthal. jap. 35, 594—602 (1931). — **Kiss, F.:** Anastomoses des nerfs de l'orbite. Arch. Mus. Hist. nat. Paris 12, 239—242 (1935). ~ Die Blutzirkulation des Auges. Ophthalmologica (Basel) 106, 226—250 (1943). ~ The blood circulation of the eye. Szemészet 1, 1—20 (1949a). ~ Der Zusammenhang zwischen Blutzirkulation des Auges und des Gehirns. Szemészet 3, 133—143 (1949b). ~ Liquorabsorption und die Gefäße der Arachnoidea. Ungar. Chir. 1950, No 1. ~ Neue Beiträge zum Blutkreislauf des Auges. Acta Morph. Acad. Sci. hung. 1, fasc. 1, 23—26 (1951a). ~ Histology of blood vessels. Acta morph. Acad. Sci. hung. 1, 244—250 (1951b). — **Kiss, F.,** u. **T. Orban:** Die Blutzirkulation des Auges. Ophthalmologica (Basel) 106, 23—26 (1943). ~ Recent data pertaining to the circulation of eye. Szemészet 2, 74—84 (1950). ~ A szem elülső felének keringési viszonyai az újabb kutatások alapján. (Zirkulationsverhältnisse in der vorderen Hälfte des Auges.) Szemészet 3 (1951). — **Kissen, A. T.,** and **J. M. B. Bloodworth jr.:** Ultrastructure of retinal capillaries of the rat. Exp. Eye Res. 1, 1—4 (1961). — **Kitajima, S.:** Electron microscopic studies on the ciliary epithelium. II. On changes of rabbit ciliary epithelium after puncture of the anterior chamber. Acta Soc. ophthal. jap. 66, 1157—1165 (1962). — **Kitano, S.:** An embryological study on the human corneal nerves. Acta Soc. ophthal. jap. 59, 1094 (1955). ~ An embryological study on the human corneal nerves. Jap. J. Ophthal. 1, 48—55 (1957). — **Kitazawa, K.:** Über den Schlemm'schen Kanal des Kaninchenauges. Acta Soc. ophthal. jap. 34, 470—472 (1930). — **Kittel, R.:** Vergleichend-anatomische Untersuchungen über die Orbitaldrüsen der Rodentia. Wiss. Z. Univ. Halle, Math.-nat. Reihe 11, 401—427 (1962a). ~ Die postnatale Entwicklung der Gl. orbitalis externa und der Gl. infraorbitalis des Goldhamsters (Mesocricetus auratus Waterhouse). Morph. Jb. 103, 484—496 (1962). — **Kittel, V.:** Biomikroskopie der Bulbusbindehautgefäße des Menschen und ihre klinische Verwertbarkeit. Zwangl. Abh. Augenheilk. 21 (1960). ~ Die physiologische und pathologische Mikrozirkulation in den Bulbusbindehautgefäßen. Europ. Konf. Mikrozirkulation, Hamburg 1960. Bibl. anat. (Basel) 1, 164—173 (1961). — **Kiungasa, H.,** and **T. Fujiwara:** Studies of the collagen fibril of eye tissue with electron microscope. J. Osaka City med. Center 2 (2), 40—42, 64 (1954) [Japanisch]. — **Klang, G.:** Measurements and studies of the fluorescence of the human lens in vivo. Acta ophthal. (Kbh.), Suppl. 31 (1948). — **Klar, J.:** Wie entsteht die Exkavation der Sehnervenpapille nach Methylalkohol? Ber. 56. Zusammenk. der Dtsch. Ophthal. Ges. München 1950, S. 178—180. ~ Senkung des intraokularen Druckes durch chemische Hemmung der Produktion von Kammerwasser. Ber. 57. Zusammenk. der Dtsch. Ophthal. Ges. 1951, S. 192—196. — **Klauser, Otto:** Ein Beitrag zur Kenntnis der Form der Hornhautoberfläche auf Grund der Amslerschen Photokeratographie, unter Berücksichtigung des Keratokonus. Med. Diss. Zürich 1948: Zollikofer, St. Gallen. 37 S. —

Klein, M.: Recherches expérimentales sur la rétine des rongeurs. Arch. Anat. micr. Morph. exp. **41**, 332—351 (1952). — **Klein, M., et J. Mantz:** Recherches expérimentales sur la section et la ligature du nerf optique chez le rat. Position du problème. Techniques opératoires. C. R. Soc. Biol. (Paris) **145**, 920—922 (1951a). ~ Modifications histologiques de la rétine après interruption du nerf optique. C. R. Soc. Biol. (Paris) **145**, 922—925 (1951b). ~ Sur les réactions des gaines méningées et sur la cicatrisation des nerfs intraorbitaires à la suite d'interventions sur le nerf optique chez le rat. C. R. Soc. Biol. (Paris) **145**, 920—922 (1951c). ~ Remaniements du nerf optique consécutifs à la ligature et à la section expérimentale, chez le rat. C. R. Soc. Biol. (Paris) **145**, 1119 (1951d). ~ Sur la section expérimentale du nerf optique chez le rat. C. R. Ass. Anat. **38**, 1—4 (1951e). — **Kleinert, H.:** Der sichtbare Abfluß des Kammerwassers in den epibulbären Venen. Albrecht v. Graefes Arch. Ophthal. **152**, 278—299 (1951). ~ Der sichtbare Abfluß des Kammerwassers in den epibulbären Venen. II. Die pulsierenden Kammerwassergefäße. Albrecht v. Graefes Arch. Ophthal. **152**, 587—608 (1952). ~ Tension und Rigidität des Auges. Klin. Mbl. Augenheilk. **122**, 51—63 (1953a). ~ Über den scheinbaren Kammerwinkelverschluß beim kongestiven Glaukom. Klin. Mbl. Augenheilk. **122**, 196—202 (1953b). ~ Die Vitalfärbung des Kammerwassers und seiner epibulbären Abflußwege nach Fluoreszeininjektion in die Vorderkammer. Klin. Mbl. Augenheilk. **122**, 665—682 (1953c). ~ Die periodischen Verengerungen der vorderen Ciliararterien und ihre Beziehung zum intraocularen Druck. Albrecht v. Graefes Arch. Ophthal. **156**, 68—78 (1954). ~ Über das Zustandekommen der augendrucksenkenden Wirkung des Adrenalins und anderer gefäßverengernder Pharmaka. Albrecht v. Graefes Arch. Ophthal. **157**, 24—39 (1955a). ~ Kammerwasservenen, eine für die Augenheilkunde bedeutsame Entdeckung. Umschau **55**, 467—469 (1955b). — **Klien, B. A.:** The ciliary margin of the dilatator muscle of the pupil. Arch. Ophthal. **15**, 985—993 (1936). — **Klika, E., and F. Kloucek:** The lining of the anterior chamber of the eye and its reactivity in experimental conditions. Čs. Morfol. **9**, 282—293 (1961). ~ The structure of the front of the iris. Čs. Morfol. **10**, 234—241 (1962). — **Klossowsky, B.:** Über die intertractalen Fasern und Leitungssysteme des Bodens des II. Ventrikels. Arch. Psychiat. Nervenkr. **91**, 37—74 (1930). — **Klüver, H.:** Visual mechanisms, 332 p. Lancaster: J. Catell Press 1942. — **Knisely, M. H., E. H. Bloch, T. S. Elliot, and L. Warner:** Sludged blood. Trans. Amer. ther. Soc. **48—49**, 95—112 (1950). — **Knisely, M. H., T. S. Elliot, and L. Warner:** Sludged blood. Science **106**, 431—440 (1947). — **Knoche, H.:** Über das Vorkommen eigenartiger Nervenfasern (Nodulus-Fasern) in Hypophyse und Zwischenhirn von Hund und Mensch. Acta anat. (Basel) **18**, 208—223 (1953). ~ Morphologisch-experimentelle Untersuchungen über eine Faserverbindung der Retina mit den vegetativen Zentren des Zwischenhirnes und mit der Hypophyse. Z. Zellforsch. **45**, 201—264 (1956a). ~ Die Verbindung der Retina mit den vegetativen Zentren des Zwischenhirnes und mit der Hypophyse. Verh. Anat. Ges., 53. Verslg Stockholm 1956b, S. 140—148. ~ Über die Ausbreitung und Herkunft der nervösen Nodulusfasern in Hypothalamus und Retina. Z. Zellforsch. **48**, 602—616 (1958a). ~ Die retino-hypothalamische Bahn von Mensch, Hund und Kaninchen. Z. mikr.-anat. Forsch. **63**, 461—486 (1958b). ~ Ursprung, Verlauf und Endigung der retino-hypothalamischen Bahn. Z. Zellforsch. **51**, 658—704 (1960). ~ Lichtmikroskopische Untersuchungen über die Innervation der Retinagefäße. Z. mikr.-anat. Forsch. **67**, 596—609 (1961a). ~ Über den Bau der vegetativen Endformation. Klin. Wschr. **39**, 460—466 (1961b). — **Knoll, M.:** Über das Tages- und Dämmerungssehen des Grasfrosches (Rana temp. L.) nach Aufzucht in veränderten Lichtbedingungen. Z. vergl. Physiol. **35**, 42—70 (1953). — **Knowles, F. G. W.:** The control of retinal pigment migration in Leander serratus. Biol. Bull. **98**, 66—80 (1950). — **Knüsel, J., u. P. Vonwiller:** Vitale Färbungen am menschlichen Auge. I. Sichtbarmachung von Epithel- und Bindegewebszellen, Lymphgefäßen, Nerven und ihren Endapparaten. Z. Augenheilk. **49**, 157—188 (1923). — **Knüsel, O.:** Sichtbarmachung von Lymphgefäßen in der Augenbindehaut. Ophthalmologica (Basel) **127**, 298—301 (1954). — **Kobayashi, H., and D. S. Farner:** The effect of photoperiodic stimulation on phosphatase activity in the hypothalamo-hypophysial system of the white-crowned sparrow (Zonotrichia leucophrys gambelii). Z. Zellforsch. **53**, 1—24 (1960). — **Kobayashi, M.:** Studies on lacrimal glands by use of electron microscope. Acta Soc. ophthal. jap. **62**, 230—241 mit engl. Zus.fass. (1958a) [Japanisch]. ~ Electron microscopic studies on the lacrimal gland. II. The lacrimal gland of human eye. Acta Soc. ophthal. jap. **62**, 2208—2215 mit engl. Zus.fass. (1958b) [Japanisch]. ~ Electron-microscopic studies on the ciliary epithelium. I. J. clin. Ophthal. **13**, 773—777 mit engl. Zus.fass. (1959) [Japanisch]. — **Kobayashi, M., and S. Sato:** Electron microscopy of the corneal epithelial cells. III. Corneal epithelium at the time of regeneration. Acta Soc. ophthal. jap. **64**, 1286—1292 (1960). — **Koch, C.:** Filamenti del vitreo. Studio morfologico-sperimentale sul corpo vitreo del Tonno (Thunnus thynnus). Ann. Ottal. **78**, 881—892 (1952). ~ Über Glaskörperfäden. Morphologisch-experimentelle Beobachtungen am Glaskörper des Thunfisches. Ophthalmologica (Basel) **126**, 58—63 (1953). ~ Über Kristallstrukturen in getrockneten Fäden und Ausstrichen menschlichen Glaskörpers. Ophthalmologica (Basel) **129**, 405—412 (1955). — **Koch, C., u. F. P. Fischer:** Über die Dehnbarkeit der äußeren Bulbushülle. Albrecht v.

Graefes Arch. Ophthal. **107**, 444—452 (1933). — **Koch, C., B. Schreiber** e **G. Schreiber:** Innesti di tessuti nell'occhio di cavia. I. Innesti di tessuti epiteliali in camera anteriore. Boll. Soc. ital. Biol. sper. **13**, 669—670 (1938a). ~ Innesti di tessuti nell'occhio di cavia. II. Comportamento di tessuti connettivi negli innesti in camera anteriore. Boll. Soc. ital. Biol. sper. **13**, 670—672 (1938b). ~ Innesti di tessuti nell'occhio di cavia. IV. Innesti di tessuti nel vitreo. Boll. Soc. ital. Biol. sper. **13**, 673—674 (1938c). — **Ködding, I.:** Der Lidschlag im Kindesalter. Mschr. Kinderheilk. **84**, 212—223 (1940). — **Köhler, A.,** u. **A. F. Tobgy:** Mikroskopische Untersuchungen einiger Augenmedien mit ultraviolettem und polarisiertem Licht. Arch. Augenheilk. **99**, 263 (1928). — **Koehler, O.:** Lichtempfindlichkeit und Lichtsinn niederer Tiere. Studium gen. **10**, 191—203 (1957). — **Koella, W.,** u. **J. C. Rüegg:** Die Wirkung von Adrenalin auf den isolierten Sphincter iridis. Z. exp. Med. **118**, 390—398 (1952). — **Koelle, G. B.:** The localization of specific cholinesterase in the retina. Pharmacol. Rev. **6**, 47—48 (1954). — **Koelle, G. B.,** and **J. S. Friedenwald:** The histochemical localization of cholinesterase in ocular tissues. Amer. J. Ophthal. **33**, 253—256 (1950). — **Koelle, G. B., L. Wolfand, J. S. Friedenwald,** and **R. A. Allen:** Localization of specific cholinesterase in ocular tissues of the cat. Amer. J. Ophthal. **35**, 1580—1584 (1952). — **König, D.:** Der vordere Augenabschnitt der Schildkröten und die Funktion seiner Muskulatur. Jena: Gustav Fischer 1934, S. 223—284; Jena. Z. Med. Naturw. **69** (1935); Math.-nat. Diss. Jena 1934. — **Koenig jr., F.:** Zur Orbitographie. Ophthalmologica (Basel) **127**, 283—287 (1954). — **Koeppe, H.:** Die Mikroskopie des lebenden Auges, Bd. 1, S. 74. Berlin 1920. — **Kogan, D. G.:** Vascularization of the cornea. Its experimental induction by small lesions and a new theory of its pathogenesis. Trans. Amer. ophthal. Soc. **46**, 457—471 (1948). — **Koishikawa, S.:** On the glycolipid in ganglion cells of cat retina and its post-natal development. Okajimas Folia anat. jap. **30** (2—3), 139—154 (1957). — **Koishikawa, S.,** and **S. Kuroki:** On the glycogen of the nuclei in the developing retina of the common Japanese toad. Acta anat. nippon. **32**, 395—398 mit engl. Zus.fass. (1957a) [Japanisch]. ~ A histochemical study on the developing ganglion cells of rabbit retina. Acta anat. nippon. **32**, 406—415 (1957b). — **Kojima, K.:** Über die Regeneration der Linse und der Cornea. Nagasaki Igakkai Zassi **17**, 2522—2541 u. dtsch. Zus.fass. 2541—2545 (1939) [Japanisch]. — **Kojima, K., M. Iida, S. Hattori, Y. Majima,** and **A. Ota:** Influence of sodiumiodate upon the phosphatases and lipases in the retina. Acta Soc. ophthal. jap. **63**, 575—579 (1959). — **Kojima, K., M. Iida** u. **M. Ikema:** Histochemische Studie über Phosphatase bei Siderosis bulbi. Acta Soc. ophthal. jap. **63**, 3649—3652 (1959). — **Kojima, K., M. Iida, J. Majima,** and **S. Okada:** Histochemical studies on monoamine-oxidase in the retina. Histochemical changes in the retina after the injection of reserpin. Acta Soc. ophthal. jap. **64**, 2067—2098 (1960). — **Kojima, K., M. Iida,** and **S. Okada:** Histochemical studies on the retina after subcutaneous injection of insulin alone and with l-glutamic-acid (ancoma). Acta Soc. ophthal. jap. **64**, 768—771 (1960). — **Kojima, K., M. Iida, S. Okada,** and **M. Ikema:** The influence of ferrobalt injected intraocular for the succinic dehydrogenase of retina. Acta Soc. ophthal. jap. **63**, 2763—2765 (1959). — **Kojima, K., M. Iida, S. Okada,** and **K. Shionoya:** Histochemical findings in the retina after subconjunctival injection of ATP. Acta Soc. ophthal. jap. **63**, 885—889 (1959). — **Kojima, K., M. Iida, S. Okada,** and **H. Yada:** Histochemical findings in the retina at the low body temperature. Acta Soc. ophthal. jap. **63**, 890—896 (1959). — **Kojima, K., Y. Majima,** and **M. Mano:** A study of cell chemistry of retina. Succinic acid dehydrogenase in visual cells of human retina. Arch. Soc. ophthal. jap. **60**, 1776—1778 (1956). — **Kojima, K.,** and **Y. Nagao:** Polysaccharides in the retina. Acta Soc. ophthal. jap. **57**, 127—136 (1953). ~ Histochemistry of the retina. Acta Soc. ophthal. jap. **57**, 1236—1253 (1953). — **Kojima, K., S. Okada,** and **M. Ikema:** Histochemische Studie über Bernsteinsäuredehydrase bei Siderosis retinae. Acta Soc. ophthal. jap. **63**, 3873—3877 (1959). — **Kojima, K., S. Okada, M. Kino, T. Sakai,** and **A. Sakai:** Histochemical findings on beta-naphthyl-phosphatase in the retina. Acta Soc. ophthal. jap. **63**, 441—444 (1959). — **Kojima, K., S. Okada, T. Tomita,** and **H. Majima:** Histochemical demonstration of succinic dehydrogenase activities in the chick retina. Acta Soc. ophthal. jap. **61**, 925—929 (1957). — **Kojima, K., S. Okada, K. Tomita,** and **Y. Majima:** Histochemical observations on succinic dehydrogenase in the retina of cattle, horses and rabbits. Acta Soc. ophthal. jap. **62**, 299—303 mit engl. Zus.fass. (1958) [Japanisch]. — **Kojima, K.,** and **A. Ota:** Sulphation-metachromasia of the retina. Acta Soc. ophthal. jap. **63**, 16—18 (1959) [Japanisch]. — **Kojima, K., T. Sakai, S. Sakai,** and **M. Kino:** Histochemical findings of succine-glutamicdehydrogenase activity in the human retina. Acta Soc. ophthal. jap. **63**, 445—447 (1959). — **Kojima, T.:** Beiträge zur Kenntnis über die Regeneration der Linse und der Kornea. Acta med. Nagasaki. **1**, 186—189 (1939). — **Kokott, W.:** Das Spaltlinienbild der Sklera. Klin. Mbl. Augenheilk. **92**, 177—185 (1934); **94**, 33—45 (1935). ~ Über mechanisch-funktionelle Strukturen des Auges. Albrecht v. Graefes Arch. Ophthal. **138**, 424—485 (1938). ~ Über die funktionelle Struktur der Aderhaut. Albrecht v. Graefes Arch. Ophthal. **148**, 706—724 (1948). — **Koller, G.,** u. **W. Rodenwald:** Über den Einfluß des Lichtes auf die Hypophysentätigkeit des Frosches. Pflügers Arch. ges. Physiol. **232**, 637—684

(1939). — **Kollros, G. J.**: Hormonal control of onset of corneal reflex in the frog. Science **128**, 1505 (1958). — **Kolmer, W.**: Zur Kenntnis des Auges der Primaten. Z. Anat. Entwickl.-Gesch. **93**, 679—722 (1930). — **Koloss, E. I.**: Ecological and histological investigation of the iris musculature in Lacerta agilis. Dokl. Akad. Nauk SSSR **108**, 337—340 (1956) [Russisch]. ~ Iris muscles in Carassius; their ecological histology. Arkh. Anat. Gistol. Embriol. **34**, 56—61 mit engl. Zus.fass. (1957) [Russisch]. ~ On the phenomenon of interdifferentiation of the contractile muscle tissue of the iris in the vertebrates. Zh. obšč. Biol. **19** (4), 279—285 (1958a). [Russisch] ~ The oecological morphology of certain eye structures in Mus musculus L. Dokl. Akad. Nauk SSSR **121** (2), 358—361 (1958b) [Russisch]. — **Komai, T.**: Beiträge zur feineren Struktur der Zonulalamelle der Linsenkapsel. Acta Soc. ophthal. jap. **42**, 956—966 u. dtsch. Zus.fass. 68 (1938) [Japanisch]. — **Komura, Y.**: Clinical observation of human semilunar plica. I. Biomicroscopic observation in normal eyes. Acta Soc. ophthal. jap. **63**, 1830—1834 mit engl. Zus.fass. (1959) [Japanisch]. ~ Clinical observation of human semilunar plica. II. Vascular supply and the relation to lacrimal drainage. Acta Soc. ophthal. jap. **64**, 904—911 mit engl. Zus.fass. (1960) [Japanisch]. — **Kondori, F., u. T. Okamoto**: Elektronenmikroskopische Untersuchungen am Auge des Menschen und des Kaninchens. Yonago Acta med. **4**, 81—88 (1960). — **Konstas, K. A.**: Beitrag zum Studium der Doppelinnervation des Ziliarmuskels. Habil.-Schr. Saloniki 1959, 72 S. mit dtsch. Zus.fass. [Griechisch]. — **Kopfhammer, J.**: Vergleichende Untersuchungen an der Lederhaut, Hornhaut, Regenbogenhaut und Aderhaut des Rinderauges. Albrecht v. Graefes Arch. Ophthal. **144**, 182—185 (1941). — **Kopp, I. F.**: Experimentelle Beobachtungen über die teilweise durchgehende Hornhautüberpflanzung. Vestn. Oftal. **29**, 37—42 (1950) [Russisch]. — **Kopylow, M. B.**: Ein neues Verfahren zur röntgenologischen Darstellung des Canalis nasolacrimalis. Röntgenpraxis **2**, 686—692 (1930). — **Kornblueth, W.**: Effect of retrobulbar alcohol injection on eyes of experimental animals. Amer. J. Ophthal. **32**, 781—792 (1949). — **Kornblueth, W., A. E. Maumenee, and J. E. Crowell**: Regeneration of nerves in experimental corneal grafts in rabbits: clinical and histological study. Amer. J. Ophthal. **32**, 651—659 (1949). — **Kornblueth, W., and E. Tenenbaum**: The inhibitory effect of aqueous humor on the growth of cells in tissue cultures. Amer. J. Ophthal. **42**, 70—74 (1956). — **Kornerup, T., and G. Aurell**: On glandular structures at the corneoscleral junction in man and swine, the so called "Manz' Glands". Acta ophthal. (Kbh.) **27**, 19—45 (1959). — **Kornzweig, A. L.**: Studies of the eye in old age. II. Amer. J. Ophthal. **33**, 243—247 (1950); III. Trans. Amer. Acad. Ophthal. Otolaryng. **55**, 261—276 (1951); IV. Amer. J. Ophthal. **44**, 29—37 (1957). — **Kosichenko, L. P.**: Effect of continuous illumination on the daily rhythm of mitotic activity in the corneal epithelium. Dokl. Biol. Sci. Sect. **138** (1—6), 510—511 (1961). — **Kotschetow, K.**: Untersuchungen des Pigmentepithels der Retina in Zusammenhang mit der Frage über Zellteilung. Trav. Soc. Imp. d. nat. St. Pétersbourg **39** (1911). — **Koyanagi, Y.**: Über die physiologische sekretorische Tätigkeit des retinalen Pigmentepithels für die Ernährung der äußeren Netzhautschichten. Albrecht v. Graefes Arch. Ophthal. **142**, 304—310 (1940). — **Kozima, K., M. Ikema, Y. Nagaya, and Y. Mazima**: Phosphatase of the retina. Acta Soc. ophthal. jap. **57**, 269—283 (1953). — **Kozima, K., Y. Nagaya, K. Sano, and Y. Mazima**: Phosphatase of the chick-embryo-eye. Acta Soc. ophthal. jap. **57**, 302—311 (1953). — **Kožousek, V.**: Einige allgemeine elektronenmikroskopische Beobachtungen über die Substantia propria der Cornea. Čs. Oftal. **12**, 250—251 (1956) [Tschechisch]. ~ Study of the chamber fluid by electronic microscopy in melanoblastoma of the choroid, pigmented cyst of the iris and in ocular siderosis. Čs. Oftal. **19**, 308—311 (1963). — **Kožousek, V., u. M. Anton**: Morfologická studie pigmentu sítnice, cévnatky a duhovky elektronvým mikroskopem. (Morphological study of the pigment of retina, choroid and iris by means of electron microscope.) Čs. Oftal. **18**, 13—16 (1962). — **Krabbe, K. H.**: Development of the pineal organ and a rudimentary parietal eye in some birds. J. comp. Neurol. **103**, 139—144 (1955). — **Krapp, J.**: Elektronenmikroskopische Untersuchungen über die Innervation von Iris und Corpus ciliare der Hauskatze. Z. mikr.-anat. Forsch. **68**, 418—447 (1962). — **Krause, A. C.**: The biochemistry of the eye. Baltimore 1934. ~ Chemical pathogenesis of cataract. Amer. J. Ophthal. **21**, 1343—1355 (1938). — **Krause, W.**: Zur Entwicklungsgeschichte der Arteria ophthalmica beim Menschen. Z. Anat. Entwickl.-Gesch. **119**, 311—334 (1956). — **Krauss, R.**: Der konstruktive Bau der Cornea. Methoden und Ergebnisse. Z. wiss. Mikr. **53**, 420—433 (1937). — **Kreibig, W.**: The formation of holes in retina. Klin. Mbl. Augenheilk. **134**, 34—42 (1959). — **Kreiker, A.**: Über die Struktur des normalen Bindehautepithels. Albrecht v. Graefes Arch. Ophthal. **134**, 280—286 (1935). — **Krekeler, S.**: Die Struktur der Sklera in den verschiedenen Lebensaltern. Arch. Augenheilk. **93**, 144—159 (1923). — **Kresbach, E., u. C. Rabel**: Zur Regulation der eosinophilen Leukocyten. Wien. klin. Wschr. **66**, 295—298 (1954). — **Kretzschmar, G.**: Gefäßähnliche Streifen des Augenhintergrundes. Med. Diss. Würzburg 1951. — **Krinsky, N. I.**: The lipoprotein nature of rhodopsin. Arch. Ophthal. **60**, 688—694 (1958). — **Kronfeld, P. C.**: Further gonioscopic studies on the canal of Schlemm. Arch. Ophthal. **41**, 393—405 (1949). ~ Gross anatomy and embryology of the eye. In: The eye, hrsg. v. H. Davson, Bd. I, S. 1—66. New York: Academic Press 1962. — Kronfeld, P. C., H. J. McGarry, and H. E. Smith: Gonioscopic studies on the canal of Schlemm. Amer. J. Ophthal. 25, 1163—1173 (1942). — Krümmel, H.: Die Nerven des menschlichen Ciliarkörpers. Albrecht v. Graefes Arch. Ophthal. 138, 845—865 (1938). — Kruszyński, J.: Entwicklung, Cytologie und Histochemie der Knorpel und der chondroiden Gewebe des Auges der Sepia (Sepia officinalis). Z. Zellforsch. 19, 402—440 (1933). — Krwawicz, T.: Character and significance of Langerhans cells in intercellular spaces of cornea. Pol. Tyg. lek. 1, 182—184 (1946). ~ Reticulo-endothelial system of cornea. Brit. J. Ophthal. 31, 421—423 (1947). — Krwawicz, T., and W. Holobut: The influence of higher centers on the permeability of the blood-aqueous barrier. Klinita Oczna 22, 265—269 (1952). — Küchle, H. J., u. W. Rohrschneider: Elektroschock und Augenbinnendruck. I. Albrecht v. Graefes Arch. Ophthal. 159, 88—104 (1957a). ~ Elektroschock und Augenbinnendruck. II. Albrecht v. Graefes Arch. Ophthal. 159, 433—448 (1957b). ~ Elektroschock und Augenbinnendruck. III. Albrecht v. Graefes Arch. Ophthal. 160, 98—112 (1958a). ~ Elektroschock und Augenbinnendruck. IV. Albrecht v. Graefes Arch. Ophthal. 160, 186—199 (1958b). — Kuffler, S. W.: Neurons in the retina: organization, inhibition and excitation problems. Cold Spr. Harb. Symp. quant. Biol. 12, 281—292 (1952). ~ Discharge patterns and functional organization of mammalian retina. J. Neurophysiol. 16, 37—68 (1953). — Kuhlman, R. E.: Species variation in the enzyme content of the corneal epithelium. J. cell. comp. Physiol. 53, 312—326 (1959). — Kuhlman, R. E., and R. A. Resnik: Quantitative histochemical changes in the development of the rat lens and cornea. Amer. J. Ophthal. 46, part II, 47—55 (1958). — Kuhn, O., u. J. Kähling: Augenrückbildung und Lichtsinn bei Anoptichthys jordani Hubbs und Innes. Experientia (Basel) 10, 385—388 (1954). — Kulczycka, B., and A. Kulczycki: The mesenchymal system of conjunctiva and its activation in the biopsy cytogram. Folia biol. (Warszawa) 2, 217—258 mit engl. Zus.fass. (1954) [Polnisch]. — Kunimitsu, S.: Electron microscopic study on retinal physiology. I. An observation on migration of retinal pigment granules. Folia ophthal. jap. 12, 325—330 (1961a). ~ Electron microscopic study on retinal physiology. II. Observation on changes of pigment epithelial cells in light and dark adaptation. Folia ophthal. jap. 12, 451—460 (1961b). ~ Studies on the bulbotomy. 1. Relationship between incision size in bulbotomy and clinical signs. Folia ophthal. jap. 12, 995—997 (1961c). ~ Electron microscopic study on retinal physiology. III. Studies on the relationship between the water content and the patterns of the endoplasmic reticulum of frog retina in light and dark adaptation. Folia ophthal. jap. 13, 249—256 (1962) [Japanisch]. — Kunitomo, N., and N. Hori: Biomicroscopic observation of the follicles. Jap. J. Ophthal. 2, 72—81 (1958). — Kupfer, C.: Relationship of ciliary body meridional muscle and corneo-scleral trabecular meshwork. Arch. Ophthal. 68, 818—822 (1962). — Kupfer, G.: Motor innervation of extraocular muscle. J. Physiol. (Lond.) 153 (3), 522—526 (1960). — Kurachi, Y., K. Saito, and N. Kozawa: Metabolism in inner and outer layers of the retina. Jap. J. Ophthal. 62, 127—134 (1958). — Kurati, Y.: Über den Stoffwechsel der Uvea. III. Einfluß des Vorderkammerpunktion auf den Stoffwechsel der Uvea. Acta Soc. ophthal. jap. 41, 608—619 mit dtsch. Zus.fass. 49/80 (1937) [Japanisch]. — Kuribayashi, Y.: Observation of the opening of nasolacrimal duct. J. clin. Ophthal. (Tokyo) 10, 317—323 (1956) [Japanisch]. ~ Observations of the opening of nasolacrimal duct. II. Jap. J. Ophthal. 1, 96—100 (1957). — Kuribayasi, Y.: Observation of nasolacrimal duct. (Report II.) Acta Soc. ophthal. jap. 60, 1046—1054 (1956). — Kuroki, S.: On the periodic acid Schiff positive substance of anuran retina and its relation to development. Okajimas Folia anat. jap. 32, 275—288 (1959). — Kurus, E.: Zur Innervation der Netzhautgefäße. Klin. Mbl. Augenheilk. 121, 318—324 (1952). ~ Über ein Ganglienzellsystem der menschlichen Aderhaut. Klin. Mbl. Augenheilk. 127, 198—206 (1955). ~ Über die Morphologie des Ganglion ciliare. Klin. Mbl. Augenheilk. 129, 183—196 (1956). ~ Versuch einer morphologischen Analyse der Funktion und Dysfunktion der intraokularen Druckregulierung. Klin. Mbl. Augenheilk. 132, 201—224 (1958). ~ Über einige bewegliche Zellen des Ciliarkörpers. Klin. Mbl. Augenheilk. 136, 581—582 (1960). — Kuwabara, T., and D. G. Cogan: Tetrazolium studies on the retina. I. Introduction and technique. J. Histochem. Cytochem. 7, 329—333 (1959). ~ Studies of retinal vascular patterns. Part I. Normal architecture. Arch. Ophthal. 64, part I, 124—131 (1960a). ~ Tetrazolium studies on the retina. III. Activity of metabolic intermediates and miscellaneous substrates. J. Histochem. Cytochem. 8, 214—224 (1960b). ~ Retinal glycogen. Arch. Ophthal. 66 (5), 680—688 (1961). — Kuwabara, T., D. G. Cogan, S. Futtermann, and J. H. Kinoshita: Dehydrogenases in the retina and Müller's fibers. J. Histochem. Cytochem. 7, 67—68 (1959). — Kyrieleis, W.: Beobachtungen bei Pupillotomie. Ber. 57. Zusammenk. der Dtsch. Ophthal. Ges. 1951, S. 59—63. ~ Der Opticus als Gehirnbahn und peripherer Nerv. Dtsch. med. Wschr. 1956, 397—400.

Lack, A., W. Adolph, W. Ralston, G. Leiby, T. Winsor, and G. Griffith: Biomicroscopy of conjunctival vessels in hypertension. Amer. Heart J. 38, 654—664 (1949). — Ladman, A.:

Electron microscopic observations on the fine structure of Müller cells in the retina of the cat. Anat. Rec. **139**, 247 (1961). — **Ladman, A. J.:** The fine structure of the rod-bipolar synapse in the retina of the albino rat. J. biophys. biochem. Cytol. **4**, 459—466 (1958). — **Ladman, A. J.,** and **E. H. Soper:** Preliminary observations on the fine structure of Müller cells of the avian retina. 5th Internat. Congr. Electr. Micr. R. 6, 1962. — **Lamers, W. P. M. A.:** The innervation of the corneo-scleral trabecula. Ophthalmologica (Basel) **144**, 455—457 (1962). — **Landau, E.:** Contribution to the histology of the eye. Ophthalmologica (Basel) **112**, 129—134 (1946a). ∼ Les cellules horizontales et la capillarisation de l'artère centrale de la rétine. Ann. Oculist. (Paris) **179**, 221—223 (1946b). — **Landau, J.,** and **E. Davis:** The small blood vessels in acrocyanosis and Raynaud's disease. Europ. Conf. Microcirculation, Hamburg, 1960. Bibl. anat. (Basel) **1**, 198—202 (1961). — **Lang, W.:** Die anatomischen und physiologischen Grundlagen der Augendiagnostik. Ulm: Haug 1954. — **Lange, F.:** Das tiefe und das oberflächliche Auge. Münch. med. Wschr. **83**, 1559—1561 (1936). ∼ Die Sprache des menschlichen Antlitzes, 4. Aufl. München 1952. ∼ The change of the pupillary reactions with age. Klin. Mbl. Augenheilk. **124**, 76—81 (1954). — **Langham, M.:** Secretion and rate of flow of aqueous humour in the cat. Brit. J. Ophthal. **35**, 409—415 (1951). ∼ Utilization of oxygen by the component layers of the living cornea. J. Physiol. (Lond.) **117**, 461—470 (1952). ∼ Observations on the growth of blood vessels into the cornea. Application of a new experimental technique. Brit. J. Ophthal. **37**, 210—222 (1953). ∼ Glycolysis in the cornea of the rabbit. J. Physiol. (Lond.) **126**, 396—403 (1954). ∼ The nature and origin of the aqueous humour. I. Glaucoma-Symposion. Oxford: Blackwell 1955. ∼ Steady-state pressure flow relationship in the living and dead eye of the cat. Amer. J. Ophthal. **50**, part II, 950—957 (1960). — **Langham, M. E.,** and **C. B. Taylor:** The effect of superior ganglionectomy on the intraocular pressure. J. Physiol. (Lond.) **147**, 58—69 (1959). — **Langham, M. E.,** and **I. S. Taylor:** Factors affecting the hydration of the cornea in the excised eye and the living animal. Brit. J. Ophthal. **40**, 321—340 (1956). — **Langley, D.,** and **R. K. MacDonald:** Clinical method of observing changes in the rate of flow of aqueous humour in the human eye. I. Normal eyes. Brit. J. Ophthal. **36**, 432—437 (1952). — **Langley, R. K.,** and **C. McCulloch:** The presence of hyaluronidase in the anterior chamber. Amer. J. Ophthal. **45**, 65—66 (1958). — **Langman, J.:** The appearance of specific antigens during development of the lens. In: .The structure of the eye, ed. by G. Smelser, p. 235—248. New York: Academic Press 1961 — **Langworthy, O. R.,** and **L. Ortega:** Innervation of the iris of the albino rabbit as related to its function. Medicine (Baltimore) **22**, 287 (1943). — **Lanzavecchia, G.:** Ultrastruttura dei coni e dei bastoncelli nella retina di Xenopus laevis. Arch. ital. Anat. Embriol. **65**, 417—435 (1960). — **Larsen, G.:** The mast cells in the uveal tract of the eye and changes induced by hormones and avitaminosis C. Amer. J. Ophthal. **47**, 509—519 (1959). — **Larsson, S.:** Über den Augendruck und die vorderen i.o. Gefäße. Stockholm 1930. — **Lasansky, A.:** Morphological bases for a nursing role of the glia in the toad retina. Electron microscope observations. J. biophys. biochem. Cytol. **11**, 237—243 (1961). — **Lasansky, A.,** and **E. De Robertis:** Submicroscopic changes in photoreceptors by iodoacetate. Anat. Rec. **130**, 423—424 (1958). ∼ Submicroscopic changes in visual cells of the rabbit, induced by iodoacetate. J. biophys. biochem. Cytol. **5**, 245—249 (1959). ∼ Electron microscopy of retinal photoreceptors. The use of chromation following formaldehyde fixation as a complementary technique to osmium tetroxide fixation. J. biophys. biochem. Cytol. **7**, 493—498 (1960a). ∼ Submicroscopic analysis of the genetic dystrophy of visual cells in C3H mice. J. biophys. biochem. Cytol. **7**, 679—684 (1960b). — **Lasansky, A.,** and **F. Wald:** The extracellular space in the toad retina as defined by the distribution of ferrocyanide and electron microscope study. J. Cell Biol. **15**, 463—479 (1962). — **Lassmann, G.:** Über die Entstehung von Leucocyten aus Hornhautkörperchen. Mikroskopie **13**, 373—380 (1959a). ∼ Die Innervation der Kaninchenhornhaut durch das periphere vegetative Nervensystem. Tagg der öst. Augenärzte, Velden, 1959b. ∼ Besonderheiten der Corneal-Innervation. Verh. dtsch. Ges. Path. Wien **42**, 172—179 (1959c). ∼ Die Innervation der Hornhaut. Untersuchungen an der ruhenden Hornhaut des Kaninchens, nach blander Scarifizierung, intraoculärer Infektion mit Pox virus bovis und doppelseitiger Sympathektomie. Albrecht v. Graefes Arch. Ophthal. **162**, 565—609 (1961). — **Laszt, L.:** Kinematographische Bestimmung der Blutströmungsgeschwindigkeit in feinsten Gefäßen der Conjunctiva und Modellversuche zur Bestimmung der Grenzgeschwindigkeit, welche vom Auge noch als Bewegung wahrgenommen werden kann. Helv. physiol. pharmacol. Acta **7**, 197—206 (1949). — **La Tessa, A. J., C. C. Teng,** and **H. M. Katzin:** The histochemistry of basement membrane of the cornea. Amer. J. Ophthal. **38**, 171—177 (1954). — **Latimer, H. B.:** The prenatal growth of the cat. VII. The growth of the brain and of its parts, of the spinal cord and of the eyeballs. J. comp. Neurol. **68**, 381—394 (1938a). ∼ The weights of the brain and of its parts, of the spinal cord and of the eyeballs in the adult cat. J. comp. Neurol. **68**, 395—404 (1938b). ∼ Correlations of organ weights with body weight, body length and with other weights in the adult cat. Growth **11**, 61—75 (1947). ∼ The prenatal growth of the cat. Growth **12**, 123—144 (1948). ∼ The weight of the eyeballs in the guinea pig. Anat. Rec. **110**, 349—358 (1951). — **Lattin, G. de:** Untersuchungen an Iso-podenaugen. (Unter besonderer Berücksichtigung der blinden Arten.) Zool. Jb., Abt. Anat. u. Ontog. **65**, 417—468 (1939) u. Med. Diss. Berlin 1939. — **Lauber, H.:** Beiträge zur Ana-tomie des vorderen Augenabschnittes der Wirbeltiere. Anat. H., I. Abt. **18**, 371—505 (1902).— **Laufman, H.:** Sludged blood. A critique. Arch. Surg. **62**, 486—492 (1951). — **Laurent, T. C., M. Ryan,** and **A. Pietruszkieiwcz:** Fractionation of hyaluronic acid. The polydispersity of hyaluronic acid from the bovine vitreous body. Biochem. biophys. Acta (Amst.) **42**, 476—485 (1960). — **Laval, J.:** Spontaneous cyst of the iris. Amer. J. Ophthal. **30**, 55—56 (1947). ~ Hyaline membrane of the iris. Amer. J. Ophthal. **31**, 461—462 (1948). — **Lavergne, M. G.:** L'aptitude visuelle nocturne des conducteurs d'automobile. Bull. Soc. belge Ophtal. **111**, 108 (1955). — **Law, M. E.:** Sensory fibres in the superior oblique muscle and IV cranial nerve in the pig. Irish J. med. Sci. **6**, /362, 68—77 (1956). — **Lazorthes, G., H. Daraux** et **J. Gaubert:** Étude de la vascularisation artérielle des formations optiques nerf, chiasma et bandelettes. Bull. Soc. franç. Ophtal. **74**, 276—291 (1961). — **Leach, E. H.:** On the structure of the retina of man and monkey. J. roy. micr. Soc. Ser. III **82**, 135—143 (1963). — **Leben-sohn, J. E.:** Biochemistry of the lens. VI. Part. Arch. Ophthal. **15**, 217—221 (1936). — **Leber, Th.:** Die Zirkulations- und Ernährungsverhältnisse des Auges. In: Graefe-Sae-misch, Handbuch der gesamten Augenheilkunde, Bd. II, 2. Leipzig: Engelmann 1903. — **Leblond, C. P.:** Distribution of periodic acid reactive carbohydrates in the adult rat. Amer. J. Ophthal. **86**, 1—49 (1950). — **Leboucq, G.:** La macula lutea des Primates. C. R. Ass. Anat. **17**, 185—189 (1922). ~ La névroglie rétino-vitréenne. C. R. Soc. Biol. (Paris) **89**, 413—416 (1923). ~ Organe hyaloidien rudimentaire dans l'œil des primates. Bull. Acad. Belg. III, (5), 115—125, 3 pts. (1923). — **Lebram, F.:** Über den Musculus dilatator pupillae. Schr. physik.-ökon. Ges. Königsberg **43** (1931). — **Lee, R. E.:** Anatomical and physiological aspects of the capillary bed in the bulbar conjunctiva of man in health and disease. Angiology **6**, 369—382 (1955). — **Lee, R. E.,** and **E. A. Holze:** The peripheral vascular system in the bulbar conjunctiva of young normotensive adults at rest. J. clin. Invest. **29**, 146—150 (1950). — **Leeman, A. M.:** Electron microscopic studies on the vitamin A deficient retina. 19. Internat. Congr. of Ophthal., New Delhi 1962. — **Leeson, C. R.:** The histochemical identi-fication of myoepithelium, with particular reference to the Harderian and exorbital lacrimal glands. Acta anat. (Basel) **40**, 87—93 (1960a). ~ The electron microscopy of the myoepi-thelium in the rat extraorbital lacrimal gland. Anat. Rec. **137**, 45—56 (1960b). — **Leeson, T. S.:** Tarsal (Meibomian) glands of the rat. Brit. J. Ophthal. **47**, 222—231 (1963). — **Leeson, T. S.,** and **J. S. Speakman:** The fine structure of extracellular material in the pectinate liga-ment (trabecular meshwork) of the human iris. Acta anat. (Basel) **46**, 363—379 (1961). ~ Changes in the fine structure of the pectinate ligament of the eye in simple glaucoma (abstract). Anat. Rec. **142**, 315 (1962). — **Lehmann, G.:** Zur Physiologie des Adrenalins. Dtsch. med. Wschr. **74**, 193—198 (1949). — **Lehtinen, Y. O.:** Über das Auftreten des elastischen Gewebes in den Augenlidern der menschlichen Feten. Helsinki: Suomalainen Tiedeakatemia 1951. 68 S.; Ann. Acad. Sci. fenn. **23** (1951). — **Leiner, M.:** Die Augenkiemendrüse der Knochen-fische. Z. vergl. Physiol. **26**, 416 (1943). ~ Über die Bedeutung des Pekten im Vogelauge. Verh. Dtsch. Zool. Marburg 1950, S. 117—123. — **Leiner, M.,** u. **G. Leiner:** Der Zinkgehalt in den Augen von Knochenfischen. Biol. Zbl. **62**, 119—131 (1942). ~ Der Zinkgehalt in den Augen von Knochenfischen. II. Biol. Zbl. **64**, 293—305 (1944). — **Leinfelder, P. J.:** Retrograde degeneration in the optic nerves and the retinal ganglion cells. Trans. Amer. ophthal. Soc. **36**, 307—315 (1938). ~ Retrograde degeneration in the optic nerves and tracts. Amer. J. Ophthal. **23**, 796 (1940). — **Leinfelder, P. J.,** and **N. M. Black** jr.: Experimental transposition of extraocular muscles in monkeys; role of superior oblique. Amer. J. Ophthal. **25**, 974—976 (1942). — **Lele, P. P.,** and **G. Weddell:** The relationship between neurohisto-logy and corneal sensibility. Brain **79**, 119—154 (1956). ~ Sensory nerves of the cornea and cutaneous sensibility. Exp. Neurol. **1**, 334—359 (1959). — **Lelli, G.,** e **M. L. Restivo:** Richerche al microscopio elettronico sul ligamento sospensore del cristallino. R. C. Ist. sup. Sanità **24**, 57—64 (1961). — **Lendner, Th.:** Le rôle inducteur du cerveau dans la régénéra-tion des yeux d'une planaire d'eau douce. Bull. Biol. **86**, 140—215 (1952). — **Leopold, I. H.,** and **L. Calkins:** Age changes in the wistar albino rat eye. Amer. J. Ophthal. **34**, 1735—1741 (1951). — **Leopold, I. H., E. Yeakel,** and **L. L. Calkins:** Corneal vascularisation in the gray Norway rat. Arch. Ophthal. **42**, 185—187 (1949). — **Leplat, G.:** Du développement des voies lacrymales et de leurs prétendues valvules. Bull. Soc. franç. Ophtal. **50**, 9—14 (1937). ~ De la formation des membranes basales et de leur évolution particulière au niveau de l'ébauche oculaire. Bull. Acad. Méd. Belg., VI.s. **3**, 36—42 (1938). ~ Ocular reticulo-endothel tissue. Ann. Oculist. (Paris) **180**, 385—391 (1947). — **Leplat, G.,** et **M. A. Gerebtzoff:** Localisation de l'acetylcholinestérase et des médiateurs diphénoliques dans la rétine. Ann. Oculist. (Paris) **189**, 121—128 (1956). — **Lerche, W.:** Elektronenmikroskopische Beobachtungen über die Entwicklung der Pigmentgranula in der Netzhaut menschlicher Embryonen. Albrecht v. Graefes Arch. Ophthal. **164**, 543—545 (1962). ~ Elektronenmikroskopische Untersuchungen zur Differenzierung des Pigmentepithels und der äußeren Körnerzellen (Sinneszellen) im menschlichen Auge. Z. Zellforsch. **58**, 953—970 (1963). — **Lerman, S.,** and **J. Fontaine:** The effect of ageing on protein and RNA metabolism in the dogfish lens. Growth **26**, 111—116 (1962). — **Leroux, H.:** Le cuivre et le fer dans le cristallin d'homme et de bœf. Bull. Soc. Chim. biol. (Paris) **29**, 484—486 (1947). — **Leschi, J.:** Couleur des yeux et groupes sanguins. C. R. Soc. Biol. (Paris) **140**, 418—419 (1946). — **Levak, B.,** and **N. Škreb:** Intraocular differentiation of the rat eye cylinders. Bull. Sci. Cons. Acad. RPF Yougosl. **5**, 108—109 (1960). — **Levi, G.:** Sulla presunta partecipazione di condriosomi alla differenziazione cellulare. Arch. ital. Anat. Embriol. **10**, 168 (1911). — **Levi Montalcini, R.,** e **R. Amprino:** Ricerche sperimentali sull'origine dei neuroni del ganlio ciliare nell pollo. Atti Accad. naz. Lincei **1**, 439—442 (1946). ~ Recherches expérimentales sur l'origine du ganglion ciliaire. Schweiz. med. Wschr. **77**, 1042 (1947). — **Lewis, J. T.:** Die sympathische und parasympathische Innervation des Auges. An. argent. Oftal. **1**, 405—421 (1940) [Spanisch]. — **Lewis, W. H.:** Pinocytosis. Bull. Johns Hopk. Hosp. **49**, 17 (1931). — **Lewke, J.:** Über die Stoffwechselwege in der Hornhaut des Auges. Anat. Anz. **101**, 254—265 (1955). — **Ley, A. P., A. Holmberg,** and **T. Yamashita:** Histology of zonulolysis with alpha chymotrypsin employing light and electron microscopy. Amer. J. Ophthal. **49**, 67—80 (1960). — **Leydhecker, W.:** The water-drinking test. Brit. J. Ophthal. **34**, 457—479 (1950a). ~ Permeability of the blood-aqueous barrier to fluorescein during the water-drinking test in glaucomatous eyes. Brit. J. Ophthal. **34**, 480—483 (1950b). ~ Comparative tests in glaucoma. Brit. J. Ophthal. **34**, 535—544 (1950c). ~ Belastungsproben als Mittel zur Analyse der Funktionsstörungen beim primären Glaucom. Klin. Mbl. Augenheilk. **121**, 174—184 (1952). ~ An isolated piece of iris in the anterior chamber for 11 years. Klin. Mbl. Augenheilk. **123**, 229—230 (1953). ~ Gonioskopische Beobachtungen über Tensionsanstieg nach Myotis und Lesen. Albrecht v. Graefes Arch. Ophthal. **155**, 255—266 (1954). — **Leyns, W. F., G. C. Heringa,** and **A. Weidinger:** Water binding capacity of cornea. Acta brev. neerl. Physiol. **10**, 25—26 (1940). — **Lieb, W.:** Experimentelle Untersuchungen über die pharmakologische Beeinflussung des Endstromgebietes. Klin. Mbl. Augenheilk. **125**, 279—299 (1954). ~ Die Feinstruktur des Trabeculum der Kammerbucht. Ber. 62. Zusammenk. Dtsch. Ophthal. Ges. 1960, S. 160—168. ~ Veränderungen der Kammerwasserdynamik durch Beeinflussung des Mukopolysaccharidstoffwechsels. Klin. Mbl. Augenheilk. **142**, 982—1006 (1963). — **Lieb, W. A., D. Guerry,** and **L. Ellis:** Effects of superior cervical ganglionectomy on aqueous humor dynamics. Arch. Ophthal. **60**, 31—35 (1958). — **Lieb, W. A.,** u. **H. Knauf:** Bruchsche Membran und Pigmentepithel der Netzhaut. (Elektronenmikroskopische Untersuchungen.) Klin. Mbl. Augenheilk. **143**, 204—216 (1963). — **Lieb, W. A.,** u. **K.-G. Wulle:** Arcus lipoides corneae und Atherosklerose. Materia Medica Nordmark Nr 45, 1—52 (1962). — **Liedke, K. B.:** Studies on lens induction in Amblystoma punctatum. J. exp. Zool. **130**, 353—379 (1955). — **Lienhart, R.:** La couleur des yeux des pigeons domestiques. Les yeux oranges et dérivés. C. R. Soc. Biol. (Paris) **121**, 1415—1417 (1936a). ~ L'œil blanc du pigeon domestique et autres types morphologiques. C. R. Soc. Biol. (Paris) **121**, 1630—1632 (1936b). — **Lierse, W.:** Der Mechanismus der Nickhautbewegung des Kaninchens. Anat. Anz. **109**, 1—6 (1960). — **Lightoller, G. S.:** Facial muscles. J. Anat. (Lond.) **60**, 1—85 (1925). ~ The facial muscles of three Orang Utans and two Cercopithecidae. J. Anat. (Lond.) **63**, 19—81 (1928). ~ The facial musculature of some lesser primates and a Tupaia. A comparative study. Proc. zool. Soc. Lond. **1934**, 259—309. — **Lijo Pavia, J.:** Nervio optico: su vascularizacion. Rev. oto-neuro-oftal. (B. Aires) **31**, 133—137 (1956). — **Lillie, R. D.:** Histochemical studies on the retina. Anat. Rec. **112**, 472—496 (1952). — **Linc, R., L. Puzanová,** and **A. Puzanov:** The variability of the ophthalmic artery and its functional significance. Čs. Oftal. **11**, 219—227 mit engl. Zus.fass. (1955) [Tschechisch]. — **Lindeman, V. F.:** The cholinesterase and acetylcholin content of the chick retina, with especial reference to functional activity as indicated by the pupillary constrictor reflex. Amer. J. Physiol. **148**, 40—44 (1947). ~ The rate of glycosis and ATP-ase activity in the developing chick retina. Anat. Rec. **105**, 103 (1949a). ~ Alkaline and acid phosphatase activity of the embryonic chick retina. Proc. Soc. exp. Biol. (N.Y.) **71**, 435—437 (1949b). — **Lindner, E.,** u. **W. Böke:** Elektronenmikroskopische Bilder des Linsenepithels und ihre Beziehung zur Struktur der lebenden Zelle. Z. Zellforsch. **40**, 8—24 (1954). ~ Demonstration zur submikroskopischen Struktur der Linse. Klin. Mbl. Augenheilk. **126**, 358—359 (1955). — **Lindner, I.,** u. **K. Umrath:** Veränderungen der Sehsphäre I und II in ihrem monokularen und binokularen Teil nach Exstirpation eines Auges beim Kaninchen. Dtsch. Z. Nervenheilk. **172**, 495—525 (1955). — **Lindner, K.:** Zur Untersuchung des Flüssigkeitswechsels im Auge. Ber. ophthal. Ges. **42**, 33—49 (1920). — **Lineback, P.:** Observations on the fovea centralis of 2 human and 7 monkey-pairs of eyes. Anat. Rec. **35**, 19 (1927). — **Linke, K. W.:** Elektronenmikroskopische Untersuchung über die Differenzierung der Interzellularsubstanz der menschlichen Lederhaut. Z. Zellforsch. **42**, 331—343 (1955). — **Linksz, A.:** Physiology of the eye, vol. I, Optics. New York: Grune & Stratton 1950. 336 S. — **Linnen, H. J.:** Über Beobachtungen konsensueller ophthalmologischer Reaktionen bei Experimenten an Kaninchenaugen.

Klin. Mbl. Augenheilk. 117, 381—390 (1950). — Linnér, E.: Measurement of the pressure in Schlemm's canal and in the anterior chamber of the human eye. Experientia (Basel) 5, 451—452 (1949). ~ Ascorbic acid as test substance for measuring relative changes in rate of plasma flow through ciliary processes; effect of unilateral ligation of common carotid artery on blood flow through uveal tract as measured directly in vortex vein. Acta physiol. scand. 26, 70—78 (1952). ~ Einige Probleme betreffend Durchblutungsmessungen im Auge mit Ascorbinsäure als Testsubstanz. Docum. ophthal. (Den Haag) 6, 270—275 (1957). ~ Changeability test of aqueous outflow resistance. Brit. J. Ophthal. 42, 38—53 (1958). — Linnér, E., and E. Prijot: Cervical sympathetic ganglionectomy and aqueous flow. Arch. Ophthal. 54, 831—833 (1955). — Linner, E., C. Rickenbach, and H. Werner: Comparative measurements of the pressure in the aqueous veins and the conjunctival veins using different methods. Acta ophthal. (Kbh.) 28, 469—478 (1950). — Lion, G., C. Maertens, and G. Vandermeerssche: Submicroscopic morphology of the retinal pigment epithelium. In: Proceed. Stockholmer Conf. Electronmicroscopy ed. by F. S. Sjöstrand and J. Rhodin, p. 196—197. New York: Acad. Press 1956. — Liss, L.: The astroglia of the human optic nerve, chiasma and tract. A study with silver-carbonate. J. comp. Neurol. 105, 151—160 (1956). — Liss, L., u. J. R. Wolter: Zur Innervation der Blutgefäße des menschlichen Sehnerven. Klin. Mbl. Augenheilk. 129, 793—799 (1956). — Human retinal neurons in tissue culture. Amer. J. Ophthal. 52 (II), 834—845 (1961). — Llombart, A., y E. Fornes: Nota previa sobre la estructura vasculo-nerviosa del limbo ocular. Trab. Inst. nac. Cienc. méd. (Madr.) 12, 203 (1949a). ~ Nota previa sobre la estructura vásculo-nerviosa del limbo ocular. Arch. Med. exp. (Madr.) 12, 99—106 (1949b). ~ Lesiones degenerativas del simpatico periferico del limbo ocular, provocadas par le recession del ganglio cervical superior. Arch. esp. Morf. 10, 163 (1953a). ~ Caracteristicas del simpático del iris. Arch. Soc. oftal. hisp.-amer. 13, 1107—1142 (1953b). ~ Caracteristicas del simpático del cuerpo ciliar. Arch. esp. Morf. 13, 3—30 (1957). — Lo Cascio, G.: Studi di ottalmometria. I. Sulla forma della cornea. Ann. Ottal. 69, 449—465 (1941). — Lockie, J. D.: A comparison of some aspects of the retinae of the manx shearwater, fulmar petrel, and house sparrow. Quart. J. micr. Sci. 93, 347—356 (1952). — Löbel Scheffer, F.: Estudios histoquimicos sobre polisacáridos. Biologia (Santiago di Chile) 18/19, 85—89 (1954). ~ Estudios histoquímicos sobre polisacáridos. II. Histochem. stud. des polysaccharides. II. Biológica Trab. Inst. Biol. Juan Noe (Santiago de Chile) 1954/20, 135—141 (1955). — Löhlein, H.: Investigations on the angle of the anterior chamber in normal and glaucomatous eyes by means of Goldmann's gonioscope. Wien. klin. Wschr. 61, 698—702 (1949). — Löhlein, H., u. E. Weigelin: Über den Abfluß des Kammerwassers am normalen und glaukomkranken Auge. Ber. über die 55. Zusammenk. der Dtsch. Ophthal. Ges. Heidelberg 1949, S. 170—173. — Löhlein, W.: In: R. Thiel, Ophthalmologische Operationslehre, Bd. 1, S. 249ff. Leipzig: Georg Thieme 1942. — Lönnberg, E.: On the occurence of carotenoid pigments in the eyes of certain animals. Ark. zool. (Stockh.) 28 A, 1—14 (1935). ~ To the knowledge about the carotenoid pigment in the eyes of birds and fishes. Ark. Zool. (Stockh.) 29, 3 S. (1937). — Loeven, W. A., and K. van Walbeek: Swelling and transparency of cornea and sclera as compared with a model system composed of pigskin gelatin and mucoitin sulphate. Biochim. biophys. Acta (Amst.) 14, 471—481 (1954). — Loevenich, H. K.: Die Steuerung der Zapfen- und Stäbchenbewegung in der Froschnetzhaut. Pflügers Arch. ges. Physiol. 249, 539—559 (1948). — Loewenstein, A.: Glassmembranes in the eye. Bowman's membrane, Descemet's membrane and lens capsule. Amer. J. Ophthal. 23, 1229—1238 (1940a). ~ Lipoid (?) droplets in the episclera as a regular chance with age. Ophthalmologica (Basel) 100, 345—350 (1940b). ~ Retinal vascular changes studied in bulk. Trans. ophthal. Soc. 56, 581—593 (1947a). ~ Cushion cells in retinal pre-capillaries and capillaries. Nature (Lond.) 160, 229 (1947b). ~ Intramural vessels in the retina (vasa vasorum). Nature (Lond.) 160, 124 (1947) sowie Arch. Ophthal. 39, 9—26 (1948a). ~ Double staining for bulk specimens of retina and choroid. Brit. J. Ophthal. 32, 748—753 (1948b). ~ Recent advances in anatomy and pathology of retinal vessels obtained by clearing methods. Trans. ophthal. Soc. U.K. 67, 399—407 (1948c). ~ Intramural vascular system (vasa vasorum) in retinal vessels. Arch. Ophthal. 39, 9—26 (1948d). ~ Glomus cells in the human choroid as the basis of arterio venous anastomoses. Amer. J. Ophthal. 32, 1651—1659 (1949a). ~ Glomus cells in the human chorioid. Nature (Lond.) 163, 69 (1949b). ~ "Knob" at the periphery of Descemet's membrane. Brit. J. Ophthal. 34, 246—250 (1950a). ~ Intramural vessels and endothelial cells in the walls of sclerozed retinal arteries. Brit. J. Ophthal. 34, 594—600 (1950b). ~ Anterior draining system in human eye. Ophthalmologica (Basel) 122, 257—282 (1951a). ~ Closed branches of conjunctival vessels. Brit. J. Ophthal. 35, 595—600 (1951b). — Loewenstein, A., and J. Foster: Malignant melanoma of limbus and spontaneous cyst of pigment layer of iris in same sector. Arch. Ophthal. 37, 8—17 (1947). — Löwenstein, A., u. W. Kubik: Refraktionsuntersuchungen des Kammerwinkels. Ein Beitrag zur Biologie des Auges. Albrecht v. Graefes Arch. Ophthal. 89, 197 (1915). — Loewenstein, A., J. C. Michaelson, and J. Hill: Retinal vasculitis of the young: A pathological report. Trans. ophthal. Soc. 56,

211—230 (1947). — **Löwenstein, K. O.:** Über das Vorkommen von Sinushaaren im Oberlid des Eichhörnchens (Sciurus vulgaris). Anat. Anz. **87**, 35—41 (1938). — **Loewenthal, N.:** Des glandes de l'orbite de caméléon (Chamaeleo vulgaris). Arch. Anat. (Bonn) **20**, 1—14 (1935a). ~ Des annexes de l'œil dans la série des vertébrés. Paupière et membrane nictitante. Genève: Georg 1935b. ~ Note sur les glandes de l'orbite des reptiles. Ass. Anat. 30. Réun. Montpellier 1935c, S. 328—332. ~ Des glandes de l'orbite de caméléon (Chamaeleo vulgaris). Arch. Anat. (Bonn) **20**, 1—14 (1935d). ~ Étude de comparée des glandes l'orbite des amphibiens reptiles et oiseaux. Geneve: Georg; Paris: Vigot 1935e. ~ Observations sur la membran nictitante et le cartilage de la glande de Harder du Caméléon. Arch. Anat. (Bonn) **21**, 315—322 (1936). ~ Les glandes de l'œil d'un jeun crocodile. Lausanne: Rouge 1937. ~ De la structure de la région cornéenne de l'œil de la Torpille (Torpedo marmorata). Arch. Anat. (Bonn) **25**, 167—172 (1938). — **Lombard, G.:** Etude systématique des mues cornéennes de la couleuvre vipérine de la naissance à l'âge adult. Bull. Soc. franç. Oftal. **74**, 530—533 (1961). — **Longwinowitch-Miller, N. G.:** Die Veränderungen der Hornhaut bei ihrer sensiblen Denervation. Moskau 1951 (Dissertation, II. Moskauer Med. Inst.) [Russisch]. — **Lopašov, G. V.:** Die Bedeutung verschiedener Prozesse für die Augenregeneration bei Amphibien. Dokl. Akad. Nauk SSSR, N. S. **69**, 865—868 (1949) [Russisch]. — **Lopašov, G. V.,** and **O. G. Stroeva:** Morphogenesis of the vertebrate eye. In: Morphogenesis, ed. by Abercrombie and J. Brachet, vol. I. New York: Academic Press 1961. — **Lopez, Enriquez M.:** Die Hortegaschen Zellen bei den pathologischen Prozessen der Retina und des optischen Nerven. Bol. Soc. esp. Biol. Madrid **12**, 79 (1929). ~ The presence of medullary fibres in the retina. Arch. Soc. oftal. hisp.-amer. **9**, 367—389 (1949). ~ Sobre la biomicroscopia del ojo en luz polarizada. Arch. Soc. oftal. hisp.-amer. **11**, 1516—1518 (1951). — **López, Marín:** Sobre el desarrollo vásculo-nervioso retro-ocular. Acta Soc. oftal. hisp.-amer. **12**, 367—385 (1952). — **Lord, R. D.:** A comparative study of the eyes of some Falconiform and passeriform birds. Amer. Midland Naturalist **56**, 325—344 (1956). — **Lorente, J.:** Alteraciones de la fibras nerviosas de la córnea en un caso de distrofia familiar de Groenow, de tipo maculoso. Arch. Soc. oftal. hisp.-amer. **13**, 746—762 (1953). — **Lorenzo, A. J. de:** The fine structure of synapses in the ciliary ganglion of the chick. J. biophys. biochem. Cytol. **7**, 31—36 (1960). — **Lo Sardo, G.:** Zur Frage des Einflusses von Tageslicht auf die Ovarialtätigkeit bei der Albino-Ratte. Z. mikr.-anat. Forsch. **68**, 418—540 (1962). — **Lowenstein, O.,** and **J. E. Loewenfeld:** Role of sympathetic and parasympathetic systems in reflex dilation of the pupil. Arch. Neurol. (Chic.) **64**, 313—340 (1950a). ~ Mutual role of sympathetic and parasympathetic in shaping of the pupillary reflex to light. Arch. Neurol. (Chic.) **64**, 341—377 (1950b). ~ The pupil. In: The eye, herausgeg. v. H. Davson, Bd. III, S. 231—265. New York: Academic Press 1962. — **Löwry, O. H., N. Roberts,** and **C. Lewis:** The quantitative biochemistry of the retina. J. biol. Chem. **220**, 879—892 (1956). — **Lucas, D. R.:** Retinal dystrophy in the irish setter. I. Histology. J. exp. Zool. **126**, 537—551 (1954). ~ Inherited retinal dystrophy in the mouse: its appearence in eyes and retinae cultured in vitro. J. Embryol. exp. Morph. **6**, 589—592 (1958). — **Lucas, D. R.,** and **O. A. Trowell:** In vitro culture of the eye and the retina of the mouse and rat. J. Embryol. exp. Morph. **6**, 178—182 (1958). — **Luck, C. P.:** The vitreous body of Galago crassicaudatus agisymbanus. Nature (Lond.) **181**, 719 (1958). — **Luck, C. P.,** and **P. G. Wright:** Aqueous humour of the Hippopotamus. Nature (Lond.) **183**, 1595 (1959). — **Luckiesh, M.,** and **F. K. Moss:** A correlation between pupillar area and retinal sensibility. Amer. J. Ophthal. **17**, 598—601 (1934). — **Ludakevitch, T.:** The variations in the system of the trunks of the posterior ciliary arteries. Brit. J. Ophthal. **31**, 738—760 (1947). — **Ludvigh, E.:** Possible role of proprioception in the intraocular muscles. Arch. Ophthal. **48**, 436—442 (1952). — **Ludwig, A. W., N. F. Boas,** and **L. J. Soffer:** Role of mucopolysaccharides in pathogenesis of experimental exophthalmos. Proc. Soc. exp. Biol. (N.Y.) **73**, 137—140 (1950). — **Lüdtke, H.:** Die embryonale und postembryonale Entwicklung des Auges bei Notonecta glauca (Hemiptera-Heteroptera), zugleich ein Beitrag zum Wachstums- und Häutungsproblem. Z. Morph. u. Ökol. Tiere **37**, 1—37 (1940). ~ Über retinomotorische Erscheinungen im Insektenauge. Naturwissenschaften **38**, 285—286 (1951). ~ Retinomotorik und Adaptationsvorgänge im Auge des Rückenschwimmers (Notonecta glauca L.). Z. vergl. Physiol. **35**, 129—152 (1953). — **Lüling, K. H.:** Untersuchungen am Blindfisch Anoptichthys jordani Hubbs u. Innes (Characidae). III. Vergleichend anatomisch-histologische Studien an den Augen des Anoptichthys jordani. Zool. Jb. **74**, 339—400 (1955a). ~ Zur Augenreduktion des aus mexikanischen Höhlen stammenden blinden Salmlers Anoptichthys jordani (Hubbs u. Innes). Photogr. u. Forsch. **6**, 138—143 (1955b). ~ Morphologisch-anatomische und histologische Untersuchungen am Auge des Schützenfisches (Toxotes jaculatrix) (Pallas 1766) (Toxotidae), nebst Bemerkungen zum Spuckgehaben. Z. Morph. u. Ökol. Tiere **47**, 529—610 (1958). — **Lugli, L.:** Le pieghe posteriori dell'iride all'indagine biomicroscopia. Bull. Sci. med. **7**, 147—153 (1937). — **Lugossy, G.:** The fluorescein permeability of the blood-aqueous barrier. Fortschr. Augenheilk. **9**, 110—251 (1959). — **Lullies, H.:** Der Druck in den Venen des Skleralrandes. Pflügers Arch. ges. Physiol. **199**, 471—483 (1923). — **Luna, E.:** Studio sulle cellule pigmentate della coroide coltivate in vitro. Arch. ital. Anat. Embriol. **18**, 146 (1920). — **Lundberg, Å.:** Étude sur le développement de l'oligodendroglie, de l'astroglie du tissu conjonctif du nerf optique pendant la vie fœtale. Acta opthal. (Kbh.) **17**, 259—278 (1938). — **Lundberg, W. O.,** and **A. L. Anderson:** Permeability of excised cornea. Arch. Ophthal. **37**, 89—90 (1947). — **Lyall, A. H.:** Occurrence of triple and quadruple cones in the retina of the minnow (Phoxinus laevis). Nature (Lond.) **177**, 1086—1087 (1956). ~ The growth of the trout retina. Quart. J. micr. Sci. **98**, 101—110 (1957a). ~ Cone arrangements in teleost retinae. Quart. J. micr. Sci. **98**, 189—201 (1957b). ~ **Lyda, W., N. Eriksen,** and **N. Krishna:** Studies of Bruch's membrane. Flow and permeability studies in a Bruch's membrane-chorioid preparation. Amer. J. Ophthal. **44**, 362—369 (1957). — **Lyle, D. J.:** Arteriosclerotic optic atrophy. In: Eye digest, p. 29—33. Bloomington (Ill.) (1956). — **Lyle, J. D.,** and **J. C. McGavic:** The cause of voluntary forward luxation of the eyeball. Amer. J. Ophthal. **19**, 316—320 (1936).

Macher, E.: Die Verteilung der Phosphatase in der Froschnetzhaut bei verschiedener Belichtung. Verh. der Anat. Ges. 48. Verslg, Erg.-Bd. Anat. Anz. **97**, 120—123 (1950). ~ Ein Beitrag zur Frage des postnatalen Wachstums der Netzhaut. Morph. Jb. **92**, 95—101 (1952). — **Mackensen, G.:** Angeborene Netzhautfalten. Klin. Mbl. Augenheilk. **123**, 417—433 (1953). — **Macri, F. J.:** Outflow patterns of the cat eye. Amer. J. Ophthal. **47**, 547—553 (1959). — **Maeda, J.:** Electron microscopy of the retinal vessels. I. Report: Human retina. Acta Soc. ophthal. jap. **62**, 90, 1002—1017 mit engl. Zus.fass. (1958) [Japanisch]. ~ Electron microscopy of the retinal vessels. Jap. J. Ophthal. **3**, 37—46 (1959). — **Märk, W.:** Über Arterienwülste bei den Vögeln. Z. Zellforsch. **37**, 1—55 (1952). — **Maes, J. E.:** The effect of the removal of the superior cervical ganglion on lacrymal secretion. Amer. J. Physiol. **123**, 359—363 (1938). — **Magari, S.:** Extravasculäre Saftbahnen des Augapfels und Sehnerven und ihre Beziehung zu den orbitalen Lymphgefäßen. Acta Sch. med. Univ. Kioto **31**, 47—102 (1953). ~ Licht- und elektronenmikroskopische Untersuchungen über den Resorptionsweg des serösen Saftes aus der Peritonealhöhle in das Lymphgefäßsystem. Verh. Anat. Ges. Freiburg 1957a. Anat. Anz., Suppl. **104**, 189—191 (1958). ~ Zur Struktur des Stromas der Iris und zur Frage eines Endothels an ihrer Vorderfläche. Albrecht v. Graefes Arch. Ophthal. **159**, 257—276 (1957b). — **Magitot, A.:** Puncture of the anterior chamber. Ann. Oculist. (Paris) **179**, 159—163 (1946). ~ La vascularisation du nerf optique et du chiasma. (Thèse de Paris 1908.) Ann. Oculist (Paris) **180**, 31—89 (1947). ~ Remarques sur l'usage des implantations de tissus morts en ophthalmologie. Ann. Oculist. (Paris) **180**, 146—148 (1947). ~ The opto-tangential nervous route. Ann. Oculist. (Paris) **181**, 423—427 (1948). ~ The nerve routes connecting the retina to the hypothalamus. Ann. Oculist. (Paris) **182**, 569—585 (1949). ~ Some pathologic changes in the pigmented epithelium. Ann. d'Ocul. **185**, 1—35 (1952). — **Magnussen, K.:** Zur Bestimmung der Irisstruktur im menschlichen Auge. Erbarzt **11**, 86—92 (1943). ~ Über eine sichelförmige Hornhautüberwachsung am Kaninchenauge und beim Menschen. Bemerkungen zur Genetik und Histologie. 1944. — **Mahoney, W.,** and **D. Cheenhan:** Experimental ptosis in primates. Arch. Neurol. Psychiat. (Chic.) **35**, 99—107 (1936). — **Maitchuk, U. F.:** To the question of exposing argirofimal filaments in the tissues of the eye apple. Oftal. Zh. **13**, 186—188 (1958) [Russisch]. — **Majčuk, J. F.:** Strukturbesonderheiten und Altersveränderungen des argyrophilen Fasergerüsts der Iris des menschlichen Auges. Oftal. Zh. **12**, H. 3, 169—173 (1957) [Russisch]. — **Majima, K.:** Studien über die Struktur der Sehzellen und der Pigmentepithelzellen der Froschnetzhaut. Albrecht v. Graefes Arch. Ophthal. **115**, 286—304 (1925). — **Majima, Y.:** Phosphatase activity in the ocular tissue changes brought on by light and dark adaptation to ATP-ase and 5-nucleotidase of the visual cells. Acta Soc. ophthal. jap. **62**, 185—190 (1958). — **Major, C. J. F.:** On some characters of the skull in the lemurs and monkeys. Proc. Zool. Soc. Lond., Ser. A, 129—153, pls. 11—13 (1901). — **Makarov, P.:** Studien über Pigmentgenese. Über den Anteil der Mitochondrien an der Bildung des Melanins in den Zellen des Pigmentepithels der Retina. Arch. Anat. (Strasbourg) **8**, 309 (1929). — **Makiuchi, S., M. Wada,** and **S. Kobayash:** Electron microscopical studies on the internal limiting membrane of the retina. (Jap.). Folia ophthal. jap. **12**, 760—763 (1961). — **Malatesta, C.:** Width of the lid fissure and length of the lacrimal canaliculi. Boll. Oculist. **27**, 88—97 (1948). ~ Histochemical study of the retinal phosphatase. Boll. Oculist. **32**, 101—106 (1953). — **Malmfors, Trobjörn:** Evidence of adrenergic neurons with synaptic terminals in the retina of rats demonstrated with fluorescence and electron microscopy. Acta physiol. scand. **58**, 99—100 (1963). — **Mamo, J. G., J. Nawakowski,** and **I. H. Leopold:** Carbonic anhydrase in the embryonic rabbit eye. Arch. Ophthal. **63**, 510—514 (1960). — **Mandel, P.,** et **M. L. Schmitt:** La repartition des acides nucléiques du cristallin de bovides. C.R. Soc. Biol. (Paris) **151**, 368—371 (1957). — **Mann, I.:** Development abnormalities of the eye, vol. 15. Cambridge: University Press 1937. ~ Tissue cultures of mouse lens epithelium. Brit. J. Ophthal. **32**, 591—596 (1948). ~ The development of the human eye, 2. Aufl. London 1949. —

Mann, I., and **A. Macrae:** Congenital vascular veils in the vitreous. Brit. J. Ophthal. **22,** 1—10 (1937). — **Mann, I., A. Pirie,** and **B. D. Pullinger:** An experimental and clinical study of the reaction of the anterior segment of the eye to chemical injury, with special reference to chemical warfare agents. Brit. J. Ophthal. **32,** Suppl. 13, 1—171 (1948). — **Mann, I. C.:** The nature and boundaries of the vitreous humor. Trans. ophthal. Soc. U. K. **47,** 172—215 (1927). — **Mann, Ida:** Iris pattern in the vertebrates. Trans. Zool. Soc. Lond. **21,** 355—412, ps. 20—24 (1931). — **Mantz, J.,** et **M. Klein:** Recherches expérimentales sur la section et la ligature du nerf optique chez le rat. Position du problème. Techniques opératoires. C.R. Soc. Biol. (Paris) **145,** 920 (1951a). ~ Modifications histologiques de la rétine après interruption du nerf optique. C.R. Soc. Biol. (Paris) **145,** 922 (1951b). ~ Remaniements de nerf optique consécutifs à la ligature et à la section expérimentale chez le rat. C.R. Soc. Biol. (Paris) **145,** 1119 (1951c). — **Mantz-Le Coroller, J.:** Recherches expérimentales sur la section du nerf optique. Arch. Anat. (Strasbourg) **36,** 101—175 (1954). — **Manuilowa, N. A.:** Altersveränderungen im determinierenden Vermögen des Augenbechers. Arkh. Anat. Gistol. Embriol. **14,** 371—383, 504—509 (1935). ~ Untersuchungen der linsenbildenden Fähigkeit des Augenbechers einiger Anura in verschiedenen Entwicklungsstadien. Zool. Jb. (Abt. 3) **56,** 531—552 (1936). ~ Untersuchung der linsenbildenden Eigenschaften des isolierten Epithels der Kaulquappen von Rana ridibunda. Arch. Anat. **23,** 279—290 u. dtsch. Zus.fass. 356—359 (1940) [Russisch]. — **Manuilowa, N. A.,** u. **M. N. Kislow:** Über die Einwirkung des Augenbechers auf das neutrale und determinierte Epithel bei Amphibien bei Homo- und Heterotransplantation. Zool. Jb., Abt. Anat. **53,** 521—552 (1934). — **Manuilowa, N. A., A. I. Machabeli,** and **T. A. Sikharudlize:** Investigation of the morphogenetic properties of the eyecup in tailless amphibiae. C.R. Acad. Sci. U.R.S.S. **18,** 693—696 (1938). — **Marcenac, N.,** et **F. Olivier:** Quelques précisions anatomiques sur les voies d'excrétion lacrymales du chien. Déductions cliniques. Rev. méd. Vet. **129,** 993—997 (1953). — **Marchesani, O.:** Die drei Gliaarten in der Retina und in Sehnerven. Zbl. ges. Ophthal. **17,** 428 (1927). ~ Untersuchungen über die Glia. II. Mitt. Arch. Augenheilk. **103,** 484—510 (1930). ~ Die segmentale und nervöse Gliederung des Auges. Klin. Mbl. Augenheilk. **113,** 295—296 (1948). ~ Die segmentale und nervale Gliederung des Auges. Ber. 54. Zusammenk. der Dtsch. Ophthal. Ges. Heidelberg 1949a. ~ Beiträge zum Problem der endogenen Augenentzündungen. IV. Mitt. Albrecht v. Graefes Arch. Ophthal. **149,** 545—561 (1949b). — **Marin Amat, M.:** Spasm of a cilio-retinal vessel, and of the superior branch of the centr. ret. art. Arch. Soc. oftal. hisp.-amer. **9,** 91—93 (1949). — **Markovitch, A.:** Considérations sur la division de l'appareil lacrymal. Ann. Oculist. (Paris) **184,** 803—810 (1951). — **Marquardt, R.:** Die Gefäß- und Netzhautveränderungen des Auges bei Hypertonie. Beitr. path. Anat. H. 118, 1, 101—120 (1957). — **Marr, W. G., R. Wood,** and **M. Storck:** Effect of some agents on regeneration of corneal epithelium. Amer. J. Ophthal. **34,** 609—612 (1951). — **Marshall, F. H. A.,** and **F. P. Bowden:** The effect of irradiation with different wave-lengths on the oestrous cycle of the Ferret, with remarks on the factors controlling sexual periodicity. J. exp. Biol. **11,** 409—422 (1934). ~ The further effects of irradiation on the oestrous cycle of the ferret. J. exp. Biol. **13,** 383—386 (1936). — **Martinez, M. M.:** Contribución al estudio de las terminaciones nerviosas en el epitelio anterior de la cornea. Arch. port. Sci. biol. **10** (2—3), 92—98 (1950). — **Martinez, R.:** Étude sur l'innervation de la cornée humaine. Trab. Inst. Cajal Invest. biol. **32,** 75—109 (1940). — **Martino, L.:** Vascularizzazione ed innervazione della Cornea di Geco (Tarantola mauritanica). Monit. zool ital. **52,** 198—205 (1941). — **Marx, H.:** Zur Klinik des Hypophysenzwischenhirnsystems ,,Hypophysäre Insuffizienz" bei Lichtmangel. Klin. Wschr. **24/25,** 18—21 (1946/47). — **Masieri, L.:** Contributo allo studio dell' epitelio della congiuntiva palpebrale umana. Monit. zool ital. **63,** 96—103 (1955). — **Maslova, I. P.:** The structure of the epithelium of the normal palpebral conjunctiva under the electron microscope. (Russ. text.) Uch. Zap. I. Inform. Metod. Mat. Inst. Glazn. Bolez. Im. Gelmgoltsa (Moskwa) **5,** 67—72 (1957). ~ Electron microscopy of the ocular tissue. Review of national and foreign literature. Russ. Vestn. Oftal. **75,** 60 75 (1962). — **Mathis, J.,** u. **G. Mathis:** Bemerkungen zu Villanis Ausführungen über die Histologie der Linse. Anat. Anz. **82,** 200—202 (1936). — **Mathur, K. N.,** and **S. P. Mathur:** The fourth chamber of the eye. J. All-India ophthal. Soc. **3,** 29—33 (1955). — **Matoltsy, A. G.:** Study on structural protein of vitreous body (vitrosin). J. Gen. Physiol. **36,** 29—37 (1952). — **Matoltsy, A. G., J. Gross,** and **A. Grignolo:** A study of the fibrous components of the vitreous body with the electron microscope. Proc. Soc. exp. Biol. (N.Y.) **76,** 857—860 (1951). — **Matsuaka, T.:** The fine structure of the outer plexiform layer in the retina of chick and cat. (Jap.) Folia ophthal. jap. **12,** 793—795 (1961). ~ Silver impregnation for ultrathin section and a consideration on the composition of a glycogen particle in paraboloid of visual cells. J. Electronmicroscopy (Chiba) **11,** 207—211 (1962). — **Matsuhaskhi, K.:** Electron microscopic observations of corneal vascularisation. J. clin. Ophthal. (Tokyo) **15,** 121—127 (1961). — **Matsuo, N.:** A study of conjunctival follicle. Report I. J. clin. Ophthal. (Tokyo) **11,** 1599—1603 (1957) [Japanisch]. — **Matsuao, N.,** and **S. Kitajima:** Electron microscopical studies on the internal limiting membrane of the retina. Folia ophthal. jap. **12**, 787—790 (1961). — **Matsusaka, T.:** The nature of the horizontal and amacrine cells of the retina. Acta Soc. ophthal. jap. **57**, 252—254 (1953). — **Matsuzawa, S.:** Über die Gitterfasern in der normalen und pathologischen Bindehaut. Acta Soc. ophthal. jap. **43**, 1380—1416, dtsch. Zus.fass. 81 (1939). — **Mattencci, P.:** Sull'innervazioni simpatica e sulla regulatione neurovegetativa dell'uvea. Rass. ital. Ottal. **15**, 484—498 (1946). ~ Sull'innervazione simpatica e sulla regolazione neurovegetativa dell'uvea. I. Rass. ital. Ottal. **16**, 186—198 (1947a); II. Rass. ital. Ottal. **16**, 283—292 (1947b). ~ Sulla regolazione autonoma dei vasi uveali. Ann. Ottal. **73**, 126—127 (1947c). ~ Sur la nature de l'innervation du muscle ciliaire de Brücke-Wallace de l'homme. Ophthalmologica (Basel) **114**, 377—383 (1947d). — **Matumoto, K.:** Über die Linsennähte des Tigers. Keio J. Med. **6**, 1—5 (1935). — **Maturana, H. R.:** The fine structure of the optic nerve and tectum of anurans. An electron microscopy study. Ph. D. Thesis Harvard Univ. 1958. ~ Efferent fibres in the optic nerve of the toad (Bufo bufo). J. Anat. (Lond.) **92**, 21—27 (1958). ~ Number of fibres in the optic nerve and the number of ganglion cells in the retina of anurans. Nature (Lond.) **183**, 1406—1407 (1959). ~ The fine anatomy of the optic nerve of anurans. An electron microscope study. J. biophys. biochem. Cytol. **7**, 107—120 (1960). — **Matveeva, N. A.:** Structure of the receptor apparatus of the iris. Arkh. Anat. Gistol. Embriol. **41**, 38—40 (1961) [Russisch]. — **Maumenee, A. E.:** The pathogenesis of congenital glaucoma. Amer. J. Ophthal. **47**, 827—858 (1959). — **Maumenee, A. E., and W. Kornblueth:** Regeneration of the corneal stromal cells. I. Technique for destruction of corneal corpuscles by application of solidified (frozen) carbon dioxide. Amer. J. Ophthal. **31**, 699—702 (1948). ~ Regeneration of the corneal stromal cells. Amer. J. Ophthal. **32**, 1051—1063 (1949). — **Maurice, D. M.:** The permeability to sodium ions of the living rabbits cornea. J. Physiol. (Lond.) **112**, 367—391 (1951). ~ Intercellular spacing of the corneal endothelium. Biochim. biophysica Acta (Amst.) **11**, 311—320 (1953a). ~ The permeability of the cornea. Ophthalmologica (Lond.) **7**, 3—26 (1953b). ~ The structure and transparency of the cornea. J. Physiol. (Lond.) **136**, 263—286 (1957). ~ Protein dynamics in the eye studied with labelled proteins. Amer. J. Ophthal. **47**, 361—368 (1959). ~ The permeability of the cornea. In: The transparency of the cornea, Symposion, Paris 1960a, p. 67—71, Hrsg. St. Duke-Elder u. E. S. Perkins. ~ The physics of corneal transparency. In: The transparency of the cornea, Symposion, Paris 1960b, p. 41—49, Hrsg. St. Duke-Elder u. E. S. Perkins. ~ The movement of fluorescein and water in the cornea. Amer. J. Ophthal. **49**, 1011—1022 (1960c). ~ The use of permeability studies in the investigation of submicroscopic structures. In: The structure of the eye, p. 381—391, ed. G. K. Smelser. New York: Academic Press 1961. ~ The cornea. In: The eye, vol. I., ed. H. Davson. New York: Academic Press 1962. ~ The cornea and sclera. In: The eye, vol I, p. 289—360, ed. by H. Davson. New York: Academic Press 1962. — **Maurice, D. M., and A. A. Giardini:** A simple apparatus for measuring the corneal thickness; and average thickness of human cornea. Brit. J. Ophthal. **35**, 169—177 (1951a). ~ Swelling of cornea in vivo after destruction of its limiting layers. Brit. J. Ophthal. **35**, 791—797 (1951b). — **Maurice E. Langham:** Corneal metabolism and its influence on corneal hydration in the excised eye and in the living animal. In: The transparency of the cornea, Symposion, Paris 1960, p. 87—109, Hrsg. St. Duke-Elder u. E. S. Perkins. — **Mawas, J.:** Sur un organe épithélial non décrit, le paraganglion infra-orbitaire. C.R. Acad. Sci. (Paris) **202**, 977—978 (1936a). ~ Note préliminaire sur l'innervation du nerf optique chez l'homme. Bull. Soc. Ophtal. Paris No 2, 87—89 (1936b). ~ Sur l'innervation sympathique et vaso-motorice de la rétine. C.R. Acad. Sci. (Paris) **223**, 691, 753 (1946). ~ Sur l'innervation des vaisseaux de la rétine. C.R. Acad. Sci. (Paris) **223**, 824—826 (1946). ~ Sur la présence des cellules et fibres nerveuses dans la rétine de l'homme et des mammifères. C.R. Acad. Sci. (Paris) **233**, 691—693 (1946a). ~ Sur les ganglions nerveuses sympathiques de la rétine humaine. C.R. Acad. Sci. (Paris) **223**, 753—754 (1946b). ~ L'innervation de la cornée humaine. Bull. Soc. Ophtal. Paris **1951**, 162—170. ~ L'innervation sympathique de la cornée et son importance clinique. Bull. Soc. franç. Ophtal. **64**, 238—244 (1951b). ~ L'innervation de la cornée humaine. Arch. Anat. (Strasbourg) **34**, 297—304 (1951c). ~ Les nerfs de la cornée humaine étudies au moyen du chlorure d'or. Bull. Soc. Ophtal. Fr. (Paris) **1951**d, 553—555. ~ Sur l'innervation vaso-motrice de la choroide. C.R. Ass. Anat. **69**, 679—687 (1952a). ~ Nouvelles recherches sur l'innervation sympathique et vaso-motrice de la rétine. Bull. Soc. franç. Ophtal. **65**, 327—328 (1952b) sowie Angéilogie **60**, 1—9 (1953a). ~ L'épithélium pigmentaire de la rétine. Ann. Oculist. (Paris) **186**, 488—506 (1953b). ~ Origine, évolution et signification histologique des cellules fixes de l'iris chez l'homme et des tumeurs qui en proviennent. Bull. Soc. franç. Ophtal. **68**, 306 (1955). ~ Innervation des muscles internes de l'œil humain. I. Innervation du muscle ciliaire. Bull. Ass. Anat. (Nancy) **23**, 1004—1013 (1956). ~ L'innervation du muscle ciliaire et sa vitesse de contraction chez l'homme. Bull. Soc. franç. Ophtal. **72**, 45—55 (1959). ~ L'épithélium pigmentaire de la rétine: histophysiologie et histopathologie. Bull. Acad. nat. Méd. (Paris) **146**, 563—568 (1962). — **Mawas, J., R. Jacquot** et **J. Raulin:** Cataracte expérimentale provoquée chez le raten croissance par un régime riche en cholestérol et en acides gras polydésaturés. C.R. Acad. Sci. (Paris) **234**, 665—667 (1952). — **Mayer, C.:** Über das Auge der Cetaceen und das Auge des Schimpansen. Bonn 1951. — **Mayer, G., J. C. Michaelson,** and **N. Herz:** Hyaluronidase in ocular tissues. II. Hyaluronidase in the tissues of the rabbit's eye. Brit. J. Ophthal. **40**, 53—56 (1956). — **Maynard, E. A.:** Cerebral cortex vascular bed. Amer. J. Anat. **100**, 419—421 (1957). — **Maynard, E. A., R. L. Schultz,** and **D. C. Pease:** Electron microscopy of the vascular bed of the rat cerebral cortex. Amer. J. Anat. **100**, 422—434 (1957). — **Mazanek, K.,** and **B. Havelka:** Přispěvek k histochemii rohovky. (A contribution to the histochemistry of the cornea.) Čs. Morfol. **3**, 157—167 (1955). — **Mazanek, K.,** and **Z. Pličzka:** Mikroskopicka histochemie svetlocivych elementa sitnice. Čs. Oftal. **11**, 227—234 (1955) [Tschechisch mit engl. Zus.fass.]. — **McCulloch, C.:** The zonule of Zinn: its origin, course and insertion, and its relation to neighboring structures. Trans. Amer. ophthal. Soc. **52**, 525—585 (1954). ~ The zonule of Zinn: its origin, course and insertion, and its relation to neighboring structures. Trans. Amer. ophthal. Soc. **52**, 525—585 (1955). — **MacDonald, R. K.:** Effects of testicular extract on certain ocular structures. Amer. J. Ophthal. **32**, 96—101 (1949). — **McEwan, M. R.:** A comparison of the retina of the mormyrids with that of various other teleosts. Acta zool. (Stockh.) **19**, 427—465 (1938). — **McEwen, W. K.:** Application of Poiseulle's law to aqueous outflow. Arch. Ophthal. **60**, 290—293 (1958). ~ The yellow pigment of human lenses. Amer. J. Ophthal. **47**, 144—146 (1959). ~ Secretion of tears and blinking. In: The Eye, Hrsg. v. H. Davson, vol. III, p. 271—301. New York: Academic Press 1962. — **McIntrye, A. K.:** Physiology of the nerve endings in the extrinsic ocular muscles. Trans. ophthal. Soc. Aust. (B.M.A.) **3**, 99—106 (1941). — **McKeehan, M. S.:** Cytological aspects of embryonic lens induction in the chick. J. exp. Zool. **117**, 31—64 (1951). — **McKinney, J. W.:** Corneal transplantation. A critical review of sixteen cases. Amer. J. Ophthal. **23**, 371—387 (1940). — **Meader, R. G.:** The innervation of the muscle of accommodation in the eye of teleost Holocentrus. J. Morph. **59**, 163—172 (1936). — **Meadley, J. C.:** The intraocular fluids. Brit. J. physiol. Opt. **5**, 1—8 (1931). ~ The vitreous body. Brit. J. physiol. Opt. **10**, 193—200 (1936). — **Médioni, J.:** Nouvelles recherches d'H. Autrum sur la vision de l'insecte. Ann. Biol., Sér. III, **31**, 497—523 (1955). — **Meesmann, A.:** Hypocalcämie und Linse. Stuttgart 1938. ~ Experimentelle Untersuchungen über die antagonistische Innervation der Ciliarmuskulatur. Albrecht v. Graefes Arch. Ophthal. **152**, 335—356 (1952a). ~ Experimentelle Untersuchungen über die antagonistische Innervation der Ciliarmuskulatur. 57. Zusammenk. der Dtsch. Ophthal. Ges. Heidelberg 1951. S. 236—238 (1952b). ~ Weitere experimentelle Untersuchungen über die antagonistische Innervation des Ziliarmuskels. Ber. 58. Zusammenk. der Dtsch. Ophthal. Ges. 1953, S. 51—54. ~ Über den Einfluß der Sympathicolytica auf die Akkommodation. Albrecht v. Graefes Arch. Ophthal. **157**, 188—200 (1955). ~ Anatomische, klinische und experimentelle Untersuchungen über die Doppelinnervation des Ziliarmuskels. Klin. Wschr. **34**, 620—624 (1956). — **Meighan, S. S.:** Blood vessels of the bulbar conjunctiva in man. Brit. J. Ophthal. **40**, 513—526 (1956). — **Meinertz, T.:** Die Hautmuskulatur der Säugetiere. Untersuchungen über die Hautmuskulatur der Säugetiere mit besonderer Rücksicht auf das superfizielle Facialisgebiet. II. Kaninchen. 2. Sphincter colli profundus und seine Derivate beim Kaninchen. Gegenbaurs morph. Jb. **76**, 1—51 (1935). ~ Die Hautmuskulatur der Säugetiere. Untersuchungen über die Hautmuskulatur der Säugetiere mit besonderer Rücksicht auf das superfizielle Facialisgebiet. III. Der Hase mit dem Kaninchen verglichen. Morph. Jb. **77**, 400—418 (1936). — **Meirowsky, E.:** Über den Ursprung des melanotischen Pigmentes der Haut und des Auges. Leipzig 1908. ~ A critical review of pigment research in the last hundred years. Brit. J. Derm. **52**, 205 (1940). — **Meirowsky, E.,** e **L. W. Freeman:** Sul ciclo di sviluppo della melanina nei melanomi maligni e nelle coroido normali. Dermatologia (Napoli) **1**, 146 (1950). — **Meitner, E. R.:** Anomalie der Stellung des Chiasma. Anat. Anz. **101**, 103—106 (1954). — **Melanowski, W. H.:** Rôle des larmes dans la physiologie et la pathologie de la cornée. Verh. 15. intern. Kongr. Ophthal. **4**, 286—297 (1938). — **Melanowski, W. H.,** and **A. Stachow:** Investigations concerning the chemical structure of sclera of the human eye, depending on age. Klin. oczna **29**, 113—123 mit engl. Zus.fass. (1959) [Polnisch]. — **Meller, J.:** Die Quellung der Ciliarepithelien als Ausdruck ihrer resorptiven Tätigkeit bei Behinderung des Abflusses. Albrecht v. Graefes Arch. Ophthal. **143**, 360—388 (1941). — **Melton, C. E.,** and **D. W. Hayes:** Modification of facility of outflow. Amer. J. Ophthal. **47**, 657—663 (1959). — **Melton, C. E., E. W. Purnell,** and **G. A. Brecher:** The effect of sympathetic nerve impulses on the ciliary muscle. Amer. J. Ophthal. **40**, part II, 155—162 (1955). — **Melton, C. E.,** and **W. B. DeVille:** Perfusion studies on eyes of four species. Amer. J. Ophthal. **50**, 302—308 (1960). — **Mendiano, A. del Rio:** Embriologia del Ojo en la escala zoologica. Med. Cirurg. Guerra **9**, 103 (1947). — **Menner, E.:** Die Bedeutung des Pecten im Auge des Vogels für die Wahrnehmung von Bewegungen, nebst Bemerkungen über seine Ontogenie und Histologie. Zool. Jb., Abt. allg. Zool. u. Physiol. **58**, 481—538 (1938). ~ Vergleichende Untersuchungen über die Retina wildlebender und domestizierter Caniden. Z. Naturw. **93**, 77—88 (1939). — **Menzer, G.,** u.

K. Stockhammer: Zur Polarisationsoptik der Facettenaugen von Insekten. Naturwissenschaften **38**, 190—191 (1951). — **Mergner, H.:** Untersuchungen am Organon vasculosum laminae terminalis (Crista supraoptica) im Gehirn einiger Nagetiere. Zool. Jb., Abt. Anat. u. Ontog. **77**, 289—356 (1949). — **Merillees, N. C. R., S. Sunderland,** and **W. Hayhow:** Neuromuscular spindles in the extraocular muscles in man. Anat. Rec. **108**, 23—30 (1950). — **Merker, E.:** Beruht der Lichtschutz gegen kurzwellige Strahlen im Auge der Wirbeltiere auf Anpassung? Biol. Zbl. **56**, 9—10, 495—517 (1936). ~ Ist der Lichtschutz im Auge durch Anpassung entstanden? Forsch. u. Fortschr. **13**, Nr 17, 213—215 (1937). ~ Drei Fälle verschiedener Lichtdurchlässigkeit der Augenlinsen von Wirbeltieren. Biol. Zbl. **59**, 87—98 (1939). — **Mermillod, J.:** Tortuosité des vaisseaux de la rétine et rétrécissement de l'isthme de l'aorte. Med. Diss. Lyon 1952, 52 S. — **Merrel, M., A. Gellhorn,** and **L. B. Flexner:** Studies on rates of exchange of substances between blood and extravascular fluid. J. biol. Chem. **153**, 83 (1944). — **Merriam, F. C.,** and **V. E. Kinsey:** Studies on the crystalline lens. I. Technic for in vitro culture of cristalline lenses and observations on metabolism of the lens. Arch. Ophthal. **43**, 979—988 (1950). — **Metuzals, J.:** Cytologische Studien über die Hypophysis cerebri des normalen und in Dunkelheit gehaltenen Grasfrosches (Rana temporaria). Z. Zellforsch. **35**, 550—578 (1951). — **Meves, H.:** Zur Struktur der Netzhautarterien. Albrecht v. Graefes Arch. Ophthal. **148**, 459—467 (1948). ~ Über die Elastica-Struktur in den Gefäßen des Auges. (Untersuchungen am Netzhautgliom und Aderhautsarkom.) Albrecht v. Graefes Arch. Ophthal. **149**, 275—281 (1949). — **Meyer, D. B.,** and **R. O'Rahilly:** Multiple techniques in the study of the onset of prenatal ossification. Anat. Rec. **132**, 181—193 (1958). ~ The development of the cornea in the chick. J. Embryol. exp. Morph. **7**, 303—315 (1959). — **Meyer, H.:** Kulturen von Ciliar- und Irismuskeln bei Hühnerembryonen. Z. mikr.-anat. Forsch. **39**, 161—171 (1936). ~ Züchtung der Retina des Huhnes in der Gewebekultur. Z. mikr.-anat. Forsch. **39**, 151—160 (1936). — **Meyer, K.:** The biological significance of hyaluronic acid and hyaluronidase. Physiol. Rev. **27**, 335—359 (1947). ~ Mucopolysaccharides and mucoids of ocular tissues and their enzymatic hydrolysis. Modern Trends in Ophthalmology (Hrsg. A. Sorsby), vol. II, p. 71. 1948. — **Meyer, K.,** and **E. Chaffee:** The mucopolysaccharide acid of the cornea and its enzymatic hydrolysis. Amer. J. Ophthal. **23**, 1320—1325 (1940a). ~ Mucopolysaccharide acid of cornea and possible relation to the "spreading factor". Proc. Soc. exp. Biol. (N.Y.) **43**, 487—489 (1940b). — **Meyer, K., A. Linker, E. A. Davidson,** and **B. Weissmann:** The mucopolysaccharides of bovine cornea. J. biol. Chem. **205**, 611—616 (1953). — **Meyer, K.,** and **J. W. Palmer:** The polysaccharide of the vitreous humor. J. biol. Chem. **107**, 629—638 (1934). ~ On the nature of the ocular fluids. Amer. J. Ophthal. **19**, 859—865 (1936a). ~ On glycoproteins; polysaccharides of vitreous humor and of umbilical cord. J. biol. Chem. **114**, 689—703 (1936b). — **Meyer, K., E. M. Smyth,** and **E. Gallardo:** On the nature of the ocular fluids. II. The hexosamine content. Amer. J. Ophthal. **21**, 1083—1090 (1938). — **Meyer, M.:** Einige histologische Bemerkungen über die larvale Epidermis und die äußere Cornea von Pelobates fuscus Laur. Anat. Anz. **99**, H. 18/19, 312—320 (1953). ~ Über den Tagesrhythmus und die relative Dauer der Zellteilungen im Epithel der spätlarvalen äußeren Cornea von Rana temporaria L. Z. Zellforsch. **40**, 228—256 (1954). — **Meyer-Döring, H.:** Über die Beziehung von Hypophyse, Leber und Retina nach Versuchen an Teleostiern. „Vitalstoffe" Int. J. H. **4**, 121—125 (1956). — **Meyerratken, E.:** Anatomie der Regenbogenhaut des Gorillaauges. Ein Vergleich der Iris des Gorilla und der Iris des Menschen. Med. Diss. Leipzig 1950. — **Meyer-Schwickerath, G.:** Lichtkoagulation. Bücherei des Augenarztes H. 33, 1—96 (1959). — **Miani, P.,** e **A. Capaccini:** Morfologica e fisio-patologica delle arterie cilio-retiniche. G. ital. Oftal. **11**, 280—314 (1958). — **Micati, A. F.:** L'ophthalmotor fonction contractile autonome de la chorioide vasculaire, reflexe de contre-cœur. Physiologie et pathologie. Mesures comparatives entre la tension oculaire et la pression arterielle. Arch. Ophtal. (Paris) **37**, 449—475 (1920). — **Micati, M.:** La glande de l'humeur aqueuse glande des procès ciliaires et glande uvée. Arch. Ophtal. (Paris) **10**, 481—508 (1891); **11**, 24—52, 152—174 (1891). — **Michaelson, I. C., N. Herz, E. Lewkowitz,** and **D. Kertesz:** Effect of increased oxygen on the development of the retinal vessels. An experimental study. Brit. J. Ophthal. **38**, 577—587 (1954). — **Michaelson, I. C.,** and **H. F. Steedman:** Injection of the retinal vascular system in enucleated eyes. Brit. J. Ophthal. **33**, 376—379 (1949). — **Michaelson, J. C.:** The mode of development of the vascular system of the retina, with some observations on its significance for certain retinal diseases. Trans. Ophthal. Soc. (London) **68**, 137—180 (1948a). ~ Vascular morphogenesis in the retina of the cat. J. Anat. (Lond.) **82**, 167—174 (1948b). ~ Retinal circulation in man and animals. Springfield (Ill.): Ch. C. Thomas 1954. — **Michel, A.,** u. **F. Anders:** Über die Pigmente im Auge von Gammarus pulex L. Naturwissenschaften **41**, H. 3, S. 72 (1954). — **Michiels, J.:** Etude expérimentale sur la formation de l'humeur aqueuse. Bibl. ophthal. (Basel) H. 34 (1949). — **Miescher, G.:** Die Pigmentgenese im Auge. Arch. mikr. Anat. **97**, 326 (1923). — **Migazzo, C.:** Sviluppo ed istogenesi della cornea nell'embrione di pollo. Monit. zool. ital. **46**, 220—227 (1935). — **Migion, C. J., H. T. Frank, J. P. Mahoney, A. A. Florentin, H. Castle, L. Bliss,** and

L. T. Samuels: The diurnal variation of plasma levels and urinary excretion of 17-hydroxy-corticosteroids in normal subjects, night workers and blind subjects. J. clin. Endocr. **16**, 622 (1956). — **Mihálik, P. von:** Über die Entwicklung des Glaskörpers. Anat. Anz. **90**, 297—320 (1941). — **Mihalyhegyi, G.:** The curvature of the anterior surface of the human eye. Ophthalmologica (Basel) **119**, 344—363 (1950). ~ Neue Beiträge zur Pathologie des Kerato-conus. (Weitere Untersuchungen über die Krümmung der vorderen Augenhälfte.) Ophthalmologica (Basel) **128**, 203—212 (1954). — **Mijsberg, W. A.:** Age changes in eye-colour. Acta neerl. Morph. **6**, 281—282 (1948/49). — **Mikami, Y.:** Experimental analysis of the Wolffian-lens regeneration in adult newt, Triturus pyrrhogaster. Jap. J. Zool. **9**, 269—302 (1941a). ~ Experimental studies on the development of the eye in urodele, Triturus pyrrhogaster (Boie). Jap. J. Zool. **9**, 303—319 (1941b). — **Miki, T.:** Fluctuation in the mitosis count of the lens epithelium. Influence of age, season and adrenal hormones. Acta Soc. ophthal. jap. **65**, 2207—2224 (1961) [Japanisch]. — **Mikuni, M., K. Ishii** u. **R. Makabe:** Zum Durchmesser der Sehnervenpapille bei Japanern. Klin. Mbl. Augenheilk. **136**, 544—557 (1960). — **Milin, R.,** u. **M. Ciglar:** Die Wirkung der Dunkelheit auf den Hypophysenhinterlappen. Verh. anat. Ges. 54. Verslg 1956. Erg.-Heft Anat. Anz. **103**, 189—195 (1957). — **Miller, J. E.,** and **M. A. Constant:** The measurement of rabbit ciliary epithelial potentials in vitro. Amer. J. ophthal. **50**, part II, 855—862 (1960). — **Miller, R. A.:** The musculature of Pan paniscus. Amer. J. Ophthal. **91**, 183—232 (1952). — **Miller, S. J. H.,** and **W. H. Gordon:** White rings in the cornea. Brit. J. Ophthal. **34**, 176—179 (1950). — **Miller, W. H.:** Morphology of the ommatidia of the compound eye of limulus. J. biophys. biochem. Cytol. **3**, 421—428 (1957). ~ Derivatives of cilia in the distal sense cells of the retina of pecten. J. biophys. biochem. Cytol. **4**, 227—228 (1958a). ~ Fine structure of some invertebrate photoreceptors. Ann. N.Y. Acad. Sci. **74**, 204—209 (1958b). ~ Visual photoreceptor structures. In: The Cell, vol. IV, S. 325—364, ed. by J. Brachet and A. Mirsky. New York: Academic Press 1960. — **Miller, W. H.,** and **M. L. Wolbarshit:** Nerval activity in the parietal eye of a lizard. Science **135**, 316—317 (1962). — **Mills, N. L.,** and **A. Donn:** Incorporation of Tritium-labeled thymidine by rabbit corneal endothelium. In: The Structure of the Eye, ed. G. K. Smelser. New York: Academic Press 1960. — **Milne, L. J.,** and **M. J. Milne:** Invertebrate photoreceptors. In: A. Hollaender (ed.), Radiation Biology, vol. III, p. 621—692. New York: McGraw-Hill Book Co. Inc. 1956. — **Minsky, H.:** Concept of a zonular chamber. Arch. Ophthal. **28**, 214—223 (1942). — **Mishima, D.:** Entwicklungsgeschichtliche Untersuchungen der Sehnerven beim Kaninchen. I. Über die Entwicklungsmechanik der Sehnervenscheide. Acta Soc. ophthal. jap. **41**, 310—34 u. dtsch. Zus.fass. 28—29 (1937a) [Japanisch]. ~ Entwicklungsgeschicht-liche Untersuchungen des Sehnerven beim Kaninchen. II. Die Entwicklungszeit der Mark-scheiden des Sehnerven, sowie die Beziehung zwischen den entwickelnden Sehnervenfasern. Acta Soc. ophthal. jap. **41**, 506—533 u. dtsch. Zus.fass. 42 (1937b) [Japanisch]. ~ Entwick-lungsgeschichtliche Untersuchungen über die Sehnerven beim Kaninchen. III. Über die Be-ziehung zwischen der Entwicklung der Markscheiden im Sehnerven und dem Auftreten des Sehvermögens. Acta Soc. ophthal. jap. **41**, 821—841 u. dtsch. Zus.fass. 70 (1937c) [Japanisch].— **Mishima, S.:** The sympathetic innervation of the rabbit cornea; the effects of sympathetic denervation and stimulation on the mitotic rate of the epithelium (Japan. text). Acta Soc. ophthal. jap. **61** (2), 137—143 (1957). ~ The biomicroscopy of the human eye using polarized light: findings in normal cases. II. The fibres of the cornea. Acta soc. ophthal. jap. **62**, 492—497 mit engl. Zus.fass. (1958) [Japanisch]. — **Missotten, L.:** Etude des synapses de la rétine humaine au microscope électronique. Proc. Eur. Conf. on Electron Microscopy, Delft 1960, **2**, 818—821 (1960a). ~ Étude des bâtonnets de la rétine humaine au microscope électronique. Ophthalmologica (Basel) **140**, 200—214 (1960b). ~ L'ultrastructure des cellules horizontales externes de la rétine humaine. Bull. Soc. belge Ophtal. **128**, 207—214 (1961a). ~ Etude des capillaires de la rétine et de la choriocapillaire au microscope électronique. Bull. Soc. belge Ophtal. **129**, 382—393 (1961b); Ophthalmologica (Basel) **144**, 1—12 (1962). ~ L'ultrastructure des cones de la rétine humaine. (Die Feinstruktur der Zapfen in der mensch-lichen Retina.) Bull. Soc. belge Ophtal. **132**, 472—502 (1963). ~ L'ultrastructure des tissus oculaires. Bull. Soc. belge Ophtal. **136**, 3—200 (1964). — **Missotten, L., M. Appelmans** et **J. Michiels:** L'ultra-structure des synapses des cellules visuelles de la rétine humaine. Bull. Soc. franç. Ophtal. **76**, 59—82 (1963). — **Missotten, L.,** et **W. van Itterbeek:** Étude de la rétine humaine au microscope électronique. (Note preliminaire.) Bull. Soc. belge Ophtal. **120**, 608—617 (1959). — **Mitsui, Y., A. Suzuki,** and **S. Fukushima:** Histology of normal and trachomatous conjunctiva as revealed in section by electron microscopy. Jap. J. Ophthal. **2**, 81—88 (1958). — **Miyake, Y.:** Histological studies on the ciliary muscle. I. On the ciliary muscles of the human, dog and horse eyeballs. Acta Soc. ophthal. jap. **62**, 810—817 mit engl. Zus.fass. (1958a) [Japanisch]. ~ Histological studies on the ciliary muscle. II. On the ciliary muscles of the eyeball of the albino rabbits. Acta Soc. ophthal. jap. **62**, 818—821 mit engl. Zus.fass. (1958 b) [Japanisch]. — **Miyamoto, M.,** and **T. B. Fitzpatrick:** On the nature of the pigment in retinal pigment epithelium. Science (Lancaster, P.) **126**, 449—450 (1957). — **Miyata, M.:** Über den normalen Zustand der Limbusgefäße im Spaltlampenbild. Chuo-Ganka-Iho **30**, 20—27 (1938) [Japanisch]. — **Mizukawa, T., M. Iga, Sh. Kubo,** and **M. Yamamoto:** Histochemical studies in fresh pigment epithelium. II. Isocitric dehydrogenase and cytochrome oxydase. Jap. J. Ophthal. **3**, 68—72 (1959). — **Mizukawa, T., K. Kamada,** and **H. Hama:** On the physiological standard of the tear volume in the healthy Japanese. Shikoku Acta med. **2**, 307—309 mit engl. Zus.fass. (1951) [Japanisch]. — **Mizuno, K.:** Studies in retinitis pigmentosa. I. Monoamine oxydase and sulfate conjugation in the experimental degeneration of the retina. Eye, Ear, Nose Thr. Monthly **39**, 493—499 (1960). Zit. nach Zbl. Augenheilk. **81**, 65 (1960). — **Mizuno, T.:** Electron microscopic studies on the iris and the ciliary body. I. The iris of normal white rabbits (Japanese). Acta Soc. ophthal. jap. **64**, 2394—2401 (1961). ~ Electron microscopic studies on the iris and ciliary body. II. In normal human eyes and after puncture of the anterior chamber. Acta Soc. ophthal. jap. **65**, 270—277 (1962) [Japanisch]. — **Mödlinger, G.:** Der Einfluß von Lichtstrahlen verschiedener Wellenlänge und von Lichtmangel auf die Schilddrüse der Haustaube. Z. Zellforsch. **31**, 406—434 (1941). — **Möller, A.:** Die Struktur des Auges bei Urodelen verschiedener Körpergröße. Nat.-wiss. Diss. Münster 1949. ~ Die Struktur des Auges bei Urodelen verschiedener Körpergröße. Zool. Jb., Abt. allg. Zool. u. Physiol. **62**, 138—182 (1950). — **Mörike, K. D.:** Vergleichend-funktionelle Untersuchung über die besondere Dicke der Aderhaut in der Makulagegend des Auges. Klin. Mbl. Augenheilk. **114**, 308—319 (1949). ~ Morphologischer Beitrag zur Irisfleckung des Austernfischers. Anat. Anz. **102**, 21—24 (1955). — **Moffat, D. B.:** A regulatory mechanism in the posterior ciliary arteries of the dog. Nature (Lond.) **169**, 1015 (1952). — **Mollier, G.:** Der Bau des menschlichen Ciliarmuskels. Verh. Anat. Ges. 45. Verslg Königsberg 1937. Suppl. Anat. Anz. **85**, 240—251 (1938). — **Monahan, R. H.:** Channels in the human lens capsule and their relationship to senile cataract. Amer. J. Ophthal. **36**, part II, 24—30 (1953). — **Monjé, M.:** Über pharmakodynamische und klinische Untersuchungen der Akkomodation. Albrecht v. Graefes Arch. Ophthal. **152**, 357—378 (1952). — **Monnier, M.,** and **R. L. Jeannevet:** Objective recording of the conduction process in the visual pathway by combined electro-retinography and electroencephalography. Ophthalmologica (Basel) **113**, 1—11 (1947). — **Monroy, A.:** Über die Linsenregeneration bei Urodelen verschiedenen Alters, unter besonderer Berücksichtigung der Metamorphose. Wilhelm Roux Arch. Entwickl.-Mech. Org. **137**, 25—33 (1937). ~ Sulla capacità lentogena dell'iride trapiantata. Boll. Soc. ital. Biol. sper. **13**, 35—36 (1938 a). ~ Fenomeni regolativi e rigenerativi nei trapianti di iride. Monit. zool. ital. **48**, Suppl. 158—161 (1938 b). ~ Sulle modalità di accrescimento del calice ottico e della lente in triton. Wilhelm Roux Arch. Entwickl.-Mech. Org. **139**, 78—85 (1939 a). ~ Ricerche sulla capacità lentogena dell'iride degli anfibi. Wilhelm Roux Arch. Entwickl.-Mech. Org. **139**, 536—555 (1939 b). — **Monroy, A.,** e **S. Siggia:** Primi risultati di ricerche sulle correlazioni di grandezza tra l'orrhio e la lente in Discoglossus pictus. Boll. Soc. ital. Biol. sper. **15**, 724—726 (1940). — **Montagna, W.,** and **R. A. Ellis:** Cholinergic innervation of the Meibomian glands. Anat. Rec. **135** (2), 121—127 (1959). — **Montagna, W.,** and **C. R. Noback:** Histochemical observations on the sebaceous glands of the rat. Amer. J. Anat. **81**, 39—61 (1947). — **Montanari, L.,** e **G. Lepri:** Sulla presenza di corticoidi nell'umor acqueo di prima e seconda estrazione. Rass. ital. Ottal. **22**, 305—307 (1953). — **Moody, M. F.:** The fine structure of some retinal photoreceptors and relevant behavioural studies. Ph. D. thesis London Univ. 1962 b. ~ Photoreceptor organelles in animals. Biol. Rev. **39**, 43—86 (1964). — **Moody, M. F.,** and **J. R. Parriss:** The discrimination of polarized light by Octopus. Nature (Lond.) **186**, 839—840 (1960). ~ The discrimination of polarized light by Octopus: a behavioural and morphological study. Z. vergl. Physiol. **44**, 268—291 (1961). — **Moody, M. F.,** and **J. D. Robertson:** The fine structure of some retinal photoreceptors. J. biophys. biochem. Cytol. **7**, 87—92 (1960). — **Moore, B. W.,** and **B. Wortman:** Multiple forms of lactic dehydrogenase in rabbit cornea. Biochim. biophys. Acta (Amst.) **34**, 260—262 (1959). — **Moore, D. M.,** and **H. Ruska:** The fine structure of capillaries and small arteries. J. biophys. biochem. Cytol. **3**, 457—463 (1957). — **Moore, G. A.:** The retinae of two North American teleosts with special reference to their tapeta lucida. J. comp. Neurol. **80**, 369—379 (1944). — **Moore, G. A.,** and **R. C. McDougal:** Similarity in the retinae of Amphiodon alosoides and Hiodon tergisus. Copeia 1949 (4), 298 (1949). — **Moore, G. A., H. R. Pollock,** and **D. Lima:** The visual cells of Erycimba buccata (Cope). J. comp. Neurol. **93**, 289—295 (1950). — **Moore, K. L.,** and **M. L. Barr:** Nuclear morphology, according to sex, in human tissues. Acta anat. (Basel) **21**, 197—208 (1954). — **Mora, A. J.:** Prueba de esquematizacion de vascularizacion limbo-corneana. Rev. oftal. venoz. **1**, 467—482 (1956). — **Morate, F. H.:** Capillaroscopia conjunctival. Arch. Soc. oftal. hispl.-amer. 14, 1217—1230 (1954). — **Moren, A.:** Studies of intraocular vascular permeability in the various phases of glaucoma. Arch. Soc. oftal. his.-amer. 5, 636—664 (1945). ~ Physiopathology of the irido-ciliary innervation. Arch. Soc. oftal. hisp.-amer. 8, 578—589 (1948a). ~ The role of the trigeminus in the regulation of ocular tension. Arch. Soc. oftal. hisp.-amer. 8, 1193—1206 (1948b). — **Morgan jr., M. W.:** The ciliary body in accommodation and accommodative-convergence. Amer. J. Optom. 31, 219—229 (1954). — **Mori, K., G. Inada,** and **H. Honda:** Anthropological observations on protrusion of the eyeballs in the living Japanese body. Nagoya med. J. 1, 245—252 (1953). — **Mori, M.:** Striated annular fibres in ocular muscle. Arch. histol. jap. 5, 485—488 (1953). — **Morin, J. D., J. C. Hill, J. E. Anderson,** and **R. M. Grainger:** A study of growth in the interorbital region. Amer. J. Ophthal., Ser. III 56, 895—901 (1963). — **Morinaga, T.:** Eine neue Methode für die quantitative Messung der Hornhautsensibilität und einige Beiträge zur Sensibilität der gesunden normalen Hornhaut des Menschen. I. Teil der Untersuchungen über die Sensibilität der Hornhaut. Acta Soc. ophthal. jap. 35, 511—531 (1931). — **Moritz, W.:** Über die Größenasymmetrie der menschlichen Sehnervenpapillen. Anthropol. Z. 74, 1—19 (1954). — **Moro, F.:** La membrana basale dell'epitelio corneale. Atti 43. Congr. Soc. oftal. ital. 17, 566—577 (1958). — **Morona, G.,** e **S. Sacchi:** Indagini istochimiche sulle palpebre. Corpuscoli di Ranvier-Bizzozzero e ghiandole sebacee unicellulari di Wolff. Rass. ital. Ottal. 23, 154—160 (1954). — **Morone, C.:** Indagini istochimiche sui polisaccharide della cornea. Atti Soc. ottal. ital. 13, 229—231 (1953). ~ Ricerche istochimiche su alcuni sistemi enzymatici nella cornea liofilizzata. G. ital. Oftal. 10, 102—111 (1957). — **Morpurgo, E.:** Osservazioni sui vasi papillari della retina nel Bos taurus. Clin. vet. (Milano) Anno 62, 199—217 (1939). — **Morson, S. M.:** Anatomy of the "sensory" endings in the extrinsic ocular muscles. Trans. ophthal. Soc. Aust. (B.M.A.) 3, 91—98 (1941). — **Morton, P. L., H. L. Ormsby,** and **P. K. Basu:** Healing of endothelium and Descemet's membrane of rabbit cornea. Amer. J. Ophthal. 46, pt. ii, 62—67 (1958). — **Moses, R. A.:** Constant-pressure tonography. Arch. Ophthal. 59, 527—531 (1958). — **Mosinger, M.:** Neuroendocrinologie et Neuroergonologie. Paris: Masson & Cie. 1954, Coimbra Editore, Limitada. — **Moura, S. de:** Coloration différentielle des cônes et des bâtonnets dans la rétine humaine. Arch. port. Sci. Biol. 11 (1), Suppl. 50—52 (1952/53). — **Movchan, O. T.:** Dynamics of mitotic activity of the corneal epithelium in white mice during fasting. Byull. éksp. Biol. Med. 50 (7), 90—93 (1960) [Russian]. — **Moyer, F.:** The fine structure of the developing melanin granule. Anat. Rec. 134, 612—613 (1959). ~ Electron microscope observations on the origin, development, and genetic control of melanin granule in the mouse eye. In: The Structure of the Eye, ed. G. K. Smelser. New York: Academic Press 1961. — **Mrodzinsky, H.:** Kernveränderungen in der Retina nach experimentellen Belichtungen. Med. Diss. Mainz 1954. — **Müller, C.:** Das Glykogen der Retina des Frosches. Z. Anat. Entwickl.-Gesch. 81, 220—238 (1926). — **Müller, G.:** Eine entwicklungsgeschichtliche Untersuchung über das erbliche Kolobom mit Mikrophthalmus bei der Hausmaus. Z. mikr.-anat. Forsch. 56, 520—558 (1950). ~ Die embryonale Entwicklung eines sich recessiv vererbenden Merkmals (Kolobom bei der Hausmaus). Wien. Z. Martin-Luther-Univ. 1, H. 4, 27—43 (1951/52). — **Müller, H.:** Bau und Wachstum der Retina des Guppy (Lebistes reticulatus). Nat.-math. Diss. Freiburg 1951a. ~ Über das Zapfenmosaik in der Netzhaut des „Guppy" (Lebistes reticulatus). Naturwissenschaften 38, 459—460 (1951b). ~ Bau und Wachstum der Netzhaut des Guppy (Lebistes reticulatus). Zool. Jb., Abt. allg Zool. u. Physiol. 8, 761—826 (1952). ~ Die Dunkeladaptation beim Guppy (Lebistes reticulatus P.). Z. vergl. Physiol. 37, 1—18 (1954). — **Müller, H.,** u. **A. E. Maumenee:** Tierexperimentelle Transplantation von Sklera in die Hornhaut. Albrecht v. Graefes Arch. Ophthal. 152, 521—526 (1952). — **Müller, H. K.:** Über die Altersabhängigkeit der leicht und schwer hydrolysierbaren Phosphorsäureester der Linse. Arch. Augenheilk. 110, 128—136 (1936a). ~ Über die Altersveränderungen der Glykolyse in der Linse. Arch. Augenheilk. 110, 206—215 (1936b). — **Müller, H. K.,** u. **O. Kleifeld:** Über die Resorption von radioaktivem Phosphor in die Linse jüngerer und älterer Kaninchen. Albrecht v. Graefes Arch. Ophthal. 153, 177—187 (1952). — **Müller, R.:** Über Cystenbildung und Epithelauskleidung in der Vorderkammer des Auges. Med. Diss. Tübingen 1940. — **Müller, W.,** u. **A. Nover:** Kernveränderungen in den Ganglienzellen der Netzhaut bei experimentellem Vitamin-C-Mangel. Z. Vitamin-, Hormon- u. Fermentforsch. 7, 277—280 (1955). — **Müller-Limmroth, W.:** Die Theorien des Farbsehens. Naturwissenschaften 43, 337—346 (1956). — **Müller-Mohnssen, H.:** Einfluß elektrophysiologisch wirksamer Substanzen auf das mikroskopische Bild des überlebenden Ranvierschen Schnürrings. Z. Zellforsch. 52, 9—26 (1960). — **Münich, W.:** Experimentelle Untersuchungen über den Stoffwechsel der normalen und entzündlich veränderten Hornhaut. 58. Zusammenk. Dtsch. Ophthal. Ges. Heidelberg 1953. Ber. dtsch. ophthal. Ges. 58, 172—176 (1953a). ~ Untersuchungen der Kammerwasserproteine des Kaninchens mittels Papierelektrophorese. Albrecht v. Graefes Arch. Ophthal. 154, 50—57 (1953b). — **Mütze, K.:** Die Akkommodation des menschlichen Auges, 162 S. Berlin: Akademie-Verlag 1956. — **Munk, O.,** and **S. R. Andersen:** Accessory outer segment, a re-discovered cilium-like structure in the layer of rods and cones of the human retina. Preliminary report. Acta ophthal. (Kbh.) **40**, 526—531 (1962). — **Murakami, M.:** Feinstruktur des Pigmentepithels in der Epiphyse der Kröte. Acta anat. Nippon (Tokyo) **37**, 51—52 (1962). — **Murat, W. N.:** Versuch einer experimental-morphologischen Analyse der Innervation des motorischen Augenapparates. Diss. Kasan 1942. — **Murat, W. N., u. N. F. Rupassow:** Über die plurisegmentelle Innervation der quergestreiften Muskeln des Katzenauges. Anat. Anz. **84**, 142—151 (1937). — **Muromoto, K.:** Ein Beitrag zur Morphologie der an die Kammerbucht angrenzenden Organe im menschlichen Auge (Nachtrag). Anhang: Über die Morphologie des Ciliarmuskels und seine Wirkung auf das Ligamentum pectinatum. Acta Soc. ophthal. jap. **42**, 2047—2075 u. dtsch. Zus.fass. 140—142 (1938) [Japanisch]. — **Murr, E.:** Die Tapetumbildung im Wirbeltierauge. Z. Zellforsch. **2**, 163—173 (1925). — **Murray, P. D. F.:** The development of the conjunctival papillae and the scleral bones in the embryo chick. J. Embryol. exp. Morph. **7**, 225—240 (1959). — **Musabejli, U.:** Zur Anatomie der Zonulalamelle. I. Vestn. Oftal. **17**, 439—444 (1940) [Russisch]. — **Muscatello, F.:** Culture in vitro di retina embrionale di pollo. Ricerchi sperimentale. Arch. ital. Med. sper. **2**, 49—60 (1938). — **Mutarana, H. R.:** Efferent fibres in the optic nerve of the toad (Bufo bufo). J. Anat. (Lond.) **92**, part I, 21—27 (1958).

Nagai, M.: Experimental and histological studies on the Muller's muscles. II. Nerve terminations in the Muller's muscles of rabbit. Med. J. Osaka Univ. **3** (6), 509—513 (1951) [Japanisch]. — **Nagasaki, M.:** Studies on musculi oculi externi. I. Insertion of musculi oculi externi to eyeball of the normal. J. clin. Ophthal. (Tokyo) **11**, 770—775 u. engl. Zus.fass. (1957) [Japanisch]. — **Nagasawa, M.:** Electron microscopic study on frog cornea. Bull. exp. Biol. **8**, 117—120 (1958). — **Nagashima, K.:** Studies on the function of lacrimal pathways. II. Manometric studies on normal lacrimal ducts. Acta Soc. ophthal. jap. **62**, 9—19 mit engl. Zus.fass. (1958) [Japanisch]. — **Nagasima, K.:** Studies on the function of the lacrimal pathways, Rep. V. Electrical recordings of the action of Horner's muscle and of the pump action in the lacrimal pathways. Acta Soc. ophthal. jap. **60**, 1055—1059 (1956). — **Nagata, N.:** A comparison of aqueous humour with spinal fluid in normal rabbits. Acta Soc. ophthal. jap. **57**, 764—767 (1953). — **Nagaya, Y.:** A histochemical study of glycogen-phosphatase in the retina. Acta Soc. ophthal. jap. **58**, 473—478 (1954). — **Nageotte, J.:** Relations des leucocytes avec les cellules fixes et formations des cellules en épieu dans la cornée. Z. Zellforsch. **28**, 103—113 (1938). — **Nageotte, J., et L. Guion:** Sur les nerfs de la cornée et, en particulier, sur ceux qui viennent de la troisième paire. C.R. Ass. Anat. **33**, 369—389 (1938). — **Nakaizumi, Y.:** Embryological study of optic nerve of the Japanese embryo. J. clin. Ophthal. **12**, 1329—1342 (1958) [Japanisch]. ~ Electron microscopic investigation of the cornea. I. Corneal stroma and fix-cell. Acta Soc. ophthal. jap. **64**, 1066—1075, engl. Zus.fass. (1960) [Japanisch]. ~ Electronmicroscopic investigation of the cornea. II. Bowman's membrane. Acta Soc. ophthal. jap. **65**, 79—82 (1961). — **Nakamura, O.:** Temperature influence on lens regeneration in urodele, Triturus pyrrhogaster (Boie). Proc. imp. Acad. Japan **11**, 121—124 (1935). — **Nakayama, K.:** Histochemical study on the human fetal retina in the course of development. J. clin. Ophthal. (Tokyo) **11**, 635—644 u. engl. Zus.fass. (1957) [Japanisch]. — **Nassar, T. K., and W. M. Shanklin:** A method for the silver impregnation of Müller's fibers in the retina after paraffin embedding with a description of the branches of these fibers. Acta anat. (Basel) **25**, 188—191 (1955). — **Nasu, H., G. Apponi u. G. L. Viale:** Histochemische Untersuchungen über oxydative Enzyme in der menschlichen Netzhaut. Z. Zellforsch. **56**, 188—196 (1962). — **Nataf, R.:** A propos de la circulation des lymphatiques de la conjonctive. Arch. Ophthal. (Paris). N.S. **15** (4), 402—403 (1955). — **Nataf, R., et P. Delon:** Coloration et biomicroscopie des lymphatiques de la conjonctive. Bull. Soc. franç. Ophtal. **66**, 171—183 (1953). — **Nataf, R., P. Delon et J. Chevassus:** Coloration et biomicroscopie des lymphatiques de la conjonctive. Bull. Soc. franç. Ophtal. **64**, 313—326 (1951). — **Nausch, B.:** Untersuchungen über die mechanischen Eigenschaften der Hornhaut des Schweines. Albrecht v. Graefes Arch. Ophthal. **141**, 214—233 (1939). — **Nauta, W. J. H.:** Bestaat de hypothalamische Opticuswortel. Proc. kon. ned. Akad. Wet. **52**, 633—636 (1943). — **Naylor, E. J.:** Polarized light studies of corneal structure. Brit. J. Ophthal. **37**, 77—84 (1953a). ~ The structure of the cornea as revealed by polarized light. Quart. J. micr. Sci. **94**, No 1, 83—88 (1953b). — **Neiger, M.:** Innervation de la graisse dans l'orbite de la souris blanche. Acta Anat. (Basel) **30**, 523—529 (1957). ~ Les structures conjonctives de l'orbite et le coussinet graisseux orbitaire. Acta anat. (Basel) **41**, Suppl. **39**, 1—107 (1960). — **Nejhach, A. A.:** Untersuchung einiger Formbildungsbeziehungen der Teile der sich entwickelnden Cornea. Dokl. Akad. Nauk SSSR, N.S. **86**, 1411—1414 (1952) [Russisch]. — **Nelken, E., I. C. Michaelson, D. Nelken, and J. Gurevitch:** Studies of antigens in the human cornea and their relationship to corneal grafting in man. J. Lab. clin. Med. **49**, 745—752 (1957). — **Németh, L.:** Das reticuloendotheliale System des Auges, mit Rücksicht auf die eiterigen Hornhautentzündungen. Klin. Mbl. Augenheilk. **96**, 613—631 (1936). — **Nemetz, U. R.:** Biologische Untersuchungen an überlebendem Hornhautgewebe und ihre Beziehungen zur Keratoplastik. Albrecht v. Graefes Arch. Ophthal. **159**, 609—635 (1958). — **Neurath, W.:** Beiträge

zur Polarisationsoptik der Sehzellen bei den Wirbeltieren. Z. Zellforsch. **27**, 437—449 (1937).—
Newell, F. W.: The eye and ocular adnexa of the monotreme Ornithorhynchus anatinus.
Trans. Amer. ophthal. Soc. **51**, 501—554 (1954). — **Nham Le Van:** La consommation d'oxygène
de la retine de bœuf à la lumière du jour et dans l'obscurité. Bull. Soc. zool. France **80**,
70—74 (1955). — **Nicholls, J. V. V.:** The effect of section of the posterior ciliary arteries
in the rabbit. Brit. J. Ophthal. **22**, 672—678 (1938). — **Nicholls, J. V. V.,** and **K. Tansley:**
Colobomata of the optic nerve sheath in rats. Brit. J. Ophthal. **22**, 165—168 (1938). —
Nicol, J. A. C.: The tapetum in Scyliorhinus caniculus. J. Mar. biol. Ass. U.K. **41**, 271—277
(1961). — **Nicolesco, J.,** et **V. Anghelesco:** Documents histologiques concernant les rapports
connexionnels de la rétine avec le corps genouillés externes. Bull. Soc. méd. Hôp. Buc. **23**,
28—30 (1941). — **Nieberg, A.:** Über den Augenhintergrund der Katze. Med. Diss. Münster
1949. — **Niedermeier, S.:** Zur Frage der intraocularen Druckregulierung. Albrecht v. Graefes
Arch. Ophthal. **150**, 665—670 (1950a). ~ Experimental studies of the mechanism regulating
the ocular tension. 56. Zusammenkft. d. Dtsch. Ophthalm. Ges., Heidelberg, p. 134—136
(1950b). ~ Aderhautfunktion und Primärglaukom. Albrecht v. Graefes Arch. Ophthal. **154**,
86—95 (1953). ~ Tierexperimentelle Befunde zur Pathogenese der Stauungspapille. 59. Ber.
Dtsch. Ophthal. Ges. Heidelberg 1955, S. 57—59. ~ Zur Bedeutung vasoneuraler Zusammenhänge bei der Pathogenese endogener Augenentzündungen. Klin. Mbl. Augenheilk. **128**,
438—451 (1956). ~ Zur Pathogenese der Stauungspapille. Dtsch. med. Wschr. **81**, 1715—1718
(1956). — **Niessen, V.:** Zur Morphologie der Linsenepithelzellen. Ophthalmologica (Basel) **132**,
125—128(1956). — **Nikitenko, M. F.:** Zur Frage nach dem Mechanismus der Wiederherstellung
der Kristallinse bei Amphibien. C.R. Acad. Sci. URSS **16**, 477—480 (1937). ~ Mehrmalige
Restitution der Linse im Tritonauge. Bull. Biol. Méd. exp. URSS **8**, 136—139 (1939a). ~
Comparative morphological study of the structure of the lens restored from the border of
the iris in some amphibia. C.R. Acad. Sci. URSS **25**, 450—453 (1939b). — **Nilausen, K.:**
The vasoformative tissue in the foetal retina with particular reference on the histochemical
demonstration of its alkaline phosphatase activity. Acta ophthal. (Kbh.) **36**, 65—70 (1958). —
Ninomiya, K.: Morphological studies of limbus corneae. III. Histological findings. [Jap.
text.] Shinshu med. J. **7** (2), 120—125 (1958). — **Nishimura, S.:** Extravasculäre Saftbahnen
des Augapfels und Sehnerven und ihre Beziehung zu den orbitalen Lymphgefäßen. Acta
Sch. med. Univ. Kioto **31**, 47—102 (1953). — **Nishioka, R. S., I. R. Hagadorn,** and **H. A.
Bern:** Ultrastructure of the epistellar body of the Octopus. Z. Zellforsch. **57**, 406—421
(1962). — **Nižetic, Z.:** Über die Entwicklung und den heutigen Stand der Hornhauttransplantation. Bücherei des Augenarztes **7** (1940). — **Noda, T.:** A histochemical study of the
phosphatase in the rabbit eye. Acta Soc. ophthal. jap. **58**, 651—666 (1954). — **Noell, W. K.:**
The effect of idioacetate on the vertebrate retina. J. cell. comp. Physiol. **37**, 283—307
(1951). ~ The impairment of visual cell structure by iodoacetate. J. cell. comp. Physiol. **40**,
25 (1952). ~ Experimentally induced toxic effects on the structure and function of visual
cells and pigment epithelium. Amer. J. Ophthal. **36**, Suppl. 103—115 (1953). ~ Studies on
visual cell viability and differentiation. Ann. N.Y. Acad. Sci. **74**, 337—361 (1958). ~ The
visual cell: Electric and metabolic manifestations of its life processes. Amer. J. Ophthal. **43**,
347—370 (1959). — **Noell, W. K.,** and **A. Lasansky:** Effects of electrophoretically applied
drugs and electrical currents on the ganglion cells of the retina. Fed. Proc. **115**, 18 (1959). —
Noji, H.: Histochemical findings at rat retina exposed to methanol poisoning. Acta Soc.
ophthal. jap. **64**, 272—289 (1960). — **Nonin, St. S.:** Einige Angaben über anatomische und
physiologische Verhältnisse des Auges bei dem einhöckerigen Kamel, Reh und Hirschkuh.
Acta vet. (Beogr.) **4**, 115—117 u. dtsch. Zus.fass. 117—118 (1954) [Serbisch]. — **Noorden,
G. K. v.,** u. **H. M. Burian:** Die Bedeutung mesodermaler Kammerwinkelanomalien bei einigen
Erkrankungen des Bindegewebes. Ber. über die 63. Zusammenk. der Dtsch. Ophthal. Ges.
Heidelberg, 1960. — **Noorden, G. K. v.,** and **R. O. Schultz:** A gonioscopic study of the chamber
angle in the Marfan's syndrome. Arch. Ophthal. **64**, 929—934 (1960). — **Nordenson, J. W.:**
Die Beweisgründe Vogts für das Vorhandensein einer gelben Maculafarbe. Albrecht v. Graefes
Arch. Ophthal. **149**, 540—544 (1949). — **Nordmann, J.:** A propos de l'histogénèse de la
cristalloïde. Arch. Anat. (Strasbourg) **25**, 173—182 (1938). ~ La pupille des vertébrés.
Nachdruck, Tabul. biol. ('s-Grav.) (1947a). ~ The development of the vitreous lamina of
Bruch. Arch. Anat. (Strasbourg) **30**, 99—108 (1947b). ~ L'origine des cellules pigmentées
chez les vertébrés supérieurs. Bull. Histol. appl. **5**, 97 (1947c). ~ Observations histologiques
et embryologiques sur le cristallin. Bull. Soc. Ophtal. Fr. **55**, 277—278 (1952a). ~ Cristallin.
Fortschr. Augenheilk. **1**, 107—176 (1952b). ~ Biologie du cristallin. Paris: Masson & Cie.
1954. — **Nordmann, J.,** et **R. Stoll:** Contribution à l'étude des cellules pigmentaires de la
choroïde chez l'embryon de poulet. Ophthalmologica (Basel) **114**, 99—102 (1947). — **Norn,
M. S.:** A quantitative method for studying the cytology of the conjunctiva. Preliminary
report. Acta ophthal. (Kbh.) **36**, 502—507 (1958). — **Norrby, Å.:** On the growth of the
crystalline lens, the eyeball and the cornea in the rat, and a tentative comparison with these

factors in homo. Acta ophthal. (Kbh.), Suppl. **49**, 42 p. (1958). — **Novah, G.:** Contribuição para o estudo da anatomia do ganglion cilliare e suas conexões no Homen. Med. Diss. São Paulo 1941. — **Nover, A.:** Über die Regnerationsfähigkeit der Tränendrüse. 58. Zusammenk. Dtsch. Ophthal. Ges. Heidelberg, 1953, Ber. dtsch. ophthal. Ges. S. 245—249 (1953). ~ Experimentelle Untersuchungen über das Verhalten der Tränendrüse nach Teilexstirpation. Zbl. allg. Path. path. Anat. **92**, 339—346 (1954a). ~ Über Veränderungen am Tränendrüsengewebe im Autotransplantat. Albrecht v. Graefes Arch. Ophthal. **155**, 433—456 (1954b). ~ Über die Beschleunigung der Tränendrüsenregeneration durch Thyroxin. Zbl. allg. Path. path. Anat. **93**, 35—40 (1955a). ~ Untersuchungen über die Funktion der Tränendrüse beim Kaninchen. Messungen der Tränensekretion. III. Albrecht v. Graefes Arch. Ophthal. **156**, 177—190 (1955b). ~ Grundlagen der Piezometrie. Klin. Mbl. Augenheilk. **132**, 267 (1958a). ~ Hydrophthalmus bei Fischen. Ophthalmologica (Basel) **136**, 108—116 (1958b). — **Nover, A.,** u. **G. Berneaud-Kötz:** Experimentelle Untersuchungen über die Permeabilität der Bindehautgefäße. Albrecht v. Graefes Arch. Ophthal. **159**, 582—595 (1958a). ~ Permeabilitätsstudien am Auge. XVIII. Concilium Ophthalmologicum, Belgica, 1958b, p. 1—5. ~ Beobachtungen an den Bindehautgefäßen bei der Makroglobulinämie ,,Waldenström''. Medizinische **29/30**, 1364—1370 (1959). ~ Zur Pathophysiologie extremer Paraproteinämien. Wissenschaftlicher Film C 811 (1960a). ~ Studien zur Mikrozirkulation und Permeabilität der Gefäße am Auge. Europ. Konf. Mikrozirkulation, Hamburg 1960b. Bibl. Anat. (Basel) **1**, 81—87 (1961). ~ Beobachtungen am Auge über den Einfluß von Fremdkolloiden auf die Mikrozirkulation. Klin. Wschr. **39**, 137—139 (1961). — **Nover, A., G. Berneaud-Kötz** u. **A. Elben:** Pharmakologische Beeinflussung der experimentell gelockerten Blut-Kammerwasser-Schranke. Klin. Mbl. Augenheilk. **134**, 195—205 (1959). — **Nover, A.,** u. **W. Jaeger:** Kolorimetrische Methode zur Messung der Tränensekretion. (Fluoreszein-Verdünnungstest.) Klin. Mbl. Augenheilk. **121**, 419—425 (1952). — **Nover, A., K. Josten** u. **H. W. Zielinski:** Untersuchungen über die Zurückdrängbarkeit des Auges. Albrecht v. Graefes Arch. Ophthal. **159**, 233—245 (1957). — **Nover, A.,** u. **W. Müller:** Die Tränendrüse des Menschen und das lymphoglanduläre Funktionssystem. Albrecht v. Graefes Arch. Ophthal. **154**, 42—49 (1953). ~ Weitere Untersuchungen zur Regeneration der Tränendrüse. Albrecht v. Graefes Arch. Ophthal. **158**, 106—112 (1956). — **Nover, A.,** u. **B. Schultze:** Autoradiographische Untersuchung über den Eiweiß-Stoffwechsel in den Geweben und Zellen des Auges. Albrecht v. Graefes Arch. Ophthal. **161**, 554—578 (1960). — **Nover, J.:** Über die Bedingtheit der retinalen Bewegungen bei Fröschen und Fischen. Pflügers Arch. ges. Physiol. **242**, 665—684 (1939). — **Novikoff, M.:** Über die Analogien (Homomorphien) im Bau der Augen von Achordaten und Chordaten. Mém. Soc. zool. Prague **2**, 1935 (1933/34). ~ Homomorphie, Homologie und Analogie. Anat. Anz. **80**, 388—392 (1935). ~ Über den Parallelismus der Augenformen. Anat. Anz. **85**, 261—272 (1938a). ~ General and special homomorphism. Acta biotheor. (Leiden) Ser. A **4** (1938b). ~ Über den Bau der Sehorgane als Ausdruck einer morphologischen Gesetzmäßigkeit. Biol. generalis (Wien) **16**, 115—121 (1942). ~ Zur Frage über den Parallelismus im Bau der tierischen Organe, insbesondere der Augen. Anat. Anz. **95**, 118—130 (1944). ~ Zur Frage über das Prinzip der Homomorphie. Anat. Anz. **97**, 7—15 (1949). — **Novochatskij, A. S.:** Anatomische Verbindungen der Sehbahnen mit dem Hypothalamus. Oftal. Zh. **12**, 100—103 (1957) [Russisch].

Obal, A.: Neue Gesichtspunkte zur Akkommodationstheorie. Ber. 57. Zusammenk. der Dtsch. Ophthal. Ges. 1951, S. 51—57. ~ Doppelseitige Netzhautablösung bei suprarenalem Cushing-Syndrom. Slg seltener klin. Fälle, H. 5, 37—52 (1953). — **Obara, H.:** Studies on the vascular architecture in the eye. IV. Vascular system in the choroid. Acta Soc. ophthal. jap. **60**, 631—642, mit engl. Zus.fass. (1956) [Japanisch]. — Studies on the vascular architecture of the eye. Vascular architecture of the choroid. Jap. J. Ophthal. **1**, 190—194 (1957). — **Obayashi, T.:** Electron microscopic study on lacrymal gland of normal rabbit. Acta Soc. ophthal. jap. **63**, 2631—2645 mit engl. Zus.fass. (1959) [Japanisch]. — **Obersteiner, H.:** Anleitung beim Studium des Baues der nervösen Zentralorgane im gesunden und kranken Zustand. Leipzig u. Wien: Töplitz u. Deuticke 1888, 1.—5. Aufl. 1912. — **O'Brien, C. S.:** Akinesis during cataract extraction. Arch. Ophthal. **1**, 447—449 (1929). — **De Ocampo, G.,** and **M. R. Fojas:** A new test for the viability and vitality of conjunctival and corneal epithelial cells. Methylene blue decolorization. Amer. J. Ophthal. **52**, 923—927 (1961). — **Ochoterena, I.:** El ojo del Mazacoatl. (Constrictor, imperator de la familia de los bóidos.) An. Soc. mex. Oftal. **23**, 218—222 (1949). — **O'Connel, L. G.:** Some aspects of Müller's orbital muscle. Irish J. med. Sci. **6**, 39—42 (1950). — **O'Day, K.:** A preliminary note on the presence of double cones and oil droplets in the retina of Marsupials. J. Anat. (Lond.) **70**, 465—467 (1936). ~ The fundus and fovea centralis of the albatross (Diomedea cauta cauta Gould). Brit. J. Ophthal. **24**, 201—207 (1940). ~ Visual cells of the guinea pig. Nature (Lond.) **160**, 648 (1947). ~ Observations on the eye of the monotreme. Trans. ophthal. Soc. Aust. **12**, 95—104 (1952). ~ The value of the study of the comparative anatomy of the eye. Trans. ophthal. Soc. Aust. **15**, 144—146 (1956). — **Odquist, B.:** Studien über den Akkommodationsmechanismus im Menschenauge. Stockholm 1938. — **Oehme, Hans:** Vergleichend histologische Untersuchungen an der Retina von Eulen. Zool. Jb., Abt. Anat. u. Ontog. **79**, 439—478 (1961). ~ Das Auge von Mauersegler, Star und Amsel. J. Ornithol. **103**, 187—212 (1962). — **Offret, G.:** Remarques sur la mise en évidence des nerfs de la cornée. Bull. Soc. Ophtal. Paris **61**, 88—89 (1948). — **Offret, G.,** and **P. Chauvet:** Contribution à l'étude et au traitement de la vascularisation de la cornée. Arch. Ophthal. **10**, 344—366 (1950). — **Offret, G., Y. Dufoing** et **P. Chauvet:** La radiographie normale et pathologique du canal lacrymo-nasal. Bull. Soc. Ophtal. Fr. **65**, 628—632 (1952). — **Offret, G.,** et **C. Haye:** La membrane basale de l'épithélium cornéen. Étude histo-pathologique. Arch. Ophtal. (Paris), N.S. **19**, 126—159 (1959). — **Ogawa, C.:** Experiments on the regeneration of the lens in Diemyctylus. J. exp. Zool. **33**, 395—407 (1921). — **Oguchi, T.:** Experimentelle Studien über den Einfluß der verschiedenartigen Bedingungen auf den Stoffwechsel der Netzhaut. V. Über die Veränderungen des Stoffwechsels der Netzhaut bei Belichtung. Acta Soc. ophthal. jap. **42**, 491—501 u. dtsch. Zus.fass. 32—33 (1938a) [Japanisch]. ~ Experimentelle Studien über den Einfluß der verschiedenartigen Bedingungen auf den Stoffwechsel der Netzhaut. VI. Über den Einfluß der verschiedenen Stoffwechselgifte auf die Regeneration des Sehpurpurs in der Netzhaut. Acta Soc. ophthal. jap. **42**, 573—581 u. dtsch. Zus.fass. 37 (1938b) [Japanisch]. — **Ohashi, K.:** II. Phosphorylase and PAS-reaction in the cornea of the rabbit after subconjunctival injection of cortisone. Acta Soc. ophthal. jap. **64**, 435—441 (1960a). ~ III. Phosphorylase in experimental retinal siderosis of the rabbit. Acta Soc. ophthal. jap. **64**, 605—611 (1960b). ~ Histochemical studies on phosphorylase in the ocular tissue. I. Phosphorylase in the retina of the rabbit after subconjunctival injection of cortisone. Acta Soc. ophthal. jap. **64**, 690—698 (1960c). — **Ohashi, K.,** and **T. Hotta:** Blood pressure of the anterior ciliary vessels. Acta Soc. ophthal. jap. **57**, 170—172 (1953). — **Ohashi, Y.:** Die Glykogenverteilung im Sehorgan bei den Anuren. Jap. med. World **12**, 159—161, 191—193) (1922). — **Ohm, J.:** Über einseitige, bzw. nicht assoziierte Innervationen der Augenmuskeln. Albrecht v. Graefes Arch. Ophthal. **149**, 364—396 (1949). — **Okada, N.:** Polarised light study of the cristalline lens. I. Acta Soc. ophthal. jap. **63**, 1363—1369 mit engl. Zus.fass. (1959) [Japanisch]. — **Okada, S.:** Histochemical studies on the retina after subconjunctival injection of cortisone. Rep. I: Subconjunctival injection of cortisone-acetate. Acta Soc. ophthal. jap. **63**, 235—244 (1959a). ~ Histochemical studies on the retina after subconjunctival injection of cortisone. Rep. II: Continuitive subconjunctival injection of cortisone-acetate. Acta Soc. ophthal. jap. **63**, 245—252 (1959b). ~ Histochemical studies on the retina after subconjunctival injection of cortisone. Rep. III: Subconjunctival injection of Solu-Cortef. Acta Soc. ophthal. jap. **63**, 253—262 (1959c). — **Okada, Y. K.:** Studies on lens-regeneration in anuran amphibia. Preliminary observation and experiments. Mem. Coll. Sci. Kyoto, Ser. B **15**, 159—166 (1939). ~ Studies in lens-regeneration in anuran amphibia. II. Has the iris of anuran amphibia the power to regenerate lens? Jap. J. med. Sci., I. Anat. **11**, 101—108 (1943). — **Okamoto, T.:** Studies on the spiral endings found in nerves supplying human extrinsic ocular muscles. Acta Soc. ophthal. jap. **61**, 2447—2466 (1957). ~ Studies on the spiral endings found in nerve supplying in extra-ocular muscles of human foetus. Acta Soc. ophthal. jap. **63**, 3037—3050 mit engl. Zus.fass. (1959) [Japanisch]. ~ Studies on early changes in epithelial cells of lens capsule and ciliary body at experimental cataracts. [Japanisch.] Acta Soc. ophthal. jap. **63**, 2602—2612 (1959). ~ Study on the genesis of the spiral nerve ending in the intrinsic ocular muscle. Jap. J. Ophthal. **4**, 12—15 (1960). ~ Electron microscopic studies on the fine structure of normal human eye. [Japanisch]. Acta Soc. ophthal. jap. **64**, 2402—2408 (1960). ~ Effect of a chymotrypsin on ocular tissue of rabbits. [Japanisch]. Folia ophthal. jap. **12**, 783—786 (1961). ~ Studies on the changes of the ultrastructure in epithelial cells of lens and ciliary body at experimental beta irradiation. [Japanisch]. Acta Soc. ophthal. jap. **65**, 1021—1035 (1961). — **Okamoto, T.,** u. **K. Ozawa:** Elektronenmikroskopische Veränderung des Ziliarkörpers bei der Autolyse. Yonago Acta med. **5**, 145—153 (1961). — **Oksala, A.:** Some observations on the structure of the vitreous body. I. Acta ophthal. (Kbh.) **33**/3, 253—261 (1955). ~ Some observations on the structure of the vitreous body. II. Acta ophthal. (Kbh.) **33** (3), 263—269 (1955). — **Oksala, A.,** and **A. Lehtinen:** Studies on the structure of the vitreous body after refrigeration with carbonic dioxide ice. Acta ophthal. (Kbh.) **36**, 929—939 (1958). ~ Fluorescence analysis of the framework in the congealed vitreous. Acta ophthal. (Kbh.) **37**, 552—558 (1959). — **Oksala, T.:** Chiasma formation and chiasma interference in the Odonata. Hereditas (Lund) **38**, 449—480 (1952). — **Oksche, A.:** Der Feinbau des Organon frontale bei Rana temporaria und seine funktionelle Bedeutung. Morph. Jb. **92**, 123—167 (1952). ~ Über die Art und Bedeutung sekretorischer Zelltätigkeit in der Zirbel und im Subkommissuralorgan. Verh. anat. Ges. (Münster 1954) **52**, 88—96 (1954). ~ Untersuchungen über die Nervenzellen und Nervenverbindungen des Stirnorgans, der Epiphyse und des Subkommissuralorgans bei anuren Amphibien. Morph. Jb. **95**, 393—425 (1955). ~ Funktionelle histologische Untersuchungen über die Organe des Zwischenhirndaches der Chordaten. Anat. Anz. **102**, 404—419 (1956). ~ Histologische Untersuchungen über die Bedeutung des Ependyms, der Glia und der Plexus chorioidei für den Kohlenhydratstoffwechsel des ZNS. Z. Zellforsch. 48, 74—129 (1958). ~ Optico-vegetative regulatory mechanisms of the diencephalon. Anat. Anz. 108, 320—329 (1960a). ~ Die Beteiligung der Neuroglia an sekretorischen Leistungen und Stoffwechsel-vorgängen des Zentralnervensystems unter besonderer Berücksichtigung des Subkommissural-organs. Med. Habil.-Schrift, p. 1—239, Marburg/Lahn, 1960b. ~ Optico-vegetative regulatory mechanisms of the diencephalon. (Abstract.) Anat. Rec. 136, 253 (1960c). ~ Der histo-chemisch nachweisbare Glykogenaufbau und -Abbau in den Astrocyten und Ependymzellen als Beispiel einer funktionsabhängigen Stoffwechselaktivität der Neuroglia. Z. Zellforsch. 54, 307—361 (1961). ~ Histologische, histochemische und experimentelle Studien am Sub-kommissuralorgan von Anuren (mit Hinweisen auf den Epiphysenkomplex). Z. Zellforsch. 57, 240—326 (1962). — Oksche, A., u. M. v. Harnack: Elektronenmikroskopische Unter-suchungen am Stirnorgan (Frontalorgan, Epiphysenendblase), von Rana temporaria und Rana esculenta. Naturwissenschaften 49, 429—430 (1962). ~ Elektronenmikroskopische Untersuchungen am Stirnorgan von Anuren (zur Frage der Lichtrezeptoren). Z. Zellforsch. 59, 239—288 (1963). — Oschke, A., u. M. Vaupel-von Harnack: Elektronenmikroskopische Untersuchungen an der Epiphysis cerebri von Rana esculenta L. Z. Zellforsch. 59, 582—614 (1963). — Okuda, Kanji: Electron microscope observations of the vertebrate retina. J. ophthal. Soc. jap. 65, 2126—2151 (1961). ~ Electron microscopic observations of the retinal pigment epithelium of vertebrate animals. Jap. J. Ophthal. 6, 76—87 (1962). — Okuda, K., u. N. Matsuo: Electron microscopic studies of the retina; changes after death. [Japanisch.] Folia ophthal. jap. 10, 38—40 (1959). — Okun, E.: Pathology in autopsy eyes. Amer. J. Ophthal. 50, 424—429 (1960a). ~ Gross and microscopical pathology in autopsy eyes: Part II Peripheral chorioretinal atrophy. Amer. J. Ophthal. 50, 574—583 (1960b). ~ Gross and microscopic pathology in autopsy eyes. Amer. J. Ophthal. 51, 1221—1228 (1961). — Okusawa, T.: Studien über die durch Vorderkammerpunktion verursachten Ver-änderungen der Mitochondrien in den Epithelzellen des Ciliarkörpers. Acta Soc. ophthal. jap. 40, 469—480 u. dtsch. Zus.fass. 31 (1936) [Japanisch]. — Omoto, S.: Studies on the calculation and fiber-analysis of N. III, N. IV and N. VI of the rabbit. Acta Soc. ophthal. jap. 63, 2057—2064 mit engl. Zus.fass. (1959a) [Japanisch]. ~ On the histological investi-gations of the nerve fibers innervating the extra-ocular muscle of rabbits. Acta Soc. ophthal. jap. 63, 3802—3807 mit engl. Zus.fass. (1959b) [Japanisch]. ~ The histological investigation on the nerves of the extrinsic ocular muscles of the rabbit. Jap. J. Ophthal. 4 (3), 152—162 (1960). — Omulecka, D.: The Golgi apparatus in the lacrimal gland of the rabbit. Ophthalmo-logica (Basel) 144, 165—174 (1962). — Ono, Y.: Gonioscopic study of Schlemm's canal after eyeball compression. Acta Soc. ophthal. jap. 56, 905—922 (1952). ~ Electron microscopic studies on the fine structure of ciliary epithelium in the rabbit eye. Acta Soc. ophthal. jap. 63, 2614—2630 mit engl. Zus.fass. (1959) [Japanisch]. — Oppel, O.: Besitzt der Säugling ein sich allmählich erweiterndes Röhrengesichtsfeld? Klin. Mbl. Augenheilk. 132, 189—197 (1958). ~ Über unsere gegenwärtigen Vorstellungen vom Wesen der funktionellen Schwach-sichtigkeit (Amblyopie). Klin. Mbl. Augenheilk. 136, 1—20 (1960a). ~ Zur Begutachtung frag-licher einseitiger Amblyopien (differentialdiagnostische Erwägungen). Klin. Mbl. Augenheilk. 136, 563—568 (1960b). ~ Entwicklungsgeschichtliche Betrachtungen über die funktionelle Natur der Amblyopie. Med. Welt 1960c, Nr. 11, 568—573. ~ Mikroskopische Untersuchungen über die Anzahl und Kaliber der markhaltigen Nervenfasern im Fasciculus opticus des Menschen. Albrecht v. Graefes Arch. Ophthal. 166, 19—27 (1963). — Oppenheim, S.: Metrische und deskriptive Merkmale des menschlichen und tierischen Auges. Tabul. biol. ('s-Grav.) 21, 54—153 (1940). — Oppenheimer, D. R., Elisabeth Palmer, and G. Weddell: Nerve endings in the conjunctiva. J. Anat. (Lond.) 92, 321—352 (1958). — Oppenheimer, J. M.: Anomalous optic chiasma in Fundulus embryos. Anat. Rec. 106, 477—484 (1950). — O'Rahilly, R.: The development of the sclera and the choroid in staged chick embryos. Acta anat. (Basel) 48, 335—346 (1962). — O'Rahilly, R., et D. B. Meyer: Étude embryologique sur l'œil du poulet. Bull. Soc. franç. Ophtal. 71, 355—358 (1958). ~ The early development of the eye in the chick. Gallus domesticus (Stages 8 to 25). Acta anat. (Basel) 36, 20—58 (1959). ~ The periodic acid-Schiff reaction in the cornea of the developing chick. Z. Anat. Entwickl.-Gesch. 121, 351—368 (1960). ~ The development and histochemistry of the pecten oculi. In: The Structure of the Eye, ed. G. K. Smelser. New York: Academic Press 1961. — Orlova, I. I.: Fluorescence microscopy of the damaged corneal epithelium. [Russisch.] Dokl. Akad. Nauk. SSSR 148, 970—972 (1963). — Ormrod, J. N.: Diverticulum of the lacrimal sac. Brit. J. Ophthal. 42, 526—528 (1958). — Orts Llorca, F.: Der Nervus opticus (Fasciculus opticus) und die Fissura chorioidea bei Zyklopie. Acta anat. (Basel) 30, 565—574 (1957). — Orts Llorca, F., and I. M. Genis Galvez: Comparative volumetric study of the retinal nuclei of a human cyclopic embryo 22 mm in size, and a normal embryo of similar size. Arch. Soc. oftal. hispl. amer. 12, 1202—1212 (1952). — Orzalesi, F., e A. Piroddo: Indagini sulla permeabilità della capsula lenticolare alle proteine del siero di sangue. G. ital. Oftal. 8, 191—201 (1955). — Østerberg, G.: Topography of the layer of rods and cones in the human retina. Acta ophthal. (Kbh.), Suppl. VI (1935) Thesis. — **Osterline, G.:** An investigation into the presence of lymphatic tissue in the human conjunctiva and its biological and clinical importance. Acta ophthal. (Kbh.) (Suppl.) **23**, 77—91 (1944). — **Otake, T.:** Cytologic studies in epithelium of conjunctiva. J. clin. Ophthal. (Tokyo) **11**, 863—878 mit engl. Zus.fass. (1957) [Japanisch]. — **Otsuki, M.:** Comparative histological investigations of the orbitalis muscles of birds. Kaiboggaku Zassi **25** (1), 14—17 (1950). — **Ottonello, P.:** Particolari formazioni nervose in seno ai muscoli oculoestrinseci dell'uomo. Riv. pat. nerv. ment. **72**, 261—264 (1951). — **Oxilia, G.:** Il tessuto elastico della sclera nelle varie età. Ann. Ottal. **70**, 555—576 (1942). — **Ozaka, K.:** Electron microscopic studies upon cells of ciliary body of rabbit eyes. J. Yonago med. Ass. **11**, 808—819 (1960). — **Ozzello, S.:** The developmental influence of the retinal anlage in the differentiation of the crystalline lens. Rass. ital. Ottal. **19**, 224—231 (1950).

Padget, D. H.: The development of the cranial arteries in the human embryo. Contr. Embryol. Carneg. Instn. (575) **32**, 205 (1948). — **Paff, G. H.,** and **J. Seifter:** The effect of hyaluronidase in vitro. Anat. Rec. **106**, 525—538 (1950). — **Pagani, L.:** Le fibre del cristallino al microscopio a contrasto di fase. Rass. ital. Ottal. **23**, 48—62 (1954). — **Palay, S. L.:** Morphology of secretion in: Frontiers in Cytology. Boston: Yale University Press 1958. — **Pallin, P.:** Untersuchungen über die Augenhöhlen des Menschen in verschiedenen Lebensaltern. Stockholm 1937: Marcus Med. Sued. **63**, Uppsala Med. Diss. — **Palm, E.:** On the penetration of various substances from the blood to central nervous system and the eye. Acta ophthal. (Kbh.) **24**, 189—198 (1946). ~ On the passage of ethyl alcohol from the blood into the aqueous humour. Acta ophthal. (Kbh.) **25**, 139—164 (1947). ~ On the phosphate exchange between the blood and the eye. Acta ophthal. (Kbh.), Suppl., Lund **32**, 1—120 (1948). ~ The exchange of phosphate between the blood and the eye, studied with the aid of radioautographs. Acta ophthal. (Kbh.) **27**, 267—274 (1949). ~ The passage of radioactive sodium from the blood to the ciliary body and the aqueous humour. Acta ophthal. (Kbh.) **29**, 269—290 (1951). — **Palm, E.,** and **M. Emmelin:** On the presence of histamin in the aqueous humour. Acta ophthal. (Kbh.) **22**, II, 117—130 (1944). ~ The histamin content of aqueous humour during intravenous injection of histamin. Acta ophthal. (Kbh.) **25**, 439—441 (1947). — **Palumbi, G.:** Sulla innervazione della regione sclero-corneale. Ric. Morf. **23/24**, 201—220 (1953). — **Pansky, B., M. Jacobs, E. L. House,** and **J. P. Tassoni:** The orbital region as a source of blood samples in the golden hamster. Anat. Rec. **139**, 409—412 (1961). — **Papamiltiades, M.:** Osservazioni microscopiche sulla cicatrizzazione della cornea dell'uomo. Rinasc. Med. Napoli **11**, Nr 6, 3—8 (1934). ~ Contribution à l'étude de la communication entre la chambre antérieure de l'œil et le système lymphatique. C.R. Ass. Anat. Nr 69, 777—782 (1952). ~ Sur la communication entre la chambre antérieure et le réseau lymphatique de la conjonctive de l'œil chez l'homme. Ann. Oculist (Paris) **189**, 939—945 (1956). — **Pappas, G. D.:** Ultrastructure of the ciliary epithelium and its relationship to aqueous secretion. Glaucoma, Transact. IV. Conf., p. 141—178. New York: Macy-Jr. Foundation 1959. — **Pappas, G. D.,** and **G. K. Smelser:** Studies on the ciliary epithelium and the zonule. I. Electron microscopy observations on changes induced by alteration of normal aqueous humour formation in the rabbit. Amer. J. Ophthal. **46**, 299—317 (1958). ~ The fine structure of the ciliary epithelium in relation to aqueous secretion. In: The Structure of the Eye. Herausgeb. v. G. K. Smelser. New York: Academic Press 1960, p. 453—469. — **Pappas, G. D., G. K. Smelser,** and **P. W. Brandt:** Studies on the ciliary epithelium and the zonule. II. Electron and fluorescence microscope observations on the function of membrane elaborations. Arch. Ophthal. **62**, 959, 1057 (1959). — **Pappas, G.,** and **V. M. Tennyson:** An electron microscopic study of the passage of colloidal particles from the blood vessels of the ciliary processes and choroid plexus of the rabbit. J. Cell Biol. **15**, 227—239 (1962). — **Papst, W.:** Untersuchungen über den Einfluß der Hyperglykämie auf das Elektroretinogramm bei Erkrankungen der Netzhautgefäße. Ber. 59. Zusammenk. Ophthal. Ges., Heidelberg 1955a. ~ Das Elektroretinogramm und das Elektrocorticogramm des Kaninchens bei Hypoglykämie und Anoxie. Albrecht v. Graefes Arch. Ophthal. **157**, 122—139 (1955b). — **Parker, G. H.:** The movements of the retinal pigment. Ergebn. Biol. **9**, 239—291 (1932). ~ Animal colour changes and their neurohormons. Cambridge: Cambridge University Press 1948. — **Parker, G. H., F. A. Brown jr.,** and **J. M. Odiorne:** The relation of the eyes to chromosomal activities. Proc. Amer. Acad. Arts Sci. **69**, 439—462 (1935). — **Parry, H. B.:** Degenerations of the dog retina. I. Brit. J. Ophthal. **37**, 385—404 (1953); II. Brit. J. Ophthal. **37**, 487—502 (1953); III. Brit. J. Ophthal. **37**, 670—679 (1953); IV. Brit. J. Ophthal. **38**, 295—309 (1954); V. Brit. J. Ophthal. **38**, 545—552 (1954); VI. Brit. J. Ophthal. **38**, 653—668 (1954); VII. Brit. J. Ophthal. **39**, 29—36 (1955). — **Pasquini, P.:** Sul trapianto dell'occhio nei vertebrati. (Risultati di ricerche sperimentali sull'abbozzo oculare di Anfibi Urodeli.) Riv. Biol. **9**, 515—524 (1927). ~ Sulla determinazione e sul differenziamento del cristallino in Rana catesbiana (Shaw). J. exp. Zool. **61**, 45—107 (1932). — **Pasquini, P.,** and **A. Della Monica:** Rigenerazione del cristallino nelle larve di Anfibi anuri. R.C. Acad. Lincei, Ser. VI **10**,

218—224 (1929). ~ La rigenerazione del cristallino in larve di Anfibi anuri. Boll. Ist. Zool. Univ. Roma 8, 65—88 (1930). — **Passero, E.**: Le ,,arteriae recurrentes chorioideae" ed il loro raporti con la rete vascolare sanguigna della ,,lamina choriocapillaris". Labor. Anat. Norm. Univ. Roma 6, 29 (1897). — **Passow, A.**: Hornersyndrom, Heterochromie und Status dysraphicus, ein Symptomenkomplex. Arch. Augenheilk. (München) 107, 1—51 (1933). ~ Über experimentell erzeugte, neurogene Heterochromie. Arch. Augenheilk. (München) 108, 137—161 (1934). ~ Über den Einfluß des Sympathikus auf Wachstum und Pigmentbildung. Klin. Mbl. Augenheilk. 116, 561—578 (1950). — **Patek, P. R.**, and S. **Bernick**: Extravascular pathways of the eye and orbit. Amer. J. Ophthal., Ser. III 49, 135—141 (1960). — **Pattee, H. H., L. K. Garron, K. McEwen**, and **M. L. Feeny**: Stereomicroradiography of the limbal region of the human eye, in X-ray microscopy and microradiography. Ed. by V. E. Cosslett, Engstrom and Pattee, p. 534. New York: Academic Press, Inc. 1957. — **Patz, A.**: Oxygen studies in retrolental fibroplasia. IV. Clinical and experimental observations. Amer. J. Ophthal. 38, 291—308 (1954). — **Patz, A., J. W. Berkow**, and S. **Rogers**: Histochemistry of the retina. Sinai Hosp. J. (Baltimore) 9 (2), 165—168 (1960). — **Pau, H.**: Das Primärglaukom als Tonusherabsetzung im Ziliarmuskel infolge bestehender Sympathikotonie. Klin. Mbl. Augenheilk. 115, 513—524 (1949). ~ Über Fältelung der hinteren Linsenkapsel. Klin. Mbl. Augenheilk. 117, 543—551 (1950a). ~ Beobachtungen über die Funktion des Ziliarmuskels an Linsenkapsel und Glaskörper. Graefes Arch. Ophthal. 150, 671—677 (1950b). ~ Zur Mechanik der akkommodativen Linsenverschiebung. Graefes Arch. Ophthal. 151, 565—573 (1951a). ~ Betrachtungen zur Physiologie und Pathologie des Glaskörpers. Albrecht v. Graefes Arch. Ophthal. 152, 201—247 (1951b). ~ Die Form der Linse in Abhängigkeit von physikalischen Kräften. Ophthalmologica (Basel) 122, 308—314 (1951c). ~ Die akkommodativen Linsenverschiebungen als Ausdruck antagonistisch wirkender Kräfte. Ophthalmologica (Basel) 124, 239—253 (1952a). ~ Die akkommodative Linsenverschiebung als Ausdruck antagonistisch wirkender Kräfte. 2. Mitt. Ophthalmologica (Basel) 124, 271—278 (1952b). ~ Die Bedeutung der akkommodativen Kernverschiebung der Linse für den intrakapsulären Akkommodationsmechanismus. Kl. Mbl. Augenheilk. 121, 224—234 (1952c). ~ Zur Embryologie und Histologie von Zonula und Glaskörpermembranen. 58. Zusammenk. der Dtsch. Ophthal. Ges., Heidelberg 1953, S. 318—321 (1953a). ~ Histochemische Untersuchungen an der Netzhaut. Albrecht v. Graefes Arch. Ophthal. 154, 546—552 (1953b). ~ Beitrag zur Physiologie und Pathologie der Hornhaut. Albrecht v. Graefes Arch. Ophthal. 154, 579—602 (1954). ~ Die Doppelbrechung von Geweben im Bereiche des Auges. Klin. Mbl. Augenheilk. 127/2, 190—193 (1955a). ~ Die Doppelbrechung von Sclera und Cornea. Albrecht v. Graefes Arch. Ophthal. 156, 415—426 (1955b). ~ Das polarisationsoptische Verhalten von Hornhaut und Lederhaut unter verschiedenen Bedingungen. Ophthalmologica (Basel) 130, 340—343 (1955c). ~ Die Bildung der Blutcapillaren in der Hornhaut. Ber. dtsch. Ophthal. Ges. 60, 121—124 (1957a). ~ Zur Entwicklung der Glaskörperstrukturen und der Zonula. Ophthalmologica (Basel) 134, 320—332 (1957b). ~ Reaktive Zellveränderungen in Hornhaut und Netzhaut. Sammlg Abh. Augenheilk., N.F., H. 13 (1957c). — **Pau, H.**, u. H. **Conrads**: Zur Physiologie und Pathologie der feinsten Hornhautnerven. Albrecht v. Graefes Arch. Ophthal. 157, 356—360 (1956). ~ Zur Morphologie der feinen Hornhautnerven. Z. Zellforsch. 46, 96—99 (1957a). ~ Die Bedeutung der Langerhansschen Zellen für die Nerven des Hornhautepithels. Albrecht v. Graefes Arch. Ophthal. 158, 427—433 (1957b). — **Pau, H.**, u. W. **Rummel**: Histochemische Untersuchungen zur Frage der Linsenpermeabilität. Naunyn-Schmiedebergs Arch. exp. Path. Pharmak. 218, 349—354 (1953). — **Pau, H.**, and G. **Stuettgen**: Problems concerning the physiology of the lens. Albrecht v. Graefes Arch. Ophthal. 151, 343—351 (1951). — **Paul, L.**: Beiträge zur Lokalisationsophthalmoskopie. V. Untersuchungen über die Form und Größe des Auges und über die Entstehung von Refraktionsanomalien unter Benutzung der prozentualen Berechnung. Albrecht v. Graefes Arch. Ophthal. 138, 55—128 (1937). — **Paulson, D. L.**: Experimental exophthalmos in the guinea pig. Proc. Soc. exp. Biol. (N.Y.) 36, 604—605 (1937). — **Pavia, J. L.**: Nervio optico. — Su vascularizacion. Rev. oto-neuro-oftal. (B.Aires) 31, 133—137 (1956). — **Pavišič, Z.**: Über markhaltige Nervenfasern der Netzhaut. Liječn. Vjesn. 64, 163—165, dtsch. Zus.fass. 188 (1942) [Kroatisch]. — **Payless, L. E., R. J. Lythgoe**, and K. **Tansley**: Some new forms of visual purple found in sea fishes with a note on the origin of visual cells. Proc. roy. Soc. 120, 95—112 (1936). — **Pcheliakov, V. F.**: On the luminescence of the eye of a human embryo. Dokl. Akad. Nauk SSSR 130, 1352—1354 (1960) [Russisch]. — **Pearse, A. G. E.**: Histochemistry, theoretical and applied. II. edit. London: Churchill 1960. ~ Localization of oxidative enzymes in rat and chick retina under various physiological conditions. In: The Structure of the Eye, ed. G. K. Smelser. New York: Academic Press 1961. — **Pease, D. C.**: Infolded basal plasma membranes found in epithelia noted for their water transport. J. biophys. biochem. Cytol. 2, Suppl. 203—208 (1956). — **Pedler, C.**: The fine structure of the tapetum cellulosum. Exp. Eye

Res. **2**, 189—195 (1963). ~ The relationship of hyaluronidase to aqueous flow resistance. Trans. opthal. Soc. U. K. **76**, 51 (1956). ~ Studies on developing retinal vessels. IV. Effect of ionizing radiation. Brit. J. Ophthal. **41** (3), 179—181 (1957). ~ Studies on developing retinal vessels. VI. Histological measurement of fluoride-induced swelling in the retina. Brit. J. Ophthal. **43**, 559—565 (1959). ~ The inner limiting membrane of the retina. Brit. J. Ophthal. **45**, 423—438 (1960). ~ The radial fibres of the retina. Docum. ophthal. (s'Grav.) **16**, 208—220 (1962a). ~ The fine structure of visual cell synapses in the vertebrate retina. 19. Internat. Congr. of Ophthal., New Delhi 1962b. ~ The fine structure of the corneal epithelium. Exp. Eye Res. **1**, 286—289 (1962c). ~ The fine structure of the radial fibres in the reptile retina. Exp. Eye Res. **2**, 296—303 (1963). — **Pedler, Ch.,** and **N. Ashton:** Sex of nuclei in ocular tissues. Brit. J. Ophthal. **39**, 362—367 (1955). — **Pedler, Ch.,** and **K. Tansley:** The fine structure of the cone of a diurnal gecko (Phelsuma inunguis). Exp. Eye Res. **2**, 39—47 (1963). — **Peiper, A.:** Das Nervensystem. In: J. Brock, Biologische Daten für den Kinderarzt, 2. Aufl., Bd. II. Berlin-Göttingen-Heidelberg: Springer 1954. — **Pellegrini, G., C. Piovella, S. Fedeli** et **A. de Silvestri:** Importance de l'étude de la micro-circulation de la conjonctive dans les hyper- et hypo-functions de la circulation sanguine dans la stimulation du système neurovégétatif, dans la stimulation par le refroidissement, dans la ménopause. Conf. europ. Microcirculation, Hambourg 1960. Bibl. anat. (Basel) **1**, 245—253 (1961). — **Peltrera, A.:** Meccanismi regolativi durante lo sviluppo dell'abbozzo dell'occhio in Anfibi anuri e urodeli. Arch. Zool. ital. **26**, 283—318 (1939). — **Pérez-Llorca, J., A. Piñero Carrión** y **J. Pérez-Llorca Rodrigo:** Estudios de fina anatomia ocular con moldes de neoprence. Arch. Soc. oftal. hisp.-amer. **17**, 553—588 (1957). — **Peris, P.:** La innervation corneal. Arch. Soc. oftal. hisp.-amer. **9**, 237 (1949). ~ Acta anat. (Basel) **13**, 63 (1951). — **Perkins, E. S.:** Pressure in the canal of Schlemm. Brit. J. Ophthal. **39**, 215—219 (1955). — **Permutt, S.,** and **F. B. Johnson:** Histochemical studies on the lens following radiation injury. Arch. Path. **55**, 20—30 (1953). — **Perri, T.:** Ricerche sul comportamento dell'abbozzo oculare dei Anfibi in condizioni di espianto. Wilhelm Roux' Arch. Entwickl.-Mech. Org. **131**, 113—134 (1934). ~ Ricerche sperimentali sulle doppie formazioni oculari provenienti da unico abbozzo. Arch. ital. Anat. Embriol. **37**, 163—191 (1936). — **Peskin, J. C.:** Concentration of visual purple in a retinal rod of Rana pipiens. Science **125**, 68—69 (1957). — **Peter, K.,** u. **G. Horn:** Die Gestalt der Stoffdrüsen des Menschen nach Plattenmodellen. Z. mikr.-anat. Forsch. **38**, 471—482 (1935). — **Peter, P. A., L. Wood,** and **N. Krischna:** Anterior chamber perfusion studies. II. Controlled size in relationship to pore size. Amer. J. Ophthal. **44**, 198—204 (1957). — **Peters, A.:** A radial component of central myelin sheaths. J. biophys. biochem. Cytol. **11**, 733—735 (1961). — **Peters, J. J.:** A cytological study of mitosis in the cornea of Triturus viridescens during recovery after colchicine treatment. J. exp. Zool. **103**, 33—59 (1946). — **Petry, G.:** Gesetzmäßigkeiten im Einbau der Drüsen mit innerer und äußerer Sekretion und ihre Bedeutung für die Drüsenfunktion. Anat. Anz. **96**, 331—348 (1948). — **Peyton, W. T.:** A topographic study of the orbit and bulbus oculi during a part of the growth period. Anat. Rec. **76**, 343—356 (1941). — **Pfeffer, W.:** Die Sehorgane der Seesterne. Zool. Jb., Abt. Anat. u. Ontog. **14**, 523—550 (1901). — **Pflugfelder, O.:** Über den feineren Bau der Augen freilebender Polychäten. Z. wiss. Zool. **142**, 540—586 (1932). — **Pflugk, A. v.:** Die Dehnbarkeit der Zonula und Linsenkapsel. Arch. Ohr.-, Nas.- u. Kehlk.-Heilk. **133**, 339—351 (1935). — **Pillat, A.:** Die senile Pigmentierung der Netzhaut. Senile Pigmententartung. Albrecht v. Graefes Arch. Ophthal. **150**, 1—27 (1950). ~ Beitrag zur Morphologie des Alterns der Netzhaut. Wien. klin. Wschr. **64**, 927—932 (1952). ~ The aging of the retina. Trans. Amer. Acad. Ophthal. Otolaryng. **60**, 206—209 (1956). ~ Wert oder Unwert der „Iris-diagnose". Wien. klin. Wschr. **67**, 506—508 (1955). — **Pillat, A., H. Schenk** u. **G. Papapanos:** Über die Permeabilität normaler und narbiger Hornhaut. Docum. ophthal. (Den Haag) **16**, 221—230 (1963). — **Pilleri, G.:** Vergleichende anatomische Untersuchungen über die „Pro-tuberantia scleralis" des Auges. Acta anat. (Basel) **41**, 2/3, 131—137 (1960). — **Pinkerton, F. J.,** and **T. W. Cowan:** An anusual vortex vein. Amer. J. Ophthal. **19**, 45—46 (1936). — **Piovella, C.,** e **M. Cornaglia:** Modificazioni circolatorie dei piccolo vasi della congiuntiva bulbare indotte dal raffreddamento locale e a distanza. Boll. Soc. ital. Biol. sper. **33**, 405 (1957). — **Piper, H. F.:** The sensorial and motor function of the eye. Albrecht v. Graefes Arch. Ophthal. **152**, 425—476 (1952). — **Pirenne, M. H.:** Vision and the eye. London: Chapman & Hall 1948. ~ Rods and cones. In: The Eye, herausgeg. von H. Davson, Bd. II, S. 13—28. New York: Academic Press 1962. — **Pires de Lima, J. A.,** e **M. de Lemos:** Bio-microscopia duma iris com duas pupilas. Arch. Anat. Antrop. (Lisboa) **18**, 419—424 (1937). — **Pirie, A.:** Ascorbinsäuregehalt der Cornea. Biochem. J. **40**, 96—100 (1946). ~ Ox vitreous humour. 2. Hyaluronic acid relationship. Brit. J. Ophthal. **33**, 271—283 (1949a). ~ The effect of hyaluronidase injection on the vitreous humour of the rabbit. Brit. J. Ophthal. **33**, 678—684 (1949b). ~ Composition of ox lens capsule. Biochem. J. **48**, 368—371 (1951). ~ Recovery from and protection against radiation damage to the lens. In: The Structure of the Eye, ed. G. K. Smelser, p. 259—272. New York: Academic Press 1961. ~ The vitreous body. I. Vegetative physiology and biochemistry. In: The eye, vol. I, p. 197—209, ed. by H. Davson. New York and London: Academic Press 1962. — **Pirie, A.,** and **R. van Heyningen:** Biochemistry of the eye. Oxford: Blackwell Sci. Publ. 1956. — **Pirie, A., G. Schmidt,** and **J. W. Waters:** Ox vitreous humour. 1. The residual protein. Brit. J. Ophthal. **32,** 321—339 (1948). — **Pischinger, A.:** Über den Feinbau des Glaskörpers. Wien. klin. Wschr. **1938** II, 1028—1029. — **Pitt, G. A.,** and **R. A. Morton:** Cis-trans isomers of retinene in visual processes. Biochem. Soc. Symp. No 19, 67—89 (1960). — **Planten, J. Th.:** Do intra-arterial obstructive mechanisms exist in the eye? Ophthalmologica (Basel) **129,** 57—59 (1955). — **Platt, R.,** and **R. Lawton:** The retina of monovular and binovular twins. Ann. hum. Genet. **21,** 132—134 (1956). — **Pochin, E. E.:** Ocular effects of sympathetic stimulation in man. Clin. Sci. **4,** 79—89 (1939). ~ Mechanisms of lid retraction in Graves' disease. Clin. Sci. **4,** 91—101 (1939). — **Podestà, H. H., G. Durchschlag** u. **H. H. Lemcke:** Zur Frage der retinalen Blutversorgung an Hand der Injektionsdarstellung des Zinnschen Gefäßkranzes und benachbarter Versorgungsgebiete. Ber. 59. Zusammenk. der Dtsch. Ophthal. Ges. 1955, S. 76—80 (1956 a). ~ Mikrophotographien zur Frage des Zinn-Hallerschen Gefäßkranzes bei einigen Säugetierspezies. Vorweisung eines Schwimmpräparates. Ber. 59. Zusammenk. der Dtsch. Ophthal. Ges. Heidelberg 1955, S. 373 (1956 b). — **Podestà, H. H.,** u. **K. Ullerich:** Demonstration zur Gefäßanatomie der Netzhaut. Ber. dtsch. ophthal. Ges. **60,** 270—272 (1956). ~ Zur Anatomie und funktionellen Bedeutung der Kapillarbahn der Netzhaut und Aderhaut. Europ. Konf. Mikrozirkulation, Hamburg, 1960. Bibl. anat. 1, 150—158 (1961). — **Polack, F. M.:** Morphology of the cornea. I. Study with sever stains. Amer. J. Ophthal. **51,** part II, 1051—1056 (1961). — **Pollack, I. P., B. Becker,** and **M. A. Constant:** The effect of hypothermia on aqueous humor dynamics. I. Intraocular pressure and outflow facility of the rabbit eye. Amer. J. Ophthal. **49,** 1126—1134 (1960). — **Politzer, G.:** Zur Kausalanalyse der Linsenregeneration. Wilhelm Roux' Arch. Entwickl.-Mech. Org. **135,** 349—358 (1936). ~ Die Entstehung der spontanen epithelialen Iriscyste. Albrecht v. Graefes Arch. Ophthal. **153,** 497—503 (1953). — **Polyak, S. L.:** Structure of the retina in primates. Acta ophthal. (Kbh.) **13,** 52—60 (1935). ~ Minute structure of the retina in monkeys and in apes. Arch. Ophthal. **15,** 477—519 (1936). ~ The retina. The anatomy and the histology of the retina in man, ape, and monkey, including the consideration of visual functions, the history of physiological optics, and the histological laboratory technique. Chicago: Chicago University Press 1941. ~ The retina. Chicago: Chicago University Press 1941. ~ Evolution of colour vision. Nature (Lond.) **163,** 428—430 (1949). ~ The vertebrate visual system. Chicago: Chicago University Press 1957. — **Pompeiano, O.:** Ricerche sulla istogenesi dell'ipertensione arteriosa nefrogena. Aspetti morfologici delle cellule del foglietto viscerale della capsula di Bowman. Boll. Soc. ital. Biol. sper. **28,** 780—782 (1952). — **Ponseti, J. V.,** and **W. A. Baird:** Scoliosis and dissecting aneurysm of the aorta in rats fed with Lathyrus odoratus seeds. Amer. J. Path. **28,** 1059—1077 (1952). — **Poneseti, J. V.,** and **R. S. Shepard:** Lesions of the skeleton and of other mesodermal tissues in rats fed sweet-pea (Lathyrus odoratus) seeds. J. Bone J. Surg. **36,** 1031—1057 (1954). — **Poos, F.:** Über die histologischen und klinischen Erscheinungen bei akuten und lokalen Kapillarkreislaufstörungen am Auge. Albrecht v. Graefes Arch. Ophthal. **127,** 489—514 (1931a). ~ Über zwei Formen traumatischer Entzündungen am Auge. Minderdrucktrauma (Punktion) und Überdrucktrauma (Kontusion). Klin. Mbl. Augenheilk. **86,** 535 (1931b). ~ The ocular circulation. Arch. Kreisl.-Forsch. **16,** 18—51 (1950). ~ The function of the vortex-sinuses and the minute-probleme. Albrecht v. Grafes Arch. Ophthal. **151,** 275—292 (1951a). ~ The oncotic blood pressure as a "determination factor" in the development of the normal proportions within the oculo-orbital system. Albrecht v. Graefes Arch. Ophthal. **152,** 300—311 (1951b). — **Popp, C.:** Die Retinafunktion nach intraokularer Ischämie. Albrecht v. Graefes Arch. Ophthal. **156,** 395—403 (1955). — **Porte, A.,** e **A. Brini:** Le ligament suspenseur du cristallin étude au microscope électronique. C.R. Soc. Biol. (Paris) **153,** 340—343 (1959). — **Porter, K. R.:** The submicroscopic morphology of protoplasm. Harvey Lect. **51,** 175—228 (1956). — **Porter, K. R.,** and **E. Yamada:** Studies on the endoplasmatic reticulum. V. Its form and differentiation in pigment epithelial cells of frog retina. J. biophys. biochem. Cytol. **8,** 181—205 (1960). — **Portillo, J. de:** Beziehungen zwischen den Öffnungswinkeln der Ommatidien, Krümmung und Gestalt der Insektenaugen und ihrer funktionellen Aufgaben. Z. vergl. Physiol. **23,** 100—145 (1936). — **Posalaky, Z., S. Kelemen, J. Törö,** and **P. Nanasy:** Behavior of the alkaline phosphatase in the Wolffian lense regeneration. Acta morph. Acad. Sci. hung. **1,** 207—220 (1951). — **Potts, A. M.:** The permeability of corneal layers as demonstrated by tracer experiments. Acta XVII. Conc. Ophthal. 1954, p. 506—511. — **Potts, A., B. Cohen,** and **D. Goodman:** Corneal water transport as measured with tritiated water. Amer. J. Ophthal. **47,** 419—426 (1959). — **Potts, A. M.,** and **B. C. Friedman:** Studies on corneal transparency. Amer. J. Ophthal. **48,** 480—486 (1959). — **Potts, A. M., D. Goodman,** and **L. V. Johnson:** The nutritional supply of corneal regions in experimental animals. III. Further studies on the transport of inorganic ions. Amer. J. Ophthal. **38,** 174—181 (1955). —

Potts, A. M., and **R. W. Modrell:** The transcorneal potencial and its significance. Amer. J. Ophthal. **44,** 284—290 (1957). — **Pratt-Johnson, J. A.:** Studies on the anatomy, histology and pathology of the peripheral cornea. Amer. J. Ophthal. **47,** part II, 478—488 (1959). — **Přecechtělová, J.:** O počtu a velikosti svalových vláken v musculus rectus bulbi superior krysy a myši. Scr. Med. (Brno) **23,** 367—372 (1950). — **Prerera, C. A.:** Epithelium in the anterior chamber of the eye after operation and injury. Trans. Amer. Acad. Ophthal. Otolaryng. **42,** 142—161 (1937). — **Press, N.:** Electron microscope study of the distal portion of a planarian retinular cell. Biol. Bull. **117,** 511—517 (1959). — **Preto-Parvis, V.:** Dispositivi di regolazione del circolo nella ghiandola lacrimale umana. Biol. lat. (Milano) **3,** 250—284 (1950). — **Preto-Parvis, V.,** e **S. Forni:** Alcuni dati istochimici sugli epiteli corneo-congiuntivale e palpebrale. Atti Soc. ital. Anat. (Monit. zool. ital. **63,** Suppl.) 364—367 (1955). ~ Étude histochimique des épithéliums de la cornée et de la conjonctive. Ass. Anat. **42,** 1179—1183 (1955b). — **Preto Parvis, V.,** **G. Mor** e **A. Vegeto:** Osservazione e localizzazione di apparati modificatori del circulo uella ghiandola lacrimale umana. Boll. Soc. ital. Biol. sper. **27,** 738—740 (1951). — **Prijot, E.,** et **G. Lavergne:** Étude tonographique du mode d'action du Diamox. Bull. Soc. belge Ophthal. **111,** 346—352 (1958). — **Prijot, E. L.,** and **H. H. Stone:** On the ophthalmotonic consensual reaction and its relationship to aqueous humor dynamics. Amer. J. Ophthal. **42,** No 1, 50—58 (1956). — **Prijot, E.,** e **R. Weekers:** Mesure de la résistance à l'écoulement de l'humeur aqueuse au moyen du tonomètre électronique. Ophthalmologica (Basel) **123,** 1—15, 114—121, 365—376; **124,** 12—16 (1952). — **Prince, J. H.:** Visual development. Edinburgh: Livingstone LTD 1949. ~ Comparative anatomy of the orbit. Brit. J. Optics, N.S. **10,** 144—154 (1953). ~ The origin and pattern of oligodendroglial cells in the vertebrate optic nerve. J. comp. Neurol. **103,** 541—563 (1955). ~ Comparative anatomy of the eye. Springfield, Ill.: Ch. C. Thomas 1956, IX, 418 S. — **Prince, J. H., C. D. Diesem, I. Eglitis,** and **G. L. Ruskell:** Anatomy and histology of the eye and orbit in domestic animals. Springfield, Ill.: Ch. C. Thomas 1960. — **Probst, A., D. Heiss,** and **A. Hofmann:** Die submikroskopische Struktur der Zonula. Albrecht v. Graefes Arch. Ophthal. **165,** 117—125 (1962). ~ Die submikroskopische Struktur der Zonula. Albrecht v. Graefes Arch. Ophthal. **165,** 117—125 (1962). — **Probst, A.,** u. **H. Hofmann:** Elektronenmikroskopische Untersuchung der Zonulafasern mit besonderer Berücksichtigung der Trypsinwirkung. Albrecht v. Graefes Arch. Ophthal. **162,** 269—278 (1960). — **Probst, A.,** u. **D. Leb:** Elektronenmikroskopische Untersuchungen über die Verankerung der Zonula. Albrecht v. Graefes Arch. Ophthal. **166,** 152—165 (1963). — **Prokop, O.,** u. **G. Jentzsch:** Die sogenannte „Irisdiagnose". Dtsch. Gesundh.-Wes. **1957,** 821—826. — **Proksch, M.:** The changes of the physiologic cup occuring with age. Klin. Mbl. Augenheilk. **122,** 168—172 (1953). — **Pruzsinsky, B.:** Ophthalmologische Untersuchungen bei Rindern mit besonderer Rücksicht auf die Regenbogenhaut. Med. Diss. Budapest 1941 [Ungarisch]. Besprechung in: Jber. Vet.-Med. **69,** 244 (1942). — **Puff, A.:** Neue morphologische Befunde an der Netzhaut zur Bestätigung der Duplizitätstheorie. Verh. Anat. Ges. 48. Verslg, Kiel 1950. Erg.-Heft Anat. Anz. **97,** 124—126 (1951). ~ Über funktionelle Kernschwellungen an den Sinneszellen der Froschretina. Morph. Jb. **92,** 60—74 (1952). ~ Kernschwellung in der Netzhaut des Frosches bei energie- und quantengleichen Farbbelichtungen. Verh. Anat. 51. Vers, Mainz, 1953, S. 123—129. — **Pullinger, B. D.,** and **I. Mann:** Avascular healing in the cornea. J. Path. Bact. **55,** 151—158 (1943). — **Pumphrey, R. J.:** The sense organs of birds. Ann. Rep. Smithson Inst. **1948,** 305—330. — **Puntriano, G.,** and **J. Meites:** Effects of contineous light or darkness on thyroid punction in mice. Endocrinology **48,** 217—221 (1951). — **Purnell, E. W., C. E. Melton,** and **E. Q. Adams:** The effects of nerve stimulation on aqueous outflow in the enucleated eyes. Amer. J. Ophthal. **42,** part II, 182—188 (1956). — **Purtscher, E.:** Zur Entstehung der „weißen Hornhautringe". Albrecht v. Graefes Arch. Ophthal. **145,** 397—406 (1949). ~ Knotenförmige Verdichtungen im Irisstroma bei Mongolismus. Albrecht v. Graefes Arch. Ophthal. **160,** 200—215 (1958). ~ Über Grenzschicht und Vorderblatt des Irisstromas. Z. mikr.-anat. Forsch. **65,** 477—494 (1959). ~ Warum blutet die menschliche Iris nicht? Bemerkungen zur Struktur der menschlichen Irisgefäße. Wien. med. Wschr. **111,** 876—877 (1961a). ~ Morphogenese als Grundlage der erbbiologischen Beurteilung von Farbe und Struktur der menschlichen Iris. Anthrop. Anz. **25,** 81—99 (1961b). ~ Über verschiedene Arten von Iriskrypten und ihr Verhältnis zum „physiologischen Ödem" des Irisstromas. Wien. med. Wschr. **51/52,** 991—995 (1962). ~ Zur Beurteilung von Iriskrypten beim Menschen und bei anderen Primaten. Anthrop. Anz. **26,** 62—77 (1963a). ~ Bemerkungen zum Bau der Gefäße und der Gefäßscheiden in der Iris. Albrecht v. Graefes Arch. Ophthal. **166,** 295—311 (1963b). — **Purtscher, E.,** u. **G. Hager:** Zur anatomischen und funktionellen Struktur der Iris des Hundes. Zbl. Vet.-Med., Reihe A **10,** 222—244 (1963). — **Quay, W. B.:** The Meibomian glands of voles and lemmings (Microtinae). Misc. Publ. Mus. Zool. Univ. Michigan **82,** Ann. Arbor 1954.

   Raab, W.: Zur Frage: Licht und Stoffwechsel des Menschen. Z. ges. exp. Med. **106,** 154—166 (1939). — **Rabinovitch, M., I. Mota,** and **S. Yoneda:** Note on the histochemical localization of glycogen and pentosepolynucleotides in the visual cells of the chick (Gallus gallus). Quart. J. micr. Sci. **95** (1), 5—9 (1954). — **Rabsch, B.**: Die Tränendrüsen der Säugetiere. Wiss. Z. Univ. Halle **2**, 477—508 (1953). — **Radnót, M.**: Male gonads and intra-ocular pressure. Ophthalmologica (Basel) **107**, 282—289 (1944a). ~ The suprarenal gland and the intraocular pressure. Ophthalmologica (Basel) **108**, 137—139 (1944b). ~ The effect of testosteron preparations on the intraocular pressure. Ophthalmologica (Basel) **114**, 168—171 (1947). ~ Data on the occurence of calcification in the eye tissues. Brit. J. Ophthal. **32**, 47—54 (1948). ~ Cavernous degeneration of the optic nerve. Arch. Ophthal. (Paris) **9**, 454—457 (1949a). ~ The formation of hypotony produced through castration. Klin. Mbl. Augenheilk. **115**, 524—526 (1949b). ~ Die Wirkung der Belichtung der Augen auf die Funktion der Gonaden. Ophthalmologica (Basel) **127**, 422—424 (1954). ~ Neuroendokrine Beziehungen zur Ophthalmologie. Akad. Kiadó 1961, 238 S., 115 Abb. — **Radnot, M.**, and **T. Orban**: Experimentally produced rise of ocular tension in the rabbit. Ophthalmologica (Basel) **126**, 245—247 (1953). — **Radoïévitsch, S.**, et **S. Jovanović**: Les rapport du canal optique des enfants avec les sinus paranasaux postérieurs. 3 Fig. Acta anat. (Basel) **41**, 172—183 (1960). — **Rados, A.**: Das Verhalten des menschlichen Ciliarepithels nach Punktion der vorderen Kammer. Albrecht v. Graefes Arch. Ophthal. **109**, 332—341 (1922a). ~ Untersuchungen über die chemische Zusammensetzung des Kammerwinkels des Menschen und der Tiere. Albrecht v. Graefes Arch. Ophthal. **109**, 342—386 (1922b). ~ Marfan's syndrome. Arch. Ophthal. **27**, 477—538 (1942). — **Rama, G.**: Ligamento; episclerale para-limbare supero-esterno. Riv. Anat. pat. **23**, 103—106 (1963). — **Ramadan, M. M.**: Contri-bution to our knowledge of the structure of the compound eyes of Decapoda crustacea. Kgl. Fysiogr. Sällsk. Hdl., N.F. **63**, 3—19 (1952). — **Rasch, E., H. Swift, A. H. Riesen**, and **Chow K. Liang**: Altered structure and composition of retinal cells in dark-reared mammals. Exp. Cell Res. **25**, 348—363 (1961). — **Rasso, S.**: The effect of acetylcholine shock on ocular tension and the retinal arterial pressure. Rass. ital. Ottal. **16**, 357—369 (1947). — **L. J. Rather**: The significance of nuclear size in physiologic and pathologic processes. Ergebn. d. allgem. Pathol. u. pathol. Anat. **38**, 127—199 (1958). — **Ratliff, F.**: Inhibitory interaction and the detection and enhancement of contours. Sensory Communication (ed. by W. A. Rosenblith), Chap. 11. Cambridge: Technology Press, and New York: John Wiley 1961. — **Rattliff, F., H. K. Hartline**, and **W. H. Miller**: Spatial and temporal aspects of the retinal interaction. J. opt. Soc. Amer. **53**, 110—120 (1963). — **Ratliff, F., W. H. Miller**, and **H. K. Hartline**: Neural interaction in the eye and in the integration of receptor activity. Ann. N.Y. Acad. Sci. **74**, 210—222 (1958). — **Ratschow, M.**: Zur Physiologie und Patho-Physiologie der terminalen Strombahn. Klin. Mbl. Augenheilk. **114**, 481—496 (1949). — **Ratschow, M.**, u. **R. Thiel**: Durchblutungsstörungen und Auge. Bücherei des Augenarztes H. 39, 1—51 (1961). — **Raviola, E.**, et **G. Raviola**: Recherches histochimiques sur la rétine de lapin au cours de son développement post-natal. II. Groupes-SH et activité acetylcholinesterasique. 1. Congr. Internat. Histoch. Cytoch. Paris 1960. ~ Ricerche istochimiche sulla retina di coniglio nel corso dello sviluppo postnatale. Z. Zellforsch. **56**, 552—572 (1962). — **Rawles, M. E.**: The development of melanophores from embryonic mouse tissues grown in the coelom of chick embryos. Proc. nat. Assoc. Sci. (Wash.) **26**, 673 (1940). — **Rebollo, M. A.**: Some aspects of the histogenesis of retina. Acta neurol. lat.-amer. **1** (2), 142—147 (1955). — **Rebollo, M. A.**, y **M. Casas**: Los mucopolisacaridos en el desarollo de la retina. Acta neurol. lat.-amer. **3**, 310—314 (1956). — **Redi, F.**: Modificazioni istologiche della coroide in rapporto alla senescenza. Boll. Oculist. **27**, 531—547 (1948). — **Redslob, E.**: Le développement de la cornée. Arch. Anat. (Strasbourg) **19**, fasc. 1—4, 135—230 (1935). ~ Traité d'ophtalmologie, Bd. I. Paris: Masson & Cie. 1939. ~ Entropion palpébral par malformation des glandes de meilbonules. Ann. Oculist. (Paris) **180**, 263—266 (1947). ~ The basal membrane of the corneal epithelium. Bull. soc. franç. Ophtal. **62**, 133—135 (1949). ~ Problèmes concernant la circulation rétinienne. (Courant granuleux inversé et caractère terminal des artères rétiniennes.) Ann. Oculist. (Paris) **186**, 585—595 (1953a). ~ Le dilatateur de la pupille. Ann. Oculist. (Paris) **186**, 289—311 (1953b). ~ La lame criblée: sa morphologie, son déve-loppement. Ann. Oculist (Paris) **178**, 749—759 (1956). — **Redslob, E.**, et **A. Brini**: Pro-liférations de l'endothélium cornéen et de la membrane de Descemet. Ann. Oculist. (Paris) **186**, 969—986 (1953). — **Redslob, M. E.**: Recherches histologiques sur la dilatation de la pupille. Paris: Masson & Cie. 1930. ~ Sur l'appareil dilatateur de l'iris. Congr. de la Soc. franç. d'Ophtal. Paris 1942. — **Reeh, M. J.**, and **W. L. Lehman**: Marfan's syndrome (Arachno-dactyly) with ectopia lentis. Trans. Amer. Acad. Ophthal. Otolaryng. **58**, 212—216 (1954). — **Reese, A.**, and **J. Wadsworth**: The adhesion of the lens capsule to the hyaloid membrane and its relation to intracapsular cataract extraction. Trans. Amer. Ophthal. Soc. **54** (1957). — **Reese, A. B.**: The ciliary processes. Amer. J. Ophthal. **17**, 422—428 (1934). ~ Deep-chamber glaucoma due to the formation of a cuticular product in the filtration angle. Amer. J. Ophthal. **27**, 1193—1205 (1944). ~ The significance of the base pressure in primary glaucoma. Amer. J. Ophthal. **31**, 25—28 (1948). ~ Spontaneous cysts of the ciliary body. Simulating neo-plasms. Trans. Amer. ophthal. Soc. **47**, 138—146 (1949). ~ Pigmentepithelium in ocular pathology. Amer. J. Ophthal. **50**, 1066—1084 (1960). — **Reich, Th.,** and **R. W. Healy:** The effect of age on the carbonic anhydrase activity of bovine lenses. Amer. J. Ophthal. **36**, 500—503 (1953). — **Reiche, F.:** Arteria hyaloidea persistens. Inaug.-Diss. Leipzig 1951. — **Reichenow, E.:** Biologische Beobachtung an Gorilla und Schimpanse. Sitzg ver. Ges. der Naturforscher Freunde zu Berlin 1920, S. 1. — **Reichling, G.:** Zur Histologie der senilen Maculadegeneration. Ber. über die 57. Zusammenk. Dtsch. Ophthal. Ges. Heidelberg 1951. 1952, S. 299—302. — **Reichling, W.:** Über eine gefäßführende Bindegewebsschicht zwischen Pigmentepithel der Retina und Lamina vitrea. Klin. Mbl. Augenheilk. **99**, 543—545 (1937). ~ Über die Basalmembran des Pigmentepithels im menschlichen Auge. Albrecht v. Graefes Arch. Ophthal. **144**, 280—305 (1941). — **Reichling, W.,** u. **F. Klemens:** Über eine gefäßführende Bindegewebsschicht zwischen dem Pigmentepithel der Retina und der Lamina vitrea. Albrecht v. Graefes Arch. Ophthal. **137**, 515—526 (1937). — **Reichling, W.,** u. **W. Schwarz:** Elektronenmikroskopische Befunde an Glaukomglaskörpern. Ber. 58. Zusammenk. Dtsch. Ophthal. Ges. Heidelberg 1953. — **Reinbold, R.:** Différenciation organotypique, in vitro, de l'œil chez l'émbryon de pulet. C. R. Soc. Biol. (Paris) **148**, 1493—1495 (1954). ~ Régulation de l'œil et régénération du cristallin chez l'émbryon de poulat opéré en culture in vitro. Arch. Anat. micr. Morph. exp. **47**, 341—357 (1958). — **Reis, J. C.:** Histochemical localization of alcaline phosphatase in the retina. Brit. J. Ophthal. **38**, 35—38 (1954). — **Reis, J. L.:** Phosphatase activity in the ocular tissues. Brit. J. Ophthal. **35**, 149—152 (1951). — **Reiser, K. A.:** Über die Innervation der Hornhaut des Auges. Arch. Augenheilk. **109**, 251—280 (1935). ~ Über die Innervation der menschlichen Sklera. (Zugleich ein Beitrag zur Innervation des Bindegewebes.) Arch. Augenheilk. **109**, 481—496 (1936). ~ Die Veränderungen am Hornhautnervenapparat nach Exstirpation des Ganglion semilunare Gasseri beim Kaninchen. Arch. Augenheilk. (München) **110**, 253—283 (1937). ~ Bemerkungen zum Feinbau der vegetativ nervösen Peripherie. Acta neuroveg. (Wien) **4**, 179—182 (1952). ~ Das Verhalten der Hornhautnerven bei der Transplantation. Ber. dtsch. ophthal. Ges. **59**, 241 (1955). — **Reiser, K. A.,** u. **J. Colmant:** Experimentell-histologische Studien über Veränderungen am Hornhautnervenapparat bei der Keratoplastik. I. Allgemeine Übersicht über den Verlauf der De- und Regenerationsvorgänge. Albrecht v. Graefes Arch. Ophthal. **157**, 314—355 (1956). — **Reisinger, L.:** Einige Bemerkungen zum Augenhintergrund. Dtsch. tierärztl. Wschr. **47**, 359—361 (1939). — **Reiter, C.,** and **M. A. Lasky:** Galactose cataractogenesis. Amer. J. Ophthal. **35**, 69—75 (1952). — **Reitsch, W.:** Lidschließer und Lidspalte. Z. Augenheilk. **59**, 1—16 (1926). ~ Anatomische Betrachtungen über Fornix, Karunkel und Semilunarfalte. Z. Augenheilk. **69**, 207—236 (1929). — **Remky, H.:** Disturbance of the regulatory mechanisms of the retinal circulation. Albrecht v. Graefes Arch. Ophthal. **151**, 597—622 (1951). — **Renard, G., P. Dhermy,** and **A. Lenoir:** The value of acridine red as stain for elastic fibres in ocular histology. (French text.) Bull. Soc. Ophtal. Fr. **9—10**, 467—470 (1960). — **Rensch, B.,** u. **A. Nolte:** Über die Funktion auf den Rücken transplantierter Augen. Z. vergl. Physiol. **31**, 696—710 (1949). — **Rényi, G. S.:** Studies on pigment genesis. I. The nature of the so called "Pigmentbildner". J. Morph. and Physiol. **39**, 415 (1924). — **Reolofs, O. C.:** Geometrische Betrachtungen über die Augenbewegungen. Arch. Augenheilk. **108**, 631—673 (1935). — **Resnik, R. A., T. Wanko,** and **M. A. Gavin:** Observations on a cytoplasmic component in lens fibers. J. biophys. biochem. Cytol. **7**, 403—406 (1960). — **Rexed, B.,** and **U. Rexed:** Degeneration and regeneration of corneal nerves. Brit. J. Ophthal. **35**, 38—49 (1951). — **Rexed, U.:** Nerve regeneration in corneal grafts in the rabbit. Brit. J. Ophthal. **35**, 89—97 (1951). — **Reyer, R. W.:** An experimental study of lens regeneration in Triturus viridescens viridescens. I. Regeneration of a lens extirpation in embryos and larvae of different ages. J. exp. Zool. **107**, 217—267 (1948). ~ Furhter studies on lens development from the dorsal iris of Triturus viridescens in the absence of the embryonic lens. J. exp. Zool. **125**, No 1, 1—16 (1954a). ~ Regeneration of the lens in the amphibian eye. Quart. Rev. Biol. **29**, 1—46 (1954b). ~ Lens regeneration from homoplastic and heteroplastic implants of dorsal iris into the eye chamber of Triturus viridescens and Amblystoma punctatum. J. exp. Zool. **133**, 145—190 (1956). ~ Studies on lens induction in Amblystoma punctatum and Triturus viridescens viridescens. I. Transplants of prospective belly ectoderm. J. exp. Zool. **138**, 505—555 (1958). ~ Differentiation and growth of the embryonic nose, lens and corneal anlagen implanted into the larval eye or dorsal fin in Amblystoma punctatum. J. exp. Zool. **151**, 123—154 (1962). — **Reyer, R. W.,** and **L. S. Stone:** A reinvestigation of lens regeneration in Salamandra salamandra. J. exp. Zool. **129**, 257—290 (1955). — **Richter, H.:** Beziehung zwischen Form und Funktion und das Planmäßige an den Naturphänomenen. Anat. Anz. **75**, 497—538 (1933). — **Rickenbach, J.:** Die Nukleinsäuren in der Augenentwicklung bei Amphibien und beim Hühnchen. Wilhelm Roux' Arch. Entwickl.-Mech. Org. **145**, 387—402 (1952). ~ Beitrag zum funktionellen Bau der Iris des Rindes. Acta anat. (Basel) **18**, 48—64 (1953). — **Rickenbach, K.,** u. **H. Werner:** Scheinbarer Abflußdruck, Tension und Druck in Kammerwinkelvenen. Ophthalmologica (Basel) **120**, 22—27 (1950). — **Riddell, W. J. B.:** Iris colour changes in middle life. Trans.

ophthal. Soc. U.K. **62**, 183—187 (1942). — **Riech, F.:** Epiphyse und Paraphyse im Lebens-zyklus der Anuren. Z. vergl. Physiol. **2**, 524—570 (1925). — **Riehm, W.:** Akute Pigment-degeneration der Netzhaut nach Intoxikation mit Sepcojod. Arch. Augenheilk. **100/101**, 872—882 (1929). — **Rieker, P.:** Zur Frage des gleichförmigen Auftretens und über den zeitlichen Ablauf des Altersstars. Med. Diss. Tübingen 1938. — **Riesen, A. H.:** The develop-ment of visual perception in man and chimpanzee. Science **106**, 107 (1947). — **Rid, B.:** Die Tiefenlage des Auges. Erlangen, 1937: K. Döres, Erlangen, Med. Diss. — **Riesen-feld, A.:** Multiple infraorbital, ethmoidal and mental foramina in the races of man. Amer. J. physic. Anthrop. **14**, 85—100 (1956). — **Ringeon, A. R.,** and **A. Kirschbaum:** Correlation between ocular stimulation and spermatogenesis in the englisch sparrow (passer domesticus). Proc. Soc. exp. Biol. (N.Y.) **36**, 111—113 (1937). — **Rintelen, F.:** Vergleichende pathologisch-anatomische Untersuchungen über das Verhalten der Netzhaut-, Gehirn-, Herz- und Nieren-arterien. Schweiz. med. Wschr. **20**, 662—664 (1939). ∼ Vergleichend pathologisch-ana-tomische Untersuchungen über das Verhalten der Netzhaut-, Gehirn-, Herz- und Nieren-arterien. Klin. Mbl. Augenheilk. **104**, 342—343 (1940). ∼ Normale und pathologische Anatomie des Auges (Lit. 1947—1950). Fortschr. Augenheilk. **2**, 71—132 (1953). ∼ Zur pathogenetischen Bedeutung normal-anatomisch-histologischer Fakten für Erkrankungen des Sehorgans. Acta anat. (Basel) **30**, 647—655 (1957). — **Rios-Sasiain, M.:** The mechanism of intraocular hypertension in the light of the polarographic method. Arch. Soc. oftal. hisp.-amer. **6**, 999—1011 (1946). — **Rios-Sasiaín, M.,** y **A. Toledano-Jimenez:** Sobre la permeabilidad de la cornea. Arch. Soc. oftal. hisp.-amer. **10**, 380—392 (1950). — **Rischard, H.:** Sur la vraie valeur des muscles de l'iris. Bull. Histol. Techn. micr. **8**, 21—26 (1931). — **Ritter, Horst:** Zur Morphologie und Genetik normaler mesodermaler Irisstrukturen. Z. Morph. u. Anthrop. **49**, 148—195 (1958). — **Robertis, E. de:** Electron microscope obser-vations on the submicroscopic organization of the retinal rods. J. biophys. biochem. Cytol. **2**, 319—330 (1956a). ∼ Morphogenesis of the retinal rods, an electron microscopy study. J. biophys. biochem. Cytol. **2**, (Suppl.) 209—218 (1956b). ∼ Submicroscopic morphology and function of the synapse. Exp. Cell Res. **5**, Suppl. 347 (1958). ∼ Histophysiology of the synapse and neurosecretion. Bioelectrogenesis, Proc. of the Sympos. on Compar. Bioelectro-genesis, edit. C. Chagas and A. P. De Carvalho, 1956, p. 288—296. ∼ Electron microscope observations on the submicroscopic organization of the retinal rods. J. biophys. biochem. Cytol. **2**, 319—330 (1956b). ∼ Morphogenesis of the retinal rods. J. biophys. biochem. Cytol. **2**, (Suppl.) 209—218 (1956b). ∼ Some observations on the ultrastructure and morpho-genesis of photoreceptors. J. gen. Physiol. **43**, part II, 1—13 (1960). — **Robertis, E. de,** and **H. S. Bennet:** Some features of the submicroscopic morphology of synapses in frog and earthworm. J. biophys. biochem. Cytol. **1**, 47—58 (1955). — **Robertis, E. de,** and **C. M. Franchi:** Electron microscope observations on synaptic vesicles in synapsis of the retinal rods and cones. J. biophys. biochem. Cytol. **2**, 307—318 (1957). — **Robertis, E. de,** and **A. Lasansky:** Submicroscopic organization of the retinal cones of the rabbit. J. biophys. biochem. Cytol. **4**, 743—746 (1958). ∼ Ultrastructure and chemical organization of photo-receptors. In: The Structure of the Eye, ed. G. K. Smelser, p. 29—49. New York: Academic Press 1961. — **Robertis, E. de,** and **A. Vaz Ferreira:** Submicroscopic changes of the nerve endings in the adrenal medulla after stimulation of the splanchnic nerve. J. biophys. biochem. Cytol. **3**, 611—614 (1957). — **Roberto, S.:** Sulla protuberanza scleroticale nell'occhio del feto. Boll. Oculist. **15**, 698—704 (1936). — **Robertson, J. D.:** The nature of the aqueous humour. Brit. J. Ophthal. **22**, 79—82 (1938). — **Rochon-Duvigneaud, A.:** Recherches sur l'œil et la vision chez les vertébrés. Larval 1933, Barneaud **173**. ∼ L'œil de lepidosiren paradoxa. C.R. Acad. Sci. (Paris) **212**, 307—309 (1941). ∼ Les yeux et la vision des vertébrés, S. 279—290. Paris: Masson & Cie. 1943a. ∼ Existe-t-il chez les Oiseaux un rapport entre A, les dimensions des éléments anatomiques de la rétine, et B, le volume du globe oculaire ? Présenté par Louis Lapicque. C.R. Acad. Sci. (Paris) **216**, 673—674 (1943b). ∼ Les yeux et la vision. In: Traité de Zoologie, vol. 15. Paris 1950. — **Rodeck, H.:** Die Bedeutung des Auges für die postnatale Entwicklung der Regulationszentren des Wasserhaushaltes. Z. Kinderheilk. **81**, 683—705 (1958). — **Rodenhäuser, J. H.:** Beziehungen zwischen der Durchblutung von Aderhaut und Ciliarkörper und der Regulation des intraocularen Druckes. Ber. 64. Zusammenk. der Dtsch. Ophthal. Ges. Heidelberg 1961a. ∼ Experimentelle Studien über die intraokularen Kreislauf- und Druckregulationen. Habil.-Schr. Marburg 1961b, 145 S. ∼ Uveadurchblutung und Augeninnendruck. Bücherei des Augenarztes H. 42, 1—98 (1963). — **Rodewald ,W.:** Die Wirkung des Lichtes auf Rana temporaria L. Z. vergl. Physiol. **21**, 767—799 (1935a). ∼ Der Einfluß der Dunkelheit auf den das Melanophoren-hormon bindenden Stoff im Froschblut. Z. vergl. Physiol. **22**, 431—433 (1935b). — **Rodger, F. C.:** The pattern of the corneal innervation. Brit. J. Ophthal. **34**, 107—113 (1950). ∼ Some observations on the corneal innervation. Trans. ophthal. Soc. U.K. **71**, 687—693 (1952). ∼ Source and nature of nerve fibres in cat cornea. Arch. Neurol. Psychiat. (Chic.) **70**, 206—223 (1953). — **Rodzevich, G. V.:** The study of the connection of the Schlemm's canal with the blood vessels and the anterior chamber of the eye. Vestn. Oftal. **72**, 11—19 (1959) [Russisch]. — **Røe, O.:** The ganglion cells of the retina in cases of methanol poisoning in human beings and experimental animals. Acta ophthal. (Kbh.) **26**, 169—182 (1948). — **Röhlich, P.,** u. **L. J. Török:** Elektronenmikroskopische Untersuchungen des Auges von Planarien. Z. Zellforsch. **54**, 362—381 (1961). ~ The effects of light and darkness on the fine structure of the retinal clubs of Dendrocoelum lacteum. Quart. J. micr. Sci. **103**, 543—548 (1962). ~ Die Feinstruktur des Auges der Weinbergschnecke ((Helix pomatia L. Z. Zellforsch. **60**, 348—368 (1963). — **Roenner, P.:** Experimentelles über Hypotonie. Ber. dtsch. ophthal. Ges. **42**, 55—68 (1920). — **Roetth, A. de:** Cholin-acetylase activity in ocular tissues. Arch. Ophthal. **43**, 849—852 (1950a). — **Roetth jr., A. de:** Cholinesterase activity in ocular tissues and fluids. Arch. Ophthal. **43**, 1004—1025 (1950b). ~ Respiration of the cornea. Arch. Ophthal. **44**, 666—676 (1950c). ~ Further studies on cholinesterase activity in ocular tissues. Amer. J. Ophthal. **34**, 120—126 (1951a). — **Roetth, A. de:** Glycolytic activity in the cornea. Arch. Ophthal. **45**, 139—148 (1951b). — **Roetth sr., A. de:** Lacrimation in normal eyes. Arch. Ophthal. **49**, 185—189 (1953a). — **Roetth, A. de:** Respiration of the ciliary processes. Arch. Ophthal. **5**, 491—499 (1953b). ~ Glykolytic activity of ciliary processes. Arch. Ophthal. **51**, 599—608 (1954). — **Rogers, K. T.:** Ocular muscle proprioceptive neurons in the developing chick. J. comp. Neurol. **107**, 427—437 (1957a). ~ Early development of the optic nerve in the chick. Anat. Rec. **127**, 97—107 (1957b). — **Rohen, J. W.:** Über den konstruktiven Bau von Iris und Ziliarmuskel. Ber. 56. Zusammenk. der Dtsch. Ophthal. Ges. München 1950. ~ Der konstruktive Bau der Regenbogenhaut. Verh. Anat. Ges. 48. Verslg Kiel 1950. Anat. Anz., Erg.-Heft **97**, 178—181 (1951). ~ Der Bau der Regenbogenhaut beim Menschen und einigen Säugern. Morph. Jb. **91**, 140—181 (1951a). ~ Über die Granula iridis. Ber. 57. Zusammenk. der Dtsch. Ophthal. Ges. Heidelberg 1951b. ~ Der räumliche Aufbau des Ziliarkörpers und seine Bedeutung für die Akkommodation. Verh. Anat. Ges. 49. Verslg Heidelberg 1951c. ~ Der Ziliarkörper als funktionelles System. Morph. Jb. **92**, 415—440 (1952a). ~ Bau und Funktion der Traubenkörner. Morph. Jb. **92**, 441—458 (1952b). ~ Zur funktionellen Anatomie des Lidapparates beim Menschen und einigen Säugern. Verh. Anat. Ges. 50. Verslg Marburg 1952. Anat. Anz., Erg.-Heft **99**, 308—322 (1952c). ~ Morphologische Studien zur Funktion des Lidapparates. 4. Beitrag zur funktionellen Anatomie des Auges. Morph. Jb. **93**, 42—97 (1953a). ~ Die funktionelle Gestalt des Auges und seiner Hilfsorgane. Abh. der Mainzer Akad. der Wiss. u. Lit., math.-nat. Kl., H. 4. Wiesbaden: F. Steiner 1953b. ~ Gefäßregulationsmechanismen am Sehnerveneintritt und in der Orbita, insbesondere bei Vögeln. Verh. Anat. Ges. 51. Verslg Mainz 1953c. ~ Morphologische Beiträge zum Problem der Kammerwasserbildung. (I. Die Gestalt der Blutkammerwasserschranke beim Kaninchen in Ruhe und nach funktioneller Belastung.) Ber. über die 58. Zusammenk. der Dtsch. Ophthal. Ges. Heidelberg 1953d, S. 65—70. ~ Über das Gefäßsystem der Retina beim Kaninchen. Ophthalmologica (Basel) **128**, 307—317 (1954a). ~ Schlingengefäße in der Netzhaut beim Kaninchen. Verh. Anat. Ges. 52. Verslg Münster 1954b. ~ Veränderungen des Ziliarepithels nach Vorderkammerpunktion. (2. morph. Beitrag zur Kammerwasserbildung.) Verh. anat. Ges. 52. Vers. Münster 1954. Erg.-Bd. Anat. Anz. **102**, p. 148—158 (1955c). ~ Sperrarterien in der Aderhaut und am Sehnerveneintritt beim Hund. Albrecht v. Graefes Arch. Ophthal. **156**, 90—97 (1954d). ~ Arteriovenöse Anastomosen in der Orbita bei Vögeln. Morph. Jb. **95**, 364—383 (1955a). ~ Neuere Ergebnisse und Probleme der funktionellen Anatomie. Münch. med. Wschr. **35**, 1170 (1955b). ~ Struktur und nervöse Versorgung der Iris. Beihefte zu den Klin. Mbl. Augenheilk. H. 22, 36—50 (1955c). ~ Struktur und nervöse Versorgung der Iris. In: Irisdiagnostik, Bücherei des Augenarztes H. 22, 36—50 (1955d). ~ Arterio-venöse Anastomosen in der Orbita bei Vögeln. Gegenbaurs morph. Jb. **95**, 364—383 (1955e). ~ Über den Ansatz der Ziliarmuskulatur im Bereich des Kammerwinkels. (3. morphol. Beitrag zum Problem der Kammerwasserzirkulation). Ophthalmologica (Basel) **131**, 51—60 (1956a). ~ Arterio-venöse Anastomosen im Limbusbereich des Hundes. Albrecht v. Graefes Arch. Ophthal. **157**, 361—367 (1956b). ~ Zur Struktur des Kammerwinkels beim Menschen. Ber. 60. Zusammenk. der Dtsch. Ophthal. Ges. Heidelberg 1956c. ~ Diskussionsbemerkung zum Vortrag von H. H. Unger über das Filterwerk der Kammerbucht. Klin. Mbl. Augenheilk. **131** (1957). ~ Über zwei morphologisch und funktionell verschiedene Abschnitte des Ziliarkörpers. Ophthalmologica (Basel) **133**, 103 bis 109 (1957a). ~ Kammerwinkelstudien. Albrecht v. Graefes Arch. Ophthal. **158**, 310—325 (1957b). ~ Anatomie des Auges. In: Der Augenarzt, Lehrbuch der Ophthalmologie in 4 Bänden, hrsg. von Prof. K. Velhagen, Bd. 1, S. 1—123. Leipzig: Georg Thieme 1958. ~ Histologische Untersuchungen an Augen altkanarischer Mumien. Homo (Göttingen) **10**, 35—39 (1959a). ~ Besonderheiten des Schlemmschen Gefäßplexus. Verh. Anat. Ges. 56. Verslg Zürich 1959b. Anat. Anz., Suppl. **106/107**, 298—308 (1959c). ~ On the aqueous outflow of resistance. Ophthalmologica (Basel) **139**, 1—10 (1960a). ~ Morphology and pathology of the trabecular meshwork. In: The Structure of the Eye, ed. G. K. Smelser, p. 335—342. New York: Academic Press 1961a. ~ The histologic structure of the chamber angle in primates. Amer. J. Ophthal. **52**, 529—539 (1961 b). ~ Comparative and experimental studies on the iris in primates. Amer. J. Ophthal. **52**, 384—396 (1961 c). ~ Morphologische Ver-änderungen des Auges bei experimentell erhöhtem Innendruck. Verh. Anat. Ges. 57. Verslg 1961 d, S. 298—308. ~ Beitrag zur mikroskopischen Anatomie des Gorilla-Auges (Gorilla gorilla, beringei). Albrecht v. Graefes Arch. Ophthal. **164**, 374—385 (1962 a). ~ Das Verhalten des Trabeculum corneosclerale nach Implantation in die Augenvorderkammer. Z. Zellforsch. **57**, 888—913 (1962 b). ~ Das reaktive Verhalten von Augenvorderkammer-implantaten. Verh. Anat. Ges. 58. Verslg Genua 1962 c. ~ Über das Ligamentum pectinatum der Primaten. Z. Zellforsch. **58**, 403—421 (1962 e). ~ Sehorgan. In: Prima-tologia, Handbuch der Primatenkunde, Bd. 2, Teil 1, Liefg 6 210 S., hrsg. von H. Hofer, A. H. Schultz u. D. Starck. Basel, N. Y., S. Karger 1962 d. ~ Electron microscopical studies on the trabecular meshwork of primates. 19. internat. Congr. Ophthal. New Delhi 1962 f. ~ Über die Rückbildung des Lig. pectinatum im Auge der Primaten und dessen klinische Be-deutung. Verh. Anat. Ges. 58. Verslg Genua 1962 g. ~ Experimental studies on the trabecular meshwork in primates. Arch. Ophthal. **69**, 335—349 (1963 a). ~ Neuere Ergebnisse über die funktionelle Morphologie des Sehorganes unter besonderer Berücksichtigung elektronen-mikroskopischer Befunde. II. Europ. Anatomenkongr. Brüssel 1963, Excerpta Media **70**, 155 (i. Druck). ~ On the retina of Tarius bauc. Folia primatol. (im Druck). — **Rohen, J.,** u. **S. Schrader:** Über die Struktur des M. orbicularis oculi bei einigen Laboratoriumstieren (Ratte, Kaninchen, Meerschweinchen). Albrecht v. Graefes Arch. Ophthal. **155**, 213—226 (1954). — **Rohen, J. W.,** u. **K. Mrodzinsky:** Kerngrößenveränderungen in der Netzhaut nach Belichtung. Bücherei des Augenarztes H. 23 (1955). — **Rohen, J. W.,** u. **H. H. Unger:** Fein-bau und Reaktionsmöglichkeiten der Trabekelwerkes im menschlichen Auge. Anat. Anz. **104**, 287—297 (1957). ~ Zur Morphologie und Pathologie der Kammerbucht im menschlichen Auge. Verh. Anat. Ges. 54. Verslg Freiburg 1957. ~ Studies on the morphology and pathology of the trabecular meshwork in the human eye. Amer. J. Ophthal. **46**, 802—813 (1958). ~ Zur Morphologie und Pathologie der Kammerbucht des Auges. Abh. Mainzer Akad. der Wiss., math.-nat. Kl., H. 3. Wiesbaden: Franz Steiner 1959. — **Rohen, J. W.,** u. **D. Voth:** Zur Irisstruktur der Primaten. Ophthalmologica (Basel) **140**, 27—33 (1960 b). — **Rohr-schneider, W.:** Die Beeinflussung des intraocularen Druckes durch Muskelkrämpfe. Ber. über die 57. Zusammenk. der Dtsch. Ophthal. Ges. Heidelberg 1951, S. 204—208. — **Roizin, L.:** Organi di senso quali generatori di riflessi neuro-endocrino-vegetativi della regione diencefalo-ipofisaria. Rass. Neurol. veg. **1**, 338—346 (1938). — **Rollin, J. L.:** Die Lidspalte der Neger. Z. Augenheilk. **89**, 95—99 (1936). — **Romagnoli, M.:** Sulle modificazioni post-mortali e funzionali delle cellule visive. Arch. ital. Anat. Embriol. **57** (1), 27—43 (1952). — **Romano, M.:** Le modificazioni dell'occhio degli Anuri durante la metamorfosi. Arch. ital. Anat. Embriol. **36**, 433—465 (1936). — **Romeis, B.:** Mikroskopische Technik, 15. Aufl. München 1948. — **Rondini, R.:** Sulle mitosi della ghiandola del Meibomio. Quad. Anat. Prat. **19**, 464—469 (1955). — **Rones, B.:** Development of the human cornea. Arch. Ophthal. **8**, 568—575 (1932). ~ Senile changes and degenerations of the human eye. Amer. J. Ophthal. **21**, 239—255 (1938). ~ A mechanistic element in trabecular function. Amer. J. Ophthal. **45**, 189—192 (1958). — **Rønne, H.:** The ontogenesis of the course of the macular fibres. Acta ophthal. (Kbh.) **19**, 199—201 (1941). ~ The structure of the human visual pathway. Acta ophthal. (Kbh.) **21**, 137—190 (1943). ~ Die Architektur der menschlichen Sehbahn. Acta path. microbiol. scand., Suppl. **51** (1944). — **Rose, H. W., D. V. L. Brown, V. A. Byrnes, and P. A. Cibis:** Human chorioretinal burns from atomic fireballs. Arch. Ophthal. **55**, 205—210 (1956). — **Ross, E. J.:** Formation of intra-ocular fluids; studies of uvea component of aqueous humour. Brit. J. Ophthal. **33**, 310—323 (1949). ~ Circulation of the aqueous humour and the experimental determination of its rate flow. Brit. J. Ophthal. **36**, 41—51 (1952). — **Ross, M. G.:** The lability test and gonioscopy in the diagnosis of glaucoma. Amer. J. Ophthal. **35**, 25—32 (1952) (Pigmentation). — **Rossi, A.:** Ricerche sulla struttura del corpo vitreo normale osservato con il microscopio a contrasto di fase. Rass. ital. Ottal. **22**, 67—84 (1953). ~ L'epitelio del cristallino al microscopio a contraste di fase. Rass. ital. Ottal. **23**, 36—47 (1954). ~ Osservazioni sulle alterazioni del corpo vitreo normale come possibili cause di errori interpretativi. Rass. ital. Ottal. **24**, fasc. 1—2, 1—11 (1955 a). ~ Ulteriori rilievi sulla morfologia del corpo vitreo normale: valore e limiti dell'indagine con il microscopio elettronico. Rass. ital. Ottal. **24**, 215—232 (1955 b). — **Rossi, A. A.:** Structure of the vitreous body. Observations by means of the phase contrast microscope. Brit. J. Ophthal. **37**, 343—348 (1953). — **Rossi, F.:** Nuove osservazioni sui nervi dell'uvea. C.R. Rass. Anat. **117**, 298—303 (1936 a). ~ Studi sull'innervazione della tonaca vascolare dell'occhio. Torino: Rosenberg-Sellier 1936 b. ~ Studi sull'innervazione della tonaca vascolare dell'occhio. Ric. Morph. **16**, 1—64 (1938). ~ Su di un apparecchio nervoso e spansionale proprio dell'epi-telio pigmentato della retina. Contributo allo studio della funzione dello strato pigmentato retinico. Monit. zool. ital. **50**, 293—302 (1940). — **Rosso, S.:** The effect of acetylcholine shock on ocular tension and the retinal arterial pressure. Rass. ital. Ottal. **16**, 357—369 (1947a). ~ Histomorphologic modification induced in the ciliary ganglion and in the retro-ocular nerve trunks by the retrobulbar injection of alcohol. Ann. Ottal. **73**, 97—106 (1947b). ~ Ulteriori ricerche sulle modificazioni indotte nel ganglio ciliare e nei nervi cliari dalla iniezione retrobulbare di alcool. Ann. Ottal. **73**, 714—723 (1947c). — **Rotmann, E.:** Die Bedeutung der Zellgröße für die Entwicklung der Amphibienlinse. Wilhelm Roux' Arch. Entwickl.-Mech. Org. **140**, 124—156 (1940). — **Rougier, J.:** Considération anatomiques et physiologiques sur la vascularisation de la rétine et du nerf optique. Conf. lyon. Ophtl. **4** (1954). — **Rouiller, C., D. Danon** et **A. Ryter:** Application de la microscopie électrique à l'étude de la cornée. Acta anat. (Basel) **20**, 39—52 (1954). — **Rouiller, C.,** and **E. Faure-Fremiet:** Structure fine d'un flagellé chrysomonachien: Chromulina psammobia. Exp. Cell Res. **14**, 47—67 (1958). — **Roussy, G.,** et **M. Mosinger:** Sur la noyau tangentiel de l'hypothalamus et ses connexions. Rev. neurol. **41**, 651—659 (1934). ~ L'hypothalamus chez l'homme et chez le chien. Rev. neurol. **63**, 1—35 (1935). ~ Traité de neuro-endocrinologie. Paris: Masson & Cie. 1946. — **Routil, R.:** Von der Richtung der Augenlidspalte. Mitt. anthrop. Ges. Wien **69**, 34—38 (1939). — **Roux, W.:** Der züchtende Kampf oder die „Teilauslese" im Organismus. Abh. über Entwickl.-Mech. **1**, 153—178 (1895). — **Rovero, A.:** Cartilagine della plica semilunaris conjunctiva o terza palpebra nell'uomo e negli altri mammiferi. Ricerche morfologiche e histologiche. Arch. Cirurg. clin. exp. **3** (1939). — **Rubino, A.:** Su una particolare anomalia bilaterale e simmetrica dello strato pigmentato vetimico. Boll. Oculist. **19**, 318—322 (1940). — **Rubino, A.,** and **J. Esente:** The eye and the diencephalon. Riv. oto-neuro-oftal. **23**, 149—169 (1948). — **Rubino, A.,** e **A. Pasqualino:** Ricerche istologiche e sperimentali sui caratteri strutturali e sulla attività neuro-secretoria dei neuroni retinici del coniglio. G. ital. Oftal. **11**, 1—16 (1958a). ~ Ulteriori osservazioni su un particolare tipo di attività neurosecretoria dei neuroni gangliari retinici. Atti Accad. Sci. med. (Palermo) **128**, 1—6 (1958b). — **Rubino, A.,** and **L. Pereyra:** The eye and the diencephalon. Riv. oto-neuro-oftal. **23**, 69—84, 221—226 (1948). ~ The eye and the diencephalon. Riv. oto-neuro-oftal. **25**, 12—15 (1950). — **Rubino, A., L. Pereyra,** and **C. Sapuppo:** The eye and the diencephalon. Riv. oto-neuro-oftal. **25**, 16—18 (1950). — **Rubino, A.,** and **C. Sapuppo:** The eye and the diencephalon. The reflex light sensivity and the possible central influence on light sensivity. Riv. oto-neuro-oftal. **23**, 170—180 (1948). — **Rudnick, D.:** Distribution of glutamotransferase activity in the chick retina. Develop. Bil. **7**, 95—102 (1963). — **Rüping, L.:** Über einen Fall von tiefer Ektasie des Fundus mit Einschluß des Sehnerveneintritts. Med. Diss. Göttingen 1944. — **Rugh, R.,** and **J. Wolff:** Repair of the fetal retina following x-irradiation insult. 1. Congr. internat. Sci. neurol. 1957, p. 189—194. — **Rumbaur, W.:** Seltene angeborene Lidanomalien. J. med. Kosmet. **62**, 46—49 (1955). — **Runner, M. N.:** Persistent pupillary membrane and hyaloid artery in the postnatal rat and mouse. Anat. Rec. **97**, 404 (1947). — **Rushton, W. A. H.:** Difference spectrum and photosensitivity of rhodopsin in living human eye. J. Physiol. (Lond.) **134**, 11—29 (1956). ~ Kinetics of cone pigments measured objectively in the living human fovea. Ann. N.Y. Acad. Sci. **74**, 291—304 (1958). ~ Visual pigments in man. Springfield (Ill.): Ch. C. Thomas 1962. — **Rushton, W. A. H., F. W. Campbell, W. A. Hagins,** and **G. S. Brindley:** The bleaching and regeneration of rhodopsin in the living eye of the albino rabbit and of man. Optica Acta (Paris) **1**, 183—190 (1955). — **Ruska, H.,** u. **W. Schwarz:** Elektronenmikroskopische Untersuchungen am Ligamentum suspensorium lentis des Rinderauges. Z. wiss. Mikr. **60**, 181—188 (1951). — **Ruskell, G. L.:** The arteries of the optic nerve and orbit in the rabbit. Thesis Ohio State University 1960. ~ Choroidal vascularization in the rabbit. Amer. J. Ophthal. **52**, 807—815 (1961a). ~ Aqueous drainage paths in the rabbit. A neoprene latex cast study. Arch. Ophthal. **66**, 861—870 (1961b). ~ The orbital arteries in the rabbit. Amer. J. Ophthal. **53**, 96—107 (1962a). ~ Anterior communications between the intrinsic and extrinsic arteries of the rabbit eye. Anat. Rec. **142**, 147—154 (1962b). — **Rusznyák, I., M. Földi,** and **Gy. Szabó:** Lymphatics and lymph circulation. Oxford-London-New York-Paris: Pergamon Press 1960. — **Rytkölä, T.:** Über die Entwicklung des Kammerwinkels der menschlichen Feten. Helsinki 1952, 68 S. Ann. Acad. Sci. fenn., Ser. A, V, Nr 33, 3—68 (1952).

Saba, V.: Sulla inserzione sclerotrabeculare del musculo die Brücke nell'occhio umano. Ann. Oftal. **56**, 519—525 (1928). — **Sadao, Higasi:** Experimentelle augenradiographische Studien über die Abflußwege der Glaskörperflüssigkeit. Acta Soc. ophthal. jap. **43**, 1882—1892 u. dtsch. Zus.fass. 112—113 (1939) [Japanisch]. — **Sadewasser, K.:** Zur Anatomie der Tränenwege des Hundes, insbesondere des Tränennasenganges. Landw.-tierärztl. Diss. Berlin 1935. — **Saeki, Y.:** Development of the macula lutea of an embryo of Japanese. I. J. clin. Ophthal. (Tokyo) **11**, 622—632 u. engl. Zus.fass. (1957) [Japanisch]. ~ On the development of pars maculae luteae of japanese embryo. II. J. clin. Ophthal. (Tokyo) **13**, 841—844 mit engl. Zus.fass. (1959) [Japanisch]. — **Sälzle, K.:** Untersuchungen über das Farbsehvermögen von Opossum, Waldmäusen, Rötelmäusen und Eichhörnchen. Z. Säugetierk. **11**, 106—148 (1936). — **Saeman, A. R.,** and **H. Storm:** A correlated light and electron microscope study on the pecten oculi of the domestic Fowl. (Gallus domesticus) Exp. Eye Res. **2**, 163—172 (1963). — **Sager, R.**, and **G. E. Palade:** Structure and development of the chloroplast in Chlamydomonas. J. biophys. biochem. Cytol. **3**, 463 (1957). — **Said, F. S.**, and **R. A. Weale:** The variation with age of the spectral transmissierity of the living human crystalline lens. Gerontologica (Basel) **3**, 213—231 (1959). — **Saizevskaya, V. G.:** The distribution of muco-polysaccharides in the rat cornea and lens. [Russ. text.] Izv. Akad. Nauk SSSR **2**, 245—249 (1959. — **Sakai, T.:** Studies on succine dehydrogenase in the retina. Acta Soc. ophthal. jap. **63**, 509—516 (1959). — **Sakamoto, K.:** Sensory innervation of conjunctiva sclerae in human adult. Tokohu J. exp. Med. **54**, 159—162 (1951). ∼ Histological study on innervation of the human cornea. Tokohu J. exp. Med. **54**, 105—114 (1951). — **L. v. Sallmann:** Zur Entstehung der Pigmentringlinie der Iris. Albrecht v. Graefes Arch. Ophthal. **137**, 510—514 (1937a). ∼ Zur Anatomie der Gefäßkreuzungen am Augenhintergrund. Z. Augenheilk. **91**, 322—331 (1937b). ∼ Zur Anatomie der Gefäßkreuzung am Augenhintergrund. (Zugleich ein Beitrag zur pathologischen Anatomie des Gunn- und Salusschen Zeichens.) Albrecht v. Graefes Arch. Ophthal. **137**, 619—635 (1937c). ∼ Expansion tendency of the vitreous and its pH volume curve. Arch. Ophthal. **25**, 243—254 (1941). ∼ Hydrogen-ion concentration of the aqueous. Amer. J. Ophthal. **30**, 331—332 (1947). ∼ Absorption from the vitreous. Amer. J. Ophthal. **31**, 90—92 (1948). ∼ Experimentally study on the vitreous. II. Experiments on disappearance of red blood cells from the vitreous. Arch. Ophthal. **43**, 638—652 (1950). ∼ Experimental studies on early lens changes after roentgen irradiation. I. Morphological and cytochemical changes. Arch. Ophthal. **45**, 149—164 (1951). — **Sallmann, L. v.**, and **J. Di Grandi:** Hydrogen ion concentration of the aqueous. Arch. Ophthal. **35**, 643—654 (1946). — **Sallmann, L. v., T. C. Evans**, and **B. Dillon:** Studies of the eye with radiosodium autographs. Arch. Ophthal. **41**, 611—626 (1949). — **Sallmann, L. v., L. L. Caravaggio**, and **P. Grimes:** Studies on the corneal endothelium of the rabbit. I. Cell division and growth. Amer. J. Ophthal. **51** (5), (II), 955—969 (1961). — **Sallmann, L. v., P. Grimes**, and **N.McElvain:** Aspects of mitotic activity in relation to cell proliferation in the lens epithelium. Exp. Eye Res. **1**, 449—456 (1962). ∼ Studies on the corneal endothelium of the rabbit. II. The generative cycle of the cell. Arch. Ophthal. **69**, 815—823 (1963). — **Sallmann, L. v.**, and **D. H. Moore:** Electrophoretic patterns of concentrated aqueous humour of rabbit, cattle and horse. Arch. Ophthal. **40**, 279—284 (1948). — **Salus, R.:** Das Gefäßsystem der Fovea centralis. Acta ophthal. (Kbh.) **17**, 279—296 (1939). — **Salzer, F.:** Wie regeneriert sich eine Hornhautlücke? Klin. Mbl. Augenheilk. **107**, 389—404 (1941). — **Salzmann, M.:** Anatomie und Histologie des menschlichen Augapfels. Wien: Franz Deuticke 1912. ∼ The anatomy and histology of the human eyeball in the normal state. Its development and senescence. Chicago: Medical Book 1949. ∼ Über Rückbildung (Schwund) von cilioretinalen Arterien. Albrecht v. Graefes Arch. Ophthal. **153**, 451—458 (1953). — **Samojloff, A. J.:** Experimentelle und klinische Untersuchungen über die Wirkung des Adrenalins auf den Augendruck. Klin. Mbl. Augenheilk. **74**, 652—671 (1925). ∼ Die Reaktion des Menschenauges auf die Kammerpunktion. Albrecht v. Grafes Arch. Ophthal. **122**, 139—145 (1929). — **Sampeir, M. M.:** The use of thorotrast for the electron microscopical study of phagocytosis. Anat. Rec **124**, 501—518 (1956). — **Sampaolo, C. L.:** Le espansioni sensitive nei muscoli oculari del vitello. Boll. Soc. ital. Biol. sper. **28**, 1305—1308 (1952). — **Samuels, B.:** Ossification of choroid. Trans. Amer. Acad. Ophthal. Otolaryng. **43**, 193—244 (1938). ∼ Drusen of retina: clinical and pathological study. Trans. ophthal. Soc. U.K. **59**, part II, 715—725 (1939). — **Sanada, U.:** Entwicklungsgeschichtliche Studien über die Meibomschen Drüsen bei den Japaner-Neugeborenen. Acta Soc. ophthal. jap. **43**, 1371—1379 u. dtsch. Zus.fass. 80—81(1939) [Japanisch]. — **Sandritter, W., H. Diefenbach** u. **F. Krantz:** Über die quantitative Bindung von Ribonukleinsäure mit Gallocyanin-Chromalaun. Experentia (Basel) **10**, 210 (1954). — **Sanfilippo, A.:** Aspetti dell'epitelio pigmentario della retina coltivato in vitro con cellule mesenchimali. (Ist. Anat. Um. Norm., Univ., Catania.) Biol. lat. (Milano) **15**, 151—169 (1962). — **Sano, Y., N. Ishizaki** u. **K. Ito:** Über die Nodulusfasern im Hypophysentrichter des Hundes. Arch. histol. jap. **11**, 1—10 (1956). — **Santino, D.:** Contributo allo studio istologico delle connessioni dirette retino-ipotalamiche. Nota prelim. G. ital. Oftal. **15**, 348—359 (1962). — **Santo, E.:** Die histologischen Grundlagen der Reid Hunt-Reaktion an der Schilddrüse der weißen Maus. Z. ges. exp. Med. **93**, 793—802 (1934). — **Santoni, A.:** Ricerche sulla struttura e sul metabolismo della retina di rana durante il processo dirigenerazione. Boll. Oculist. **18**, 27—42 (1939). — **Santore, N.**, e **L. Salvadori:** Sopracciglia e ciglia. Loro anomalie ed alterazioni. Lett. oftal. **16**, 3—38 (1939). — **Sarajevo Milin, Radivoj:** Die Wirkung des Lichtes auf den Hypophysenhinterlappen der Ratte. Verh. Anat. Ges. Freiburg 1957. Anat. Anz., Suppl. **104**, 191—198. — **Sas, J.**, u. **R. Scháb:** Die sog. ,,Palisaden-Endigungen" der Augenmuskeln. Acta morph. Acad. Sci. hung. **2**, 259—266 (1952). — **Sasse, D.:** Histochemische Untersuchungen über den Zinkgehalt der Retina und Chorioidea von Rind und Hund. Med. Diss. Göttingen 1959/60. — **Satanowsky de Neumann, P.:** El fondo de ojo en la senilidad y en la senescencia. Ophthal. ibero-amer. **16**, 73—78 (1954). — **Sato, M.:** Biochemical studies on ocular tissues for presence of carbonic anhydrase. Acta soc. ophthal. jap. **60**, 1289—1305 (1956) mit engl. Zus.fass. [Japanisch]. — **Sato, S.:** Electron microscopy of the epithelial cells. II. Changes in oedema of the corneal epithelium. Acta Soc. ophthal. jap. **63**, 4205—4214 (1959). ~ Electron microscopy of the corneal epithelial cells. I. Normal cells of the corneal epithelium and postmortem changes. Acta Soc. ophthal. jap. **63**, 3663—3675 mit engl. Zus.fass. (1959) [Japanisch]. ~ Structure and development of the compound eye of Armigeres (Armigeres) subaltus (Coquilett). Sci. Rep. Res. Inst. Tokoku Univ., Ser. A. **26**, 227—238 (1960). — **Sato, T.:** Beiträge zur Analyse der Wolffschen Linsenregeneration. I. Arch. Entwickl.-Mech. Org. **122**, 451—493 (1930). ~ Vergleichende Studien über die Geschwindigkeit der Wolffschen Linsenregeneration bei Triton taeniatus und bei Diemyctylus pyrrhogaster. Wilhelm Roux' Arch. Entwickl.-Mech. Org. **140**, 570—613 (1940). ~ Über die Linsensegeneration bei den Cobitiden Fischen I. Misgurnus anguillicaudatus (Cantor). Embryologia (Nagoya) **6**, 251—290 (1961). — **Sattler, R.,** u. **H. Hussels:** Nebacetin in der Augenheilkunde. Klin. Mbl. Augenheilk. **128**, H. 6, 716—722 (1956). — **Saugstad, Per,** and **Arne Saugstad:** The duplicity theory. Fortschr. Augenheilk. **9**, 1—51 (1959). — **Saunders, L. H.,** and **R. F. Smith:** Progressive Netzhautatrophie von Hunden. Photogr. u. Forsch. **5**, 225—227 (1953). — **Sautter, H.:** Experimentelle Vitalfärbung des Netzhautkreislaufs. Ber. über die 56. Zusammenk. der Dtsch. Ophthal. Ges., Heidelberg 1950. ~ Experimentelle Ergebnisse über Steuerungsmechanismen am Zentralgefäßsystem. Ber. über die 57. Zusammenk. der Dtsch. Ophthal. Ges., Heidelberg 1951. ~ Experimentelle Ergebnisse über Steuerungsmechanismen am Zentralgefäßsystem. 57. Zusammenk. der Dtsch. Ophthal. Ges., Heidelberg 1951, 103—105 (1952a). ~ Untersuchungen über die Beziehungen zwischen Zentral- und Ciliargefäßsystem im Bereich der Lamina cribrosa. Albrecht v. Graefes Arch. Ophthal. **152**, 413—424 (1952b). — **Sautter, H., H. Hager** u. **R. Seitz:** Experimentelle Vitalfärbung des Augenhintergrundes. Albrecht v. Graefes Arch. Ophthal. **155**, 115—166 (1954). — **Sautter, H.,** u. **R. Seitz:** Untersuchungen über die Beziehungen zwischen Zentral- und Ciliargefäßsystem im Bereich der Lamina cribrosa. Albrecht v. Graefes Arch. Ophthal. **152**, 413—424 (1952). — **Saxén, L.:** An atypical form of the double visual cell in the frog (Rana temporaria L.). Acta anat. (Basel) **19**, 190—196 (1953a). ~ Development of visual cells and photomechanical movements in amphibia. Ann. Med. exp. **31**, 224—262 (1953b). ~ The development of the visual cells. Embryological and physiological investigations on amphibia. Ann. Acad. Sci. fenn. Ser. A, IV **23**, 93 S. (1954). ~ The glycogen inclusion of the visual cells and its hypothetic role in the photomechanical responses. Histochemical investigation during frog ontogenesis. Acta anat. (Basel) **25**, 319—330 (1955). ~ The initial formation and subsequent development of the double visual cells in amphibia. J. Embryol. exp. Morph. **4**, part I, 57—65 (1956). — **Scammon, R. E.,** and **M. B. Hesdorffer:** Growth of mass and volume of the human lens in postnatal life. Arch. Ophthal. **17**, 104—119 (1937). — **Scarpelli, D. G.,** and **E. L. Craig:** The fine localization of nucleoside triphosphatase activity in the retina of the frog. J. Cell Biol. **17**, 279—288 (1963). — **Sčelkunow, S. I.:** The regeneration of the cornea. Arkh. Anat. Gistol. Embriol. **18**, 20—38, 123—125 (1938) [Russisch mit engl. Zus.fass.]. — **Schade, H.:** Zur Untersuchung der Irisstruktur für die Vaterschaftsbegutachtung. Homo (Stuttg.) **6**, 70—74 (1955). — **Schäfer, D.:** Über die Mitosenverteilung in Retina und Linse während der Embryonalentwicklung. Med. Diss. Mainz 1955. — **Schaefer, U.:** Die Kontraktionsfurchen der Iris. Z. Morph. u. Anthrop. **45**, 247—258 (1953). ~ Die Weichteile der Augenregion. In: De Genetica Medica, hrsg. v. L. Gedda, p. 201—207, 210—218. Rom 1962a. ~ Augenfarbe und Irisstruktur. In: De Genetica Medica, hrsg. v. L. Gedda, p. 221—230. Rom 1962b. — **Schaefer, V.:** Die Kontraktionsfurchen der Iris. Z. Morph. u. Anthrop. **45**, 247—258 (1953). — **Schaeffer, A. J.:** Osmotic pressure of the extraocular and intraocular fluids. Arch. Ophthal. **43**, 1026—1035 (1950). — **Schaeffer, A. J.,** and **E. Geiger:** Cataract development in animals with delayed supplementation of tryptophane. Proc. Soc. exp. Biol. (N.Y.) **66**, 309—311 (1947). — **Schall, E.:** Das Vorkommen der NADI-Oxydasen in den Gewebezellen des Auges in seinen verschiedenen Entwicklungsstufen. Albrecht v. Grafes Arch. Ophthal. **115**, 666—694 (1925). — **Scharenberg, K.:** Blastomatous oligodendroglia as satellites of nerve cells. Amer. J. Path. **30**, 957—967 (1954). ~ The cells and nerves of the human cornea: a study with silver carbonate. Amer. J. Ophthal. **40**, 368—379 (1955). — **Scharnke, W.:** Fehlermöglichkeiten in der Deutung von Röntgenaufnahmen des Schädels. Ber. 60. Zusammenk. Ophthal. Ges. Heidelberg 1956. — **Scharrer, E.:** Über ein vegetatives optisches System. Klin. Wschr. **1937 II**, 1521—1523. — **Scharrer, E.,** and **J. A. Sinden:** A contribution to the „chemoarchitectonics" of the optic tectum of the brain of the pigeon. J. comp. Neurol. **91**, 331—336 (1949). — **Schaumkell, K. W.:** Über die Peroxydase-Aktivität in verschiedenen Rattenorganen nach Gaben von N-(3'-Dimethylamino)-Propyl-3-Chlor-Phenothiazin (Megaphen Bayer). Klin. Wschr. **33**, H. 11/12, 282—283 (1955). — **Schenk, F.:** Über die Wirkung von Atropin. I-Hyoscyamin, Scopolamin, Cocain, Cholin, Methylenblau, Coffein, Histidin und Dihydroergotamin auf den Augendruck des Kaninchens. Ophthalmologica (Basel) **118**, No 1, 42—65

(1949). — **Schenk, R.:** Über Regenerationsvorgänge am Auge junger Tritonlarven nach partieller Zerstörung der Retina durch Stilboestrol. Verh. Anat. Ges. 50. Verslg 1952, S. 311—316. — **Schepens, C. L.:** General discussion on the vitreous. Amer. J. Ophthal. **38**, part II, 37—40 (1954). ~ Research on the vitreous body. Mod. Probl. Ophthal. (Basel) **1**, 66—72 (1957). — **Scherer, H. J.:** Degeneration of the papillo-macular bundle in apes and its significance in human neuro-pathology. J. Neurol. Neurosurg. Psychiat., N.S. **3**, 37—48 (1940). — **Schiefferdecker, P.:** Studien zur vergleichenden Histologie der Retina. Arch. mikr. Anat. **28**, 305—319 (1886). — **Schimek, R. A.,** and **W. J. Liebermann:** The influence of cyclogyl and neosynephrine on tonographic studies of miotic control in open angle glaucoma. Amer. J. Ophthal. **51**, 781—785 (1961). — **Schimert, J.:** Untersuchungen über den Ursprung und die Endausbreitung der Nerven der Iris. Z. Zellforsch. **25**, 245—258 (1936). — **Schirmer, L.:** Darstellung von Mastzellen am Limbus corneae bei Mensch, Kaninchen, Ratte und Meerschweinchen durch Intravitalfärbung und Beobachtung mit dem Hornhautmikroskop. Med. Diss. Greifswald 1960. — **Schirren, C. G.:** Histologische Untersuchungen über die Struktur der Elastica in den Netzhautarterien des Rindes. Anat. Anz. **98**, 331—335 (1952). — **Schläfer, H.:** Inwiefern klärt der Star die Struktur der Linse auf? Naturwissenschaften **22**, 712—714 (1934). — **Schlitter, K.:** Zur Frage der retrolentalen Fibroplasie. Klin. Mbl. Augenheilk. **131**, 544—547 (1957). — **Schmelzer, E.:** Mikrochemische Reaktionen am Ziliarepithel. Über die Gewebsatmung im Auge und ihre klinische Bedeutung. Klin. Mbl. Augenheilk. **75**, 205—206 (1925). — **Schmerl, E.,** and **B. Steinberg:** The role of the diencephalon in regulating ocular tension. Amer. J. Ophthal. **31**, 155—158 (1948a). ~ Central control of intraocular pressure. Amer. J. Ophthal. **31**, 1097—1101 (1948b). ~ The role of ciliary and superior cervical ganglia in ocular tension. Amer. J. Ophthal. **32**, 947—950 (1949). — **Schmid, A. E.,** u. **E. Bürki:** Histochemische Untersuchungen zum Nachweis und zur Lokalisation des Vitamin C im Auge. Ophthalmologica (Basel) **105**, 65—82, 121—143 (1943). — **Schmidt, E. B. G.:** Funktionelle Histologie der Glandula orbitalis externa. Z. mikr.-anat. Forsch. **65**, 377—396 (1959). — **Schmidt, F. C.:** Über das Vorkommen von Kupfferschen Sternzellen und Fettspeicherzellen in der Leber von Fischen (Cyprinus carpo). Z. mikr.-anat. Forsch. **62**, 487—520 (1956). — **Schmidt, J.:** Über die Herkunft der Lymphocyten der Tränendrüse. Magy. orv. Arch. **41**, 240—245 u. dtsch. Zus.fass. 256 (1940) [Ungarisch]. ~ Über den Ursprung der Lymphelemente der Tränendrüse. Albrecht v. Graefes Arch. Ophthal. **145**, 381—388 (1942). — **Schmidt, W. J.:** Dichroismus des Außengliedes der Stäbchenzellen der Froschnetzhaut verursacht durch den Sehpurpur. Naturwissenschaften **22**, 206 (1934a). ~ Der Feinbau des Außengliedes der Sehzellen. Ber. oberhess. Ges. Nat.- u. Heilk. Giessen, N.F. Abt. I, **16**, 170—174 (1935). ~ Doppelbrechung, Dichroismus und Feinbau der Sehzellen vom Frosch. Z. Zellforsch. **22**, 485—522 (1935a). ~ Doppelbrechung, Dichroismus und Feinbau des Außengliedes der Sehzellen vom Frosch. Z. Zellforsch. **22**, 485—522 (1935b). ~ Dichroitische Gold- und Silberfärbung des Außengliedes der Sehzellen vom Frosch. Z. wiss. Mikr. **52**, 8 (1935c). ~ Die Lamellardoppelbrechung des Außengliedes der Sehzellen vom Frosch, nachgewiesen an Schnitten. Zool. Anz. **109**, 245—251 (1936). ~ Die Doppelbrechung von Karyoplasma, Zytoplasma und Metaplasma, S. 329. Berlin: Borntraeger 1937. ~ Polarisationsoptische Analyse eines Eiweiß-Lipoid-Systems, erläutert am Außenglied der Sehzellen. Kolloid. Z. **85**, 137—148 (1938). ~ Polarisationsoptische Analyse der Verknüpfung von Protein- und Lipoidmolekeln, erläutert am Außenglied der Sehzellen der Wirbeltiere. Publ. Staz. zool. Napoli **23**, Suppl. 158—183 (1951). ~ Zur Polarisationsoptik der Augenpigmente von Polychaeten. Z. Naturforsch. 8b, 325 (1953). — **Schmitt, F. O., C. E. Hall,** and **M. A. Jakus:** Electron microscope investigations of the structure of collagen. J. cell. comp. Physiol. **20**, 11—23 (1942). — **Schmitz-Moormann, P.:** Über den Glykogengehalt der Retina und seine Beziehungen zur Zapfenkontraktion. Albrecht v. Graefes Arch. Ophthal. **118**, 506—517 (1927). — **Schnabel, R.:** Über die dichroitische Färbung der Zonulafasern. (Apparatus suspensorius lentis.) Z. wiss. Mikr. **65**, 357—364 (1963). — **Schnaudigel, O.:** Die vitale Färbung mit Trypanblau am Auge. Albrecht v. Graefes Arch. Ophthal. **86**, 93—105 (1913). — **Schneider, D.:** Die Biologie der Wirbeltiere. Studium gen. **10**, 216—230 (1957). — **Schneider, H.:** Zur Anatomie des Bewegungsapparates der Augen. Z. Anat. Entwickl.-Gesch. **113**, 187—203 (1944). ~ Der M. gracillimus orbitae. Gegenbaurs morph. Jb. **92**, 339—349 (1952). — **Schneider, K. M.:** Beobachtungen über die Pupillengestalt bei einigen lebenden Säugetieren. Neue psychol. Stud. Felix Krueger **6**, 319—356 (1930). — **Schneir, E. S.,** and **E. R. Hayes:** The histochemistry of the Harderian gland of the rabbit. J. nat. Cancer Inst. **12**, 257—258 (1951). — **Scholield, B. M.:** Cholinesterase in the iris after removal of the ciliary ganglion. Brit. J. Pharmacol. **7**, 670—673 (1952). — **Scholz, R. O., D. B. Cowie,** and **W. S. Wilde:** Studies on the physiology of the eye using tracer substances. I. Amer. J. Ophthal. **30**, 1513—1516 (1947). — **Scholz, W.:** Für die allgemeine Histopathologie degenerativer Prozesse bedeutsame morphologische, histochemische und strukturphysiologische Daten. In: Handbuch der speziellen pathologischen Anatomie und Histologie, Bd. XIII/1a. Berlin-Göttingen-Heidelberg: Springer 1957a. ~ Degenerationsprozesse und ihre Ausbreitung im Nervensystem. In: Handbuch der speziellen pathologischen Anatomie und Histologie, Bd. XIII/1 a. Berlin-Göttingen-Heidelberg: Springer 1957 b. — **Schornstein, Th.**: Ein Beitrag zur Hornhautinnervation des menschlichen Auges. Arch. Augenheilk. **108**, 601—613 (1935). — **Schottky, J.**: Vom Sehen mit den Randpartien der Netzhaut. Albrecht v. Graefes Arch. Ophthal. **146**, 424—430 (1943). — **Schrader, S.**: Über die Struktur des M. orbicularis oculi bei einigen Laboratoriumstieren (Ratte, Kaninchen, Meerschweinchen). Med. Diss. Mainz 1953. 46 S. — **Schreck, E.**: Zur intravitalen Modelldarstellung des Flüssigkeitswechsels im Menschenauge. Ber. 55. Zusammenk. der Dtsch. Ophthal. Ges., Heidelberg 1949, S. 174—178. ~ Zur Frage der Erkennung von Krankheiten des Körpers am Auge mit einer Stellungnahme zur Irisdeuterei. Mkurse ärztl. Fortbild. Nr 3, 1—16 (1954). — **Schreiber, H.**: Die Gesichtsmuskulatur der Platyrrhinen. Morph. Jb. **60**, 179—295 (1929). — **Schubert, G.**: Aktionspotentiale des M. ciliaris beim Menschen. Albrecht v. Graefes Arch. Ophthal. **157**, 116 (1955). — **Schubert, G., u. H. Bornschein**: Spezifische Schädigung von Netzhautelementen durch Jodazetat. Experientia (Basel) **7**, 461—462 (1951). ~ The human electroretinogramm. Ophthalmologica (Basel) **123**, 396—413 (1952). — **Schuchardt, E., u. M. Knoch**: Elektronenmikroskopische Befunde am Glaskörper des Auges. Naturwissenschaften **37**, 426 (1950). — **Schulte, D.**: Gefäßstudien mit Augenspiegel. I. Beobachtungen über den Netzhautvenenpuls. Klin. Mbl. Augenheilk. **113**, 220—230 (1948). — **Schultz, A. H.**: The size of the orbit and of the eye in primates. Amer. J. Physic. Anthrop. **25**, 399—408 (1940). — **Schultze, B., u. A. Nover**: Autoradiographische Untersuchungen des Auges mit verschiedenen radioaktiv markierten Aminosäuren. Anat. Anz. **107**, 393—398 (1959). — **Schumacher, S. v.**: Jagd und Biologie. Ein Grundriß zur Wildkunde. Verständliche Wissenschaft, Bd. 44. Berlin: Springer 1939. — **Schumann, H. J. v.**: Fehlregulation des Stoffwechsels als Folge von Erblindung. Med. Klin. **48**, 1772 (1953). ~ Die gestörte Psychomotorik der Blinden, ihre Ursachen, Folgen und Überwindung. Z. Psychother. med. Psychol. **6**, 75—84 (1956). — **Schummer, A.**: Blutgefäße und Zirkulationsverhältnisse im Zehenendorgan des Pferdes. Morph. Jb. **91**, 568—649 (1951a). ~ Vereinfachtes Plastoid-Korrosionsverfahren. Anat. Anz. **98**, 288—290 (1951b). — **Schurr, P. H.**: Angiography of the normal ophthalmic artery and choroidal plexus of the eye. Brit. J. Ophthal. **35**, 473—478 (1951). — **Schwab, F., U. R. Nemetz u. L. Wyt**: Klinische und histologische Untersuchungen über die Wirkung des Ultraschalles auf die Kaninchenhornhaut. Atti Conv. internaz. Ultracustica (Suppl. 2, 7, del „Nuovo Cimento") 519—526 (1951). — **Schwab, F., L. Wyt u. R. Binder**: Zur Frage der Ultraschallwirkung auf Hornhautnerven. Klin. Mbl. Augenheilk. **122**, 693—704 (1953). — **Schwägerle, F.**: Irisstruktur und Augenfarbe bei ein- und zweieiigen Zwillingen. Z. menschl. Vererbg.- u. Konstit.-Lehre **22**, 545—577 (1938). — **Schwartz, B., B. Danes, and P. J. Leifelder**: The role of metabolism in the hydration of the isolated lens and cornea. Amer. J. Ophthal. **38**, part ii, 182—194 (1954). — **Schwartzkopff, J.**: Sinnesorgane und Sinnesleistungen. In: Naturgeschichte der Vögel, Hrsg. Berndt u. Meise. Stuttgart 1958. ~ Physiologie der höheren Sinne bei Säugetieren und Vögeln. J. Ornithol. **101**, 61—91 (1960). — **Schwarz, M.**: Über das Vorkommen quergestreifter Ringbinden bei den Augenmuskeln. Z. Anat. Entwickl.-Gesch. **75**, 361—388 (1925). ~ Der angeborene Verschluß des Tränennasenkanals. Ber. Dtsch. Ophthal. Ges., Heidelberg, 50. Verslg 1934, S. 30—35. — **Schwarz, S.**: Über das Mausauge, seine Akkommodation und über das Spitzmausauge. Math.-nat. Diss. Jena 1934; — Jena: Gustav Fischer 1935 sowie Jena. Z. Naturwiss. **70**, 113—158 (1935/36). — **Schwarz, W.**: Über den Feinbau der Linsenkittsubstanz (elektronenmikroskopische Untersuchung). Verh. Anat. Ges. 48. Verslg 1950. Ergänzungsheft, Anat. Anz. **97**, 182—188 (1951). ~ Elektronenmikroskopische Untersuchungen über die Glaskörperstrukturen im Rinderauge. Z. Zellforsch. **36**, 45—61 (1951a). ~ Die Gelkörperfibrillen des menschlichen Glaskörpers. Verh. Anat. Ges. Heidelberg 1951. Anat. Anz. Ergänzungsheft zur **98**, 187 (1951b). ~ Die Gelkörperfibrillen des menschlichen Glaskörpers. Z. Zellforsch. **36**, 284—292 (1951c). ~ Elektronenmikroskopische Untersuchungen über den Aufbau der Cornea und Sclera des Menschen. Anat. Anz. Erg.-Bd. **99**, 263—265 (1952). ~ Elektronenoptische Untersuchungen über Sklera- und Corneafaserung. Verh. Anat. Ges. 50. Verslg Marburg. Anat. Anz. **100** (1952/53). ~ Elektronenmikroskopische Untersuchungen über den Aufbau der Sklera und der Cornea des Menschen. Z. Zellforsch. **38**, 26—49 (1953a). ~ Elektronenmikroskopische Untersuchungen über die Differenzierung der Cornea und Sclerafibrillen des Menschen. Z. Zellforsch. **38**, 78—86 (1953b). ~ Kurzer Bericht über die Demonstration von elektronenmikroskopischen Befunden aus dem Gebiet der Ophthalmologie. Klin. Mbl. f. Augenheilk. **126**, 216—220 (1954). ~ Über Bindegewebsfibrillen im Interstitium der Lunge. Vortrag 24 in Grundfragen aus der Silikoseforsch. II (1956a). ~ Elektronenmikroskopische Untersuchungen an Glaskörperschnitten. Anat. Anz. **102**, 434—442 (1956b). ~ Electron microscopic observations of the human vitreous body. In: The structure of the eye, ed. by G. K. Smelser, p. 283—291. 1961 a. ~ Electron microscopical studies of the fibrillogenesis in the human cornea. In: The structure of the eye, ed. by G. K. Smelser, p. 393—403, 1961 b. —

Schwarz, W., u. H.-J. Merker: Die Fibrillogenese in verschiedenen Bindegewebsformen des menschlichen Embryos. Beitr. Silikose-Forsch. S-Bd Grundfragen Silikoseforsch. **4,** 231—247 (1960). — **Schwarz, W., u. H. Ruska:** Über Faserstrukturen im Glaskörper und in der Linse des Säugetierauges. Optik **7,** 318 (1950). — **Schwarz, W., u. E. Schuchardt:** Die Struktur des frischen Glaskörpers. Z. Zellforsch. **35,** 293—310 (1950). — **Schwarz-Karsten, H.:** Über die Orbitaldrüsen von Lacerta agilis, Lacerta muralis, Ophisops elegans, Tarentola mauretanica und Tropidonotus natrix. Morph. Jb. **80,** 248—279 (1937). ~ Über den Bau von Arterienabzweigungen beim Menschen. Z. Anat. Entwickl.-Gesch. **119,** 302—310 (1956). — **Schwarz-Karsten, H., u. J. Böck:** Zur Anatomie des Abganges der A. ophthalmica. Ber. 58. Zusammenk. der Dtsch. Ophthal. Ges. 1953, S. 257—261. ~ Further investigations on the anatomy of the origin of the ophthalmic artery. Amer. Ophthal. **39,** part II, 160—164 (1955). — **Schweckendick, D.:** Die Einwirkung des Lichtes auf die morphologische Struktur der Froschhypophyse. Albrecht v. Graefes Arch. Opththal. **146,** 299—304 (1944). — **Schweer, G.:** Studien über das Glucosamin des Glaskörpers. Albrecht v. Graefes Arch. Ophthal. **158,** 190—196 (1956a). ~ Zur Glukosaminbestimmung im Glaskörperfiltrat bei Verwendung von Papierfiltern. Klin. Mbl. Augenheilk. **128,** H. 1 92—99 (1956b). ~ Glaskörper und Hyaluronsäure-Hyaluronidase-System. Zwanglose Abh. a. d. Gebiet d. Augenheilk. **25** (1962). — **Schweer, G., M. L. Grünkorn u. M. Michalik:** Studien über das Glucosamin des Glaskörpers. IV. Albrecht v. Graefes Arch. Ophthal. **158,** 71—80 (1956). — **Schweer, G., u. E. Karell:** Studien über das Glucosamin des Glaskörpers. III. Albrecht v. Graefes Arch. Ophthal. **157,** 422—428 (1956). — **Schweer, G., u. W. H. Pook:** Studien über das Glucosamin des Glaskörpers. VI. Albrecht v. Graefes Arch. Ophthal. **159,** 112—116 (1957). — **Schweer, G., u. H. Südhof:** Studien über das Glucosamin des Glaskörpers. II. Albrecht v. Graefes Arch. Ophthal. **157,** 85—91 (1955). — **Schweer, G. G.:** Zum Hyaluronsäuregehalt des menschlichen Glaskörpers. Klin. Mbl. Augenheilk. **129,** 317—319 (1956a). — **Scobee, R. G.:** The fascia of the orbit, its anatomy and mimical significance. Amer. J. Ophthal. **31,** 1539—1548 (1948). ~ The oculatory muscles, 159 S. 2. rev. ed. Ill. London: Kimpton 1952. — **Scott, B. L., and D. C. Pease:** Electron microscopy of the salivary and lacrimal glands of the rat. Amer. J. Anat. **104,** 115—161 (1959). — **Scuderi, G., and A. Bonaccorsi:** The permeability of the corneal endothelium to vital stains. Atti d. 37. Congr. Soc. oftal. ital. **10,** 309—316 (1948). — **Scullica, L.:** Studi sull'angiotettonica della ,,tunica vasculosa bulbi". Biol. lat. (Milana) **10,** 1—151 (1957). ~ Morphologische Untersuchungen über die arteriovenösen Anastomosen des Kaninchenauges. Acta anat. (Basel) **34,** 269—284 (1958). ~ Ricerche istochimiche sulla attività fosfomonoesterasica alcalina dei processi ciliari del coniglio. Boll. Oculist. **38,** 889—902 (1959). ~ Ricerche istochimiche sul comportamento della attività fosfatasica alcaline dei processi ciliari del coniglio albino in diverse condizioni sperimentali. Ann. Ottal. **86,** 341—356 (1960). — **Seaman, A.:** Electron microscopic observations on the retina of the bat (Myotis lucifugus). 5th Intern. Conf. Electronmicr. **2** (1962).— **Seaman, A. R., and T. M. Himmelfarb:** Correlated ultrafine structural changes of avian pecten oculi and ciliary body of gallus domesticus: Preliminary observations on the physiology: I. Effects of decreased intraocular pressure induced by intravenous injection of acetazolamide (Diamox). Amer. J. Ophthal. **56,** 278—296 (1963). — **Seaman, A. R., and A. Patz:** Electron microscopic observations on the fine structure of the normal retinal blood vessels in the monkey (Macaca rhesus). Sinai Hosp. J. (Baltimore) **10,** 72—82 (1961). — **Seaman, A. R., and H. Storm:** A correlated light and electron microscope study on pecten oculi of the domestic fowl (Gallus domest.). Exp. Eye Res. **2,** 163—172 (1963). — **Sears, M. L.:** Outflow resistance of the rabbit eye: Technique and effects of acetazolamide. (Determination by constant rate anterior chamber infusion in vivo.) Arch. Ophthal. **64,** 823—838 (1960). — **Sears, M. L., and E. H. Bárány:** Outflow resistance and adrenergic mechanisms. Arch. Ophthal. **64,** 839—848 (1960). — **Sebruyns, M.:** Étude, au microscope électronique, de l'ultrastructure des grains pigmentaires de l'épithélium rétinien. Ann. Oculist. (Paris) **183,** 393—399 (1950a). ~ Ultrastructure de la cornée et du cristallin étudiée au microscope électronique. Ann. Oculist. (Paris) **183,** 483—494 (1950b). ~ Study of the ultrastructure of the retinal epithelium by means of the electronic microscope. Amer. J. Ophthal. **34,** 989—992 (1951a). ~ Ultrastructure of cornea and lens studied by means of electronic microscope. Amer. J. Ophthal. **34,** 1437—1442 (1951b). — **Sebruyns, M., u. A. Lagasse:** Beiträge zum Studium der Ultrastruktur der Pigmentkörner mit Hilfe des Elektronenmikroskops. Mikroskopie **6,** 237—241 (1951). — **Sédan, J.:** Large hypoplasie unilatérale du stroma de l'iris. Ann. Oculist. (Paris) **180,** 466—469 (1947). — **Sédan-Blauby, S., J. Sédan et H. Payan:** Devenir histologique des cornées conservées en glacière aux fins de kératoplastie, en fonction du milieu de leur conservation. Ann. Oculist. (Paris) **182,** 364—377 (1949). — **Seefelder, R.:** Hydrophthalmus als Folge einer Entwicklungsanomalie der Kammerbucht. Albrecht v. Graefes Arch. Ophthal. **103,** 1—13 (1920). — **Seefelder, R., u. H. Wolfrum:** Zur Entwicklung der vorderen Kammer und des Kammerwinkels beim Menschen nebst Bemerkungen über ihre Entstehung bei Tieren. Albrecht v. Graefes Arch. Ophthal. **63,** 430—451 (1906). — **Segawa, K.:** A correlated light and electron microscopic study on conjunctival cell cultures infected with adenovirus type 8. Jap. J. Ophthal. **6**, 9—16 (1962). ~ Epidemic keratoconjunctivitis. Light and electron microscopy study on the conjunctival epithelium. Jap. J. Ophthal. **6**, 143—154 (1962). — **Segi, M.:** Entwicklungsgeschichtliche Untersuchung über das Irispigment bei Japanern. Acta Soc. ophthal. jap. **34**, 581—583 (1930). — **Seidel, E.:** Über die physiologischen Sekretionsvorgänge im Auge. (Experimentelle Untersuchungen über die elektrischen Sekretionsströme.) 42. Ber. der dtsch. ophthal. Ges. **42**, 50—55 (1920a). ~ Weitere experimentelle Untersuchungen über die Quelle und den Verlauf der i.o. Saftströmung. I. Mitt. Über den „physiologischen" Papillenabschluß und die vitale Ciliarkörperfärbung. Albrecht v. Graefes Arch. Ophthal. **101**, 383—406 (1920b). ~ Weitere experimentelle Untersuchungen über die Quelle und den Verlauf der i.o. Saftströmung. II. Mitt. Die Protoplasmastruktur der Ciliarepithelien als Kennzeichen ihrer physiologischen Funktion. Albrecht v. Graefes Arch. Ophthal. **102**, 189—204 (1920c). ~ III. Über den Vorgang der physiologischen Kammerwasserabsonderung und seine pharmakologische Beeinflussung. Albrecht v. Graefes Arch. Ophthal. **102**, 366—382 (1920a). ~ IV. Prüfung der bisherigen Versuchsergebnisse an bereits vorliegenden, klinischen Beobachtungen an physiologisch als normal anzusehenden Augen (Fälle von Heine u. Ulbrich). Albrecht v. Graefes Arch. Ophthal. **102**, 383—414 (1920e). ~ V. Über die Ursache der i.o. Druckschwankungen am glaukomatösen Auge. Albrecht v. Graefes Arch. Ophthal. **102**, 415—420 (1920f). ~ VI. Die Filtrationsfähigkeit, eine wesentliche Eigenschaft der Skleranarben nach erfolgreicher Elliotscher Trepanation. Albrecht v. Graefes Arch. Ophthal. **104**, 158—161 (1921a). ~ VII. Über den Kammerwasserersatz im menschlichen und im Tierauge. Albrecht v. Graefes Arch. Ophthal. **104**, 162—169 (1921b). ~ VIII. Über die physiko-chemischen Vorgänge im Ziliarepithel.. Albrecht v. Graefes Arch. Ophthal. **104**, 284—292 (1921c). ~ Weitere experimentelle Untersuchungen über die Quelle und den Verlauf der intraokularen Saftströmung. Albrecht v. Graefes Arch. Ophthal. **112**, 253 (1923). ~ Methoden zur Untersuchung des intraocularen Flüssigkeitswechsels. In: Handbuch der biologischen Arbeitsmethoden, Abt. V, Bd. 6, S. 1119—1262. 1937. — **Seidel, Er.:** Zur Akkommodationsfrage. Dtsch. Ophthal. Ges. 1938, S. 126—133. — **Seidenari, R.:** Histologic aspects of refrigerated corneal epithelium. Ann. Ottal. **72**, 298—316 (1946a). ~ Histological aspects of refrigerated corneal parenchyma and endothelium. Ann. Ottal. **72**, 363—375 (1946b). ~ Study of the bony part of the nasolacrimal duct of the nasal mucous membrane surrounding the orifice of the nasolacrimal duct. Minerva med. **1**, 176—181 (1947). — **Seidler, D. M.:** Histochemical examination of the eye in relation to age. Klin. oczna **23**, 1—24 (1953). — **Seitz, R.:** Zur vegetativen Innervation von Pupille und Netzhautgefäßen. 58. Zusammenk. der Dtsch. Ophthal. Ges. Heidelberg 1953, S. 55—61. ~ Zur konstriktorischen und dilatatorischen Innervation der Augenhintergrundgefäße von Kaninchen. Acta neuroveg. (Wien) **10**, 209—213 (1954). ~ Die Netzhautgefäße. Bücherei des Augenarztes, H. 40 (1962). — **Seitz, R.,** u. **H. Sautter:** Beitrag zur Topographie und feingeweblichen Struktur der terminalen Strombahn und ihrer Anastomosen im papillennahen Sehnervenabschnitt. Europ. Konf. Mikrozirkulation, Hamburg 1960. Bibl. anat. (Basel) **1**, 144—149 (1961). ~ Morphologische Untersuchungen zum Feinbau der terminalen Strombahn im papillennahen Sehnervenabschnitt. Ophthalmologica (Basel) **141**, 17—32 (1961). — **Seki, M.:** Die Pars lacrimalis des Kreismuskels der Lider und ihr Zusammenhang mit den Tränenröhrchen. Gegenbaurs Jb. **85**, 505—511 (1941). — **Sekiya, H.:** Über die Silberreaktionen der Augengewebe. Acta Soc. ophthal. jap. **40**, 2008—2018 u. dtsch. Zus.fass. 127—129 (1936) [Japanisch]. — **Senden, M. v.:** Raum- und Gestaltauffassung bei operierten Blindgeborenen. Leipzig: Johann Ambrosius Barth 1932. — **Seo, T.:** The process of the growth of the lacrimal apparatus on the foetus of Japanese. Acta Soc. ophthal. jap. **62**, 1747—1779 mit engl. Zus.fass. (1958) [Japanisch]. — **Sergeev, K. K.:** On the rezeptiv functions of the cornea. Fiziol. Zh. (Mosk.) **44**, 105—112 (1958). — **Sestini, F.,** e **L. Donatelli:** Sulla omologia, sulla origine, sulla terminazione e sulla probabile interpretazione funzionale del fascetto della lamina terminale negli ucelli. Rass. Studi psichiat. **25**, 501—525 (1936). — **Seto, H.:** On sensory terminations in the eyelid of the human adult. Arch. histol. jap. **5**, 275—282 (1953) [Englisch]. — **Setoguti, T.:** Cytologische Untersuchungen über das Wolffsche regenerierte Linsenepithel. I. Über das Cytozentrum der Linsenepithelzellen. Nagasaki Igakkai Zassi **29**, 65—67 u. dtsch. Zus.fass. 8—9 (1954) [Japanisch]. — **Sézer, N.:** Cultivation of conjunctival and corneal tissue on the chorioallantoic membrane. Arch. Ophthal. **44**, 703—709 (1950). — **Shantaveerappa, T.,** and **C. Bourne:** Radial bands in the optic nerve myelin sheath. Nature (Lond.) **196**, 1215—1217 (1962). — **Shea, M.:** Carotid-ophthalmic anastomoses. Frequency of external carotid and ophthalmic artery anastomoses. Brit. J. Ophthal. **40**, 497—501 (1956). — **Sheard, G., G. Higgins M.,** and **W. I. Foster:** The growth and development of chicks as influenced by solar irridation of long visible and ultraviolet wavelengths, respectively, with and without supplementary irridation of various types. Amer. J. Physiol. **94**, 84—100 (1930). — **Sheldon, H.:** An electron microscope study of the epithelium in the normal mature and immature mouse cornea. J. biophys. biochem. Cytol. **2**, 253—262

(1956). — **Sheldon, H.**, and **H. Zetterqvist:** An electron microscope study of the corneal epithelium in the vitamin A deficient mouse. Bull. Johns Hopk. Hosp. **98**, 372—379 (1956). — **Shen, S. C., P. Greenfield,** and **E. J. Boell:** Localization of acetylcholinesterase in chick retina during histogenesis. J. comp. Neurol. **106**, 433—462 (1956). — **Sheppard, L. B.:** Intrascleral drainage channels of the normal rabbit eye. Trans Amer. ophthal. Soc. **57**, 99—108 (1960). ~ The anatomy and histology of the normal rabbit eye with special reference to the ciliary zone. I, II, III. Arch. Ophthal. **66**, 896—904 (1961); **67**, 87—100, 254—261 (1962). — **Sherman, J. K.:** Preliminary report of electron microscope studies on structure of visual cells of Rana pipiens. Amer. Ass. Anat. 65. Sess., Detroit 1951. Anat. Rec. **109**, 383 (1951). — **Shibovka, S. A.:** On interrelations of retinal vessels and retinal nerve structures. Arch. Anat. (Mosk.) **38**/2, 39—47 u. engl. Zus.fass. (1960) [Russisch]. — **Shibuya, Y.:** Electron microscopy by ultra-thin specimens of normal human conjunctiva. I. Conjunctiva of the fornices. Acta ophthal. jap. **62**, 1204—1213 mit engl. Zus.fass. (1958) [Japanisch]. — **Shikano, S.,** and **T. Iwamoto:** Electronmicroscopical and photomicrographic studies on the trabecular meshwork of the human eye. Pract. Ophthal. (Tokyo) **56**, 765—773 (1962). — **Shimizu, N.,** and **T. Kumamoto:** A lead-tetra-acetate-Schiff method for polysaccharides in tissue sections. Stain Technol. **27**, 97—106 (1952). — **Shimizu, N.,** and **S. Maeda:** Histochemical studies on glycogen of the retina. Anat. Rec. **112**, 477—495 (1952). ~ Histochemical studies on glycogen of the retina. Anat. Rec. **116**, 427—438 (1953). — **Shinoda, S.:** Harder's glands in some mammals. (Jap. text). Igaku Kenkyu **28** (12), 4623—4635 (1958). — **Shinogara, Massaki:** Studies on the arterial supply of the visual cortex and the other occipital region in man. II. Acta Soc. ophthal. jap. **62**, 826—845 (1958). — **Shinoya, K.:** Histochemical studies in pigmentary degeneration of retina exposed to iodate. Acta Soc. ophthal. jap. **64**, 612—628 (1960). — **Shiose, Y.:** Electron microscopic study on the ciliary muscle. (Jap.) Acta. Soc. ophthal. jap. **65**, 375 (1961). ~ Electron microscopic studies on the ciliary muscle. (Japanese.) Acta Soc. ophthal. jap. **65**, 1267—1283 (1961). — **Shiotani, Sh.:** The forms of eye brows of Kyushu people. II. J. clin. Ophthal. (Tokyo) **10**, 983—986 u. engl. Zus.fass. 986 (1956a) [Japanisch]. ~ About the relationship of situation between the eyelid and cornea in Kyushu people. J. clin. Ophthal. (Tokyo) **10**, 1076—1082 u. engl. Zus.fass. 1082 (1956b) [Japanisch]. — **Shusterman, M.:** The development of the eye. Canad. J. publ. Hlth **46**, 51—53 (1955). — **Sicharulidze, T. A.:** The formation of the crystalline lens from the resorbing epithelium. C.R. Acad. Sci. URSS **95**, 901 (1954). ~ The substituation of embryonal skin ectoderm for the lens of a rabbit. Bull. Acad. Sci. Georgian SSR. **14**, 337 (1956). — **Sidman, R. L.:** The structure and concentration of solids in photoreceptor cells studies by refractometry and interference microscopy. J. biophys. biochem. Cytol. **3**, 15—30 (1957). ~ Histochemical studies on photoreceptor cell. Ann. N.Y. Acad. Sci. **74**, 182—195 (1958). ~ Tissue culture studies of inherited retinal dystrophy. Dis. nerv. Syst., Monogr., Suppl. **22**, 1—7 (1961). ~ Histogenesis of mouse retina studied with thymidine-H^3. In: The Structure of the Eye, ed. G. K. Smelser, p. 487—506. New York: Academic Press 1961. — **Sidman, R. L.,** and **G. B. Wislocki:** Histochemical observations on the rods and cones in retinas of vertebrates. J. Histochem. Cytochem. **2**, 413—433 (1954). — **Sie-Boen-Lian:** Notes on experimental transplantation of sclera into cornea. Ophthalmologica (Basel) **124**, 287—292 (1952). — **Siebeck, R.:** Die antagonistische Innervation der Akkommodation und die Akkommodationsruhelage. Arch. Augenheilk. **153**, 425—437 (1953). ~ Wahrnehmungsstörung und Störungswahrnehmung bei Augenmuskellähmungen. Albrecht v. Grafes Arch. Ophthal. **155**, 26—34 (1954). ~ Akkommodationsasymmetrien. Ber. 59. Zusammenk. der Ophthal. Ges. Heidelberg 1955. ~ Der binokulare Sehakt bei angeborenen und früh erworbenen Bewegungsstörungen der Augen. Klin. Mbl. Augenheilk. **128**, H. 2, 173—181 (1956a). ~ Akkomodation und binokularer Sehakt. Sammlung zwangloser Abhandlungen aus dem Gebiete der Augenheilkunde, N.F., H. 12. Halle (Saale): Marhold 1956b. ~ Netzhautkorrespondenz und Sehrichtungsgemeinschaft. Albrecht v. Graefes Arch. Ophthal. **158**, 136—148 (1956c). — **Siebeck, R.,** u. **O. Klemm:** Ermüdungserscheinungen bei erzwungener monocularer Dominanz im binokularen Sehakt. Albrecht v. Graefes Arch. Ophthal. **155**, 413—432 (1954). — **Siebeck, R.,** u. **P. Krüger:** Die histologische Struktur der äußeren Augenmuskeln als Ausdruck ihrer Funktion. Albrecht v. Graefes Arch. Ophthal. **156**, 637—652 (1955). — **Siebert, E. O.:** Beiträge zur Histologie der Nickhaut und zur Entwicklung ihres Sinnesepithels bei der Taube. Z. Zellforsch. **19**, 562—582 (1933). — **Siedeck, H.:** Das vegetative System und pathologische Kreislaufreaktionen. Wien. klin. Wschr. **63**, 157—161 (1951). — **Sieder, H.:** Über die Augenlider bei Zwillingen. Z. menschl. Vererb.- u. Konstit.-Lehre **22**, 304—341 (1938). — **Sieker, H. O.,** and **J. B. Hickam:** Normal and impaired retinal vascular reactivity. Circulation **7**, 79—83 (1953). — **Sigelman, S., C. H. Dohlman,** and **J. S. Fiedenwald:** Mitotic and wound-healing activities in the rat corneal epithelium. Influence of vatious hormones and endocrine glands. Arch. Ophthal. **52**, 751—757 (1954). — **Siggia, S.:** Sulla capacità retino-formativa del tapetum embrionale. Arch. ital. Anat (Roma) **40**, 346—355 (1938). — **Siliato, F.:** Experimental study of the mucolytic action in vivo of hyaluronidase in the cornea. Ann. Ottal. **78**, 241—250 (1952). ~ Alterazioni istologiche dell'orbicolo ciliare in alcune affezioni del globo oculare. Ann. Ottal. **82**, 1—30 (1956). — **Silverstein, A. M., S. Welter**, and **L. E. Zimmermann:** Studies on experimental ocular hypersensitivity to simple chemicals. Amer. J. Ophthal. **50**, 935—943 (1960). — **Simic, V.,** u. **O. Jablan-Pantič:** Morphologischer Beitrag über den Mechanismus des dritten Augenlids bei den Hausvögeln. Anat. Anz. **106**, 76—85 (1959). — **Simon, C.,** and **I. Goldstein:** New scientific method of identification. N.Y. St. J. Med. **35**, 901—906 (1935). — **Simone, S. de:** Richerche sulla fosfatasi alcaline della cornea di coniglio in condizioni di cheratite neuroparalitica sperimentale. Arch. Ottal. **62**, 77—82 (1958). — **Simonelli, M.:** The permeability of the blood-aqueous barrier. G. ital. Oftal. **1**, 317—330 (1948a). ∼ The permeability of the blood-aqueous barrier. G. ital. Oftal. **1**, 432—449 (1948b). ∼ The permeability of the blood-aqueous barrier. Atti 37. Congr. Soc. ottal. ital. **10**, 324—326 (1948c). ∼ Permeability of the hemato-ophthalmic barrier. G. ital. Oftal. **2**, 329—334 (1949). ∼ Influence of hyaluronidase on the permeability of the blood-aqueous barrier. G. ital. Oftal. **5**, 236—240 (1952). — **Simonelli, M.,** e **G. Adreani:** Sulle manifestazioni oculari del diabete sperimentale da allossana (nota preventiva). G. ital. Oftal. **1**, 132—134 (1948). — **Sin-iké, T.:** On the origin of pigment in the eye of the chick embryo. Okajimas Folia anat. jap. **18**, H. 4/5, 371—376 (1939). — **Singh-Hayreh, S.:** The ophthalmic artery. III. Branches. Brit. J. Ophthal. **46**, 212—247 (1962). — **Singh-Hayreh, S.,** and **R. Dass:** The central artery of the retina. I. Origin and course. Brit. J. Ophthal. **44**, 193—212 (1960). ∼ II. A study of its distribution and anastomosis. Brit. J. Ophthal. **44**, 280—299 (1960). ∼ The ophthalmic artery. I. Brit. J. Ophthal. **46**, 65—98 (1962a). ∼ The ophthalmic artery. II. Brit. J. Ophthal. **46**, 165—185 (1962b). — **Sjodin, R. A.:** The behavior of brain and retinal tissue in mortality of the early chick embryo. Anat. Rec. **127**, 591—610 (1957). — **Sjöstrand, F. S.:** The ultrastructure of the retinal rods of the guinea pig eye. J. appl. Phys. **19**, 1188 (1948). ∼ An electron microscope study of the retinal rods of the guinea pig eye. J. cell. comp. Physiol. **33**, 383—404 (1949a). ∼ On multiple membrane structures in the retinal rods of the guinea pig eye and in nerve tissue. Proceedings of the Delft Congress on Electron Microscopy 1949b, p. 144—149. ∼ Electron microscopy of retinal rods. J. cell. comp. Physiol. **33**, 383—405 (1949). ∼ The ultrastructure of the retinal synapses of the Guinea pig eye. J. appl. Phys. **24**, 1422 (1953a). ∼ The ultrastructure of the outer segments of rods and cones of the eye as revealed by the electron microscope. J. cell comp. Physiol. **42**, 15—44 (1953b). ∼ The ultrastructure of the inner segments of the retinal rods of the guinea pig eye as revealed by electron microscopy. J. cell. comp. Physiol. **42**, 45—70 (1953c). ∼ Recent advances in the biological applications of the electron microscope. Proc. of the III. Intern. Conf. on Electr. Micr. 1954a, p. 26—37. ∼ Synaptic structures of the retina of the mammalian eye. Proc. of the Int. Conf. on Electr. Micr. 1954b, p. 428—431. ∼ Some observations on the structure of the retinal receptors of the toad eye as revealed by electron microscopy. Proc. Stockholm Conf. Electronmicr. 1956, p. 194—196. ∼ The ultrastructure of cells as revealed by the electron microscope. Int. Rev. Cytol. **5**, 455—533 (1956a). ∼ Die Elektronenmikroskopie als morphologische Untersuchungstechnik. Verh. der Anat. Ges. 53. Verslg Stockholm 1956b. ∼ Ultrastructure of retinal rod synapses of the guinea pig eye as revealed by three-dimensional reconstructions from serial sections. J. Ultrastruct. Res. **2**, 122—170 (1958). ∼ The ultrastructure of the retinal receptors of the vertebrate eye. Ergebn. Biol. **21**, 129—160 (1959). ∼ Morphology of ordered biological structures. Radiat. Res., Suppl. **2**, 349—386 (1960). ∼ Electron microscopy of the retina. Anat. Rec. **136**, 278 (1960). ∼ Topographic relationship between neurons, synapses and glia cells. In: The visual system: Neurophysiology and Psychophysics, ed. by R. Jung and H. Kornhuber, Sympos. Freiburg 1960. Berlin-Göttingen-Heidelberg: Springer 1961a. ∼ Electron microscopy of the retina. In: The Structure of the Eye, ed. G. K. Smelser. New York: Academic Press 1961b. ∼ In vitro and in vivo fixation of the retina for electron microscopy. Proc. 5th Intern. Conf. Electron. micr. Philadelphia 1962. — **Sjöstrand, F. S.,** and **L. G. Elfvin:** Some observations on the structure of the retinal receptors of the toad eye as revealed by the electron microscope. Proc. Stockh. Conf. on Electr. Micr. 1956, p. 194—196. — **Sjöstrand, F. S., J. B. Finean,** and **E. Steinmann:** Submicroscopic organization of some layered lipoprotein structures. (Nerve myelin, retinal rods and chloroplasts.) Exp. Cell Res. **5**, 557—559 (1953). — **Skeller, H.:** Anthrop. and ophthal. studies on the Angmagssalik eskimos. Copenhagen 1954. — **Slyke, D. D. van:** Factors affecting the distribution of electrolytes water, and gases in the animal body. Philadelphia 1926. — **Smelser, G. K.:** A comparative study of experimental and clinical exophthalmos. Amer. J. Ophthal. **20**, 1189—1203 (1937). ∼ The histology of orbital and other fat tissue deposits in animals with experimentally produced exophthalmos. Amer. J. Path. **15**, 341—352 (1939). ∼ Changes induced in the Harderian gland of the guinea pig by injection of hypophyseal extracts. Anat. Rec. **86**, 41—55 (1943). ∼ Relation of factors involved in maintenance of optical properties of cornea to contact-lens wear. Arch. Ophthal. **47**, 328—343 (1952). ∼ The anatomical and physiological aspects of corneal surgery. Bull. N.Y. Acad. Med. **34**, 641—648 (1958). ∼ The importance of the epithelium in the synthesis of the sulfated ground substances in corneal connective tissue. Trans. N.Y. Acad. Sci., Ser. II, **21**, 575—577 (1959). ~ Role of the epithelium in incorporation of sulphate in the corneal connective tissue. In: The Transparency of the Cornea, Symposion, p. 125—130. Paris: Masson & Cie. 1960 b. ~ Diskussionsbemerkung in „Glaucoma", 5. Conf., Macy-Foundation N.Y. 1961, p. 77 ff. ~ Comparative physiology of fish and mammalian corneas: Swelling properties of aquatic corneas. Proctor Lecture, 1961. Invest. Ophthal. **2** (1962). — **Smelser, G. K.,** and **D. K. Chen:** A comparative study of the structure and hydration properties of corneas adapted to air and aquatic environments. Acta Conc. ophthal. **17**, 490—499 (1954). ~ Physiological changes in cornea induced by contact lenses. Arch. Ophthal. **53**, 676—679 (1955). — **Smelser, F. K.,** and **T. Ishikawa:** Experimental analysis of the fine structure of the iris. 19. internat. Congr. of Ophthal., New Delhi 1962. — **Smelser, G. K.,** and **V. Ozanics:** Importance of atmospheric oxygen for maintenance of optical properties of human cornea. Science **115**, 140 (1952). ~ The effect of the harderian and lacrimal glands upon regeneration of the corneal epithelium. Amer. J. Ophthal. **36**, No 11, 1545—1550 (1953 a). ~ Structural changes in cornea of guinea pigs after wearing contact-lenses. Arch. Ophthal. **49**, 335—340 (1953 b). ~ Effect of thyroid on mitosis and regeneration in corneal epithelium. J. cell. comp. Physiol. **43**, 107—117 (1954). ~ Further studies on the nature of the exophthalmos producing principles in pituitary extracts. Amer. J. Ophthal. **39**, No 2, part II, 146—155 (1955). ~ Studies on the differentiation of the cornea and sclera of the rabbit. Anat. Rec. **124**, 362 (1956). ~ Distribution of radioactive sulfate in the developing eye. Amer. J. Ophthal. **44** (II), 102—110 (1957). ~ Morphologic and functional development of the cornea. Amer. J. Ophthal. **47**, 100—101 (1959 a). ~ Hydrophilia of the orbital connective tissue in experimental exophthalmus. Amer. J. Ophthal. **47**, part II, 380—386 (1959 b). ~ The effect of vascularization on the metabolism: Of the sulfated mucopolysaccharides and swelling properties of the cornea. Amer. J. Ophthal. **48**, part II, 418—426 (1959 c). ~ Morphological and functional development of the cornea. In: The Transparency of the cornea, Symposion, Paris 1960, p. 23—40, hrsg. St. Duke-Elder u. E. S. Perkins. — **Smelser, G. K., V. Ozanics,** and **F. T. Zugibe:** The production of exophthalmus in the absence of adrenal and ovarian hormones. Anat. Rec. **131**, 701—715 (1958). — **Smelser, G. K.,** and **R. L. Pfeiffer:** Influence of grenz rays on cell division and wound healing in the corneal epithelium. Arch. Ophthal. **39**, 1—8 (1948). — **Smith, D.:** Melanin pigment in the epithelium of the retina of the embryo chick's eye studied in vivo and in vitro. Anat. Rec. **18**, 260 (1920). — **Smith, G. G.,** and **C. D. Baird:** Survival time of retinal cells when deprived of their blood supply by increased intraocular pressure. Amer. J. Ophthal. **35**, part II, 133—136 (1952). — **Smith, H. E.:** Accommodative defect following atmospheric concussion. Amer. J. Ophthal. **32**, 959—965 (1949). ~ Correlation of the anatomy factors concerned in the ophthalmoscopic appearance of retinal hemorrhages. Amer. J. Ophthal. **31**, 453—458 (1950). — **Smith, J. E.:** On the nervous system of the starfish Marthasterias glacialis (L.). Phil. Trans. B **227**, 112—173 (1937). — **Smith, J. H.:** The blood-aqueous barrier in hydrophthalmic rabbits. Ophthalmologica (Basel) **108**, 293—297 (1944). — **Smith, Priestly:** On the eye of the ox and its internal blood vessels. Brit. J. Ophthal. **5**, 385—410 (1921). — **Smith, R. S.:** The development of mast cells in the vascularized cornea. Arch Ophthal. **66**, 383—390 (1961). — **Smits, G.:** Quantitative interrelationships of the chief components of some connective tissues during foetal and post-natal development in cattle. Biochim. biophys. Acta (Amst.) **25**, 542—548 (1957). — **Snell jr., A. C.:** Reactions of the iris to injury. Trans. Amer. ophthal. Soc. **53**, 489—518 (1955). — **Snessarev, P. E.:** On the "construction" of the cornea, considered in the light of the dynamics of the intermediary fibrillar substance. Arkh. Anat. Histol. Embriol. **21**, 209—240 (1939) (russ.-engl. Zus.fass.). — **Sobanski, J.:** Eine schiefergraue Sehnervenpapille. Klin. Mbl. Augenheilk. **102**, 709—718 (1936). ~ Der Blutkreislauf in der Netzhaut unter physiologischen Bedingungen. Albrecht v. Graefes Arch. Ophthal. **135**, 372—382 (1936). — **Sommers, I. G.:** Histology and histopathology of the eye and its adnexa, 790 S. New York: Grune & Stratton 1949. — **Sondermann, R.:** Beitrag zur Frage der Resorptionswege aus der Vorderkammer. Ber. 48. Zusammenk. der Dtsch. Ophthal. Ges. Heidelberg 1930, S. 171—181. ~ Über Entstehung, Morphologie und Funktion des Schlemmschen Kanals. Acta ophthal. (Kbh.) **11**, 280—289 (1933). ~ Beitrag zur Kenntnis der Irisentwicklung. Albrecht v. Graefes Arch. Ophthal. **133**, H. 1, 67—74 (1934). ~ Beitrag zur Kenntnis der Entwicklung und Bedeutung der Vv. vorticosae. Albrecht v. Graefes Arch. Ophthal. **141**, 598—603 (1940). ~ Über die Entwicklung der Augenmuskulatur. Ber. 54. Zusammenk. der Dtsch. Ophthal. Ges. Heidelberg 1948. Zbl. ges. Ophthal. **50**, 199—206 (1948). ~ Über die Entwicklung des Hornhautendothels. Klin. Mbl. Augenheilk. **115**, 172—181 (1949 a). ~ Über die Pigmententwicklung im Auge. Dtsch. Gesundh.-Wes. **4**, H. 30, 1154 (1949 b). ~ Über die Entwicklung des Hornhautendothels. Albrecht v. Graefes Arch. Ophthal. **149**, 690—694 (1949 c). ~ Die einheitliche Entwicklungsgrundlage von Cornea, Sclera und der uvealen Organe. Verh. der Dtsch. Ophthal. Ges. 55. Kongr. 1949, 41—44 (1950 a). ~ Über die Pigmententwicklung im Auge. Albrecht v. Graefes Arch. Ophthal. **150**, 580—591 (1950 b). ~ Die Bedeutung der Vererbung für die Entwicklung der Myopie. Albrecht v. Graefes Arch. Ophthal. **151**, 200—208 (1950 c). ∼ Beitrag zur Frage der Myopiegenese. Klin. Mbl. Augenheilk. **117**, 573—578 (1950 a). ∼ Beitrag zur Genese und Prophylaxe der Myopie. Ber. 56. Zusammenk. der Dtsch. Ophthal. Ges. 1950 e, S. 96—99. ∼ Über die biologische Bedeutung des mesenchymalen Augenpigments. Ophthalmologica (Basel) **122**, 166—171 (1951 a). ∼ Entwicklungsmechanik und Augenentwicklung. Albrecht v. Graefes Arch. Ophthal. **151**, 380—383 (1951 b). ∼ L'importance du mécanisme ontogénétique dans le développement de l'œil. Bull. Soc. Ophthal. Fr. **65**, 680—682 (1952 a). ∼ Gefäße als Entwicklungsgrundlage des Trabeculum uveosclerale. 57. Zskft. D. Ophth. Ges. Heidelberg, 283—284 (1952 b). ∼ Die Entstehung des normalen Augendrucks. Ophthalmologica (Basel) **124**, 141—157 (1952 c). — **Sorsby, A.:** Genetics in ophthalmology. London 1951. — **Sorsby, A., D. Benjamin, and M. Sheridan:** Refraction and its components, etc. M.R.C. Special Rep., London 1960. — **Sorsby, A., D. Benjamin, M. Sheridan, and R. Tanner:** Emmetropia and its aberrations. M.R.C.Special Rep., No. 293, London 1957. — **Sorsby, A., P. C. Koller, M. Attfield, J. B. Davey, and D. R. Lucas:** Retinal dystrophy in the mouse: histological and genetical aspects. J. exp. Zool. **125**, 171—197 (1954). — **Sorsby, A., and A. D. O'Connor:** Measurement of diameters of living eye by means of x-rays. Nature (Lond.) **156**, 779—780 (1945). — **Sorsby, A., and M. Sheridan:** The eye at birth: Measurement of the principal diameters in forty-eight cadavers. J. Anat. (Lond.) **94**, 192—197 (1960). — **Sorsby, A., J. Stone, G. A. Leary, and M. Sheridan:** Changes in the depth of the anterior chamber and in the radius of curvature of the front surface of the lens during growth. Observations on the rabbit. Brit. J. Ophthal. **44**, 467—471 (1960). — **Sousa, M. de:** Histologische Beobachtungen an der menschlichen vitalgefärbten Bindehaut. Klin. Mbl. Augenheilk. **104**, 174—195 (1940). — **Spackman, E. W.:** X-ray studies of the nasolacrimal duct. Amer. J. Ophthal. **21**, 518—524 (1938). — **Spadavecchia, V.:** La regolazione nervosa della cornea. Ann. Ottal. **77**, 353—358 (1951). — **Spanner, R.:** Zur Anatomie arteriovenöser Anastomosen. Verh. der Dtsch. Ges. für Kreislaufforsch., 18. Tagg, Nauheim 1952, S. 257—277. ∼ Handatlas der Anatomie. Leipzig: S. Hirzel 1954. ∼ Bilder zum Feinbau der Regulatoren der terminalen Strombahn (mit Ausblick auf ähnliche Mechanismen am Auge). 61. Zusammenk. Dtsch. Ophthal. Ges. u. Dtsch. Allergieforsch., Heidelberg 1957. Ber. Dtsch. Ophthal. Ges. 1958, S. 138—153. — **Speakman, J. S.:** The development and structure of the normal trabecular meshwork. Proc. roy. Soc. Med. **52**, 72 (1959 a). ∼ Aqueous outflow channels in the trabecular meshwork in man. Brit. J. Ophthal. **43**, 129—138 (1959 b). ∼ Endothelial cell vacuolation in the cornea. Brit. J. Ophthal. **43**, 139—146 (1959 c). — **Speakman, J. S.:** Stain permeability and ultrastructure of the corneal endothelium. Arch. Ophthal. **62**, 882—888 (1959 d). ∼ Drainage channels in the trabecular wall of Schlemm's canal. Brit. J. Ophthal. **44**, 513—523 (1960). ∼ The structure of the trabecular meshwork in relation to the pathogenesis of open angle glaucoma. Canad. med. Ass. J. **84**, 1066—1074 (1961). ∼ Nodular dystrophy of the trabecular meshwork. Brit. J. Ophthal. **46**, 31—39 (1962). — **Speakman, J. S., and T. S. Leeson:** Site of obstruction to aqueous outflow in chronic simple glaucoma. Brit. J. Ophthal. **46**, 321—335 (1962). — **Speckmann, H. M.:** Cornealzellen in Gewebekultur. Ned. T. Geneesk **1941**, 4015—4016 [Holländisch]. — **Spelsberg, W. W., and G. B. Chapman:** Fine structure of human trabeculae. Arch. Ophthal. **67**, 773—784 (1962). — **Spence, K. W.:** Visual acuity and its relation to brightness in chimpanzee and man. J. comp. Psychol. **18**, 333—361 (1934). ∼ Analysis of the formation of visual discrimination habits in chimpanzee. J. comp. Psychol. **23**, 77—100 (1937). ∼ Extra-epidermal and supernumerary lenses in association with cyclopean eyes in Amblystoma embryos. Anat. Rec. **85**, 413—425 (1943). — **Sperling, G.:** Die Form der apokrinen Haardrüsen des Menschen. Z. mikr.-anat. Forsch. **38**, 241—252 (1935). — **Sperry, R. W.:** Optic nerve regeneration with return of vision in anurans. J. Neurophysiol. **7**, 57—69 (1944). ∼ Restoration of vision after crossing of optic nerves and after contralateral transplantation of eye. J. Neurohistol. **8**, 15—28 (1945). — **Spooner, J. D.:** Ocular anatomy, 226 p. London: Hatton Press, Ltd. 1957. — **Sprocetti, F.:** Sulla struttura delle ghiandole di Bowman. Clin. otorinolaring. **3**, 239—256 (1951). — **Squire, C., and W. K. McEwen:** The effect of iron compounds on rabbit vitreous. Amer. J. Ophthal. **46**, 356—358 (1958). — **Staderini, C.:** Über die Abflußwege des Humor aqueus. Albrecht v. Graefes Arch. Ophthal. **37**, 86—124 (1891). — **Staderini, R.:** Aspetti della struttura e delle connessioni del chiasma, del tratto ottico e del nervo ottico, nell'uomo e negli animali. Anat. Anz. **84**, (Ergänzungsh.) 108 (1937). — **Stammer, A.:** Beiträge zur Kenntnis des Ganglion ciliare des Hundes. Acta biol. (Szeged), N.S., **2**, 219—234 (1956). — **Stanworth, A.:** The cornea in polarized light. (Preliminary communication.) Brit. J. Ophthal. **33**, 485—490 (1949). ∼ Polarized light studies of the cornea. II. The effect of intra-ocular-pressure. J. exp. Biol. **30**, 164—169 (1953). — **Stanworth, A., and E. J. Naylor:** The polarization optics of the isolated cornea. Brit. J. Ophthal. **34**, 201—211 (1950). ∼ Polarized light studies of the cornea. I. The isolated cornea. J. exp. Biol. **30**, 160—163 (1953). —

Starck, D.: Vergleichende Entwicklungsgeschichte der Wirbeltiere. Fortschr. Zool., N.F. **9** (1945—1950), 249—367 (1952). ~ Morphologische Untersuchungen am Kopf der Säugetiere, besonders der Prosimier. Z. wiss. Zool. **157**, 169—219 (1954). — **Stargardt, K.:** Kurzsichtigkeit bei Affen. Arch. vergl. Ophthal. **2**, 27—36 (1912). — **Staubesand, J.:** Zur Anatomie menschlicher Glomusorgane. Verh. Anat. Ges. 49. Verslg Heidelberg 1951. ~ Eigenarten des Gefäßmusters bei räumlicher und bei flächenhafter Ausbreitung der arteriellen Strombahn in Organen. Verh. dtsch. Ges. Kreisl.-Forsch. **22**, 263—267 (1956). ~ Der Raumfaktor als prägendes Prinzip des präterminalen Strombahn-Musters. Europ. Konf. Mikrozirkulation, Hamburg. Bibl. anat. (Basel) **1**, 317—322 (1961). ~ Zum Feinbau des Corneaendothels. Verh. Anat. Ges. 57. Verslg Hamburg 1961b, Erg.-Bd. Anat. Anz. **111**, p. 394 (1962). ~ Pinozytose und Permeabilität markiert durch Gold- und Fe-III-Sole. Verh. Anat. Ges. 57. Vers. Hamburg. Anat. Anz., Suppl. **111**, 393 (1962b). ~ Zur Histophysiologie des Herzbeutels. Z. Zellforsch. **58**, 915—952 (1963). — **Staudacher, E. V.:** Sull'innervazione delle vie lacrimali di deflusso nell'uomo. Arch. Fisol. **39**, 153—163 (1939a). ~ Sull'innervazione e sulla fisiologia delle vie lacrimali di deflusso. Atti Soc. ital. Anat. 8 Conv., Monit Zool. ital. **49** Suppl., 192—194 (1939b). — **Stauffenegger, U.:** Norm und Normabweichungen von Netzhautmitte und Papille im ophthalmoskopischen Bild beim 5—6jährigen Kinde. Acta anat. (Basel) **30**, 802—815 (1957). — **Stebbins, R. C.,** and **R. M. Eakin:** The role of the "third eye" in reptilian behaviour. Amer. Museum Novitates No 1870 (1958). — **Steele, E. J.,** and **M. J. Blunt:** The blood supply of the optic nerve and chiasma in man. J. Anat. (Lond.) **90**, 486—493 (1956). — **Stefanelli, A.:** A proposito dei rapporti delle fibrille nervose con le cellule connettive della cornea. Monit. zool. ital. Anno **49**, 208—215 (1938). — **Stegemann, Jürgen:** Über den Einfluß sinusförmiger Leuchtdichteänderungen auf die Pupillenweite. Pflügers Arch. ges. Physiol. **264**, 113—122 (1957a). ~ Die Naheinstellungsreaktion der Pupille als Folgeregelung. Pflügers Arch. ges. Physiol. **265**, 382—388 (1957b). — **Steiff, E. B.:** Dysplasie marginale postérieure de la cornée dans le cadre des malformations irido-cornéennes. Ophthalmologica (Basel) **118**, 815—827 (1949). — **Stein, H. A., K. G. Wakim,** and **C. W. Rucker:** In vivo studies on the choroidal circulation of rabbits. Arch. Ophthal. **56**, 726—735 (1956). — **Steindorf, K.:** Deskriptive Anatomie des Auges der Wirbeltiere und des Menschen. Tabul. biol. ('s-Grav.) **22**, 166—297 (1947). — **Stella, P.:** Sulla fine struttura della porzione ciliare della retina in condizioni normali e patologiche sperimentali. Boll. Oculist. **5**, 31—52 (1926). ~ **Stenhouse, St. D.,** and **P. G'Espinasse:** Regeneration of the lens of the eye in the rabbit. Nature (Lond.) **183**, 1815 (1959). — **Stenström, S.:** Untersuchungen über die Variation und Konvariation der optischen Elemente des menschlichen Auges. Acta ophthal. (Kbh.), Suppl. **26**, 1—103 (1946); — Med. Diss. Uppsala 1946a. ~ Über die nomographische Berechnung von Röntgenlokalisationswerten. Acta radiol. (Købh.), Suppl. **26**, 339—344 (1946b). — **Stepanik, J.:** Tonographie und Glaukomforschung. Klin. Mbl. Augenheilk. **127**, H. 1, 40—50 (1955). — **Stephanik, J.,** and **R. A. Kemper:** Outflow of aqueous humor. Arch. Ophthal. **51**, 671—680 (1954). — **Stern, L.:** La barrière hématoencéphalique. J. belge Neurol. Psychiat. **34**, 601—607 (1934). — **Steyn, W.:** Ultrastructur of pineal eye of Cordylus polyzonus. Nature (Lond.) **183**, 764 (1959). ~ Ultrastructure of pineal eye sensory cells. Nature (Lond.) **183**, 764—765 (1959). ~ Electron microscopic observations on the epiphysial sensory cells in lizards and the pineal sensory cell problem. Z. Zellforsch. **51**, 735—747 (1960). ~ Observations on the ultrastructure of the pineal eye. J. roy. micr. Soc. **79**, 47—58 (1960). ~ **Steyn en S. W.:** Verdere lig- en electronenmikroskopie van die derde oog met aanmerkings oor sy termoregulatieve funktie. Cimbebasia. Swa navors. 1962. — **Stieve, R.:** Über den Bau des menschlichen Ciliarmuskels, seine Veränderungen während des Lebens und seine Bedeutung für die Akkommodation. Anat. Anz. **97**, 69—79 (1949a). ~ Über den Bau des menschlichen Ciliarmuskels, seine physiologischen Veränderungen während des Lebens und seine Bedeutung für die Akkommodation. Z. mikr.-anat. Forsch. **55**, 3—88 (1949b). — **Stilo, A.:** Studio sulle fibre reticolari della palpebra umana. Boll. Oculist. **15**, 569—579 (1936). — **Stocker, F. W.:** Experimental studies on the blood-aqueous barrier. Arch. Ophthal. **36**, 612—616 (1946). ~ Endothelium of cornea and its clinical implications. Trans. Amer. ophthal. Soc. **51**, 669—786 (1953). — **Stocker, F. W.,** and **R. E. Prindle:** A new type of pigment line in the cornea. Amer. J. Ophthal. **27**, 341—345 (1944). — **Stockmann, H.:** Augenfarbe. Klin. Mbl. Augenheilk. **100**, 692—714 (1938). — **Stöcklin, P.:** Normvarianten der Morphologie der kindlichen Linse. Albrecht v. Graefes Arch. Ophthal. **158**, 346—359 (1957). — **Stöhr, Ph.:** Über die Innervation der Pialscheide des Nervus opticus beim Menschen. Anat. Anz. **55**, 298—302 (1922). ~ Zusammenfassende Ergebnisse über die Endigungsweise des vegetativen Nervensystems. I. Mitt. Acta neuroveg. (Wien) **10**, 21—32 (1954). — **Stöhr jr., Ph.:** Handbuch der mikroskopischen Anatomie des Menschen, Bd. 4, S. 5. Berlin-Göttingen-Heidelberg: Springer 1957. — **Stone, L. S.:** Return of vision in transplanted adult salamander eyes after seven days of refrigeration. Arch. Ophthal. **35**, 135—144 (1946). ~ Functional polarization in developing and regenerating retinae of transplanted eyes. Ann. N.Y. Acad. Sci. **49**, 856—866

(1948). ~ Regeneration of the neural portion of the retina from pigment cells in adult urodele eyes. Proc. Soc. exp. Biol. (N.Y.) **72**, 382—384 (1949). ~ The role of retinal pigment cells in regeneration neural retinae of adult salamander eyes. J. exp. Zool. **113**, 9—26 (1950a). ~ Development of normal and reserved vision in transplanted eyes. Acta XVI. Congr. Ophthal. Britannia 1950b. ~ Neural retina degeneration followed by regeneration from surviving retinal pigment cells in grafted adult salamander eyes. Anat. Rec. **106**, 89—110 (1950c). ~ An experimental study of the inhibition and release of lens regeneration in adult eyes of Triturus viridescens viridescens. J. exp. Zool. **121**, 181—223 (1952). ~ An experimental study of the inhibition and release of lens regeneration of Triturus viridescens. J. exp. Zool. **121**, 181—224 (1952). ~ Normal and reversed vision in transplantated eyes. Arch. Ophthal. **49**, 28—35 (1953) ~ Lens regeneration in secondary pupils experimentally produced in eyes of the adult newt, Triturus v. viridescens. J. exp. Zool. **127**, 463—492 (1954a). ~ Further experiments on lens regeneration in Triturus v. viridescens. Anat. Rec. **120**, 599—624 (1954b). ~ Regeneration of the iris and lens from retina pigment cells in adult newt eyes. J. exp. Zool. **129**, 505—534 (1955). ~ Further experiments on lens regeneration from retina pigment cells in adult newt eyes. J. exp. Zool. **136**, 75—87 (1957a). ~ Regeneration of iris and lens in hypophysectomized adult newts. J. exp. Zool. **136**, 17—33 (1957b). ~ Inhibition of lens regeneration in newt eyes by isolating the dorsal iris from the neural retina. Anat. Rec. **131**, 151—172 (1958). ~ Return vision and functional polarization in retinae of transplanted eyes. Trans. ophthal. Soc. U.K. **79**, 471—475 (1960). — **Stone, L. S.,** and **R. R. Chace:** Experimental studies on the regenerating lens and the eye in adult Triturus viridescens. Anat. Rec. **79**, 333—348 (1941). — **Stone, L. S.,** and **F. L. Dinnean:** Experimental studies on the relation of the optic vesicle and cup to lens formation in Amblystoma punctatum. J. exp. Zool. **83**, 95—125 (1940). — **Stone, L. S.,** and **F. S. Ellison:** Return of vision in eyes exchanges between adult salamanders of different species. J. exp. Zool. **100**, 217—227 (1945). — **Stone, L. S.,** and **B. H. Griffith:** Regeneration of the iris and lens in eyes of adult Triturus v. viridescens. J. exp. Zool. **127**, 153—180 (1954a). — **Stone, L. S.,** and **P. Sapir:** Failure of the iris in amphibia and fishes to induce lens formation in grafts of regenerating tail blastema. Anat. Rec. **70** (Suppl. 3), 75 (1938). ~ Experimental studies on the regeneration of the lens in the eye of anurans, urodeles and fishes. J. exp. Zool. **85**, 71—101 (1940). — **Stone, L. S.,** and **H. Steinitz:** Regeneration of neural retina and lens from retina pigment cell grafts in adult newts. J. exp. Zool. **135**, 301—316 (1957). — **Stone, L. S.,** and **I. S. Zaur:** Reimplantation and transplantation of adult eyes in the salamander (Triturus viridescens) with return of vision. J. exp. Zool. **85**, 243—269 (1940). — **Stotler, W. A.:** Innervation of the intrinsic muscles of the eye: An experimental study. Proc. Soc. exp. Biol. (N.Y) **36**, 576—577 (1937). — **Strampelli, J.,** and **A. Posarelli:** Acqueo, vitreo e pigmento uveo retinico al microscopio elettronico. R.C. Ist. sup. Sanità **14**, 845—854 (1951). — **Strangeways, T. S. P.,** and **H. S. Fell:** Experimental studies on the differentiation of embryonic tissue growing in vivo and in vitro. II. The development of the isolated early embryonic eye for the fowl when cultivated in vitro. Proc. roy. Soc. B. **100**, 273—283 (1926). — **Straub, W.:** Das Elektroretinogramm. Bücherei des Augenarztes, H. **36**, 1—200 (1961). — **Strauss, A.:** Über die Bleichung des Melanins. Z. wiss. Mikr. **49**, 123—125 (1932). — **Strauss, K.:** Mechanische Faktoren bei der Entstehung und Behandlung der Netzhautablösung. Inaug.-Diss. 1959. — **Strebl, F.:** Beitrag zur Kenntnis des histologischen Baues der Retina und deren Größenunterschiede bei einigen Kalt- und Warmblütern. Med. Diss. Wien 1956. — **Strebel, J.:** Über die Mechanik des Akkommodationsvorganges und die Wirkungsweise der drei Fasersysteme des Ciliarmuskels zur Widerlegung der Diskontinuitätstheorien. Klin. Mbl. Augenheilk. **95**, 235—246 (1935). — **Streeten, B. W.:** The sudanophilic granules of the human retinal pigment epithelium. Arch. Ophthal. **66**, 391—398 (1961). — **Streeter, G. L.:** Developmental horizons in human embryos, — description of age groups XIX, XX, XXI, XXII and XXIII, being fifth issue of survey. Publ. 592, Contr. Embryol. Carneg. Instn **34**, 165—196 (1951). — **Streiff, E. B.,** et **J. Babel:** Gérontologie et gériatrie du fond de l'œil. Fortschr. Augenheilk. **13**, 1—75 (1963). — **Streiff, J.:** Beobachtungen und Gedanken zum Heterochromieproblem. Klin. Mbl. Augenheilk. **62**, 353—362 (1919). ~ Revision älterer und neuerer Befunde zum Verständnis der echten Frühheterochromie. Klin. Mbl. Augenheilk. **88**, 751—761 (1932). — **Strelin, G. S.:** Histologische Veränderungen im Hornhautepithel des Frosches nach totaler bzw. partieller Röntgenbestrahlung. Dokl. Akad. Nauk SSSR **74**, 1283—1286 (1950) [Russisch]. — **Ströer, W. F. H.:** Über den Faserverlauf in den optischen Bahnen bei Amphibien. Proc. kon. ned. Akad. Wet. **42**, 649—656 (1939). ~ Zur vergleichenden Anatomie des primären optischen Systems bei Wirbeltieren. Z. Anat. Entwickl.-Gesch. **110**, 301—321 (1940). — **Strömberg, E.:** Über Refraktion und Achsenlänge der menschlichen Augen. Acta Ophthal. (Købh.) **14**, 281—293 (1937). — **Strojeva, O. G.:** The role of mitochondria in the development of the eye crystalline lens. Dokl. Akad. Nauk USSSR **125**, 461—465 (1959) [Russisch]. —

Strother, G. K.: Absorption spectra of retinal oil globules in turkey, turtle and pigeon. Exp. Cell Res. **29**, 349—355 (1963). — **Strugger, S.:** Fluorescenzmikroskopie und Mikrobiologie. Hannover: Schaper 1949. — **Strughold, H.,** and **M. Karbe:** Vitale Färbung des Auges und experimentelle Untersuchung der gefärbten Nervenelemente. Z. Biol. **83**, 297—308 (1925). — **Studnitz, G. v.:** Zur Adaptation der Stäbchen und Zapfen. Zool. Jb. **54**, 119—156 (1934). ~ Neue Reizleitungsprobleme vom Wirbeltierauge. Z. Naturw. **91**, 177—184 (1937). ~ Ölkugeln, Zapfensubstanz und Farbensehen. Z. vergl. Physiol. **28**, 165—179 (1940a). ~ Die Ölkugeln der Zapfen und des Pigmentepithels und die Regeneration von Zapfensubstanz und Sehpurpur. Pflügers Arch. ges. Physiol. **243**, 181—205 (1940b). ~ Zapfensubstanz und Sehpurpur. Naturwissenschaften **29**, 65—77 (1941). ~ Über das Farbsehen der Wirbeltiere. Klin. Mbl. Augenheilk. **118**, 225—240 (1951). ~ Physiologie des Sehens, retinale Primärprozesse. Probleme Biologie, Bd. 3. Leipzig 1952. — **Studnitz, G. v., H. J. Neumann** u. **H. K. Loevenich:** Die Natur der Ölkugeln und Sehstoffe. Pflügers Arch. ges. Physiol. **246**, 652—663 (1943). — **Studnitz, G. v., u. H. Wigger:** Neue Untersuchungen an der Netzhaut. Verh. Dtsch. Zool. Ges. 39. Zool. Anz. Suppl. **10**, 257—264 (1937). — **Stutinsky, F.:** Le réflexe «opto-pituitaire» chez la grenouille. Bull. biol. France et Belg. **73**, 385—407 (1939a). ~ Les corrélations opto-pituito-melanocytiques chez la grenouille. Thèses Faculté med. Paris **106**, (1939b). — **Sudakevitch, T.:** The variation in the system of the trunks of the posterior ciliary arteries. Brit. J. Ophthal. **31**, 738—760 (1947). — **Südhof, H., u. H. Kellner:** Physiologie und klinische Bedeutung kohlenhydrathaltiger Körperstoffe. Bibl. paediat. (Basel), Suppl. Ann. paediatr. (Basel) H. 65, 1—104 (1957). — **Suellmann, H.:** The glycolysis of glucose and fructose in the retina. Ophthalmologica (Basel) **106**, 301—311 (1943). — **Süllmann, H.:** Histochemische Untersuchungen über Phosphatase der Cornea. Z. Vitamin-, Hormon- u. Fermentforsch. **1**, 374—380 (1947). ~ Auge und Tränen. In: Physiologische Chemie, hrsg. von B. Flaschenträger u. E. Lehnartz, Bd. II, Teil II, S. 864—948. Berlin-Göttingen-Heidelberg: Springer 1956. — **Süllmann, H., u. P. Payot:** Histochemische Untersuchungen über die alkalische Phosphatase in der Cornea. Ophthalmologica (Basel) **118**, 345—355 (1949). — **Süllmann, H., u. R. Weekers:** Beitrag zur Entstehung der Galaktosekatarakt. Z Augenheilk. **95**, 58—63 (1938). — **Sugar, H. S.:** The mechanical factors in the etiology of acute glaucoma. Amer. J. Ophthal. **24**, 851—873 (1941). — **Sugar, H. S., A. Riazi,** and **R. Schaffner:** The bulbar conjunctival lymphatics and their clinical significance. Trans. Amer. Acad. Ophthal. Otolaryng. **61**, 212—233 (1957). — **Sugita, Y.:** Kolloidchemische Betrachtungen über die feine Struktur der Netzhaut und der Hintergrundsfarbe. Albrecht v. Graefes Arch. Ophthal. **135**, 187—199 (1936). — **Sugito, Y.:** Krystallogische Studie mittels Röntgeninterferenz und anderer Methoden. Albrecht v. Graefes Arch. Ophthal. **136**, 92—99 (1936). — **Sugiura, A.,** and **K. Wakui:** Studies on the block structure of the corneal epithelium, with reference to the mechanism for development of the dendritic keratitis. Acta Soc. ophthal. jap. **64**, 1879—1887 mit engl. Zus.fass. (1960) [Japanisch]. — **Sugiura, S.:** X-ray diffraction of the vitreous. Acta Soc. ophthal. jap. **57**, 336—374 (1953). ~ X-ray diffraction studies of the vitreous (2). Acta Soc. ophthal. jap. **58**, 1119—1127 (1954); **59**, 564—572 (1955). — **Sugiura, S.,** and **K. Wakui:** Polygonal cells in the basal cell layer of the human corneal epithelium, with special reference to their role in movement of the ocular fluid (Japanese). Acta Soc. ophthal. jap. **65**, 2434—2438 (1961). — **Sugiura, S., K. Wakui,** and **E. Kondo:** Comparative anatomical and embryological studies in the polygonal cell system in the epithelial layer of the cornea. Acta Soc. ophthal. jap. **66**, 1016—1033 (1962) [Japanisch]. — **Sugura, S.:** Physio-chemical studies of the virteous. Jap. J. Ophthal. **1**, 7—13 (1957). — **Sumita, R.:** The fine structure of Bruch's membrane of the human choroid as revealed by electron microscopy. J. Electronmicroscopy (Chiba) **10**, 111—118 (1961). ~ Electron microscopic study of the choroid. Report II. The fine structure of the choriocapillary layer and the vascular layer. (Jap.) Acta Soc. Ophthal. Jap. **6**, 122—142 (1962). — **Sundberg, C.:** Das Glykogen in menschlichen Embryonen von 15, 27 und 40 mm. Z. Anat. Entwickl.-Gesch. **73**, 168—246 (1924). — **Sunderland, S.:** A preliminary note on the presence of neuromuscular spindles in the extrinsic ocular muscles in man. Anat. Rec. **103**, 561—562 (1949). — **Sunderland, S.,** and **E. S. R. Hughes:** The pupillo-constrictor pathway and the nerves to the ocular muscles in man. Brain **69**, 301—309 (1946). — **Suran, A. A.,** and **W. K. McEwen:** Diffusion studies with vitreous. Amer. J. Ophthal. **51**, 814—819 (1961). — **Sutulov, L. S.:** Nervenendigungen in der Zwischensubstanz der Retina (Russisch). Vestn. Oftal. **6**, 40—43 (1962). — **Suurküla, J.:** Über die Lymphfollikel der Conjunctiva. Eesti Arst **21**, 152—158 u. dtsch. Zus.fass. 158—159 (1942) [Estnisch]. — **Suzawa, M.:** An observation of the iris structure. J. clin. Ophthal. (Tokyo) **11**, 619—621 u. engl. Zus.fass. (1957) [Japanisch]. — **Suzuki, A.:** Fine structure of normal human conjunctiva. Electron microscopy in ultra-thin section. Acta Soc. ophthal. jap. **60**, 441—459 mit engl. Zus.fass. (1956) [Japanisch]. ~ Fine structure of normal human conjunctiva, as revealed by electron-microscopy in sections, Rep. II. Acta Soc. ophthal jap. **61**, 2254—2264 (1957). — **Svaetichin, G.:** Spectral response curves from single cones. Acta physiol. scand. **39**, Suppl. **134**, 17—46

(1956). — Svaetichin, G., M. Laufer, G. Mitarai, R. Fatehchand, E. Vallecalle, and J. Villegas: Glial control of neuronal networks and receptors. Neurophysiol. and Psychophysic., hrsg. Jung u. Kornhuber. Berlin-Göttingen-Heidelberg: Springer 1961. — Sverdlick, J.: Las neurofibrillas celulas nerviosas retinianas estudiadas con la tincion argentica de Rio Hortega. Arch. Histol. (B.Aires) 3, 133—144 (1946). ~ The origin of the aqueous humor and the secretory activity of the epithelium of the ciliary body. Amer. J. Ophthal. 49, 780—790 (1960). — Swan, K. C., and N. G. White: Corneal permeability. I. Factors affecting penetration of drugs into the cornea. Amer. J. Ophthal. 25, 1043—1058 (1942). — Swift, G. W.: The transverse sinus and its relation to choked disk. Arch. Ophthal. 3, 47—70 (1930). — Swindle, P. F.: The principal drainage channels of the eye. Arch. Ophthal. 17, 420—443 (1937). ~ Events of vascularization and devascularization seen in corneas. Arch. Ophthal. 20, 974—995 (1938). — Sydenstriker, V. P., W. K. Hall, L. L. Bowles, and H. L. Schmidt: The corneal vascularization resulting from deficiencies from amino acids in the rat. J. Nutr. 34, 481—490 (1947). — Sydenstricker, V. P., W. K. Hall, C. W. Hock, and E. R. Pund: Aminoacid and protein deficiencies as causes of corneal vascularization: a preliminary report. Science 103, 194—196 (1946). — Sydenstricker, V. P., H. L. Schmidt jr., and W. K. Hall: Corneal and lenticular changes resulting from amino acid deficiencies in rat. Proc. Soc. exp. Biol. (N.Y.) 64, 59—61 (1947). — Sylvén, B.: The ground substance of connective tissue and cartilage. In: The Biochemistry and Physiology of Bone, ed. by G. H. Bourne, pp. 53—80. New York 1956. — Syndacker, D.: The relation of the volume of the crystalline lens to the depth of the anterior chamber. Trans. Amer. ophthal. Soc. 54, 675—708 (1957). — Sysi, R.: Histo-pathological studies of the blood-vessels of the eye. Brit. J. Ophthal. 33, 739—754 (1949). — Székely, G.: Experimentelle Beeinflussung der Wanderung von Pigmentzellen an Amphibienlarven. Acta morph. Acad. Sci. hung. 3, 465—469 (1953). ~ Zur Ausbildung der lokalen funktionellen Spezifität der Retina. Acta biol. Acad. Sci. hung. 5, 1—2, 158—167 (1954a). ~ Untersuchung der Entwicklung optischer Reflexmechanismen an Amphibienlarven. Acta physiol. Acad. Sci. hung. 6, Suppl. 18 (1954b). ~ Recent investigations into the functional polarity of the retina. Acta biol. Acad. Sci. hung., Suppl. 1, 20 (1957a). ~ Regulationstendenzen in der Ausbildung der „funktionellen Spezifität" der Retinaanlage bei Triturus vulgaris. Wilhelm Roux' Arch. Entwickl.-Mech. Org. 150, 48—60 (1957b). — Szentagothai, J., and Gy. Szekely: Elementary nervous mechanisms underlying optokinetic responses, analyzed by contralateral eye grafts in urodele larvae. Acta physiol. Acad. Sci. hung. 10, 43—55 (1956). — Szepsenwol, J.: The influence of the eyes on the melanophores in amphibian. Anat. Rec. 93, 185—200 (1945). — Szily, A. v.: Über die Entstehung des melanotischen Pigments im Auge der Wirbeltierembryonen und in Choriodealsarkomen. Arch. mikr. Anat. 77, 87 (1911). — Szirmai, J. A.: Studies on the connective tissue of the Cock Comb. I. Histochemical observations on the ground substance. J. Histochem. Cytochem. 4, 95—105 (1956). — Szirmai, J. A., and E. A. Balazs: Studies on the structure of the vitreous body. III. Cells in the cortical layer. Arch. Ophthal. 59, 34—48 (1958a). ~ Metachromasia and the quantitative determination of dyebinding. Acta histochem. (Jena), Suppl. 1, 56 (1958b). — Szutter, L.: Untersuchungen über die Pigmentmangelflecke im Augenhintergrund der Pferde. Acta vet. Acad. Sci. hung. 7, 329—334 (1957). ~ Untersuchungen über die fetalen Gefäßreste der Augenlinse von Haussäugetieren. I., II. und III. Mitt. Acta vet. Acad. Sci. hung. 10, 45—60, 133—153, 209—222 (1960).

Takács, L.: Veränderungen am Augenhintergrund beim Rind. Med. Diss. Budapest 1941 [Ungarisch]. Iber. Vet. Med. 69, 244 (1942). — Takahashi, N.: The fine structures of the myoepithelium of the eye, with discussion on the identity of the muscle filaments and comparison with the epidermal tonofibrils. Bull. Tokyo med. dent. Univ. 13, 193—205 (1958). ~ Electron microscopic studies on the ectodermal secretory glands in man. III. The fine structures of the myoepithelium of the eye, discussion on the identity of the muscle filaments and comparison with the epidermal tonofibrils. Bull. Tokyo med. dent. Univ. 5, 193—205 (1958). — Takano, K., G. Yamanaka, and Y. Mikami: Wolffian lens-regeneration in the eye containing a full-grown lens in Triturus pyrrhogaster. Mie. med. J. 8, 177—181 (1958). — Takano, K., Y. Yoshida, T. Ohashi, T. Ogasawara, A. Takeuchi, H. Masaki, A. Miyazaki, and Y. Mikami: Experimental analysis of the effect of lens upon the Wolffian lens regeneration in adults of the newt, Triturus pyrrhogaster. Mie med. J. 7, 257—271 (1957). — Takata, K.: Ribonucleic acid and lens-regeneration. Experientia (Basel) 8, 217—218 (1952). — Takatuzi, M.: Die Sehzellen in der Netzhaut der Fische, besonders ihrer Reihenanordnungen. Kaibogaku Zasshi 14, 1—69 mit deutsch. Zus.fass. (1939) [Japanisch]. — Takayama, T.: Comparative anatomy of vertebrate visual cells by electron microscopy. (I). J. ophthal. Soc. jap. 64, 1310—1319 (1960). ~ Comparative anatomy of vertebrate visual cells by electron microscopy. (II). Folia ophthal. jap. 12, 515—523 (1961a). ~ Comparative anatomy of vertebrate visual cells by electron microscopy. (III). Folia ophthal. jap. 12, 561—565 (1961b). ~ Comparative anatomy of vertebrate visual cells by electron microscopy. (IV). Folia ophthal. jap. 12, 599—609 (1961c). — Takazawa, Y.: Über die Beziehung zwischen

Augendruck und den äußeren Augenmuskeln. Acta Soc. ophthal. jap. **35**, 602—608 (1931). — **Takeuchi, H.:** Morphological studies of the pigmentgranules of retina and choroides by electron microscope. Acta Soc. ophthal. jap. **60**, 813—820 mit engl. Zus.fass. (1956) [Japanisch]. ~ Morphological studies of the pigment granules of retina by the electron microscope. Jap. J. Ophthal. **1**, 100—106 (1957). — **Takeuchi, S.:** Studies on the retina by means of phase contrast microscopy. II. The visual cells of mammals. Acta ophthal. jap. **62**, 651—656 mit engl. Zus.fass. (1958) [Japanisch]. ~ Studies on the retina by means of phase contrast microscopy. III. Visual cells of fish and summary report I, II and III. Acta Soc. ophthal. jap. **63**, 1129—1136 mit engl. Zus.fass. (1959) [Japanisch]. — **Tampi, P. R. S.:** On the eyes of polychaetes. Proc. Indian Acad. Sci. B **29**, 129—147 (1949). — **Tanabe, T.:** Studien über die feine Struktur der Nervenzellen der Retina (besonders der Ganglienzellen). Acta Soc. ophthal. jap. **41**, 2075—2120 u. dtsch. Zus.fass. 152—155 (1937) [Japanisch]. — **Tanaka, A.:** Electron microscopic studies on the retina. I. Ciliary components of the visual cell. Zool. Mag. (Tokyo) **69**, 285—287 mit engl. Zus.fass. (1960) Japanisch]. ~ A comparative electron microscopic study on the retina of frog in light and dark adaptation. Zool. Mag. (Tokyo) **71**, 109—120 mit engl. Zus.fass. (1962) [Japanisch]. — **Tanaka, H.:** On the pecten of Japanese birds. Jap. J. med. Sci. Anat. **7**, 95—132 (1938a). ~ The blood-vessel distribution and pigmentation in pectens of Japanese birds. Jap. J. med. Sci. Anat. **7**, 133—151 (1938b). — **Tanaka, K.:** The effects of stress on the mitotic activity of the corneal in rabbits. Acta Soc. ophthal. jap. **62**, 1332—1347 mit engl. Zus.fass. (1958) [Japanisch]. — **Tanaka, M.:** On the distribution of ganglionic cells in the ciliary ganglion and its attached nerves. Acta anat. nippon. **34**, 278—286 mit engl. Zus.fass. (1959) [Japanisch]. — **Tanaka, N.:** Electron microscopy of human cornea preserved by refrigeration and drying. Acta Soc. ophthal. jap. **65**, 928—940 (1961). — **Taniguchi, Y.:** Ultrastructure of pigment granules of retinal epithelium. I. Cow's eye. Amer. J. Ophthal. **48**, 221—230 (1959a). ~ Electron microscopy of pigment granules of retinal epithelium. Acta Soc. ophthal. jap. **63**, 2515—2524 mit engl. Zus.fass. (1959b) [Japanisch]. ~ Ultrastructure of pigment granules of retinal epithelium. II. Dog, fish, frog, monkey, mouse and pig. Amer. J. Ophthal. **49**, part I, 935—941 (1960). ~ Fine structure of bloodvessels in the ciliary body. Jap. J. Ophthal. **6**, 93—103 (1962). — **Taniguchi, Y., K. Ueno, R. Sumita,** and **K. Nakaimizo:** Electron microscopy of the uveal tract. Acta Soc. ophthal. jap. **65**, 2302—2402 (1961) [Japanisch]. — **Tanner, K. N.,** and **J. E. Harris:** The effect of artificial osmotic loads on the intraocular pressure. Amer. J. Ophthal. **48**, 487—499 (1959). — **Tansley, K.:** The formation of rosettes in the rat retina. Brit. J. Ophthal. **17**, 321—336 (1933a). ~ Factors affecting development and regeneration of visual purple in mammalian retina. Proc. roy. Soc. B **114**, 79—103 (1933b) ~ The effect of vitamin A deficiency on the development of the retina. Biochem. J. **30**, 839—844 (1936). ~ Vision. Symp. Soc. exp. Biol. **4**, 19—33 (1950). ~ An inherited retinal degeneration in the mouse. J. Hered. **45**, 123—127 (1954). ~ Comparison of the lamina cribrosa in mammalian species with good and with indifferent vision. Brit. J. Ophthal. **40**, 178—182 (1956). ~ The retina of two nocturnal geckos Hemidactylus turcicus and Tarentola mauritanica. Pflügers Arch. ges. Physiol. **268**, 213—220 (1959). ~ The retina of a diurnal gecko (Phelsuma madagascariensis longinsulae). Pflügers Arch. ges. Physiol. **272**, 262—269 (1961a). ~ Comparative anatomy of the mammalian retina with respect to the electroretinographic response to light. In: The Structure of the Eye, ed. G. K. Smelser. New York: Academic Press 1961b. — **Tansley, K.,** and **B. K. Johnson:** The cones of the grass snake's eye. Nature (Lond.) **178**, 1285—1286 (1956). — **Tapasztó, I.:** Über den Nachweis der Mucopolysaccharide in der Linse des Auges. Albrecht v. Graefes Arch. Ophthal. **162**, 350—358 (1960). — **Taptas, J. N.:** La loge du sinus caverneux; sa Constitution et les rapports des éléments vasculaires et nerveux qui la traversent. Arch. Ophthal. (Paris) **16**, 404—412 (1956). — **Tashiro, S.,** and **H. Stix:** Dacryorrhetin. Demonstration by a kodachrome film. Biol. Bull. **69**, 327—328 (1935). — **Tatesi, Sh., I. Otuka** u. **S. Isii:** Über die Kaliber- und Zahlenverhältnisse der markhaltigen Nervenfasern in einigen Hirnnervenwurzeln. Nagasaki Igakkai Zasshi **17**, 2456—2468 (1939). — **Taxi, J.:** Étude au microscope électronique de synapses ganglionnaires chez quelques vertébrés. IV. Internat. Kongr. für Neuropathologie, Sept. 1961, München, vol. II, pp. 197—203. Stuttgart: Georg Thieme 1962. — **Tchentsov, Yu S., V. L. Borovyagin,** and **V. Ya. Brodsky:** Submicroscopical morphology of ganglionic neurones of the retina as a reflection of certain perculiarities of their metabolism. (Russian) Biofizika **6** (5), 590—595 (1961). — **Teir, H.:** On the sizes of the nuclei in the glandula infraorbitalis of the white rat. Acta path. microbiol. scand. **26**, 620—635 (1949). ~ Experimental alterations of cell size and mitotic activity in the outer orbital gland of the white rat. Comment. biol. Soc. Sci. fenn. **23** (1), 1—32 (1951). ~ Experimental alterations of cell size and mitotic activity in the outer orbital glands of the white rat. IV. Influence of parenterally applied extracts of outer orbital gland. Acta path. microbiol. scand. **30** (2),

158—183 (1952). — **Teir, H.,** and **K. Pyorala:** Experimental alterations of cell size and mitotic activity in the outer orbital gland of the white rat. Influence of fractioned roentgen irradiation. Ann. Med. exp. Fenn. **31** (1), 103—110 (1953). — **Teir, H., M. Saarni,** and **S. Vannas:** Unusual fibres and tubular connective tissue structures in cornea and sclera. Acta path. microbiol. scand. **48** (1), 13—23 (1960). — **Telkää, A.:** Histochemically demonstrable sulfhydryl groups in the ocular tissues of normal rat and after X-ray irradiation. With special reference to the crystalline lens. Acta path. microbiol. scand. **36,** 21—26 (1955). — **Teng, C. C.:** The fine structure of corneal epithelium and basement membrane of the rabbit. Amer. J. Ophthal. **51,** 278—297 (1961). ~ Fine structure of the human cornea: epithelium and stroma. Amer. J. Ophthal. **54,** 969—1002 (1962). ~ Fine structure of human cornea: Epithelium and stroma. Amer. J. Ophthal. **54,** 969—1002 (1963). — **Teng, C. C.,** and **H. H. Chi:** Vitreous changes and the mechanism of retinal detachment. Amer. J. Ophthal. **44,** 335—356 (1957). — **Teng, C. C.,** and **H. M. Katzin:** An anatomy study of the periphery of the retina. Part I. Nonpigmented epithelial cell proliferation and hole formation. Amer. J. Ophthal. **34,** 1237—1248 (1951). ~ An anatomic study of the peripheral retina. II. Peripheral cystoid degeneration of the retina, formation of cysts and holes. Amer. J. Ophthal. **36,** 29—39 (1953a). ~ An anatomy study of the peripheral retina. III. Congenital retinal rosettes. Amer. J. Ophthal. **36,** 169—185 (1953b). ~ The basement membrane of the corneal epithelium. Amer. J. Ophthal. **36,** 895—900 (1953c). ~ Aqueous degenerative effect and the protective role of endothelium in eye pathology. Amer. J. Ophthal. **50,** 365—379 (1960). ~ **Teng, C. C., R. T. Paton,** and **H. M. Katzin:** Primary degeneration in the vicinity of the chamber angle. I. and II. Amer. J. Ophthal. **40,** 619—631 (1955); **43,** 193—203 (1957). — **Tereza, S. I.:** Die Vermehrung der Ganglienzellen der Retina. Dokl. Akad. Nauk. SSSR, N.S. **101,** 169—172 (1955) [Russisch]. — **Terner, C. L., L. V. Egglerton,** and **H. A. Krebs:** The role of glutamic [acid in the transport of potassium in brain and retina. Biochem. J. **47,** 139 (1950). — **Terry, T. L.:** Some physiological and anatomical aspects of the cornea affecting its pathology. Amer. J. Ophthal., III, **22,** 153—155 (1939). — **Theiler, K.:** Beitrag zum funktionellen Bau der Iris des Schweines. Acta anat. (Basel) **10,** 255—266 (1950). — **Theobald, G. D.:** The limbal area. Amer. J. Ophthal. **50,** 543—557 (1960). — **Thiel, H.-L.:** Beiträge zur Anatomie der Ora serrata. 58. Zusammenk. der Dtsch. Ophthal. Ges. Heidelberg 1953, S. 249—256. ~ Zur topographischen und histologischen Situation der Ora serrata. Albrecht v. Graefes Arch. Ophthal. **156,** 590—629 (1955). ~ Zur Histologie des endokrinen Exophthalmus beim Menschen und Tier. Ber. 60. Zusammenk. Ophthal. Ges. Heidelberg 1956. ~ Zur Histologie des endokrinen Exophthalmus beim Menschen und Tier. Ber. 60. Zusammenk. Dtsch. Ophthal. Ges. Heidelberg 1956, 239—244 (1957). — **Thiel, R.:** Experimentelle und klinische Untersuchungen über den Einfluß des Adrenalins auf den Augendruck beim Glaukom. Arch. Augenheilk. **96,** 34—64 (1925). ~ Physiologie und Pathologie des Augendruckes. In: Kurzes Handbuch der Ophthalmologie, (Schieck-Brückner) Bd. IV, S. 666—699. 1931. ~ Über die Entstehungsursache des primären Glaukoms. Neue Untersuchungen über die zentral-nervöse Regulation des Augendrucks und über Altersveränderungen der Augengewebe. Glaukom, Bücherei des Augenarztes, H. 21 (1952). ~ An attempted synopsis of the physiology and pathology of the systematic and ocular vascular systems. Lecture on the 6. Panam.-Congr. of Ophthal. 1960. — **Thiel, R.,** u. **W. Schwarz:** Elektronenmikroskopische Untersuchungen an Kammerwasserbestandteilen. Klin. Mbl. Augenheilk. **125,** H. 3, 265—271 (1954). — **Thomas, Ch. I.:** The cornea, 1348 S. u. 677 Abb. Oxford: Blackwell Sci. Publ. 1955. — **Thomas, J. W. T.:** Transplantation of scleral tissue on rabbit's cornea. Trans. ophthal. Soc. U.K. **52,** 64—73 (1932). ~ Observations on corneal biology. Trans. Canad. ophthal. Soc. **7,** 313—323 (1954/55). — **Thomassen, T. L.:** On aqueous veins. Acta ophthal. (Kbh.) **25,** 369—376 (1947). ~ The exit of aqueous humour in normal eyes. Acta ophthal. (Kbh.) **28,** 479—487 (1950). — **Thomassen, T. L.,** and **K. Bakken:** Anatomical investigations into the exit canals of aqueous humour. A preliminary report. Acta Ophthal. (Kbh.) **29,** 257—268 (1951). — **Thomassen, T. L., E. S. Perkins,** and **J. H. Dobree:** Aqueous veins in glaucomatous eyes. Brit. J. Ophthal. **34,** 221—227 (1950). — **Thompson, J. W.:** The nerve supply to the nictitating membrane of the cat. J. Anat. (Lond.) **95,** 371—385 (1961). — **Thomson, A.:** The filtration angle. Ophthalmoscope **9,** 470—481 (1911). — **Thulin, I.:** Contribution à l'histologie des muscles oculaires chez l'homme et chez les singes. C.R. Soc. Biol. (Paris) **76,** 490—496 (1914). — **Thuranszky, K.:** Die Regulation des Blutkreislaufes der Retinagefäße bei Katzen. Acta physiol. Acad. Sci. hung. **6,** Suppl., 46—47 (1954). ~ Der Blutkreislauf der Netzhaut. Intravitalmikroskopische und histologische Studien an der Katzenretina, 140 S. Budapest: Ungar. Akad. d. Wiss. 1957. — **Tiberi, G. F.:** The eye and the diencephalon. XI. The behavior of "Light sense" in the tonus changes of the neuro-vegetative system. Riv. oto-neuro-oftal. **25,** 285—298 (1950). — **Tichowa, V. A.:** Zum Problem der Innervation des Musculus ciliaris. Vestn. Oftal. **32,** 18—25 (1953) [Russisch]. ~ The autonomic innervation of the ciliary muscle and the sclerotic. Dokl. Akad. Nauk SSSR **116,** 146—148 (1957) [Russisch]. — **Tichowa, W. A.:** Die Innervation des Ziliarmuskels. Z. mikr.-anat. Forsch. **67**, 452—468 (1961). — **Tiemeier, O. W.:** A preliminary report on the Os opticus of the bird's eye. Zoologica (N.Y.) **24**, 333—338 (1939). ~ The os opticus of birds. J. Morph. **86**, 25—46 (1950). — **Tigges, J.:** Sind alle Halbaffen farbenblind. Naturwissenschaften **48**, 677 (1961). ~ On color vision in gibbon and orang-utan. Folia primat. **1**, 188—198 (1963a). ~ Untersuchungen über den Farbensinn von Tupaia glis (Diard 1820). Z. Morph. u. Anthrop. **53**, 109—123 (1963b). — **Timm, G.:** Über Anophthalmie und Mikrophthalmie bei Anenzephalie. Klin. Mbl. Augenheilk. **137**, 430—439 (1960). — **Yap Kie Tiong:** Studies of the corneal endothelium. Ophthalmologica (Basel) **119**, 178—180 (1950). — **Tita, C.:** Ricerche istologiche sulle ferite e suture sperimentali del nervo ottico. Ann. Ottal. **66**, 51—62 (1938). — **Tobler, A.:** Der Einfluß des Lichtausfalles auf den Ablauf der Metamorphose und auf die Gonadenentwicklung von Triton alpestris. Rev. suisse Zool. **54**, 401—457 (1947). — **Todd, T. W., H. Beecher, G. H. Williams,** and **A. W. Todd:** The weight of the human eyeball. Hum. Biol. **12**, 1—20 (1940). — **Töndury, G.:** Über die Wirkung des Rubeolenvirus auf den Embryo. Verh. anat. Ges. (Jena) Erg.-Bd. **99**, 35—40 (1952). — **Törnquist, R.:** Shallow anterior chamber in acute glaucoma; clinical and genetic study. Acta ophthal. (Kbh.), Suppl. **39**, 1—74 (1953). — **Török, L. J.:** Experimentelle Untersuchungen über die Bedeutung des Nervensystems in den Regenerationserscheinungen von Dugesia lugubris. Diss. Budapest 1958 [Ungarisch]. — **Tokuyasu, K.,** and **E. Yamada:** The fine structure of the retina studied with the electron microscope. IV. Morphogenesis of outer segments of retinal rods. J. biophys. biochem. Cytol. **6**, 225—230 (1959). ~ The fine structure of the retina. V. Abnormal retinal rods and their morphogenesis. J. biophys. biochem. Cytol. **7**, 187—190 (1960). — **Toledo, C. de, A. Vallejo-Freire, B. Olieveira Filho** y **P. S. Santos:** Micrographias electrônicas da conjunctiva ocular humana: inter relaço es entre as celulas epiteliais. Rev. bras. Oftal. **16**, 219—229 (1957). — **Toledo, C. de, A. Vallejo-Freire, A. Oliveira jr.,** and **P. S. Santos:** Electron microscopy of human conjunctiva. Interrelations between the epithelial cells. Rev. bras. Oftal. **16**, 231—233 (1957). — **Tomita, I.:** Electron microscopic studies on the fine structure of blood vessels in the human iris. (Jap.) Acta Soc. ophthal. jap. **64**, 1447—1459 (1960). — **Tomita, I., T. Matsuo,** and **Y. Kato:** Electron microscopy of the pigment-epithelial cells and dilatator pupillae muscles in the human iris. Acta Soc. ophthal. jap. **65**, 1177—1187 (1961). — **Tomita, K.:** The histochemistry of succinic dehydrogenase in the cornea, iris and ciliary body. Acta Soc. ophthal. jap. **62**, 2544—2546 (1958a). ~ Histochemical characteristics of succinic dehydrogenase of chick retina. Acta Soc. ophthal. jap. **62**, 2547—2550 mit engl. Zus.fass. (1958b) [Japanisch]. ~ The histochemistry of succinic dehydrogenase. Rep. III: The catalytic field in the retina. Acta Soc. ophthal. jap. **63**, 1042—1046 (1959a). ~ The histochemistry of succinic dehydrogenase. Rep. IV: Catalytic field in the cornea, iris, and ciliary body. Acta Soc. ophthal. jap. **63**, 1047—1052 (1959b). — **Toni, G.,** e **N. Trombetta:** Su alcuni dati di misurazioni del Forame sopraorbitario dell'uomo. Boll. Soc. ital. Biol. sper. **32**, 453—454 (1955). — **Toraldo di Francia, G.:** The radiation pattern of retinal receptors. Proc. physiol. Soc. B **62**, 461—462 (1949). — **Tormey, I. McD.:** Fine structure of the ciliary epithelium of the rabbit, with particular reference to "infolded membranes", "vesicles", and the effects of Diamox. J. Cell Biol. **17**, 641—659 (1963). — **Torre, M.:** Sul rapporto numerico fra fibre nervose e fibre muscolari nei muscoli estrinseci dell'occhio. Boll. Soc. ital. Biol. sper. **18**, 1—2 (1943). ~ Della sensibilità dei musculi estrinseci dell'occhio. Riv. Pat. nerv. ment. **71**, 1—22 (1950). ~ Nombre et dimensions des unités motrices dans les muscles extrinsèque de l'œil et, en général, dans les muscles squeléttiques reliés à des organes de sens. Schweiz. Arch. Neurol. Psychiat. **72**, 362—376 (1953). — **Tóth, Z.:** Über die Vertikalaufnahme des Tränenkanals. Klin. Mbl. Augenheilk. **89**, 555 (1932). ~ Die Untersuchung des Tränenpunktes und des Tränenkanälchens mit Hilfe der Spaltlampe (Transparenzverfahren). Klin. Mbl. Augenheilk. **91**, 93—95 (1933a). ~ Lotrechte Röntgenaufnahme des Tränenkanals. Klin. Mbl. Augenheilk. **91**, 390—394 (1933b). — **Totter, J. R.,** and **P. L. Day:** Cataract and other ocular changes resulting from tryptophane deficiency. J. Nutr. **24**, 159—166 (1942). — **Tournay, A.:** Anatomie du sympathique et du parasympathique innervant le globe oculaire et ses annexes. In: Bailliart, Contela etc. Paris: Masson & Cie. 1939. — **Tousimis, A. J.,** and **B. S. Fine:** Ultrastructure of the iris: An electron microscopic study. Amer. J. Ophthal. **48**, 397—417 (1959a). ~ Ultrastructure of the iris: Intracellular stromal components. Arch. Ophthal. **62**, 974—976, 1077—1087 (1959b). ~ Electron microscopy of the pigment epithelium of the iris. In: The Structure of the Eye, ed. G. K. Smelser. New York: Academic Press 1961. — **Tousimis, A. J.,** and **L. E. Zimmermann:** Some general principles of electron microscopy. Arch. Ophthal. **62**, 931—934 (1959). — **Toussaint, D.:** Étude des nerfs cornéens par divers techniques histologiques. Bull. Soc. belge Ophtal. **120**, 589—608 (1959). — **Toussaint, D.,** and **P. Dustin:** Étude au microscope électronique des capillaires rétiniens chez l'homme normal et diabétique. Bull. Acad. roy. de Belg. **3**, 95—121 (1963). ~ Electron microscopy of normal and diabetic retinal capillaries. Arch. Ophthal. **70**, 96—108 (1963). — **Toussaint, M. D.:** La vascularisation rétinienne humaine normale. Bull. Soc. belge Ophtal. **129**, 393—400 (1961). —

Tovbin, G. B.: Der blinde Fleck bei Hypertonie (russ.). Klin. Med. (Mosk.) **26**, 39—43 (1948). — **Towbin, B. G.:** Über die Entfärbung des intravitalgefärbten Auges. Albrecht v. Graefes Arch. Ophthal. **136**, 22—26 (1936). — **Towbin, B. G., B. W. Protopopow** u. **W. S. Urnishews-Kaja:** Über die Wirkung des operativen Eingriffes in eines der beiden Augen auf den intraokularen Druck des anderen Auges. Albrecht v. Graefes Arch. Ophthal. **131**, 554—585 (1934). — **Towbin, E. J., P. E. Fanta,** and **H. C. Hodge:** The porphyrin of Harder's gland. Proc. Soc. exp. Biol. (N.Y.) **60**, 228—231 (1945). — **Tower, P.:** The fundus oculi in monozygotic twins. Arch. Ophthal. **54**, 225—239 (1955). — **Trantas, N. G.:** Biomicroscopie de la zonule dans les yeux normaux. Biomicroscopie du corps ciliare dans deux cas d'aphakie chirurgicale. Arch. Ophtal. (Paris) **9**, 31—38 (1949). — **Trendelenburg, W.,** u. **J. Schmidt:** Untersuchungen über das Farbensystem der Affen. Z. vergl. Physiol. **12**, 249—278 (1930). — **Trincker, D.:** Zur Ontogenese der Zapfen- und Stäbchenfunktion beim Menschen. Naturwissenschaften **43**, 310—311 (1954). — **Trincker, D.,** u. **P. Berndt:** Optomotorische Reaktionen und Farbensinn beim Meerschweinchen. Z. vergl. Physiol. **39**, 607—623 (1957). — **Trincker, D.,** u. **I. Trincker:** Die ontogenetische Entwicklung des Helligkeits- und Farbensehens beim Menschen. I. Die Entwicklung des Helligkeitssehens. Albrecht v. Graefes Arch. Ophthal. **156**, 519—534 (1955). — **Troncoso, M. U.:** The physiologic nature of the Schlemm's canal. Amer. J. Ophthal. **4**, 321—329 (1921). ~ Comparative anatomy, physiology and evolution of the angle of the anterior chamber in mammalia. Verh. 15. int. Kongr. Ophthal. **4**, comm. libres, 98—119 (1938). ~ Microanatomy of eye with slitlamp microscope; comparative anatomy of ciliary body, zonula and related structures in mammalia. Amer. J. Ophthal. **25**, 1—31 (1942). ~ The intrascleral vascular plexus and its relations to the aqueous outflow. Amer. J. Ophthal. **25**, 1153—1162 (1942). ~ A treatise on gonioscopy. Philadelphia: F. A. Davis Co. 1947. — **Troncoso, M. U.,** and **R. Castroviejo:** Microanatomy of the eye with the slitlamp microscope. I. Amer. J. Ophthal. **19**, 371—384 (1936a). ~ Microanatomy of the eye with the slitlamp microscope. II. Amer. J. Ophthal. **19**, 481—492 (1936b). ~ Microanatomy of the eye with the slitlamp microscope. III. Amer. J. Ophthal. **19**, 583—592 (1936c). — **Trotsenburg, J. A.:** Die topographische Beziehung der Tränendrüse zur lateralen Orbitawand als Differenzierungsmerkmal zwischen Ost- und Westaffen. Petrus Camper **1**, 208—228 (1902). — **Trujillo-Cenóz, O.,** and **J. Melamed:** On the fine structure of the photoreceptor-second optical synapse in the insect retina. Z. Zellforsch. **59**, 71—77 (1963). — **Tsai, Ch.:** The optical tracts and center of the opossum, Didelphys virginiana. J. comp. Neurol. **39**, 173—216 (1925). — **Tsavera, E. S.:** Über die Beziehungen der Mitoseaktivität des Corneaepithels zum Zustand des Körpers. (russisch) Tr. Stalinsk. Med. Inst. **9**, 57—63 (1957). ~ The influence of vegetative stimulators on cell division in the epithelium of the cornea. (Russian text.) Byull. éksp. Biol. Med. **49** (1), 115—117 (1960). — **Tsuda, K.:** On histology of ductus lacrimalis in adult, especially on its innervation. Tohoku J. exp. Med. **56**, 233—243 (1952). — **Tsukahara, I.,** and **M. Flocks:** Anatomy and pathology of trabecular meshwork. J. clin. Ophthal. **13**, 1395—1407 mit engl. Zus.fass. (1959) [Japanisch]. — **Tuchmann-Duplessis, H.,** and **L. Mercier-Parot:** Production of congenital eye malformations, particularly in rat fetuses. In: The Structure of the Eye, ed. G. K. Smelser, p. 507—520. New York: Academic Press 1961. — **Tuppa, K.:** Zur Morphologie der Augengegend. Mitt. anthropol. Ges. Wien **68**, 281—291 (1938). — **Turchini, J.,** et **L. Khau van Khien:** Application des techniques aux fluorones à l'étude de la cornée normale ou altérée, et action des acides ribonucléiques et des nucléotides a ribose dans la kéroplastie. C.R. Ass. Anat. **40**, 1—6 (1953). — **Turnbull, W.:** The effect of experimental retinal anaemia in rats. Trans. Canad. ophthal. Soc. **1**, 116—121 (1948). — **Tushnova, V. M.:** On the sympathetic innervation of striated muscles. Bull. éksp. Biol. Med. **5**, 32—33 (1938). — **Tuurala, O.:** Histologische und physiologische Untersuchungen über die photomechanischen Erscheinungen in den Augen der Lepidopteren. Ann. Acad. Sci. fenn., Ser. A, IV, 5—69 (1954).

Uchida, Y.: The effects of drugs on the growth of fibroblastic cells from the rabbit cornea. Acta Soc. ophthal. jap. **64**, 1257—1266 (1960). — **Überreiter, O.:** Augenuntersuchung mit besonderer Berücksichtigung der Mikroskopie am lebenden Tierauge. Wien. tierärztl. Mschr. **43**, 1—13 (1956). ~ Die Kammerwasservenen beim Hund. Wien. tierärztl. Mschr. **46**, 721—722 (1959). — **Ueno, K.:** Histochemical studies on the retina after subconjunctival injection of streptomycine. Acta Soc. ophthal. jap. **64**, 629—646 (1960). ~ Morphogenesis of the retinal cone studied with the electron microscop. (Jap.) Acta Soc. ophthal. jap. **64**, 1460—1477 (1960). ~ Morphogenesis of the retina cone studied with the electron microscope. Jap. J. Ophthal. **5**, 114—122 (1961b). — **Ueno, K. J.:** Some controversial points of the fine structure of the human iris. Negation of the existence of the continuous anterior endothelium and the fine structure of the dilatator pupillae muscle and of the pigment epithelium. Kyushu J. med. Sci. **12** (2), 43—54 (1961a). — **Ugazio, G.,** e **P. Pani:** Influenza del fattore permeabilità di membrana sulle activitàtirosinasica e DOPA-ossidasica dell'iride e del corpo ciliare di cavallo. Rass. med. sarda **64**, 263—270 (1962). — **Ullerich, K.,** u. **H. H. Podestà:** Experimentelle Untersuchungen zur Mechanik der Stase. Ber. 60. Zusammenk. Ophthal. Ges. Heidelberg

1956. ~ Beziehungen zwischen den pathologischen Veränderungen und den Strömungs-vorgängen der Gefäßbezirke des hinteren Augenabschnittes. Ber. dtsch. ophthal. Ges. **61**, 227 (1957). — **Umetani, S.:** Experimentelle Studien über die Regeneration des Linsenepithels. Acta Soc. ophthal. jap. **34**, 729—751 (1930). — **Underwood, G.:** Jamaica reptilian retinas. Nature (Lond.) **167**, 183—185 (1951). — **Unger, H. H.:** Akkommodative Veränderungen des Ziliarkörperbandes. Klin. Mbl. Augenheilk. **131**, 385—395 (1957c). ~ Zur Gestalt des Filter-werkes der Kammerbucht. Albrecht v. Graefes Arch. Ophthal. **158**, 509—523 (1957b). ~ Zur Kammerwinkelanatomie. Klin. Mbl. Augenheilk. **135**, 161—182 (1959). ~ Kollagen-und Zellveränderungen im Trabekelwerk glaukomatöser Augen. Klin. Mbl. Augenheilk. **140**, 243—251 (1962). — **Unger, H. H.,** u. **E. Grundmann:** Differential-Zellbild des Trabeculum corneosclerale. Ber. 64. Zusammenk. der Dtsch. Ophthal. Ges. Heidelberg 1961, S. 442. — **Unger, H. H.,** u. **J. W. Rohen:** Filterwerk und Filterblock. Ber. 61. Zusammenk. der Dtsch. Ophthal. Ges. Heidelberg 1957. ~ Kammerbucht und Akkommodation. Anat. Anz. **104**, 93—99 (1958). ~ Studies on the histology of the inner wall of Schlemm's canal. Amer. J. Ophthal. **48**, 204—209 (1959). ~ Biopsy of the trabecular meshwork in 52 cases of chronic glaucoma. Amer. J. Ophthal. **50**, 37—44 (1960). — **Urayama, A., M. Kobayashi, S. Sato,** and **T. Mizuno:** Electron microscopy studies on the ciliary epithelium. Acta Soc. ophthal. jap. **63**, 2664—2672 (1959) [Japanisch]. — **Uruyamada, A.:** On the reactivity of choroidal reticuloendothelial system. Jap. J. ophthal. **5**, 139—148 (1961). — **Urban, W.:** Die Augen einiger Teleostierlarven. Math.-nat. Diss. Jena 1937. Jena: Thomas u. Hubert, 55 S.— **Urrets, A.,** et **H. Zavalia:** Note sur la pathogénie du glaucome. Ann. Oculist. (Paris) **185**, 701—733 (1952). — **Urtubey, L.:** The orbital meninges. Arch. Soc. oftal. hisp.-amer. **12**, 1261—1266 (1952). — **Usher, C. H.:** Pedigrees of hereditary epicanthus. Biometrika **27**, 5—25 (1935). — **Utkin, I. A.,** and **O. T. Movchan:** Mitotic activity of the corneal epithelium of animals kept at various temperatures. Byull. éksp. Biol. Med. **55**, 110—113 (1963) [Rus-sisch]. — **Uyama, Y.:** Regionäre Verschiedenheiten der Horizontalzellen, mit besonderer Berücksichtigung ihrer Verbreitung und Anordnung in der Netzhaut. Albrecht v. Graefes Arch. Ophthal. **132**, 10—19 (1934). ~ Über das Verhalten des Fächers bei Colomba nervi optici, sowie über die Genese und Funktion des normalen Vogelauges. Albrecht v. Graefes Arch. Ophthal. **135**, 240—246 (1936). ~ Zur charakteristischen Struktur der Netzhaut des menschlichen Auges. Albrecht v. Graefes Arch. Ophthal. **137**, 318—326 (1937). ~ Die Retina des Säugetieres. I. u. II. Zusammenfassende Beschreibung vorwiegend auf Grund meiner eigenen Untersuchungen. Med. J. Osaka Univ. 2, No 3, 1—23; No 4, 113—157 (1951). — **Uyama, Y.,** u. **T. Miyake:** Weitere Mitteilungen über die Verbreitung der Neuro-fibrillen in der Nezthaut. Albrecht v. Graefes Arch. Ophthal. **133**, 157—163 (1934). — **Uyama, Y., M. Yamamoto, T. Matsusaka, M. Iga,** and **S. Kubo:** Histochemical studies on fresh pigment epithelium. I. Succine and malic dehydrogenase, mitochondria and potassium. Med. J. Osaka Univ. 7, 439—444 (1956). — **Uzman, L. L.,** and **A. Jakus:** The Kayser-Fleischer-Ring. A histochemical and electron microscope study. Neurology (Minneap.) 7, 341—355 (1957).

Vail, D.: The blood supply of the optic nerve and its clinical significance. Amer. J. Ophthal. **31**, 1—12 (1948). ~ The zonule of zinn and ligament of Wieger. Trans. ophthal. Soc. U.K. **77**, 441—499 (1957). — **Vail, D.,** and **E. Merz:** Embryonic intra-epithelial cysts of the ciliary processes. Trans. Amer. ophthal. Soc. **49**, 167 (1952). — **Vaissière, R.:** L'innervation des cellules rétiniennes de l'œil du copépode pontellide Anapalocera patersoni Templeton. C.R. Acad. Sci. (Paris) **240**, 345—347 (1955). — **Vajnštejn, E. S.:** Neue Methodik der Untersuchung der Kanäle der Sehnerven. Vestn. Oftal. **34**, 37—39 (1955) [Russisch]. — **Valcarce-Avello, J.:** El problema anatomico y bioquimico del trasplante corneal. Arch. Soc. Oftal. hisp.-amer **11**, 518—549 (1951). — **Valenta, J.:** Arterielle und nervöse Versorgung der Augenhöhle des Kanin-chens. Čs. Morfol. **5**, 110—120 (1957) [Tschechisch mit dtsch. Zus.fass.]. — **Valentin, G.:** Die Untersuchung der Pflanzen- und der Tiergewebe in polarisiertem Lichte. Leipzig 1861. — **Valu, L.:** Gitterfasern in den äußeren Augenmuskeln. Albrecht v. Graefes Arch. Ophthal. **164**, 298—302 (1962a). ~ Über die Innervation des Uvea-Trabekel-Systems. Albrecht v. Graefes Arch. Ophthal. **164**, 496—502 (1962b). ~ Über die Struktur des Kammer-winkels. Albrecht v. Graefes Arch. Ophthal. **164**, 570—575 (1962c). — **Valu, L.,** u. **R. Flachs-meyer:** Über die argyrophilen Fasern der Tränendrüse. Dtsch. Gesundh.-Wes. **16**, 2084—2086 (1961). — **Valu, L.,** u. **S. Kalapos:** Die argyrophilen Fasern des gesunden Corpus ciliare. Albrecht v. Graefes Arch. Ophthal. **163**, 226—231 (1961). ~ Über die Silberaffinität der Bindegewebsfasern des Sehnerven und der Lamina cribrosa. Albrecht v. Grafese Arch. Ophthal. **165**, 510—515 (1963). — **Vannas, M.:** Transplantation of lacrimal glands in man and rat; effect of injury of lacrimal duct in rat. Arch. Ophthal. **43**, 804—812 (1950). — **Van den Hoof, A.:** Electron microscopical structure of some ophthalmic fibrous structures. Ophthalmologica (Basel) **129**, 60—61 (1955). — **Van den Hooff, A.:** Electron microscopy of cornea and sclera connective tissue. Proc. kon. med. Akad. Wet. Ser. C **55**, 628 (1952). ~ Electronenmicroscopische waarnemingen aan cornea en sclera. Ned. T. Geneesk **97**, 2756—2759

(1953). ∼ Het elektronenmikroskopisch beeld van den membraan van Bruch. Ned. T. Geneesk **98**, 2869—2870 (1954). — **Varga, L.,** and **E. A. Balazs:** Studies on the structure of the vitreous body. II. Electrophoretic and sedimentation properties. Amer. J. Ophthal. **38**, part II, 29—36 (1953). — **Varga, L.,** and **J. Gergely:** Double refraction of flow studies on hyaluronic acid prepared from the vitreous body. Biochim. biophys. Acta (Amst.) **23**, 1—6 (1957). — **Vasama, R.,** and **R. Vasama:** On the diurnal cycle of mitotic activity in the corneal epithelium of mice. Acta anat. (Basel) **33**, 230—237 (1958). — **Vasileva, V. A.:** Einige Eigentümlichkeiten des Wachstums des Corneaepithels. Arch. Anat. (Moskva) **32**, 20—26 (1955) [Russisch]. ∼ Epithelial development of the human cornea in embryogenesis. Arch. Anat. (Moskva) **34**, 59—63 (1957) [Russisch mit engl. Zus.fass.]. — **Vaupel-von Harnack, M.:** Über den Feinbau des Nervensystems des Seesternes (Asterias rubens L.). III. Mitt. Die Struktur der Augenpolster. Z. Zellforsch. **60**, 432—451 (1963). — **Vegge, T.:** Ultrastructure of normal human trabecular endothelium. Acta ophthal. (Kbh.) **41**, 193—199 (1963). — **Velazquez, T.:** Pathologic findings in the eyes of one hundred routine autopsy eyes. Amer. J. Ophthal. **53**, 315—325 (1962). — **Velhagen, K.:** Sehorgan und innere Sekretion. Aus der Reihe: Augenheilkunde der Gegenwart, Bd. II (I. F. Bergmann). Berlin: Springer 1943. — **Venable, J.,** and **A. L. Grafflin:** Gross anatomy of the orbital glands in the albino rat. J. Mammal. **21**, 66—71 (1940). — **Venkstern, T. V.:** Phosphorverbindungen und Fermentsysteme der Netzhaut. Biochemica **14**, 238—248 (1949). — **Verrey, F.:** The behavior of the ocular tension after puncture of the anterior chamber. Ophthalmologica (Basel) **117**, 246—248 (1949). — **Verrier, M. L.:** Les yeux de deux colubridés: Hypsirhina enhydris Schneider et Tropidonotus piscator Schneider et leurs rapports avec les yeux des autre reptiles. Bull. Soc. zool. France **59**, 363—367 (1934a). ∼ La réfraction de l'œil des poissons. Bull. Soc. zool. France **59**, 535—538 (1934b). ∼ Recherches sur l'histophysiologie de la retine des vertébrés et les problems qu'elle soulève. Bul. biol. France et Belg., Suppl. **20**, 1 (1935a). ∼ La morphologie comparée des cellules visuelles et la théorie de la dualité de la vision. C.R. Acad. Sci. (Paris) **200**, 261—263 (1935b). ∼ Recherches sur la vision des oiseaux diurnes. Bull. biol. France Belg. **70**, 196—232 (1936). ∼ Étude biologique de la rétine des vertébrés. Arch. Ophtal. (Paris) **53**, 281—299, 363—374 (1936b). ∼ Pourpre et cellules visuelles de la fovea des oiseaux nocturnes et des autres vertébrés. C.R. Acad. Sci. (Paris) **202**, 2012—2014 (1936c). ∼ Nouvelles recherches sur la rétine des vertébrés. Bull. biol. France et Belg. **71**, 238—266 (1937). ∼ Les yeux de quelques mammifères et les théories de la vision. Bull. biol. France et Belg. **72**, 355—383 (1938a). ∼ Les yeux et la vision. Forme et structure des yeux, les divers types d'yeux, le mécanisme de la vision. Préf. de M. Étienne Rabaud. Paris: Alcan 1938b. ∼ La théorie d'Exner et l'histopathologie comparée des yeux composés. C.R. Acad. Sci. (Paris) **208**, 1528—1530 (1939). ∼ La rétine des sélaciens et la théorie de la dualité de la vision. C.R. Acad. Sci. (Paris) **211**, 606—608 (1940a). ∼ Recherches sur les yeux et la vision des arthropodes. Bull. biol. France et Belg. **74**, 309—326 (1940b). ∼ La structure de l'œil des vertébrés et la phylogénie. C.R. Acad. Sci. (Paris) **212**, 810—812 (1941). — **Versé, H.:** Das „Marfan-Syndrom" (Dystrophia mesodermalis congenita Typ Marfan; Arachnodaktylie). Ergebn. inn. Med. Kinderheilk. **11**, 141—205 (1959). — **Vetter, J.:** Über die altersbedingten Veränderungen der Faserstrukturen der menschlichen Tränendrüse unter besonderer Berücksichtigung der Gitterfasern. Albrecht v. Graefes Arch. Ophthal. **145**, 309—320 (1942). ∼ Zur Histotopochemie des Vitamin C in der Hornhaut, Lederhaut und Netzhaut. Albrecht v. Graefes Arch. Ophthal. **147**, 189—198 (1944). ∼ Über einige besondere Pigmentierungsbefunde an tierischen Sehnerven, ihren Eintrittsstellen in den Bulbus und angrenzenden Geweben. Klin. Mbl. Augenheilk. **114**, 214—218 (1949). — **Viale, G.,** u. **G. Apponi:** Histochemische Untersuchungen über die Cholinesterasen in der menschlichen Netzhaut. Z. Zellforsch. **55**, 673—678 (1961). ∼ Histochemische Untersuchungen über Amylo-Phosphorylase und Amylo-1,4→1,6-Transglykosylase in der menschlichen Netzhaut. Z. Zellforsch. **56**, 709—712 (1962). — **Viard, P.:** Étude de la disjonction des paupières chez le rat albinos. Arch. Anat. micr. Morph exp. **44**, 344—350 (1955). — **Vida, F.,** u. **J. Deck:** Klinische Prüfung der Organ- und Krankheitszeichen in der Iris. Ulm: Haug 1954. — **Vidal, F.:** Linea basal del epithelio corneal. Arch. Oftal. B. Aires **25**, 577—580 (1950); **26**, 273—275 (1951a). ∼ División histofisiológica de epitelio corneal. Ophthal. ibero-amer. **13**, 197—200 (1951b). — **Vidal, F.,** y **W. N. Dominquez:** Elasticidad corneana en la mujer normal y en la embarazada. Arch. Oftal. B. Aires **25**, 348—351 (1950). — **Vidal, F.,** and **J. Malbrán:** Studies on the chemical composition of the aqueous humour of the cat. VII. Arch. Oftal. B. Aires **18**, 506—519 (1943). — **Vila-Coro, A.:** Hinterer Ansatz der Muskeln der Augenhöhle. Mbl. Augenheilk. **96**, 466—476 (1936a). ∼ Anatomie des Zinnschen Ringes. Mbl. Augenheilk. **96**, 477—481 (1936b). ∼ Estado actual de la anatomia de los oblicuos. Arch. Soc. oftal. hisp.-amer. **14**, 613—630 (1954). — **Villegas, G. M.:** Electron-microscopic study of the vertebrate retina. J. gen. Physiol. **43**, 15—43 (1960). ∼ Comparative ultrastructure of the retina in fish, monkey and man. In: The visual system: Neurophysiology and Psychophysics. Hrsg. R. Jung and H. Kornhuber, Sympos. Freiburg 1960. Berlin-Göttingen-Heidelberg: Springer

1961. — **Villegas, G. M.,** and **R. Villegas:** Neuron-glia relationship in the bipolar cell layer of the fish retina. J. Ultrastruct. Res. **8,** 89—106 (1963). — **Villiers, H. de:** The ciliary muscle and Descemet membrane. Brit. J. Ophthal. **17,** 675—678 (1933). — **Vilstrup, G.:** Studies on the choroid circulation. Copenhagen 1952a. ~ Does the choroid take part in formation of the aqueous humour. Acta ophthal. (Kbh.) **30,** 167—172 (1952b). ~ Studies of the vascular capacity and tissue fluid constant of the choroid and their variation under treatment with histamine. Acta ophthal. (Kbh.) **30,** 173—180 (1952c). — **Vilter, V.:** Rapports entre les champs rétiniens et l'activité sympathique locale de la peau de l'axolotl. C.R. Ass. Anat. 32. Reun., Marsaille 1937, 448—461 (1937). ~ Dissociation spatiale des champs photosensoriels à cones et à batonnets chez un poisson marin, le Callionymus lyra. C.R. Soc. Biol. (Paris) **141,** 344—346 (1947a). ~ Dissociation spatiale des cônes et des bâtonnets dans la rétine du callionyme et ses relations avec l'architectonique neuronale de l'appareil visuel. C.R. Soc. Biol. (Paris) **141,** 346—348 (1947b). ~ Architectonique de la rétine nerveuse de la carpe et théorie de la dualité des méchanismes de la photoreception visuelle. C.R. Soc. Biol. (Paris) **141,** 348—350 (1947). ~ Adaption biologique de l'appareil visuel et les structures rétiniennes de la sardine. C.R. Soc. Biol. (Paris) **144,** 200—203 (1950). ~ Recherches sur les structures fovéales dans la rétine du Sphenodon punctatus. C.R. Soc. Biol. (Paris) **145,** 26—29 (1951). ~ Structures rétiniennes du loir théorie de la dualité fonctionelle de la rétine des vertébrés. C.R. Soc. Biol. (Paris) **147,** 561—563 (1953a). ~ Existence d'une rétine à plusieurs mosaïques photoréceptrices, chez un poisson abyssal bathypélagique, Bathylagus benecdite. C.R. Soc. Biol. (Paris) **147,** 1937—1939 (1953b). ~ Différenciation fovéale dans l'appareil visuel d'un poisson abyssal, le Bathylagus benedicti. C.R. Soc. Biol. (Paris) **148,** 59—63 (1954a). ~ Asymétrie cyto-architectonique de la fovéa rétinienne de l'homme. C.R. Soc. Biol. (Paris) **148,** 220—223 (1954b). ~ Histologie et activité électrique de la rétine d'un mammifère strictement diurne, le spermophile (Citellus citellus). C.R. Soc. Biol. (Paris) **148,** 1768—1771 (1954c). ~ Cytoarchitectonique neuronique de la rétine d'un mammifère strictement diurne, le Citellus citellus. C.R. Soc. Biol. (Paris) **148,** 1963—1966 (1954d). ~ Histochimie dynamique de la rétine. Méthodes histochimiques de détection des lipides «liés» dans les récepteurs photo-sensoriels de la rétine des vertébrés. Ann. Histochim. **2,** 4, 311—329 (1957). — **Vilter, V.,** et **L. Lewin:** Existence et répartition des mitoses dans la rétine d'un poisson abyssal, Bathylagus benedicti. C.R. Soc. Biol. (Paris) **148,** 1771—1775 (1954). — **Vincentiis, M. de:** Il metabolismo della retina nell'occhio reimpiantato di triton. Soc. oftal. ital. **10,** 1—8 (1948). ~ Studies of the embryology and development of the lens in the frog. Rass. ital. Ottal. **18,** 217—236 (1949). ~ Sulla distribuzione e metabolismo degli adidi nucleinici nella retina. 38. Congr. della Soc. Ott. Ital. **11,** 126—130 (1950). ~ Re-implantation of eyes of Triton cristatus. Morphologic and biochemic study of regenerated retina. Boll. Oculist. **30,** 193—250 (1951a). ~ Il reimpianto dell'occhio nel Triton cristatus. Ricerche morfologiche e biochimiche sulla retina rigenerata. Boll. Oculist. **50,** 193—196 (1951b). ~ Ulteriore contributo istochimico allo studio della fosfatasi nei tessuti oculari. Arch. Ottal. **55,** 303—328 (1951c). ~ Sur les propriétés morphogénétiques et organisatrices de la vésicule optique humaine à la lumière d'un cas particulier de teratologie oculaire Acta ophthal. (Kbh.) **30,** 255—279 (1952). ~ Gli acidi nell'organogenesi del cristallino. Atti 39. Congr. Soc. ottal. ital. **13,** 159—160 (1953). ~ Osservazioni istochimiche sulla metacromasia della cornea nei primi stadi di un processo di cheratite sperimentale. Boll. Soc. ital. Biol. sper. **32,** 844—846 (1956). ~ Sui fattori che presiedono al differenziamento dell'abbozzo oculare con particolare riguardo alla morfogenesi del cristallino. Turin: Rosenberg u. Sellier 1957, 272 S. sowie Arch. zool. ital. **42** (1957). — **Vinnikov, J. A.:** Histochemische Untersuchungen an den Rezeptorstrukturen im vestibulären Labyrinth einiger Säuger. Dokl. Akad. Nauk. SSSR **122,** 1111—1114 (1958) [Russisch]. — **Virchow, H.:** Einige Bemerkungen zur Anatomie der Lider. 18. Verh. Anat. Ges. 171—174 (1904). ~ Mikroskopische Anatomie der äußeren Augenhaut und des Lidapparates. In: Graefe-Saemisch, Handbuch der gesamten Augenheilkunde Bd. I, S. 1—628 (1910). — **Visilieva, V. A.:** On development of nerve elements in cornea of man in embryogenesis. Arkh. Anat. Gistol. Embriol. **36,** 20—27 mit engl. Zus.fass. (1959) [Russisch]. — **Voe, A. G. de:** The orbit. Arch. Ophthal. **50,** 375—395 (1953). — **Vogelius, H.,** u. **P. Beehgaard:** The ophthalmoscopical appearance of the fundus oculi in elderly persons. Brit. J. Ophthal. **34,** 404—408 (1950). — **Vogelsang, K.:** Zur Elastometrie des Auges. 46. Zusammenk. Dtsch. Ophthal. Ges. 61—64 (1927). ~ Über Elastizitätsmessungen am Auge. Albrecht v. Graefes Arch. Ophthal. **103,** 357—423 (1930). ~ Über mechanische Gewebsprüfung am Auge. Albrecht v. Graefes Arch. Ophthal. **108,** 714—727 (1934). ~ Gewebsmechanische Untersuchungen an der Linsenkapsel. 53. Zusammenk. Dtsch. Ophthal. Ges. Dresden 212—214 (1940). ~ Untersuchungen über die mechanischen Eigenschaften der Linsenkapsel des Rinderauges. Albrecht v. Graefes Arch. Ophthal. **144,** H. 1/2, 342—361 (1941). ~ Gewebsmechanik und Augenheilkunde. Albrecht v. Graefes Arch. Ophthal. **153,** 169—176 (1952). ~ Die Bedeutung der Gewebsmechanik für die Biologie. Berl. Med. **7,** 472—476 (1956). ~ Gewebsmechanik und Augenheilkunde. Zwangl. Abh. Augenheilk.,

H. 20 (1960). — **Vogelsang, K.,** u. **J. Buchaly:** Ein Endotheliom der Iris. Berl. Med., Sonderh., **50,** 41—43 (1950). — **Vogelsang, R.:** Die Staroperation unter gewebsmechanischen Gesichtspunkten. Ber. 57. Zusammenk. Dtsch. Ophthal. Ges. Heidelberg 272—276 (1951). ~ 100 Jahre Helmholtzsche Akkommodationstheorie. Klin. Mbl. Augenheilk. **126,** 762—765 (1955). — **Vogt, A.:** Die hintere und vordere Glaskörpererhebung und der präpapillare Glaskörperring. Albrecht v. Graefes Arch. Ophthal. **134,** 1—22 (1935). ~ Auge und Blutgefäßsystem. Schweiz. med. Wschr. **68,** 1 (1938). ~ Lehrbuch und Atlas der Spaltlampenmikroskopie des lebenden Auges. Mit Anleitung zur Technik und Methodik der Untersuchung. Teil III, Bd. 23, S. 771—1091. Stuttgart: Ferdinand Enke 1942. — **Vogt, A., H. Wagner** u. **M. Schneiter:** Untersuchungen über die Orientierung der normalen Glaskörpergerüstmembranen. Klin. Mbl. Augenheilk. **101,** 235—237 (1938). — **Vojno-Jasenecki, V. V.:** Zur Frage der Reinnervation des Cornealtransplantates als Ursache seiner Trübung. Oftal. Ž. **12,** 340 (1957). — **Volokonenko, A. I.:** Über die Altersveränderungen in der Conjunctiva des Menschen. Vestn. Oftal. **14,** 19—30 (1939) [Russisch]. — **Voneš, Z.:** Physikalische Probleme der Retina des menschl. Auges, 107 S. Zagreb: Astra-Klub 1938. — **Vonwiller, P.:** Études sur la rétine. Acta anat. (Basel) **1,** 191—213 (1945). ~ Über das Pigmentepithel der Netzhaut. Schweiz. med. Wschr. **76,** 1188 (1946). ~ Histologische Beobachtungen an den Sinneszellen der Netzhaut. Z. wiss. Mikr. **62,** 14—19 (1954). ~ Neue elektive Nervenfärbungen. Schweiz. med. Wschr. **85,** 279 (1955). ~ Netzhautstudien. 4. Mitt. II. Tagg der Freien Ver. Anat. an Schweiz. Hochschulen, Lausanne 1945. Schweiz. med. Wschr. **76,** 783—784 (1956). — **Voss, H.:** Aufteilungsgrad der kontraktilen Masse in den Skelettmuskeln. IV. Mitt. Z. mikr.-anat. Forsch. **38,** 341—356 (1935). ~ Bibliographie der Menschenaffen. Jena: Gustav Fischer 1955. ~ Beiträge zur mikroskopischen Anatomie der Augenmuskeln des Menschen. Anat. Anz. **104,** 345—355 (1957). — **Vossius, G.:** Das System der Augenbewegung. Z. Biol. **112,** 27—57 (1960a). ~ Das System der Augenbewegung. Pflügers Arch. ges. Physiol. **272,** 23—34 (1960b). — **Voth, D.,** u. **J. W. Rohen:** Experimentelle und histochemische Untersuchungen über die Ringbinden der quergestreiften Muskulatur. Anat. Anz. **111,** 165—174 (1962). — **Vrabec, F.:** Contribution à l'étude de la genèse des krystes libres intra-oculaires. Ophthalmologica (Basel) **116,** 129—140 (1948). — **Vrabec, Fr.:** A note on the endothelium of the anterior surface of the human iris. K otázce endothelu predni plochy lidské duhovky. Biol. listy, Suppl. **2,** 118—126 (1951a). ~ Un cas de la dégénérescense pigmentaire congénitale de la rétine examiné histologiquement. Ophthalmologica (Basel) **122,** 65—75 (1951b). ~ Sur la question de l'endothélium de la surface antérieure de l'iris humain. Ophthalmologica (Basel) **123,** 20—30 (1952). ~ Vztahy regenujicich nervovýh vláken rohovkyke keratoblastum. Čs. Morfol. **1,** 49—54 (1953a). ~ Zum Problem der sog. Capillarsphincter der Retinagefäße. Čs. Morfol. **1,** 102—104 mit franz. Zus.fass. (1953b) [Tschechisch]. ~ Les verrucosités de la limitante interne de la rétine. Ophthalmologica (Basel) **125,** 164—168 (1953c). ~ Einige Bemerkungen zur Innervation des Kammerwinkels. Čs. Morfol. **2,** 151—155 mit dtsch. Zus.fass. (1954a) [Tschechisch]. ~ To the problem of innervation of the corneal epithelium. Čs. Oftal. **10,** 96—101 mit engl. Zus.fass. (1954b) [Tschechisch]. ~ L'innervation du système trabéculaire de l'angle irien. Ophthalmologica (Basel) **128,** 359—364 (1954c). ~ Bemerkungen zur normalen und pathologischen Innervation der Cornea. Wiss. Z. Univ. Greifswald **4,** 99—104 (1954/55a). ~ Sur les cônes triples de la rétine des téléostéens. Acta Soc. zool. bohemoslov. **19,** 183—186 (1955b). ~ Sur le «plexus subbasalis corneae» de Hoyer. Acta anat. (Basel) **25,** 273—279 (1955c). ~ Sur le rapports des fibres nerveuses régénérées de la cornée humaine avec les kératoblastes. Ophthalmologica (Basel) **130,** 24—31 (1955d). ~ The amorphous substance in the trabecular meshwork. Brit. J. Ophthal. **41,** 20—24 (1957a). ~ The inner surface of the trabecular meshwork studied by a replica technique. Amer. J. Ophthal. **44,** 7—12 (1957b). ~ Studies on the corneal and trabecular endothelium. I. Cement substance of the corneal endothelium. II. Endothelium of the zone of transition. Brit. J. Ophthal. **42,** 529—534 (1958a); **42,** 667—673 (1958b). ~ On the functional histology of corner of the anterior chamber. Vestn. Oftal. **71,** 6—10 (1958c) [Russisch]. ~ Anatomical study of the pecten in Dromaeus novaehollandiae. Věstn. Čs. Společ. zool. **22,** 31—33 (1958d). ~ Studies on the corneal and trabecular endothelium. III. Corneal endothelium in Teleostei. Věstn. čs. Společ. zool. **23,** 161—165 (1959). ~ The endothelium of the anterior chamber angle of the eye. In: The Structure of the Eye, ed. G. K. Smelser, p. 311—324. New York: Academic Press 1961a. ~ The topography of encapsulated terminal sensory corpuscles of the anterior chamber angle of the goose eye. In: The Structure of the Eye, ed. G. K. Smelser, p. 325—334. New York: Academic Press 1961b. — **Vries, H. de:** Physical aspects of the sense organs. Progr. Biophys. **6,** 207—265 (1956). — **Vries, S. de:** De zichtbare afvoer van het kamerwater. Amsterdam: Drukkerij Kinsbergen 1947a. ~ Die „aqueous veins" von Ascher. Ned. T. Geneesk 2950—2951 u. Diskussion 2951 (1947b) [Holländisch]. — **Vybíralová, L.:** Rozdily ve stavbe orbitalnich cev n dospelych a novorozencú. (Structure of the orbital blood vessels in adults and newborn infants.) Scr. med. Fac. Med. Brun. **28,** 23—32 mit engl. Zus.fass. (1955) [Tschechisch].

Waardenburg, P. J.: Das menschliche Auge und seine Erbanlagen. Bibliogr. genet. (Den Haag) **7** (1932). ∼ Verschiedenheiten der Irisstruktur in der niederländischen Provinz Gelderland. Act. di 6. Congr. Int. d. Sci. Anthrop. et Ethnol. **1**, 70—74 (1952). ∼ Variabilität und Erblichkeit der Struktur der menschlichen Iris. Homo (Göttingen) **5**, 135—137 (1954a). ∼ Die Struktur der menschlichen Iris. Z. Morph. u. Anthrop. **46**, 30—46 (1954b). ∼ Teratologie des Auges selbst und in Beziehung zum übrigen Organismus. Fortschr. Augenheilk. **4**, 175—240 (1955a). ∼ Die Embryologie des Auges in Beziehung zur allgemeinen somatischen Embryologie. Fortschr. Augenheilk. **4**, 241—264 (1955b). ∼ Ein autosomal-dominantes Strukturmerkmal der menschlichen Iris. Acta genet. med. (Roma) **4**, 161—179 (1955c). — **Wachs, H.:** Neue Versuche zur Wolffschen Linsenregeneration. Arch. Entwickl.-Mech. Org. **39**, 384—451 (1914). ∼ Restitution des Auges nach Exstirpation von Retina und Linse bei Tritonen. Wilhelm Roux' Arch. Entwickl.-Mech. Org. **46**, 328—390 (1920). — **Waddington, C. H.,** and **A. Cohen:** Experiments on the development of the head of the chick embryo. J. exp. Biol. **13**, 219—236 (1936). — **Wadsworth, J. A. C.:** The vitreous. Gross and microscopic observations seen in age and disease with special emphasis on the role of vitreous in detachment of the retina. Trans. Amer. ophthal. Soc. **54**, 709—728 (1957 u. Arch. Ophthal. **58**, 455—464 (1957). — **Wagemann, A.:** Experimentelle Untersuchungen über den Einfluß der Zirkulation in den Netzhaut- und Aderhautgefäßen auf die Ernährung des Auges, insbesondere der Retina, und über die Folgen der Sehnervendurchschneidung. Albrecht v. Graefes Arch. Ophthal. **36**, 1—120 (1890). — **Wagner, J.:** Über den Ursprung der Sehfasern im menschlichen Gehirn. Dorpat: E. J. Karow 1862. — **Wagner, R.:** Probleme und Beispiele biologischer Regelung, 219 S. Stuttgart: Georg Thieme 1954. — **Wakisaka, S.:** Studies of the retina by means of phase contrast microscopy. IV. Visual cells of the fowl. Acta Soc. ophthal. jap. **63**, 1137—1141 mit engl. Zus.fass. (1959a) [Japanisch]. ∼ A note of visual cells of the fowl. Acta Soc. ophthal. jap. **63**, 3702—3706 mit engl. Zus.fass. (1959b) [Japanisch]. — **Walbeck, K.,** and **H. van Neumann:** Studies of corneal transparency under various experimental conditions. Arch. Ophthal. **46**, 482—487 (1951). — **Wald, F.,** and **E. de Robertis:** The action of glumate and the problem of the extracellular space in the retina. An electronmicroscopic study. Z. Zellforsch. **55**, 649—661 (1961). — **Wald, G.:** Vitamin A in eye tissues. J. gen. Physiol. **18**, 905—915 (1935a). ∼ Carotenoids and visual cycle. J. gen. Physiol. **19**, 351—371 (1935b). ∼ Human vision and spectrum. Science **101**, 653—658 (1945). ∼ Mechanisms of vision. 4th Conf. Nerve Impulse, Joshia Macy Found. 1954a, p. 11—57. ∼ On mechanism of visual treshold and visual adaption. Science **119**, 887—892 (1954b). ∼ The photoreceptor process in vision. Amer. J. Ophthal. **40**, 18—41 (1955). ∼ Photochemical aspects of visual excitation. Exp. Cell Res. **5**, Suppl. 389—410 (1958). ∼ General discussion of retinal structure in relation to the visual process. In: The Structure of the Eye, ed. G. K. Smelser. New York: Academic Press 1961. — **Wald, G., P. K. Brown,** and **I. R. Gibbons:** Visual excitation: A chemo-anatomical study. Symp. Soc. exp. Biol. **16** 32—57 (1962). ∼ The problem of visual excitation. J. opt. Soc. Amer. **53**, 20—35 (1963). — **Wald, G., J. Durrell,** and **R. C. C. St. George:** The light reaction in the bleaching of rhodopsin. Science **111**, 179—181 (1950). — **Wald, G.,** and **R. Hubbard:** Visual pigment o a decapod crustacean: The lobster. Nature (Lond.) **180**, 278—280 (1957). — **Walker, E. P.:** Eyes that shine at night. Annual report Smithsonian Institution, Washington 1938, S. 349—360. — **Walker, R.:** Age changes in the rat's exorbital lacrimal gland. Anat. Rec. **132**, 49—69 (1958). — **Walls, G. L.:** The reptilian retina. I. A new concept of visual-cell evolution. Amer, J. Ophthal. **17**, 892—915 (1934). ∼ Significance of the foveal depression. Arch. Ophthal. **18**. 912—919 (1937). ∼ Origin of the vertebrate eye. Arch. Ophthal. **22**, 452—486 (1939a). ∼ The significance of Kolmers droplets on the vertebrate retina. Anat. Rec. **73**, 373—386 (1939b). ∼ Notes of the retina of two opossum genera. J. Morph. **64**, 67—87 (1939c). ∼ The pigment of the vertebrate lens. Science **1**, 172 (1940a). ∼ Postscript on image expansion by the foveal depression. Arch. Ophthal. **23**, 831—832 (1940b). ∼ The vertebrate eye and its adaptive radiation, vol. 19. Bloomfield Hills (Michigan): Cranbrook Inst. Sci. Bull. 1942. — **Walls, G. L.,** and **H.D. Judd:** Intraocular colour-filters of vertebrates. Brit. J. Ophthal. **17**, 705—725 (1933). — **Wanko, T.,** and **M. A. Gavin:** The fine structure of the lens epithelium. An electron microscopic study. Arch. Ophthal. **60**, 868—879 (1958). ∼ Electron microscopy study of lens fibers. J. biophys. biochem. Cytol. **6**, 97—102 (1959). ∼ Observations on a cytoplasmic component in lens fibers. J. biophys. biochem. Cytol. **7**, 403—404 (1960). ∼ Cell surfaces in the crystalline lens. In: The Structure of the Eye, ed. G. K. Smelser, p. 221—234. New York: Academic Press 1961. — **Wanko, T.,** and **L. v. Sallman:** Electron microscope studies of the normal and cataractous lens. XIX. internat. Congr. Ophthal., New Delhi 1962. — **Wanko, T., L. von Sallman,** and **M. A. Gavin:** Early changes in the lens epithelium after roentgen irradiation. A correlated light and electron microscopy study. Arch. Ophthal. **62**, 977—984 (1959). — **Warburg, O.:** Über die Klassifizierung tierischer Gewebe nach ihrem Stoffwechsel. Biochem. Z. **184**, 484—488 (1927). — **Warkany, J.,** and **E. Schraffenberger:** Congenital malformations induced in rats by material vitamin A deficiency. Arch. Ophthal. **35**, 150—169 (1946). — **Warman, J. R.**: Relaxation of hypertonic ciliary muscles by methods based on the theory of antagonistic innervation. Brit. J. physiol. Opt., N.S. **13**, 164—173 (1956). — **Warner, L.**, and **L. C. Brown**: Techniques for studying microcirculation in the eye. Anat. Rec. **138**, 399—416 (1960). ~ Electronic image processing; an approach to the study of choroidal vessels. Europ. Conf. Microcirculation, Hamburg 1960. Bibl. anat. (Basel) **1**, 128—137 (1961). — **Warren, C. D.**, and **H. M. Scott**: Influence of light on ovulation in the fowl. J. exp. Zool. **74**, 137—156 (1936). — **Warwick, R.**: Juvenile skull exhibiting duplication of optic canals and subdivision of superior orbital fissure. J. Anat. (Lond.) **85**, 289—291 (1951). ~ Representation of the extraocular muscles in the oculo-motor nuclei of the monkey. J. comp. Neurol. **98**, 449—504 (1953). — **Wasmund, C. W.**: A study of the angle of bifurcation of retinal vessels. Amer. J. Ophthal. **31**, 12—15 (1948). — **Wassner, L.**: Untersuchungen bei jugendlichen Blinden als Beitrag zur vegetativen Steuerung des Stoffwechsels über die Sehbahn. Med. Mschr. H. 8, 530—535 (1954). — **Watanabe, M.**: Über die Entwicklung des Tränennasenganges in Japan einheimischer Amphibien. Anat. Anz. **82**, 203—230 (1936). — **Watanabe, Y.**: Experimental studies on a Japanese planarian. II. Axial differential in rate of eye formation in reconstitution. Physiol. Zool. **14**, 437—448 (1941). — **Waterman, T. H.**: Relative growth of the compound eye in Xiphosura. J. Morph. **95**, 125—158 (1954). — **Waterman, T. H.**, and **C. A. G. Wiersma**: The functional relation between retinal cells and optic nerve in Limulus. J. exp. Zool. **126**, 59—85 (1954). — **Waters, J. M.**: Biochemical and clinical changes in rabbit lens during alloxan diabetes. Biochem. J. **46**, 575—578 (1950). — **Watillon, M., E. Prijot**, and **R. Weekers**: Modifications expérimentales de la résistance offerte par les émonctoires du segment antérieur à l'écoulement de l'humeur aqueuse. Bull. Soc. belge ophthal. **107**, 374 (1954). — **Watson, J. C.**: Radiography of the optic canal. Med Radiogr. Photogr. **32**, 60—62 (1956). — **Watzka, M.**: Über die Entwicklung der Cornea und der Linsenkapsel des Hühnchens. Anat. Anz. **104**, 424—439 (1935). ~ Über den Bau der Bindegewebsbündel des menschlichen Omentum. Z. mikr.-anat. Forsch. **40**, 599—612 (1936). — **Weadon, M.**: A discussion of new developments in glaucoma. J. Amer. vet. med. Ass. **110**, 375—376 (1947). — **Weber, E.**: Spaltlampenmikroskopische Untersuchungen über die vordere Glaskörperbegrenzung und deren Beziehung zur Linse. Klin. Mbl. Augenheilk. **108**, 710—716 (1942). ~ Spaltlampenmikroskopische Untersuchungen über die vordere Glaskörperbegrenzung und deren Beziehungen zur Linse. III. Abschließende Mitt. Klin. Mbl. Augenheilk. **110**, 132—139, und 194—198 (1944a). ~ The anterior barrier of the vitreous. The spontaneous detachment of its lenticular plica in senility — a new slitlamp diagnosis. Ophthalmologica (Basel) **107**, 108—115 (1944b). — **Weber, M.**: Die Säugetiere. 1. Teil (Anatomischer Teil) unter Mitwirkung von Burlet. 2. Teil (Systematischer Teil) unter Mitwirkung von Abel. Jena: Gustav Fischer 1927/28. — **Webster, S. S. J.**, and **J. S. Arnold**: India juk-gelatin vascular injection of skeletal tissues. Stain Technol. **35**, 59—65 (1960). — **Weddell, G.**, and **E. Zander**: A critical evaluation of the methods used to demonstrate tissue neural elements, illustrated by reference to the cornea. A. Anat. (Lond.) **84**, 79—87, 168—195 (1950). — **Wedin, B.**: The origin and development of the extrinsic ocular muscles in the alligator. J. Morph. **92**, 303—335 (1953a). ~ The development of the eye muscles in Ardea cinerea L. Acta anat. (Basel) **18**, 30—48 (1953b). ~ The origin and development of the extrinsic ocular muscles in Torpedo ocellata. J. Morph. **97**, 473—495 (1955). — **Weekers, R. M.**: Étude du mode d'action de la pilocarpine, de l'iridencleisis, de la diathermie rétrociliaire et de la cyclodialyse par la mesure de la résistance à l'écoulement de l'humeur aqueuse. Bull. Soc. franç. Ophtal. **65**, 183—192 (1952). — **Weekers, R.**: Modifications expérimentales de l'ophtalmotors. (Réaction ophtalmotonique consensuelle.) Arch. Ophtal. (Paris) **41**, 641—652 (1924). ~ La cholinestérase de la rétine. C.R. Soc. Biol. (Paris) **140**, 567—570 (1946). ~ Le traitement medicamenteux de l'hypertension intraoculaire. (Indications et mode d'action du DFP.) Acta ophthal. (Kbh.) **25**, 377—386 (1947). — **Weekers, R.**, et **Y. Delmarcelle**: Mesure du débit l'humeur aqueuse chez l'homme. Ophthalmologica (Basel) **127**, 373—385 (1954). — **Weekers, E., Y. Delmarcelle** et **J. Gustin**: Treatment of ocular hypertension by adrenalin and diverse sympathomimetic amines. Amer. J. Ophthal. **40**, 666—672 (1955). — **Weekers, R., Y. Delmarcelle** et **E. Prijot**: Aquisitons recentes concernant la pathogénie et le traitement des altérations de la tension oculaire au cours des uvéites. Ophtalmologie de France 1956. — **Weekers, R.**, et **G. Lavergne**: Décollement de la rétine provoquée par la Diisopropylfluorophosphonate. Bull. Soc. belge Ophtal. No 110, 273—276 (1955). — **Weekers, R., P. Moureaux, A. André** et **J. Hacourt**: Contribution à l'étiologie du strabisme concomitant et de l'amblyopie par l'étude de jumeaux uni- et bivitellins. Ophthalmologica (Basel) **132**, 209—229 (1956). — **Weekers, R.**, et **E. Prijot**: Recherches experimentales sur les fonctions des veines aqueuses. Ophthalmologica (Basel) **119**, 321—335 (1950). ~ Measurement of the resistance to the aqueous flow by the electronic tonometer. Brit. J. Ophthal. **36**, 511—517 (1952a). ~ Mesure de la résistance à l'écoulement de l'humeur aqueuse au moyen du tonomètre électronique. II. Ophthalmologica (Basel) **123**, 114—122 (1952b). ~ Mesure de la résistance à l'écoulement de l'humeur aqueuse au moyen du tonomètre élcctronique. III. Ophthalmologica (Basel) **123**, 365—373 (1952 c). ~ Mesure de la résistance à l'écoulement de l'humeur aqueuse au moyen du tonomètre électronique. IV. Ophthalmologica (Basel) **124**, 12—16 (1952 d). ~ Mesure de la résistance à l'écoulement de l'humeur aqueuse au moyen du tonomètre électronique. V. Ophthalmologica (Basel) **124**, 166—172 (1952 e). — **Weekers, R., E. Prijot** et **Y. Delmarcelle:** Les fondements physiopathologiques du traitement de l'hypertension intraoculaire dans le glaucoma chronique simple. Bull. Soc. belge Ophtal. No 107, 1—11 (1954). — **Weekers, R., E. Prijot** et **J. Gustin:** Mesure de la résistance à l'écoulement de l'humeur aqueuse au moyen du tonomètre électronique. VI. Ophthalmologica (Basel) **128**, 213—217 (1954). — **Weekers, R., E. Prijot** et **M. Watillon:** Le traitement de l'hypertension oculaire par la réduction du débit de l'humeur aqueuse. Bull. Soc. Ophtal. Fr. **1956**, p. 73. — **Weekers, R.,** and **F. Roussel:** The mode of action of retrobulbar injections of alcohol. Ophthalmologica (Basel) **118**, 115—126 (1949). — **Weekers, R.,** et **M. Watillon:** Les indications du diamox dans le traitement de l'hypertension oculaire. Bull. Soc. belge Ophtal., No 108, 1—11 (1955). ~ Glaucome congénital sans mégalocornée. Étude clinique. Ophthalmologica (Basel) **133**, 37—45 (1957). — **Weekers, R., M. Watillon, L. Gougnard** et **J. Gustin:** Les effects de l'aleudrine (Isopropylnoradrenalin) sur la tension oculaire. Bull. Soc. belge Ophtal. **111**, 314—317 (1956). — **Weekers, R., M. Watillon** et **J. Prijot:** Modifications expérimentales de la résistance offerte par les émonctoires du segment antérieur à l'écoulement de l'humeur aqueuse. Bull. de la Soc. Belg. d'Opht. **107**, 1—9 (1954). — **Weekers, R., M. Watillon,** and **M. de Rudder:** Experimental and clinical investigations into the resistance to outflow of aqueous humour in normal subjects. Brit. J. Ophthal. **40**, 225—233 (1956). — **Weekers, R., M. Watillon, M. de Rudder** et **J. Gustin:** Standardisation de la mesure de la pression oculaire. (Les nouvelles tables du comité américain de standardisation des tonomètres.) Bull. Soc. belge Ophtal., No 110, 1—3 (1954). — **Wegefahrt, P.,** and **L. H. Weed:** Studies on cerebro-spinal fluid No. VII. The analogous process of the cerebral and ocular fluids. J. med. Res. **31**, 167—176 (1914). — **Wegener, W.:** Die Funktion der menschlichen Netzhaut bei experimenteller Ischaemia retinae. Arch. Augenheilk. **98**, 514—564 (1928). — **Wegener, W.,** u. **H. F. Roase:** Eine Methode zum Studium des überlebenden Auges. Arch. Augenheilk. **105**, 639—664 (1932). — **Weigelin, E.,** and **H. Löhlein:** The blood pressure in the episcleral vessels of the eye in normal persons. Arch. Ophthal. **153**, 202—213 (1952). — **Weigelin, E.,** and **P. Niesel:** The blood pressure of the retinal arteries in changing positions of the body. Albrecht v. Graefes Arch. Ophthal. **150**, 374—384 (1950). — **Weimar, V.:** The transformation of corneal stromal cells to fibroblasts in corneal wound healing. Amer. J. Ophthal. **44**, 173—180 (1957). ~ The sources of fibroblasts in corneal wound repair. Arch. Ophthal. **60**, 93—109 (1958). ~ Activation of corneal stromal cells to make up the vital dye neutral red. Exp. Cell Res. **18**, 1—12 (1959). ~ Healing processes in the cornea. In: The Transparency of the cornea, Symposion, Paris 1960, p. 23—40, Hrsg. St. Duke-Elder u. E. S. Perkins. — **Weinstein, P.:** New concepts regarding anterior drainage of the eye. Brit. J. Ophthal. **34**, 161—168 (1950). ~ Nervism in ophthalmology. Experience of novocain blockade of the ciliary ganglia. Ophthalmologica (Basel) **124**, 228—239 (1952). ~ Nervism in ophthalmology. II. Corticovisceral problems of glaucoma. Ophthalmologica (Basel) **127**, 164—198 (1954). ~ Pharmacodynamics of the ciliary ganglion. Amer. J. Ophthal. **40**, 202—204 (1955). ~ Nervism in ophthalmology. III. Data concerning the neuraltherapy of glaucoma. Ophthalmologica (Basel) **21**—44 (1958). — **Weinstein, P.,** and **J. Forgács:** Conjunctival angioscopy. Brit. J. Ophthal. **35**, 479—483 (1951). ~ Venous pressure and ocular tension. Brit. J. Ophthal. **37**, 444—446 (1953). — **Weiss, O.:** Der intraokulare Flüssigkeitswechsel. Z. Augenheilk. **25**, 4—13 (1911). ~ Der Flüssigkeitswechsel des Auges. Pflügers Arch. ges. Physiol. **119**, 462—475 (1923). ~ Die Schutzapparate des Auges. In: Handbuch der normalen und pathologischen Physiologie von Bethe, Bergmann u.a., Bd. XII/2, Receptionsorgane II, Photoreceptoren II, S. 1273—1317. Berlin 1931. — **Weiss, P.,** and **R. Amprino:** The effect of mechanical stress on the differentiation of scleral cartilage in vitro and in the embryo. Growth **4**, 245—258 (1940). — **Weiss, P.,** and **S. F. Jackson:** Fine structural changes associated with lens determination in the avian embryo. Develop. Biol. **3**, 532—554 (1961). — **Weissenfels, N.:** Phasenkontrast- und elektronenmikroskopische Untersuchung über die Entstehung der Propigmentgranula in Melanoblastenkulturen. Z. Zellforsch. **45**, 60—73 (1956). — **Weitzel, G., E. Buddecke, A.-M. Fretzdorff, F.-J. Strecker** u. **U. Roester:** Struktur der im Tapetum lucidum von Hund und Fuchs enthaltenen Zinkverbindungen. Hoppe-Seylers Z. physiol. Chem. **299**, 193—213 (1955). — **Welsh, J. H.,** and **F. A. Chace jr.:** Eyes of deep-sea crustaceans. II. Sergestidae. Biol. Bull. **74**, 364—375 (1938). — **Welsh, J. H.,** and **C. M. Osborn:** Diurnal changes in the retina of the catfish, Ameirurus nebulosus. J. comp. Neurol. **66**, 349—360 (1937). — **Weninger, J.:** Irisstruktur und Vererbung. Z. Morph. u. Anthrop. **34** (1934). ~ Variabilität der Struktur der menschlichen Iris. Homo (Göttingen) **5**, 137—142 (1954). — **Werner, G.:** Zur Innervation der Musculi sphincter und dilatator pupillae. Z. mikr-anat. Forsch. **68**, 61—78 (1962). — **Werner, H.:** Biomikroskopische Untersuchungen über den

Ansatz der hinteren Zonulafasern an der Linse. Ophthalmologica (Basel) **120**, 47—49 (1950). — **Werner, I.**, and **L. Odin:** On some glycoprotein carbohydrates. Experientia (Basel) **5**, 233—234 (1949). — **Werthemann, A.**, u. **M. Reiniger:** Über Augenentwicklungsstörungen bei Rattenembryonen durch Sauerstoffmangel in der Frühschwangerschaft. Acta anat. (Basel) **11**, 329—347 (1950/51). — **Wessely, K.:** Über eine experimentell erzeugte, kompensatorische Hypertrophie der Ziliarfortsätze. Dtsch. Ophthal. Ges. Heidelberg 1911. ~ Der Vorderkammerersatz im menschlichen Auge. Ber. dtsch. ophthal. Ges. **42**, 30—33 (1920). — **Westphal, K.:** Haarfarben und Augenfarben der Alterwerder Schulkinder. Wiss. Z. Univ. Jena (math.-nat. Reihe, H. 1) **3**, 51—59 (1953). — **Wetzstein, R.**, **A. Schwink** u. **P. Stanka:** Die periodisch strukturierten Körper im Subcommissuralorgan der Ratte. Z. Zellforsch. **61**, 493—523 (1963). — **Weve, H. J. M.:** De anatomische Verbindingen tusschen glasvocht en netvlies. Ned. T. Geneesk **78**, 1709 (1934). — **Wever, H. J. M.:** Über den Azetylcholinesterase-Gehalt der subretinalen Flüssigkeit bei rupturellen Netzhautablösungen. Ophthalmologica (Basel) **96**, 348—354 (1939). — **Weymouth, F. W.**, and **M. J. Hirsch:** Relative growth of the eye. Amer. J. Optom. **27** (7), 317—328 (1950). — **White jr., B. V.**, and **M. N. Fulton:** A rare pupillary defect. J. Hered. **28**, 177—180 (1937). — **Whitear, M.:** An electron microscopy study of nerves in the corneal epithelium. Experientia (Basel) **13**, 287—288 (1957). ~ An electron microscope study of the cornea in mice, with special reference to the innervation. J. Anat. (Lond.) **94**, 387—409 (1960). — **Whitnall, S. E.:** Anatomy of the human orbit and accessory organs of vision. Oxford: Med. Publ. 1932. — **Whitteridge, D.:** A separate afferent nerve supply from the extraocular muscles of goats. Quart. J. exp. Physiol. **40**, 331—336 (1955). — **Whitwell, J.:** Denervation of the lacrimal gland. Brit. J. Ophthal. **42**, 518—525 (1958). — **Wichhusen, H.:** Untersuchungen über die mechanischen Eigenschaften der menschlichen Sklera. Albrecht v. Graefes Arch. Ophthal. **142**, 276—285 (1940). — **Wieczorek, A.:** La structure anatomique des voies lacrymales et son influence dans la pathogénèse des affections lacrymales. Bull. int. Acad. Cracovie, Cl. Méd. No. 9/10, 809—834 (1939). — **Wiederkehr, W.:** Weiterer Beitrag zur Klinik und Histologie der senilen Vorderkapselabschilferung an Hand von 18 spaltlampenmikroskopisch und histologisch untersuchten Augen von 14 Patienten des 60.—104. Lebensjahres. V. Albrecht v. Graefes Arch. Ophthal. **139**, 541—552 (1938). — **Wiedersheim, O.:** Über die Entwicklung der Augenmotorik. Eine vergleichend-anatomische, entwicklungsgeschichtliche und neuro-physiologische Betrachtung. Albrecht v. Graefes Arch. Ophthal. **161**, 109—121 (1959). — **Wiegand, H. R.:** Ausgüsse des knöchernen Canalis opticus im Hinblick auf klinische Ausfallserscheinungen des Sehnerven. Acta neurochir. (Wien), Suppl. **3**, 98—99 (1956). — **Wiethüchter, E.:** Untersuchungen über das Größenverhältnis der Sehnervenscheiben beim Menschen. Med. Diss. Münster 1951. — **Wigger, H.:** Versuche zur Kausalanalyse der retino-motorischen Erscheinungen. Pflügers Arch. ges. Physiol. **239**, 215—246 (1937). ~ Versuche zur Kausalanalyse der retinomotorischen Erscheinungen. Pflügers Arch. ges. Physiol. **239**, 215—246 (1938). ~ Vergleichende Untersuchungen von Wild- und Hausschwein unter besonderer Berücksichtigung der Retina. Z. Morph. u. Ökol. Tiere **36**, 1—20 (1939). ~ Diskontinuität und Tagesrhythmik in der Dunkelwanderung retinaler Elemente. Z. vergl. Physiol. **28**, 421—427 (1941). — **Wilczek, M.:** Ein Fall von seltsamen Glaskörpersträngen. Albrecht v. Graefes Arch. Ophthal. **139**, 22—31 (1938). ~ Physiologic excavation of the optic disc. Klin. oczna **19**, 73—104 (1949). — **Wilde, W. S.**, **R. O. Scholz**, and **D. B. Cowie:** Studies on the physiology of the eye using tracer substances. II. Amer. J. Ophthal. **30**, 1516—1526 (1947). — **Williams, E. E.**, and **M. K. Hecht:** "Sunglasses" in two anoline lizards from Cuba. Science (Lancaster, Pa.) **122**, 691—692 (1955). — **Willmer, E. N.:** Retinal structure and colour vision. Cambridge: Cambridge University Press; New York: Macmillan & Co. 1946. ~ Determining factors in the evolution of the retina in vertebrates. Symp. Soc. exp. Biol. **7**, 377—394 (1953). ~ The physiology of vision. Ann. Rev. Physiol. **17**, 339—366 (1955). — **Willmer, E. N.**, **M. William**, and **A. Holland:** Atlas fundus oculi. With an introd. by Warefield T. Longcope. London: H. Kingstone 1934. — **Wilmer, H. A.**, and **R. E. Scammon:** Growth of the components of the human eyeball. I. Diagrams, calculations, computation and reference tables. II. Comparison of the calculated volumes of the eyes of the newborn and of adults and their components. Arch. Ophthal. **43**, 599—637 (1950). — **Winckler, G.:** Le muscle retractor bulbi. (Étude d'anat. comp.) Arch. Anat. (Strasbourg) **17**, 131—180 (1933/34). ~ L'innervation sensitive et motrice des muscles extrinsèques de l'œil chez quelques ongulés. Arch. Anat. (Strasbourg) **23**, 217—234 (1936a). ~ La double innervation des muscles extrinsèques de l'œil chez sus scrofa domesticus et sus scrofa. Ann. Oculist. (Paris) **173**, 453—466 (1936b). ~ Aspect morphologique et structure du muscle orbiculaire des paupières chez l'homme. Arch. Anat. (Strasbourg) **24**, 183—197 (1937a). ~ Les gaines des muscles extrinsèques de l'œil et la capsule de Tenon chez l'homme. Arch. Anat. (Strasbourg) **24**, 259—315 (1937b). ~ Recherches sur la distribution rétroseptale de certains nerfs sensitifs de l'orbite destinés aux muscles palpébraux et au cul-desac conjonctival. C.R. Ass. Anat. 33. Réun., Bâle 1938, S. 463—473. ~ L'innervation proprioceptive des muscles extrinsèques du globe oculaire chez l'homme. C.R. Ass. Anat. **43**, 850—857 (1956a). ~ L'innervation proprioceptive des muscles extrinsèques du globe oculaire chez le bouquetin et le chevreuil. Okajimas Folia anat. jap. **28**, 341—351 (1956b). — **Winkelman, J., E.**: Experimental transplantation of sclera. Ophthalmologica (Basel) **119**, 336—343 (1950). ~ The difference between corneal and sceral connective tissue. Ophthalmologica (Basel) **122**, 107—119 (1951a). ~ Transplantation of sclera into cornea. Proc. kon. ned. Akad. Wet. C **59**, 102—109 (1951b). — **Winnikow, J. A.**: Experimentell-histologische Untersuchungen über die retinalen Anteile der Regenbogenhaut und der Ciliarfortsätze. Arch. exp. Zellforsch. **19**, 33—85 (1936). ~ Experimentell-histologische Untersuchungen über die kontraktilen Elemente der Regenbogenhaut. Biol. Z. **7**, 975—990 u. dtsch. Zus.fass. 991—992 (1938) [Russisch]. ~ Experimentell-histologische Studien am optischen Teil der Netzhaut. I. Äußere Pigmentschicht. Arck. Anat. Gistol. Embriol. **23**, 151—170 u. dtsch. Zus.fass. 217—222 (1940) [Russisch]. — **Winter, F. C.**: The orbit. Arch. Ophthal. **66**, 405—427 (1961). — **Winterhalter, W. P.**: Untersuchungen über das Stirnorgan der Anuren. Acta zool. (Stockh.) **12**, 1—67 (1931). — **Wislocki, G. B.**: The anterior segment of the eye of the rhesus monkey investigated by histochemical means. Anat. Rec. **113**, 579—580 (1952). ~ The anterior segment of the eye of the rhesus monkey investigated by histochemical means. Amer. J. Anat. **91**, 233—261 (1952). — **Wislocki, G. B., and A. J. Ladman**: The demonstration of a blood-ocular barrier in the albino rat by means of the intravital deposition of silver. J. biophys. biochem. Cytol. **1**, 501—510 (1955). — **Wislocki, G. B., and E. H. Leduc**: Vital staining of hematoencephalic barrier by silver nitrate and trypan blue, and cytological comparisons of neurohypophysis. J. comp. Neurol. **96**, 371—413 (1952). — **Wislocki, G., and R. L. Sidman**: Chemical morphology of the retina. Anat. Rec. **113**, 540 (1952). ~ The chemical morphology of the retina. J. comp. Neurol. **101**, 53—99 (1954). — **Wistrand, P.**: Local action of the carbonic anhydrase inhibitor acetazoleamide, on the intraocular pressure in cats. Acta pharmacol. (Kbh.) **14**, 27—37 (1957). ~ The effect of carbonic anhydrase inhibitor on intra-ocular pressure with observations on the pharmacology of acetazolamide in the rabbit. Acta pharmacol. (Kbh.) **16**, 171—193 (1959). ~ Sulphonamide carbonic anhydrase inhibitors. Acta Soc. Med. upsalien. **66**, 1—12 (1961). — **Wistrand, P. J.**: Carbonic anhydrase in the anterior uvea of the rabbit. Acta physiol. scand. **24**, 144—148 (1951). — **Woelfflin, E.**: Über das äußerst seltene Vorkommen einer elektrischen Batterie in der Augenhöhle eines Fisches. Klin. Mbl. Augenheilk. **126**, 348—354 (1955). ~ Über die Entwicklung des Auges, angefangen von den Protozoen bis hinauf zum Menschen. Klin. Mbl. Augenheilk. **111**, 129—142 (1957). — **Woerdemann, M. W.**: Über Linsenexstirpation bei Grasfroschlarven. Arch. Entwickl.-Mech. Org. **51**, 625—627 (1922). ~ Über die Determination der Augenlinsenstruktur bei Amphibien. Z. mikr.-anat. Forsch. **36**, 600—606 (1934). ~ Self-differentiation of the lens-anlage of Rana esculenta after transplantation. Acta neerl. Morph. **4**, 91—94 (1941). ~ The differentiation of the crystalline lens. J. Embryol. exp. Morph. **1**, 301—305 (1953). — **Wohlfart, G.**: Quergestreifte Ringbinden in normalen Augenmuskeln. Z. mikr.-anat. Forsch. **29**, 592—604 (1932a). ~ Quergestreifte Ringbinden in normalen Augenmuskeln. Anat. Anz. **74**, 228—233 (1932b). ~ Untersuchungen über die Gruppierung von Muskelfasern verschiedener Größe und Struktur innerhalb der primären Muskelfaserbündel. Z. mikr.-anat. Forsch. **37**, 621—642 (1935). ~ Zur Kenntnis der Altersveränderungen der Augenmuskeln. Z. mikr.-anat. Forsch. **44**, 33—44 (1938). — **Wolf, H.**: Experimentelle Untersuchungen über die anatomischen Zusammenhänge zwischen Glaskörper und Netzhaut der Augen von Mensch und Tier verschiedenen Alters. Rapperswil St. Meyer, Zürich, Med. Diss. 1939. ~ Beziehungen des Glaskörpers zur Retina. Klin. Mbl. Augenheilk. **104**, 352—353 (1940). — **Wolf, J.**: Die elektronenmikroskopische Struktur des Glaskörpergewebes und die Bedeutung des Glaskörpers bei der Akkommodation mittels des Akkommodationsringes (Ligamentum hyaloideocapsulare). Čs. Morfol. **1**, 181—201 mit dtsch. Zus.fass. (1953) [Tschechisch]. ~ Das Oberflächenrelief des Bindehautepithels im optischen und elektrotechnischen Bild und seine Bedeutung. Čs. Morfol. **5**, 410—420 (1957) [Tschechisch mit dtsch. Zus.fass.]. — **Wolff, E.**: The internal limiting membrane of the retina. Trans. ophthal. Soc. U.K. **57**, 186—195 (1937). ~ Hexagonal (polygonal) spaces between the outer portions of the rods and cones. Proc. roy. Soc. Med. **31**, 1101—1104 (1938a). ~ Some aspects of the anatomy of the optic nerve-head. Trans. ophthal. Soc. U.K. **58**, I, 70—74 (1938b). ~ The anatomy of the eye and orbit. Including the central connections development and comparative anatomy of the visual apparatus, 2. Aufl., 374 S. Philadelphia: P. Blakiston Son & Co. 1940. ~ A note on the attachements and action of the ciliary muscle. Tr. ophthal. Soc. U.K. **65**, 164—169 (1945). ~ Some aspects of the normal histology of the suspensory ligament of the lens. Proc. roy. Soc. med. **39**, 252—254 (1946a). ~ The muco-cutaneous junction of the lid margin and the distribution of the tear fluid. Trans. ophthal. Soc. U.K. **66**, 291—307 (1946b). ~ Notes on normal and pathological ocular pigment. Trans. ophthal. Soc. U.K. **69**, 171—178 (1949). ~ Pacchionian-like bodies in the human canal of Schlemm. Brit. J. Ophthal. **36**, 100—103 (1952a). ~ The structure of the skin of the inner (nasal) portion of the eyelids. Trans. ophthal. Soc. U.K. **71**, 111—115 (1952b). ~ The so-called medial root of the optic tract is essentially a visual commissure. Brain **76**, 455—456 (1953). ~ The anatomy of the eye and orbit. London 1958. — **Wolff, E.,** and **G. G. Penman:** The position occupied by the peripheral retinal bibers in the nerve fiber layer and the nerve head. Acta XVI. Conc. Ophthal. 625—635 (1951a). ~ The position occupied by the peripheral retinal fibres in the nerve fibre layer and at the nerve head. Trans. ophthal. Soc. U.K. **70**, 35 (1951b). — **Wolff, J.:** Neuere Vorstellungen über die Feinstruktur der Kapillarwand und ihre funktionelle Deutung. Berl. Med. **13**, 19—32 (1962). — **Wolf-Heidegger, G.:** Der intramurale Verlauf der Dünndarmgefäße. Gastroenterologia (Basel) **66**, 249—287 (1942). — **Wolfrum, M.:** Beiträge zur Anatomie und Histologie der Aderhaut beim Menschen und höheren Wirbeltieren. Albrecht v. Graefes Arch. Ophthal. **67**, 307—359 (1908a). ~ Über Ursprung und Ansatz der Zonulafasern im menschlichen Auge. Albrecht v. Graefes Arch. Ophthal. **69**, 145—171 (1908b). ~ Über den Bau der Irisvorderfläche des menschlichen Auges mit vergleichend-anatomischen Bemerkungen. Albrecht v. Graefes Arch. Ophthal. **109**, 106—153 (1922). — **Wolken, J. J.:** Photoreceptor structures. Proc. 1st Int. Photobiological Congr. Amsterdam 1954, 340—341. ~ A molecular morphology of Euglena gracilis var. bacillaris. J. Protozool. **3**, 211—221 (1956a). ~ Photoreceptor structures. I. Pigment monolayers and molecular weight. J. cell. comp. Physiol. **48**, 349—370 (1956b). ~ A comparative study of photoreceptors. Trans. N.Y. Acad. Sci. **19**, 315 (1957). ~ Retinal structure. Mollusc-cephalopods: octopus, sepia. J. biophys. biochem. Cytol. **4**, 835—838 (1958a). ~ Studies of photoreceptor structures. Ann. N.Y. Acad. Sci. **74**, 164—181 (1958b). ~ The photoreceptor structures. Int. Rev. Cytol. **11**, 195—218 (1961a). ~ A structural model for a retinal rod. In: The Structure of the Eye, ed. G. K. Smelser. New York: Academic Press 1961b. ~ The molecular organisation of photoreceptors. Proc. 5th Int. Congr. Electronmicr. 1962. ~ Photoreceptor structures. Their molecular organisation for energy transfer. J. theor. Biol. **3**, 192—208 (1962). ~ Structure and molecular organisation of retinal photoreceptors. J. opt. Soc. Amer. **53**, 1—19 (1963). — **Wolken, J. J., J. M. Bowness,** and **I. J. Scheer:** The visual complex of the insect, retinene in the housefly. Biochim. biophys. Acta (Amst.) **43**, 531—537 (1960). — **Wolken, J. J., J. Capenos,** and **A. Turano:** Photoreceptor structures. III. Drosophila melanogaster. J. biophys. biochem. Cytol. **3**, 441—448 (1957). — **Wolken, J. J.,** and **Elsie N. Ward:** Continuous culture of bovine retinal cells. Invest. Ophthal. **1**, 693—699 (1962). — **Wolken, J. J.,** and **P. D. Gupta:** Photoreceptor structures. The retinal cells of the cockroach eye. IV. Periplaneta americana and Blaberus giganteus. J. biophys. biochem. Cytol. **9**, 720—724 (1961). — **Wolken, J. J., A. D. Mellon,** and **G. Contis:** Photoreceptor structures. II. Drosophila melanogaster. J. exp. Zool. **134**, 383—410 (1957). — **Wolokonenko, A.:** Zur Frage der argyrophilen Fasern in der normalen Conjunctiva des Menschen. Vestn. Oftal. **8**, 559—564 (1936) [Russisch]. — **Wolpers, C.:** Kollagenquerstreifung und Grundsubstanz. Klin. Wschr. **22**, 624—625 (1943). — **Wolter, J. R.:** Die Nervenendigungen in der äußeren Augenmuskulatur. Ber. 57. Zusammenk. der Dtsch. Ophthal. Ges. 1951, 285—287 (1952). ~ Über Nervenendigungen in der äußeren Augenmuskulatur. Acta neuroveg. (Wien) **4**, 343—353 (1952). ~ Die Innervation des menschlichen Ciliarmuskels. Ber. 58. Zusammenk. der Dtsch. Ophthal. Ges. Heidelberg 1953a, 327—330. ~ Die Gefäßnerven in der äußeren, quergestreiften Augenmuskulatur des Menschen. Acta neuroveg. (Wien) **5**, 257—265 (1953b). ~ The morphology of the nervous system of the striated muscles of the human eye. Acta XVII. Conc. Ophth. 1954, p. 1865—1873. ~ Ein Beitrag zur Frage der Existenz und Bedeutung der Bowmanschen Röhren der Hornhaut. Klin. Mbl. Augenheilk. **127**, 193—197 (1955a). ~ Über zwei verschiedene Nervenfasertypen im Hornhautstroma des Kaninchenauges. Z. Zellforsch. **41**, 521—531 (1955b). ~ Moderne Neuropathologie am Auge angewandt. Klin. Mbl. Augenheilk. **126**, 670—678 (1955c). ~ Histologic character of connection between Bruch's membrane and choriocapillaris of human eye. Arch. Ophthal. **53**, 208—210 (1955d). ~ Melanoblasts of the normal human choroid. Arch. Ophthal. **53**, 211—214 (1955e). — Die Gefäßnerven in der äußeren, quergestreiften Augenmuskulatur des Menschen. Acta neuroveg. (Wien) **5**, 257—265 (1955f). ~ Morphology of the sensory nerve apparatus in striated muscles of the human eye. Arch. Ophthal. **53**, 201—207 (1955g). ~ The astroglia of the human retina and other glial elements of the retina under normal and pathologic conditions. Amer. J. Ophthal. **40**, part II, 88—100 (1955h). ~ The cells of Remak and the astroglia of the normal human retina. Arch. Ophthal. **53**, 832—838 (1955i). ~ Rosetten der Netzhaut in einem Fall von fortgeschrittener Retinitis pigmentosa. Klin. Mbl. Augenheilk. **127**, 687—694 (1955k). ~ Über besondere Astroglia an der Innenfläche der Retina. Klin. Mbl. Augenheilk. **129**, 224—230 (1956a). ~ Reactions of the elements of retina and optic nerve: in common morbid entities of the human eye. Amer. J. Ophthal. **42**, 10—26 (1956b). ~ Ein weiterer Beweis für die Existenz zentrifugaler Nervenfasern in der menschlichen Netzhaut. Albrecht v. Graefes Arch. Ophthal. **158**, 235—240 (1956c). ~ Die Struktur der Papille des menschlichen Auges. Albrecht v. Graefes Arch. Ophthal. **158**, 268—276 (1956d). ~ Über den Aufbau der Nervenbündel in der Hornhaut des Kaninchenauges. Klin. Mbl. Augenheilk. **129**, 20—26 (1956e). ~ The pericytes of the choroid of the human eye. Amer. J. Ophthal. **41**, 990—995 (1956f). ~ Der Aufbau des Nervenplexus in der Hornhaut des Schafsauges. Albrecht v. Graefes Arch. Ophthal. **159**, 291—301 (1957a). ~ Zur Pathologie der degenerativen Veränderungen des Hornhautendothels. Klin. Mbl. Augenheilk. **130**, 666—676 (1957b). ~ Über Endigungen zentrifugaler Nervenfasern an den Blutgefäßen der menschlichen Netzhaut. Albrecht v. Graefes Arch. Ophthal. **158**, 524—531 (1957c). ~ Perivascular glia of the blood vessels of the human retina. Amer. J. Ophthal. **44**, 766—773 (1957d). ~ Die Histogenese der Drusen im Pigmentepithel der Netzhaut des menschlichen Auges. Klin. Mbl. Augenheilk. **130**, 86—95 (1957e). ~ Perlschnurartige Nervenfaserdegeneration im menschlichen Sehnerven. Albrecht v. Graefes Arch. Ophthal. **159**, 384—390 (1957f). ~ The human optic papilla: A demonstration of new anatomic and pathologic findings. Amer. J. Ophthal. **44**, part II, 48—65 (1957g). ~ Perivascular glia of the blood vessels of the human retina. Amer. J. Ophthal. **44**, 766—773 (1957h). ~ Das Verhalten der Astroglia bei fortgeschrittener Degeneration der Netzhaut. Klin. Mbl. Augenheilk. **130**, 498—511 (1957i). ~ Über Endigungen zentrifugaler Nervenfasern an den Blutgefäßen der menschlichen Netzhaut. Albrecht v. Graefes Arch. Ophthal. **158**, 524—531 (1957k). ~ Die Histogenese der Drusen im Pigmentepithel der Netzhaut des menschlichen Auges. Klin. Mbl. Augenheilk. **130**, 86—95 (1957l). ~ Retinitis pigmentosa. Arch. Ophthal. **57**, 539—553 (1957m). ~ Perlschnurartige Nervenfaserndegeneration im menschlichen Sehnerven. Albrecht v. Graefes Arch. Ophthal. **159**, 384—390 (1957n). ~ Innervation of the corneal endothelium of the eye of the rabbit. Arch. Ophthal. **58**, 246—250 (1957o). ~ Reactions of the cellular elements of the corneal stroma. Arch. Ophthal. **59**, 873—881 (1958a). ~ Secondary degeneration of the human retina. Arch. Ophthal. **59**, 731—745 (1958b). ~ Neuropathology of the trabeculum in open-angle glaucoma. Arch. Ophthal. **62**, 99—111 (1959a). ~ The glia of the human retina. Amer. J. Ophthal. **48**, 370—393 (1959b). ~ The trabecular endothelium. (Its degeneration in closure of the chamber angle.) Arch. Ophthal. **61**, 928—938 (1959c). ~ Histopathology of the trabecular meshwork. Amer. J. Ophthal. **49**, part II, 1089—1110 (1960a). ~ The macrophages of the human vitreous body. Amer. J. Ophthal. **49**, part II, 1185—1193 (1960b). ~ Nerves of the normal human choroid. Arch. Ophthal. **64**, 120—124 (1960c). ~ The macrophages of the human vitreous body. Amer. J. Ophthal. **49** (II), 1185—1193 (1060d). ~ Silver carbonate technique for a demonstration of ocular histology. In: The Structure of the Eye, ed. by G. Smelser, pp. 117—138. New York: Academic Press 1961. ~ The pericytes of the human retina. Amer. J. Ophthal. **53**, 981—988 (1962). ~ Rings and nodules on the trabecular fibres. Arch. Ophthal. **69**, 595—601 (1963a). ~ Pathology of the nerves of the human ciliary body. Acta ophthal. (Kbh.) **41**, 343—353 (1963b). — **Wolter, J. R.,** u. **R. G. Butler:** Zur Pathologie des Papillenödems des menschlichen Auges. Klin. Mbl. Augenheilk. **130**, 154—163 (1957). — **Wolter, J. R.,** and **W. M. Cutler:** Granular dystrophy of the cornea. Amer. J. Ophthal. **45**, 1—11 (1958). — **Wolter, J. R.,** and **P. U. Fechner:** Glass membranes on the anterior iris surface. Amer. J. Ophthal. **53**, 235—243 (1962). — **Wolter, J. R., R. I. Goldsmith,** and **R. L. Phillips:** Histopathology of the star-figure of the macular area in diabetic and angiospastic retinopathy. Arch. Ophthal. **57**, 376—385 (1957e). — **Wolter, J. R.,** and **J. W. Henderson:** Cornea guttata. Klin. Mbl. Augenheilk. **131**, 725—737 (1957). — **Wolter, J. R., J. W. Henderson,** and **K. Gates:** Endothelial and epithelial dystrophy of the cornea. Amer. J. Ophthal. **44**, 191—200 (1957). — **Wolter, J. R.,** u. **R. S. Jampel:** Faltenbildung der Netzhaut durch Tumordruck auf den Bulbus. Klin. Mbl. Augenheilk. **131**, 433—438 (1957). — **Wolter, J. R.,** and **L. Liss:** Centrifugal (antidromic) nerve fibres in the human visual nerve. Albrecht v. Graefes Arch. Ophthal. **158**, 1—7 (1956a). ~ Histopathologie des Sehnerven bei direkter Kompression durch Tumor. Klin. Mbl. Augenheilk. **128**, 297—306 (1956b). ~ The evolution of hyaline corpuscles (cytoid bodies) in the human optic nerve. Amer. J. Ophthal. **43**, 885—892 (1957). — **Wolter, J. R., L. Ph. Roland,** and **R. G. Butler:** The star-figure of the macular area. Arch. Ophthal. **60**, 49—59 (1958). — **Wolter, J. R.,** and **I. Shapiro:** Morphology of the fixed cells of the cornea of the rabbit following incision. Amer. J. Ophthal. **40**, 24—28 (1955). — **Wolter, J. R., T. Stratford,** and **E. R. Harrel:** Cast-like fungus obstruction of the nasolacrimal duct. Ophthalmologica (Basel) **55**, 320—322 (1956). — **Wood, C. A.:** The fundus oculi of birds, especially as viewed by the ophthalmoscope. Chicago: Lakeside Press 1917. — **Wood, D. J.:** Observations of the human retina. Brit. J. Ophthal. **19**, 369—377 (1935). — **Wood, E. H.:** Normal optic nerve. Arch. Ophthal. **39**, 305—312 (1948). ~ Normal optic nerve. 4. Congr. panamer. Oftal. **3**, 1499—1510 (1952). — **Woodhouse, M. A.,** and **J. A. G. Rhodin:** The ultrastructure of the Harderian gland of the mouse. J. Ultrastruct. Res. **9**, 76—98 (1963). — **Woodin, A. M.,** and **S. A. Boruchoff:** Particle interaction in solutions derived from ox vitreous humor. J. biophys. biochem. Cytol. **1**, 489—500 (1955). — **Woods, M. W., H. G. du Buy, D. Burk** and **M. L. Hesselbach:** Cytological studies on the nature of the cytoplasma particulates in the Cloudman S. 91 mouse melanoma. J. nat. Cancer Inst. **9**, 311 (1949). — **Woolf, D.:** A comparative cytological study of the ciliary muscle. Anat. Rec. **124**, 145—163 (1956). — **Woolard, H. H.:** Notes in the retina and lateral geniculate body in Tupaia, Tarsius, Nycticebus and Hapale. Brain **49**, 77—104 (1926). ~ The differentiation of the retina in the primates. Proc. zool.

Soc. London 1927, p. 1—17. — **Woolley, G. W.,** and **J. Worley:** Sexualdimorphism in the Harderian gland of the hamster (Cricetus auratus). Anat. Rec. **118,** 416—417 (1954). — **Wortman, B.:** Acid mucopolysaccharides in beef retina. Amer. J. Ophthal. **47,** 203—207 (1959). — **Wortman, B.,** and **B. Becker:** Enzymatic activities in the lens. Amer. J. Ophthal. **42,** part II, 342—346 (1956). — **Wortman, B.,** and **J. L. Strominger:** Incorporation of inorganic sulfate-S^{35} into sulfated mucopolysaccharides of cornea in vitro. Amer. Ophthal. **44,** part II, 291—297 (1957). — **Wudka, E.,** and **J. H. Leopold:** Experimental studies of the choroidal vessels. Arch. Ophthal. **55,** 605—632 (1956). — **Wunder, W.:** Biologie und Bau der Netzhaut beim Rotbarsch (Sebastes marinus). Zool. Anz. **160,** 94—105 (1958). — **Wybar, K. C.:** A study of the choroidal circulation of the eye in man. J. Path. **88,** 94—98 (1953). ~ Vascular anatomy of the choroid in relation to selective localization of ocular disease. Brit. J. Ophthal. **38,** 513—527 (1954a). ~ Study of choroidal circulation of eye in man. J. Anat. (Lond.) **88,** 94—98 (1954b). ~ Anastomoses between the retinal and ciliary arterial circulations. Brit. J. Ophthal. **40,** 65—81 (1956). ~ The nature of endocrine exophthalmus. Fortschr. Augenheilk. **7,** 119—220 (1957). — **Wyburn, G. M.,** and **P. Bacsich:** Survival of retinal elements in subcutaneous homografts. Brit. J. Ophthal. **36,** 438—443 (1952).

Yamada, E.: The fine structure of retina studied with electron microscope. I. The fine structure of frog retina. Kurume med. J. **4,** 128—147 (1957). ~ A peculiar lamellated body observed in the cells of the pigment epithelium of the retina of the bat, Pipistrellus abramus. J. biophys. biochem. Cytol. **4,** 329—330 (1958a). ~ The fine structure of the tapetum cells in the choroid of the kitten eye as revealed by the electron microscope. J. Ultrastruct. Res. **1,** 359—364 (1958b). ~ A crystalline body found in the rod inner segment of the frog's eye. J. biophys. biochem. Cytol. **6,** 517—518 (1959). ~ The fine structure of the paraboloid of the turtle retina as revealed by electron microscopy. Anat. Rec. **136,** 352 (1960a). ~ Observations on the fine structure of photoreceptive elements in the vertebrate eye. J. Electronmicroscopie (Chiba) **9,** 1—14 (1960b). ~ The fine structure of the pigmentepithelium in the turtle eye. In: The Structure of the Eye, ed. G. K. Smelser. New York: Academic Press 1961. ~ Some observations on the fine structure of the vertebrate retina. 19. internat. Congr. Ophthal., New Delhi 1962. — **Yamada, E., K. Tokuyasu,** and **S. Iwaki:** The fine structure of retina studied with electron microscope. II. Pigment epithelium and capillary of the chorio-capillary layer. J. Electronmicroscopie (Chiba) **6,** 42—46 (1958a). ~ The fine structure of retina studied with electron microscope. III. Human retina. J. Kurume med. Ass. **21,** 1979—2027 (1958b). — **Yamada, H.:** Beiträge zur vergleichenden Anatomie der intracerebralen Sehnervenkreuzung bei den Säugetieren. Arb. anat. Inst. Sendai H. **22,** 99—118 (1939). ~ Phase-contrast microscopy of the vitreous. II. The influence of the experimental vitreous hemorrhage of the structure of the vitreous. Acta Soc. ophthal. jap. **62,** 162—175 mit engl. Zus.fass. (1958a) [Japanisch]. ~ Phase-contrast microscopy of the vitreous. III. The effect of hyaluronidase on the structures of the vitreous. Jap. J. Ophthal. **2** (1), 52—58 (1958b). — **Yamada, N.:** Electron microscopic studies on the choroid. I. Findings in the choroid of the albino rabbit by vital staining with a combination of india ink and trypan blue, with special reference to the phagocyte containing carbon particles. Acta Soc. ophthal. jap. **65,** 1213—1240 (1961). ~ Electron-microscopic studies on the choroid. II. Findings on the coloured rabbit choroid by vital staining with combination of India-ink and trypanblue, with special reference to the pigment cell. Acta Soc. ophthal. jap. **66,** 1278—1301 (1962). ~ Electron microscopic studies on the albino rabbit choroid by vital staining with combination of india ink and trypan blue, with special reference to the phagocyte containing carbon particles. Jap. J. Ophthal. **6,** 40—50 (1962). ~ Electron microscopic studies on the coloured rabbit choroid by vital staining with combination of India-ink and trypan-blue, with special reference to the pigment cell. Jap. J. Ophthal. **7,** 82—96 (1963). — **Yamamoto, M.:** Morphological studies on the retinal pigment epithelium and visual cell. I. Frog's retina. Acta Soc. ophthal. jap. **59,** 122—125 (1955a) [Japanisch]. ~ Morphological studies on the retinal pigment epithelium and visual cell. II. Cat's and chicken's retina. Acta Soc. ophthal. jap. **59,** 125—129 (1955b) [Japanisch]. — **Yamamoto, T.:** Phase microscopic study of rabbit cornea. Acta Soc. ophthal. jap. **57,** 262—264, 296—299 (1953). — **Yamamoto, T., K. Nozaki, S. Li,** and **T. Takada:** Histology and sensory innervation of the eyelid in the Formosan macaque. (Jap. text.) Arch. Histol. jap. **16,** 637—651 (1959). — **Yamamoto, Y.,** and **T. Matsusaka:** The nature of the crystalline substance in horizontal cells of the retina. Acta Soc. ophthal. jap. **57,** 251—252 (1953). — **Yamasaki, I.:** Über den Musculus dilatator pupillae bei Menschen und höheren Wirbeltieren. Acta Soc. ophthal. jap. **43,** dtsch. Zus.fass. 17—20 (1939) [Japanisch]. — **Yamasaki, Y.:** Beiträge zur vergleichenden Anatomie des Sehorgans. 1. Über die Löcher für Ziliarnerven und -gefäße des Skleralknorpels bei den Anuren. Yokohama med. Bull. **3,** 266—277 (1952). ~ Beiträge zur vergleichenden Anatomie des Sehorgans. 2. Über die Homologie zwischen Linsensternsubstanz und der Kittsubstanz. Yokohama med. Bull. **4,** 252—256 (1953). ~ Beiträge zur vergleichenden Anatomie des Sehorgans. IV. Über die Frage des Vorhandenseins des Linsensterns bei den Vögeln, nebst einigen Bemerkungen über dessen

Entwicklung. Yokohama med. Bull. **5**, 105—117 (1954a). ∼ Beiträge zur vergleichenden Anatomie des Sehorgans. V. Über die Morphologie der sog. Chorioidealdrüse. Yokohama med. Bull. **5**, 304—315 (1954b). ∼ Beiträge zur vergleichenden Anatomie des Sehorgans. 6. Über die Entwicklung des Skleralknorpels bei den Hühnerembryonen. Yokohama med. Bull. **7**, 32—42 (1956). ∼ Über die Entwicklung der Linsensterne bei den menschlichen Embryonen. Yokohama med. Bull. **8**, 251—283 (1957). ∼ Über die Entwicklung der Linsensterne bei den menschlichen Embryonen. Yokohama med. Bull. **8**, 251—283 (1958). ∼ **Yamashita, T.,** and **B. Becker:** The basement membrane in the human diabetic eye. Diabetes **10**, 167—174 (1961). — **Yamashita, T., B. Becker,** and **P. Cibis:** Histochemical studies of the primate ciliary body. Amer. J. Ophthal. **50**, 407—414 (1960). — **Yamashita, T.,** and **P. A. Cibis:** Staining of the retina with saccharated iron oxide. Arch. Ophthal. **61**, 698—708 (1959). — **Yamazaki, Y., M. Ueda,** and **T. Kora:** Studies on the conjunctiva. I. Conjunctiva of normal rabbits and guinea-pigs (Japanese text). Trans. Soc. path. jap. **47**, 581 (1958). — **Yap Kie Tiong:** Studies of the corneal endothelium. Ophthalmologica (Basel) **119**, 178—181 (1950). ∼ Experimental keratoplasty. Docum. ophthal. (s'Gravenhage) **7—8**, 651—758 (1954). — **Yashioka, H.:** Study of the eyebrow. I. Morphological study of the eyebrow. Nagasaki Igakkai Zassi **28**, 132—133 (1953) [Japanisch]. — **Yasuzumi, G.:** Submicroscopic structure of photoreceptors of birds and insect eyes, as revealed by electron microscopy. In: 4. Internat. Kongr. f. Elektr.mikroskopie, Berlin 1958, S. 450—452. Springer 1960. — **Yasuzumi, G.,** and **N. Deguchi:** Submicroscopic structure of the compound eye as revealed by electron microscopy. J. Ultrastruct. Res. **1**, 259—270 (1958). — **Yasuzumi, G., O. Tezuka,** and **T. Ikeda:** The submicroscopic structure of the inner segments of the rods and cones in the retina of Uroloncha striata, var. Dom. Flower. J. Ultrastruct. Res. **1**, 295—306 (1958). — **Yerkes, R. M.:** Chimpanzees. Yale University Press 1943. — **Yerkes, R. M.,** and **A. Petrunkevitch:** Studies of chimpanzee vision by ladygin Koths. J. comp. Psychol. **5**, 99—108 (1925). — **Yoffey, J. M.,** and **F. C. Courtice:** Lymphatics, lymph and lymphoid tissue. London: Arnold 1956. — **Yokomatsu, K.:** Über den Endapparat des menschlichen Hornhautnerven. Acta Soc. ophthal. jap. **34**, 762—763 (1930). — **Yokoyama, A.:** Morphogenetic studies of the pigment epithelium by electron microscopy. II. Morphogenesis of the retinal pigment granules. Acta Soc. ophthal. jap. **65**, 796—809 (1961) [Japanisch]. ∼ Morphogenetic studies of the retinal pigment epithelium by electron microscopy. III. Fine structure of the pigment epithelial cells of the retina during the various stages of embryonal development. Jap. J. Ophthal. **6**, 154—164 (1962) [Japanisch[. — **Yokoyama, Akira:** Morphogenetic studies of the retinal pigment-epithelium by electron microscopy. Report I. The ultrastructure of the fuscin granules in the retinal pigment-epithelium. J. ophthal. Soc. jap. **65**, 146—157 (1961a). ∼ Morphogenetic studies of the retinal pigment epithelium by electron microscopy. Report III. The ultrastructure of the retinal pigment epithelium in chick embryo. J. ophthal. Soc. jap. **65**, 1924—1940 (1961b). — **Yokoyama, S.:** Morphological studies of accessory lacrimal glands among Japanese. I. The development of accessory lacrimal glands in relation to the age of embryonic periods. Nagasaki med. J. **31**, Abstr. 56—57 (1956a) [Japanisch]. ∼ Morphological studies of accessory lacrimal glands among Japanese. II. Observation on a standard development of accessory lacrimal glands in adults. Nagasaki med. J. **31**, Abstr. 57 (1956b) [Japanisch]. — **Yonoyema, K.:** Auftreten von Glykogen in den Sehorganen und ihren Anhangsorganen in verschiedenen Entwicklungsstadien und histologische Untersuchungen der Organe im Verlauf der Veraderung. Kaibogaku Zasshi **5**, 507—588 (1932). — **Yoshida, E.:** Electron microscope studies of the pigment epithelium. I. Effects of sodium isodate poisoning. Jap. J. Opththal. **5**, 13—20 (1961). — **Yoshida, M.:** Die Verteilung der alkalischen Phosphatase in der Ochsenretina. Jap. J. Physiol. **7**, 195—198 (1957). ∼ Histochemische Studien über die alkalische Phosphatase in der Salamandernetzhaut in der späten Embryonalentwicklung. Jap. J. Physiol. **8**, 31—40 (1958a). ∼ Acetylcholine-hydrolizing enzyme in the isolated inner and outer segments of the receptor cell of frog retina. Jap. J. Physiol. **8**, 155—159 (1958b). — **Yoshida, T.:** Morphological studies by electron microscopy on the ciliary zonule. Jap. J. Ophthal. **3**, 177—182 (1959). — **Yoshinaga, S.:** Pigment granules in epithelial cells of the conjunctiva. J. clin. Ophthal. (Tokyo) **11**, 583—587 u. engl. Zus.fass. (1957) [Japanisch]. — **Young, J. Z.:** The photoreceptors of lampreys. II. The functions of the pineal plex. J. exp. Biol. **12**, 254—270 (1935). ∼ The visual system of the octopus. Regularities in the retina and optic lobes of octopus in relation to form discrimination. Nature (Lond.) **186**, 836—844 (1960). ∼ The retina of cephalopods and its degeneration after optic nerve section. Phil. Trans. B **245**, 1—18 (1962). — **Young, R. G.,** and **H. H. Williams:** Biochemistry of the eye. II. Gelatinous proteins of vitreous body. Arch. Ophthal. **51**, 593—595 (1954). — **Yuge, T.:** Über den feineren Bau der Tränendrüse des Menschen. Acta Soc. ophthal. jap. **40**, 889—895 (dtsch. Zusfass) (1936) [Japanisch]. — **Yura, Y., T. Komai,** and **M. Murai:** Electron microscopic research on secondary degeneration of the optic nerve of the mouse. Jap. J. Ophthal. **5**, 17—57 (1961). — **Yuri, Y.:** Electronmicroscopic observations of the optic nerve. Jap. J. Ophthal. **4**, 48—57 (1960). — **Yuri, Y., T. Komai,** and **M. Murai:**

Electron microscopic observations of the optic nerve. Folia ophthal. jap. **12**, 792 (1961) [Japanisch].

Zagora, E.: Investigations on the evolution of the motor organ of the eye and the binocular field of vision. Postepy Okulist. **4**, 44—52 mit engl. Zus.fass. (1957a) [Polnisch]. ~ A contribution to the biological evolution of the organ of sight and of the oculo-motor system. Ophthalmologica (Basel) **134**, 193—200 (1957b). — **Zăhărescu, V.:** Contribution à l'étude descriptive et morphogénétique du lacrymal chez les carnivores domestiques. Jasi 1933, 120 S. [Rumänisch, franz. Res.]. — **Zalokar, M.:** Contribution à l'étude de la régéneration du cristallin chez le Triton. Rev. suisse Zool. **51**, 443—521 (1944). — **Zander, E.,** and **G. Weddell:** Reaction of corneal nerve fibers to injury. Brit. J. Ophthal. **35**, 61—80 (1951a). ~ Observations on the innervation of the cornea. J. Anat. (Lond.) **85**, 68—99 (1951b). — **Zanella, E.:** Indagini elettroniche sulle fibre della zonula dello Zinn. Ateneo parmense **27**, 1—8 (1956). — **Zeiter, H. J.:** Calcification and ossification in ocular tissue. Amer. J. Ophthal. **53**, 265—273 (1962). — **Zewi, M.:** On the regeneration of visual purple. Acta Soc. Sci. Fenn., N.S.-B **2**, 56 (1939). — **Ziegelmayer, G.:** Geschlechtsunterschiede in der Irisbeschaffenheit. Acta anat. (Basel) **21**, 116—132 (1954a). ~ Über Irismerkmale bei Rothaarigen. Homo (Göttingen) **5**, 153—156 (1954b). — **Ziegler, I.:** Zur Feinstruktur der Augengranula bei Drosophila melanogaster. Z. Vererbungsl. **91**, 206—209 (1960). — **Zietzschmann, O.:** Das Auge. In: W. Ellenberger, Handbuch der vergleichenden mikroskopischen Anatomie der Haustiere, Bd. I. 1906. — **Zimmermann, A.:** Über die Ziliarmuskeln des Pferdes. Arch. Tierheilk. **65**, 626—629 (1932). — **Zimmermann, L. E.:** Histology and general pathology of the optic nerve. Trans. Amer. Acad. Ophthal. Otolaryng. **60**, 14—30 (1956). ~ Demonstration of hyaluronidase-sensitive acid mucopolysaccharide in trabecula and iris in routine paraffin sections of adult in human eyes. (A preliminary report.) Amer. J. Ophthal. **44**, 1—4 (1957). ~ Further histochemical studies of acid mucopolysaccharides in the intraocular tissues. Amer. J. Ophthal. **45**, 299—300 (1958a). ~ Applications of histochemical methods for the demonstration of acid mucopolysaccharides to ophthalmic pathology. Trans. Amer. Acad. Ophthal. Otolaryng. **62**, 697—703 (1958b). ~ Diskussionsbemerkung in Glaucoma, IV. Conf. New York: Macy-Foundation 1959a, S. 121. ~ Eye and ocular adnexa. In: O. Saphir (Ed.), A text on systemic pathology, vol. 2, p. 1172—1264. New York: Grune & Stratton 1959b. ~ Trans. V. Conf. Glaucoma. New York: Macy-Foundation 1961. — **Zimmermann, L. E.,** and **A. B. Eastham:** Acid mucopolysaccharide in the retinal pigment epithelium and visual cell layer of the developing mouse eye. Amer. J. Ophthal. **47**, 488—499 (1959). — **Zimmermann, L. E.,** and **A. M. Silverstein:** Experimental ocular hypersensitivity. Histopathologic changes observed in rabbits receiving a single injection of antigen into vitreous. Amer. J. Ophthal. **48**, 447—465 (1959). — **Zimmermann, L. E.,** and **B. R. Straatsma:** Anatomical relationships of the retina to the vitreous body and to the pigment epithelium. In: Importance of the vitreous body in retina surgery with special Emphasis on reoperations. II. Conf. of the retina found. 1958, ed. by Schepens, C. L. St. Louis: C. V. Mosby Co. 1960, p. 15—28. — **Zlabek, K.:** Venulae aquosae lidského oka s hlediska anatomického. Biol. listy, Suppl. 2, 19—32 (1951). — **Zollinger, H. U.:** Die Beziehungen zwischen Gefäßsystem und peripherer cystoider Degeneration der Netzhaut. Albrecht v. Graefes Arch. Ophthal. **146**, 403—423 (1943). — **Zollinger, R.:** Über das Vorkommen von Gewebsmastzellen in Iris und Ziliarkörper. Schweiz. Ophthal. Ges. Zürich 1948, Bd. 41; Ophthalmologica (Basel) **117**, 249—252 (1949). ~ Über das Vorkommen von Gefäßneubildungen auf der Iris. Ophthalmologica (Basel) **120**, 168—172 (1950). ~ New-formed vessels on the anterior surface of the iris. Ophthalmologica (Basel) **121**, 168—172 (1951). — **Zonana, H. V.:** Fine structure of the squid retina. Bull. Johns Hopk. Hosp. **109**, 185—205 (1961). — **Zwiauer, A.:** Über die Entstehung von Knochengewebe in der Aderhaut. Albrecht v. Graefes Arch. Ophthal. **142**, 68—81 (1940). ~ The function of the choroide. Wien. klin. Wschr. **61**, 724—725 (1949a). — **Zwiauer, A.,** u. **H. Bornschein:** Beitrag zur Frage pharmakologischer Beeinflußbarkeit der Chorioidealgefäße. Albrecht v. Graefes Arch. Ophthal. **149**, 407—412 (1949b).

Namenverzeichnis

Die *kursiv* gedruckten Seitenzahlen beziehen sich auf die Literatur

Sachverzeichnis

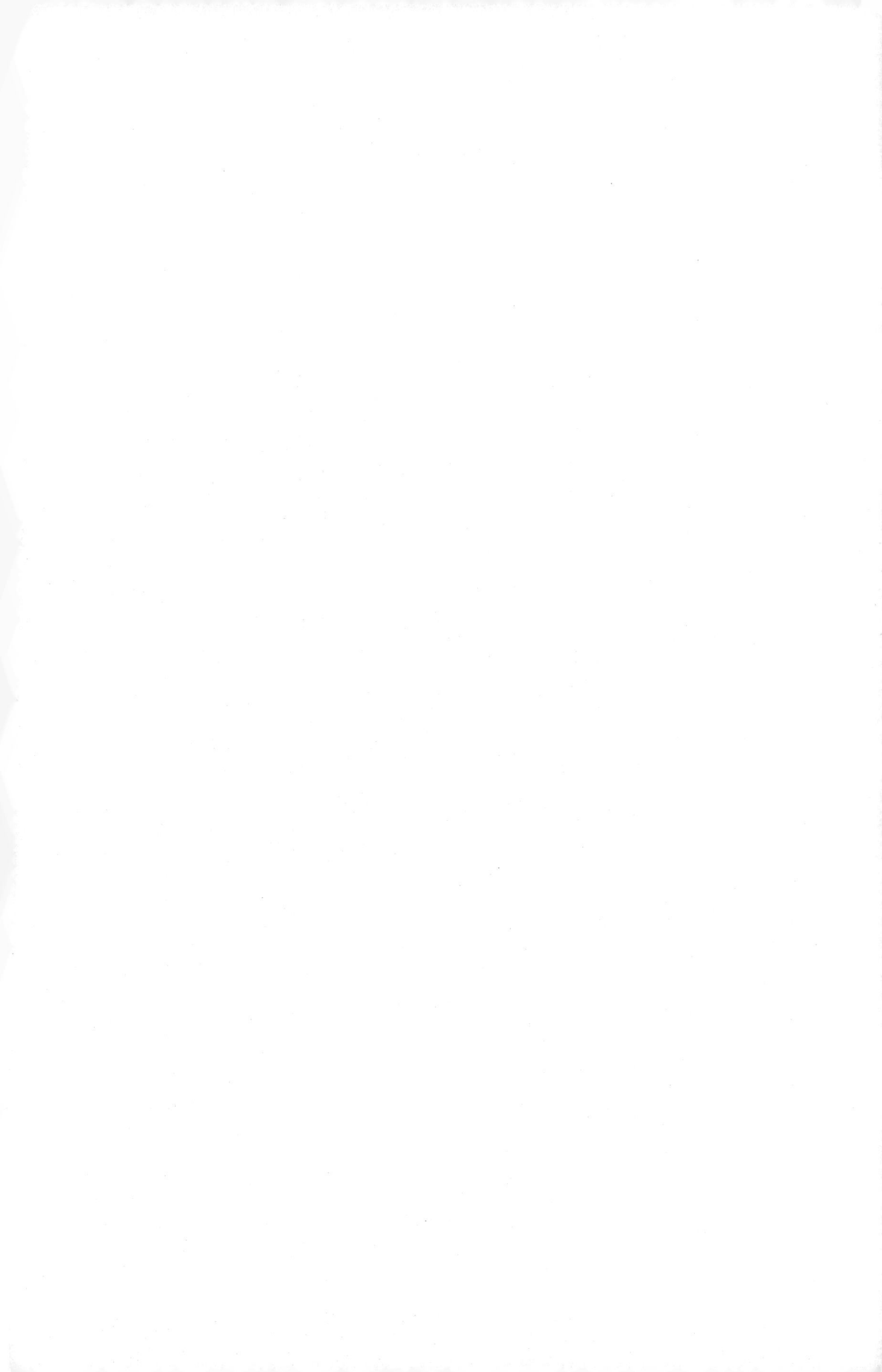

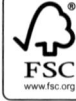

Printed by Books on Demand, Germany